U0199685

神经变性病学

主 编 唐北沙 李延峰

副主编（按姓氏笔画排序）

王 涛 孙伯民 纪 勇 李晓光 肖 明

吴士文 沈 璐 屈秋民 胡 硕 廖伟华

人民卫生出版社

·北 京·

图书在版编目（CIP）数据

神经变性病学 / 唐北沙,李延峰主编 . —北京：
人民卫生出版社, 2021.9
ISBN 978-7-117-31496-1

Ⅰ. ①神… Ⅱ. ①唐… ②李… Ⅲ. ①神经系统疾病
– 变性（病理）– 诊疗 Ⅳ. ①R741

中国版本图书馆 CIP 数据核字（2021）第 075713 号

人卫智网	www.ipmph.com	医学教育、学术、考试、健康，购书智慧智能综合服务平台
人卫官网	www.pmph.com	人卫官方资讯发布平台

神经变性病学

Shenjing Bianxingbingxue

主　　编：唐北沙　李延峰
出版发行：人民卫生出版社（中继线 010-59780011）
地　　址：北京市朝阳区潘家园南里 19 号
邮　　编：100021
E - mail：pmph @ pmph.com
购书热线：010-59787592　010-59787584　010-65264830
印　　刷：北京盛通印刷股份有限公司
经　　销：新华书店
开　　本：889×1194　1/16　　印张：41
字　　数：1157 千字
版　　次：2021 年 9 月第 1 版
印　　次：2021 年 11 月第 1 次印刷
标准书号：ISBN 978-7-117-31496-1
定　　价：268.00 元

打击盗版举报电话：**010-59787491　E-mail：WQ @ pmph.com**
质量问题联系电话：**010-59787234　E-mail：zhiliang @ pmph.com**

编者名单

（按姓氏笔画排序）

王　涛　华中科技大学同济医学院附属协和医院	杨　靓　四川大学华西医院
王　颖　天津医科大学总医院	杨淑贞　北京航天总医院
王俊岭　中南大学湘雅医院	肖　明　南京医科大学
王洪权　航天中心医院	吴　昊　天津市环湖医院
王晓丹　天津市环湖医院	吴士文　中国人民解放军总医院第三医学中心
左传涛　复旦大学附属华山医院	邹漳钰　福建医科大学附属协和医院
石　雪　深圳市人民医院	沈　璐　中南大学湘雅医院
石志鸿　天津市环湖医院	张　旻　华中科技大学同济医学院附属同济医院
卢祖能　武汉大学人民医院	张　婷　天津市环湖医院
田　芸　中南大学湘雅医院	张　璟　上海交通大学医学院附属瑞金医院
冯丽莎　天津市中医药研究院附属医院	张迎春　苏州大学附属第二医院
邢　岩　中国医科大学航空总医院	张陈诚　上海交通大学医学院附属瑞金医院
朱小华　华中科技大学同济医学院附属同济医院	张国新　华中科技大学同济医学院附属协和医院
刘　然　天津市环湖医院	张振涛　武汉大学人民医院
刘春风　苏州大学附属第二医院	张海南　中南大学湘雅二医院
江　泓　中南大学湘雅医院	张雅静　天津市环湖医院
汤建光　中南大学湘雅二医院	张舒凤　中国人民解放军总医院第三医学中心
孙伯民　上海交通大学医学院附属瑞金医院	陆文惠　西安交通大学第一附属医院
孙启英　中南大学湘雅医院	陈万金　福建医科大学附属第一医院
纪　勇　首都医科大学附属北京天坛医院	陈国强　中国医科大学航空总医院
严新翔　中南大学湘雅医院	范　欣　天津市中医药研究院附属医院
苏文华　天津市环湖医院	岳　伟　天津市环湖医院
苏晓琳　深圳市人民医院	周亚芳　中南大学湘雅医院
杜宝新　广东省中医院	周致帆　深圳市人民医院
李延峰　中国医学科学院北京协和医院	屈秋民　西安交通大学第一附属医院
李志军　华中科技大学同济医学院附属同济医院	赵国华　浙江大学医学院附属第二医院
李建明　长沙医学院	胡　硕　中南大学湘雅医院
李晓光　中国医学科学院北京协和医院	胡柯嘉　上海交通大学医学院附属瑞金医院
李殿友　上海交通大学医学院附属瑞金医院	相　蕾　天津市环湖医院
杨　云　天津市环湖医院	秦　川　中国医学科学院医学实验动物研究所

秦　燕　中南大学湘雅医院

党　鸽　深圳市人民医院

党静霞　西安交通大学第一附属医院

徐　倩　中南大学湘雅医院

高　睿　天津市环湖医院

郭　毅　深圳市人民医院

郭纪锋　中南大学湘雅医院

唐北沙　中南大学湘雅医院

黄　光　首都医科大学附属复兴医院

黄　清　中南大学湘雅医院

曹　立　上海交通大学医学院附属瑞金医院

曹春燕　上海交通大学医学院附属瑞金医院

商慧芳　四川大学华西医院

葛芳芳　西安国际医学中心医院

游　咏　海南医学院第二附属医院

谢曼青　中国医学科学院北京协和医院

雷　鹏　四川大学华西医院

雷立芳　中南大学湘雅三医院

廖伟华　中南大学湘雅医院

冀俊林　天津市东丽医院

主编介绍

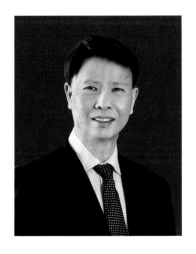

唐北沙 教授,中南大学湘雅医院神经内科、老年病科一级主任医师、博士生导师,首届"湘雅名医",享受国务院政府特殊津贴专家,原卫生部有突出贡献中青年专家、中央保健会诊专家。国家老年疾病临床医学研究中心(湘雅医院)名誉主任。中国医师协会神经内科医师分会原副会长、中国医师协会老年医学科医师分会副会长、中国神经遗传教育学院院长、湖南省神经科学学会理事长。

主要从事神经变性病与遗传病(帕金森病、阿尔茨海默病、肌萎缩侧索硬化、脊髓小脑性共济失调等)的临床和基础研究工作。以第一作者或通讯作者发表专业论文 200 余篇。相关论文发表在 *Nature Genetics*、*Nature Communication*、*PNAS*、*the American Journal of Human Genetics*、*JAMA Neurology*、*Brain*、*Neurology*、*Movement Disorders* 等国际权威杂志上。主编、参编学术论著 20 余部,获国家发明专利及软件著作权 15 项。

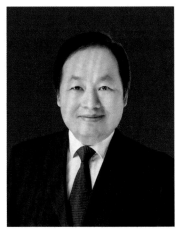

李延峰 中国医学科学院北京协和医院神经内科主任医师,研究生导师。1996 年博士毕业于北京协和医学院研究生院,一直在北京协和医院从事临床及科研工作,主要专业方向是神经变性病。

国内首先报道中国家族性淀粉样周围神经病,并进行深入的分子生物学研究。参与或承担多项国家及省部级痴呆相关课题。目前承担北京市自然科学基金重点专项课题,主持编写《路易体痴呆中国专家共识》。以第一作者或通讯作者发表论文 60 余篇,其中 SCI 文章 10 余篇。参与《神经病学》《周围神经病》《神经康复学》等多部著作的编写。

兼任北京神经变性病学会会长,中国微循环学会常务理事,中国微循环学会神经变性病专业委员会主任委员,《中国神经免疫及神经病学》副主编,《中华老年医学杂志》《中国生化药物杂志》编委。

序　言

　　21世纪以来，不论是按照经济欠发达地区的60岁以上人口占总人口的10%以上，还是按照发达国家65岁以上人口占总人口的7%以上的社会老龄化标准，中国已经名副其实地进入了老龄化社会。老年人群健康问题越来越受到我国政府和社会各界的广泛重视。阿尔茨海默病（AD）、帕金森病（PD）是老年人群常见的神经变性病，随着老年人口的逐渐增加，这些疾病的发病率和患病率也逐年递增。最新的资料显示，中国痴呆患者已经超过1 000万。由于病因不明，缺乏有效延缓疾病进程的办法，神经变性病给患者家庭和社会带来了沉重的负担。随着相关基础和临床研究工作不断深入，以及基因组学（genomics）、转录组学（transcriptomics）、蛋白组学（proteomics）、代谢组学（metabonomics）、免疫组学（immunomics）、影像组学（radiomics）等理论与技术不断发展，神经变性病的知识和概念也在不断更新。《神经变性病学》应时而生。

　　中国微循环学会神经变性病专业委员会是中国第一个神经变性病领域的学术团体。专委会为推动中国神经变性病的学术交流和专业发展做了大量工作，也集合了一大批中国神经变性病领域优秀专家和研究者，是这个领域里不可忽视的重要学术力量。经专委会提议，由唐北沙教授、李延峰教授领衔主编，专委会数十位专家学者共同执笔，历经三载辛苦耕耘，终于完成中国首部《神经变性病学》专著。该书内容丰富全面，写作态度严谨，具有高度的学术性和权威性，是广大临床医师、医学生和科研人员的重要参考书籍。

　　最后，祝贺本书的成功编写和出版。希望专委会能够在本领域编写更多、更好的学术专著，提升专委会的学术地位，在专业化、学术化和国际化的发展道路上迈上新的台阶。

中 国 工 程 院 院 士

2021 年 3 月

前　言

　　神经变性病（neurodegenerative disease），又称为神经退行性疾病，是一大类主要累及中枢神经系统的疾病，包括阿尔茨海默病（Alzheimer disease，AD）、帕金森病（Parkinson disease，PD）、运动神经元病（motor neuron disease，MND）以及脊髓小脑性共济失调（spinocerebellar ataxia，SCA）等。老龄化因素、环境因素、遗传因素共同参与到该类疾病的发病机制中，异常蛋白的聚集是该类疾病的主要病理特点。尽管神经变性病的发病机制不十分明确，但随着现代医学理论学说与技术方法的发展，我们对神经变性病的认识有了更进一步的了解，而目前我国尚未有一本聚焦神经变性病学的专业书籍，因此我们编写了本书，希望将神经变性病学的基本理论、基本知识、新概念与新技术等介绍给大家。

　　本书为广大从事和希望从事神经科的医生、进修生、研究生、科研人员等提供了一本全面、系统、精练、翔实的神经变性病学参考书，有助于他们加深对神经变性病学知识的学习与掌握，促进神经变性病的规范化诊断与治疗。

　　本书围绕各类神经变性病，从病因、发病机制、病理、临床表现、辅助检查、诊断、鉴别诊断、治疗以及预后等方面对神经变性病进行了系统地阐述，主要包括阿尔茨海默病与痴呆、帕金森病与运动障碍疾病、肌萎缩侧索硬化与其他运动神经元病、遗传性神经变性病；还包括神经变性病学基础理论、神经变性病影像学以及神经调控技术。本书科学性强，实用性高，充分反映了神经变性病的最新进展，具有很高的参考价值。

　　本书由 80 位来自全国 35 家医学院校、附属医院和研究机构的神经变性病学领域经验丰富的一线工作者合力撰写。书稿虽然经过大家反复研究、讨论和审阅，但仍有些内容在编写中可能还存在疏漏和不妥之处，敬请使用本书的广大读者在阅读实践中给予指正，以便我们在今后的工作中不断进行完善。

　　本书的顺利出版得到了各参编医学院校、附属医院和研究机构的大力支持，在编写过程中，编写人员查阅了大量的资料，听取了各方面的意见，不辞辛劳，多次修改，做了大量的工作，在此表示最诚挚的感谢！

唐北沙　李延峰

2021 年 7 月

目　录

第一篇　神经变性病学基础理论

第二篇　阿尔茨海默病与痴呆

第三篇　帕金森病与运动障碍疾病

第四篇　肌萎缩侧索硬化与其他运动神经元病

第五篇　遗传性神经变性病

第六篇　神经变性病影像学

第七篇　神经调控技术

附　录

索　引

第一篇
神经变性病学基础理论

第一章　神经变性病的历史、分类及流行病学

神经变性（neurodegeneration），又称神经退行性变，是一个英文组合词，"neuro"代表神经，"degeneration"则是失去结构和功能进展过程，从语义上来说，神经变性指的是神经细胞变性的病理过程，而在医学上则是指神经细胞结构和功能的进行性损害直到死亡的疾病过程，也称为神经退行性变。神经变性病则是指大脑和脊髓的神经细胞变性、逐渐丢失并持续进展的一类神经系统疾病。这些疾病不包括那些已知病因的神经系统疾病，如肿瘤、炎症、外伤、脑血管病等，也不包括在病理上的脱髓鞘类疾病、脑水肿、缺血缺氧、中毒、代谢缺陷及感染所致的神经系统疾病。本书将神经变性病定义为原因未明、隐袭起病且持续进展的一类疾病，其特征病理表现为特定神经细胞的变性消失，可伴有异常蛋白的沉积。符合这样定义的神经变性病至少有600余种，而其中阿尔茨海默病（Alzheimer disease，AD）、帕金森病（Parkinson disease，PD）和运动神经元病（motor neuron disease，MND）是最具有代表性的疾病。随着社会人口老龄化，神经变性病患者越来越多，由于其慢性化的病程，严重的认知、运动障碍，以及最后不良的转归，已经成为影响社会和家庭生活的严重健康问题。

第一节　历　　史

Degeneration 作为医学名词被译为"变性"，在 PubMed 数据库中检索到的文献记录显示其首次出现于 1843 年美国的医学杂志中，到 1900 年为止共有 50 篇文献有关于"变性"名词的应用，基本上是组织病理学文献，其中 15 篇与神经系统相关。在 PubMed 数据库中最早检索到"neurodegeneration（神经变性）"这个词汇，出现于 1965 年 J.F.Bray 对一例儿童头发异常合并痉挛性痴呆（spastic dementia）病例的描述中，目前来看该病例应当属于某种遗传代谢病；另外，1968 年 D. A Drachman 也沿用了这一表述，报告了 4 例进行性眼外肌麻痹伴中枢神经系统病变患者。经 PubMed 数据库检索，从 1968—1980 年共有 7 篇文献的题目含有"neurodegeneration（神经变性）"这一词语，此后含有"神经变性"这一词语的相关文献越来越多。1975 年开始发行的 *Handbook of Clinical Neurology*（《临床神经科手册》）共有 44 卷，其中第 21 卷的一章标题中包含"neurodegeneration（神经变性）"这一词语；诺贝尔奖获得者 Stanley B. Prusiner 编写的第 3 版 *Diseases of the Nervous System*（《神经系统疾病》）中第 15 章以"Neurodegenerative Diseases"为标题；以"神经变性"这一词语作为杂志名称的有 *Neurodegeneration*、*Neurodegenerative diseases*、*Molecular Neurodegeneration*、*Translational Neurodegeneration*、*American Journal of Neurodegenerative Diseases*。

神经变性病的定义和分类则更有难度，不同学者、组织等对其见解相差迥异。其中 *Handbook of Clinical Neurology*（《临床神经科手册》）并没有给出明确定义，作者指出只是为了分类方便，同时也将运动神经元病、遗传性脊髓小脑变性病等疾病放在神经变性病章节中。Stanley B. Prusiner 在 *Diseases of the Nervous System*（《神经系统疾病》）一书中指出：曾经由于我们对神经变性病所知甚少，很多不明原因的神经疾病都归类到神经变性病这个条目下。他认为神经变性病的准确定义应为与蛋白质代谢异常相关的一类进行性发展的中枢神经系统疾病，完整的疾病谱包含多种疾病，其中较为常见的疾病有痴呆、帕金森病、运动神经元病、朊蛋白病（prion disease）、亨廷顿病（Huntington disease，HD）和脊髓小脑变性病（spinal cerebellar degeneration）等；该书的另一章节对神经变性病解释为：一类有不同临床表现且与年龄老化有关的慢性进展疾病，包括阿尔茨海默病、帕金森病、运动神经元病、三核苷酸重复疾病及朊蛋白病等。荷兰出版的 *Textbook of Clinical Neurology*（《神经病学教科书》）将神经变性病定义为选择性功能单元组内神经细胞受累而引起的中枢神经系统疾病（ these diseases target "a more or less selective group of neuronal cells which constitute together a functional unit"),包括五组疾病：运动神经元疾病、运动减少症、运动增多、脊髓小脑性共济失调和痴呆。

英国医学研究理事会（Medical Research Council, MRC）将神经变性病定义为进行性的神经细胞退变死亡所致的逐渐进展、并且不能治愈的一组疾病，包括有阿尔茨海默病及其他痴呆、亨廷顿病、运动神经元病、朊蛋白病和多发性硬化（multiple sclerosis）。欧洲神经变性病研究协作项目（The European Joint Programme for Neurodegenerative Disease Research, JPND）则将神经变性病定义为一大组与神经细胞结构和功能丧失包括死亡相关的疾病，与年龄相关且无法治愈，其分类与 MRC 基本相同。这些定义存在一些争议，例如发病与年龄相关，但有些神经变性病如脊髓小脑变性则在儿童就可以发病；神经变性病无法治愈的提法也有局限，不可治愈的神经疾病也很多，但并不都属于神经变性病。

第二节 临床特征

神经变性病的首个特点是隐袭起病，患者在不知不觉中起病，难以回忆起确切的发病时间，一般来说病程均在半年以上，有些患者的病程甚至为数十年。患者可能会因为某个突然的时间感觉到症状的出现，如跌倒后发现无力站起，也可能会在感冒后出现记忆下降明显，或者出现情绪或者睡眠问题后注意到并发的运动症状等，但在追问病史后，家属能回忆出患者早已存在但未注意的细微症状。神经变性病症状的出现，往往是因为神经元变性消失程度达到一定阈值后而引起的。

神经变性病的第二个特点是进展性，这一类疾病均会在进展中逐渐加重，不同疾病会有不同的进展速度，即使是同一种疾病，其进展速度也可不尽相同。同时，神经变性病一般不会有病程的缓解，某些药物可能缓解其症状，但目前尚不存在有阻止疾病进展的药物。

神经变性病的第三个特点是老龄化因素、环境因素、遗传因素的参与，三者存在交互作用。①老龄化因素的影响：疾病的发病率或患病率随年龄增加而增高，如阿尔茨海默病、帕金森病等；②环境因素的影响：在这类疾病中常能找到某些环境因素的存在，如农药、杀虫剂、重金属等的接触史；③遗传因素的影响：这类疾病约有 10%~15% 有家族聚集现象，有些完全呈孟德尔遗传，如遗传性脊髓小脑性共济失调（spinocerebellar ataxia, SCA）、亨廷顿病、肝豆状核变性（hepatolenticular degeneration, HLD）。

神经变性病的第四个特点是其在神经病理上选择性地累及某些解剖结构或某类神经元，如阿尔茨海默病的皮质及海马神经元基底前脑胆碱能系统、帕金森病的黑质纹状体系统、运动神经元病的脊髓前角运动神经元及皮质运动区的锥体细胞、脊髓小脑性共济失调的小脑浦肯野细胞。

神经变性病的第五个特点是在目前的条件下，一些常规辅助检查不能够发现病变的存在。但随着医学的进步与发展，新诊断技术方法的研发与应用，如基因组学、生物标志物、PET 分子显像，能够改善目前神经变性病的诊断水平。

第三节 分 类

一、传统分类

神经变性病的疾病分类主要是根据神经病理的受累部位、临床表现的特征、遗传家族史等因素来决定。根据上述原则传统上将神经变性病分为四大组疾病：

1. 认知障碍类疾病 阿尔茨海默病，是认知障碍类疾病最常见的类型；血管性痴呆，是认知障碍类疾病第二常见类型；其他少见的还有额颞叶痴呆（frontotemporal lobar dementia, FTLD 或 FTD）、路易体痴呆（dementia with Lewy bodies, DLB）、朊蛋白病等；还有感染、中毒、代谢异常引起的认知障碍类疾病。

2. 运动障碍类疾病 运动减少的帕金森病，是运动障碍类疾病最常见的类型；另有多系统萎缩（multiple system atrophy, MSA）、进行性核上性麻痹（progressive superanuclear palsy, PSP）、皮质基底节变性（corticobasal degeneration, CBD）等；还有运动增多的原发性震颤（essential tremor, ET）、肌张力障碍（dystonia）、亨廷顿病等。

3. 肌萎缩与无力类疾病 肌萎缩侧索硬化症（amyotrophic lateral sclerosis, ALS），是肌

萎缩与无力类疾病最常见的类型；另有其他运动神经元病、脊髓延髓肌萎缩症（spinal and bulbar muscular atrophy，SBMA）、脊髓性肌萎缩症（spinal muscular atrophy，SMA）、平山病（Hirayama disease）、脊髓空洞症（syringomyelia）、脊髓亚急性联合变性（subacute combined degeneration of the spinal cord，SCD）等。

4. 遗传性神经变性病 遗传性脊髓小脑性共济失调、肝豆状核变性、亨廷顿病是遗传性神经变性病最常见的类型；另有遗传性痉挛性截瘫（hereditary spastic paraplegia，HSP）、脑组织铁沉积神经变性病（neurodegeneration with brain iron accumulation，NBI）、棘红细胞增多症（acanthocytosis）、神经元核内包涵体病（neuronal intranuclear inclusion disease，NIID）。

二、传统分类的不足——异质性和重叠性

神经变性病有很强的异质性，包括临床异质性、遗传异质性等，也包括病理的重叠性。

1. 神经变性病的临床异质性 如肌萎缩侧索硬化症，经典的肌萎缩侧索硬化症有上运动神经元受损的临床症状与体征，同时也有下运动神经元受损的临床症状与体征，而原发性侧索硬化症仅有上运动神经元受损的症状与体征；进行性肌肉萎缩症仅有下运动神经元受损的症状与体征；后两者为非经典的肌萎缩侧索硬化症，与前者相比，不论是在发病年龄，临床表现和预后方面存在明显异质性。对于运动障碍类疾病而言，也存在着较多的临床异质性，帕金森病患者在运动障碍和非运动障碍的临床表现上不完全一致，以认知障碍为突出表现的患者常常冠以路易体相关痴呆，而典型的帕金森病患者则常常以震颤、迟缓、僵硬和姿势异常作为突出表现。

2. 神经变性病的遗传异质性 如额颞叶痴呆主要临床特征表现为人格改变、言语障碍、行为异常等，但其致病基因包括了 *MAPT*、*GRN*、*C9orf72*、*TARDBP*、*FUS*、*VCP*、*CHMP2B*、*SQSTM1*、*UBQLN2*、*TREM2*、*DCTN1*、*SIGMAR1*、*OPTN*、*CHCHD10*、*TBK1* 等。反之，*C9orf72*、*TARDBP*、*FUS* 基因突变既可导致额颞叶痴呆，又可导致肌萎缩侧索硬化。这些现象表现出很强的遗传异质性。

3. 病理的重叠性 如肌萎缩侧索硬化症异常蛋白沉积的主要成分为 TDP-43，并含有少量的 SOD1 和 FUS，其 TDP-43 病变主要累及脊髓；而

FTLD 异常蛋白沉积的主要成分为 tau 和 TDP-43，其次含有少量 FUS 和泛素蛋白酶体，其 TDP-43 病变主要累及皮质。TDP-43 与 FUS 是两种疾病病理学改变的主要蛋白组成部分，表现出不同神经变性病之间的病理重叠性（图 1-1-1）。

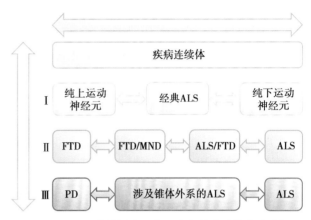

图 1-1-1 肌萎缩侧索硬化三个主轴发展的临床症候

注：ALS：肌萎缩侧索硬化；FTD：额颞叶痴呆；MND：运动神经元病；PD：帕金森病

三、神经变性病分类的新概念

随着新理论学说的发展、新技术方法的建立，研究者们对神经变性病有了更新的认识，建立了基因 / 蛋白相关神经变性病的理论学说。

1. α- 突触核蛋白（α-synuclein，α-syn）病 是一类大脑中以不同类型 α- 突触核蛋白阳性包涵体为病理特征的神经变性病，包括帕金森病、路易体痴呆、路易体变异型阿尔茨海默病、多系统萎缩、单纯性自主神经功能障碍、脑内铁沉积神经变性病 -1 型等。

2. tau 蛋白病（tauopathy） 是近年基于蛋白质分子研究提出的概念，其以脑组织中过磷酸化 tau 蛋白的异常沉积为病理特点，包括阿尔茨海默病、皮克病（Pick disease）、皮质基底节变性、进行性核上性麻痹等。

3. 朊蛋白病（prion diseases） 是由朊蛋白感染引起的人类和动物罕见的致命性中枢神经系统变性病；动物朊蛋白病包括羊瘙痒病、牛海绵状脑病等，人类朊蛋白病则有克 - 雅病（Creutzfeldt-Jakob disease，CJD，又称为传染性海绵状脑病）、库鲁病（Kuru disease）、格斯特曼 - 施特劳斯勒 - 沙因克综合征（Gerstmann-Straussler-Sheinker syndrome）和致死性家族性失眠症等。

4. TDP-43 蛋白病 是一类以病理性 TDP-43 沉积为主的神经变性病,包括肌萎缩侧索硬化、额颞叶痴呆等,另外海马硬化、阿尔茨海默病、皮克病、帕金森病、亨廷顿病等神经变性病中亦发现病理性 TDP-43 沉积存在。

5. 多聚谷氨酰胺病[polyglutamine(polyQ)disease] 是一类因致病基因编码区的三核苷酸重复异常扩增而形成 PolyQ 肽链,最终导致选择性神经元变性消失的神经变性病,迄今已知 9 种 PolyQ 病,包括脊髓小脑性共济失调 1、2、3、6、7、17 型、脊髓延髓肌萎缩症、亨廷顿病、齿状核红核苍白球路易体萎缩症(dentatorubral-pallidoluysian atrophy,DRPLA)。

第四节 神经变性病的流行病学

一、患病率和发病率

1. 阿尔茨海默病 2016 年全球共有 4 380 万人罹患阿尔茨海默病[95% 不确定区间(UI):37.8~51.0],而在 1990 年患病人数为 2 020 万人;但年龄标化后发病率仅增加 1.7%(95%UI:1.0~2.4),因此发病人数的增加主要为社会老年化进程加速所带来的。2016 年因痴呆病因死亡人数为 240 万人(95%UI:2.1~2.8),较 1990 年度增加了 148%,成为继缺血性心脏病、慢性阻塞性肺病、脑出血及缺血性脑血管病后第 5 大死亡原因,2016 年因痴呆死亡占总病亡人数的 4.4%(95% UI:3.8~5.1),而在 70 岁以上年龄组为 8.6%,成为这个年龄组继缺血性心脏病之后第二大死亡原因。2050 年预计将有 1 亿以上痴呆老人。

在美国,2020 年有 580 万 65 岁及以上的美国人患有阿尔茨海默病,80% 的患者为 75 岁以上老人。在美国总人口中,65 岁以上老人的痴呆总患病率为 10%,其中 65~74 岁为 3%,75~84 岁为 17%,85 岁以上为 32%。新增发病率也随年龄快速增长,65~74 岁的年发病率为 0.4%,75~84 岁为 3.2%,而 85 岁以上为 7.6%,按此增长速度,到 2050 年美国的阿尔茨海默病患病人数将增加一倍。

中国一项流行病学调查,60 岁以上阿尔茨海默病的患病率为 3.9%,总患病人数为 983 万。

不同国家患病率不一致,经过年龄标化后,患病率最高的国家是土耳其,其次是巴西,而最低的国家是尼日利亚、加纳;有证据表明,不同民族之间阿尔茨海默病的发病率和患病率可能有一定差异。性别对于发病率也有影响;经过年龄标化后女性患病率是男性的 1.17 倍;性别差异的原因可能与 APOEε4 分布或雌激素水平有关。

2. 运动神经元病 西方国家在 20 世纪 90 年代运动神经元病患病率为 2.7/10 万 ~7.4/10 万(平均为 5.2/10 万),全世界范围内运动神经元病的发病率大约为 0.3/(10 万人·年)~2.4/(10 万人·年)。家族性肌萎缩侧索硬化(FALS)患者约占所有运动神经元病患者的 0.8%~13.5%,不同研究可能因为地区或种族差异而不一致,通常情况下,男性发病率高于女性。美国和古巴的研究表明,不同种族人群的遗传和环境易感性不同。

3. 帕金森病 帕金森病是仅次于阿尔茨海默病的全球第二常见神经变性病。60 岁以上人群中帕金森病发病率为 1%~2%,但年轻人患病较少见,50 岁以前发病的患者约占帕金森患者群的 5%~10%。不同民族和地区帕金森病的患病率会有不同,入户调查发现,老年人群整体患病率为 167/10 万 ~5 703/10 万。有些非洲、亚洲和南美国家的帕金森病患病率较欧洲国家低,农村地区和欠发达地区的患病率较发达地区低,这可能是由于方法学、诊断标准和发现病例的策略不同所致。此外,非洲地区的低患病率可能是由于人群年龄结构不同(与发达国家相比预期寿命较短)和种族差异性所致。总体而言,所有年龄阶段帕金森病的发病率介于 1.5/(10 万人·年)~22/(10 万人·年)之间。发达国家年龄标准化发病率的中位值为 14/(10 万人·年)。60 岁以后,帕金森病的发病率随着年龄的增长而急剧增加。有流行病学调查显示帕金森病发病率有种族差异,西班牙裔的帕金森病发病率最高[16.6/(10 万人·年)],其次是非西班牙裔白人[13.6/(10 万人·年)]、亚洲人[11.3/(10 万人·年)]和黑人[10.2/(10 万人·年)];男性的帕金森病发病率[19.0/(10 万人·年)]高于女性[9.9/(10 万人·年)]。关于帕金森病发病率性别差异的不同研究结果之间存在显著的差异,其可能受雌激素、种族、环境、职业和遗传因素的影响,在亚洲帕金森患者群中,性别分布几乎相等。

二、危险因素和保护因素

一般认为神经变性病可能是由老龄因素、环境因素、遗传因素之间的相互作用引起的。我们将影响神经变性病发病的各种因素分为增加发病机会的危险因素和减少发病机会的保护因素。

1. 吸烟 多数研究发现吸烟是阿尔茨海默病的危险因素，长期吸烟显著增加阿尔茨海默病的风险（$RR=1.79$），特别是非 $APOE\varepsilon4$ 等位基因携带者。多数研究发现吸烟与帕金森病发病呈负相关，吸烟可能是帕金森病的保护因素。在一项大型队列研究中，目前吸烟者（$OR=0.56$）和既往吸烟者（$OR=0.78$）相对于从不吸烟者，帕金森病的发病率低，当调整可能的混杂因素后，负相关关系依然存在。有项研究还认为吸烟时间与帕金森病发病率之间存在量效关系，吸烟可能推迟帕金森病的发病时间，吸烟的帕金森病患者发病年龄较晚。实验研究表明香烟中的尼古丁和氢醌能以浓度依赖性的方式抑制 α- 突触核蛋白原纤维形成，并稳定可溶性寡聚形式，从而发挥保护作用。

吸烟与肌萎缩侧索硬化症的关系不明确。荟萃分析未发现吸烟与肌萎缩侧索硬化症风险之间存在关联，有研究认为吸烟可能增加女性患肌萎缩侧索硬化症风险，另一项基于荷兰人群的病例对照研究发现，吸烟与肌萎缩侧索硬化症预后较差相关。

2. 饮酒 有研究显示，大量饮酒（男性每周多于 14 杯，女性每周多于 7 杯）的中年人群，特别是 $APOE\varepsilon4$ 等位基因携带者，其痴呆的患病风险比正常人群高出 3 倍，少量酒精摄入对痴呆则有保护作用。美国 12 万名护士的队列研究中，中度饮酒者（每天饮用 <15.0g 酒精）比不饮酒者具有更好的认知评分，中度饮酒者与不饮酒者相比，认知功能障碍的相对风险降低了 25%。因此，该研究认为每天喝一杯（葡萄酒或啤酒）不会损害认知功能，还可能降低认知能力下降的风险。意大利老龄化纵向研究（Italian longitudinal study on ageing, ILSA）的结果表明，轻度认知功能障碍患者每天少量饮酒（每天少于 1 杯），其痴呆的发生率比不饮酒者低 85%。

有关帕金森病与酒精的一项大型前瞻性研究，并未发现饮酒与帕金森病风险有关联。酒精摄入与肌萎缩侧索硬化症之间的关联尚不清楚。

3. 咖啡和茶 一些前瞻性研究证实咖啡摄入是帕金森病的保护因素，且受性别影响，咖啡的保护作用对男性更明显。咖啡摄入与肌萎缩侧索硬化症的关系尚无一致的研究结果。认知功能或者痴呆与咖啡之间关系的研究，尚未发现咖啡或咖啡因的摄入量与认知功能障碍和各类痴呆之间有明显的相关性。德国的一项新研究发现绿茶中的抗氧化剂能够预防淀粉样纤维的形成从而降低患阿尔茨海默病的风险。也有研究显示红茶和绿茶摄入可降低帕金森病风险，如绿茶多酚对帕金森病大鼠黑质多巴胺能神经元具有保护作用。

4. 代谢和饮食 已证明血浆同型半胱氨酸（Hcy）水平与 $A\beta_{40}$ 直接相关，而与 $A\beta_{42}$ 的相关性不显著，表明 Hcy 与衰老相关。Hcy 升高是心脑血管疾病的危险因素，亦有研究表明高 Hcy 可通过影响内皮细胞导致阿尔茨海默病的发生，因此 Hcy 的升高可能与阿尔茨海默病的发生有关。肌萎缩侧索硬化症患者疾病进展速度可能与血浆 Hcy 水平呈正相关，帕金森病患者的血浆 Hcy 水平也较正常对照组高，说明 Hcy 可能是帕金森病发病的危险因素，并且血浆 Hcy 升高与帕金森病认知功能障碍存在相关性。

近 20 年来，针对代谢综合征（MetS）（葡萄糖耐量异常、腹型或向心性肥胖、高血压、高甘油三酯血症和低高密度脂蛋白胆固醇血症）与认知能力下降和痴呆的相关关系的研究较多，有人提出了神经变性病的血管机制，以及"代谢性认知综合征"（MCS）的概念。研究表明，MetS 增加了年龄相关认知能力下降、轻度认知功能障碍（MCI）、阿尔茨海默病、血管性痴呆（VaD）以及从 MCI 进展为痴呆的风险。中年超重、中年向心性肥胖、老年体重过轻均与认知能力下降的风险增加有关。流行病学研究和临床观察证实了糖尿病、糖耐量下降增加认知功能障碍和痴呆发生的风险，其中女性 2 型糖尿病患者的痴呆风险更高。中年人高血压、血压控制不好均增加阿尔茨海默病风险。另外，老年低血压亦可能增加包括阿尔茨海默病在内的痴呆风险。

肌萎缩侧索硬化症与体重减轻、代谢过高和高脂血症有关，血管危险因素（低 BMI、使用降脂药物、低 LDL/HDL 比值、低同型半胱氨酸水平）可能降低肌萎缩侧索硬化症发病风险,而高基础代谢率可能与肌萎缩侧索硬化症预后不良有关。

有研究认为,腰围和腰臀比值的增加与帕金森病风险增加有关,控制其他可能的混杂因素后,随着 BMI 的增加,帕金森病的风险逐渐增加。

膳食方式可能与阿尔茨海默病发病有关。有研究认为,多吃富含 ω-3 脂肪酸(二十二碳六烯酸,DHA)的食物可减少 Aβ 在大脑中的蓄积而降低阿尔茨海默病的发生风险,因此每周食用一餐富含 ω-3 脂肪酸的鱼类,可使发生阿尔茨海默病的风险降低 60%,地中海饮食(富含橄榄油、蔬菜、水果、适度饮用红酒、少量红肉和家禽摄入)能降低阿尔茨海默病发病以及 MCI 进展为阿尔茨海默病的风险。缺乏抗氧化剂(黄绿色蔬菜、水果和类胡萝卜素等)的饮食与肌萎缩侧索硬化症风险增加有关。乳制品包括牛奶的摄入与帕金森病发病有关,大量摄入可能增加帕金森病的风险。大量摄入热量和饱和脂肪,也会增加帕金森病的风险。而肉制品、鱼类、水果和蔬菜,特别是豌豆可能降低帕金森病的风险。

5. 职业、重金属、化学试剂和农药　某些职业和工作场所可能与肌萎缩侧索硬化症风险增加有关。新英格兰地区的一项病例对照研究显示,建筑工人患肌萎缩侧索硬化症风险高。脱漆剂、切割冷却剂、润滑油、防冻剂、矿物、酒精、干洗剂和其他化学试剂(脂族氯化烃、乙二醇、乙二醇醚和己烷)等接触史可增加 60%~90% 肌萎缩侧索硬化症的风险。有研究者注意到海湾战争退伍军人的肌萎缩侧索硬化症发病率较高,因而将有机磷作为肌萎缩侧索硬化症出现的潜在风险因素进行了研究,但未能得出相应的支持证据。大型前瞻性研究并未发现任何肌萎缩侧索硬化症与农药或除草剂有关的证据。接触硒和汞的职业可能增加肌萎缩侧索硬化症风险,但无一致结论。有人还报道了铅在肌萎缩侧索硬化症中的神经保护作用。极低频率电磁场的高水平职业暴露可显著增加肌萎缩侧索硬化症风险。此外有证据显示,关岛地区肌萎缩侧索硬化症的高发生率与蓝藻产生的神经毒性氨基酸 β-N-甲氨基-L-丙氨酸(BMAA)的慢性暴露有关。

接触某些金属如锌、铝、铜、铁、铅等可增加阿尔茨海默病风险,其中锌可加快转基因小鼠模型中

的 Aβ 沉积,促进阿尔茨海默病的发生;铝作为体内的前氧化剂,可促进 tau 蛋白异常表达和沉积并影响 Aβ 的聚集和毒性,从而加重阿尔茨海默病氧化性损害。大脑中铜和铁水平的升高也与阿尔茨海默病发病或阿尔茨海默病病情进展有关;铅是老年斑沉积和淀粉样蛋白加工途径中的因素,铅接触也是认知下降的重要危险因素。另有研究发现农药暴露,特别是脱叶剂、熏蒸剂和有机磷的接触可显著增加阿尔茨海默病的风险。暴露于电磁场的相关职业与阿尔茨海默病之间可能存在相关性,但缺乏一致的研究结果。

近年来研究发现,长期接触重金属(20 年以上)的人会表现出一定的帕金森病症状,由此推测环境中锰、铅、汞、铁和铜等重金属接触能增加帕金森病风险,其机制如下:慢性的锰中毒能导致氧化应激、线粒体功能异常,对锥体外体系的神经中枢系统造成重大的损伤;铅的过量摄入能与细胞膜和线粒体相结合,抑制乙酰胆碱酶、过氧化物歧化酶等的产生,与帕金森病密切相关;铁可以通过产生羟自由基,导致黑质多巴胺含量降低,并且过量的铁离子可以对神经系统产生毒性反应,从而引起帕金森病;铜代谢异常可导致氧化还原反应障碍、氧自由基的清除率降低,进而损伤神经元。农药接触可能与帕金森病发病有关,对特定农药影响的研究表明帕金森病发生与除草剂百草枯、杀真菌剂代森锰有关。也有研究显示从事电力行业和磁场相关职业人群的帕金森病死亡风险增加。

6. 体育活动　各种体育活动以及休闲活动如步行,可以降低包括阿尔茨海默病在内的痴呆风险,特别是 APOEε4 等位基因携带者。有研究显示一般性活动与肌萎缩侧索硬化症风险无关,足球(英式足球)可能与肌萎缩侧索硬化症的发生相关,有学者报道意大利足球运动员患肌萎缩侧索硬化症风险增高,其中中场球员的风险可能更高。一项以人群为基础的大型研究显示,肌萎缩侧索硬化症患病风险的增加与休闲活动水平较高有关,但与剧烈活动或职业相关活动无量效关系,这说明不是活动本身,而是一种基因特征或生活方式增加肌萎缩侧索硬化症易感性。体育活动如足球等与帕金森病之间相关性可能很弱或者不存在,但有研究表明太极拳有助降低帕金森病风险。

7. 头部损伤　有关头部损伤与阿尔茨海默病

发病风险之间关系的研究显示,阿尔茨海默病患者中头外伤史较正常人群多,但按性别分层分析时发现,仅男性阿尔茨海默病患者头外伤史多。反复创伤和严重创伤可能是肌萎缩侧索硬化症的危险因素,但是不能确定单一头部创伤是否为肌萎缩侧索硬化症的危险因素。瑞典的一项研究显示,肌萎缩侧索硬化症的发病风险与该病诊断前1年内有严重头部损伤显著相关(OR=3.9),而与肌萎缩侧索硬化症诊断前3年及以上有严重头部损伤无显著相关(OR=1.2)。Pupillo等人研究表明,肌萎缩侧索硬化症风险亦与该病诊断前至少5年内发生的重复头部创伤(≥3次)有关(OR=2.6)。大部分研究认为头部外伤是帕金森病的危险因素,首次诊断帕金森病之前的几个月内有头部损伤与帕金森病发病风险相关,但也有研究认为头部损伤与帕金森病之间非因果关系。

8. 病毒感染 运动神经元对脊髓灰质炎病毒有易感性。此外亦有肠道病毒感染导致散发性肌萎缩侧索硬化症报告,也有研究认为一些逆转录病毒与肌萎缩侧索硬化症样综合征相关。1918年甲型H1N1型流行性感冒大流行后暴发了脑炎后帕金森病,进一步研究表明甲型流行性感冒病毒可能侵犯与帕金森病(包括黑质)有关的大脑区域,因此在帕金森病发病中起到重要作用。最近的一项病例对照研究初步证实感染,如腮腺炎、猩红热、流行性感冒、百日咳和单纯疱疹病毒感染等与帕金森病风险相关,结核病、麻疹和水痘与帕金森病无关。

三、预防

评估不可改变的危险因素(如年龄、性别、教育程度、家族史、$APOE\varepsilon4$阳性、常染色体显性突变携带者等)和可改变的危险因素(如收缩压、BMI、血总胆固醇水平、身体活动水平等)可以对无症状人群的阿尔茨海默病发病风险进行分级,并针对多个可改变的危险因素进行干预,可以降低阿尔茨海默病的发病风险、延缓疾病的进展。神经变性病研究模式的变化,可能会给疾病病因研究提供重要的线索,有助于对高风险人群提早进行干预。人类生活方式的改变(如更多的体育锻炼、健康的饮食)以及高血压、糖尿病等危险因素得到较好控制,为降低阿尔茨海默病风险以及更好地管理阿尔茨海默病临床病程提供了良好的策略和方法。

目前的研究也表明,与帕金森病相关的危险因素包括帕金森病或震颤家族史、便秘病史、快速眼动睡眠行为障碍(rapid eye movement sleep behavior disorder, RBD)、嗅觉症状、情绪障碍等,其中家族史(一级或二级亲属中存在帕金森病)是帕金森病最强的危险因素(RR=4)。帕金森病的危险因素多为不可改变因素,因此,通过改变危险因素来预防帕金森病发生的策略需研究者更大的努力。

与20世纪90年代以前相比,肌萎缩侧索硬化症的患病率和发病率普遍增加,但早期识别肌萎缩侧索硬化症高风险人群仍非常困难,肌萎缩侧索硬化症的预防显得更加困难。

(李延峰)

参 考 文 献

1. Alzheimer's Association. 2020 Alzheimer's disease facts and figures[J]. Alzheimers Dement, 2020, 16(3): 391-460.

2. ANDERSEN P M, AL-CHALABI A. Clinical genetics of amyotrophic lateral sclerosis: what do we really know?[J]. Nat Rev Neurol, 2011, 7(11): 603-615.

3. BRENNER S R. Smoking duration, intensity, and risk of Parkinson disease[J]. Neurology, 2010, 75(6): 574-575.

4. BROOKMEYER R, JOHNSON E, ZIEGLER-GRAHAM K, et al. Forecasting the global burden of Alzheimer's disease [J]. Alzheimers Dement, 2007, 3(3): 186-191.

5. CORRADA M M, BROOKMEYER R, BERLAU D, et al. Prevalence of dementia after age 90: results from The 90+ Study[J]. Neurology, 2008, 71(5): 337-343.

6. DE JONG S W, HUISMAN M H, SUTEDJA N A, et al. Smoking, alcohol consumption, and the risk of amyotrophic lateral sclerosis: a population-based study[J]. Am J Epidemiol, 2012, 176(3): 233-239.

7. GBD 2016 Dementia Collaborators. Global, regional, and national burden of Alzheimer's disease and other dementias, 1990-2016: a systematic analysis for the Global Burden of Disease Study 2016[J]. Lancet Neurol, 2019, 18(11): 88-106.

8. GELBER R P, PETROVITCH H, MASAKI K H, et al. Coffee intake in midlife and risk of dementia and its

neuropathologic correlates［J］. J Alzheimers Dis, 2011, 23（4）: 607–615.

9. HO R C, CHEUNG M W, FU E, et al. Is high homocysteine level a risk factor for cognitive decline in elderly? A systematic review, meta–analysis, and meta–analysis, and meta–regression［J］. Am J Geriatr Psychiatry, 2011, 19（7）: 607–617.

10. HONG D P, FINK A L, UVERSKY V N. Smoking and Parkinson's disease: does nicotine affect alpha–synuclein fibrillation［J］. Biochim Biophys Acta, 2009, 1794（2）: 282–290.

11. HUISMAN M H, SEELEN M, DE JONG S W, et al. Lifetime physical activity and the risk of amyotrophic lateral sclerosis［J］. J Neurol Neurosurg Psychiatry, 2013, 84（9）: 976–981.

12. JENNEKENS F G. A short history of the notion of neurodegenerative disease［J］. J Hist Neurosci, 2014, 23（1）: 85–94.

13. JIA L F, DU Y F, CHU L, et al. Prevalence, risk factors, and management of dementia and mild cognitive impairment in adults aged 60 years or older in China: a cross–sectional study［J］. Lancet Public Health, 2020, 5（12）: e661–e671.

14. KIOUMOURTZOGLOU M A, ROTEM R S, SEALS R M, et al. Diabetes Mellitus, Obesity, and Diagnosis of Amyotrophic Lateral Sclerosis: A Population–Based Study［J］. JAMA Neurol, 2015, 72（8）: 905–911.

15. KOVACS G G. Molecular Pathological Classification of Neurodegenerative Diseases: Turning towards Precision Medicine［J］. Int J Mol Sci, 2016, 17（2）: 189.

16. MUANGPAISAN W, HORI H, BRAYNE C. Systematic review of the prevalence and incidence of Parkinson's disease in Asia［J］. J Epidemiol, 2009, 19（6）: 281–293.

17. PALACIOS N, GAO X, MCCULLOUGH M L, et al. Caffeine and risk of Parkinson's disease in a large cohort of men and women［J］. Mov Disord, 2012, 27（10）: 1276–1282.

18. PALACIOS N, GAO X, O'REILY E, et al. Alcohol and risk of Parkinson's disease in a large, prospective cohort of men and women［J］. Mov Disord, 2012, 27（8）: 980–987.

19. PANZA F, FRISARDI V, SERIPA D, et al. Alcohol consumption in mild cognitive impairment and dementia: harmful or neuroprotective?［J］. Int J Geriatr Psychiatry, 2012, 27（12）: 1218–1238.

20. PETERS R, POULTER R, WARNER J, et al. Smoking, dementia and cognitive decline in the elderly, a systematic review［J］. BMC Geriatr, 2008, 8: 36.

21. PETERS T L, FANG F, WEIBULL C E, et al. Severe head injury and amyotrophic lateral sclerosis［J］. Amyotroph Lateral Scler Frontotemporal Degener, 2013, 14（4）: 267–272.

22. RACETTE B A, GOOD L M, KISSEL A M, et al. A population–based study of parkinsonism in an Amish community［J］. Neuroepidemiology, 2009, 33（3）: 225–230.

23. REITZ C, BRAYNE C, MAYEUX R. Epidemiology of Alzheimer disease［J］. Nat Rev Neurol, 2011, 7（3）: 137–152.

24. SATHASIVAM S. Motor neurone disease: clinical features, diagnosis, diagnostic pitfalls and prognostic markers［J］. Singapore Med J, 2010, 51（5）: 367–372.

25. SAVICA R, PARISI J E, WOLD L E, et al. High school football and risk of neurodegeneration: a community–based study［J］. Mayo Clin Proc, 2012, 87（4）: 335–340.

26. SHAH R. The role of nutrition and diet in Alzheimer disease: a systematic review［J］. J Am Med Dir Assoc, 2013, 14（6）: 398–402.

27. VLAJINAC H, DZOLJIC E, MAKSIMOVIC J, et al. Infections as a risk factor for Parkinson's disease: a case–control study［J］. Int J Neurosci, 2013, 123（5）: 329–332.

28. WIRDEFELDT K, ADAMI H, COLE P, et al. Epidemiology and etiology of Parkinson's disease: a review of the evidence［J］. Eur J Epidemiol, 2011, 26（Suppl 1）: S1–S58.

29. XU G, LIU X, YIN Q, et al. Alcohol consumption and transition of mild cognitive impairment to dementia［J］. Psychiatry Clin Neurosci, 2009, 63（1）: 43–49.

30. ZALDIVAR T, GUTIERREZ J, LARA G, et al. Reduced frequency of ALS in an ethnically mixed population: A population–based mortality study［J］. Neurology, 2009, 72（19）: 1640–1645.

第二章　神经变性病的病理生理学

神经变性病（neurodegenerative diseases），是一类以神经元选择性丢失为特征的神经系统疾病，包括阿尔茨海默病（Alzheimer disease, AD）、帕金森病（Parkinson disease, PD）、亨廷顿病（Huntington disease, HD）、肌萎缩侧索硬化症（amyotrophic lateral sclerosis, ALS）等。阿尔茨海默病主要累及与学习记忆相关的基底前脑胆碱能系统以及新皮质和海马等脑区；帕金森病主要累及对肌张力具有重要调节作用的基底节区和中脑黑质致密部，选择性多巴胺能神经元进行性丢失为特征；亨廷顿病主要是由于纹状体 γ- 氨基丁酸多棘神经元丢失，进而导致肌张力下降、舞蹈样不自主运动等；肌萎缩侧索硬化症则以大脑运动皮质区、脑干和脊髓内运动性神经元选择性丢失为主要病理特征。

神经变性病确切的病理生理机制尚未明确，其可能是多种因素共同作用的结果，包括：环境因素、遗传因素、老化因素等，具体病理生理机制可能涉及到蛋白异常积聚、细胞程序性死亡、氧化应激与自由基、线粒体功能障碍、神经炎症、兴奋性毒性、胆固醇代谢异常等，本章将对此逐一介绍。但上述机制在各类神经变性病发病进程中的作用存在差异性。例如，亨廷顿病为常染色体显性遗传病，呈完全外显率，受累个体后代 50% 发病。而绝大部分阿尔茨海默病呈散发性，基因变异及遗传因素在其整个发病中的独立作用非常有限。另外，近年来的研究表明，金属离子代谢异常与神经变性病发病密切相关，这一部分内容在下一章专门叙述。

第一节　基因与遗传因素

现代分子遗传学理论的发展和高通量测序技术方法的普及，使得人们对遗传因素（genetic factor）在神经变性病中的作用有了前所未有的深入认识，使得该类疾病的预警、早期诊断和精准诊断将成为可能。第一个家族性阿尔茨海默病致病基因（APP）、第一个家族性帕金森病致病基因（SNCA）、第一个家族性肌萎缩侧索硬化症致病基因（SOD1）的克隆，促进了神经变性病这类疾病的分子遗传学发展。全基因组关联分析（genome-wide association studies, GWAS）结合生物信息学分析可系统分析风险基因的相关功能生物信号通路，这将有助于探究神经变性病新的病因机制。"基因拷贝数变异"效应在阿尔茨海默病、帕金森病、肌萎缩侧索硬化症发病中的重要性也逐渐被认识。另一个越来越受到关注的研究领域是剪接变异体在神经变性病中的作用，例如，含有外显子 10 的 MAPT 转录过多会引发额颞叶痴呆。白细胞介素 7 受体 α 链的剪接变异体，被认为与不同人群的多发性硬化（multiple sclerosis, MS）的易感性有关。

1. 神经变性病致病基因　目前已明确的神经变性病致病基因主要列举如下：

（1）家族性阿尔茨海默病的致病基因：包括淀粉样前体蛋白基因（APP）、早老素 1 基因（PSEN1）和早老素 2 基因（PSEN2），载脂蛋白 E 基因 ε4（APOEε4）。另外，MAPT 基因突变可改变 tau 蛋白剪接，引发家族性额颞叶痴呆。

（2）家族性帕金森病的致病基因：包括富亮氨酸重复激酶 2 基因（leucine-rich repeat kinase 2, LRRK2）、α- 突触核蛋白基因（α-synuclein, SNCA）、parkin 基因（PRKN）、PTEN 诱导激酶基因（PTEN-induced kinase, PINK1）和蛋白质脱糖酶 1 基因（protein deglycase-1, DJ-1）等。

（3）亨廷顿病的致病基因：HTT 含有 CAG 三核苷酸重复扩增即产生亨廷顿蛋白，正常人 CAG 重复次数为 11~34 个，病理变异 CAG 重复次数达到 40 个以上。

（4）家族性肌萎缩侧索硬化症的致病基因：包括超氧化物歧化酶 1（superoxide dismutase, SOD1）基因、TAR DNA 结合蛋白 43（TAR DNA binding protein 43, TDP-43）基因和融合肉瘤（fused in sarcoma gene, FUS）基因等。

2. 表观遗传学和神经变性病 表观遗传学（epigenetics）在神经变性病发病中的作用日益受到重视。表观遗传学的基因调控主要包括以下三种方式：DNA 甲基化、组蛋白修饰和非编码 RNA。环境因素可通过表观遗传学途径参与调控神经变性病病理进程。

（1）DNA 甲基化（DNA methylation）：是指能引起染色质结构、DNA 构象、DNA 稳定性及 DNA 与蛋白质相互作用方式改变，从而控制基因表达的一种基因修饰方式。该过程在甲基转移酶的催化下，DNA 的 CG 两个核苷酸的胞嘧啶被选择性地添加甲基，形成 5- 甲基胞嘧啶，常见于基因的 5'-CG-3' 序列。DNA 甲基化导致某些区域 DNA 构象变化，从而影响了蛋白质与 DNA 的相互作用，导致基因失活。另外，序列特异性甲基化结合蛋白（MBD/MeCP）可与启动子区的甲基化 CpG 岛结合，阻止转录因子与启动子作用，从而阻抑基因转录过程。因为 DNA 复制后，甲基化酶可将新合成的未甲基化位点进行甲基化，所以甲基化位点可随 DNA 的复制而遗传。

（2）组蛋白修饰（histone modification）：是指组蛋白在相关酶作用下发生甲基化、乙酰化、磷酸化、腺苷酸化、泛素化、ADP 核糖基化等修饰的过程。这些修饰都会影响基因的转录活性。甲基化的作用位点在赖氨酸、精氨酸的侧链 N 原子上。组蛋白乙酰化主要发生在 H3、H4 的 N 端比较保守的赖氨酸位置上，是由组蛋白乙酰转移酶和组蛋白去乙酰化酶协调进行。

（3）非编码 RNA（non-coding RNA）：是指不编码蛋白质的 RNA。其中包括 rRNA、tRNA、snRNA、snoRNA 和 microRNA 等多种已知功能的 RNA，还包括未知功能的 RNA。这些 RNA 的共同特点是都能从基因组上转录而来，但是不翻译成蛋白，在 RNA 水平上就能行使各自的生物学功能。非编码 RNA 从长度上来划分可以分为 3 类：<50nt，包括 microRNA、siRNA、piRNA；50nt~500nt，包括 rRNA、tRNA、snRNA、snoRNA、SLRNA、SRPRNA 等；>500nt，包括长的 mRNA-like 的非编码 RNA，长的不带 polyA 尾巴的非编码 RNA 等。

（4）简单列举帕金森病的表观遗传学进展：

1）非编码 RNA：研究发现帕金森病患者中脑多巴胺神经元数量下降与 miR-133b 表达水平增高相关；而 miR-132 的水平与中脑多巴胺神经元的分化程度呈负相关；miR-7 和 miR-153 具有下调 α- 突触核蛋白作用，其表达水平在帕金森病患者脑中下降。

2）DNA 甲基化：帕金森病患者神经元 TNF-α 编码基因序列呈现低甲基化，而其表达上调会导致神经元凋亡；研究发现 DNA 甲基化和编码 α- 突触核蛋白的表达具有相关性；另外，帕金森病患者和小鼠模型均发现 DNMT1 基因表达水平下降，导致了转录抑制相关的低甲基化水平。

3）组蛋白修饰：在果蝇中发现 α- 突触核蛋白与组蛋白 3 结合抑制其乙酰化；研究发现帕金森病中多巴胺剥夺与下调抑制组蛋白修饰相关，给予左旋多巴治疗后导致 H3K4me3 下降，H3 和 H4 赖氨酸乙酰化水平下降。

第二节 异常蛋白聚集与神经毒性

蛋白聚集是神经变性疾病的主要病理组织特征。β- 淀粉样蛋白（β-amyloid，Aβ）沉积是阿尔茨海默病的主要病理特征，与 $A\beta_{40}$ 相比，$A\beta_{42}$ 更易形成寡聚体，最终形成老年斑（amyloid plaque）。帕金森病的病理组织特征是 Lewy 小体，这种小体是细胞质中的一种嗜酸性包涵体，内含神经丝和 α- 突触核蛋白。亨廷顿病及脊髓小脑性共济失调与蛋白中的多聚谷氨酰胺重复扩增有关，可形成神经核内包涵体。家族性肌萎缩侧索硬化症与 SOD1 基因突变相关，其胞质内存在含有 SOD 的包涵体。肌萎缩侧索硬化症与额颞叶痴呆的致密斑包涵体内含有 TDP-43 蛋白。

阿尔茨海默病是神经变性病的典型代表疾病，以 Aβ 代谢异常及其病理损坏机制为例叙述 Aβ 代谢及其神经毒性。

1. Aβ 生化特性 Aβ 单体（分子量大约 4kDa）是脑内正常产物，由神经元产生，主要通过 β 分泌酶和 γ 分泌酶对淀粉样前体蛋白（amyloid precursor protein，APP）依次水解形成的。γ 分泌酶在 APP 水解部位不同，产生一系列多肽产物。人脑内的 Aβ 主要有 $A\beta_{40}$、$A\beta_{42}$ 和 $A\beta_{43}$ 3 种亚型，其中最常见的亚型是 $A\beta_{40}$ 和 $A\beta_{42}$，在人脑脊液和

血液中 $A\beta_{40}$ 分别比 $A\beta_{42}$ 的含量水平高 9~10 倍和 1.5 倍。

$A\beta_{42}$ 为 β 片层结构，疏水性强，容易聚集，形成淀粉样蛋白沉积的核心，并且具有神经毒性作用，可以激活炎症反应和细胞凋亡通路导致神经元丢失。由神经元产生的 Aβ 至少以两种途径聚合：一种途径产生可溶性低聚体，分子量较小，可以进入突触等神经结构，被认为是阿尔茨海默病脑内的主要毒性形式；另一种途径，逐步聚集形成原纤维微粒，通过 β- 样折叠形成原纤维，再经 β- 样折叠形成纤维，最终形成斑块。淀粉样斑块可以不依赖于低聚体 Aβ 而独立存在，或者与低聚体 Aβ 之间处于相互转化的平衡状态（图 1-2-1）。

2. 脑内 Aβ 的产生　Aβ 是 APP 经一系列蛋白水解酶（分泌酶）剪切产生。APP 是由 21 号染色体上的 *APP* 基因编码、含有多个功能区复杂的 Ⅰ 型跨膜糖蛋白，广泛存在于全身各组织细胞膜上，在脑组织中表达最高。APP 在体内的代谢主要通过三种蛋白水解酶的水解作用进行，根据其产物不同，将其分为两种代谢途径：淀粉样蛋白生成途径和非淀粉样蛋白生成途径（图 1-2-2）。

（1）非淀粉样蛋白生成途径：即 α 分泌酶代谢途径，是 APP 水解的主要途径。APP 在 Aβ 序列的 16~17 位氨基酸之间经 α- 分泌酶剪切产生可溶性的 N 端片段（sAPPα）和含 83 个氨基酸的跨膜 C 端片段（C83 或 CTFα）。C83 经 γ 分泌酶从中间切割产生 3kDa 片段的 p3 和淀粉样蛋白胞内片段（APP intracellular domain，AICD 又称为 CT57-59）。由于 APP 的水解部位在 Aβ 水解分子内，无法产生完整的 Aβ 多肽，从而避免了神

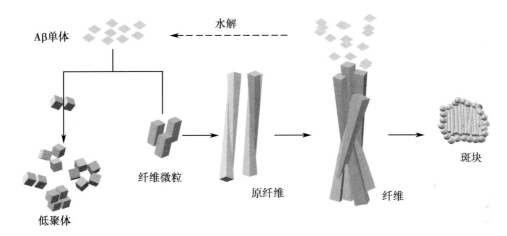

图 1-2-1　Aβ 在脑内的聚集方式

注：Aβ：β- 淀粉样蛋白

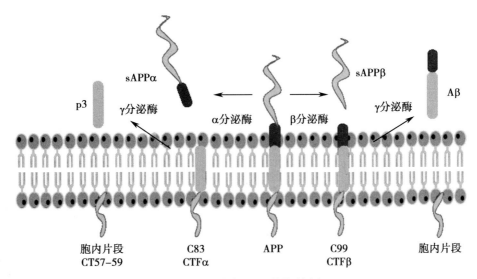

图 1-2-2　脑内 APP 的代谢途径

注：APP：淀粉样前体蛋白；Aβ：β- 淀粉样蛋白

经毒性作用。不仅如此，现有研究已证实 α- 分泌酶剪切 APP 产生的 sAPPα，参与了胚胎发育、神经发生等生理过程，并且具有神经保护作用，可以降低脑外伤后神经元的损害和改善认知功能。最近的研究还发现 sAPPα 具有抑制 β 分泌酶的活性，从而直接发挥抑制 Aβ 产生的作用。另外，被摄入神经元进入胞核内的 AICD 通过干扰相关基因表达，从而对神经发生产生负调节作用，但也有相关报道提示 AICD 具有神经保护功能。关于 p3 与 CTFα 具体生理作用及机制目前仍不清楚，最近有研究提示 p3 可能也有神经保护作用。

（2）淀粉样蛋白生成途径：即 β 分泌酶代谢途径，是 APP 代谢的次要途径（仅占总代谢的 10%）。首先，APP 在 Aβ 序列的第 1 位氨基酸部位经 β 分泌酶，又称 β 位 -APP 裂解酶 1（β-site amyloid precursor protein-cleaving enzyme-1，BACE-1）水解，产生可溶性的 N 端片段（sAPPβ）和含 99 个氨基酸的跨膜 C 端跨膜片段（C99 或 CTF9）。C99 在跨膜区 Aβ 序列的第 40/42 位氨基酸部位经 γ 分泌酶的蛋白水解产生 Aβ 多肽和 AICD。需要强调的是，γ 分泌酶蛋白水解作用存在多样性：水解产生的 Aβ 大多是 $Aβ_{40}$，只有少量是 $Aβ_{42}$，二者比例约为（9~10）:1。尽管 $Aβ_{42}$ 在总 Aβ 中所占比例较低，但较 $Aβ_{40}$ 疏水性更强，且更易于形成原纤维，是构成脑内淀粉样斑块主要的 Aβ 类型。还有研究显示在 APP 靠近 β- 和 γ 分泌酶水解部位的变异都可以导致 Aβ 产生增加。在靠近 β 分泌酶水解部位的变异主要增加 β 分泌酶的水解作用，从而增加 Aβ 产生的总量；而靠近 γ 分泌酶水解部位的变异主要增加 $Aβ_{42}$ 的产生。此外，γ 分泌酶的活性会影响 β 分泌酶的表达，介导氧化应激诱导 BACE1 的表达，使 Aβ 过度生成。

3. 脑内 Aβ 的清除　如上所述，Aβ 在脑内的积聚是阿尔茨海默病病理变化的核心环节，减少其产生与促进其清除是减少系列继发性病理级联反应的关键所在。由于散发性阿尔茨海默病（约占阿尔茨海默病的 95% 以上）并不存在与 Aβ 产生相关的基因突变，因此促进脑 Aβ 清除是目前阿尔茨海默病主要的治疗策略。脑间质液（interstitial fluid，ISF）中的 Aβ 可通过多种途径

被清除，包括神经元、胶质细胞摄取和酶促降解、跨血脑屏障（blood-brain barrier，BBB）和血脑脊液屏障运输等。但近几年的研究发现，胶质淋巴系统（glymphatic system）在 Aβ 和 tau 蛋白等代谢产物的清除方面发挥主要作用。胶质淋巴系统，又称为脑血管旁通道（paravascular pathway），是位于小血管外膜（毛细血管基膜）与其周围所覆盖的星形胶质细胞血管终足（end feet）及两者之间的间隙。相对于毛细血管内皮细胞紧密连接构成的血 - 脑屏障而言，胶质淋巴系统具有更大的通透性，有利脑内大分子代谢物质的清除。最新的研究发现脑内的胶质淋巴系统与硬脑膜内淋巴管相连接，并汇入至颈外侧深淋巴结。功能学研究进一步证实胶质淋巴系统对代谢产物的清除效率依赖于 ISF 的流动性。另一项研究发现在睡眠状态下星形胶质细胞收缩，能够扩大细胞外间隙，有利于增加 ISF 流动，进而促进脑内大分子代谢废物的清除。

4. Aβ 的神经毒性作用及其机制　Aβ 的神经毒性作用机制相当复杂，目前比较公认的是淀粉样蛋白级联假说。该假说认为，Aβ 尤其是 $Aβ_{42}$ 在脑组织内主要在海马和皮质的异常聚集和沉积是导致阿尔茨海默病发病的主要原因。在正常情况下，脑内 Aβ 的产生和聚集处于动态平衡，这是 APP 代谢分泌酶即 α、β 和 γ 分泌酶和 Aβ 水解代谢酶共同作用，相互调节的结果。但当 *APP*、*PS1* 或 *PS2* 基因突变导致 Aβ 产生异常增加，或由于 *APOEε4* 基因突变或 Aβ 水解酶异常导致 Aβ 清除障碍，Aβ 的产生和清除之间的平衡被打破，引起 Aβ 在脑组织的异常沉积。过量的 Aβ 具有神经毒性，可引发突触损伤、胶质细胞过度活化、炎性反应、tau 蛋白异常磷酸化、递质丢失，各种细胞因子和激酶活化等一系列病理事件。这些病理变化相互作用，共同导致细胞轴浆运输功能受损，发生营养不良和能量代谢障碍，最终引起神经元广泛丢失，导致临床上表现的痴呆（图 1-2-3）。

综上所述，β 淀粉样蛋白级联假说是现今阿尔茨海默病预防、治疗策略的主要理论依据。但 Aβ 沉积是否是阿尔茨海默病发病的起始环节，目前仍有争议。有研究指出阿尔茨海默病病理改变最早出现在内嗅区，在没有 Aβ 沉积的情况下，此处就

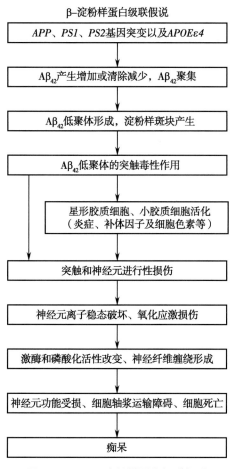

β-淀粉样蛋白级联假说

APP、PS1、PS2基因突变以及APOEε4

↓

Aβ$_{42}$产生增加或清除减少，Aβ$_{42}$聚集

↓

Aβ$_{42}$低聚体形成，淀粉样斑块产生

↓

Aβ$_{42}$低聚体的突触毒性作用

↓

星形胶质细胞、小胶质细胞活化（炎症、补体因子及细胞色素等）

↓

突触和神经元进行性损伤

↓

神经元离子稳态破坏、氧化应激损伤

↓

激酶和磷酸化活性改变、神经纤维缠绕形成

↓

神经元功能受损、细胞轴浆运输障碍、细胞死亡

↓

痴呆

图 1-2-3　β-淀粉样蛋白级联假说

已经出现 NFT 和神经元丢失等病理改变。此外，大多数阿尔茨海默病模型小鼠的建立都是以 Aβ 假说为基础，由于种属差异性，阿尔茨海默病模型小鼠究竟能真实模拟多少人类阿尔茨海默病患者的病理改变尚存在一定的争议。因此，Aβ、α-突触核蛋白等毒性产物的聚积在神经变性病发病中的确切作用，仍需要更多的研究来进一步认证和完善。

第三节　氧化应激与线粒体功能障碍

1. 氧化应激和活性氧　氧化应激（oxidative stress）是指机体或细胞内氧自由基的产生与消除失衡，或外源性氧化物质的过量摄入，导致活性氧（reactive oxygen species，ROS）在体内或细胞内蓄积引起的细胞毒性过程，是目前较为普遍接受的细胞衰老和变性的外在诱因。细胞内的 ROS 主要来自线粒体的有氧呼吸，高浓度的 ROS 可破坏 DNA 结构而引起 DNA 损伤应答（DNA damage checkpoint response，DDR）。

活性氧簇 ROS 包括自由基 $O_2^{\cdot-}$、$HO_2^{\cdot}$、$RO^{\cdot}$、$OH^{\cdot}$ 和非自由基（分子）H_2O_2、$^1O_2$ 两种形式。在线粒体中大多数氧分子被还原成水，但是氧分子不能一次接受 4 个电子而完全还原，而是一次接受一个电子，因此 $O_2^{\cdot-}$ 产生增多。$O_2^{\cdot-}$ 主要在电子传递链的复合体 I、泛醌（又称为辅酶 Q）、复合体 III 合成，通过质子化（获得一个氢离子）生成 $HO_2^{\cdot}$，或是 $O_2^{\cdot-}$ 再接受一个电子，获得两个氢离子后生成 H_2O_2。H_2O_2 在金属催化下的 Fenton 和 Haber-Weiss 等反应中，进一步生成 $OH^{\cdot}$。在生物体内，$OH^{\cdot}$ 的氧化性最强。

ROS 是机体代谢过程中正常的中间产物，同时机体内存在相应的抗氧化防御系统来保证清除过多的 ROS。正常情况下机体内 ROS 的产生和清除维持在一种动态的平衡状态。随着年龄的增长或者其他病理状态下，机体内抗氧化防御系统功能减退，引起 ROS 堆积，造成脂质、蛋白质及 DNA 损伤等。ROS 侵害细胞膜中的多不饱和脂肪酸，引起脂质过氧化反应，形成过氧化脂质。脂质过氧化反应会降低膜的流动性，破坏双层结构，使其功能受损。脂质过氧化反应的产物丙二醛和 4-羟基壬烯酸等可与氨基酸、蛋白质、核酸和磷脂等的游离氨基反应形成脂褐素，使生物分子内部或之间发生交联。DNA 的双螺旋交联出现复制错误或无法分裂，而蛋白质交联形成无定型沉淀物，蓄积于细胞质中，导致膜结构和功能损伤。

ROS 还可对核酸和蛋白质产生直接的氧化损害作用，使 DNA 发生断裂、突变以及热稳定性改变等，从而严重影响遗传信息的正常转录和翻译，使蛋白质表达降低甚至消失，或者产生突变蛋白质。以上变化使细胞发生变性、坏死，从而引起整个机体衰老和多种疾病发生。

2. 氧化应激与神经变性病病理改变的关系　系列证据表明氧化应激与阿尔茨海默病、帕金森病和肌萎缩侧索硬化症的病理过程存在密切关联。体外实验发现无论是 Aβ、α-突触核蛋白还是异常磷酸化的 tau 蛋白均对培养细胞产生氧化损伤，导致细胞膜、胞浆蛋白以及线粒体 DNA 受损,引起细胞凋亡。进一步研究发现 Aβ 寡聚体可直接插入脂质双分子层,导致脂质过氧化,最终对蛋白质和其他生物分子造成氧化性损伤。并且膜脂质双分子层的改变,会继发性引起大量钙离子内流,胞内钙稳态被破坏,引起线粒体功能障碍,最终可致突触丢失,神经元死亡。

Aβ 在脑内沉积可以导致氧化应激,而另一方面,氧化应激也可促进 Aβ 在脑内聚集,加速阿尔茨海默病病理进程。ROS 可导致 Aβ 糖基化,而糖基化的 Aβ 更容易聚集,并且对蛋白酶的水解和巨噬细胞吞噬作用的抵抗也有所增强,加速淀粉样斑块的形成。与 Aβ 相似,氧化应激通过诱导构象改变和翻译后修饰促进 tau 聚集,而 tau 的聚集又可进一步促进氧化应激过程。

在阿尔茨海默病和帕金森病转基因小鼠模型中均发现在 Aβ 和 α- 突触核蛋白沉积之前,脑内即存在明显的氧化和抗氧化系统的失衡、核苷酸损伤以及线粒体功能障碍。肌萎缩侧索硬化症患者血液中氧化应激标志物包括 8- 羟基 -2- 脱氧鸟苷和 4- 羟基壬烯醛的含量增高。而给予抗氧化剂能不同程度的缓解阿尔茨海默病、帕金森病以及肌萎缩侧索硬化症模型的病理进程。以上研究提示氧化应激是神经变性病进程中的早期事件,抗氧化治疗有利于延缓神经变性。

3. 氧化应激和线粒体损伤 线粒体不仅是维持细胞以至整个机体生理功能的能源基础,而且是维持细胞内钙稳态、调控细胞凋亡很重要的细胞器。线粒体也是细胞内 ROS 的主要来源,线粒体脂质、蛋白及 DNA 均易受氧化应激损伤。因此,线粒体老化在各器官衰老和退行性变性过程中起核心作用。

线粒体本身是产生 ROS 的最主要的细胞器,而本身又易受 ROS 损坏。过多的 ROS 可以诱导线粒体内膜上的心磷脂、线粒体 DNA（mitochondrial DNA, mtDNA）及重要的蛋白质（顺乌头酸、铁调节蛋白 1 等）的氧化损伤,造成线粒体电子传递链功能障碍、三羧酸循环障碍、膜电位下降及细胞色素 C 的释放等,从而诱导细胞衰老及凋亡;同时受损的线粒体又进一步激发 ROS 的产生。ROS 与线粒体氧化损伤,互为因果,是很多包括神经元在内的细胞衰老、变性与凋亡的共同机制。

4. 神经变性病进程中线粒体功能障碍及其机

制 与活跃的 CNS 高代谢率相适应,神经元线粒体含量丰富,是神经递质释放和重摄取的能量来源。氧化应激导致线粒体结构的损害和功能障碍,导致能量耗竭,进而导致突触可塑性和自我修复能力下降。另一方面,线粒体有氧代谢功能障碍,会显著增加 ROS 的生成和释放,而这些 ROS 反过来引起神经细胞变性。

Aβ、α- 突触核蛋白、异常磷酸化的 tau 蛋白均能直接损伤线粒体的结构和功能。Aβ 可通过刺激线粒体通透性转换孔（mitochondrial permeability transition pore, MPTP）开放,还可通过降低 $Ca^{2+}ATP$ 酶的活性,增加胞内 Ca^{2+} 浓度而刺激 MPTP 的开放。MPTP 的开放导致线粒体通透性增加,导致 Ca^{2+} 超载和氧化应激,进而损伤线粒体,ATP 生成减少,最终导致突触数目减少和神经元死亡。

Aβ 还可通过降低电子传递链中酶的活性,导致线粒体有氧代谢功能障碍。hAPP 小鼠脑组织线粒体中复合体 Ⅳ（细胞色素 C 氧化酶）活性下降,4- 羟基壬烯酸（4-HNE）和过氧化氢等氧化应激指标增高。Aβ 可直接结合细胞色素 C 氧化酶的亚基 -1,导致复合体 Ⅳ 活性降低。Aβ 还可引起复合体 Ⅰ（NADH-CoQ 氧化还原酶）和复合体 Ⅳ 的功能缺陷。复合体 Ⅰ 是线粒体中产生 ROS 的主要位点,其功能的改变会造成 ROS 生成增多。

除此之外,在神经变性病中存在线粒体自噬（mitophagy）功能障碍。线粒体自噬是指细胞通过自噬机制选择性清除损伤或功能障碍的线粒体的过程。有效清除功能不全的线粒体对线粒体整体功能完整性和细胞生存来说都起着非常关键的作用。线粒体膜电位去极化是线粒体自噬触发的条件。另外,线粒体的动态变化即融合与分裂产生的子代中去极化的线粒体也是诱发线粒体自噬的关键因素。阿尔茨海默病、帕金森病患者以及转基因小鼠的中枢神经元均发现线粒体自噬水平增加,然而增加的线粒体自噬并没能有效清除线粒体。其主要原因是由于在神经变性病病变中,自噬溶酶体不能被有效降解,导致自噬通路的最后环节发生障碍,变性的线粒体最终还是堆积在神经元内,产生更多的 ROS,进一步引起神经元的损伤。

总之,在神经变性病病理进程中的氧化应激、线粒体损伤与 Aβ、磷酸化 tau 和 α- 突触核蛋白等相互作用,互为因果,加重神经变性。

第四节　神 经 炎 症

神经炎症(neuroinflammation)是发生于神经组织的炎症,可由多种因素引起,如神经系统感染、创伤性脑损伤、有毒代谢产物、氧化应激、神经变性、甚至衰老等。由于 BBB 的存在,参与中枢神经炎性反应的细胞主要是活化的小胶质细胞(microglia)和星形胶质细胞(astrocytes)。但是由于上述各种致炎因素或病理损害导致脑血管损害和 BBB 的破坏,外周免疫细胞也会不同程度的参与脑内炎性反应过程。

一、介导神经炎症的主要细胞类型

小胶质细胞被认为是中枢神经系统的先天免疫细胞,其广泛、有序的分布于脑内灰质和白质中。小胶质细胞膜上存在系列模式识别受体(pattern recognition receptors,PRRs),包括补体受体、清道夫受体、晚期糖基化终末产物受体(receptors for advanced glycation end products,RAGE)和各种细胞因子/趋化因子受体,主动参与其局部脑微环境的监测,并通过变形或阿米巴样运动及时清除死亡的细胞、退化的神经突起和异常的细胞外基质。任何导致中枢神经内环境损害的因素均可快速激活小胶质细胞,增强其吞噬和清除功能,并释放各种炎症细胞因子、趋化因子、ROS 和活性氮(reactive nitrogen species,RNS),以招募更多邻近的小胶质细胞和星形胶质细胞,参与维持脑内环境稳态。但是激活的小胶质细胞持续释放的上述物质会对神经元以及自身产生细胞毒性作用,从而导致损伤程度和范围较原发性损伤进一步加剧。

星形胶质细胞是包括人类在内的哺乳类动物脑内数量最多的细胞,负责维持脑内水、离子、神经递质和 pH 等内环境的稳态,并参与调控突触传递、可塑性和神经发生等重要的生理功能。不仅如此,星形胶质细胞还通过其突起分别与突触和毛细血管接触,构成胶质 – 血管单元,将脑微循环和神经电活动有机偶联起来。一旦脑发生损害,星形胶质细胞即可处于活化状态,对受损的神经元或激活的小胶质细胞所释放的信号作出反应,表现为胞体肥大、突起增粗、骨架蛋白等表达上调。活化的星形胶质细胞在神经变性过程中发挥神经保护和神经损伤双重作用。

利用转基因和实验动物模型获得的系列实验结果有力地证实活化的星形胶质细胞可通过下列因素在神经变性病状态中发挥神经保护作用:①摄取具有潜在兴奋性毒性的谷氨酸;②通过谷胱甘肽的产生,保护细胞免受氧化应激的损害;③通过释放腺苷发挥神经保护作用;④保护细胞免受 NH4+ 的毒性损害;⑤通过降解 Aβ 发挥神经保护作用;⑥促进 BBB 的修复;⑦减轻外伤、卒中或梗阻性脑积水引发的血管性水肿;⑧稳定细胞外液和离子的平衡;⑨限制炎性细胞或病原体从损伤或患病区域扩散到正常的 CNS 实质。

但在特定情况下,星形胶质细胞或活化的星形胶质细胞出现功能障碍,进而导致神经损害作用,例如:①通过细胞因子加剧炎症;②产生神经毒性水平的 ROS;③释放有潜在兴奋性毒性的谷氨酸;④分泌过多的血管内皮生长因子,导致 BBB 损伤;⑤促进慢性疼痛等。

由此可见,反应性星形胶质细胞增生具有神经保护和神经损伤"双刃剑"作用。进一步明确调控星形胶质细胞活化和功能的分子机制,发挥其有益作用,降低其潜在的有害作用,是未来研究星形胶质细胞生物学特性的重点所在。

二、神经变性病中存在神经炎症的证据

1. 病理学证据　阿尔茨海默病、帕金森病以及亨廷顿病等神经变性病患者的脑内存在明显的胶质细胞增生。在阿尔茨海默病转基因小鼠脑内也广泛存在小胶质细胞和星形胶质细胞的活化。特别是在 β- 淀粉样斑块的周围存在胶质细胞明显的反应性增生,其中小胶质细胞突起紧紧包绕着斑块,甚至插至斑块的核心;星形胶质细胞往往在小胶质细胞外周,与斑块的接触也表现的相当松散。这一现象提示,小胶质细胞与 Aβ 斑块的形成与沉积关系更为密切。同样在肌萎缩侧索硬化症患者脊髓病理中发现明显的胶质细胞增生,尤其是围绕受损的上下运动神经元和变性的皮质脊髓束周围有胶质细胞的强反应。肌萎缩侧索硬化症中

反应性星形胶质细胞胞浆内出现含有蛋白的包涵体，一些炎症标志物如诱导型 NO 合酶（iNOS）、环氧合酶 -2（COX-2）和谷氨酸转运体 EAAT2 表达下调。近期研究发现在脊髓前角运动神经元附近的星形胶质细胞能分泌一种 Sema3a 蛋白，当阻断此蛋白生成时，运动神经元无法形成正常的突触连接，出现死亡，并出现肌萎缩侧索硬化症样病理进程。

2. 免疫学和生物化学证据　在阿尔茨海默病患者和阿尔茨海默病模式动物脑内均可以检测到与炎性反应相关的各种标志物表达水平的增加，如补体、炎性因子，特别是白细胞介素 -1（interleukin-1，IL-1）、IL-6 和肿瘤坏死因子 -α（tumor necrosis factor-α，TNF-α），趋化因子如前列腺素 E、巨噬细胞集落刺激因子、生长转化因子 -α、C 反应蛋白和 S100β 等。有研究报道阿尔茨海默病脑内有丝分裂酶蛋白激酶信号转导（mitogen-activated protein kinase cascades）激活，导致 IL-1 和 IL-6 等细胞因子 mRNA 表达水平上调，进一步提示炎性因子由脑内局部产生。研究还发现，IL-1 和氧化酶 -2 能上调 AβmRNA 的表达，并能被免疫抑制剂所减轻。

3. 流行病学证据　早期的流行病学研究发现长期使用非甾体抗炎药（non-steroidal anti-inflammatory drugs，NSAIDs）的关节炎患者阿尔茨海默病的发病率显著降低。进一步研究证实长期使用 NSAIDs 能降低阿尔茨海默病的发病率，特别是对携带 APOEε4 基因型人群尤其明显。在对认知功能正常的老年人群的研究也发现长期服用 NSAIDs 虽然不影响脑内老年斑块的出现，但可导致活化的小胶质细胞数量减少 3 成左右。也有研究发现服用 NSAIDs 的阿尔茨海默病患者较安慰剂组相比，病程进展延缓。

4. 动物实验证据　动物实验表明阿尔茨海默病和帕金森病脑内胶质细胞活化和细胞因子 / 趋化因子的产生增多先于 Aβ 和 α- 突触核蛋白沉积之前，提示胶质细胞炎性反应是神经变性进程中的早期事件。NSAIDs 具有延缓阿尔茨海默病转基因动物疾病进程的作用。例如，4 月龄 Tg2576 转基因小鼠给予布洛芬治疗 6 个月后可显著抑制脑内 Aβ 斑块的沉积。在 APP/PS1 双转基因小鼠给予布洛芬治疗也呈现不同程度 Aβ 负荷和胶质细

胞活化的减弱。但近期的研究发现 NSAIDs 预防阿尔茨海默病的机制与其抗炎作用无关，可能与降低 $Aβ_{42}$ 的产生有关。NSAIDs 可以通过抑制 Rho-Rho 相关激酶信号通路，改变 γ 分泌酶的构象，抑制其活性；或通过激动过氧化物酶体增殖物激活受体 -γ（peroxisome proliferator-activated receptor gamma，PPAR），下调 β 分泌酶的表达，从而减少 Aβ 的产生。

5. 神经炎症发生的机制　尽管多种因素可导致胶质细胞活化，引起神经炎性反应。但在神经变性进程中 Aβ、磷酸化的 tau 蛋白和 α- 突触核蛋白异常积聚是导致胶质炎性反应的主要机制。Aβ 和 α- 突触核蛋白可被小胶质细胞和星形胶质细胞膜上的补体受体和细胞因子受体所识别，从而促进 ROS、RNS、TNF-α、IL-1β、IL-6 和趋化因子如 IL-18 和前列腺素 E2 的合成和分泌。Aβ 可与胶质细胞上的 RAGE 或清道夫受体结合，激活 MAPK 或 NF-κB 信号通路，引发下游炎症反应。而由异常磷酸化和聚合的细胞骨架蛋白所形成的神经原纤维缠结（neurofibrillary tangles，NFTs），作为一种退变的神经结构，本身就具有招募胶质细胞的物理和化学特性。活化的胶质细胞释放的炎性因子，造成神经元损伤，导致 NFTs 进一步加剧，从而形成恶性循环，加剧炎性反应。例如，有研究发现 TNF-α 能使培养的神经元突起中 tau 蛋白积聚增加，后者导致细胞有氧代谢功能障碍以及 ROS 产生增加，进一步促进共培养的小胶质细胞活化和炎性介质的释放。另外，Aβ 自身就具有一定的氧化还原属性，能促进金属催化氧化还原循环反应或直接作用于线粒体呼吸链，导致 ROS 产生增多，后者可激活控制细胞因子、趋化因子、旁分泌分子的代谢酶（如环氧合酶 -2 和花生四烯酸 5- 脂氧合酶）表达相关的转录因子，从而导致炎性级联反应。

除了异常蛋白的积聚，神经变性病进程中其他继发性的病理改变，包括神经元死亡、突触丢失、脱髓鞘、BBB 破坏，均可以造成胶质细胞的活化和神经炎性反应。

6. 神经炎性反应对神经变性病进程的影响　毫无疑问，长期持续的胶质细胞的活化和炎性因子的释放对脑具有损害作用，对神经细胞和突触变性有加剧作用。但是，越来越多的证据表明，活化

的小胶质细胞和星形胶质细胞具有清除 Aβ、NFT 和 α- 突触核蛋白的作用,促进神经发生、新生突触形成和功能重塑。例如敲除星形胶质细胞骨架蛋白胶质纤维酸性蛋白 / 波形蛋白(glial fibrillary acid protein/vimentin)能减轻 APP/PS1 小鼠脑内星形胶质细胞的活化,但明显增加了 Aβ 的沉积。与之相反,转染增强星形胶质细胞溶酶体功能的转录因子,可显著减轻 APP/PS1 小鼠脑内 Aβ 的负荷。与星形胶质细胞相似,抑制小胶质细胞的活化和吞噬功能,导致转基因小鼠脑内 Aβ 积聚的显著增加。不仅如此,近期的研究表明炎症小体 NLRP3 在引起胶质炎性反应和 IL-1β 释放过程中起关键作用,基因敲除 NLRP3 不仅减轻阿尔茨海默病模型鼠脑内 caspase-1 和 IL-1β 的活性,而且可以减低脑内 Aβ 的沉积。其机制可能与 NLRP3 缺乏使得活化的小胶质细胞上调胰岛素降解酶(insulin-degrading enzyme)的表达,有利于对 Aβ 的吞噬和酶解有关。

另外,尽管早期的流行病学证据提示使用 NSAIDs 能降低阿尔茨海默病的发病率,但临床治疗结果显示 NSAIDs 不能逆转阿尔茨海默病的发病进程。例如,萘普生(naproxen)临床治疗试验结果表明,与安慰剂相比,该药物对于认知能力缓慢下降的患者有减轻作用,而对于那些病程发展快速的患者反而有进一步加剧作用。口服 COX-2 抑制剂塞来昔布对阿尔茨海默病患者脑脊液中 Aβ 的水平也没有明显影响。而且,多个随机对照的临床研究证实 COX-2 拮抗剂罗非考昔并不能延缓轻、中度阿尔茨海默病患者病情的进展。NSAIDs 在阿尔茨海默病预防和治疗学结果方面的差异性,使得我们需要细致思考和分析其潜在机制。在阿尔茨海默病发生的早期阶段,没有广泛的 Aβ 斑块沉积之前,应用 NSAIDs 可能通过抑制淀粉样代谢途径 β 分泌酶和 γ 分泌酶活性,从而减少了 Aβ 的产生,延缓病程进展。而在 Aβ 斑块已明显沉积阶段,应用 NSAIDs 抑制了胶质细胞的活化,减轻其对 Aβ 斑块的清除作用,导致可溶性 Aβ 从斑块内持续释放,增加了对周围神经细胞的毒性作用。但这一推测需要更多实验证据来支持。

总之,在长期慢性、渐进性的神经变性病发生发展过程中,神经炎性反应贯穿其进程始终。尽管持续性的炎症反应是导致神经变性的主要因素之一,但是胶质细胞活化的本身具有清除 Aβ 和 α- 突触核蛋白、死亡的神经细胞和变性的突触,促进脑结构和功能可塑性等积极作用。有关 NSAIDs 在神经变性病治疗学中的价值需要更多循证医学证据和大规模临床试验研究结果的支持。并且,如何选择适合类型的抗炎药物和治疗时间窗,发挥活化的胶质细胞脑修复功能又避免其神经损伤作用,均有待于进一步探索。

第五节　谷氨酸兴奋性毒性

谷氨酸(glutamate, Glu)是哺乳动物 CNS 最重要的兴奋性神经递质,在记忆、突触可塑性和神经元发育过程中发挥重要作用。人脑组织中含有 $6\sim7\mu mol/g$ 湿重的谷氨酸。谷氨酸和谷氨酰胺(glutamine, Gln)是中枢神经系统内最丰富的游离氨基酸。谷氨酸结合并激活配体门控离子通道(离子型 Glu 受体)和一类 G 蛋白耦合受体(代谢型 Glu 受体)。谷氨酸诱导细胞去极化,导致突触后膜兴奋,促进轴突动作电位的产生。

谷氨酸能神经元的突触被高表达谷氨酸转运体的星形胶质细胞突起包裹。脑内谷氨酸转运主要由胶质细胞负责。谷氨酸转运体每转运一分子谷氨酸,同向转运 3 个 Na^+ 和 1 个 H^+,逆向转运 1 个 K^+。通过利用这些离子透过细胞膜产生的电化学梯度作为能量,这些转运体能够逆浓度梯度地转运谷氨酸进入细胞内,从而使细胞外的谷氨酸保持在很低的水平。当谷氨酸含量过高引起蓄积,谷氨酸受体过度活化会导致神经毒性反应,与多种神经变性疾病病变相关。下面在简述谷氨酸受体和转运体以及谷氨酸代谢的基础上,着重介绍阿尔茨海默病、帕金森病和亨廷顿病病理生理进程中谷氨酸代谢紊乱及其机制。

一、谷氨酸受体和谷氨酸转运体

谷氨酸受体分为两大类:离子型谷氨酸受体(ionotropic glutamate receptors, iGluR)和代谢型谷氨酸受体(metabotropic glutamate receptors, mGluR)。iGluR 又可分为三类:α- 氨基 -3 羟基 -5 甲基 -4 异噁唑受体(α-amino-3-hydroxy-5-methyl-4-isoxazolepropionic acid receptor, AMPAR)、N- 甲基 -D- 天冬氨酸受体

（N-methyl-D-aspartate receptors，NMDAR）和红藻氨酸受体（acid receptors，KAR）。其中 NMDA 受体是电压依赖的配体门控离子通道，与学习记忆、突触可塑性密切相关，全脑均有广泛分布，是一种电压、配体双重门控离子通道。NMDA 受体激活后，Ca^{2+} 内流，在长时程增强（long-term potentiation，LTP）形成中发挥重要作用。

mGluR 属于 G 蛋白偶联受体超家族一员，可分为 3 组 8 个亚型：mGluR Ⅰ 包括 mGluR1 和 mGluR5；mGluR Ⅱ 包括 mGluR2 和 mGluR3；mGluR Ⅲ 包括 mGluR4、mGluR6、mGluR7 和 mGluR8。

谷氨酸转运体（glutamate transporter，GLT）有 5 种兴奋性氨基酸转运体（excitatory amino acid transporters，EAATs），即高亲和力谷氨酸转运体和 3 种囊泡谷氨酸转运体（vesicular glutamate transporters，VGLUTs），后者为低亲和力谷氨酸转运体。EAAT1、EAAT2（啮齿类动物分别为 GLAST、GLT1）主要位于星形胶质细胞；EAAT3（EAAC1）主要在突触后神经元细胞表达，也可在突触前表达。EAAT4 主要在小脑表达，EAAT5 则在视网膜感光细胞、双极细胞等表达。VGLUT1 和 VGLUT2 主要表达在突触前膜的末端，而 VGLUT3 表达广泛，分布在谷氨酸能和非谷氨酸能神经的胞体和树突以及星形胶质细胞中。VGLUTs 的功能是特异地将突触囊泡外的谷氨酸转运至突触囊泡内，且主要依赖于囊泡膜上的电势梯度，而非 pH 梯度。

二、谷氨酸代谢和稳态的维持

血液中的谷氨酸不能透过 BBB，脑内绝大部分谷氨酸来源于葡萄糖合成。谷氨酸主要分布于突触前囊泡中，当突触前膜去极化时，释放谷氨酸到突触间隙，作用于突触后膜受体发挥作用。突触间隙过量的谷氨酸（80%~90%）主要由星形胶质细胞表面的谷氨酸转运体摄取清除。被摄取至细胞内的谷氨酸被 GS 转换成谷氨酰胺；而谷氨酰胺作为谷氨酸前体，被星形胶质细胞传递给神经元，通过磷酸激活的谷氨酰胺酶（phosphate-activated glutaminase，PAG）再次生成谷氨酸。

三、谷氨酸代谢紊乱与阿尔茨海默病

Aβ 能通过几条途径影响谷氨酸神经递质传输。在正常生理状态下，内源性 Aβ 对正常神经递质的释放是至关重要的。但当其含量过多时，会影响突触囊泡减弱突触传递。阿尔茨海默病患者大脑尸检结果发现，Aβ 与 VGLUT1 和 VGLUT2 呈免疫阳性共定位。可溶性 Aβ 寡聚体能阻断树突棘，损害神经纤维网络。轴突和树突棘的退化是阿尔茨海默病早期特征之一。谷氨酸能神经元轴突和树突棘有 AMPA 受体和 NMDA 受体。正常生理状态下的突触传递主要由 AMPA 受体介导。然而，阿尔茨海默病患者的受体功能失调主要与 NMDA 受体相关。寡聚体 Aβ 通过结合突触后膜朊蛋白（post-synaptic prion protein，PrPC）促进 Fyn 激酶活性，导致 GluN2B 亚基在 TY1462 磷酸化，改变 NMDA 受体与不稳定树突棘的共定位，甚至导致 NMDA 受体的丢失。激活 NMDAR 又可导致 Aβ 生成增多，这种反馈形成恶性循环。GluN2B 介导的神经传递也参与 tau 蛋白诱导的神经毒性。tau 蛋白磷酸化导致 tau 蛋白错误定位和随后引起突触损伤，如磷酸化的 tau 蛋白积聚在树突棘中，可能影响 Glu 受体的突触运输。tau 与 Fyn 靶蛋白与树突棘的相互作用，可以使 NMDAR 的 GluN2B 亚基的磷酸化，从而增强兴奋性毒性。

除了对神经元的作用以外，Aβ 也下调了星形胶质细胞的谷氨酸摄取能力。阿尔茨海默病患者皮质 GLT1 蛋白水平降低，从而导致细胞外谷氨酸清除功能障碍。除了细胞外谷氨酸水平升高外，线粒体功能障碍和氧化应激，引起能量损伤，导致局部膜去极化，导致 NMDAR 通道 Mg^{2+} 通道关闭和 Ca^{2+} 超载，是谷氨酸兴奋毒性的另一个致病因素。

四、谷氨酸代谢紊乱与帕金森病

谷氨酸兴奋毒性参与了帕金森病的发生发展。帕金森病的运动平衡失调和运动障碍已被证实与基底神经节的谷氨酸水平增加密切相关。多巴胺能去神经支配也引起谷氨酸释放，这种恶性循环进一步加重黑质 DA 能神经元的丢失。α-突触核蛋白可以下调 NMDA 受体的表达。敲除 α-突触核蛋白可以减缓由鱼藤酮介导的NMDA受体的表达降低，并减少皮质神经元的死亡。

Ferrarese等比较了帕金森病患者和正常对照组血小板的谷氨酸摄取情况，研究发现帕金森病患者血小板中的谷氨酸摄入与对照组相比降低了50%，并且谷氨酸摄取减少与帕金森病的严重程度有关。

谷氨酸转运体1（GLT1）负责中枢神经系统大部分谷氨酸的摄取，越来越多的证据表明GLT1在帕金森病中发挥重要作用。在以6-OHDA和MPTP构建的帕金森病动物模型中发现谷氨酸再摄取功能降低和GLT1表达下调有关。使用GLT1抑制剂能够阻断谷氨酸摄取并降低磷酸化酪氨酸羟化酶的表达和DA的合成。此外，DA去神经支配可能会调节GLT1的表达。这些结果表明GLT1功能障碍在帕金森病进程中发挥作用。应用Glu转运体抑制剂PDC注射大鼠单侧SNc，可导致DA神经元死亡和轴突萎缩，动物出现运动障碍。

五、谷氨酸代谢紊乱与亨廷顿病

在亨廷顿病患者的前额叶皮质中发现谷氨酸摄取功能受损；在亨廷顿病动物模型中，纹状体NMDA和AMPA表达减少。不仅如此，纹状体注射谷氨酸受体激动剂可诱导神经元损失，并再现与亨廷顿病相似的症状。体外研究表明，亨廷顿病突变小鼠的纹状体和皮质神经元与对照小鼠相比更容易受NMDA激活诱导细胞死亡发生。在表达突变亨廷顿蛋白的神经元，谷氨酸毒性的升高可以通过细胞内Ca^{2+}浓度的升高和参与凋亡级联的caspase蛋白水解来诱导。另外mGluR5在亨廷顿病所影响的大脑区域内高度表达，并参与运动控制。mGluR5与亨廷顿蛋白相互作用，突变的亨廷顿蛋白影响mGluR5信号通路。激活mGluR5可以激活NMDA受体，增加兴奋性毒性。

总之，在正常生理状态下，谷氨酸参与中枢神经系统（central nervous system，CNS）绝大多数突触的兴奋性突触传递，参与调节学习、记忆和行为等活动。当谷氨酸转运体功能下降，突触间隙谷氨酸浓度过高，谷氨酸受体过度活化，与神经变性病的发病有一定因果关系。靶向调节谷氨酸受体和谷氨酸转运体表达，维持谷氨酸稳态可能促进神经元的存活，从而缓解神经变性病的症状和病情。但在不同类型的神经变性病中，哪种转运体或受体占据主导作用，以及它们彼此之间有哪些相互作用还有待解决。过度激活谷氨酸转运体和抑制谷氨酸受体都会起到神经毒性作用，因此如何合理调控谷氨酸稳态，相关探索仍处于起步阶段，亟待深度研究。这些研究对寻找或研发用于疾病治疗的药物具有重要的理论意义和广阔的应用价值。

第六节　神经细胞死亡

各类神经变性病特征性的病理改变就是不同脑区和/或不同类型的神经元选择性丢失，这也是其进程不能逆转的主要病理基础。除了神经元死亡外，在神经变性病中还存在星形胶质细胞、血管内皮细胞以及小胶质细胞的丢失。毫无疑问，这些细胞的死亡和功能丧失，会继发性加剧神经元的变性。如前所述，星形胶质细胞广泛分布于整个中枢神经系统，将神经元、突触和脑毛细血管整合成为结构和功能相对独立的胶质-血管单元，从而在中枢神经系统生理调节过程中发挥重要作用。在阿尔茨海默病和肌萎缩侧索硬化症中，大量的星形胶质细胞死亡，不仅导致其神经营养和保护作用下降，对代谢过程中ROS的清除以及对突触间隙中谷氨酸的再摄取能力下降，而且导致了胶质-血管单元的结构和功能的完整性被破坏。

神经变性疾病中神经细胞的死亡方式除了广为所知的凋亡、坏死，还有细胞自噬、凋亡样坏死、细胞焦亡等其他方式。

1. 细胞凋亡（apoptosis）　一种主动性的细胞程序性死亡，在特定的内源和外源信号诱导下，在有关基因的调控下发生的细胞死亡过程。主要包括：①细胞外凋亡途径，通过激活细胞表面细胞死亡受体，进而导致胱天蛋白酶-1（caspase-1）、胱天蛋白酶-8（caspase-8）或胱天蛋白酶-10（caspase-10）激活；②细胞内凋亡途径，主要由线粒体释放细胞色素c或细胞质内质网功能障碍激活胱天蛋白酶-9（caspase-9）级联反应，该死亡方式在神经变性病变性过程中研究最为透彻。

2. 细胞坏死（necrosis）　由强烈的损坏性化学因素（如强酸、强碱、有毒物质）、物理因素（如热、辐射）或生物因素（如病原体）等环境因素，导致局部细胞质膜（细胞膜、细胞器膜等）崩解、组织自溶，并引发急性炎症反应。局部高浓度的 ROS、Aβ 以及谷氨酸均可以导致邻近神经细胞坏死。

3. 细胞自噬（autophagy）　一些损坏的蛋白或细胞器被双层膜结构的自噬小泡包裹后，送入溶酶体中进行降解并得以循环利用。自噬对于维持细胞自我更新和维持代谢稳态具有重要作用。在阿尔茨海默病、帕金森病和肌萎缩侧索硬化症神经元中出现大量蛋白聚集，提示细胞自噬功能障碍在此疾病进程中可能起关键作用。

4. 坏死性凋亡（necroptosis）　是一种"受控"的死亡类型，但不依赖于 caspase 活化，细胞会破裂，内容物被释放。

5. 细胞焦亡（pyroptosis）　是近年来发现并证实的一种新的程序性细胞死亡方式，其特征为依赖于 caspase-1，并伴有大量促炎症因子的释放。其刺激源除了病原菌外，还有 ROS 和损伤相关模式分子（danger/damage associated molecular pattern, DAMP）、缺血坏死产物等。目前研究已证实细胞焦亡参与阿尔茨海默病和帕金森病动物模型中神经元死亡，加剧认知功能与运动协调能力障碍。

6. 吞噬死亡（phagocytosis）　由外周中性粒细胞、巨噬细胞和中枢小胶质细胞执行，既可以吞噬感染的病毒、细菌或其他一些颗粒，也可以吞噬衰老的、进入编程死亡的细胞。特别是神经变性病晚期阶段，小胶质细胞的吞噬和酶解能力下降，邻近的局部衰老细胞或细胞器清除能力发生障碍，导致更多的胶质细胞活化，引起神经炎症反应。

7. 衰老性细胞死亡（senescent cell death）　细胞在执行生命活动的过程中，随着时间的推移，细胞增殖与分化能力和生理功能逐渐发生衰退。衰老死亡的细胞被机体的免疫系统清除，同时新生的细胞也不断从相应的组织器官生成，若衰老死亡的细胞不能被及时清除或被新生细胞替代会造成一些退行性疾病的发生。

8. 细胞胀亡（oncosis）　细胞肿胀、体积增大、胞浆空泡化与肿胀波及细胞核、内质网、线粒体等胞内结构，胞膜起泡，细胞膜完整性破坏。胀亡细胞周围有明显炎症反应。

需要指出，上述各种细胞死亡方式是从不同角度进行命名的。某些概念存在部分交叉，例如细胞坏死与细胞胀亡，吞噬性死亡与衰老性细胞死亡。并且同样一种刺激因素，可以同时启动不同的细胞死亡方式。例如高浓度的谷氨酸导致细胞坏死，而中等强度兴奋则主要引发细胞凋亡。在强兴奋性神经毒性条件下，NMDA 受体活动增强，细胞内 Ca^{2+} 浓度增加，使得一氧化氮合酶（nitric oxide synthase, NOS）活性增强，从而产生超氧化物和形成 ONOO–；同时线粒体内 Ca^{2+} 浓度增高，也会导致 ROS 产生增多。这一系列变化导致细胞内 DNA 等大分子损伤，进而引发聚 ADP- 核糖聚合酶（poly-ADP-ribose polymerase, PARS）的活化。并且，线粒体内 Ca^{2+} 超载和氧化损伤均导致渗透性转换孔（permeability transition pore, PTP）的开放，导致线粒体肿胀，ATP 产生减少，进而导致细胞内外电化学梯度破坏，细胞肿胀与死亡。而兴奋性氨基酸受体功能异常（过多 Ca^{2+} 内流）、其他离子通道功能异常或能量代谢异常都可使得电压门控 NMDA 受体在周围 Glu 刺激下被激活，进而引发轻度的兴奋性神经毒性。在此状态下，线粒体 Ca^{2+} 水平和自由基轻度增加，线粒体可释放细胞色素 C（cytochrome c, Cytc）、caspase-9、凋亡诱导因子（apoptosis-inducing factor, AIF）和其他细胞凋亡介导因子，进而启动细胞凋亡程序（图 1-2-4）。

在不同类型神经变性病、同一神经变性病不同病理进程中，各种不同的细胞死亡方式以及不同脑区、不同类型神经细胞的变化特征，均有待于系统研究。这些研究对于研发和制定精确的神经保护策略具有重要的意义。

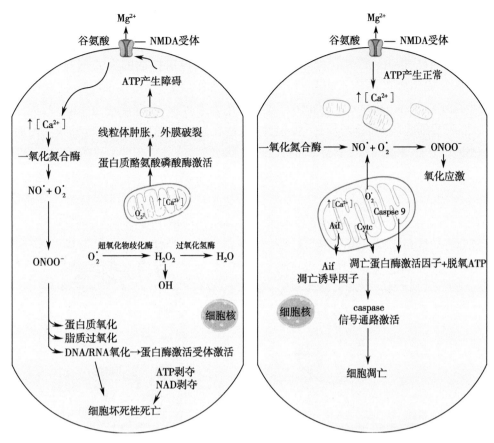

图 1-2-4　细胞死亡的线粒体机制

第七节　胆固醇代谢异常

胆固醇是以环戊烷多氢菲为母体结构衍生而来,人体内最丰富的类固醇化合物,是人体必需的营养物质之一,广泛存在于全身各组织中,是细胞膜和血浆脂蛋白的重要组成成分。胆固醇代谢(cholesterol metabolism)涉及神经体液、激素、酶等多个环节,任一环节异常都可能会导致胆固醇代谢紊乱,造成机体广泛的损害。研究表明胆固醇代谢异常可能通过多种途径参与阿尔茨海默病等神经退行性疾病发病,加剧疾病进程。

1. 胆固醇生化代谢过程　人体胆固醇来自食物摄取以及自身合成。当外源性摄入过多会抑制胆固醇的吸收以及体内胆固醇的合成。胆固醇的合成以乙酰辅酶 A 为原料,缩合成 3- 羟基 - 3- 甲基戊二酸单酰辅酶 A (3-hydroxy-3-methyl glutaryl coenzyme A reductase, HMG CoA),然后还原脱羧形成甲羟戊酸,再通过磷酸化以及进一步缩合成鲨烯,后者经环化转变为胆固醇。胆固醇在体内可转化为胆汁酸、类固醇激素、维生素 D_3 及胆固

醇脂。

(1)中枢胆固醇代谢:中枢神经系统只占人体重量的 2%,其胆固醇的占有量却是人体胆固醇总储量的 25%。中枢与外周的胆固醇代谢有所差异,由于 BBB 的存在,外周的胆固醇很少能横跨屏障进入中枢神经系统。Dietschy 等通过氚与脑内固醇类结合的示踪研究表明,脑内的胆固醇大部分是原位合成,处于“自给自足”状态。脑内胆固醇代谢过程主要包括细胞内胆固醇的重新合成、受体介导的胆固醇吸收以及游离胆固醇与长链脂肪酸形成胆固醇酯。血浆中 LDL 胆固醇酯可经低密度脂蛋白受体(low-density lipoprotein receptor, LDLR)转运至脑组织,经过胶质细胞和神经元细胞代谢,重新合成脑胆固醇。星形胶质细胞合成的胆固醇量远远大于神经元细胞合成的胆固醇,并可供神经元利用。

脑内胆固醇大多以游离状态(非酯化形式)存在,并且大多存在于特化的髓鞘膜中。由于髓鞘的更新率极低,实际上髓鞘相关胆固醇基本固定不变。另外少量的胆固醇存在于神经元、神经胶质细胞和细胞外脂蛋白中。这些胆固醇参与

了中枢内脂类的平衡调节。在脑组织内,细胞膜上多余的胆固醇在酰基辅酶 A 胆固醇酰基转移酶(acyl-coenzyme Acholesterol acyltransferase, ACAT)的作用下合成胆固醇酯而予以储存。胆固醇通过载脂蛋白 E(apolipoprotein E, APOE)实现神经元与星形胶质细胞之间的转运。一部分胆固醇通过与 APOE 结合穿越 BBB,清除出脑;一部分由胆固醇 -24S- 羟化酶(cytochrome P450 family 46 subfamily, CYP46)转化为 24S- 羟胆固醇以自由扩散的方式通过 BBB 经肝脏代谢排出体外(图 1-2-5)。24- 羟胆固醇是脑特异性氧化胆固醇指标,并能透过 BBB,故血浆 24- 羟胆固醇比总胆固醇更能准确地反映脑内胆固醇的代谢状态。

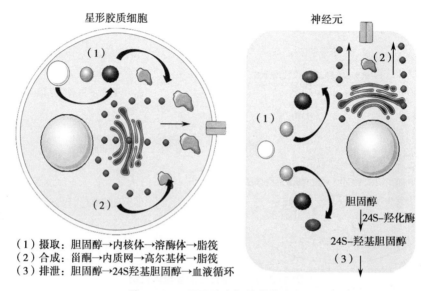

(1)摄取:胆固醇→内核体→溶酶体→脂筏
(2)合成:甾酮→内质网→高尔基体→脂筏
(3)排泄:胆固醇→24S羟基胆固醇→血液循环

图 1-2-5　胆固醇中枢代谢模式图

(2)中枢胆固醇生理功能:胆固醇是调节生理状态下脂质双层膜物理化学状态和功能活性必需的分子,在中枢神经系统中不可或缺,对维持正常脑功能包括信号传递、突触可塑性、学习记忆等方面作用至关重要。星形胶质细胞合成并分泌胆固醇和 APOE,两者在胞外结合并运送胆固醇到神经元,而胆固醇对于神经元形成轴突生长锥从而最终形成轴突和突触都是必需的。胆固醇与 APOE 形成的复合体可增加神经元自身的突触、囊泡数量,提高递质的传递效能。不仅如此,胆固醇对于神经元内形成微粒、微丝、微管等细胞骨架也至关重要的。除了参与组成大脑的发育、构筑,胆固醇还肩负“修复”的使命。脑损伤病灶周围星形胶质细胞会分泌胆固醇调节突触的数量从而完成突触的修复和重构,促进功能修复。在脑损伤瘢痕形成期,胆固醇代谢产生的 7-β 羟基胆固醇可抑制胶质疤痕形成,促进轴突再生和突触形成。

2. 胆固醇代谢紊乱与神经变性疾病相关性 胆固醇对于维持脑正常结构和功能至关重要。但持续性血浆胆固醇水平的增高,不仅会导致脂质蛋白代谢紊乱,引起血管内皮细胞氧化应激损伤,还会影响脑内胆固醇代谢。一系列实验证据表明脑内胆固醇代谢紊乱与阿尔茨海默病、帕金森病发病密切相关。

(1)流行病学证据:流行病学研究发现,高胆固醇血症人群更易患阿尔茨海默病,而服用降胆固醇的他汀类药物可以减少该病的发病。一项100 万名服用他汀类药物一年的人群流行病学调查和一项针对 300 万名服用他汀类药物人群的回顾性调查得到基本相同的结果:与对照组相比,服用他汀类药物者可降低阿尔茨海默病发病率。研究显示血液中胆固醇每增加 10%,脑内 Aβ 斑块就会增加 1 倍。一项他汀类药物双盲法研究显示,服用他汀类药物 26 周的早期阿尔茨海默病患者,记忆损伤得以改善,智力测试得分明显高于服用安慰剂患者。还有一些研究显示中年时期血清胆固醇水平高的人群与晚年阿尔茨海默病高发病风险呈正性相关。例如有回顾性队列研究对中年期受试者(40~44 岁)心血管危险因素与阿尔茨海默病的发病风险之间的相关性进行了分析,发现 30 年后中年高胆固醇血症者的阿尔茨海默病发病风险较胆固醇水平正常者显著增加。这些流行病资料为胆固醇代谢异常增加阿尔茨海默病发病风险提供了有力证据。

但不同年龄段胆固醇的代谢情况与阿尔茨海默病发病呈现出不同的相关性。如前所述，中年高胆固醇血症者的阿尔茨海默病患病风险显著高于胆固醇水平正常者。与此相反的是，有关老年高胆固醇血症在阿尔茨海默病中作用的研究却与中年人结果截然不同。例如 Reitz 等在研究中发现胆固醇对于老年人痴呆和认知功能损害无影响。这种老年期高胆固醇血症与阿尔茨海默病之间的关系与中年高胆固醇血症与阿尔茨海默病之间的关系不同，其原因可能与胆固醇水平与受试者性别、年龄、APOE 基因型以及阿尔茨海默病发展阶段的不同有关。不仅如此，对于这些参加临床调研的受试者，很难确定阿尔茨海默病与胆固醇代谢异常谁是始发因素，是高胆固醇代谢异常引发了阿尔茨海默病，还是阿尔茨海默病的发病导致了胆固醇代谢的异常？

（2）动物实验证据：包括兔、转基因鼠、豚鼠在内的多种动物模型研究表明，血浆高胆固醇水平影响 Aβ 代谢。而 Aβ 代谢异常产生的淀粉样斑块积聚与阿尔茨海默病发生发展密切相关。高脂肪加高胆固醇长期饲养的 *APPK670N*、*M671L*、*PS1M146V* 转基因鼠，其血浆和脑脊液胆固醇水平较对照组明显增高，其脑内 Aβ 含量也增加。而降胆固醇药物在降低血浆和脑脊液中胆固醇水平的同时也减少了 Aβ 的生成。在离体实验中，研究者亦发现胆固醇浓度直接影响 APP 和产生 Aβ 的能力。除此之外有研究指出部分 APP 和 Aβ 易出现在生物膜上胆固醇丰富区（cholesterol-rich domains，CRDs），即脂筏（lipid raft）。CRDs 对几种膜相关蛋白起着聚集作用，该区被认为通过聚集 APP 和跨膜天门冬氨酸蛋白酶来调节 Aβ 的生成。

（3）胆固醇代谢紊乱影响阿尔茨海默病发生发展的可能机制：脂代谢异常直接或间接影响 Aβ 的代谢，通过多途径影响阿尔茨海默病的发病与转归。

1）增加 Aβ 合成：APP 向 Aβ 的转化过程对于脑内 Aβ 的沉积起着关键作用。而 Aβ 的生成与其"原料"APP 以及代谢途径中的三个关键酶：α、β 和 γ 分泌酶密切相关。脂筏是一种具有丰富胆固醇和鞘脂类的多层微管细胞膜结构，是许多蛋白质系统的信号平台。越来越多的证据表明 APP 的代谢依赖于脂筏。脂筏上表达大量的 β 分泌酶、γ 分泌酶，这一结构有利于 β 分泌酶和 γ 分泌酶发挥作用从而促进 Aβ 的生成。胆固醇和 APOE 的受体 LRP1 引导 γ 分泌酶到脂筏准确定位。

胆固醇、鞘磷脂对于 γ 分泌酶具有正向调节作用，促进 APP 向 Aβ 片段的剪切。正常胆固醇条件下，β 分泌酶分布于脂筏上，与此同时 APP 在脂筏上的含量却很低，提示正常胆固醇条件下 APP 的降解方式可能不是通过 β 分泌酶剪切所产生。而当胆固醇含量升高，APP 在细胞膜上会重新分布，到达具有 β 分泌酶的脂筏上，进而增加 Aβ 的生成，加剧淀粉样斑块的沉积。高胆固醇含量的脂筏环境，还可通过对 β 分泌酶糖基磷酸化而显著提升其活性。胆固醇还引起 APP 的 β 剪切位点变化，并使其处于合适的反应构象，从而促进了 APP 淀粉样代谢途径，产生更多的 Aβ。与之相反，胆固醇降低后，不利于 β 分泌酶发挥作用，使 APP 易于被 α 分泌酶所分解，sAPPα 增加而 Aβ 减少，诱导 APP 更多进入非淀粉样代谢途径。

Aβ 与胆固醇脂水平的关系也很密切。当胞内胆固醇酯水平升高时，Aβ 水平显著升高。胆固醇乙酰基转移酶（ACAT）是胆固醇酯化酶，当其缺乏或被抑制时，胆固醇酯水平下降，而胞内游离胆固醇水平增加，淀粉样产物减少。

2）影响 Aβ 的转运与清除：脑内 Aβ 的积聚除了产生增加，还和转运、清除障碍有关。Aβ 经 BBB 排出脑实质主要通过 LRP1 及 APOE 协作共同完成。APOE 是血浆脂蛋白的主要组成成分，是脑内胆固醇最重要的载体，与脑的发育和代谢及神经细胞膜的修复、再生长与功能维持方面关系紧密。LRP1 是一种多功能的信号和清道夫受体，脑内表达于神经元、内皮细胞、胶质细胞等。在 Aβ 清除过程中，APOE 先与 Aβ 形成复合物，再与 LRP1 结合使 LRP1 尾部磷酸化，并共同内陷形成内体，经 BBB 跨细胞转运入血或被溶酶体吞噬而降解。不仅如此，此种结合还改变了 Aβ 的构象从而使 Aβ 毒性下降。*APOE* 基因结构具有明显的遗传多态性，在人类有 3 种等位基因：ε2、ε3、ε4，目前普遍认为 *APOEε4* 等位基因是迟发家族性阿尔茨海默病和散发性阿尔茨海默病的主要危险因子。*APOEε4* 基因增加阿尔茨海默病患病风险可能与胞内胆固醇代谢平衡的关系更为密切,有报道认为,相对于 ε2 和 ε3,ε4 与胆固醇结合的外向运输减少。一些研究认为高胆固醇血症直接影响脑内的 APOE,并因此加强了脑内 Aβ 的沉积。

3）促进 tau 蛋白过度磷酸化:tau 蛋白是神经细胞内一种细胞骨架蛋白,诱导和促进微管蛋白合成微管,并与之结合,维持微管蛋白功能的稳定。高胆固醇代谢会导致 tau 蛋白的表达增加和过度磷酸化,神经元中过度磷酸化的 tau 蛋白破坏了 tau 蛋白对微管的稳定作用,使神经微丝和微管异常聚集,促进神经元纤维缠结,导致神经纤维退化及功能障碍。C 型尼曼-皮克病(Niemann-Pick type C,CNP)是一种致命性脂质沉积和神经变性病。有研究发现在 CNP 中胆固醇代谢紊乱与 NFTs 共同存在,研究者还发现在 NFTs 的神经元中有胆固醇沉积,提示阿尔茨海默病患者中 tau 蛋白的过度磷酸化可能与胆固醇有关,细胞内胆固醇升高可能会促进 tau 蛋白磷酸化。长期胆固醇膳食可导致神经元内胆固醇水平增加,从而激活细胞外信号调节蛋白激酶(ERK)激发 tau 的磷酸化进而导致阿尔茨海默病。而体外神经元培养研究显示,胆固醇水平的减少会抑制树突的延伸和突触的生成,并认为这可能与 tau 蛋白磷酸化有关。对这种矛盾现象的解释是 tau 蛋白磷酸化与细胞胆固醇量无关,而与细胞的特殊区域(如富含半胱氨酸的结构域,即 CRDs)有关,可能是该特殊区域传导了 tau 蛋白磷酸化的信号。除此以外,tau 蛋白磷酸化使 APP 的处理过程偏向 β 分泌酶途径,致 Aβ 生成增加。总之,细胞内胆固醇失衡,无论过多或过少,都可能引起 tau 蛋白磷酸化进而诱发阿尔茨海默病的发生。

4）脑内胆固醇代谢产物的神经毒性作用:脑内胆固醇的代谢产物也可能参与阿尔茨海默病的发生及发展。研究发现 24S-羟胆固醇具有较强的神经毒性,参与 Aβ 的形成和具有毒性作用,可能与学习和记忆功能下降有很重要的关系,是阿尔茨海默病的发病因素之一。一些研究也发现,其他氧化型胆固醇(如 7-酮胆固醇、25-羟化胆固醇)对不同的细胞也有毒性作用,结合阿尔茨海默病患者中胆固醇水平基本与 24-羟化胆固醇水平同步,可以认为胆固醇的脑内主要代谢产物 24-羟化胆固醇也参与了阿尔茨海默病神经元的损伤过程。这些研究揭示胆固醇代谢异常与阿尔茨海默病典型病理变化之间有直接关系。

5）激活神经炎症反应:脂代谢异常还会导致脑部炎症反应,过高的胆固醇水平会激活肝 X 受体(liver X receptors,LXRs),增加 IL-4 的表达,开启神经炎症调控因子表达这一中心环节,释放各种炎症因子,如 γ 干扰素(interferon-γ,IFN-γ)、IL-8、TNF-α 等,这些炎症因子通过影响胶质细胞活化、氧化应激反应以及 Aβ 沉积,加剧神经炎性反应,诱导神经变性病发生。

总之,流行病学、动物实验和细胞生物学方面的研究成果均证明胆固醇代谢异常与阿尔茨海默病的发生发展联系密切。胆固醇代谢异常影响脑的多方面功能,除了直接影响 Aβ 代谢,诱导淀粉样斑块积聚,还促进 tau 蛋白异常磷酸化与神经炎症反应。通过对胆固醇在脑内的代谢过程及其在神经变性病病理进程中的作用进行深入研究,以期发现调控维持脑内胆固醇稳态、防止神经变性的有效靶点。

神经变性病的病因仍不明确,是机体老化、遗传和环境多种因素共同作用的结果,但不同类型的神经变性的病因存在一定的异质性。神经变性病的危险因素众多,发病机制复杂,并存在交互与级联放大作用。例如脑内过量的 Aβ 聚集和沉淀引发氧化应激、炎症反应和轴浆运输功能障碍等一系列中枢神经病理改变。同时,诱发的病理结果又反过来作为致病因素进一步促进中枢 Aβ 的产生或引起 Aβ 的清除障碍,导致中枢神经系统内 Aβ 不断蓄积,形成一种级联式放大反应,最终导致中枢系统不可逆性损伤。未来的工作需要进一步明确神经变性病病因,减少其发病危险因素,以进行早期预防;明确各神经变性病病理生理改变的早期事件,研发相应的干预靶标,阻断病理级联反应,以期实现早期治疗,延缓甚至阻断疾病进程。

（肖　明）

参 考 文 献

1. AN F M, CHEN S, XU Z, et al. Glucagon-like peptide-1 regulates mitochondrial biogenesis and tau phosphorylation against advanced glycation end product-induced neuronal insult: studies in vivo and in vitro [J]. Neuroscience, 2015, 300: 75-84.

2. ANDERSSON E R, LENDAHL U. Therapeutic modulation of Notch signaling -- are we there yet? [J]. Nat Rev Drug Discov, 2014, 13 (5): 357-378.

3. ARBEL-ORNATH M, HUDRY E, EIKERMANN-HAERTER K, et al. Interstitial fluid drainage is impaired in ischemic stroke and Alzheimer's disease mouse models [J]. Acta Neuropathol, 2013, 126 (3): 353-364.

4. ASSOUS M, HAD-AISSOUNI L, GUBELLINI P, et al. Progressive Parkinsonism by acute dysfunction of excitatory amino acid transporters in the rat substantia nigra [J]. Neurobiol Dis, 2014, 65: 69-81.

5. BAKER D J, CHILDS B G, DURIK M, et al. Naturally occurring p16 (Ink4a) -positive cells shorten healthy lifespan [J]. Nature, 2016, 530 (7589): 184-189.

6. BARÃOS, MOECHARS D, LICHTENTHALER S F, et al. BACE1 physiological functions may limit its use as therapeutic target for Alzheimer's Disease [J]. Trends Neurosci, 2016, 39 (3): 158-169.

7. BORDJI K, BECERRIL-ORTEGA J, NICOLE O, et al. Activation of extrasynaptic, but not synaptic, NMDA receptors modifies amyloid precursor protein expression pattern and increases amyloid-β production [J]. J Neurosci, 2010, 30 (47): 15927-15942.

8. BRAIDA D, PONZONI L, MARTUCCI R, et al. Role of neuronal nicotinic acetylcholine receptors (nAChRs) on learning and memory in zebrafish [J]. Psychopharmacology (Berl), 2014, 231 (9): 1975-1985.

9. BURTÉ F, CARELLI V, CHINNERY PF, et al. Disturbed mitochondrial dynamics and neurodegenerative disorders [J]. Nat Rev Neurol, 2015, 11 (1): 11-24.

10. CHACÓN MA, BARRÍA MI, SOTO C, et al. Beta-sheet breaker peptide prevents Abeta-induced spatial memory impairments with partial reduction of amyloid deposits [J]. Mol Psychiatry, 2004, 9 (10): 953-961.

11. CHIECHIO S. Modulation of chronic pain by metabotropic glutamate receptors [J]. Adv Pharmacol, 2016, 75: 63-89.

12. CISSÉ M, HALABISKY B, HARRIS J, et al. Reversing EphB2 depletion rescues cognitive functions in Alzheimer model [J]. Nature, 2011, 469 (7328): 47-52.

13. COULTER D A, EID T. Astrocytic regulation of glutamate homeostasis in epilepsy [J]. Glia, 2012, 60 (8): 1215-1226.

14. CRAIG L A, HONG N S, MCDONALD R J. Revisiting the cholinergic hypothesis in the development of Alzheimer's disease [J]. Neurosci Biobehav Rev, 2011, 35 (6): 1397-1409.

15. DAVIS K L, MOHS R C, MARIN D, et al. Cholinergic markers in elderly patients with early signs of Alzheimer disease [J]. JAMA, 1999, 281 (15): 1401-1406.

16. BUNDEL D D, SCHALLIER A, LOYENS E, et al. Loss of system x (c) -does not induce oxidative stress but decreases extracellular glutamate in hippocampus and influences spatial working memory and limbic seizure susceptibility [J]. J Neurosci, 2011, 31 (15): 5792-5803.

17. DE CALIGNON A, FOX L M, PITSTICK R, et al. Caspase activation precedes and leads to tangles [J]. Nature, 2010, 464 (7292): 1201-1204.

18. DE STROOPER B, KARRAN E. The Cellular Phase of Alzheimer's Disease [J]. Cell, 2016, 164 (4): 603-615.

19. DIVITO C B, UNDERHILL S M. Excitatory amino acid transporters: roles in glutamatergic neurotransmission [J]. Neurochem Int, 2014, 73: 172-180.

20. EIDE P K, RINGSTAD G. MRI with intrathecal MRI gadolinium contrast medium administration: a possible method to assess glymphatic function in human brain [J]. Acta Radiol Open, 2015, 4 (11): 2058460115609635.

21. ERICKSON M A, BANKS W A. Blood-brain barrier dysfunction as a cause and consequence of Alzheimer's disease [J]. J Cereb Blood Flow Metab, 2013, 33 (10): 1500-1513.

22. GIORDANO C R, TERLECKY L J, BOLLIG-FISCHER A, et al. Amyloid-beta neuroprotection mediated by a targeted antioxidant [J]. Sci Rep, 2014, 4: 4983.

23. GIUSTI-RODRÍGUEZ P, GAO J, GRÄFF J, et al. Synaptic deficits are rescued in the p25/Cdk5 model of neurodegeneration by the reduction of β-secretase (BACE) [J]. J Neurosci, 2011, 31 (44): 15751-15756.

24. GLABE C. Biomedicine. Avoiding collateral damage in Alzheimer's disease treatment [J]. Science, 2006, 314 (5799): 602-603.

25. GODYŃ J, JOŃCZYK J, PANEK D, et al. Therapeutic

strategies for Alzheimer's disease in clinical trials［J］. Pharmacol Rep, 2016, 68（1）: 127-138.

26. GOEDERT M, SPILLANTINI MG. A century of Alzheimer's disease［J］. Science, 2006, 314（5800）: 777-781.

27. HOU L, LEE H, HAN F, et al. Modification of amyloid-β1-42 fibril structure by methionine-35 Oxidation［J］. J Alzheimers Dis, 2013, 37（1）: 9-18.

28. HUANG Y, MUCKE L. Alzheimer mechanisms and therapeutic strategies［J］. Cell, 2012, 148（6）: 1204-1222.

29. ILIFF J J, CHEN M J, PLOG B A, et al. Impairment of glymphatic pathway function promotes tau pathology after traumatic brain injury［J］. J Neurosci, 2014, 34（49）: 16180-16193.

30. ITTNER L M, KE Y D, DELERUE F, et al. Dendritic function of tau mediates amyloid-beta toxicity in Alzheimer's disease mouse models［J］. Cell, 2010, 142（3）: 387-397.

31. LASAGNA-REEVES C A, CASTILLO-CARRANZA D L, SENGUPTA U, et al. Identification of oligomers at early stages of tau aggregation in Alzheimer's disease［J］. FASEBJ, 2012, 26（5）: 1946-1959.

32. LEE C, PARK G H, LEE S R, et al. Attenuation of beta-amyloid-induced oxidative cell death by sulforaphane via activation of NF-E2-related factor 2［J］. Oxid Med Cell Longev, 2013, 2013: 313510.

33. LI M L, HU X Q, LI F, et al. Perspectives on the mGluR2/3 agonists as a therapeutic target for schizophrenia: Still promising or a dead end?［J］. Prog Neuropsychopharmacol Biol Psychiatry, 2015, 60: 66-76.

34. LOUVEAU A, SMIRNOV I, KEYES T J, et al. Structural and functional features of central nervous system lymphatic vessels［J］. Nature, 2015, 523（7560）: 337-341.

35. MAWUENYEGA K G, SIGURDSON W, OVOD V, et al. Decreased clearance of CNS beta-amyloid in Alzheimer's disease［J］. Science, 2010, 330（6012）: 1774.

36. MOLOFSKY A V, KELLEY K W, TSAI H H, et al. Astrocyte-encoded positional cues maintain sensorimotor circuit integrity［J］. Nature, 2014, 509（7499）: 189-194.

37. MURPHY-ROYAL C, DUPUIS J P, VARELA J A, et al. Surface diffusion of astrocytic glutamate transporters shape synaptic transmission［J］. Nat Neurosci, 2015, 18（2）219-226.

38. PORCELLOTTI S, FANELLI F, FRACASSI A, et al. Oxidative Stress during the Progression of β-Amyloid Pathology in the Neocortex of the Tg2576 Mouse Model of Alzheimer's Disease［J］. Oxid Med Cell Longev, 2015, 2015: 967203.

39. RIPOLI C, COCCO S, LI PUMA D D, et al. Intracellular accumulation of amyloid-β（Aβ）protein plays a major role in Aβ-induced alterations of glutamatergic synaptic transmission and plasticity［J］. J Neurosci, 2014, 34（38）: 12893-12903.

40. ROBERSON E D, SCEARCE-LEVIE K, PALOP J J, et al. Reducing endogenous tau ameliorates amyloid beta-induced deficits in an Alzheimer's disease mouse model［J］. Science, 2007, 316（5825）: 750-754.

41. ROBERTS R C, ROCHE J K, MCCULLUMSMITH RE. Localization of excitatory amino acid transporters EAAT1 and EAAT2 in human postmortem cortex: a light and electron microscopic study［J］. Neuroscience, 2014, 277: 522-540.

42. SCHNABEL J. Amyloid: little proteins, big clues［J］. Nature, 2011, 475（7355）: S12-S14.

43. SPILSBURY A, MIWA S, ATTEMS J, et al. The role of telomerase protein TERT in Alzheimer's disease and in Tau-related pathology in vitro［J］. J Neurosci, 2015, 35（4）: 1659-1674.

44. STRITTMATTER W J. Medicine, Old drug, new hope for Alzheimer's disease［J］. Science, 2012, 335（6075）: 1447-1448.

45. TANZI R E, BERTRAM L. Alzheimer's disease: The latest suspect［J］. Nature, 2008, 454（7205）: 706-708.

46. TANZI R E, BERTRAM L. Twenty years of the Alzheimer's disease amyloid hypothesis: a genetic perspective［J］. Cell, 2005, 120（4）: 545-555.

47. VEERARAGHAVALU K, ZHANG C, MILLER S, et al. Comment on "ApoE-directed therapeutics rapidly clear β-amyloid and reverse deficits in AD mouse models"［J］. Science, 2013, 340（6135）: 924.

48. XIE L, KANG H, XU Q, et al. Sleep drives metabolite clearance from the adult brain［J］. Science, 2013, 342（6156）: 373-377.

49. YE X, SUN X, STAROVOYTOV V, et al. Parkin-mediated mitophagy in mutant hAPP neurons and Alzheimer's disease patient brains［J］. Hum Mol Genet, 2015, 24（10）: 2938-2951.

50. YERNOOL D, BOUDKER O, JIN Y, et al. Structure of a glutamate transporter homologue from Pyrococcus horikoshii［J］. Nature, 2004, 431（7010）: 811-818.

第三章　微循环障碍与神经变性病

神经变性病由于病因不明,病程持续进展,且缺乏有效治愈这些疾病的药物,因而成为我国中老年人群中最重要的致残和致死原因之一。其中最具代表性的疾病是阿尔茨海默病,其是一种以不可逆转的智能衰退为主要表现的中枢神经系统变性病,其发病率随年龄的增加而增加。

一般认为阿尔茨海默病可能与脑内 β- 淀粉样蛋白(β-amyloid, Aβ)沉积和 tau 蛋白过度磷酸化相关,两者均导致脑内神经细胞的脱失。进一步研究证实,该病可能与遗传因素、环境因素、老龄化有关,但这些因素与阿尔茨海默病病理改变之间的关系尚未完全清楚。而脑微循环障碍参与神经变性病的发病及病理生理过程越来越引起研究者关注。微循环障碍可能从两个方面引起神经变性病,首先是微循环障碍中血管病变直接引起的缺血缺氧对神经元造成损害;其次,微循环障碍造成与神经变性病相关的毒性产物(如 Aβ)清除障碍进而产生堆积,引起继发性神经细胞变性坏死。因此,研究脑微循环障碍与神经变性病的关系可能对于神经变性病发生发展机制的理解以及临床治疗有着重要的意义。

第一节　基本概念

一、血脑屏障的概念及功能

中枢神经系统神经元正常结构与功能活动的维持需要脑微环境的稳定,而血脑屏障(blood-brain barrier, BBB)是维持脑微环境稳定的主要结构。BBB 是位于血液与神经组织间的动态调节界面,由脑微血管内皮细胞(brain microvascular endothelial cells, BMECs)、细胞间紧密连接(tight junctions, TJs)、周细胞、基膜、胶质细胞足突及细胞外间隙共同构成。作为一个选择性屏障,BBB 的屏障作用主要包括三个方面:首先是生理屏障,内皮细胞间的紧密连接使大多数分子不能自由通过;其次是转运屏障,一些小的气溶和脂溶性物质能自由通过 BBB,而营养物质以及有害的水溶性物质则需通过 BBB 的特殊转运系统运输;最后是代谢屏障,各种生物酶分解、灭活血液中多种代谢产物及有毒物质,使其不能经血脑屏障进入脑内。BBB 结构相对稳定,但可以因脑局部条件变化(如缺氧、电解质变化)而进行调节,主要调节机制包括 TJs 功能的调节,多种转运体及酶表达、活性的改变等,因此 BBB 能保护中枢神经系统内环境稳定、调节营养供应及修复局部损伤等。

二、神经血管单元(neurovascular unit, NVU)

2003 年,LD 等为了强调神经元、神经胶质细胞和脑血管之间相互关联及相互影响的重要性,提出了神经血管单元的概念,神经血管单元由神经元 – 胶质细胞 – 血管构成,包括神经元、星形胶质细胞、小胶质细胞、血管内皮细胞、血管周细胞、基膜以及细胞外基质等共同构成的功能单位,对调节脑微环境、维持神经系统正常功能有重要意义。

脑微血管内皮细胞(BMECs)通过调节脑血流、改变微血管通透性、影响物质转运等,对神经元及突触功能起重要作用。BMECs 细胞间存在紧密连接(TJs)、黏附连接及缝隙连接。其中 TJs 是 BMECs 的主要成分,它由多种跨膜蛋白、细胞质蛋白及信号蛋白构成。TJs 至少有 3 种不同类型的跨膜蛋白,包括闭合蛋白(occludin)、紧密连接蛋白(claudin)及连接黏附分子(junctional adhesion molecule, JAM)。TJs 的细胞质蛋白主要是 ZO 蛋白家族,包括 ZO-1、ZO-2、ZO-3,ZO 蛋白与紧密连接蛋白、闭合蛋白及肌动蛋白等相结合,将 TJs 的跨膜蛋白与细胞内骨架相连。BMECs 的细胞间连接与其低通透性及高电阻等特点相关。

周细胞(pericytes)位于基膜下,包绕内皮细胞,具有收缩、吞噬功能。脑微血管周围有丰富的周细胞,这与 BBB 屏障能力有关。通过与内皮细胞相互作用,周细胞参与基膜合成及维持,调节血管紧张性,从而影响脑微循环。此外,周细胞也是一种多功能干细胞,与组织修复及稳态维持相关,其功能异常可导致多种疾病的发生。

基膜(basement membrane)是由多种细胞外基质蛋白组成的 3 层立体结构,这些基质蛋白包括Ⅳ型胶原、层粘连蛋白(laminin)、纤维连接蛋白及一些糖蛋白,主要由 BMECs 及星形胶质细胞产生并维持。BMECs、周细胞、胶质细胞及神经元等细胞成分被基膜分离并相互联结。多种基膜蛋白、基质金属蛋白酶(MMPs)及其抑制物等参与 BBB 的动态调节。脑微血管、神经元及胶质细胞上均有基质黏附受体表达,它们在介导内皮细胞信号传导、细胞迁移、毛细血管形成等方面发挥作用,对于维持 BBB 的完整性非常重要,其表达异常也与多种神经系统疾病相关。

NVU 中的胶质细胞主要指星形胶质细胞及小胶质细胞。星形胶质细胞通过足突将神经元与 BMECs 联系在一起,通过各种离子通道(主要是钙离子通道)传递信息,是 NVU 中的重要组成部分。它参与神经元的生成、突触及血脑屏障的形成,其作用除了释放胶质递质,维持细胞外离子及神经递质平衡等,还可释放多种化学物质,调节 BBB 的通透性。小胶质细胞由中枢神经系统的单核细胞转化而来,其功能类似外周免疫系统巨噬细胞,对维持脑微环境稳定有重要作用。

神经元是 NVU 的主要构成细胞之一,神经元突起与 BMECs、星形胶质细胞及周细胞密切相连,对脑微环境有重要影响。神经元释放的递质可调节脑血流,影响 BBB 通透性。

第二节　病 理 生 理

一、血脑屏障破坏

各种原因可以导致紧密连接和黏附连接破坏,毛细血管基膜的转胞饮和酶的降解增加,从而引起 BBB 结构的破坏。

动物模型研究发现,阿尔茨海默病以及其他引起痴呆的疾病、肌萎缩侧索硬化(amyotrophic lateral sclerosis, ALS)、多发性硬化及其他一些神经系统变性病动物模型一些紧密连接蛋白、配体分子

以及黏附蛋白(adhesin)下降。神经变性病以及中枢神经缺血损伤所致的与血管相关的基质金属蛋白酶活性(matrix metalloproteinase, MMP)升高,而紧密连接蛋白以及基膜的细胞外基质蛋白是这些酶的底物,因此可以解释这些现象。一些转录关键紧密连接蛋白的 mRNA 表达下降也可见于如肌萎缩侧索硬化的神经系统变性病。

内皮细胞和周细胞的相互作用对于 BBB 的形成或维护非常重要。周细胞缺乏可以导致某些紧密连接蛋白的表达下降,包括闭合蛋白(occludin)、紧密连接蛋白-5(claudin-5)以及人紧密连接蛋白 1(ZO1),并导致 BBB 的转胞饮增加,从而引起 BBB 的破坏。这些过程引起各种大、小分子溢出到脑间质中。研究发现,小鼠年龄相关的周细胞减少可以引起 BBB 破坏以及微小血管变性、继发神经元破坏、认知功能下降以及神经变性改变。在溶酶体中,周细胞浓聚并降解为各种外源或内源性蛋白,如血清中的免疫球蛋白和纤维原,这些物质可以在周细胞数量减少的条件下能放大对 BBB 的破坏作用。

BBB 的破坏最易导致脑内各种有害分子的堆积。血清蛋白如免疫球蛋白和白蛋白的堆积可致脑水肿和毛细血管血流下降,高浓度的凝血酶会导致神经毒性反应或记忆损害,加速血管和 BBB 的损害。血纤溶蛋白酶(来自血中的血纤酶原)可促进神经核纤层蛋白的降解,从而加重神经损伤,高纤维蛋白原浓度也可加重神经血管的损伤。大量红细胞进入脑组织后,血红蛋白降解而释放的铁会增加,且铁可以形成对神经元有毒的氧化物。除了蛋白相关的血管性水肿,局部组织的缺血缺氧亦可消耗 ATP,引起钠钾 ATP 酶和钠依赖性离子通道停止工作,引起内皮细胞和星形胶质细胞水肿(称之为细胞毒性水肿)。缺血反应性水通道蛋白的表达上调可促使星形胶质细胞细胞毒性水肿进一步加重。

二、低灌注和缺氧

局部神经元的反应和代谢可以调节脑血流(cerebral blood flow, CBF),此过程称为神经血管偶联。在脑神经活动时,由软膜和大脑内动脉控制的 CBF 会增加,称为功能性充血。神经血管偶联需要有完整的软脑膜循环,以及血管平滑肌细胞和周细

胞对血管性刺激的正常反应。除了由血管平滑肌调节的脑动脉收缩与舒张之外,周细胞通过收缩血管壁也能调节大脑毛细血管的管径,改善缺血期的毛细血管血流。研究表明星形胶质细胞也参与调节脑内动脉的收缩。

CBF下降会对神经元产生严重后果。简言之,轻度低灌注引起蛋白合成减少,而蛋白合成是学习和记忆形成相关的突触可塑性(synaptic plasticity)所必需。中度至重度CBF下降和缺氧可影响ATP的合成,进而ATP酶活性以及神经元产生动作电位的能力下降。除此之外,这些功能下降还会引起pH的变化,改变水电解质平衡,导致水肿和脑白质病变进一步加重,引起谷氨酸盐和蛋白性毒性产物在脑内堆积(如Aβ,磷酸化tau)。CBF下降超过80%可致脑死亡。

目前针对阿尔茨海默病患者的CBF已经进行了广泛的分子和细胞水平研究。研究表明,阿尔茨海默病的高危老年人在出现认知功能障碍、脑萎缩以及Aβ沉积之前,就已经有CBF下降或调节障碍。动物模型研究也发现低灌注可以诱发或者加重类似阿尔茨海默病的神经功能异常或者神经病理改变。例如,鼠双侧颈内动脉闭塞可以导致记忆障碍、神经功能缺损、突触改变及Aβ寡聚反应,从而导致具有神经毒性的Aβ寡聚体的堆积。在鼠类的阿尔茨海默病模型中,寡聚体血症可导致神经元Aβ水平增加,以及神经元tau蛋白过度磷酸化。动物模型中缺血所形成的神经元过度磷酸化的tau蛋白堆积,与人类神经变性病的tau蛋白病和阿尔茨海默病相似。鼠类模型中表达的Aβ前体蛋白和TGFβ1可以引起神经血管偶联、胆碱能神经元减少、脑和脑血管中的Aβ沉积增加以及年龄相关的认知功能下降。

最近研究证实,缺血缺氧可以通过提高淀粉样物代谢相关的2个重要酶(即β分泌酶和γ分泌酶)的活性,而影响淀粉样物前体(APP)的代谢过程。缺氧诱导因子-1a(HIF-1a)参与β分泌酶表达的转录增加。

缺氧也会促进tau蛋白磷酸化,通过分裂原激活蛋白激酶(MAPK),也被称为细胞外信号调节ERK旁路,引起脑啡肽酶(一种Aβ降解酶)表达下调,从而导致一些血管特异性基因表达的改变,包括脑间质细胞的同源箱蛋白(homeobox protein)

和脑内皮细胞MEOX2基因的表达下降,血管平滑肌细胞的心肌蛋白(myocardin)基因(MYOCD)表达增加。在阿尔茨海默病患者以及动物模型中,这些改变会导致血管退变、低灌注以及Aβ清除相关配体蛋白受体减少所致的Aβ堆积。另外缺氧促使转基因阿尔茨海默病鼠在Aβ沉积之前抑制星形细胞对谷氨酸盐重摄取,导致非Aβ依赖的谷氨酸盐参与的神经细胞损伤。

由于对缺氧的反应,线粒体会释放ROS,参与血管内皮细胞和神经细胞的损害,这些损害出现在阿尔茨海默病神经变性和Aβ沉积之前。虽然对HIF1a在神经变性中的作用及其一定条件下的神经保护作用尚未形成一致性结论,但是线粒体释放的ROS对于调节HIF-1a参与的转录开关非常重要,这个转录开关可激活从细胞存活、适应到细胞周期停止、死亡等一系列反应。抑制缺氧参与的病理性旁路能否延迟或者控制阿尔茨海默病疾病进展仍有待进一步研究。

应用一种特殊的Meox2+/-鼠进行研究,可以比较出BBB破坏和低灌注造成的神经损伤程度。此类小鼠周细胞正常、BBB完整,但灌注缺陷,其神经变性改变明显小于周细胞缺损的小鼠,说明低灌注可以单独引起神经损伤,但程度较低灌注合并BBB破坏要轻。

三、内皮细胞神经毒性和炎性因子

脑血管代谢功能的改变可能导致多种神经毒性和炎性因子的分泌增加。从阿尔茨海默病患者分离的脑微血管和经炎性因子处理过的脑微血管均能导致神经细胞死亡。包括凝血酶在内的炎性因子水平的增加可能导致阿尔茨海默病发病。凝血酶会直接损伤神经细胞,也可以通过激活小胶质细胞和星形胶质细胞间接损伤神经细胞。与对照组比较,阿尔茨海默病患者脑微血管分泌的炎性因子水平增加,如一氧化氮、细胞激动素、肿瘤坏死因子(TNF)、TGFβ1、白介素-1β(IL-1β)以及IL-6、化学趋化因子[例如CC化学趋动因子配体2(CCL2),也称为单核细胞化学趋化蛋白(MCP1和IL-8)]、前列腺素、MMP和白细胞黏附因子等。内皮细胞转化的神经毒性因子和炎症因子共同作用,成为阿尔茨海默病和其他神经变性病的血管代谢异常、神经损伤和炎症反应的分子基础。

四、神经血管变化

正常老年人脑灌注会下降,包括边缘叶和其他与认知功能相关的皮质血流下降。动物模型中的研究显示,神经细胞正常但脑血管改变可引起猫视觉系统中年龄相关的缺血性变化以及在周细胞缺乏的小鼠中感觉运动皮质的缺血变化。一项对 APOEε4 等位基因携带的正常老年人与未携带该基因的正常老年人进行比较的研究发现,携带 APOEε4 等位基因的正常老人在常见的阿尔茨海默病病理改变的区域会出现明显的 CBF 下降。

一项包含 1 953 例健康人,针对 BBB 通透性的 meta 分析显示血管通透性增加与年龄相关。但是血管性痴呆、老年性痴呆及白质疏松患者年龄相关的血管通透性增加会更加明显。白质疏松患者的正常皮质也会出现血管通透性的增加,并导致腔隙梗死。

五、血管病理

已经证明阿尔茨海默病和其他痴呆性疾病有局部微循环障碍的改变。这些变化包括血管的丝线样外观(血管塌陷和细胞缺失)、毛细血管密度降低、内皮细胞胞饮增加、线粒体数量减少、基膜胶原和蛋白多糖堆积、紧密连接和黏附连接减少、血脑屏障破坏及血液分子流入。这些变化的时程以及它们与阿尔茨海默病及其他痴呆的病理关系仍然不清楚,目前还未有能够对不同脑血管病理进行有效评价以及对老年血管病变示踪的方法。对年龄在 69~103 岁的死后大脑进行血管病理研究,发现有小血管病、脑梗死等一处以上的血管病理改变,与 75 岁左右的痴呆患者血管病理有相关性,但与 95 岁左右的痴呆患者相关性并不明显,此年龄段患者的阿尔茨海默病相关的病理改变要比血管改变更为突出。Aβ 在脑软脑膜及脑实质的动脉沉积可以引起 CAA,这种病理改变在 80% 的阿尔茨海默病患者中也可以见到。30% 的阿尔茨海默病患者由于有小动脉及微小动脉 CAA 病变,血管平滑肌层常有萎缩,因而引起血管破裂,从而导致颅内出血,加重痴呆。遗传性脑淀粉样血管病和各类型 CAA,由于血管平滑肌层变性加重,引起颅内出血性卒中和痴呆。APP 基因突变相关疾病可以引起早发性阿尔茨海默病合并 CAA 以及颅内出血。

研究表明,肌萎缩侧索硬化患者运动皮质的 BBB 和血脊髓屏障(blood-spinal cord barrier, BSCB)有破坏,并有免疫球蛋白漏出。SOD1 基因突变的小鼠会有 BSCB 破坏以及脊髓微小出血出现,这类突变会产生类肌萎缩侧索硬化疾病。类肌萎缩侧索硬化疾病的转基因鼠和肌萎缩侧索硬化患者在脑萎缩和运动神经元变性之前会有 BSCB 破坏。

MPTP 诱导的帕金森病动物模型会有黑质和纹状体 BBB 的破坏,但是帕金森病神经变性和 BBB 破坏之间的关系尚不确定。纹状体血管病变和腔隙梗死可以引起血管性帕金森综合征。Huntington 病小鼠模型研究证实也出现 BBB 损害。

六、血管的功能改变

阿尔茨海默病患者 BBB 的葡萄糖转运蛋白(GLUT)表达下降,表明代谢底物的摄取下降。对高危罹患阿尔茨海默病的无症状患者,用 PET 检查发现有明显的葡萄糖摄取下降。其他研究也表明脑萎缩之前,BBB 的葡萄糖摄取下降。

Aβ 能够限制血管活动。用阿尔茨海默病鼠模型进行研究,发现 Aβ 沉积之前会发生神经皮质微循环的内皮依赖性调节损害。最近研究表明,一种连接 Aβ 的清道夫受体 CD36,与血管氧化应激以及反应性血糖增高关系密切,而反应性高血糖对于降低 Aβ 沉积非常重要。神经影像学研究还发现阿尔茨海默病患者的神经血管偶联破坏会在神经变性之前出现。研究表明,有高危阿尔茨海默病发病风险的 APOEε4 等位基因携带者在没有神经变性以及 Aβ 沉积之前,清醒时其脑的 CBF 会受到损害。最近一项研究显示,阿尔茨海默病患者和动物模型的脑血管血清应答因子(SRF)以及 MYOCD 增高,这两项转录因子可以控制血管内皮细胞分化,也能促进收缩性脑小动脉表达,导致脑组织低灌注、反应性血糖增高能力下降以及 CAA。

肌萎缩侧索硬化患者和肌萎缩侧索硬化鼠模型,在其神经元变性出现之前就有低灌注和 CBF 的功能障碍。基因检查发现,有罹患亨廷顿病风险的患者在出现症状前,基底节会发现局部脑灌注下降和脑血容量减少。

七、血管和神经共同的生长因子

血管和神经元会有一些共同的生长因子,这些生长因子会调节血管和神经元的发生发展。血管神经素对神经和血管均有营养作用。研究最多的血管神经素是血管内皮生长因子(VEGF),其对血管形成、轴索生长和神经元存活均会产生作用。轴索导向因子包括 Ephrins, semaphorins, slits 以及 netrins 也对血管系统的发育发挥作用。在神经管发育胚胎时期,血管和脉络丛分泌胰岛素样生长因子 2(IGF2)进入脑脊液,能调节神经胚胎细胞增殖。通过基因和药理学来改变血管神经素活性可以产生不同的血管和神经表型。由于血管神经素的双重作用,很难判定神经变性是源于神经细胞本身还是血管机制。

阿尔茨海默病患者脑组织中微小血管壁及周围组织、胶质细胞等 VEGF 的水平会增加,这与慢性低灌注的缺氧患者所呈现的改变一致。除了 VEGF 之外,阿尔茨海默病患者脑组织中能发现其他减少微小血管形成的因子如 IL-1β、IL-6、IL-8、TNF、TGFβ、MCP1、凝血素、血管紧张素 2、整合素及 HIF-1α,而一些增加血管形成的因子则较少见到。研究发现,阿尔茨海默病患者及转基因阿尔茨海默病鼠模型的脑组织中会出现血管退变及微小血管密度减低,具体机制不明,其可能与 Aβ 具有抗血管形成素有关。另外,阿尔茨海默病患者脑组织中血管内皮细胞的血管性同源盒基因(MEOX2)表达极低,导致对缺氧和 VEGF 反应性的血管生成障碍,从而产生毛细血管坏死。

八、脑血管病证据

上述各种证据表明血管功能障碍会引起神经功能障碍。许多脑血管疾病也支持这个结论,如 NOTCH3 基因突变会引起皮质下脑血管病、神经变性及痴呆;SLC2A1 基因突变引起人 BBB 的 GLUT1 转运缺陷会导致癫痫、认知障碍以及小脑症。各种 CAA 遗传类型,会因 Aβ 突变物沉积在脑血管壁而致脑出血及痴呆。如前所述的散发性阿尔茨海默病和一些动物模型均先出现脑微循环功能障碍、BBB 功能障碍及 CBF 下降,而后出现认知功能障碍、淀粉样物沉积及脑萎缩。肌萎缩侧索硬化患者及动物模型亦是先出现血管功能障碍、脊髓血屏障损害及脊髓灌注下降,然后出现脊髓神经运动细胞坏死。帕金森病、亨廷顿病和多发性硬化等病的血管功能障碍是出现在病理改变之前还是病理改变之后仍未明了,但可以确定的是这些疾病的血管病变参与或者放大了病理过程。

第三节　微循环与疾病

一、阿尔茨海默病

迄今为止,有关中枢神经系统如何清除毒性蛋白物质的研究,大都是针对 BBB。调节 Aβ 水平有多种机制参与,包括它的生成机制及清除机制。鼠及灵长类动物模型证实外周 Aβ 是中枢神经系统 Aβ 的重要前体。研究证实低密度脂蛋白受体相关蛋白 1(LRP1)、抗 Aβ 抗体、凝溶胶蛋白、神经节苷脂(GM1)或者脑啡肽酶都能够减少阿尔茨海默病鼠模型的 Aβ 负荷,其途径是减少外周 Aβ 进入中枢。糖基化终末产物受体(RAGE)参与 Aβ 在脑内的转运以及放大其毒性的作用。脑血管内皮细胞的 RAGE 表达能够参与单核细胞所负载的 Aβ 内流,通过 BBB 进入脑细胞。脑内 Aβ 增加,能够提高 BBB 和神经细胞的 RAGE 表达,放大 Aβ 参与的病理反应过程。

除了 LRP1 之外,跨膜糖蛋白(Pgp)在 Aβ 的清除中也发挥作用。Pgp 属于能量依赖性主动外排泵,广泛存在于担负重要生物屏障作用的脑毛细血管内皮细胞管腔面和脑实质星形胶质细胞的足突上,对 Aβ 有主动外排作用。最近研究发现 Pgp 也存在于内皮细胞腔面上。在不表达 Pgp 的小鼠模型中,也可发现脑毛细血管上 LRP1 水平降低。ABCB1 基因编码 Pgp,其表达受各种因素的影响,属于可调控基因。以维拉帕米 C12 作为示踪剂进行 PET 检查,可以发现 ABCB1 随着年龄下降,特别是在帕金森病、进行性核上性麻痹及多系统萎缩患者的中脑更为明显。

一些动物和人体研究表明,阿尔茨海默病患者脑组织中 Aβ 的清除下降。血管源性 Aβ 突变体与 LRP1 的亲和力低,较难从脑和脑脊液中清除出去。APOE4 会阻止 LRP1 参与的脑内 Aβ 的清除,因此导致 Aβ 沉积。凝集素(lectin)也参与与 LRP1 有关的 Aβ 清除,APOE 和凝集素影响 Aβ 的聚集,脑小血管 LRP1 降低,再加上 ABCB1 水平降低均与 Aβ 在脑血管和脑组织内的沉积有关,这些病理生理过程已在小鼠、灵长类的阿尔茨海默病模型及阿尔茨海默病患者中得到证实。最近还有研究证实,阿尔茨海默病患者 LRP1 过氧化会导致 Aβ 沉积,原因是过氧化的 LRP1 不能够结合并清除 Aβ。

正常人的血液循环中的可溶性 LRP1 结合了超过 70% 的血浆 Aβ。而在阿尔茨海默病和 MCI 患者中,由于 LRP1 过氧化,Aβ 结合 LRP1 相应减低,导致血浆游离的 Aβ 等位形式 $Aβ_{40}$ 和 $Aβ_{42}$ 增加。经由阿尔茨海默病鼠证实,这些肽链可以再进入脑内。

BBB 损伤造成 Aβ 堆积,可能是阿尔茨海默病发病的血管机制基础。与此同时,阿尔茨海默病发病的 Aβ 假说认为,Aβ 启动了神经损伤的连锁反应,Aβ 聚集导致了神经细胞损伤、脱失及痴呆。因此,研究者基于 Aβ 假说的基础,对血管机制假说进行了补充。补充后的血管机制假说有两个方面:其一,微循环障碍启动了神经损伤的非淀粉样物途径,即 BBB 的破坏、神经毒性分子的产生和内流、毛细血管的破坏导致了脑小血管血流下降,从而产生多发的神经组织的缺血和缺氧性病灶;其二,BBB 损害导致了 Aβ 清除的减少,从而引发了 Aβ 的堆积。这两个途径最终都导致 Aβ 堆积,而 Aβ 具有神经和血管的毒性作用。后期的 tau 病理机制则进一步加强了血管或 Aβ 的作用。

二、帕金森病

帕金森病是黑质多巴胺能神经元发生变性死亡的神经退行性疾病,是最为常见的帕金森综合征类型。老化、遗传、环境等多种因素参与帕金森病发病。近年来,脑血管病变对帕金森病发病的影响逐渐受到重视。一项大样本量研究数据显示,在诊断为帕金森病的人群中既往出现卒中或短暂性脑缺血发作的概率要比非帕金森患者群约高 1 倍。散发性帕金森病患者脑内出现腔隙病灶、淀粉样血管病、白质病变、缺血性梗死和出血的比例比对照组明显升高。一项研究分析 1 759 例新近诊断为帕金森病患者的临床特征时发现,以往发生过卒中或短暂性脑缺血发作的患者更大可能性地表现为认知障碍、姿势不稳和运动困难,提示脑血管病变可能作为一个致病因素参与了帕金森病的发生。

另外,研究显示脑血管病变与帕金森病临床症状严重程度正相关。既往患有轻度卒中、缺血性心脏病和糖尿病的散发性帕金森病患者的 Hoen & Yahr 评分高于无上述疾病的帕金森病患者。血管损伤重要指标——脑血管内膜中层厚度与帕金森病患者运动和认知功能障碍相关,提示血管病变可能会使帕金森病患者的临床症状加重。脑血管病变除了与帕金森病发生和发展相关联以外,还可以直接导致血管性帕金森综合征(vascular Parkinsonism,VP)的发生。血管性帕金森综合征是一组由于脑血管病变所导致的综合征,与帕金森病的临床表现类似。血管性帕金森综合征主要病理学特征为:脑小血管缺血、多发腔隙性脑梗死及偶发的大面积梗死、脑白质病变、侧脑室扩大,尸体解剖中较常出现不同程度的脑萎缩及脑动脉粥样硬化。

脑缺血可引起纹状体通路神经元损伤,进而导致神经元死亡。研究发现,与对照组比较,黑质纹状体脑血流低灌注 20 天的慢性缺血模型大鼠脑内黑质中 TH 阳性细胞数下降了 33%,同时纹状体内 DA(dopamine)含量也显著降低。大脑中动脉阻塞(middle cerebral artery occlusion,MCAO)也可以引起纹状体以及黑质内神经元的死亡,尽管 MCAO 并不影响黑质血流供应。近年来,研究显示帕金森病相关蛋白,如突触核蛋白(synuclein)、DJ-1、Parkin、PTEN 诱导激酶 1(PTEN-induced putative kinase 1,PINK1),在脑缺血损伤引起的细胞死亡中起到一定作用。脑缺血刺激了 α- 突触核蛋白表达发生改变。研究发现,与正常对照人群比较,缺血性脑卒中患者红细胞内 α- 突触核蛋白寡聚体水平明显升高。Parkin 是一种泛素 E3 连接酶,在脑内广泛表达,介导多种蛋白的泛素化并参与调节多个细胞生物学通路。Parkin 失活或者下调会引起它的底物大量聚集在神经元内,从而引起神经元变性。PINK1 属于线粒体丝氨酸 / 苏氨酸激酶,广泛表达于大脑多种细胞,具有神经保护作用。PINK1 的表达缺失会引起线粒体功能障碍,加重由 α- 突触核蛋白介导的神经元毒性,且能抑制蛋白酶体系统的功能。DJ-1 是一个在脑内广泛表达的氧化应激诱导蛋白,通常以同源二聚体形式存在于细胞质、线粒体以及细胞核内,可以保护细胞免受氧化应激损伤。DJ-1 表达缺失会引起线粒体膜电位降低以及线粒体碎片增加。研究显示在动物脑缺血损伤模型脑内，DJ-1 表达量明显升高，抑制氧自由基产生，从而减少缺血引起的神经元死亡。

三、肌萎缩侧索硬化

散发性肌萎缩侧索硬化是成年发生的神经变性病，其病因不清。有一部分患者出现有 *SOD1* 基因突变，突变的 SOD1 蛋白具有毒性作用。研究证实各种 *SOD1* 基因突变产物与肌萎缩侧索硬化有关。*Ataxia 2* 基因和 *TDP43* 基因突变可引起突变产物聚集，也与肌萎缩侧索硬化发病有关。转基因鼠的神经细胞敲除此基因，不会改变疾病的进展，而小胶质细胞和星形胶质细胞的该基因敲除，则可能延长生命。基于突变 *SOD1* 转基因鼠而提出肌萎缩侧索硬化发病假说认为，非神经的邻近细胞，特别是星形胶质细胞和小胶质细胞的毒性产物，对

于肌萎缩侧索硬化疾病进展和运动神经元的变性起着重要的作用，BBB 和 BSCB 障碍在疾病的起始阶段即已出现。需要更多证据来证实此机制是否同样出现在散发性肌萎缩侧索硬化患者的发病和发展过程中。

人类研究也证实血管机制在肌萎缩侧索硬化的发病和疾病进展过程中起着重要的作用，例如，*VEGF* 异常与肌萎缩侧索硬化相关，该基因的突变可以引起家族或散发性的肌萎缩侧索硬化。鼠的 *VEGF* 基因突变导致晚发性运动神经元变性。脊髓缺血会加重 VEGF 对神经元变性和功能障碍的影响，肌萎缩侧索硬化相关的 *SOD1* 基因突变运动神经元病小鼠模型，小鼠会因为其缺氧性 VEGF 反应缺乏，导致存活数量减少。

（李延峰　葛芳芳）

参 考 文 献

1. BECKER C, JICK S S, MEIER C R. Risk of stroke in patients with idiopathic Parkinson disease[J]. Parkinsonism Relat Disord, 2010, 16(1): 31-35.

2. BELL R D, DEANE R, CHOW N, et al. SRF and myocardin regulate LRP-mediated amyloid-beta clearance in brain vascular cells[J]. Nat Cell Biol, 2009, 11(2): 143-153.

3. BELL R D, WINKLER E A, SAGARE A P, et al. Pericytes control key neurovascular functions and neuronal phenotype in the adult brain and during brain aging[J]. Neuron, 2010, 68(3): 409-427.

4. EISELE Y S, OBERMÜLLER U, HEILBRONNER G, et al. Peripherally applied Abeta-containing inoculates message induce beta-amyloidosis[J]. Science, 2010, 330(6006): 980-982.

5. FARRALL A J, WARDLAW J M. Blood-brain barrier: ageing and microvascular disease--systematic review and meta-analysis[J]. Neurobiol Aging, 2009, 30(3): 337-352.

6. GIAIME E, YAMAGUCHI H. GAUTIER C A, et al. Loss of DJ-1 does not affect mitochondrial respiration but increases ROS production and mitochondrial permeability transition pore opening[J]. PLos One, 2012, 7(7): e40501.

7. GREENBERG D A, JIN K. From angiogenesis to neuropathology[J]. Nature, 2005, 438(7070): 954-959.

8. IRRCHER I, ALEYASIN H, SEIFERT E L, et al. Loss of the Parkinson's disease-linked gene DJ-1 perturbs mitochondrial dynamics[J]. Hum Mol Genet, 2010, 19(19): 3734-3746.

9. JELLINGER K A. Prevalence of cerebrovascular lesions in Parkinson's disease: a postmortem study[J]. Acta Neuropathol, 2003, 105(5): 415-419.

10. KALRA S, GROSSET D G, BENAMER H T. Differentiating vascular parkinsonism from idiopathic Parkinson's disease: a systematic review[J]. Mov Disord, 2010, 25(2): 149-156.

11. KIM T, VEMUGANTI R. Mechanisms of Parkinson's disease-related proteins in mediating secondary brain damage after cerebral ischemia[J]. J Cereb Blood Flow Metab, 2017, 37(6): 1910-1926.

12. LAGIER-TOURENNE C, CLEVELAND D W. Neurodegeneration: An expansion in ALS genetics[J]. Nature, 2010, 466(7310): 1052-1053.

13. LEHTINEN M K, ZAPPATERRA M W, CHEN X, et al. The cerebrospinal fluid provides a proliferative niche for neural progenitor cells[J]. Neuron, 2011, 69(5): 893-905.

14. MALEK N, LAWTON M A, SWALLOW D M, et al. Vascular disease and vascular risk factors in relation to motor features and cognition in early Parkinson's disease[J]. Mov Disord, 2016, 31(10): 1518-1526.

15. MIYAZAKI K, OHTA Y, NAGAI M, et al. Disruption of neurovascular unit prior to motor neuron degeneration in amyotrophic lateral sclerosis[J]. J Neurosci Res, 2011, 89(5): 718-728.

16. OLIVERAS-SALVÁ M, MACCHI F, COESSENS V, et al. Alpha-synuclein-induced neurodegeneration is exacerbated in PINKI knockout mice [J]. Neurobiol Aging, 2014, 35 (11): 2625-2636.

17. PAPAPETROPOLIOS S, ELLUL J, ARGYRIOU A, et al. The effect of vascular disease on late onset Parkinson' disease [J]. Eor j Nourol, 2004, 11 (4): 231-235.

18. PEPPIATT C M, HOWARTH C, MOBBS P, et al. Bidirectional control of CNS capillary diameter by pericytes [J]. Nature, 2006, 443 (7112): 700-704.

19. QUERFURTH H W, LAFERLA F M. Alzheimer's disease [J]. N Engl J Med, 2010, 362 (4): 329-344.

20. REKTOR I, GOLDEMUND D, SHEARDOVÁ K, et al. Vascular pathology in patients with idiopathic Parkinson's disease [J]. Parkinsonism Relat Disord, 2009, 15 (1): 24-29.

21. RODRIGUEZ-PEREZ A I, DOMINGUEZ-MEIIDEA A, LANCIEGO J L, et al. Dopaminergic degeneration is enhanced by chronic brain hypoperfusion and inhibited by angiotensin receptor blockage [J]. Age (Dordr), 2013, 35 (5): 1675-1690.

22. RUIZ D A C, LAMBRECHTS D, MAZZONE M, et al. Role and therapeutic potential of VEGF in the nervous system [J]. Physiol Rev, 2009, 89 (2): 607-648.

23. SAGARE A P, DEANE R, ZETTERBERG H, et al. Impaired lipoprotein receptor-mediated peripheral binding of plasma amyloid-β is an early biomarker for mild cognitive impairment preceding Alzheimer's disease [J]. J Alzheimers Dis, 2011, 24 (1): 25-34.

24. SAVVA G M, WHARTON S B, INCE P G, et al. Age, neuropathology, and dementia [J]. N Engl J Med, 2009, 360 (22): 2302-2309.

25. WANG X, XING A, XU C, et al. Cerebrovascular hypoperfusion induces spatial memory impairment, synaptic changes, and amyloid-β oligomerization in rats [J]. J Alzheimers Dis, 2010, 21 (3): 813-822.

26. WELLER R O, SUBASH M, PRESTON S D, et al. Perivascular drainage of amyloid-beta peptides from the brain and its failure in cerebral amyloid angiopathy and Alzheimer's disease [J]. Brain Pathol, 2008, 18 (2): 253-266.

27. ZHAO H Q, LI F F, WANG Z, et al. A comparative study of the amount of α-synuclein in ischemic stroke and Parkinson's disease [J]. Neurol Sci, 2016, 37 (5): 749-754.

28. ZHONG Z, DEANE R, ALI Z, et al. ALS-causing SOD1 mutants generate vascular changes prior to motor neuron degeneration [J]. Nat Neurosci, 2008, 11 (4): 420-422.

29. ZLOKOVIC B V, DEANE R, SAGARE A P, et al. Low density lipoprotein receptor-related protein-1: a serial clearance homeostatic mechanism controlling Alzheimer's amyloid β-peptide elimination from the brain [J]. J Neurochem, 2010, 115 (5): 1077-1089.

30. ZLOKOVIC B V. The blood-brain barrier in health and chronic neurodegenerative disorders [J]. Neuron, 2008, 57 (2): 178-201.

第四章 金属元素与神经变性病

神经退行性疾病,包括阿尔茨海默病(Alzheimer disease, AD)、帕金森病(Parkinson disease, PD)、亨廷顿病(Huntington disease, HD)、肌萎缩侧索硬化症(amyotrophic lateral sclerosis, ALS)等,都是老龄人群中影响广泛、慢性发病、且目前没有治愈手段的疾病。自 1907 年首次报道阿尔茨海默病以来,研究人员对这类疾病进行了大量的研究,但仍未完全了解它们的发病机制。学界的共识是:这些疾病的发病过程都涉及蛋白的功能失调或错误折叠,比如阿尔茨海默病中的关键蛋白 tau 蛋白和 β- 淀粉样蛋白(amyloid β-protein, Aβ),帕金森病中的 α- 突触核蛋白(α-synuclein),亨廷顿病中的亨廷顿蛋白(huntingtin, Htt),肌萎缩侧索硬化中的超氧化物歧化酶 1(superoxide dismutase 1, SOD1)等。大量体外、体内实验已经证明,这些蛋白的错误折叠导致了其蛋白正常功能的异常,并最终产生了细胞毒性导致神经元死亡。但考虑到这些蛋白本身正常的生理功能,针对相关蛋白设计药物可能不是治疗的最佳策略。事实上,针对这些聚集蛋白的双盲、多中心、大规模临床试验均宣告失败,也间接说明了这一观点。寻找这些蛋白异常后产生毒性的关键信号过程和关键生物分子,并以之作为靶点,可能是解决当前"无药可医"窘境的可行方案。

大量研究表明,金属元素在脑功能的正常执行过程中发挥了关键作用,在脑衰老的过程中会逐渐破坏脑内金属离子的平衡。而在不同疾病中,一些金属元素,如铁、铜、锌等,在疾病病变区域会产生显著变化,成为病理学标志物。脑内金属离子随年龄增加而出现的稳态失衡可能会引起脑内的毒性反应,如错误折叠蛋白的异常聚集。致病蛋白聚集后会进一步导致可溶的功能性蛋白减少,又反向影响金属稳态的调节。脑内这一恶性循环最终导致神经元死亡。探索利用金属 - 蛋白相互作用调节化合物(metal-protein attenuating compounds, MPACs)调控这一恶性循环是近年来相关研究领域的热点研究方向。本章节将详细介绍金属离子在大脑中的功能,及其与神经退行性疾病之间的关系。

一、铁

铁离子是大脑中最为丰富的微量金属元素,参与多种脑内的信号通路,影响神经元内神经递质的合成、神经元髓鞘化、线粒体功能等。铁离子缺乏会影响神经元功能,尤其是胎儿期缺铁可能会导致脑发育停滞。年龄是神经退行性疾病的重要危险因素;而多数铁离子调控障碍都与年龄密切相关。事实上,年龄相关的铁离子浓度上升可以作为运动障碍、认知损伤等行为障碍的标志物,表明铁离子在年龄相关的脑功能衰退中可能扮演重要的角色。

随年龄增加出现的脑内铁离子含量升高可能是由于几种铁调控相关蛋白功能异常导致的。如随着年龄增加,铁蛋白(ferritin)会在枕叶皮质及黑质区增加,但是在运动皮质和颞上回不增加;转铁蛋白(transferrin)在颞上回的白质中减少,但是在枕叶皮质中增加。在大鼠中,铁离子和铁蛋白均随着年龄增加而增加,但是转铁蛋白却不改变。不同神经退行性疾病中均有铁离子升高,可能与随着年龄增加,脑内不同区域选择性出现铁离子聚集有关。

(一)铁与阿尔茨海默病

阿尔茨海默病是最常见的神经退行性疾病,主要临床症状为渐进性的记忆损伤、语言障碍、学习能力受损等,其发病率随着年龄增长而上升,严重危害着老年人健康与生活品质。阿尔茨海默病的病理学特征包括脑内特定区域出现的老年斑和神经纤维缠结。该领域内最主要的"淀粉样蛋白级联假说"认为,形成老年斑的 Aβ 是阿尔茨海默病发病过程中的关键蛋白,其通过多条通路的级联反应最终导致了脑部特定区域的神经元死亡及认知功能障碍。过度磷酸化的 tau 蛋白是神经纤维缠结的主要成分,与认知障碍密切相关,越来越多的证据表明,tau 蛋白参与了 Aβ 蛋白的神经毒性产生过程,是认知功能障碍通路网络中的重要环节。

病理学分析发现,在阿尔茨海默病大脑中,铁离子特异性地富集在神经元死亡最集中的前额叶和海马体中,且在淀粉斑块和神经元缠结中均能检测到铁离子,提示铁离子可能参与了这些病理特征的形成。皮质和海马区铁离子与简易精神状态检查(mini-mental state examination, MMSE)评分显著相关,提示铁离子的过量累积可能直接介导了神经毒性导致神经元死亡。体外实验表明,Aβ可与铁离子形成具有氧化还原活性的复合体,促进Aβ形成不易被降解的聚集体,并产生氧化应激毒性。这一毒性可能是Aβ与铁离子通过芬顿反应(Fenton reaction),介导活性氧簇(reactive oxygen species, ROS)的形成,并激活B细胞淋巴瘤(B-cell lymphoma 2, Bcl-2)凋亡通路。另一方面,铁离子也会影响tau蛋白的磷酸化和聚集。体外研究发现三价铁能够介导tau的聚集;而具有氧化还原活性的二价铁可导致tau的过度磷酸化,涉及的细胞通路包括丝裂原活化蛋白激酶(mitogen-activated protein kinase, MAPK)通路和胞外信号调节激酶1/2(extracellular signal regulated kinase 1/2, ERK1/2)通路。铁介导的氧化应激还可启动神经元的多种凋亡途径,针对的生物大分子包括:Ca^{2+}-

ATPase、Na^+/K^+-ATPase、谷氨酸转运蛋白、载脂蛋白E等蛋白、N-甲基-D-天冬氨酸(N-methyl-D-aspartate, NMDA)受体,以及胆固醇、神经酰胺、不饱和脂肪酸和鞘磷脂等脂质。

最新研究表明,铁离子浓度的上升可以独立地导致一种新定义的细胞死亡途径——铁依赖细胞程序性死亡(ferroptosis,简称铁死亡)。铁死亡是一种细胞内铁离子依赖的细胞死亡,其在形态、生化、遗传方面不同于传统的凋亡、坏死、自噬等细胞死亡方式。使用小分子药物,如erastin或者RSL3可以诱导铁死亡,给予铁离子螯合剂去铁敏则可以抑制铁死亡过程。研究显示铁螯合剂还可以阻止Aβ聚集,并逆转阿尔茨海默病转基因小鼠模型中出现的记忆损伤。通过螯合铁还能调控糖原合成激酶3(glycogen synthase kinase 3, GSK3)通路和细胞周期素依赖性激酶5(cyclin-dependent kinase 5, Cdk-5)通路等tau磷酸化关键的激酶通路,从而阻止tau蛋白过度磷酸化及聚集(图1-4-1)。

近年来研究发现,阿尔茨海默病脑内出现的铁离子沉积可能与淀粉样前体蛋白(amyloid precursor protein, APP)和tau的功能性缺失密切相关。APP的mRNA中具有一段铁依赖性元件(iron-responsive element, IRE),提示其受到铁离子胞内浓度调控,也意味着APP在铁离子的胞内转

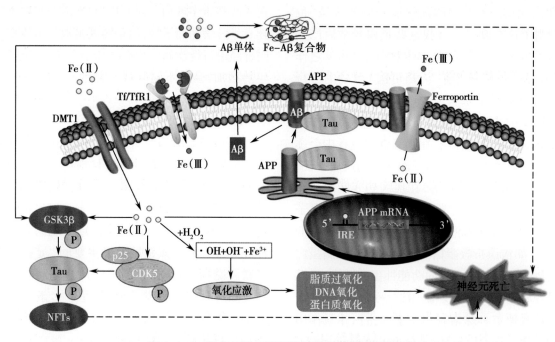

图1-4-1 铁参与阿尔茨海默病发病过程的可能机制

注:Ferroportin:铁转运蛋白;IRE:铁依赖性元件;DMT1:二价金属转运蛋白1;Tf:转铁蛋白;TfR1:转铁蛋白受体1;GSK3:糖原合成激酶3;CDK5:细胞周期素依赖性激酶5;NFTs:神经纤维缠结

运过程中可能具有一定功能。研究发现，APP缺失小鼠出现了铁离子在胞内的沉积；对动物进行高铁处理时，APP缺失小鼠不能与对照鼠一样迅速将多余的铁转运出细胞。细胞实验发现，APP通过结合ferroportin（已知唯一的一种铁转运蛋白），稳定其在细胞膜上的表达，干预铁离子转运。进一步研究发现，APP运输到细胞膜表面这一过程需要tau蛋白的参与，tau缺乏的神经元及转基因动物脑部均出现了铁离子累积，而在细胞培养液中加入APP则可以恢复正常的铁离子浓度。tau缺失小鼠在老年后出现了阿尔茨海默病类似的症状，且这一症状可以被弱铁螯合剂缓解。

（二）铁与帕金森病

帕金森病是由黑质致密部多巴胺能神经元死亡导致的，是一种常见的神经退行性运动障碍疾病。帕金森病患者脑内，尤其是黑质，充满了富含α-突触核蛋白的路易小体（Lewy body）。约100年前，就有研究显示帕金森病患者黑质中存在铁离子沉积。近年来，使用电感耦合等离子体质谱（ICPMS）、原子吸收光谱（ABS）、X射线荧光、功能磁共振成像（fMRI）等多种检测技术，均报道了帕金森病患者黑质中铁离子升高这一现象。

路易小体内存在铁离子沉积，提示铁离子和α-突触核蛋白在生化水平可能存在相互作用。体外研究显示，铁离子会结合至α-突触核蛋白，加速其聚集，导致产生毒性羟自由基。培养细胞中添加铁离子，可诱导α-突触核蛋白聚集产生低聚物，这类低聚物可以促进AMPA受体介导的兴奋性毒性。过表达α-突触核蛋白的突变细胞系A53T，在给予铁离子处理后，会增加细胞自噬，说明铁离子可以增强α-突触核蛋白相关的细胞毒性。

铁转运蛋白、铁蛋白等铁离子相关蛋白的突变也是帕金森病的高危因素。黑质中铁离子含量或许可以作为帕金森病的生物标志物。近年来的MRI研究显示：帕金森病早期，在出现运动障碍以前，即会出现铁离子聚集。健康对照组大脑黑质铁离子含量增加时，其发展为帕金森病的风险会提高17倍，表明帕金森病中铁离子含量增加不完全是黑质神经元死亡引起的级联反应。大鼠脑内直接注射铁离子会导致黑质神经元丢失，新生小鼠给予铁剂喂食会诱发成年后的帕金森病样病变和黑质

退化，说明单纯的铁离子聚集即足以导致帕金森病相关退行性变。调控铁离子的基因出现突变，如无铜蓝蛋白血症（aceruloplasminemia）等，通常也会导致帕金森病样症状产生。在帕金森病模型小鼠中，调控铁离子会对症状有所缓解：使用神经毒素MPTP或者6-OHDA制作帕金森病小鼠模型，黑质铁离子会聚集，并伴有神经元丢失，给予铁离子螯合剂会缓解帕金森病样症状。在这些模型中，铁离子介导的毒性也可以被基因或者药理学逆转铁蛋白和血浆铜蓝蛋白（ceruloplasmin，Cp）的功能来缓解。

铁离子作为强还原剂，会产生羟基自由基，产生的强氧化环境可能导致帕金森病黑质中多巴胺能神经元氧化及死亡增加。研究也发现帕金森病中多巴胺能神经元的一种主要死亡方式即是铁依赖细胞程序性死亡，且此过程被蛋白激酶C（protein kinase C，PKC）介导。在帕金森病动物模型中，去铁酮（deferiprone）可以增加黑质中酪氨酸羟化酶（tyrosine hydroxylase，TH）阳性细胞的数目及改善运动能力。这一功能的改善可能是由于铁离子负载和氧化应激程度减少所致。

帕金森病中铁离子聚集还可能是铁离子相关蛋白受影响所致。帕金森病患者尸检发现脑内铁蛋白含量降低；铁离子存储能力的降低使得其更容易参与细胞毒性作用过程。帕金森病中铁离子聚集可能与铁离子转入增加有关：帕金森病患者黑质内介导铁离子进入细胞的二价金属转运蛋白1（divalent metal transporter 1，DMT1）会增加。帕金森病中铁离子聚集也可能与铁离子转出减少有关：帕金森病大脑内Cp含量不变，但是黑质中Cp的激活却降低，阻碍铁离子的转出。此外，帕金森病中tau蛋白会受影响：帕金森病患者黑质中tau蛋白的减少，可能通过抑制APP介导的铁离子转出来促进铁离子聚集。

（三）铁与其他神经变性病

除了阿尔茨海默病和帕金森病这两种常见的神经退行性疾病外，很多罕见神经退行性疾病对应受影响的脑区内均有发现铁离子聚集，比如亨廷顿病、肌萎缩侧索硬化、核上性麻痹（supranuclear palsy）、皮克病（Pick disease）等。

亨廷顿病是一种严重的常染色体显性神经退行性疾病，主要由编码亨廷顿蛋白（Htt）的基因突

变（CAG 三核苷酸重复）导致产生错误的亨廷顿蛋白（mHtt）所引起的。mHtt 容易聚集，使得纹状体中间多棘神经元出现功能失调，甚至死亡，进而表现出该疾病特有的舞蹈病样症状。这些运动障碍进行性发生，并伴随痴呆症状，目前尚无有效治疗药物。mHtt 是亨廷顿病中主要的神经毒性来源，其导致细胞功能失调甚至死亡的分子通路尚未明确。然而已有研究发现，金属离子稳态失调可能会促进亨廷顿病的神经元死亡。亨廷顿病患者尸检显示壳核中铁离子含量有增加，使用 MRI 研究发现亨廷顿病患者脑内的铁离子含量增加，出现临床症状前的患者壳核内也会出现铁离子升高，出现亨廷顿病症状后，铁离子含量增加更多。随着疾病发展，大脑皮质铁离子水平也会增加。受影响的皮质区域包括额叶、双侧前扣带回、前中央核和楔前叶，但是丘脑、海马或者杏仁核则不受影响。多个脑区的铁离子水平与 CAG 三核苷酸重复序列的长度有关，同时，铁离子聚集也与疾病严重程度有关。脑内铁离子含量增加在 CAG40 和 R6/2 小鼠亨廷顿病模型中均发现。其中，R6/2 小鼠脑内铁离子升高主要与铁池不稳定性增加及溶酶体内铁离子沉积有关。此外，在 R6/2 小鼠纹状体和皮质组织中会有 APP 减少伴随铁离子增加。这与研究显示的 APP 促进铁离子转出的结论是一致的。给予 R6/2 小鼠铁离子螯合剂、去铁胺，会改善运动症状和缓解脑萎缩，说明铁离子聚集会促进亨廷顿病疾病的进程。

肌萎缩侧索硬化是由脊髓、皮质的运动神经元选择性退行性变，导致进行性运动损伤、麻痹，甚至死亡的疾病。利鲁唑（riluzole），一种对河鲀毒素敏感的钠离子通道抑制剂，是目前唯一适用于治疗肌萎缩侧索硬化的药物，但是只能延长患者 2~3 个月寿命。有血色素沉着病（主要特点为铁离子沉积，尤其是外周组织中）的患者患肌萎缩侧索硬化的风险会增加，说明铁离子增加可能会加速肌萎缩侧索硬化的病理进程。此外，肌萎缩侧索硬化患者血清中促进铁离子存储的铁蛋白含量也会增加。

二、铜

铜离子是一种具有氧化还原活性的金属，参与脑内一系列代谢过程，是多种铜蛋白（cuproproteins）必需的辅助因子。铜可以通过得电子或者失电子在一价铜或二价铜之间进行转换，这一得失电子的过程可被多种生物反应利用。铜得失电子过程也可以通过氧化还原反应产生自由基，可能会对大脑产生潜在的有害作用。铜相关的酶主要包括 Cp、SOD1、赖氨酰氧化酶和细胞色素氧化酶 C。

突触中铜离子浓度可以通过 NMDA 受体的激活瞬间增至 $100\mu mol/L$。在培养神经元中给予铜离子，会降低 NMDA、AMPA、甘氨酸、GABA 受体等的活性，但是这些发现在生理状态下的关联性尚未被证实。不同浓度的铜离子对神经元激活存在不同的作用：低浓度铜（$1\mu mol/L$）会抑制大鼠海马的 LTP，但是高浓度铜（$10\mu mol/L$）则通过 AMPA 受体激活促进 LTP。可能是铜离子与朊蛋白 PrPc 相互作用，继而与 NMDA 受体复合物作用以介导这一过程。

（一）铜与阿尔茨海默病

铜离子具有氧化还原活性，可以通过芬顿反应导致自由基损伤和细胞死亡，在老年斑中富集。研究表明，铜离子可以加速 Aβ 的聚集。与锌离子不同，铜离子影响 Aβ 的寡聚体结构，而锌离子影响纤维结构。在淀粉斑块中，铜离子的含量较其他区域明显升高，其与 Aβ 相互作用，可以完成一个氧化还原的循环，提高神经毒性。相对应的，铜螯合剂的使用会减弱 Aβ 的毒性。此外，铜离子和 Aβ 被释放到谷氨酸能突触的间隙，其在突触上可以通过引起对 NMDA 信号的免疫反应来调节谷氨酸能信号，而 NMDA 在此作用使阿尔茨海默病患者脑部的谷氨酸能失调，导致认知损伤。

在阿尔茨海默病的病变组织中，铜离子的含量较正常人低，随之减少的是铜结合蛋白（如 Cp）。Cp 可作为氧化酶促进铁的转运，但是 Cp 这一生物活性需要铜离子参与。而铜水平的降低会导致铁代谢异常和铁离子沉积，因此，在病变组织中，铜离子的减少也可能通过影响铁含量介导神经毒性。

在阿尔茨海默病患者和阿尔茨海默病动物模型中均发现胞内铜水平会降低，但是在老年斑中铜含量会增加。神经元中铜缺乏会损伤铜依赖的酶的生理功能。阿尔茨海默病大脑中的多种铜依赖的酶，如 SOD1、细胞色素氧化酶 C 等，其活性均会减少，推测是导致阿尔茨海默病脑内能量代谢障碍的原因之一。此外，铜含量降低会抑制 PI3K/Akt/GSK3 通路活性，进而促进 tau 磷酸化。降低的 tau 离子也会促进 APP 水解的进程,导致富含铜离子的老年斑生成。

关于铜离子与 Aβ 之间的相互作用有较多研究。弱酸性条件下,微量的铜离子结合到 Aβ 即会促进 Aβ 纤维聚集。中性条件下,铜会促进 Aβ 形成二聚体或者寡聚体。铜离子与 Aβ 共同存在时,会产生细胞毒性,使用铜离子螯合剂则可以抑制这种毒性作用。Aβ-铜离子复合物可催化产生过氧化氢,通过氧化应激反应产生细胞毒性,氧化产物包括巯基化合物、维生素 C、脂类化合物或者 Aβ。通过铜离子螯合剂,或者抑制铜转运体 CtrlB 和 CtrlC,或者过表达铜转运体 DmATP7 等方式降低过表达 $Aβ_{42}$ 的果蝇中的铜离子水平,会明显降低 Aβ 寡聚体的形成和氧化应激反应、增强运动能力及延长果蝇的寿命。

在体外,tau 也会结合铜,加速过氧化氢的产生和聚集,因此此含铜神经纤维缠结区域也可能是氧化应激的来源。在过量表达 APP/PSEN/tau 三突变的转基因小鼠中,铜会加速 tau 的过度磷酸化。但如果只过量表达 APP 和 PSEN 突变基因,铜离子会降低 GSK3 依赖性的 tau 磷酸化。目前仍然缺乏进一步对铜离子与 tau 蛋白体内相互作用的研究。

(二)铜与帕金森病

模式动物研究显示铜缺乏与运动功能障碍、线粒体功能和抗氧化能力损伤有关,这些表现在帕金森病患者的黑质中均有被报道。体外研究显示,铜离子会促进多巴胺和其他儿茶酚胺类物质的氧化,多巴胺氧化产物和铜离子形成的复合物被发现会导致强烈的 DNA 损伤。这一发现提出了铜离子造成脑损伤的一种新机制,主要表现为多巴胺神经元严重受累。直接向黑质中注射一定剂量的硫酸铜后,会造成多巴胺减少、氧化应激增加以及 TH 免疫阳性神经元的细胞凋亡,说明铜离子缺乏会通过一些分子通路影响多巴胺神经元的功能。

帕金森病患者黑质中尚存活的神经元中铜离子水平会降低,可能是铜离子与 α-synuclein 相互作用导致的。铜离子可以通过两个位点结合至 α-synuclein,其中一个位点在 N 端。使用核磁共振(NMR)技术,可以观察到铜离子和 α-synuclein 结合的复合物,这一复合物包含一个 α-螺旋二级结构,且具有有限的流动性。继而铜离子氧化 α-synuclein,形成一个具有氧化还原

活性的复合物,该复合物直接促进 α-synuclein 聚集,导致无定型的毒性斑块形成,而不是形成单纯的长链 α-synuclein。α-synuclein 的毒性需要铜离子的存在,过量的铜离子会导致非毒性水平的 α-synuclein 表现出神经毒性。降低细胞内铜离子含量会限制 α-synuclein 的聚集及毒性作用的出现。

铜离子稳态失衡还能够通过影响铜蛋白功能导致帕金森病相关脑损伤。帕金森病患者黑质中含铜的亚铁氧化酶 Cp 激活降低。Cp 在铁离子转运中发挥重要作用,其功能改变容易导致帕金森病受损脑区的铁离子聚集和氧化应激反应产生。另外一个重要的铜蛋白是 SOD1,高氧化应激条件下 SOD1 激活会增加,以清除超氧化物,发挥抗氧化、增加细胞存活的作用,但是在缺乏铜离子时,SOD1 的激活则会受影响。DJ-1 基因与遗传的和散发的帕金森病均相关:DJ-1 敲除小鼠对 MPTP 更为敏感,不能上调 SOD 的表达。DJ-1 蛋白可通过其抗氧化活性结合至铜离子形成二聚体,继而降低铜离子导致的细胞毒性,但是疾病状态下 DJ-1 的这一功能会受损。

(三)铜与其他神经变性病

亨廷顿病患者尸检显示壳核中铜离子含量有增加。脑内铜离子含量增加亦在 CAG40 和 R6/2 小鼠亨廷顿病模型中发现。靶向干预铜离子也有助于缓解亨廷顿病进程。基因或者饮食干预均可以降低 Htt 外显子 1 的亨廷顿病模型果蝇的疾病进程。铜与突变的 Htt 相互作用,会促进这一亨廷顿病模型的毒性作用,调控两者的相互作用,可以减少铜离子导致的细胞死亡。铜和锌离子的载体 Cq 和 PBT2 可以延长 R6/2 小鼠的寿命,改善其多种行为、神经解剖和生化症状。且在最近的一项包括 106 位患者、为期 26 周的 II 期临床试验中,PBT2 已经显示出其改善认知症状的作用。

亨廷顿病中导致铜、铁等金属离子含量改变的机制尚不清楚,原因之一可能与 Htt 直接结合金属离子以改变其调控稳态有关。体外研究显示 Htt 在氨基端存在一个 171 个残基的还原酶结构域,可将二价铜还原至一价,三价铁还原至二价铁,但是这一还原酶结构域的生理及病理生理作用尚不清楚。金属离子与 Htt 的病理性结合可促进 Htt 聚集,金属离子螯合剂 EDTA、Cq 等可拮抗铜促进的

Htt 聚集。

散发型肌萎缩侧索硬化的原因尚不清楚,但约 10% 的肌萎缩侧索硬化患者是由基因突变导致的,这些突变基因包括 *TARDBP*、*FUS*、*C9orf72*、*SOD1*。它们编码的蛋白(分别为 TDP-43, FUS, C9ORF72 和 SOD1)在有突变的脑内会聚集、沉积,但是目前尚不清楚这些蛋白是如何聚集及促进神经元丢失的。*SOD1* 基因突变是第一个被确认的家族性肌萎缩侧索硬化的原因,也是目前被研究最多的。突变后的 SOD1 蛋白活性并未降低,但能够诱导细胞出现毒性,且这种毒性与其所含的铜离子密切相关。散发型肌萎缩侧索硬化脊髓充满了 SOD1 包涵体,与 *SOD1* 基因突变的家族性病例症状一致。携带 *SOD1*^{G93A} 基因突变的肌萎缩侧索硬化模型小鼠脊髓中铜离子水平增加,使用铜离子螯合剂和基因调控等方法降低铜离子含量,可以逆转症状,说明铜离子在肌萎缩侧索硬化发生发展中发挥了重要作用。但是,除去 SOD1 的铜离子伴侣 CCS1,并不影响肌萎缩侧索硬化模型小鼠的症状发生,提示铜离子参与肌萎缩侧索硬化的发病机制可能并不依赖于结合 SOD1 蛋白。此外,一种温和的铜离子载体 Cu^{II}(ATSM),可将铜离子转入 SOD1 的活性位点,进而改善症状,进一步说明铜离子结合至 SOD1 确实是没有毒性的,并且可能会防止发病,但是铜离子结合至突变 SOD1 的非活性位点时,会破坏 SOD1 的三维结构。近来研究显示,表达突变 SOD1 的肌萎缩侧索硬化转基因模型中,铜离子不结合至 SOD1 的活性位点,最终出现脊髓中 SOD1 以外配体中铜离子水平随年龄增加而增加的现象,说明铜离子与 SOD1 的非正常结合在肌萎缩侧索硬化发病机制中发挥了一定作用。

三、锌

锌元素也是大脑不可缺少的元素,对蛋白结构稳定及酶催化反应的促进具有重要的辅助作用。脑内高浓度锌离子主要出现在灰质,与突触前、后的激活有关。突触的谷氨酸囊泡中的锌离子含量占脑内锌的 20%~30%,突触中可交换的锌离子浓度约为 100~300μmol/L。突触锌离子可以通过与 NMDA 的低或者高亲和力位点结合来抑制 NMDA 功能。研究证明突触前囊泡的锌离子释放是突触前可塑性的必要条件,表现为苔状纤维长时程增强

(LTP),使用锌离子可以抑制海马 CA3 区的 LTP。

锌离子可通过 ZnTs 和 ZIPs 介导在细胞器和细胞质之间的转换,并被锌结合蛋白利用。ZIP(SLC39A 家族)可以促进锌离子转入;ZnT(SLC30A 家族)可以促进锌离子转出。

(一)锌与阿尔茨海默病

锌离子转运体(zinc transporler, ZnT)在阿尔茨海默病脑组织中会发生改变:ZnT1、ZnT4、ZnT6 的 mRNA 均增加;与 Braak stage(脑内淀粉样斑块沉积范围)的进程有关,说明在阿尔茨海默病中锌离子的稳态会失衡。研究发现,锌离子缺乏可通过减少 ZnT1 的表达来导致锌离子聚集,这可以解释缺锌饮食的 *APP/PS1* 转基因小鼠脑内淀粉样斑块增加的现象。此外,阿尔茨海默病脑内的氧化应激增加会导致 4- 羟基壬烯醛(4-HNE,一种锌离子转出抑制剂)增加,可能是导致阿尔茨海默病脑内锌离子生理功能紊乱的原因。

在阿尔茨海默病大脑中,锌离子与老年斑共定位且在老年斑周围富集。体外实验发现,锌离子与 Aβ 序列中第 6~28 位氨基酸结合,显著促进其聚集成纤维状沉淀,使用锌离子螯合剂可以改善这一现象。不同的锌离子与 Aβ 的浓度比,会诱导不同程度的 Aβ 聚集。亚化学计量浓度时会促进 Aβ 的纤维样、β 折叠丰富的聚集;化学计量浓度时则促进 Aβ 非纤维状、α 螺旋样聚集。Aβ 在各个脑区内均有表达,但是 Aβ 纤维状沉淀仅在脑内特定皮质区和海马区发生,很可能与其聚集需锌离子参与有关。

研究发现,ZnT3(谷氨酸能神经中的主要锌转运蛋白)负责将锌通过突触囊泡释放至突触间隙中,而 Aβ 在突触间隙与锌离子结合,产生淀粉样沉淀。这一过程进一步减少了游离的可被突触再次利用的锌离子,从而产生双重毒性:在突触中锌离子的缺乏所造成的神经递质损伤及突触间隙 Aβ 淀粉样沉淀所造成的毒性。因此,过表达 *APP* 转基因鼠与 ZnT3 缺失的小鼠杂交产生的后代的斑块负荷较之亲本明显减少,但缺乏 ZnT3 的小鼠会产生阿尔茨海默病类似的症状。

锌也参与了 Aβ 生成的调控。有研究指出,锌离子可以促进 APP 的降解,并抑制 γ 分泌酶的活性,从而减少 Aβ 生成。也有研究表明,锌离子可以促进 PSEN1 的表达,而 PSEN1 也可以影响细胞内的锌离子摄入。此外,锌离子与神经纤维缠结及

tau 介导的神经毒性有关。大量细胞和动物实验已经证明过量的锌可通过调节 tau 磷酸化激酶（如 GSK3β，ERK1/2 等）改变 tau 蛋白翻译及磷酸化。

近年来使用 *hTauR406W* 转基因果蝇模型的研究证明，锌离子可以直接结合至 tau 蛋白，促进 tau 介导的神经毒性及 tau 磷酸化（图 1-4-2）。

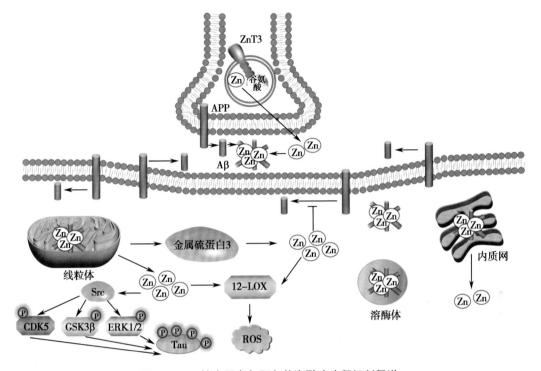

图 1-4-2　锌离子参与阿尔茨海默病病程机制假说

注：ZnT3：锌转运蛋白；GSK3：糖原合成激酶 3；CDK5：细胞周期素依赖性激酶 5；ERK1/2：胞外信号调节激酶 1/2；12-LOX：12- 脂氧合酶；ROS：活性氧簇；APP：淀粉前体蛋白

（二）锌与帕金森病

有报道显示帕金森病患者黑质中锌离子水平会增加，提示帕金森病的病理过程可能涉及到锌，近年来的生化证据已证明这一点。研究显示过量的锌会导致黑质纹状体的多巴胺能神经元退行性变，使用锌螯合剂可以通过抑制胶质细胞激活或者抑制 NADPH 氧化酶减缓这种退行性变。进一步研究发现锌离子可以通过调控瞬时钾离子通道的门控特性来调控多巴胺能神经元的激活。使用 MPTP 或者 6-OHDA 抑制线粒体功能可建立帕金森病模型小鼠，对其给予锌离子螯合剂能抑制这一进程，间接提示锌离子聚集可能促进帕金森病的病理进程。帕金森病的细胞内锌离子聚集可能与早发性帕金森病相关的 *ATP13A2* 基因突变有关，研究显示这一突变会损伤锌稳态，导致溶酶体功能失调、损伤线粒体代谢及促进 α- 突触核蛋白聚集。此外，锌离子亦与具有抗氧化活性的 DJ-1 结合。

（三）锌与其他神经变性病

SOD1 基因突变是第一个被确认的家族性肌萎缩侧索硬化的原因，其编码的蛋白是 SOD1。SOD1 可以与锌结合，但是突变的 SOD1 与锌的亲和力会降低，缺乏锌离子的 SOD1 可能与散发型肌萎缩侧索硬化有关。因为正常结构的 SOD1 缺乏锌离子时，会导致 SOD1 的天然二聚体结构稳定性降低，进而促进其聚集。系统性锌离子缺乏与孤独症谱系障碍（autism spectrum disorders，ASD）有关。ASD 尤其高发于发育早期（0~3 岁），对孤独症谱系障碍患者的锌 / 铜浓度进行 meta 分析显示，这些金属的浓度与 ASD 的发生存在明显相关。大量研究显示的是低锌与高铜均与 ASD 相关，锌 / 铜比值在头发中低于 6.5 或者细胞质、血清中低于 0.7，可以作为发展成 ASD 的一个生物标志物及高危因素。

四、其他金属离子

锰离子对人体健康有重要的生理功能。但是过量暴露在锰离子环境，可能与包括认知障碍、神经心理异常和帕金森病样疾病的神经综合征有关。

由于锰离子与运动异常有关,既往对锰离子的研究主要着重于它对基底神经节和多巴胺能系统的作用。目前研究显示低浓度锰离子对皮质结构和认知功能有影响。新出现的证据显示慢性锰离子暴露会影响工作记忆,可能与纹状体伏隔核、前额叶皮质、顶叶皮质等工作记忆相关的大脑结构受影响有关。人类和非人灵长类暴露于锰离子,会通过多巴胺能系统失调造成运动障碍、神经精神障碍及认知功能障碍。

硒在体内是一种微量元素,可作为谷胱甘肽过氧化物酶(GPx)的辅因子发挥生理功能。硒蛋白多指含硒半胱氨酸的蛋白,其在保护神经元避免氧化应激损伤方面发挥重要作用,有助于阻止或者减缓神经退行性疾病。硒蛋白P与阿尔茨海默病发病机制有直接联系,其与淀粉斑及神经纤维缠结存在共定位,且在阿尔茨海默病患者的脉络丛和脑脊液中含量会增加。硒蛋白P编码两个组氨酸丰富的区域,可以作为过渡金属的高亲和力结合位点,限制金属离子介导的$A\beta42$聚集和氧自由基的产生以及抑制铜离子介导的tau蛋白聚集。

早在19世纪80年代已有用硒治疗帕金森病的报道,但是机制尚不清楚。硒治疗可以剂量依赖性减轻MPTP介导的纹状体多巴胺神经元耗竭。在帕金森病患者中,硒蛋白P和GPx4表达减少,虽然在存活的单个神经元中含量相对增加了。GPx4的减少与硒蛋白的作用有关,此外,GPx4降低可以促进铁依赖细胞程序性死亡。

五、金属靶向疗法治疗神经变性病

金属离子在神经变性病中发挥了重要的作用,针对金属离子靶标的相关药物已进入临床实验。

(一)铁螯合剂

阿尔茨海默病治疗的首个临床试验开展于1991年,使用的药物为去铁胺(deferoxamine)。去铁胺是一种细菌的铁螯合剂,对铁和铝都有很强的亲和力。在对48位阿尔茨海默病患者进行的单盲法试验中发现,经过24个月的药物处理后,去铁胺减缓了阿尔茨海默病患者认知衰退的水平。基于当时的普遍认知,这一结果被认为与去铁胺能够螯合铝离子有关。然而铝离子并非是具有生物活性的金属,在大脑中并不存在。因此,去铁胺的疗效与铁离子更为相关。近年来,铁螯合剂在细胞

和小动物阿尔茨海默病模型上均证明具有疗效,且近期一项新的使用去铁胺治疗帕金森病的Ⅱ期临床试验发现,在18个月的药物处理之后,相对于服用安慰剂的患者,服用药物的帕金森病患者表现出运动功能衰退减弱,证明铁离子累积可能是这类疾病神经元死亡的重要原因。当然,铁离子在中枢神经系统与外周系统都具有重要功能,因此铁离子螯合剂的特异选择性及对血脑屏障的穿透能力等均是设计新型铁离子螯合剂需要重点考虑的。

(二)金属转运小分子

除金属螯合剂外,能够帮助金属转运的化合物也是找寻神经变性病治疗药物的重要来源。其中,一种含铜化合物[bis(thiosemicarbazone)compound, $Cu^{II}GTSM$],在细胞水平和APP/PS1转基因鼠中,均表现出对阿尔茨海默病的疗效。该化合物可以降低$A\beta$水平,减少tau关键磷酸化酶$GSK3\beta$活性,并减少tau磷酸化。同时,在Y-迷宫实验中,这一化合物能够提高小鼠的认知水平。而另一种化学结构相近但并不能转运铜离子进入细胞的化合物$Cu^{II}ATSM$对APP/PS1转基因鼠并没有神经保护作用,但在帕金森病中可起到神经保护作用。

(三)氯碘羟喹(5-chloro-7-iodo-quinolin-8-ol, clioquinol)

氯碘羟喹是一种杀寄生虫药,在20世纪70年代前在临床上广泛使用。然而,因其可能引起脊髓视神经病,被撤出了市场。但该药在世界范围内广泛使用,其副作用仅在日本被发现,因此二者之间的联系遭到了多方置疑,且随后并没有临床试验表明脊髓视神经病与氯碘羟喹之间有联系。相反,大量研究发现氯碘羟喹对铁、铜、锌有一定的亲和力,并表现能够改善阿尔茨海默病模型小鼠认知功能障碍及阿尔茨海默病患者的临床症状。氯碘羟喹起初被认为是一种金属螯合剂,但最近研究表明,它更可能充当的是一种铜/锌离子载体的角色,可以对细胞的金属实行再分配,使细胞外$A\beta$斑块处多余的金属离子转移到缺少这些金属离子的神经元中,从而阻止$A\beta$在细胞外的聚集(由于没有了金属离子的促进作用),并恢复正常神经元的功能(由于给神经元补充了需要的金属元素)。在$A\beta$注射小鼠模型中,氯碘羟喹抑制了$A\beta$低聚物的形

成,阻断了细胞死亡。对阿尔茨海默病转基因小鼠进行 9 周的口服氯碘羟喹治疗后,小鼠的 Aβ 斑块形成显著减少,且认知表现有所提升。在对 32 个阿尔茨海默病患者的 Ⅱ 期临床试验中,经氯碘羟喹 36 周治疗后,患者的认知退化速率减慢,且降低了 $Aβ_{42}$ 在脑脊液中的水平。不仅如此,氯碘羟喹还被认为是一种中度铁螯合剂,它可使铁超载动物模型铁水平降低,并且该过程不是通过离子载体的方式进行的。

（四）PBT2

PBT2 是一种基于氯碘羟喹化学结构的新型 8- 羟基喹啉。在阿尔茨海默病转基因小鼠模型中,小鼠经过 11 天的 PBT2 治疗,认知功能得到了一定程度的恢复。在 Ⅱa 临床试验中,研究人员对 78 例阿尔茨海默病患者进行了 12 周的 PBT2 治疗,发现 PBT2 可降低脑脊液的 Aβ 水平,且该降低程度与 PBT2 用药量相关,当使用最高剂量（ 250mg/d ）时,患者的执行功能提高了两个检测层次。

除了对阿尔茨海默病的可能疗效外,PBT2 对亨廷顿病可能也有治疗作用。在 R6/2 小鼠亨廷顿病模型中,PBT2 可以延长小鼠寿命,并提高其运动能力。在一项 Ⅱ 期临床试验中,109 位来自美国和澳大利亚 20 个国家和地区的亨廷顿病患者进行了 26 周的 PBT2 治疗,结果发现 PBT2 使其执行功能提高了多个检测层次,但未改善患者运动障碍情况。研究者正在计划进行 PBT2 用于亨廷顿病治疗的 Ⅲ 期临床试验。

六、结论与展望

随着世界各国人民平均寿命的上升,以阿尔茨海默病为代表的神经退行性疾病越来越成为社会及个人的沉重负担。更加深入了解这类疾病的成因,进而推动新型药物的研发是刻不容缓的。以阿尔茨海默病为例,虽然 Aβ 级联假说已被提出多年,但临床上迟迟没有得到突破,说明其学说可能需要修正。金属离子参与阿尔茨海默病疾病进程得到广泛实验室及临床数据支持,针对异常金属离子转运的药物也已经在初步临床试验中取得成功。进一步研究阿尔茨海默病相关蛋白与金属的相互作用,及造成毒性的分子机制,进而研发更特异性、副作用小的药物前体将是下一步工作的重点。

本章概述了过渡金属在阿尔茨海默病、帕金森病、亨廷顿病、肌萎缩侧索硬化等疾病中的复杂改变。虽然金属代谢稳态改变不是这些疾病的唯一原因,但是越来越多的证据证明金属稳态失衡影响神经元功能和疾病症状的发展。因此,靶向金属离子可能会成为一个有效改变疾病进程的方式。此外,在神经退行性疾病中,部分金属离子存在相同的改变趋势（如铁离子升高）,故一些靶向金属离子药物在治疗一种神经退行性疾病时,可能对另外一种神经退行性疾病也有效。一些金属离子靶向治疗药物的 Ⅱ 期临床试验已经显示出对多种神经变性病有效,我们相信并期待这些药物在 Ⅲ 期临床试验中的治疗效果。

（雷 鹏）

参 考 文 献

1. ADLARD P A, CHERNY R A, FINKELSTEIN D I, et al. Rapid restoration of cognition in Alzheimer's transgenic mice with 8–hydroxy quinoline analogs is associated with decreased interstitial Abeta［J］. Neuron, 2008, 59（1）: 43–55.

2. ADLARD P A, PARNCUTT J M, FINKELSTEIN D I, et al. Cognitive loss in zinc transporter–3 knock–out mice: a phenocopy for the synaptic and memory deficits of Alzheimer's disease［J］. J Neurosci, 2010, 30（5）: 1631–1636.

3. AYTON S, LEI P, HARE D J, et al. Parkinson's disease iron deposition caused by nitric oxide–induced loss of β –amyloid precursor protein［J］. J Neurosci, 2015, 35（8）: 3591–3597.

4. AYTON S, LEI P, DUCE J A, et al. Ceruloplasmin dysfunction and therapeutic potential for Parkinson disease［J］. Annals of Neurol, 2013, 73（4）: 554–559.

5. BARNHAM K J, BUSH A I. Biological metals and metal–targeting compounds in major neurodegenerative diseases［J］. Chem Soc Rev, 2014, 43（19）: 6727–6749.

6. BARTZOKIS G, CUMMINGS J L, MARKHAM C H, et al. MRI evaluation of brain iron in earlier–and later–onset Parkinson's disease and normal subjects［J］. Magn Reson Imaging, 1999, 17（2）: 213–222.

7. BAYER T A, SCHÄFER S, SIMONS A, et al. Dietary Cu stabilizes brain superoxide dismutase 1 activity and reduces amyloid Abeta production in APP23 transgenic mice[J]. Proc Natl Acad Sci USA, 2003, 100(24): 14187–14192.

8. BELLINGER F P, BELLINGER M T, SEALE L A, et al. Glutathione Peroxidase 4 is associated with Neuromelanin in Substantia Nigra and Dystrophic Axons in Putamen of Parkinson's brain[J]. Mol Neurodegener, 2011, 6(1): 8.

9. BEN-SHACHAR D, YOUDIM M B. Intranigral iron injection induces behavioral and biochemical "parkinsonism" in rats [J]. J Neurochem, 1991, 57(6): 2133–2135.

10. BUSH A I, PETTINGELL W H, MULTHAUP G, et al. Rapid induction of Alzheimer A beta amyloid formation by zinc[J]. Science, 1994, 265(5177): 1464–1467.

11. CASTELLANI R J, SIEDLAK S L, PERRY G, et al. Sequestration of iron by Lewy bodies in Parkinson's disease [J]. Acta Neuropathol, 2000, 100(2): 111–114.

12. CHEN L, HAMBRIGHT W S, NA R, et al. Ablation of the Ferroptosis Inhibitor Glutathione Peroxidase 4 in Neurons Results in Rapid Motor Neuron Degeneration and Paralysis [J]. J Biol Chem, 2015, 290(47): 28097–28106.

13. CHERNY RA, ATWOOD C S, XILINAS M E, et al. Treatment with a copper-zinc chelator markedly and rapidly inhibits beta-amyloid accumulation in Alzheimer's disease transgenic mice[J]. Neuron, 2001, 30(3): 665–676.

14. CHITI F, DOBSON C M. Protein misfolding, functional amyloid, and human disease[J]. Annu Rev Biochem, 2006, 75: 333–366.

15. CONNOR J R, SNYDER B S, BEARD J L, et al. Regional distribution of iron and iron-regulatory proteins in the brain in aging and Alzheimer's disease[J]. J Neurosci Res, 1992, 31(2): 327–335.

16. CRAPPER MCLACHLAN D R, DALTON A J, KRUCK T P, et al. Intramuscular desferrioxamine in patients with Alzheimer's disease[J]. Lancet, 1991, 337(8753): 1304–1308.

17. CROUCH P J, LIN W H, ADLARD P A, et al. Increasing Cu bioavailability inhibits Abeta Oligomers and tau phosphorylation[J]. Proc Natl Acad Sci USA, 2009, 106 (2): 381–386.

18. DEVOS D, MOREAU C, DEVEDJIAN J C, et al. Targeting chelatable iron as a therapeutic modality in Parkinson's disease[J]. Antioxid Redox Signal, 2014, 21(2): 195–210.

19. DIXON S J, LEMBERG K M, LAMPRECHT M R, et al. Ferroptosis: an iron-dependent form of nonapoptotic cell death[J]. Cell, 2012, 149(5): 1060–1072.

20. DOODY R S, THOMAS R G, FARLOW M, et al. Phase 3 trials of solanezumab for mild-to-moderate Alzheimer's disease[J]. N Engl J Med, 2014, 370(4): 311–321.

21. DUCE J A, TSATSANIS A, CATER M A, et al. Iron-export ferroxidase activity of β-amyloid precursor protein is inhibited by zinc in Alzheimer's disease[J]. Cell, 2010, 142(6): 857–867.

22. FAUX N G, RITCHIE C W, GUNN A, et al. PBT2 rapidly improves cognition in Alzheimer's disease: additional phase II analyses[J]. J Alzheimers Dis, 2010, 20(2): 509–516.

23. FOX J H, KAMA J A, LIEBERMAN G, et al. Mechanisms of Copper Ion Mediated Huntington's Disease Progression [J]. PLoS One, 2007, 2(3): e334.

24. FREDERICKSON C J, KOH J Y, BUSH A I. The neurobiology of zinc in health and disease[J]. Nat Rev Neurosci, 2005, 6(6): 449–462.

25. GREENOUGH M A, VOLITAKIS I, LI Q X, et al. Presenilins promote the cellular uptake of copper and zinc and maintain copper chaperone of SOD1-dependent copper/zinc superoxide dismutase activity[J]. J Biol Chem, 2011, 286(11): 9776–9786.

26. GUILARTE T R. Manganese neurotoxicity: new perspectives from behavioral, neuroimaging, and neuropathological studies in humans and non-human primates[J]. Front Aging Neurosci, 2013, 5: 23.

27. HARE D, AYTON S, BUSH A, et al. A delicate balance: Iron metabolism and diseases of the brain[J]. Front Aging Neurosci, 2013, 5: 34.

28. HOCHSTRASSER H, BAUER P, WALTER U, et al. Ceruloplasmin gene variations and substantia nigra hyperechogenicity in Parkinson disease[J]. Neurology, 2004, 63(10): 1912–1917.

29. HUANG X, ATWOOD C S, MOIR R D, et al. Zinc-induced Alzheimer's Abeta 1–40 aggregation is mediated by conformational factors[J]. J BiolChem, 1997, 272 (42): 26464–26470.

30. HUANG Y, WU Z, CAO Y, et al. Zinc binding directly regulates tau toxicity independent of tau hyperphosphorylation[J]. Cell Rep, 2014, 8(3): 831–842.

31. HUNG L W, VILLEMAGNE V L, CHENG L, et al. The hypoxia imaging agent CuII(atsm) is neuroprotective and improves motor and cognitive functions in multiple animal models of Parkinson's disease[J]. J Exp Med, 2012, 209 (4): 837–854.

32. Huntington Study Group Reach2HD Investigators. Safety, tolerability, and efficacy of PBT2 in Huntington's disease: a phase 2, randomised, double-blind, placebo-controlled trial[J]. Lancet Neurol, 2015, 14(1): 39–47.

33. KAUR D, YANTIRI F, RAJACOPALAN S, et al. Genetic

pharmacological iron chelation prevents MIPTP-induced neurotoxicity in vivo: a novel therapy for Parkinson's disease[J]. Neuron, 2003, 37(6): 899-909.

34. KIAEI M, BUSH A I, MORRISON B M, et al. Genetically decreased spinal cord copper concentration prolongs life in a transgenic mouse model of amyotrophic lateral sclerosis [J]. J Neurosci, 2004, 24(36): 7945-7950.

35. KONG S M, CHAN B K, PARK J S, et al. Parkinson's disease-linked human PARK9/ATP13A2 maintains zinc homeostasis and promotes a-Synuclein externalization via exosomes[J]. Hum Mol Genet, 2014, 23(11): 2816-2833.

36. LANNFELT L, BLENNOW K, ZETTERBERG H, et al. Safety, efficacy, and biomarker findings of PBT2 in targeting Abeta as a modifying therapy for Alzheimer's disease: a phase IIa, double-blind, randomized, placebo-controlled trial[J].Lancet Neurol, 2008, 7(9): 779-786.

37. LEI P, AYTON S, APPUKUTTAN A T, et al. Lithium suppression of tau induces brain iron accumulation and neurodegeneration[J]. Mol Psychiatry, 2017, 22(3): 396-406.

38. LEI P, AYTON S, FINKELSTEIN D I, et al. Tau deficiency induces parkinsonism with dementia by impairing APP-mediated iron export[J]. Nat Med, 2012, 18(2): 291-295.

39. LEI P, AYTON S, FINKELSTEIN D I, et al. Tau protein: relevance to Parkinson's disease[J]. Int J Biochem Cell Biol, 2010, 42(11): 1775-1778.

40. NGUYEN T, HAMBY A, MASSA S M, et al. Clioquinol down-regulates mutant huntington expression in vitro and mitigates pathology in a Huntington's disease mouse model [J]. Proc Natl Acad Sci USA, 2005, 102(33): 11840-11845.

41. OSTREROVA-GOLTS N, PETRUCELLI L, HARDY J, et al. The A53T alpha-synuclein mutation increases iron-dependent aggregation and toxicity[J]. J Neurosci, 2000, 20(16): 6048-6054.

42. PAN E, ZHANG X, HUANG Z, et al. Vesicular zinc promotes presynaptic and inhibits postsynaptic long term potentiation of mossy fiber-CA3 synapse[J]. Neuron, 2011, 71(6): 1116-1126.

43. RITCHIE C W, BUSH A I, MACKINNON A, et al. Metal-protein attenuation with iodochlorhydroxyquin(clioquinol) targeting Abeta amyloid deposition and toxicity in Alzheimer disease: a pilot phase 2 clinical trial[J]. Arch Neurol, 2003, 60(12): 1685-1691.

44. ROGERS J T, RANDALL J D, CAHILL C M, et al. An iron-responsive element type Ⅱ in the 5'-untranslated region of the Alzheimer's amyloid precursor protein transcript[J]. J Biol Chem, 2002, 277(47): 45518-45528.

45. SCHLIEF M L, WEST T, CRAIG A M, et al. Role of the Menkes copper-transporting ATPase in NMDA receptor-mediated neuronal toxicity[J]. Proc Natl Acad Sci USA, 2006, 103(40): 14919-14924.

46. VOGT K, MELLOR J, TONG G, et al. The actions of synaptically released zinc at hippocampal mossy fiber synapses[J]. Neuron, 2000, 26(1): 187-196.

47. WANG Z, LIU J, CHEN S Y, et al. DJ-1 modulates the expression of Cu/Zn-superoxidedismutase-1 through theErk1/2-Elkl pathway in neuroprotection[J]. Ann Neurol, 2011, 70(4): 591-599.

48. WU W H, LEI P, LIU Q, et al. Sequestration of copper from beta-amyloid promotes selective lysis by cyclen-hybrid cleavage agents[J]. J Biol Chem, 2008, 283(46): 31657-31664.

49. XIAO G, FAN Q. WANG X, et al. Huntington disease arises from a combinatory toxicity of polyglutamine and copper binding[J]. Proe Natl Acad Sci USA, 2013, 110(37): 14995-15000.

50. ZECCA L, STROPPOLO A, GATTI A, et al. The role of iron and copper molecules in the neuronal vulnerability of locus coeruleus and substantia nigra during aging[J]. Proc Natl Acad Sci, 2004, 101(26): 9843-9848.

第五章　氧化应激与神经变性病

第一节　氧化应激

一、自由基、活性氧与氧化应激基本概念

氧化应激（oxidative stress）的概念是由德国科学家 Helmut Sies 于 1985 年首次提出，并进行了定义。氧化应激是指机体因外源性刺激或内源性代谢的改变进而使活性氧（reactive oxygen species, ROS）产生增加或清除减少，破坏机体的氧化还原平衡稳态（redox homeostasis），最终引起细胞内 ROS 的水平升高。ROS 的产生和清除之间的微妙平衡受许多复杂的机制调控，调控机制的障碍会导致细胞氧化还原状态（cellular redox status）的改变，引起机体细胞氧化损伤的发生。氧化应激的增加在神经变性病、癌症和衰老等病理过程中发挥重要作用。在正常生理状态下，适度水平的 ROS 可与生物大分子形成可逆性结合状态。这种可逆的氧化修饰在调控细胞功能方面发挥重要的生理作用，广泛参与细胞对各种有害物质作出应答的各种生理活动，如防御作用、杀伤癌细胞作用、解毒作用、参与激素合成、参与氧化还原反应信号系统等。在这里仅对 ROS 的生理作用作简要概述，具体作用请见相关专著。然而，在氧化应激状态下，过多的 ROS 会持续不断地攻击生物大分子脂质、蛋白和 DNA，导致严重不可逆的氧化应激损伤。

氧化应激的概念最早来源于人类对衰老的认识。将近一个世纪以前，人们就观察到具有高代谢速率的动物的寿命较短。这一观察促成了生存速率假说（the rate-of-living hypothesis）的提出，这一假说认为一个物种的代谢速度最终决定着它的寿命。最初，代谢与衰老之间联系的机制并不清楚。在 1954 年 Gershman 发表氧毒性的自由基理论（free radical theory of oxygen toxicity）之前，氧气有毒特性的原因对于科学界而言仍然是模糊不清的。氧毒性的自由基理论认为还原状态的氧（reduced forms of oxygen）介导氧毒性。同一年 Commoner 利用电子顺磁共振（electron paramagnetic resonance, EPR）方法在经冷冻脱水的生物组织中证实了自由基（free radicals, FR）的存在。1956 年 Denham Harman 提出衰老的自由基理论（free radical theory of ageing）。该假说认为内源性氧自由基（oxygen radicals）是体内酶反应的副产物，自由基在衰老进程中发挥重要作用，自由基攻击生物大分子，引起细胞损伤、突变发生，进而促进衰老的发生，同时自由基也是诱发肿瘤等疾病的原因之一。1969 年 McCord 和 Fridovich 发现超氧化物歧化酶（superoxide dismutase, SOD）使自由基的科学研究进入了第二个时代，他们的开创性研究使广大科学家们确信了自由基在生物体内的重要作用。随着 1977 年 Mittal 和 Murad 的研究证实自由基具有有益的生物学效应后，自由基的科学研究进入第三个时代。这两位科学家的研究显示超氧负离子（superoxide anion, $O_2^{\cdot-}$）通过其衍生物羟自由基（hydroxyl radical, $OH^{\cdot}$）激活鸟苷酸环化酶（guanylate cyclase），形成第二信使（second messenger）分子——环鸟苷一磷酸（cyclic guanosine monophosphate, cGMP）。从此，越来越多的证据表明，生物体不但能够适应与自由基共存，更重要的是进化出在各种生理活动中利用自由基的相应机制。

自由基是指单独存在的、具有不配对价电子的离子、原子、分子基团。他们的共同特征是最外层电子轨道上具有不配对电子。自由基的表示方法是在分子式上加一个黑点"·"表示不配对电子。氧自由基（oxygen free radicals, OFR）是生物体内最重要的一类自由基。ROS 是一类由氧形成的、在分子组成上含有氧且化学性质较氧自身活泼的物质总称，是正常细胞代谢的产物。在正常的代谢中，可生成各种形态的含氧物质，他们比正常形态的氧更具有活性。ROS 包括 OFR 与其活性衍生物。分子氧（molecular oxygen or dioxygen）具有独特的电子排布，其本身就是自由基。分子氧加上一个电

子即形成 $O_2^{\cdot-}$。代谢过程和物理照射途径可以产生 $O_2^{\cdot-}$,其被认为是初始 ROS(primary ROS),它可通过酶催化或金属催化的过程进一步与其他分子反应形成继发的 ROS(secondary ROS)。也就是说 $O_2^{\cdot-}$ 是细胞绝大多数 ROS 产生的前体,其可被超氧化物歧化酶(superoxide dismutases,SODs)氧化或自发氧化为过氧化氢(hydrogen peroxide,H_2O_2)。$O_2^{\cdot-}$ 属于 ROS 的 OFR,后者包括 $O_2^{\cdot-}$、羟自由基(hydroxyl radical,$OH^{\cdot}$)、氢过氧自由基($HO_2^{\cdot}$)、烷氧基($RO^{\cdot}$)、烷过氧基(peroxyl radicals,$ROO^{\cdot}$)等,他们既是自由基也是 ROS。ROS 还包括不属于自由基的物质,如单线态氧(singlet oxygen,$^1O_2$)、H_2O_2、臭氧(O_3)、氢过氧化物(ROOH)、次卤酸(HOX)及一氧化氮(NO)和过氧亚硝酸根

(ONOO⁻)等,其中后两者分子中含有氮,又称为活性氮(reactive nitrogen species,RNS)。

ROS 和 RNS(表 1-5-1)在生物系统发挥有害和有益的双重作用,在细胞代谢中具有重要意义。低/中浓度的 ROS 在机体内发挥有益生理作用,广泛参与细胞对各种有害物质作出应答的各种生理活动,如防御作用、杀伤癌细胞作用、解毒作用、参与激素合成、参与氧化还原反应信号系统等。

二、氧化应激及其后果

在氧化应激状态下,过多的 ROS 会持续不断地攻击生物大分子脂质、蛋白和 DNA,导致严重的不可逆的氧化应激损伤(图 1-5-1)。

表 1-5-1　代谢过程中产生的氧自由基和氮自由基种类

自由基	中文名称	英文名称	缩写	半衰期
活性氧				
自由基				
	超氧负离子	Superoxide	$O_2^{\cdot-}$	10^{-6} 秒
	羟自由基	Hydroxyl	$OH^{\cdot}$	10^{-10} 秒
	烷氧基	Alkoxyl radical	$RO^{\cdot}$	10^{-6} 秒
	烷过氧基	Peroxyl Radical	$ROO^{\cdot}$	17 秒
非自由基				
	过氧化氢	Hydrogen peroxide	H_2O_2	稳定
	单线态氧	Singlet oxygen	$^1O_2$	10^{-6} 秒
	臭氧	Ozone	O_3	秒
	氢过氧化物	Hydroperoxide	ROOH	稳定
	次氯酸	Hypochlorous acid	HOCl	稳定(分钟)
	次溴酸	Hypobromous acid	HOBr	稳定(分钟)
活性氮				
自由基				
	一氧化氮	Nitric oxide	$NO^{\cdot}$	秒
	二氧化氮	Nitrogen dioxide	$NO_2^{\cdot}$	秒
非自由基				
	过氧亚硝酸根	Peroxynitrite	ONOO⁻	10^{-3} 秒
	硝基阳离子	Nitrosyl cation	NO^+	秒
	硝基阴离子	Nitroxyl anion	NO^-	秒
	三氧化二氮	Dinitrogen trioxide	N_2O_3	秒
	四氧化二氮	Dinitrogen tetraoxide	N_2O_4	秒
	亚硝酸	Nitrous acid	HNO_2	秒
	氧硝酸	Peroxynitrous acid	ONOOH	几乎稳定
	硝酰氯	Nitryl chloride	NO_2Cl	秒

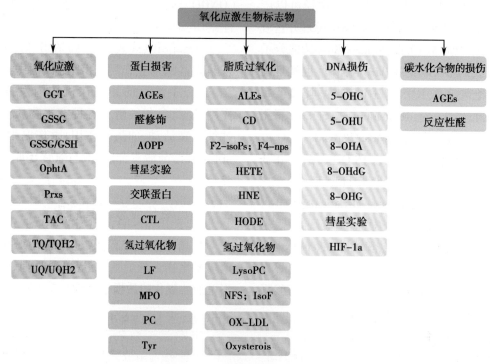

图 1-5-1 氧化应激生物标志物

注：8-OHG：8-羟基鸟嘌呤；HNE：4-羟基壬烯酸；5-OHC：5-羟基胞嘧啶；5-OHU：5-羟基尿嘧啶；8-OHdG：8-羟基-2-脱氧鸟嘌呤；8-OHA：2,8-羟基腺嘌呤；AGEs：晚期糖基化终末产物；ALEs：脂质过氧化终产物；AOPP：晚期氧化蛋白产物；CTL：5-羟肌酐；F2-isoPs：F2-异前列腺素；F4-NPs：F4神经前列腺素；HETE：羟二十烷四烯酸；HODE：羟基十八碳二烯酸；HIF-1α：低氧诱导因子-1α；IsoF：异呋喃；LF：脂褐素；LysoPC：溶血磷脂酰胆碱；NFS：硝基呋喃；Opht A：视晶酸；GSSG：氧化型谷胱甘肽；OX-LDL：氧化低密度脂蛋白；MPO：髓过氧化物酶；GGT：谷氨酰转肽酶；oxysterois：氧化型胆固醇；GSSG/GSH：氧化型谷胱甘肽/还原型谷胱甘肽；Prxs：抗氧化蛋白；PC：蛋白羰基；TQ/TQH2：生育酚醌/生育酚对苯二酚；TAC：总抗氧能力；Tyr：α-氨基对羟基苯基丙酸/酪氨酸；UQ/UQH2：泛醌/泛醇

（一）脂质过氧化

1. 历史 1975 年，Hermann Esterbauer 发现谷胱甘肽（glutathione）与包括丙烯醛（acrolein）、4-羟基-2-烯醛（4-hydroxy-2-alkenals）和灭活的巯基（inactivated sulfhydryl groups）在内的一些共轭羰基（conjugated carbonyls）发生反应。1978 年，Erwin Schauenstein 和 Hermann Esterbauer 发表了他们的研究结果，即许多醛（aldehydes）易与巯基通过硫醚连接（thioether linkages）发生反应，形成稳定的加合物。这一连接能够抑制一些如糖酵解、蛋白质合成和呼吸代谢等反应途径。同一年，他们提出内源性脂质过氧化能够产生各种 α，β-不饱和醛的假说。1980 年，Esterbauer、Comporti 以及 Benedetti 发现，属于不饱和醛的 4-羟基-2-壬烯醛（4-hydroxy-2-nonenal，4-HNE）对干细胞微粒体脂质具有毒性作用，后来进一步发现其对艾氏腹水瘤细胞也具有毒性作用。这些发现开启了脂质过氧化研究的大门。在 19 世纪 80 年代，脂质过氧化研究如雨后春笋般崛起。对 4-HNE 的重要发现，如其对 DNA 和 RNA 合成的抑制、对 DNA 聚合酶和腺苷酸环化酶的抑制、对低密度脂蛋白的修饰、对磷脂酶-C 刺激及应用 HPLC 方法对其进行定量等，均在这一时期取得。

脂质（lipids）对氧化修饰最为敏感。脂质过氧化（lipid peroxidation，LPO）会产生脂质自由基（lipid radicals），后者会进一步使脂质大分子触发链反应。链反应由三步反应组成：即起始（initiation）、增长（propagation）和终止（termination）。自由基攻击磷脂的多不饱和脂肪酸（polyunsaturated fatty acid，PUFAs）残基，形成 ROO·。LPO 的原理是由 Bolland

和 Bateman 等揭示的。

2. 脂质过氧化的病理作用 脂质过氧化的主要场所之一是中枢神经系统（central nervous system, CNS）。的确，大脑对氧化应激高度敏感，主要原因是大脑消耗掉 20%~30% 吸入的氧气、含有高水平的氧化还原过渡金属（redox transition metals）以及 PUFAs，后者是自由基攻击的理想靶标。

脂质过氧化是自由基介导的损伤的主要来源之一，其破坏神经元细胞膜，产生介导广泛细胞损伤的产物。自由基攻击 PUFAs 形成具有高度活性亲电子醛，包括丙二醛（malondialdehyde, MDA）、含量最多的 4-HNE 以及活性最高的丙烯醛（acrolein）。除了产生醛，过氧羟自由基能够发生内源性环化作用产生脂肪酸酯。

膜脂质的过氧化会影响膜的许多功能，导致膜稳定性增高、膜结合酶的活性降低（即钠泵）、膜受体的损害以及膜通透性的改变。除了对磷脂的损害之外，自由基也能够直接攻击膜蛋白，诱导脂质 - 蛋白和蛋白 - 蛋白之间的交联（crosslinking），最终导致膜完整性的改变。

3. 脂质过氧化产物 4-HNE 在所有膜脂质过氧化的产物之中，研究最为清楚的是 4-HNE。4-HNE 最早于 1980 年由 Benedetti 等确定为脂质过氧化的产物，其作为 CCL$_4$ 诱导的大鼠肝脏脂质过氧化的过程中产生的许多 α，β- 不饱和 4- 羟醛（4-hydroxyaldehydes）之一而被首次鉴定出来。直到 1985 年 4-HNE 在代谢进程中所发挥的作用才被阐明。1980—1985 年，研究证实 4-HNE 具有细胞毒性。4-HNE 能够在细胞内聚集达到 10μmol/L~5mmol/L 的浓度，引起包括细胞毒性在内的多种效应。

4-HNE 为 α，β- 不饱和醛，主要由包括花生四烯酸（arachidonic acid, AA）、亚油酸（linoleic acid）和亚麻酸（linolenic acid）在内的 ω-6 PUFAs 的氧化而产生。在脂质过氧化的过程中的非酶途径（non-enzymatic pathways）也可产生 4-HNE，但是其具体机制目前还未阐释清楚。Esterbauer 组研究显示，在 NADPH 依赖的微粒体酶的存在下 AA 氧化产生的 4-HNE 的量更多。在铁离子存在的情况下，PUFAs 降解为 4-HNE 速度会加快。这一级联反应起初生成脂质过氧自由基（lipid peroxyl radical, LOO），后者进一步被氧化为脂质过氧化

物（lipid peroxide）。C-O 键被水合作用反应破坏，形成含有 9-C 的醛，即 4-HNE。4-HNE 一旦形成，其具有高度的活性，能够很容易与蛋白的半胱氨酸（Cys）、组氨酸（His）和赖氨酸（Lys）共价结合，发生 Michael 加成反应。4-HNE 为强效亲电子化合物，可与各种亲核的化合物反应，同时也可作为应激信号转导分子。细胞内 4-HNE 的浓度为 10μmol/L~5mmol/L，能够参与许多生物活性进程，包括抑制生理水平和诱导升高的 NF-κB 的活性、破坏钙稳态、损害 Na$^+$/K$^+$ ATPase 活性以及激活 Caspase 通路。4-HNE 同时也能够损害培养的大鼠海马神经元的葡萄糖转运，改变大鼠新生皮质神经元突触体的葡萄糖转运。因此，4-HNE 产生过多便会干扰正常细胞信号转导，导致病理状态的发生。

（二）蛋白的氧化

ROS 或其他活性物质（reactive substances, RS）对蛋白质的氧化修饰作用参与许多疾病的发生以及发展。目前关于 ROS 对蛋白氧化修饰的知识主要来源于 Garrison、Swallow、Schussler 和 Schilling 的开创性研究，他们研究发现电离辐射对氨基酸、肽和蛋白质修饰的影响，并阐明电离辐射产生的 OH$^{\cdot}$ 和 O$_2^{\cdot-}$ 或二者共同存的条件下蛋白修饰产物的特性。他们的研究显示蛋白氧化修饰主要由 OH$^{\cdot}$ 与蛋白进行反应所触发，但 O$_2$、O$_2^{\cdot-}$ 和质子化的氢过氧自由基（HO$_2^{\cdot}$）的利用率决定氧化的进程。他们的开创性研究显示，ROS 可氧化蛋白质，导致蛋白质氨基酸侧链（amino acid residue side chains）的氧化和肽键的剪切、蛋白质主链（protein backbone）的氧化和蛋白质断裂以及蛋白质 - 蛋白质交联的形成（protein-protein cross-linked derivatives）。

1. 蛋白质主链的氧化 蛋白质主链的氧化（oxidation of the protein backbone）由 OH$^{\cdot}$ 与蛋白进行反应所触发，OH$^{\cdot}$ 攻击蛋白质的多肽主链，抽提氨基酸残基上的 α 氢原子形成以碳为中心的烷自由基（alkyl radical），即蛋白质自由基。烷自由基很快与 O$_2$ 进行反应，生成 ROO$^{\cdot}$。蛋白质过氧自由基（protein peroxy radical）即 ROO$^{\cdot}$ 可与游离 HO$_2^{\cdot}$ 反应，或与 Fe^{2+} 反应生成烷过氧化物（alkyl peroxide），后者可发生歧化反应、与 HO$_2$ 或 Fe^{2+} 反应继而形成 RO$^{\cdot}$，后者又可以转变为羟基蛋白衍生物（hydroxyl protein derivative）。在这一反应中所

形成的烷自由基、烷过氧自由基和烷氧基自由基均与同一蛋白质或蛋白质的氨基酸残基发生侧链反应（side reactions）生成新的蛋白质自由基。

2. 蛋白质的交联　在无氧条件下，烷自由基不能够与 O_2 进行反应，蛋白质自由基与蛋白质自由基之间相互加成反应生成蛋白质 - 蛋白质交联产物。ROS 介导的蛋白质 - 蛋白质交联衍生物的形成至少有 6 个机制：①通过半胱氨酸巯基的氧化形成二硫化物；②通过 4-HNE 蛋白加合物的醛基与另一蛋白赖氨酸残基的 ε-NH_2 基团相互作用；③通过糖化蛋白的羰基与另一蛋白分子赖氨酸残基的 ε-NH_2 基团相互作用；④MDA 与两个不同蛋白分子的赖氨酸残基的 ε-NH2 基团相互作用；⑤一个蛋白的氨基酸残基侧链氧化所形成羰基于另一蛋白分子赖氨酸残基的 ε-NH_2 基团进行反应；⑥两个不同蛋白分子间烷自由基的相互作用介导碳 - 碳链共价键形成。

3. 蛋白质肽键的断裂　蛋白质的烷氧自由基（alkoxyl radicals）和烷过氧化物衍生物（alkylperoxide derivatives）可分别经过二酰胺（diamide pathways）途径和 α- 酰胺化途径（α-amidation pathways）使蛋白质肽键断裂，产生不同的肽片段，从而使蛋白质断裂（protein fragmentation），即羟基蛋白衍生物通过 α- 酰胺化途径（α-amidation pathways）使蛋白质肽键断裂，产生不同的肽片段，或烷氧基自由基通过二酰胺（diamide pathways）使肽键剪切断裂，产生不同长度的肽片段。

在 α- 酰胺化途径中，在蛋白质的 N 端剪切后产生氨基酸片段的 C 端作为酰胺衍生物存在，蛋白质的 C 端剪切后产生氨基酸片段的 N 端作为 α- 酮酰基衍生物（α-keto-acyl derivative）存在。而在二酰胺途径中，在蛋白质的 N 端剪切后产生氨基酸片段的 C 端作为二酰胺衍生物存在，蛋白质的 C 端剪切后产生氨基酸片段的 N 端作为异氰酸酯衍生物（isocyanate derivatives）存在。

4. 金属催化的位点特异性蛋白氧化　一些蛋白质氨基酸侧链也是 ROS 修饰的位点之一。这些蛋白质的氨基酸侧链很容易被金属铁离子催化氧化（metal ion-catalyzed oxidation, MCO）系统所氧化。赖氨酸（lysine）、精氨酸（proline）、苏氨酸（threonine）残基的氧化可产生羰基衍生物，组氨酸（histidine）残基氧化生成 2- 氧代组氨酸（2-oxo-

histidine）。Fe^{2+} 与赖氨酸的氨基结合形成的螯形络合物（chelate complex）可与 H_2O_2 反应产生 $OH\cdot$，$OH\cdot$ 主要攻击赖氨酸部分（lysine moiety），使后者转化为 2- 氨基 - 脂肪 - 半醛残基（2-amino-adipic-semialdehyde residue）。Fe^{2+} 与其他的氨基酸也发生同样的反应，最终产生羰基化衍生物。

5. 蛋白的羰基化作用　蛋白质与 ROS 直接反应也可形成含有高度活性羰基（ketones, aldehydes）的蛋白衍生物或肽片段，即蛋白发生羰基化作用（protein carbonylation）。含有高度活性羰基的蛋白衍生物也可由蛋白质赖氨酸残基与还原糖（reducing sugars）或糖的氧化产物（糖化 / 糖氧化）的继发反应而产生，亦可由赖氨酸、半胱氨酸或组氨酸残基与在不饱和脂肪酸在过氧化过程中形成的 α, β- 不饱和醛发生 Michael 加合反应而生成。

细胞内蛋白羰基化产物的存在反映了 ROS 诱导多重损伤的存在，因此研究者们发明了许多分析方法来检测羰基化蛋白产物。这些分析方法已经广泛运用于检测氧化应激诱导的细胞损伤。已有研究显示氧化的蛋白随着一些疾病状态而聚集，包括老化、缺血再灌注损伤以及一些包括糖尿病、阿尔茨海默病（Alzheimer's disease, AD）、肌萎缩侧索硬化（amyotrophic lateral sclerosis, ALS）、动脉粥样硬化在内的年龄相关性疾病。

6. 芳香族氨基酸的氧化　蛋白的芳香族氨基酸残基（aromatic amino acid residues of proteins）是各种 ROS 氧化的最佳靶标。苯丙氨酸残基（phenylalanine residues）可被氧化为邻位 - 酪氨酸衍生物和偏位 - 酪氨酸衍生物（ortho-and meta-tyrosine derivatives）。酪氨酸残基可被转化为多巴衍生物，或两个酪氨酸交联形成交联衍生物。色氨酸残基可被氧化为羟基衍生物等。

（三）DNA 的氧化

1. 氧化应激诱导的 DNA 修饰　DNA 具有有限的内在化学稳定性，是 ROS 的重要作用靶标之一。人类每个细胞的 DNA 每天遭受到氧化的损伤约 10^4 次。大多情况下，诱导 ROS 产生的试剂，主要通过 Fenton 化学反应形成慢性和持续性的 DNA 损伤，包括对核酸碱基对的直接修饰、形成无嘌呤 / 无嘧啶核酸位点、DNA 单链断裂（DNA single-strand breaks, SSBs）、DNA 双链断裂（DNA double-strand breaks, DSBs）、碱基对的氧化和 DNA 交联

（DNA crosslink）。

核酸碱基对的直接修饰是氧化应激造成细胞损伤的结果。在所有核苷酸碱基中，鸟嘌呤（guanine）因具有最低的还原电位（reduction potential），其对氧化修饰最为敏感。具有高度活性的 OH· 能够与鸟嘌呤咪唑环（imidazole ring）的 C4、C5 和 C8 位碳原子相互作用，在所形成的化合物中，8- 羟基鸟嘌呤（8-hydroxyguanosine，8-OxoG）的研究最为透彻，其在许多疾病中能够检测到。

2. DNA 的氧化损伤与疾病　目前研究已经清楚地显示，氧化的 DNA 水平升高对细胞功能、基因组稳定性和人类健康具有明确的影响。已有研究显示氧化应激参与阿尔茨海默病（Alzheimer's disease，AD）、帕金森病（Parkinson's disease，PD）和家族性肌萎缩侧索硬化（familial amyotrophic lateral sclerosis，FALS）的发病机制。同样氧化应激损伤与衰老及年龄相关性认知水平降低相关。ROS 及其介导的 DNA 氧化损伤能够诱导人类基因组 DNA 的突变。

三、氧化应激诱导细胞死亡

本部分对氧化应激在细胞外模型中的细胞死亡机制进行阐述，将从过氧化氢诱导细胞死亡、氮自由基与细胞死亡、TOLL 样受体通路与凋亡、脂质代谢产物和细胞凋亡、电离辐射、吸烟方面逐一阐述。

（一）过氧化氢诱导细胞死亡

尽管 H_2O_2 与其他 ROS 相比具有较弱的氧化能力，但其在生物系统内具有广泛存在性、相对长的半衰期及脂溶性和水溶性的特点，使其成为重要的信号分子。H_2O_2 普遍存在于生物系统里，具有相对长的半衰期，其重要的特征是具有脂溶性和水溶性。在凋亡研究中，H_2O_2 常被用来作为外源性氧化应激模型的刺激因子。亚硫酸氢钠甲萘醌（menadione）和百草枯（paraquat）作为内源性氧化应激模型的刺激因子，他们在线粒体氧化还原循环中可产生 O_2^{-} 和 H_2O_2。在心肌细胞中，H_2O_2 通过引起 Bax/Bad 向线粒体转位、上调 p53、线粒体膜电位丢失、细胞色素 C 释放、caspase-3 激活、PARP 剪切和 DNA 片段化，来诱导凋亡发生。

MAPK 通路激活是氧化诱导凋亡的特征。在 HeLa 细胞和心肌细胞，H_2O_2 可持续激活 3 条主要的 MAPK 通路，即 ERK1/2、JNK 和 p38 MAPK。在 HeLa 细胞中，抑制 ERK1/2 后可促进 H_2O_2 诱导细胞凋亡的发生，而调控 p38 MAPK 对 H_2O_2 诱导细胞凋亡没有影响。在 HL60 细胞中，H_2O_2 可激活 p38 MAPK。然而在 HL60 细胞中，p38 MAPK 抑制剂并未抑制 H_2O_2 诱导细胞凋亡的发生，H_2O_2 诱导细胞凋亡的发生依赖于 caspase-8 的激活。在 H_2O_2 处理的肾脏上皮细胞中，ERK1/2 的持续激活与促死亡通路有关。在 H_2O_2 处理的 MLE12 和肺上皮细胞中，JNK 持续激活。JNK 的显性负突变体（dominant negative mutant，DNM）转染后选择性抑制 JNK 的激活，能够抑制 H_2O_2 诱导 HeLa 和 MLE12 细胞凋亡。进一步研究表明，Jnk1 的缺失，能保护 H_2O_2 诱导的 MEF 细胞凋亡。氧化剂引起的 JNK 激活在 MAPK 中研究最为深入，多重机制参与 H_2O_2 诱导的 JNK 激活，包括死亡受体、受体酪氨酸激酶（receptor tyrosine kinases，RTKs）、MKKKs（mitogen activated protein kinase kinase kinase）和氧化还原相关分子。

1. 死亡受体在 H_2O_2 诱导细胞凋亡中的作用　H_2O_2 诱导的 JNK 激活部分参与外源性凋亡通路，后者通过激活死亡受体和 / 或相关衔接分子来实现。肿瘤坏死因子受体 -1（tumor necrosis factor receptor-1，TNF-R1）介导了 H_2O_2 诱导的 JNK 激活。在小鼠模型中，*TNFR1* 缺失可抑制 H_2O_2 诱导的 JNK 激活。衔接分子（adaptor molecules）——肿瘤坏死因子受体 -1 相关死亡结构域（TNF-R1-associated death domain，TRADD）和肿瘤坏死因子受体相关因子 -2（tumor necrosis factor receptor associated factor-2，TRAF2）以及 TNF-R1 招募 JNK 后激活 JNK。TRAF2 过表达也可以诱导 JNK 激活。

JNK 可通过两条途径促进凋亡的发生。其中一种机制便是介导转录因子的调控，激活的 JNK 转位到细胞核，反式激活 c-Jun 和其他靶转录因子（transcription factors，TF）。JNK 调控转录因子 c-Jun/AP1 或 p53/73 蛋白活性，上调其靶基因促凋亡基因 TNF-α、Fas-L 和 Bak 的表达，促进凋亡的发生。另外，JNK 也可以磷酸化许多其他 TF，如 JunD、ATF2、ATF3、Elk-1、Elk-3、p53、RXRa、RARb、AR、NFAT4、HSF-1 和 c-Myc，增加促凋亡基因的表达，促进凋亡发生。在另一种机制中，激活的 JNK 也定位于线粒体，在线粒体中 JNK 磷酸化含 BH3 结构的 Bcl-2 家族蛋白,从而拮抗抗凋亡蛋白 Bcl-2 或 Bcl-XL 的活性。另外,JNK 能够通过 Bid-Bax 依赖的机制刺激 Cytc 从线粒体内膜的释放,促进包含有 Cytc/caspase-9/Apaf-1 的凋亡小体的形成。凋亡小体触发 caspase-9 依赖的 caspase 级联反应的激活。Smac/Diablo 能够阻滞 TRAF2/IAP1 抑制性复合体的形成,进而抑制 caspase-8,而 JNK 通过促进 Smac/Diablo 的释放,来解除对 caspase-8 的抑制作用,从而触发 caspase 级联反应的激活。

2. 受体酪氨酸激酶在 H_2O_2 诱导细胞凋亡中的作用　通过配体非依赖的受体酪氨酸激酶(receptor tyrosine kinases,RTKs)的刺激,H_2O_2 可触发信号转导途径。参与 H_2O_2 信号通路的受体包括血管内皮生长因子受体 -2(vascular endothelial growth factor receptor-2,VEGFR-2)、血小板衍生生长因子 -β 受体(platelet-derived growth factor-β receptor,PDGFR)。在内皮细胞中,包括 Src 家族激酶在内的各种 RTK 化学性抑制剂能够抑制 H_2O_2 诱导 JNK 的激活。在这一模型中,H_2O_2 能够刺激 EGFR 酪氨酸磷酸化,与 Src 和其他接头分子联合。Src 激酶的缺失,细胞对 H_2O_2 引起的 JNK 的激活不敏感。Src 通路及其下游底物 Cas,以及接头分子蛋白 Gab1 均为 H_2O_2 介导 JNK 激活的特定媒介物(specific intermediates)。最近研究显示,在上皮细胞中,EGFR 也参与 H_2O_2 诱导 ERK1/2 依赖的促死亡通路途径。

3. ASK/JNK 通路在 H_2O_2 诱导细胞凋亡中的作用　凋亡信号调节激酶 1(apoptosis signal regulating kinase-1,Ask1)是在凋亡进程中氧化应激刺激调控 JNK 的主要机制。Ask1 属于 MKKK 家族,可激活 JNK 和 p38 MAPK 通路。Ask1 对氧化应激刺激作出反应,参与氧化应激诱导的凋亡的进程。Ask1 依赖的 JNK 激活能够磷酸化 Bcl-2,从而降低 Bcl-2 的抗凋亡作用。

一些信号分子通过与 Ask1 结合从而负调控氧化应激诱导的 Ask1 激活。研究者通过酵母双杂交筛选方法发现硫氧还蛋白(thioredoxin,Trx)为 Ask1 负调控蛋白,具有抑制 Ask1 的功能。Trx 与 Ask1 的 N 端结合,抑制其活性。Trx 与 Ask1 的结合需要 Trx 催化位点中的两个还原型的半胱氨酸残基(Cys32/Cys35)形成分子间二硫键。体外结合实验表明,氧化形式的 Trx 或 Trx 突变体中,Cys32/Cys35 发生改变,从而 Trx 不能再与 Ask1 结合。H_2O_2 处理 HEK293 细胞后,氧化形式的 Trx 与 Ask1 分离。游离的 Ask1 形成低聚物,在 Thr845 位点发生自身磷酸化从而激活。激活的 Ask1 或组成性激活突变形式(constitutively active mutant forms of ASK1)的 Ask1 过表达能够提高释放 Cytc、激活 caspase-3/caspase-9,从而引起线粒体依赖的凋亡发生。TNF-α 信号通路也参与调节 Trx-Ask1 间的相互作用,TNF-α 诱导的 ROS 产生可促进 Trx 与 Ask1 的分离,从而激活 Ask1 诱导线粒体依赖的凋亡。因此,通过使还原形式的巯基化合物(reduced thiols)再生,Trx 可调控抗氧化活性从而发挥其细胞保护作用。

另外,有研究报道还有一些其他调节因子可通过调控 Ask1 或直接调控 JNK 激活来参与氧化诱导的凋亡过程。体内研究和体外研究均显示,蛋白质丝氨酸 / 苏氨酸磷酸酶 -5(protein serine/threonine phosphatase 5,PP5)能够使 Ask1 的 Thr845 去磷酸化,导致 Ask1 失活。H_2O_2 处理促进 PP5 与 Ask1 结合。磷酸丝氨酸 / 磷酸苏氨酸结合分子 14-3-3 蛋白为 Ask1 激活的负调控因子。14-3-3 蛋白通过位于 Ask1 上的 14-3-3 蛋白与模序内的磷酸化 Ser967 结合,抑制 Ask1 诱导的凋亡的发生。H_2O_2 诱导 Ser967 去磷酸化,进而上调 Ask1 活性。在 H_2O_2 处理的内皮细胞,Ask1 能够与磷酸化的 PKD 结合,PKD 是 H_2O_2 诱导 JNK 激活所必需的。另外,谷胱甘肽 S- 转移酶(glutathione S-transferases,GST)亦参与 ROS 介导的 JNK 激活。单体形式的 GSTπ 与 JNK 的 C 端结合并抑制 JNK 活性。H_2O_2 处理可诱导 GSTπ 寡聚化,引起 GSTπ/JNK 复合体的解离,导致 JNK 的激活。

4. PKB/PKC 在 H_2O_2 诱导细胞凋亡中的作用　H_2O_2 能够在各种类型细胞中激活 PI3K/Akt 存活通路。H_2O_2 诱导 Hsp27 的磷酸化并结合 Akt,诱导 Akt。同时,H_2O_2 诱导的 Akt 激活也依赖于 PI3K 以及 EGFR 依赖的信号转导。在 CHO 细胞中,过表达 PKC 可增加 H_2O_2 诱导凋亡发生的敏感性,但这一致敏作用可被 PKBα/Akt 的过表达所抑制。另外,Aktα 可以抑制 H_2O_2 诱导的 PKCδ 磷酸化,表明 Aktα 的抗凋亡作用需要靶向下调 PKCδ 的参与。同样,在 CHO 细胞中,胰岛素依赖的

PI3K/Akt 通路的激活可以抑制 H_2O_2 诱导凋亡的发生。黏着斑激酶（focal adhesion kinase，FAK）是 PI3K/Akt 通路的上游调控子。在成胶质细胞瘤细胞中，H_2O_2 可引起 FAK 酪氨酸残基的磷酸化进而激活 FAK。在 HL-60 细胞中，过表达 FAK 可通过激活依赖于 PI3K/Akt 和 NF-κB 的存活通路，上调凋亡抑制蛋白（inhibitor of apoptosis proteins，IAPs）的表达，进而抑制 H_2O_2 诱导凋亡的发生。相反，PI3K 抑制剂渥曼青霉素（wortmannin）可促进 H_2O_2 诱导的各种细胞凋亡的发生。

5. 磷蛋白磷酸酶在 H_2O_2 诱导细胞凋亡中的作用　蛋白激酶可正性或负性调控凋亡进程，而磷蛋白磷酸酶（phosphoprotein phosphatases，PPs）能够使靶蛋白去磷酸化，从而在调控凋亡的进程中发挥着与蛋白激酶截然相反的作用机制。

蛋白磷酸酶（protein phosphatases）属于 Ser/Thr 磷酸酶（Ser/Thr phosphatases，PP）和蛋白酪氨酸磷酸酶（protein tyrosine phosphatase，PTP）。PTP 超家族成员包括两大类酶，即经典特异性 Tyr 磷酸化磷酸酶（classical pTyr-specific phosphatases）和双特异性磷酸酶（dual specificity phosphatases，DSPs），后者能使 Ser/Thr 残基或非蛋白底物（如肌醇磷脂）去磷酸化。PTP 超家族含有一个一致性肽模序结构［I/V］HCXXGXXR［S/T］（X=Cys），Cys 残基在酶催化过程中作为亲核基团发挥功能，另外可使 PTP 更易发生氧化。Cys 活性位点的氧化可消除其亲核特性，因此抑制 PTP 活性。最近研究显示，ROS 可通过作用于各种蛋白磷酸酶从而与其他信号途径相互作用。ROS 下调 PTPs 能够有效易化生理性刺激对酪氨酸激酶信号转导通路的诱导。Jurkat T 细胞中，H_2O_2 在完全 MAPK 激活之前下调 PTP 和 PP2A（protein phosphatase 2A）活性。H_2O_2 可在 Caco-2 细胞中特异性下调 PP2A 活性，使非特异性蛋白的苏氨酸磷酸化水平增加，而谷胱甘肽和二硫苏糖醇（dithiothreitol，DTT）逆转这一效应，表明巯基氧化和/或蛋白的谷胱甘肽化在非特异性蛋白的苏氨酸磷酸化过程中发挥一定的作用。PP2A 为脑内主要的 MAPK 磷酸酶，在大鼠脑匀浆中，H_2O_2 可抑制 PP2A 活性。

（二）氮自由基与细胞死亡

依据剂量、实验条件和细胞类型，一氧化氮（Carbon monoxide，NO）和相关氮自由基（RNS）可正性或负性调控凋亡进程。除了调控鸟苷酸环化酶（guanylyl cyclase）的经典功能外，NO 可在生物系统中触发复杂的化学作用，参与硫醇、金属、血红素基团和其他自由基的反应。NO 能够在复合物 I 和细胞色素 C 氧化酶位点可逆性抑制线粒体呼吸。高水平和长时间的 NO/RNS 处理能够不可逆性地抑制线粒体呼吸。线粒体呼吸抑制后，ATP 产生缺失，导致坏死的发生。NO 与 O_2^{-} 反应生成过氧亚硝酸根（$ONOO^-$），后者可减弱 NO 的生物利用度、加重氧化应激，并参与信号转导通路的激活。NO 的重要生物学作用包括蛋白中的自由巯基的 S-亚硝基化（S-nitrosylation）及酪氨酸残基的亚硝基化。细胞内具有氧化潜能和非血红素来源的铁含量决定着 S-亚硝基化。Caspase 家族蛋白酶催化位点中对氧化还原敏感的巯基可以发生 NO 依赖的 S-亚硝基化，进而抑制细胞凋亡的发生。体外研究发现，JNK1/2 和 Ask1 也可发生 S-亚硝基化，这一现象表明 NO 可通过其潜在的直接作用，抑制 JNK1/2 和 Ask1 的活性，进而发挥其抗凋亡机制。在许多培养细胞系统中，长时或过多的 NO 可通过激活内在线粒体凋亡途径和抑制 NF-κB 活性促进凋亡的发生，这一过程涉及到 Cytc 释放和线粒体相关其他因子。在鼠巨噬细胞中，高浓度的 $ONOO^-$ 可诱导凋亡发生。

与在其他 ROS 或应激条件下观察到的结果一样，RNS 具有调控 MAPK 的能力。NO 供体化合物（NO donor compounds）能够在许多细胞中诱导 JNK 激活。刺激诱导型一氧化氮合酶（inducible nitric oxide synthase，iNOS）增加内源性 NO 的过度产生，诱导 JNK 的激活和凋亡的发生。包括脂多糖（lipopolysaccharide，LPS）在内的许多刺激因子能够激活 iNOS。在肺泡 II 上皮细胞中，死亡受体 Fas 通过 FasL 依赖的模式而不涉及 TNF-R1 参与 RNS 引起的 JNK 激活。NO/RNS 引起的 JNK 激活也涉及 Ask1 的激活。

（三）TOLL 样受体通路与凋亡

包括细菌、真菌和病毒在内的微生物携带的病原体相关分子模式（pathogen-associated molecular patterns，PAMP），可被 TOLL 样受体（toll-like receptors，TLRs）识别。TLRs 对不同配体作出不同反应，TLR4 能够识别 LPS、TLR2 能够识别肽聚糖（Peptidoglycan，PGN）、TLR5 能够识别鞭毛蛋白，以及 TLR9 能够识别细菌 CpG。TLRs 激活可触发下游 NF-κB、干扰素相关因子 -3（Interferon related factor-3，IRF-3）和 MAPKs 信号通路，从而导致促炎性细胞因子、化学增活素的释放以及对抗病原体入侵的 ROS/RNS 的产生。最近研究显示，激活 TLR 依赖的信号转导通路可诱导凋亡发生。如在上皮细胞中，LPS 处理可通过激活 caspase-3 而诱导凋亡发生。同样，LPS 处理内皮细胞也可诱导凋亡发生。一些 TLR 配体，如 LPS 和 poly（I：C）可在巨噬细胞和树状突细胞中诱导凋亡发生。研究显示，蛋白激酶 PKR 参与细菌诱导或 TLR3/4 配体诱导的凋亡的信号机制，TLR2 激活的凋亡信号通路中需要 Fas 相关死亡结构域蛋白（FADD）的参与，Bim 蛋白在 LPS 诱导巨噬细胞凋亡发生中发挥重要作用。

在高反应性的免疫反应过程中，体内 PAMP 释放的调节因子能够激活和募集循环系统中的免疫细胞到病原体所在的组织。包括 H_2O_2、O_2^- 和 $ONOO^-$ 在内的 ROS/RNS 在 TLR 信号转导通路中发挥重要的调节因子的功能。因此，利用抗氧化剂或 NADPH 氧化酶抑制剂清除 ROS 的产生，可抑制 LPS 诱导的 NF-κB 的激活和细胞因子的产生。最近研究显示，LPS 诱导的 TLR4 依赖的通路与 H_2O_2 介导的通路具有共同特性，即 ROS 刺激 Trx 从 Ask1 释放，进而激活 MAPK。因此，激活 TLR 信号通路所产生的 ROS 参与炎症反应的执行。另外，LPS 诱导产生的 ROS 参与内皮细胞凋亡的发生。在 LPS 处理的大鼠皮质和海马中，ROS 的产生与凋亡细胞和 caspase-3 的激活相关。LPS 的调控部分依赖于内源性 NO 的产生。在血管平滑肌细胞中，细胞因子或 LPS 激活内源性 iNOS 活性从而导致细胞内 NO 产生增加，进而介导凋亡发生。在单核细胞中，TLR2、TLR4 和 TLR9 配体能够诱导 iNOS 基因表达和 NO 的产生。在巨噬细胞中，氧化还原因子 -1（redox factor-1）可通过下调 LPS 诱导的 NO 合成，而负性调控凋亡的发生。然而也有一些研究表明，NO 供体能够拮抗 LPS 诱导的凋亡发生。如 iNOS 过表达可促进 NO 产生增加，抑制 LPS 诱导的内皮细胞凋亡。目前 ROS/RNS 在其他 TLR 配体诱导的凋亡中所发挥的作用仍不清楚。

（四）脂质代谢产物和细胞凋亡

近年研究显示，膜脂质代谢产物 4-HNE 和神经酰胺（ceramide）参与调控凋亡通路。

1. **4-HNE 对凋亡的作用**　脂质过氧化降解可产生 4-HNE，其为相对稳定的 α，β- 不饱和醛类。脂质醛为亲电子试剂，可以攻击亲核的氨基酸，如 Cys、His 和 Lys。最近研究显示，4-HNE 介导的蛋白质修饰参与许多疾病的发病机制。尽管其致病的具体机制不明，但似乎与其对参与细胞稳态和生物信号相关蛋白的修饰有关。低浓度的 4-HNE 可影响依赖 PKC 的生理功能，如蛋白转运和分泌。高浓度 4-HNE 能够通过 nPKC 以及上调 JNKs，促进细胞凋亡的发生。目前研究明确显示，4-HNE 也能够激活 RTK 介导的信号通路。另外，病理生理水平的醛类可抑制 IKK，表明脂质过氧化和 NF-κB 通路间具有关联性。H_2O_2 和外源性 4-HNE 能够诱导引起膜脂质过氧化发生，进而导致凋亡发生，而 GST-α 过表达能够抑制这一过程。GST-α 的抗凋亡作用与其下调 JNK 的激活有关（图 1-5-2）。

2. **神经酰胺对凋亡的作用**　神经酰胺（ceramide）及其衍生物为来源于脂质的第二信使，参与对凋亡的调控。神经酰胺，即 N- 脂酰基神经鞘氨醇（N-acylsphingosine）是由丝氨酸和棕榈酰 -CoA 提供缩聚反应从头合成的。神经酰胺也可通过补救途径由神经磷脂代谢产生。神经酰胺可在酸性神经酰胺酶（acid ceramidase）的作用下转化为神经鞘氨醇（sphingosine），后者在神经鞘氨醇激酶作用下磷酸化为 1- 磷酸 - 鞘氨醇（sphingosine-1-phosphate，S-1-P）。

神经酰胺可引起细胞周期停滞（cell cycle arrest），已被确认是促进凋亡的调节因子，而 S-1-P 可通过促进细胞增殖和血管发生而发挥与神经酰胺相反的作用。因此 S-1-P/ 神经酰胺的比率是细胞命运的决定因素。神经酰胺主要通过酪氨酸磷酸化而激活 JNK，使其与凋亡通路相关联，而 S-1-P 激活 ERK 通路抑制凋亡的发生。一些促死亡刺激，如 FasL、TNFα、病原体感染、电离辐射或紫外线辐射，均可诱导鞘磷脂酶（sphingomyelinase，SMase）活性和细胞内神经酰胺聚集。H_2O_2 处理和 GSH 耗竭诱导释放的神经酰胺参与氧化应激诱导凋亡的过程。神经酰胺能够在脂筏内富集并可扩大脂筏微结构域，从而调控内源性受体活性。线粒体内存在 SMase 通路，表明线粒

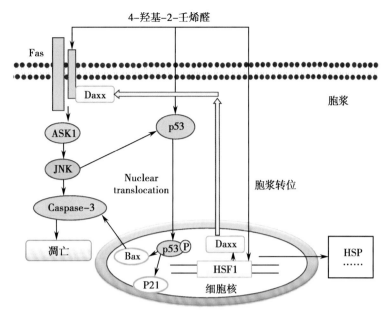

图 1-5-2 HNE 和凋亡通路

注：Fas：细胞表面 Fas 死亡受体；HSF1：热休克因子 1；Nuclear translocation：核转位；HSP：热休克蛋白；JNK：c-jun 氨基末端激酶；ASK1：细胞凋亡信号调节激酶 1；Daxx：死亡结构域相关蛋白；Caspases-3：胱天蛋白酶 -3

体神经酰胺参与凋亡的起始。利用神经酰胺直接处理 A549 上皮细胞可诱导凋亡发生。神经酰胺可在体内促进肺气肿和肺细胞凋亡发生。

（五）紫外线辐射

紫外线辐射（ultraviolet radiation，UVR）分为许多功能性波长范围，紫外线 A（UVA），又称为长波紫外线、近紫外线，波长介于 315~400nm，可穿透云层、玻璃进入室内及车内，可穿透至皮肤真皮层，造成晒黑，也是皮肤老化、出现皱纹及皮肤癌的主因。UVA 可再细分为 UVA2（320~340nm）与 UVA1（340~400nm）。UVA1 穿透力最强，可达真皮层使皮肤变黑，对皮肤的伤害性最大，但人们对它也是最容易忽视的，特别在非夏季时 UVA1 强度虽然较弱，但仍然存在，会因为长时间累积的量，造成皮肤伤害，特别是皮肤老化松弛、皱纹、失去弹性、黑色素沉淀。UVA2 则与 UVB 同样可到达皮肤表皮，它会引起皮肤晒伤、变红发痛、日光性角化症（老人斑）、失去透明感。紫外线 B（UVB），又称为中波紫外线、远紫外线，波长介于 280~315nm，会被平流层的臭氧所吸收，可引起晒伤及皮肤红、肿、热及痛，严重者还会起水疱或脱皮（类似烧烫伤之症状）。紫外线 C（UVC），又称为短波紫外线，波长介于 100~280nm，波长更短、更危险，可被臭氧层所阻隔不会到达地球表面，较不会侵害人体肌肤。

其中，UVA1（340~400nm）具有治疗作用。UVC 和 UVB 波长与 DNA 吸收光谱重叠，能够引起 DNA 的直接光损伤（形成环丁烷嘧啶二聚体），与遗传突变和肿瘤发生相关。而太阳光谱的 UVA 区不能被 DNA 吸收。UVA 暴露可产生细胞内氧化应激，通过光化学反应刺激细胞 ROS 产生。UVA 还可通过氧化应激诱导细胞损伤，可引起膜脂质过氧化和 GSH 的氧化。同时 UVA 也可引起 DNA 损伤，包括 DNA 链断裂、DNA 氧化产物 8-OHdG 的形成。

1. UVR 诱导凋亡 UVR 诱导细胞凋亡的机制似乎具有波长特异性（图 1-5-3）。这一特性在 UVA1、UVB 和 UVC 鼠淋巴瘤细胞中得到印证。UVA1（340~400nm）照射可诱导早期凋亡（<4 小时）和延迟凋亡（>20 小时）发生，UVB 和 UVC 只诱导延迟凋亡发生。在所有波长中观察到的延迟凋亡与 DNA 损伤试剂诱导的凋亡具有相似性，但 UVA1 诱导的凋亡可被膜抗氧化剂和线粒体转换孔抑制剂抑制。UVA 能够诱导包括人真皮成纤维细胞（human dermal fibroblasts）、表皮角质化细胞（epidermal keratinocytes）、黑素细胞（melanocytes）及变异细胞（transformed cell lines）等在内的许多生理相关性皮肤细胞模型凋亡的发生。依据细胞类型的不同，UVA 或 UVB 照射可诱导 Fas/caspase-8

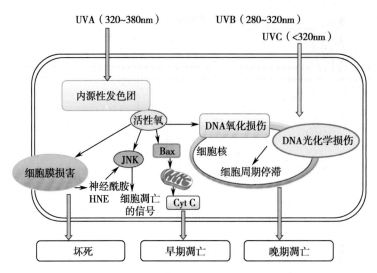

图 1-5-3　紫外线辐射与细胞死亡
注：JNK：c-jun 氨基末端激酶；HNE：4- 羟基壬烯酸；Cyt C：细胞色素 C

依赖的外始式和线粒体依赖的内始式凋亡通路，这与 Bcl-2 家族蛋白的调控及 caspase-3 的激活有关。一些研究探讨凋亡蛋白在 UVA 敏感性中的作用。在大鼠成纤维细胞中 Bcl-2 过表达可抑制 UVA 诱导的早期凋亡。在人 B 淋巴细胞中，AIF 缺失能够部分抑制 UVA 诱导的凋亡，但在胱天蛋白酶抑制剂和 AIF 下调的同时作用下，上述抑制作用才能够达到最大效应。UVA 诱导凋亡的其他机制包括释放溶酶体蛋白酶组织蛋白酶 A/D（cathepsins A/D）以及产生脂质代谢产物。例如 UVA 诱导的凋亡与酸性神经磷脂酶的激活和 C-2 神经酰胺的生成有关。S-1-P 可通过刺激 ERK1/2 依赖的通路保护黑素细胞对抗 UVA 诱导的凋亡发生。

2. UVR 诱导凋亡中的存活和死亡通路　卷烟烟雾（cigarette smoke，CS）为含有 4 700 组分的混合物，这些物质包括重金属、醛、芳香烃、酚类化合物、高浓度的 ROS、自由基和其他氧化物。CS 的自由基来源于烟雾和焦油。每克 CS 焦油中含有大约 10^{18} 个自由基，主要的为烃基自由基和过氧自由基。另外，CS 中还含有 NO，其浓度为 500~1 000ppm。NO 可与 O_2^- 快速反应生成 $ONOO^-$，与过氧自由基反应生成 ROONO（alkyl peroxynitrites）。每克 CS 焦油中含有超过 10^{18} 个自由基。焦油中的自由基相对较为稳定，大部分为有机类的，如半醌自由基，后者可与分子氧反应生成 O_2^- 和 H_2O_2。焦油同时也是有效的金属螯合剂，能够与铁结合，形成焦油 - 半醌 -Fe^{2+} 复合体。在焦油中也可检

测到 OH^-。在 CS 中存在的时间较短的自由基可被上皮细胞衬液淬灭。

吸烟是慢性阻塞性肺疾病（chronic obstructive pulmonary disease，COPD）最主要的病因。尽管 COPD 的病因不明，但在敏感的吸烟者中，CS 暴露可导致气管炎症的发生、气管堵塞和肺泡壁炎症反应，这与肺细胞死亡、肺组织破坏以及肺气肿（emphysema）的发生有关。CS 能够在肺细胞和非肺细胞中诱导凋亡发生，在形态上和生物化学特性上体现出凋亡特征性改变（图 1-5-4）。在研究 CS 诱导凋亡发生的过程中，一些研究者使用 CS，而绝大数研究者利用 CS 的水溶性提取物（aqueous or organic cigarette smoke extract，CSE）来研究 CS 的作用。

CSE 诱导的氧化应激和通过凋亡 / 坏死机制导致的细胞死亡之间存在量效关系。然而，吸烟对凋亡的刺激或抑制作用并不一致。在肺上皮细胞中，CSE 暴露可诱导坏死发生，同时抑制凋亡发生。在这一模型中，CSE 通过抑制上游 caspase-3/caspase-9 激活和调控凋亡相关因子，进而抑制凋亡小体形成，发挥其抗凋亡效应。CS 引起肺气肿肺泡壁细胞丢失和炎症的原因是，细胞对 CS 作出反应的方式为坏死途径，而非凋亡途径。研究显示，CSE 在 Beas-2b 细胞中只诱导坏死的发生。然而也有一些研究组报道，低浓度的 CSE（<5%）在上皮细胞中可诱导凋亡发生，而高浓度的 CSE（>10%）可诱导坏死发生。在其他类型的细胞中也观察到 CSE 浓度上升时可促进由凋亡向坏死的转化。

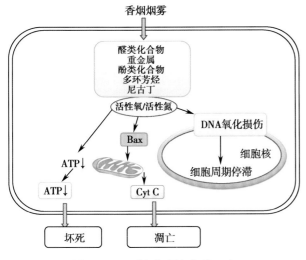

图 1-5-4 香烟烟雾与细胞死亡

在肺泡巨噬细胞中，10% 体积浓度的 CSE 可诱导凋亡发生，且具有时间和剂量依赖性，作用 24 小时后大多数细胞表现出凋亡。在肺其他细胞中，如人肺成纤维细胞暴露于 CSE，以及 CS 处理的大鼠支气管 / 细支气管上皮细胞中也表现出凋亡特性。CSE 引起的凋亡主要是通过诱导 ROS 产生的。CSE 诱导的凋亡相关现象与在其他氧化应激模型中的观察结果一样，也涉及 Bax 蛋白的聚集、Bcl-2 下调、Cytc 释放、caspase-3/caspase-38 激活，以及 p53 依赖和非依赖的机制。此外，CSE 在人主动脉的内皮细胞中，通过激活 p38 MAPK 和 JNK 可诱导凋亡发生，且二者的抑制剂能够抑制凋亡发生。

CSE 引起的 DNA 损伤是可逆性的，CSE 暴露 24 小时后去除，细胞仍能够增殖。一些实验研究显示，ROS 是 CSE 诱导毒性的主要组分，抗氧化剂或其他清除剂均可在许多模型中抑制 CSE 诱导凋亡发生，这些现象表明细胞内 ROS 参与这一进程。另外，有研究显示 GST-π 过表达可抑制 CSE 诱导的人肺成纤维细胞损伤。eNOS 激活刺激 NO 产生后，也能够抑制 CSE 诱导的凋亡发生。

尼古丁（nicotine）是 CS 引起细胞死亡的另一个途径的主要组分。在神经元发育过程中，尼古丁暴露可增加神经元凋亡的发生。尼古丁通过减少细胞内 ATP 来改变细胞死亡途径，这一作用是 CS 引起组织破坏的主因。在尼古丁存在的情况下，细胞不能发生凋亡，而是发生坏死。在核转录因子红系 2 相关因子 2（Nrf2）缺失的小鼠中，慢性 CS 暴露可导致肺细胞凋亡增加和氧化应激发生。

总之，CSE 可通过凋亡和坏死途径诱导细胞死亡，这一效应存在剂量依赖性。ROS/RNS 在这一进程中发挥主要作用。

第二节 细胞内自由基产生途径

细胞内自由基可以通过许多途径和机制产生，其主要来源于线粒体（mitochondria）、还原型辅酶Ⅱ氧化酶家族蛋白（NADPH oxidase family of enzymes, NOX）、细胞色素 P450 家族蛋白（cytochrome P450 family proteins）、黄嘌呤氧化还原酶（xanthine oxidoreductase, XO）、解偶联一氧化氮合酶（uncoupled nitric oxide synthase, NOS）、过氧化物酶体（peroxisomes, PO）、环氧合酶（cyclooxygenases, COX）以及脂氧合酶（lipoxygenases, LOX）。ROS 产生的各种途径见（图 1-5-5）。

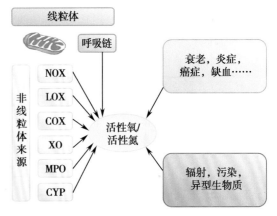

图 1-5-5 自由基来源

注：COX：环氧合酶；CYP：细胞色素 P450；LOX：脂氧合酶；MPO：髓过氧物酶；NOX：NADPH 氧化酶；XO：黄嘌呤氧化酶

一、线粒体生成系统

线粒体电子传递链（mitochondrial electron transport chain, ETC）是存在于线粒体内膜上的一系列电子传递体，如黄素单核苷酸（FMN）、泛醌和各种细胞色素等，分子氧是电子传递链中最后的电子受体。ETC 的主要组分包括：①黄素蛋白；②铁硫蛋白；③细胞色素；④泛醌，它们都是疏水性分子。除泛醌外，其他组分都是蛋白质，蛋白质通过辅基的可逆氧化还原反应传递电子，在膜表面形成四个复合体，分别称为复合体Ⅰ（complex Ⅰ, CⅠ）即 NADH 脱氢酶复合体（NADH dehydrogenase complex），复合体Ⅱ（complex Ⅱ, CⅡ）即琥珀酸脱氢酶复合体（succinate dehydrogenase complex），复合体Ⅲ（complex Ⅲ, CⅢ）即细胞色素还原酶复合体（cytochrome bc1 complex），复合体Ⅳ（complex Ⅳ, CⅣ）即细胞色素氧化酶复合体（cytochrome oxidase complex）。NADH 依次经过复合物Ⅰ、泛醌、复合体Ⅲ、细胞色素 C、复合体Ⅳ，把电子传递给氧气，并将质子排到线粒体膜间隙，最终经线粒体 ATP 合酶生成 2.5 个 ATP。还原型黄素腺嘌呤二核苷酸（FADH₂）经复合体Ⅱ、泛醌、复合体Ⅲ、细胞色素 C、复合体Ⅳ把电子传递给氧气，并将质子排到线粒体膜间隙，最终经线粒体 ATP 合酶生成 1.5 个 ATP。由于前者的生成 ATP 量大于后者，所以前者称为主电子传递链，后者称为次电子传递链。

线粒体电子传递链是细胞内 ROS 产生的主要途径，是超氧负离子（superoxide anion, $O_2^{\cdot-}$）的主要产生来源（图 1-5-6）。大约 2% 的线粒体氧耗转变成 $O_2^{\cdot-}$。ETC 是生物体 ATP 能量的来源，在能量传递的过程中，一小部分电子发生泄漏，泄漏的电子被氧 O_2 接收，生成 $O_2^{\cdot-}$。对线粒体 ROS 的研究始于 40 年前。目前研究显示，哺乳动物线粒体具有七个单独的 ROS 产生位点，即复合物Ⅰ泛醌还原位点（ubiquinone reduction site of complex Ⅰ, site IQ）、复合体Ⅲ泛醌氧化还原酶（UQ oxidoreductase, UQo）、复合体Ⅰ含有 FMN 的 NADH 结合位点（FMN-containing NADH binding site of complex Ⅰ, site IF）、3-磷酸甘油脱氢酶（glycerol 3-phosphate dehydrogenase, GPDH）、电子传递黄素蛋白-泛醌氧化还原酶（electron transferring flavoprotein-Q oxidoreductase, ETFQOR）、丙酮酸脱氢酶（pyruvate dehydrogenases, PDH）以及酮戊二酸脱氢酶（2-oxoglutarate dehydrogenases, OGDH）。其中复合体Ⅰ（IQ 位点）和复合体Ⅲ（UQo 位点）产生 ROS 的能力较强，将做详细阐述。

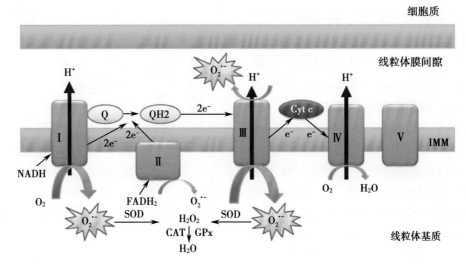

图 1-5-6 线粒体产生 ROS 的电子传递链

注：IMM：线粒体内膜；SOD：超氧化物歧化酶；CAT：过氧化氢酶；GPx：谷胱甘肽过氧化物酶

（一）复合体Ⅰ介导的 ROS 产生

复合体Ⅰ（complex Ⅰ, CⅠ），即 NADH 脱氢酶复合体，是由 NADH 脱氢酶（一种以 FMN 为辅基的黄素蛋白）和一系列铁硫蛋白（铁-硫中心）组成的。哺乳动物的复合体Ⅰ由 45 个多肽组成，其蛋白分子量为 1MDa。复合体Ⅰ是来源于 NADH 的电子进入呼吸链的起始位点，它从 NADH 得到两个电子，经铁硫蛋白传递给泛醌。铁硫蛋白含有非血红素铁和酸不稳定硫，其铁能够与肽类半胱氨酸的硫原子配位结合。FMN 辅助因子从 NADH 接受电子，通过七个铁-硫中心将电子传递给泛醌还原位点，后者连同另一个铁-硫中心（N1a）与 FMN 毗邻。铁的价态变化使电子从 FMNH₂ 转移到泛醌。

复合物Ⅰ功能缺陷所导致的 $O_2^{\cdot-}$ 产生增多会导致许多病理状态，因此鉴定复合体Ⅰ产生 ROS 的位点非常重要。氧化还原中心为黄素单核苷酸（flavin mononucleotide, FMN）、8 个铁-硫中心（N1a、N1b、N2、N3、N4、N5、N6a 和 N6b）以及泛醌（ubiquinone, UQ）。复合体Ⅰ含有一个疏水的长臂和突出于线粒体基质的亲水长臂（包含 FMN 和铁 - 硫中心）。复合体 I 产生 $O_2^{\cdot-}$ 的位点有两个，即黄素单核苷酸（flavin mononucleotide，FMN）结合位点和 UQ 结合位点。

在分离的复合体 I 中，完全还原状态的黄素决定 $O_2^{\cdot-}$ 产生。在分离的线粒体中，正向电子传递的底物（即丙酮酸加苹果酸）传递给复合体 I，线粒体以相对低的速率产生 $O_2^{\cdot-}$。呼吸链 NADH- 链接的底物传递到复合物 I，这一过程被称为正向电子传递（forward electron transport），线粒体便会以相对低的速率产生 $O_2^{\cdot-}$。UQ 结合位点抑制剂鱼藤酮（rotenone）阻滞复合物 I 的电子传递，完全降低上游氧化还原中心，从而增加 $O_2^{\cdot-}$ 的产生。

复合体 I 产生 ROS 的最早期证据来源于对亚线粒体颗粒（submitochondrial particle，SMP）的研究，在 SMP 中，泛醌池发生还原反应，产生大量的质子动力势（proton motive force，PMF），导致解偶联敏感的 H_2O_2 产生。进一步研究显示，在 NADH 存在的条件下，分离的复合体 I 可以产生 $O_2^{\cdot-}$，UQ 结合位点抑制剂——鱼藤酮（rotenone）可增加 $O_2^{\cdot-}$ 的产生，这是由于鱼藤酮能够与泛醌结合位点结合。有研究已经清晰地阐述了分离的复合体 I 产生 $O_2^{\cdot-}$ 的机制。分离的复合体 I 中，O_2 与处于完全还原状态的 FMN 反应产生 $O_2^{\cdot-}$，而 NADH/NAD$^+$ 的比值决定处于完全还原状态的 FMN 的比例。而在完整的线粒体中，处于完全还原状态 FMN 的比例由 NADH/NAD$^+$ 的比值决定，因此呼吸链的抑制，即损坏、突变、缺血、细胞色素 C 的丢失，或低 ATP 消耗导致 NADH 堆积会导致呼吸速度降低，最终会上调 NADH/NAD$^+$ 的比例，导致 $O_2^{\cdot-}$ 产生增加。大多数情况下线粒体呼吸依赖于 NADH- 链接的底物（NADH-linked substrates），NADH/NAD$^+$ 的比值相对较低时，复合体 I 仅产生少量的 $O_2^{\cdot-}$。

复合体 I 在反向电子传递（reverse electron transport，RET）过程中会产生大量的 $O_2^{\cdot-}$。当 Δp 较高和 CoQH$_2$/CoQ 比例较高时，线粒体发生 RET，此时，CoQ 池电子供给减少，在强大的 Δp 的作用下使电子从 CoQH$_2$ 传递给复合体 I，在 FMN 位点将 NAD$^+$ 还原为 NADH。初始，在 SMP 依赖于琥珀酸的呼吸过程中，首先发现 RET 与 H_2O_2 的产生相关。后来研究显示，在分离的线粒体依赖于琥珀酸的呼吸过程中，RET 过程中复合体 I 会产生大量 $O_2^{\cdot-}$。此后的研究显示在复合体 I 的 RET 过程中，在高 Δp 作用下，在分离的大脑、心脏、肌肉和肝脏线粒体中，琥珀酸、α- 磷酸甘油或脂肪酸发生氧化作用时电子会供给 CoQ 池，复合物 I 会产生大量 $O_2^{\cdot-}$。而鱼藤酮可以消除复合体 I 在 RET 过程中引起的 $O_2^{\cdot-}$ 产生，进一步证实了电子通过 CoQ 结合位点进入复合体 I。

总结，复合体 I 通过两种机制产生大量的 $O_2^{\cdot-}$，其一是线粒体基质中 NADH/NAD$^+$ 比例较高时，导致复合体 I 的 FMN 位点的还原，另一机制为电子供给 CoQ 池与高 Δp 偶联导致 RET。

（二）复合体Ⅲ介导的 ROS 产生

复合体Ⅲ（complex Ⅲ，CⅢ），是细胞色素和铁硫蛋白的复合体，能够把来自泛醌的电子，依次传递给结合在线粒体内膜外表面的细胞色素 c。复合体Ⅲ单体的分子量为 240 kDa，由 11 个多肽、3 个血红素和铁硫中心组成。长久以来研究者们认为复合体Ⅲ是线粒体产生 $O_2^{\cdot-}$ 的来源，其主要通过 Q- 循环（Q-cycle）产生 $O_2^{\cdot-}$。Q- 循环是指在线粒体内膜中电子传递链上 QH$_2$ 分别传递 1 个电子到细胞色素中，即共使 2 个细胞色素得到电子，从而被氧化。Q- 循环本质上是双电子携带体的泛醌（CoQ）和单电子携带体（cytb562，cytb566，c1 和 c）之间完成的一系列电子转移反应。

当供给 CoQH$_2$ 或抗霉素（antimycin）抑制 Qi 位点时，O_2 与结合于 Qo 位点的泛半醌（ubisemiquinone）反应，复合体Ⅲ大量产生 $O_2^{\cdot-}$。这一过程产生的 $O_2^{\cdot-}$ 释放于线粒体内膜的两侧。如果在抗霉素不存在的情况下，Qo 位点的泛半醌不稳定，复合体Ⅲ产生 $O_2^{\cdot-}$ 的量较低。氰化物在复合体Ⅲ远端抑制呼吸或者细胞色素 c 的缺失，不增加复合体Ⅲ产生 $O_2^{\cdot-}$ 的量。

另外，复合体 I 中还原状态的 FMN 是 O_2 的另一重要电子供体，FMN 与 O_2 反应生成 $O_2^{\cdot-}$。在正向电子传递过程中复合体 I 的 $O_2^{\cdot-}$ 产生位点或许能够解释线粒体 NAD 池氧化还原状态与 $O_2^{\cdot-}$ 产生之间的联系。

（三）线粒体产生 ROS 的其他位点

线粒体复合体Ⅱ突变所致的 ROS 产生过多可在人和果蝇中引起许多疾病。与复合体 I 或复合体Ⅲ产生大量的 $O_2^{\cdot-}$ 相比，复合体Ⅱ因为在活性位点酶抑制黄素自由基的形成,产生 $O_2^{\cdot-}$ 的速度可以忽略不计。在线粒体中,3-磷酸甘油脱氢酶产生 ROS。定位研究显示 $O_2^{\cdot-}$ 产生于线粒体内膜两侧。脂肪酸氧化过程中,ETFQOR 可在线粒体基质侧产生一定量的 $O_2^{\cdot-}$。线粒体复合体 III(cytochrome c,complex III)下游位点与氰化物发生加合反应被还原时亦产生 ROS,但对 ROS 产生的贡献较小。线粒体产生 ROS 的其他位点,还包括酮戊二酸脱氢酶和丙酮酸脱氢酶及非哺乳动物 NADH-Q 氧化还原酶。

二、NADPH 氧化酶生成系统

NADPH 氧化酶在中枢神经系统 ROS 的产生中发挥重要作用。NADPH 氧化酶是一个与细胞膜结合的、含有多亚基的酶复合体,其主要功能是实现电子从 NADPH 跨细胞膜传递给分子氧,产生 $O_2^{\cdot-}$ 及其下游的 ROS。NADPH 氧化酶家族由 7 个成员组成,即 NOX2,NOX1,NOX3,NOX4,NOX5,DUOX1 和 DUOX2 NADPH 氧化酶(NOX2,NOX1,NOX3,NOX4,NOX5,DUOX1 和 DUOX2-containing NADPH oxidases)。每个成员依据与细胞膜结合的催化亚基 "Nox" 或 "Duox" 的不同而进行区别。NADPH 氧化酶催化亚基 gp91phox/NOX2 及其 6 个同源物统称为 NOX 家族蛋白。这些 NOX 家族蛋白在不同组织中具有独特的表达分布。NOX2 NADPH 氧化酶(NOX2-containing NADPH oxidases)是由两个与膜结合的成分(即 p22phox 和 NOX)及四个细胞质成分(即 p40phox,p47phox,p67phox 和 GTPase Rac1/2)组成的复合体,其中 NOX2 是其主要的功能亚基。当细胞受到刺激后,四个细胞质成分募集到细胞膜上,与两个膜结合的成分组成有活性的 NADPH 氧化酶复合体,可促进 ROS 的产生。

(一)历史回顾

20 世纪上叶,NADPH 氧化酶(NADPH Oxidase)没有被确认的时候,科学家们就已经发现了细胞呼吸爆发(respiratory burst)现象。早期的研究来源于对海胆卵、吞噬细胞(1933 年)和精母细胞(1943 年)的观察。1959 年,Sbarra 和 Karnovsky 的研究显示吞噬细胞呼吸爆发是一个依赖于葡萄糖代谢的耗能过程。此后不久,1961 年 Iyer 的研究显示吞噬细胞的呼吸爆发能够产生 H_2O_2。然而此时,学术界一个主要的争论焦点在于此酶系统的主要底物是 NADPH 还是 NADH。1964 年,Rossi 和 Zatti 的研究正确地指出了 NADPH 氧化酶是呼吸爆发的执行者。1970 年,Klebanoff 的研究显示,髓过氧化物酶(myeloperoxidase,MPO)参与了吞噬细胞呼吸爆发依赖的抗微生物活性进程。1973 年,Babior 等报告了呼吸爆发的初始产物是 $O_2^{\cdot-}$,而不是 H_2O_2。

促使吞噬细胞 NADPH 氧化酶被发现的第二个重要方面来源于临床研究。1957 年,Berendes 在一个小男孩身上发现了一个新的相对罕见的综合征,表现为反复的化脓性感染,同时伴有肉芽肿性反应、淋巴结病和高丙种球蛋白血症。这一遗传疾病现在又叫慢性肉芽肿性疾病(chronic granulomatous disease,CGD)。随后 Quie 的研究表明,尽管 CGD 吞噬细胞的许多功能存在,如趋化性、吞噬作用、脱粒等在 CGD 吞噬细胞内功能都完整,但 CGD 患者吞噬细胞的杀菌能力降低。1967 年发现 CGD 患者吞噬细胞呼吸爆发消失。吞噬细胞 NADPH 氧化酶介导的 ROS 产生的另一些特点包括:①产生 $O_2^{\cdot-}$,其下游代谢产物为 H_2O_2;②对氰化物不敏感,这与线粒体和 MPO、ROS 产生有明显的区别;③MPO 缺失的患者中有 ROS 的产生,但在 CGD 患者中不产生 ROS;④对 NADPH 的选择性超过 NADH。

进一步确认吞噬细胞介导 ROS 产生的蛋白成分成为了医学界的下一个挑战。这方面的研究在 1978 年取得了突破性进展,Segal 和 Jones 的研究显示许多 CGD 患者粒性白细胞的细胞色素 b558 缺失。20 世纪 80 年代后期,Royer-Pokora 和 Teahan 克隆出编码吞噬细胞 NADPH 氧化酶催化亚单位(catalytic subunit of the phagocyte NADPH oxidase)的基因,即 gp91[phox]。在 NOX 系列名词里,gp91[phox] 是 NOX2。然而,很快发现 NOX2 并不是吞噬细胞 NADPH 氧化酶的唯一成分。1987 年,发现跨膜的 p22[phox] 蛋白与 NOX2 在细胞膜上结合。利用提存的细胞质和细胞膜成分的无细胞系统,使得吞噬细胞 NADPH 氧化酶的激活的研究成为可能。这一系统为发现吞噬细胞 NADPH 氧化酶的细胞质亚单位 p47[phox] 和 p67[phox],以及确定小 GTP 结合蛋白 Rac1 和 Rac2 的作用提供了研究工具。1993 年,Wientjes 描述了 NADPH 氧化酶的第三个细胞质成分,即 p40[phox]。

在阐明吞噬细胞 NADPH 氧化酶不断取得进展的同时，一系列的观察表明，包括成纤维细胞、各种肿瘤细胞和血管平滑肌细胞在内的其他细胞中存在与吞噬细胞 NADPH 氧化酶相似的酶系统。来源于 NOX2 缺陷患者的成纤维细胞可以正常产生 ROS，表明吞噬细胞 NADPH 氧化酶不是成纤维细胞 ROS 产生的来源。然而，非吞噬细胞的 NADPH 氧化酶样酶系统的分子特性对于科学界仍是个迷，这一状况随着人类基因组测序的完成而发生彻底的改变。两个研究组分别鉴定出第一个 NOX2 同系物，最初命名为促有丝分裂氧化酶 –1（mitogenic oxidase 1, Mox–1）或 NOX 同系物 –1（NADPH oxidase homolog 1, NOH–1），这一亚型在新的命名法里称为 NOX1。发现 NOX1 后不久，NOX3、NOX4 和 NOX5 相继被克隆出来。与鉴定出 NOX1 至 NOX5 同时，NOX 家族的两个大的成员被发现，即 DUOX1 和 DUOX2，最初被称为甲状腺氧化酶（thyroid oxidases, ThOX）。

（二）吞噬细胞 NADPH 氧化酶

NADPH 氧化酶（NADPH oxidases）是一个细胞膜结合的、多亚单位的酶复合体，其主要的功能是实现电子从 NADPH 跨细胞膜传递给分子氧，产生自由基 $O_2^{\overline{\cdot}}$ 及其下游的 ROS。激活的 NADPH 氧化酶通过产生的 ROS 参与宿主防御、细胞信号转导、基因表达调控、细胞分化和代谢、蛋白的转录后修饰、应激反应以及组织稳态。

NADPH 氧化酶最初是在吞噬细胞中发现，即吞噬细胞 NADPH 氧化酶（phagocyte NADPH oxidase，PHOX），其主要的功能是作为呼吸爆发的执行者，后者是吞噬细胞发挥杀微生物功能所必需的。PHOX 由膜结合的细胞色素 b558 结构域（由 gp91phox 即 Nox2 和 p22phox 组成）、3 个细胞质结构域（由 p47phox，p67phox 和 p40phox 组成）以及小 G 蛋白（Rac1/2 和 Rap1A）组成的酶复合体。PHOX 的催化结构域存在于 gp91phox（即 Nox2）之中，后者含有一个黄素腺嘌呤腺核苷酸（flavin adenine nucleotide，FAD）、两个血红素基团（heme groups）以及一个 NADPH 结合位点。在静止的细胞中，gp91phox 处于休眠状态，其激活需要与细胞质蛋白 p47phox 和 p67phox 的相互作用。p47phox 和 p67phox 与细胞色素 b558 的结合诱导催化亚单位 gp91phox 的构型改变，允许 NADPH 的结合，从而实现电子从 NADPH 传递给 FAD，最终传递给含有血红素的辅基，在血红素基团内分子氧被氧化为 $O_2^{\overline{\cdot}}$。

经典的吞噬细胞 NADPH 氧化酶定位于吞噬细胞质膜上，是一种黄素细胞色素，带有细胞色素 C 和 FAD 基团，由两个膜结合的 p22phox 和 gp91phox/Nox2（组成黄素细胞色素 b558）和四个细胞质成分（p40phox，p47phox，p67phox 和 GTPase Rac1/2）组成，当吞噬细胞受到刺激后四个细胞质成分募集到细胞膜上，与两个膜结合的成分组成有活性的 NADPH 氧化酶复合体，促进 ROS 的产生。吞噬细胞中的 NADPH 氧化酶通常是静止的，当感受到胞外信息，如细胞因子、激素，甚至细菌等一些物质的刺激时，细胞质中的 p47phox、p67phox、p40phox 和 Rac 通过 p22phox 上富含脯氨酸的尾巴与之结合形成酶复合体，这种结合能够使得 gp91phox 的构象发生变化，并通过诱导电子的跨膜运动激活该酶，从而发挥作用。因为 NADPH 氧化酶的非正常激活会对细胞造成损伤，所以该酶的激活是受到高度调节的。p67phox 在整个激活过程中可能起重要作用，它可能与 NADPH 氧化酶结合位点的封闭有关。NADPH 氧化酶可以被看成是与质膜结合的微小的电子传递链，它能够将分子氧通过单电子还原产生过氧化自由基，并以此为基础形成一系列二级产物，这些产物通称活性氧（reactive oxygen species，ROS）。这些活性氧释放到吞噬小泡中可以发挥杀菌作用，参与宿主细胞的免疫。这被认为是吞噬细胞能够杀灭入侵病原微生物的主要机制。

（三）NOX 蛋白家族与自由产生

NOX 家族几乎存在于所有的细胞，吞噬细胞中 NADPH 氧化酶生成的 ROS 主要起细胞防御功能，与此不同的是非吞噬细胞中 NADPH 氧化酶产生的 ROS 作为信号分子，参与机体内信号转导途径，调节细胞分化、增殖、衰老和凋亡等活动；当 NOX 家族蛋白异常表达，ROS 水平急剧增加时，则能诱导机体多种疾病的发生。

虽然不同的 NOX 亚型可能有物种、哺乳动物和组织分布的差异，但 NOX 家族分布的广泛性决定了其蛋白功能的全面性。NOX 家族亚基过表达或是缺失与机体多个器官疾病的发生有一定的相关性。NOX 催化产生的 ROS 牵涉到的疾病有慢性肉芽肿疾病、阿尔茨海默病、胃肠道炎症、高血压、动脉粥样硬化、肿瘤、甲状腺功能减退及囊肿性纤维化、类风湿性关节炎和糖尿病等。

NADPH 氧化酶的 NOX 家族主要通过活化后生成的 ROS 来完成病理生理功能。吞噬细胞的 NADPH 氧化酶在静息细胞中没有活性，在病原微生物、炎症介质、外界因子等刺激时活化产生的 ROS 与机体宿主防御有关。与吞噬细胞 NADPH 氧化酶不同的是，非吞噬细胞 NADPH 氧化酶在生理条件下保持一定的活性，产生胞内胞外的 ROS，通过此途径产生的 ROS 并不主要起细胞防御功能，而是作为"信号分子"和"基因表达开关"参与了细胞分化、增殖、凋亡（细胞内源性的 ROS）及细胞间的信号通路的调控（细胞外源性的 ROS）。当受到胞外因子的刺激信息时，NOX 家族蛋白过表达，产生过量的 ROS，与人体疾病的发生发展有密切的关系。

NOX 的初始产物为 $O_2^{\cdot-}$，主要通过以下反应生成：

$$NADPH+O_2 \longrightarrow NADP^++H^++2O_2^{\cdot-}$$

而 $O_2^{\cdot-}$ 可自发的或通过 SOD 的作用发生歧化作用而生成 H_2O_2，这一过程通过以下反应实现：

$$2O_2^{\cdot-}+2H^+ \longrightarrow O_2+H_2O_2$$

在具有氧化还原活性的金属离子，如 Fe^{2+} 存在的条件下，H_2O_2 可产生 OH^-，或通过过氧物酶的催化作用而产生更强的氧化剂。

三、过氧化物酶体生成系统

过氧化物酶体（peroxisomes，PO）为一个几乎存在于所有真核细胞的细胞器。过氧化物酶体最早描述源于 1954 年 Rhodin 通过电子显微镜在鼠肾小管上皮细胞中首先发现，这一细胞器当时被命名为微体（microbody）。从 20 世纪 60 年代开始诺贝尔生理学或医学奖获得者 de Duve 对哺乳动物过氧化物酶体的生化特性进行研究后，对微体的功能有了新的认识，认为其可能是一个独特的细胞器。他们利用差异和密度梯度离心的方法，获得了来源于溶酶体（lysosomes）、微粒体（microsomes）和线粒体的微体组分。De Duve 和 Baudhuin 首先分离出了过氧化物酶体，结合形态学和生物化学方法，明确的鉴定出了微体和过氧化物酶体（peroxisomes，PO）。微体内含有介导 H_2O_2 产生的氧化酶和介导 H_2O_2 降解的过氧化氢酶，这一发现

促使 de Duve 引入过氧化物酶体这一名词来描述这一细胞器。渐渐的 PO 这一名词便代替了先前 1954 年 Rhodin 提出的形态学上名词微体。此后的一系列研究显示 PO 几乎存在于所有真核细胞内。

（一）过氧化物酶体的功能

过氧化物酶体是参与细胞代谢的重要细胞器。PO 在形态学上的主要特点为，其是由单层生物膜包裹而成的小细胞器，呈卵圆形，其直径在 0.1~1μm 之间，内含多种酶，它对许多重要反应起催化作用，其中大多数与脂质代谢有关，因此其主要的功能为参与脂质代谢。哺乳动物过氧化物酶体含有 100 多种酶类和蛋白质。这一细胞器的主要功能是参与长链 - 和极长链脂肪酸的氧化降解，即支链脂肪酸（植烷酸）、多不饱和脂肪酸、二羟酸和胆汁酸前体侧链。另外，MPO 参与其他一些反应，包括嘌呤、羟基酸、多胺和氨基酸的氧化，以及浆磷脂和酮体的合成。

（二）过氧化物酶体是 ROS/RNS 产生的来源

长久以来，过氧化物酶体在 ROS/RNS 平衡中的作用未能引起关注。近年来，过氧化物酶体 ROS/RNS 的代谢和信号转导途径才成为科学界的研究热点。过氧化物酶体内含有介导 H_2O_2 产生的氧化酶和介导 H_2O_2 降解的过氧化氢酶，表明过氧化物酶体产生 ROS，这也是其参与正常代谢的重要特征之一。肝脏中过氧化物酶体所发挥的功能，进一步证实了过氧化物酶体在 ROS 代谢中的作用。肝脏中过氧化物酶体氧消耗占到 20%，而 35% 的 H_2O_2 来源于过氧化物酶体。过氧化物酶体作为内源性应激发生器的另一项证据，来源于长期给予啮齿类动物过氧化物酶体增生物（peroxisome proliferators，PPs）后，能够诱导肝脏氧化应激的发生。氧化应激的发生与 PPs 激活过氧化物酶体增生物激活受体（peroxisome proliferator-activated receptor alpha，PPARα）有关，PPARα 的激活从而引起 H_2O_2 生成酶的成倍诱导，然而过氧化氢酶的活性并未同时相应增加（图 1-5-7）。

哺乳动物过氧化物酶体在各种代谢过程中，其许多酶会产生 ROS/RNS。其产生的 ROS/RNS 种类有以下几种：

1. 过氧化氢　过氧化物酶体含有各种催化 H_2O_2 产生的酶类。这些酶类主要是黄素蛋白，包括脂酰辅酶 A 氧化酶（Acyl-CoA oxidases）、尿酸氧化

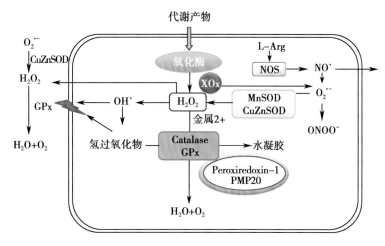

图 1-5-7 产生或降解活性氧的过氧化物酶概览

注：XOx：黄嘌呤氧化酶；MnSOD：锰超氧化物歧化酶；CuZnSOD：铜锌超氧化物歧化酶；NOS：一氧化氮合酶；Catalase：过氧化氢酶；GPx：谷胱甘肽过氧化物酶

酶（urate oxidase）、D- 氨基酸氧化酶（D-amino acid oxidase）、D- 天冬氨酸氧化酶（D-aspartate oxidase）、L- 哌啶酸氧化酶（L-pipecolic acid oxidase）、L-α- 羟酸氧化酶（L-α-hydroxyacid oxidase）、多胺氧化酶（polyamine oxidase）和黄嘌呤氧化酶（xanthine oxidase）。

2. $O_2^{\cdot-}$ 和 $NO^{\cdot}$ 过氧化物酶体含有产生 $O_2^{\cdot-}$ 和 $NO^{\cdot}$ 的氧化酶，即黄嘌呤氧化酶（xanthine oxidase，XDH）和一氧化氮合酶（nitric oxide synthase，NOS）。XDH 在催化循环过程中产生 H_2O_2 和 $O_2^{\cdot-}$。另外，XDH 也能够还原硝酸酯和亚硝酸酯为 $NO^{\cdot}$。在 O_2、NADPH、四氢生物蝶呤（tetrahydrobiopterin，BH4）、FMN 和 FAD 存在下，诱生性一氧化氮合酶（inducible form of nitric oxide synthase，NOSi）可催化 L- 精氨酸的氧化生成 $NO^{\cdot}$ 和瓜氨酸。在没有足够底物存在下，NOS 能够介导大量的 $O_2^{\cdot-}$ 产生。

3. $OH^{\cdot}$ 或 $ONOO^{-}$ 目前的研究证据表明，哺乳动物过氧化物酶体中不含有催化 $OH^{\cdot}$ 或 $ONOO^{-}$ 产生的酶类。然而，可以通过 Fenton 反应产生 $OH^{\cdot}$。另外，由于过氧化物酶体含有催化 $O_2^{\cdot-}$ 和 $NO^{\cdot}$ 生成的酶类，以及 $O_2^{\cdot-}$ 和 $NO^{\cdot}$ 反应形成 $ONOO^{-}$ 的酶类，因此，过氧化物酶体中含有催化 $ONOO^{-}$ 形成的酶类。

（三）过氧化物酶体内介导 ROS/RNS 产生的酶

哺乳动物过氧化物酶体含有许多介导 ROS 产生的酶类。其中大部分为 FAD（或 FMN）- 依赖的氧化酶，他们在酶催化反应中介导 H_2O_2 产生。

四、可溶性酶生成系统

如黄嘌呤氧化酶（xanthine oxidase，XO）、乙醛氧化酶（aldehyde oxidase）、双氢乳清酸酯脱氢酶（dihydroorotate dehydrogenase）、色氨酸二加氧酶（tryptophan dioxygenase）等可溶性酶，在催化循环过程中均可介导 ROS 的产生。目前，关于 XO 的研究相对较多。XO 是 $O_2^{\cdot-}$ 和 H_2O_2 的重要来源，在不同细胞、器官和种属间分布差异较大。XO 在体内以 NAD$^+$ 依赖的脱氢酶、黄嘌呤脱氢酶（xanthine dehydrogenase，XD）存在，不能够介导 ROS 的产生。XD 能够将黄嘌呤和次黄嘌呤（hypoxanthine）转化为尿酸。XO 催化 $O_2^{\cdot-}$ 的产生，组织缺氧后可促进黄嘌呤脱氢酶转化为 XO。XD 的活性可被巯基氧化或限制性蛋白酶切而转化为 XO，从而介导 $O_2^{\cdot-}$ 和 H_2O_2 的产生。在缺氧的微血管内皮细胞内 XO 被 p38MAPK 和酪蛋白激酶 -2（casein kinase Ⅱ，CK2）磷酸化。在正常情况下，XO 介导产生的 ROS 只占细胞产生 ROS 的一小部分。XO 介导产生的 ROS 主要参与缺血和再灌注以及心力衰竭中氧化应激损伤作用。

五、小分子自身氧化生成系统

如多巴胺、肾上腺素（epinephrine）、黄素类（flavins）和对苯二酚（hydroquinones）的一些小分子物质自身氧化，是细胞内 ROS 产生的一个重要来源。大多情况下，这些小分子物质的自身氧化所产生的 ROS 产物为 $O_2^{\cdot-}$。

多巴胺合成的第一步是食物中的酪氨酸的吸收。另外,食物中的苯丙氨酸可以在多巴胺神经元内被酪氨酸羟化酶(TH)转变成酪氨酸,血源中的酪氨酸被低亲和力的氨基酸转运系统运至脑内,随后被低或高亲和力的氨基酸转运系统运送至多巴胺神经元内。一旦酪氨酸进入神经元内,在细胞质内的 TH 催化下,便向左旋多巴转变,细胞质内的左旋多巴在芳香族氨基酸脱羧酶(AADC)的作用下向多巴胺的转变。AADC 可使左旋多巴高效脱羧,正常情况下此种氨基酸在脑内的水平是低的,而在新纹状体黑质的正常靶区 AADC 的含量丰富。

DA 代谢途径中酶的含量和活性的变化与细胞类型、脑区域和物种有关。神经元内的多巴胺主要由单胺氧化酶(MAO)转化为二羟基苯乙酸(DOPAL),它既可在神经元内又可在神经元外形成,在细胞外儿茶酚胺氧位甲基转移酶(COMT)的作用下,DOPAL 转化为高香草酸(HAV);由神经末梢释放的多巴胺首先由 COMT 转化为 3- 氧甲基酪氨酸(3-MT)再由 MAO 转化为 HVA。

MAO 蛋白位于线粒体外膜催化 DA 转换为 DOPAL,产生 H_2O_2:

$$DA+O_2+H_2O \longrightarrow DOPAL+H_2O_2 + NH_3$$

六、金属生成系统

具有还原 – 氧化活性的金属,如铁(iron,Fe)、铜(copper,Cu)、铬(chromium,Cr)、钴(cobalt,Co)和其他金属能够进入氧化还原反应循环,在生物系统内产生 $O_2^{\cdot-}$ 和 NO 等活性自由基(reactive radicals)。金属离子稳态的破坏会诱导氧化应激的发生,从而引起 DNA 的破坏、脂质过氧化、蛋白修饰以及其他有害的效应,这是神经退行性疾病的特征之一。这些金属发挥其作用的机制是通过介导 $O_2^{\cdot-}$、$HO^{\cdot}$(主要通过 Fenton 反应产生)和其他的 ROS 产生,最终产生致遗传改变和致癌的丙二醛(malondialdehyde,MDA)、4- 羟基壬烯醛(4-hydroxynonenal,HNE)和其他环外 DNA 加合物(exocyclic DNA adducts)。

(一)Fenton 反应

金属介导自由基产生的最重要机制为通过 Fenton 反应来实现。在此反应中,过渡金属离子(transition metal ion)与 H_2O_2 产生 $OH^{\cdot}$ 和被氧化的金属离子,具体反应如下:

$$Metal^{n+}+H_2O_2 \longrightarrow Metal^{n+1}+OH^{\cdot}+OH^-$$

参与 Fenton 反应的金属包括铬(Cr^{3+}、Cr^{4+} 和 Cr^{5+})、钴(Co^{2+})、镍(Nickel^{II})以及钒(Vanadium^{V})。所有这些金属离子均能够产生 $OH^{\cdot}$,但他们产生自由基的效率差异较大。Co^{2+} 和镍(Nickel^{II})因其具有相对较高的氧化 / 还原潜能,只是其产生 ROS 的效率较低。

(二)Haber-Weiss 反应

Haber-Weiss 反应也是金属离子介导自由基产生的重要机制之一。在此反应中,氧化的金属离子被 $O_2^{\cdot-}$ 还原,然后与 H_2O_2 反应生成 $OH^{\cdot}$,涉及的反应如下:

$$Metal^{n+1}+O_2^{\cdot-} \longrightarrow Metal^{n+}+O_2$$

$$Metal^{n+}+H_2O_2 \longrightarrow Metal^{n+1}+OH^{\cdot}+OH^-$$

$$O_2^{\cdot-}+H_2O_2 \xrightarrow{Metal^{n+1}/Metal^{n+}} OH^{\cdot}+O_2+OH$$

Haber-Weiss 反应介导 $OH^{\cdot}$ 自由基的产生对于吞噬细胞及其细胞组分在呼吸爆发过程中大量产生 $O_2^{\cdot-}$ 的进程是至关重要的。吞噬细胞吞食含有金属离子的颗粒引起呼吸爆发。有研究显示吞噬细胞消耗的氧很大一部分转换成 $O_2^{\cdot-}$。以下以铁为例说明 Haber-Weiss 反应(图 1-5-8)。

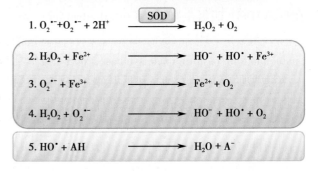

图 1-5-8 芬顿反应和金属催化的 Haber-Weiss 循环

第三节 氧化应激与神经变性病

随着老龄化社会的到来,罹患神经变性病的患者越来越多。神经变性病是指由于神经元变性、凋亡所导致的神经系统退行性疾病。神经变性病的临床表现主要分为两种:运动功能障碍和记忆与认知功能障碍。组织病理学研究均显示神经元缓慢渐进性凋亡，大多在神经细胞内存在蛋白质的异常聚集，形成包涵体，提示它们可能具有相类似的发病机制。神经变性病具有两个显著的特征，其一是病变影响神经系统特定部分或功能区域，其二是隐袭性起病，十年或更长时间内缓慢性进展。神经变

性病分类，按照病因分类较为困难，目前主要根据病理解剖特征结合临床特征进行分类，在某种程度上也依据临床表现分为各种综合征，这些综合征许多是以杰出的神经病学家或神经病理学家的姓氏命名（表 1-5-2）。这一分类方法有利于临床医生分析患者的临床问题。

表 1-5-2　神经变性病分类

Ⅰ. 无明显神经系统体征的进行性痴呆综合征	1. 多系统萎缩（MSA） 2. 齿状核红核变性（Ramsay Hunt type） 3. 齿状核红核苍白球丘脑下核萎缩（DRPLA） 4. Machado-Joseph 病 5. 其他伴有色素性视网膜病、眼肌麻痹、慢眼球运动、多发性神经病、复杂的迟发性、视神经萎缩、耳聋、锥体外系特征和痴呆的常染色体显性遗传性共济失调
A. 弥漫性脑萎缩 　1. 阿尔茨海默病 　2. 非阿尔茨海默病类型的弥漫性大脑皮质萎缩 　3. 部分路易体痴呆 B. 局限性脑萎缩 　1. 匹克氏病（大脑叶硬化症） 　2. 包括原发性进行性失语在内的额颞叶痴呆	
Ⅱ. 伴有神经系统体征的进行性痴呆综合征	Ⅴ. 缓慢发展的肌无力和肌萎缩综合征
A. 亨廷顿病（舞蹈症） B. 路易体病 C. 部分帕金森病病例 D. 皮质基底节变性 E. 皮质 – 纹状体 – 脊髓变性（雅克布病） F. 痴呆 – 帕金森病 – 肌萎缩侧索硬化复合型 G. 大脑小脑变性 H. 伴痉挛性截瘫，肌肉萎缩，或肌阵挛的家族性痴呆 I. 葡聚糖体疾病 J. 合并帕金森病或肌萎缩侧索硬化的额颞叶痴呆	A. 伴有肌萎缩的运动障碍：运动系统疾病 　1. 肌萎缩侧索硬化 　2. 进行性脊髓性肌萎缩 　3. 进行性延髓麻痹 　4. 肯尼迪病和其他类型的遗传性进行性肌萎缩症和痉挛性截瘫 　5. 伴有额颞叶痴呆的运动神经元疾病 B. 不伴肌萎缩的痉挛性截瘫 　1. 原发性侧索硬化 　2. 遗传性痉挛性截瘫（Strumpell-Lorrain 病）
Ⅲ. 主要表现为渐进发展的姿势异常或不自主运动的综合征	Ⅵ. 感觉和感觉运动障碍性疾病
A. 帕金森病 B. 多系统萎缩（MSA） C. 进行性核上性麻痹（PSP） D. 畸形性肌张力障碍（扭转痉挛） E. 亨廷顿病（舞蹈症） F. 伴有舞蹈症的棘红细胞炎（acanthocytisis with chorea） G. 皮质基底节变性 H. 路易体病 I. 局限性肌张力障碍（包括痉挛性斜颈和特发性眼睑痉挛 – 口下颌肌张力障碍综合征） J. 特发性震颤 K. 抽动秽语综合征	A. 遗传性感觉运动神经病 　1. 腓骨肌萎缩症（Charcot-Marie-Tooth，CMT） 　2. 肥大性间质性多发性神经病（De'jerine-Sottas 神经病 　3. 其他类型 B. 单纯或主要感觉或运动神经病 C. Riley-Day 综合征（遗传性感觉神经和自主神经病变Ⅲ型，HSAN Ⅲ）
	Ⅶ. 伴或不伴其他神经系统疾病的进行性失明或眼肌麻痹综合征
	A. 视网膜色素变性（色素性视网膜炎） B. Stargardt 病 C. 线粒体病 　1. 伴或不伴耳聋或其他系统萎缩的进行性眼外肌麻痹（Kearns-Sayre 综合征） 　2. Leber 遗传性视神经病变（LHON） 　3. Leigh 坏死性脑病
Ⅳ. 主要表现为缓慢发展的进行性共济失调综合征	Ⅷ. 以感音神经性聋为特征的综合征
A. 脊髓小脑共济失调（早发型） 　1. Friedreich 共济失调 　2. 非 Friedreich 早发性共济失调（反射保留、性腺功能减退、肌阵挛和其他疾患） B. 小脑皮质共济失调 　1. 福尔摩斯式的纯家族性小脑橄榄萎缩 　2. 晚发型小脑萎缩 C. 复杂遗传性和散发性小脑共济失调（伴有脑干受累和其他神经系统疾病的晚发性共济失调）	A. 纯感音神经性聋 B. 伴视网膜病变的遗传性耳聋 C. 伴有神经系统萎缩的遗传性听力损失

大脑氧耗较高、神经元细胞膜富含多不饱和脂肪酸（polyunsaturated fatty acids，PUFAs）和大脑的抗氧化防御体系较弱等因素，使中枢神经系统对氧化应激敏感。研究显示神经变性病具有共同的发病机制，其中氧化应激损伤均参与疾病的发生发展。因此，本节接下来从氧化应激在常见的神经变性病，包括阿尔茨海默病（Alzheimer disease，AD），帕金森病（Parkinson disease，PD），亨廷顿病（Huntington disease，HD）以及肌萎缩侧索硬化（amyotrophic lateral sclerosis，ALS）中的作用进行详细阐述（图 1-5-9）。

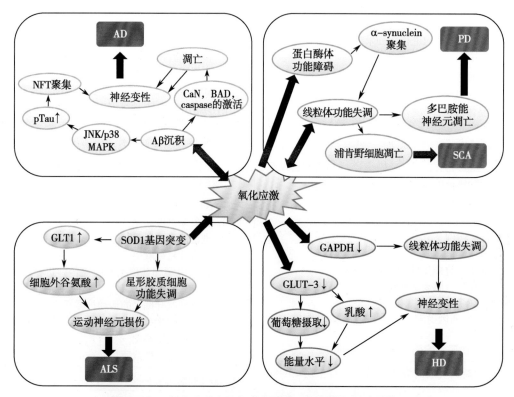

图 1-5-9　氧化应激在阿尔茨海默病、亨廷顿病、帕金森病、肌萎缩侧索硬化和脊髓小脑性共济失调发病中的主要作用机制

注：CaN：钙依赖磷酸酶；JNK：c-jun 氨基末端激酶；BAD：bcl-2 相关死亡的启动子；GAPDH：甘油醛 -3- 磷酸脱氢酶；GLUT-3：葡萄糖转运蛋白 3；GLT1：谷氨酸转运体 1

一、氧化应激与阿尔茨海默病

阿尔茨海默病是一种老年性中枢神经变性病，1906 年，由德国医师 Alois Alzheimer 首次发现并描述。阿尔茨海默病已成为老龄人口痴呆的最常见原因（占痴呆的 50%~60%）。60~64 岁人群发病率小于 1%，65~74 岁人群发病率大约为 3%。然而，阿尔茨海默病患病率随着年龄成几何增长，在西方社会中大于等于 85 岁的人群患病率为 24%~33%。已成为继心血管疾病、癌症和卒中之后的又一严重危害人类健康的疾病。虽来自发展中国家具有代表性的资料很少，但痴呆患者中的 60% 来自发展中国家。阿尔茨海默病现在已非常常见，已成为公共卫生的主要问题。2001 年痴呆患者已达 2 400 万人，痴呆患者每 20 年翻一倍，预计到 2040 年将有 8 100 万痴呆患者。阿尔茨海默病是以进行性脑功能失调为特征的疾病，表现为记忆、认知、语言和行为障碍以及人格改变等，一经确诊后，患者的平均存活时间为 8~10 年。到目前为止还没有有效的治疗措施，目前现有的治疗药物多是乙酰胆碱酯酶抑制剂（如，tacrine、donepezil、rivastigmine 和 galantamine）和 N- 甲基 -D- 天门冬氨酸受体拮抗剂，但这些药物仅仅是改善阿尔茨海默病的症状而逆转不了病程。尽管经过近百年来的医学研究，阿茨海默病的发病机制仍然没有完全清楚，但是"Aβ 级联假说"（amyloid cascade hypothesis）和"氧化应激假说"（oxidative stress hypothesis）是目前最被认可的主流学说之一。1991 年，Markesbery 与 Earl Stadtman 最早提出氧化应激参与阿尔茨海默病的发病机制,并得到了许多相关研究的证实,数年后经 Markesbery 等人逐渐完善,形成了阿尔茨海默病的氧化应激学说(oxidative stress hypothesis)(图 1-5-10)。1956 年 Denham Harman 提出衰老的自由基理论(free radical theory of ageing),1969 年 Irwin Fridovich 发现超氧化物歧化酶(superoxide dismutase,SOD),自由基在生物系统内广泛存在并参与细胞凋亡过程,这一与衰老相关理论逐渐被学术界接受。越来越多的研究关注氧化应激反应与神经变性病的关系,尤其在阿尔茨海默病发病中参与 Aβ 级联反应及磷酸化 tau 蛋白形成过程,Aβ 级联假说和氧化应激学说相互补充,共同解释阿尔茨海默病的发病过程,为今后临床治疗研究指明了重要的方向,另一个方面,氧化应激学说解释了阿尔茨海默病与衰老的并行关系,极大地发展了衰老的自由基理论。

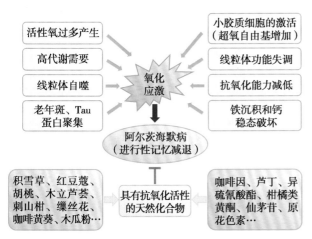

图 1-5-10 阿尔茨海默病中氧化应激的原因

(一)阿尔茨海默病中存在氧化应激的证据

1. 动物研究证据氧化应激为阿尔茨海默病的早期事件。自由基损伤的标志与阿尔茨海默病的病理学级联之间的联系时极为复杂。过去的 20 年间,遗传学研究表明,*APP*,*PSEN1*,*PSEN2* 被证实是阿尔茨海默病的致病基因,而 *APOE* 的 ε4 等位基因为阿尔茨海默病的风险基因。随后,研究者创造出了大量的小鼠模型来再现阿尔茨海默病的神经病理学标志,即老年斑和 NFTs。这些模型部分再现了阿尔茨海默病的特征。科学家利用动物模型来再现阿尔茨海默病的表现,创造出了阿尔茨海默病转基因动物模型和药物处理模型来研究阿尔茨海默病的病理表现。通过腹腔注射东莨菪碱(scopolamine)、侧脑室注射链佐星(streptozotocin,STZ)、Aβ 以及载脂蛋白 E(apolipoprotein E,APOE)转基因动物来研究散发性阿尔茨海默病(sporadic AD,SAD)。利用过表达淀粉样蛋白前体蛋白 APP 小鼠和早老素 -1 或早老素 -2(presenilin-1/presenilin-2,PS1/PS2)的小鼠来研究家族性阿尔茨海默病的病理特征。无论是药物损伤模型还是转基因动物模型中,氧化应激的生物标志物均存在于阿尔茨海默病模型动物脑内(表 1-5-3)。丙二醛(malonyldialdehyde,MDA)、硫代巴比妥酸反应产物(thiobarbituric acid reactive substances,TBARS)或 4-HNE 均在这些阿尔茨海默病动物模型的大脑皮质、海马或整个大脑中的含量有所增加。

表 1-5-3 阿尔茨海默病药物损伤模型和转基因动物模型中
氧化应激和氧化应激防御体系生物标志物变化

药物损伤	实验动物	氧化应激生物标志物	氧化应激防御体系生物标志物变化
Aβ$_{42}$	小鼠	皮质和海马 MDA ↑	皮质和海马内 SOD,GPx 和 GSH ↓;GSSG ↑
Aβ$_{42}$	小鼠	皮质和海马 MDA ↑	皮质和海马内 SOD,GPx 和 GSH ↓
Aβ$_{42}$	小鼠(C57BL/6)	皮质和海马 MDA 和羰基蛋白↑	皮质和海马内 Mn-SOD,Zn,Cu-SOD,GPx(Aβ$_{42}$ 注射 2 天后)↑,GR(Aβ$_{42}$ 注射 2 小时后)↑
东莨菪碱	昆明小鼠	海马 MDA ↑	海马 SOD 和 GSH ↓
东莨菪碱	小鼠(Swiss)	皮质和海马 MDA ↑	皮质和海马 SOD,GPx 和 GSH-Rx ↓
东莨菪碱	小鼠(Swiss)	大脑 MDA ↑	全脑匀浆内 CAT ↓
胆红素毒素 AF64A	大鼠(Wistar)	海马 MDA ↑	
链脲霉素	大鼠(Wistar)	全脑匀浆中 MDA ↑	全脑匀浆内 GSH ↓
链脲霉素	小鼠(Swiss)	海马 TBARS ↑	海马 GSH,GPx 和 GR ↓

续表

药物损伤	实验动物	氧化应激生物标志物	氧化应激防御体系生物标志物变化
链脲霉素	大鼠（Wistar）	海马 4-HNE，MDA，TBARS 和羰基蛋白↑	海马 GSH，GPx，GR，CAT 和 SOD ↓
APP Tg2576 转基因小鼠		全脑 4-HNE 和 3-NT ↑	
APP/PSEN1 转基因小鼠		海马 MDA ↑	
APP23 转基因小鼠		皮质羰基蛋白↑	
APPswe/PS1dE9 转基因小鼠		脑匀浆 MDA 和羰基蛋白↑	全脑匀浆内 SOD 和 GPx ↓

注：↑：增高；↓：降低；3-NT：3-硝基酪氨酸；GSH：谷胱甘肽；CAT：过氧化氢酶；GPx：谷胱甘肽过氧化物酶；GR：谷胱甘肽还原酶；GSSG：氧化型谷胱甘肽；4-HNE：4-羟基壬烯醛；MDA：丙二醛；Mn-SOD：锰超氧化物歧化酶（位于线粒体）；SOD：氧化物歧化酶；TBARS：硫代巴比妥酸反应产物；Zn，Cu-SOD：铜锌超氧化物歧化酶（位于细胞质）。

利用已有的阿尔茨海默病动物模型和临床标本证实线粒体复合物Ⅳ的活性受到抑制，ROS 产生和线粒体功能紊乱可能参与了阿尔茨海默病的进程。Aβ 聚集导致氧化应激，线粒体功能紊乱，能量代谢异常，这些都先于老年斑的形成。同时，聚集的 Aβ 也能导致胞浆内钙离子增加，线粒体钙流紊乱，引起 ROS 增多，PTP 开放，膜电位下降。在阿尔茨海默病的患者中也同时发现还原型辅酶Ⅱ氧化酶家族蛋白（NADPH oxidase family of enzymes，NOX）家族 NOX1，NOX2，NOX3 活性增加。随后的研究证实了 NOX 在阿尔茨海默病进程中的重要作用。使用 NOX2 缺失的小鼠与 APP 转基因小鼠杂交后，发现 NOX2 缺失可以保护 Aβ 聚集所致的小鼠病理损伤和行为异常。进一步研究发现，Aβ 可以通过 CD36 受体和影响胶质细胞钙流来激活 NOX2。

2. 临床患者研究证据 科学家于 1986 年第一次报道氧化应激参与阿尔茨海默病病理机制。阿尔茨海默病患者脑内氧化的蛋白水平增高。阿尔茨海默病患者脑内的羰基化蛋白、4-HNE 修饰的蛋白以及 3-NT 修饰的蛋白水平升高。研究显示，羰基化蛋白主要在海马和顶叶皮质内升高，在小脑内无改变。蛋白氧化的另一个标志是将硝基加合到酪氨酸残基上从而形成硝基酪氨酸（3-nitrotyrosine，3-NT）。阿尔茨海默病患者脑内的硝化蛋白的水平亦升高，表明硝化应激（nitrosative stress）也参与阿尔茨海默病神经退行性变的发病机制。蛋白的硝化可增加大脑蛋白对蛋白酶体降解的敏感性。阿尔茨海默病中功能异常的线粒体可泄漏 $O_2^{\cdot-}$，后者与 $NO^{\cdot}$ 反应生成 $ONOO^-$。酪氨酸对硝化尤其敏感，色氨酸和苯丙氨酸也可被硝化，但程度和速度较酪氨酸的硝化低。酪氨酸残基在氧化还原信号转导（redox cell signaling）中发挥重要作用，经常是磷酸化的重要位点。酪氨酸的硝化妨碍其磷酸化，改变蛋白的结构，因此破坏蛋白的功能，诱导细胞死亡。阿尔茨海默病脑内和脑脊液中硝化蛋白的水平升高。阿尔茨海默病脑内神经元的 3-NT 免疫活性增高，阿尔茨海默病脑内海马、顶下小叶（inferior parietal lobule，IPL）和新皮质区域内的二酪氨酸（dityrosine）和 3-NT 的水平升高。

阿尔茨海默病脑内断裂的 DNA 水平上升 2 倍，导致能量贮存的耗竭和细胞死亡。DNA 氧化的水平随着年龄的增长而增强，大脑皮质和小脑内 8-羟基-2-脱氧鸟嘌呤（8-hydroxy-2-deoxyguanine，8-OHdG）的水平随着年龄的增长而不断升高。阿尔茨海默病患者顶叶皮质内线粒体 DNA（mitochondrial DNA，mtDNA）的 8-OHdG 水平上升 3 倍以上。核 DNA（nuclear DNA，nDNA）的 8-OHdG 水平也上升。免疫组织化学方法检测 8-OHdG 研究发现，DNA 和 RNA 氧化的增加仅限于受累的神经元。阿尔茨海默病患者大脑皮质内断裂的 DNA 水平升高两倍，在大脑皮质内有 3-NT 的形成。阿尔茨海默病患者颞叶内 mtDNA 核 DNA 的 DNA 切口形成和断裂的水平升高，表明阿尔茨海默病脑内 DNA 修复机制缺陷。阿尔茨海默病患者脑内海马回、颞上/中回和顶下小叶的神经元细胞核内负责清除氧化的鸟嘌呤碱基的酶，即 8-氧化鸟嘌呤转葡糖基酶（8-oxoguanine glycosylase）的活性显著降低。这些结果表明，阿尔茨海默病脑内具有有限的清除和修复氧化的

DNA 碱基的能力。

（二）临床前研究显示抗氧化应激治疗阿尔茨海默病有效

一些关于抗氧化应激治疗阿尔茨海默病的临床前研究显示，针对抗氧化治疗能够减弱氧化应激和改善认知功能损害。其中维生素 E、维生素 C 和硫辛酸（α-lipoic acid）尤其引起研究者的关注。一些关于抗氧化应激治疗阿尔茨海默病的临床前研究显示，针对抗氧化治疗能够减弱氧化应激和改善认知功能损害（表 1-5-4）。维生素 E 预处理 7 天，能够显著降低 Aβ$_{42}$（i.c.v）引起的小鼠海马和皮质内 MDA 产生增加和降低糖基化蛋白的生成。硫辛酸能够降低 APP Tg2576 小鼠脑内 4-HNE 水平，但是不改变 3-NT 的含量。在过表达突变 APP 的转基因 APP Tg2576 小鼠中，富含硫辛酸的饮食（10 个月）能够降低全脑内 4-HNE 含量，同时

也降低海马和大脑皮质中老年斑周围 4-HNE-蛋白质加合物的聚集，但是对于认知改善和 Aβ 负荷无影响。在 APP/PSEN1 的转基因小鼠中的研究显示，维生素 C 和硫辛酸虽然不能降低动物大脑皮质 MDA 水平或皮质和海马老年斑的沉积，但是可以显著改善动物的记忆。当然，维生素 C 对 Aβ 老年斑的沉积无影响，似乎与实验中给药时间晚有关，因为在 APP/PSEN1 双转基因小鼠中，在 4~5 月龄便可检测到 Aβ 老年斑，这先于研究中维生素 C 给药的时间，也就是说在实验中小鼠脑内已经存在了明显的老年斑沉积。APP/PSEN1 双转基因小鼠不能内源性产生维生素 C，而降低 APP/PSEN1 双转基因小鼠维生素 C 的供给，可以出现氧化应激水平的增加，MDA 的产生增加，这一研究表明，维生素 C 不是抗氧化应激药物，但是阿尔茨海默病患者维生素 C 的缺乏可导致氧化应激损伤。

表 1-5-4 阿尔茨海默病动物模型实验研究中的所应用的具有抗氧化活性的药物以及他们对氧化应激和抗氧化应激防御体系生物标志物的影响

动物模型	治疗药物	氧化损伤和抗氧化防御体系生物标志物	抗氧化应激防御体系生物标志物变化
Aβ$_{42}$/ 小鼠	五味子酯	皮质和海马：MDA ↑；SOD, GPx 和 GSH ↓	皮质：MDA ↓；皮质和海马：SOD, GPx 和 GSH ↑
Aβ$_{42}$/ 小鼠	维生素 E	皮质和海马：MDA, PC, Mn-SOD, GPx, GR 和 Zn, Cu-SOD ↑	皮质和海马：MDA, PC, Mn-SOD 和 Zn, Cu-SOD ↓；GPx ↑；GR（-）
胆红素毒素 / 大鼠	胡椒素	海马：MDA ↑	海马：MDA ↓
链脲霉素 / 小鼠	S- 烯丙基 -L- 半胱氨酸	海马：TBARS ↑；GSH, GPx 和 GR ↓	海马：TBARS ↓；GSH, GPx 和 GR ↑
链脲霉素 / 小鼠	白茅苷	皮质和海马：MDA ↑；SOD, GPx 和 GR ↓	皮质和海马：MDA ↓，SOD 和 GPx ↑；皮质：GR ↑
APP Tg2576 转基因小鼠	α- 硫辛酸	脑匀浆：4-HNE 和 3-NT ↑	脑匀浆：4-HNE ↓，3-NT（-）
APP/PSEN1 转基因小鼠	维生素 E	海马：MDA ↑	海马：MDA（-）
APPswe/PS1 转基因小鼠	褪黑素		海马：MDA 和 PC ↓
APPswe/PS1 转基因小鼠	橘皮苷	脑裂解物内：H$_2$O$_2$ 和 MDA ↑；GSH 和 TAC ↓	脑裂解物内：H$_2$O$_2$ 和 MDA ↓；GSH 和 TAC ↑

注：↑：增高；↓：降低；3-NT：3- 硝基酪氨酸；GSH：谷胱甘肽；CAT：过氧化氢酶；GPx：谷胱甘肽过氧化物酶；GR：谷胱甘肽还原酶；GSSG：氧化型谷胱甘肽；4-HNE：4- 羟基壬烯醛；MDA：丙二醛；Mn-SOD：锰超氧化物歧化酶（位于线粒体）；PC：羰基蛋白；SOD：氧化物歧化酶；TBARS：硫代巴比妥酸反应产物；Cu-SOD：铜超氧化物歧化酶；Zn, Cu-SOD：铜锌超氧化物歧化酶（位于细胞质）；TAC：总抗氧化能力。

同时科学家们也检测和验证了一些具有抗氧化活性的天然化合物在阿尔茨海默病模型动物中的治疗作用。白茅苷（imperatorin）和橘皮苷（hesperidin）能够降低脑氧化应激损伤，能够增加机体抗氧化防御系统的活性。抗炎药物美洛昔康

（meloxicam）以及司来吉兰（selegiline）单独或联合给药，能够在东莨菪碱（scopolamine）所致的阿尔茨海默病模型中抑制脂质过氧化、增加 CAT 活性，改善动物记忆。含硫氨基酸 S-allylcysteine（SAC）具有抗氧化活性和神经保护作用，可在链脲霉素

（streptozocin）阿尔茨海默病模型动物中阻止认知和神经行为损害，降低海马 ROS 损伤以及增加动物抗氧化酶活性。褪黑激素（melatonin）慢性给药，能够减弱阿尔茨海默病转基因动物的脑内氧化应激损伤和增加 GSH 水平。目前研究结果支持氧化应激是阿尔茨海默病的早期事件，在这一阶段给予抗氧化治疗能够获得益处。目前虽然一些特定化合物在阿尔茨海默病的动物模型中具有很好的保护作用，但在临床试验中还没有大规模的试验研究数据。

（三）抗阿尔茨海默病药物对实验动物氧化应激水平的调控

目前现有的治疗药物多是乙酰胆碱酯酶抑制药（如 tacrine，donepezil，rivastigmine 和 galantamine）和 N-甲基-D-天门冬氨酸受体拮抗剂（memantine）。研究显示这些药物在不同剂量和阿尔茨海默病动物模型中具有抗氧化活性（表 1-5-5）。他克林（tacrine）在阿尔茨海默病动物模型中具有抑制氧化应激发生的功能，他克林（50~800μg/kg，肌内注射）能够增加动物脑内抗氧化能力。不同剂量多奈哌齐（donepezil），3mg/kg、5mg/kg 或更低剂量 0.01mg/kg 均能在阿尔茨海默病动物模型中

具有增加小鼠抗氧化能力，增加 CAT，SOD，GSH 或 GPx 含量，降低脂质过氧化水平。3mg/kg 剂量的多奈哌齐在 *APPswe/PS1* 转基因动物中具有对抗氧化应激损伤的作用。早期研究显示利凡斯的明（rivastigmine）在氯化铝（aluminum chloride）诱导的阿尔茨海默病模型中具有抗氧化活性。研究显示加兰他敏（galantamine）也具有抗氧化活性。在海人酸（kainic acid）侧脑室注射认知损害的动物模型中，加兰他敏能够降低大鼠脑内脂质过氧化、GSSG 水平，增强 SOD 活性和增加降低的 GSH 水平，恢复大鼠的认知功能损害。美金刚（memantine）在临床前阿尔茨海默病模型中的研究较多，其能够降低皮质和海马内蛋白氧化水平的增加，导致大鼠年龄相关诱导的认知损害的恢复。研究显示，美金刚能够降低 $A\beta_{25-35}$ 阿尔茨海默病动物模型脑内诱导型 NOS 水平，在链脲霉素诱导的阿尔茨海默病模型和在海人酸诱导的痴呆模型中可降低大鼠海马和皮质内硝基化合物的水平。因此，目前研究显示抗阿尔茨海默病药物具有抗氧化活性，因此，这些药物的药理学活性与其抗氧化活性密切相关。

表 1-5-5　不同阿尔茨海默病动物模型实验中的抗阿尔茨海默病药物以及
他们对氧化应激和抗氧化应激防御体系生物标志物的影响

模型	抗氧化应激防御体系生物标志物	治疗药物	抗氧化应激防御体系生物标志物变化
东莨菪碱/小鼠	海马：↑MDA，↓SOD，↓GSH	多奈哌齐	海马：↓MDA，↓SOD，↑GSH
$A\beta_{42}$/小鼠	海马和皮质：↑MDA，↓SOD，↓GPx，↓GSH	多奈哌齐	海马和皮质：↓MDA，↑GSH，↑GPx，(-)SOD
APPswe/PS1 转基因小鼠	↑H_2O_2，↑MDA，↓GSH，↓TAC	多奈哌齐	↓H_2O_2，↓MDA，↓GSH，(-)TAC
东莨菪碱/小鼠	脑裂解物内：↑MDA，↓CAT	多奈哌齐	脑裂解物内：↓MDA，↑CAT
链脲霉素/小鼠	脑裂解物内：↑MDA，↓GSH	他克林	脑裂解物内：↓MDA，↑GSH
秋水仙碱/大鼠	全脑：↑MDA，↓GSH	利凡斯的明	全脑：(-)MDA，(-)GSH
海人藻酸/大鼠	海马：↑MDA，↓GSH，↑GSSG	加兰他敏	海马：↑MDA，↑nitrate，↓GSH，↑GSSG
$A\beta_{25-35}$/大鼠	海马：↑iNOS	美金刚	海马：↓iNOS
衰老大鼠	海马和皮质：↑PC	美金刚	海马和皮质：↓PC
链脲霉素/大鼠	海马和皮质：↑ROS，↑硝化物	美金刚	海马和皮质：↓ROS，↓硝化物
海人藻酸/大鼠	海马、纹状体、小脑和皮质：↑ROS，↑MDA；海马和皮质：↑硝化物	美金刚	海马、纹状体、小脑和皮质：↓ROS，↓MDA；海马和皮质：↓硝化物

注：↑：增高；↓：降低；3-NT：3-硝基酪氨酸；GSH：谷胱甘肽；CAT：过氧化氢酶；GPx：谷胱甘肽过氧化物酶；GR：谷胱甘肽还原酶；GSSG：氧化型谷胱甘肽；MDA：丙二醛；Mn-SOD：锰超氧化物歧化酶（位于线粒体）；PC：羰基蛋白；SOD：氧化物歧化酶；TBARS：硫代巴比妥酸反应产物；Cu-SOD：铜超氧化物歧化酶。

二、氧化应激与帕金森病

帕金森病（Parkinson disease，PD）是中老年人最常见的一种中枢神经系统退行性疾病，其病理学特征为患者脑中选择性的黑质多巴胺能神经元变性死亡，残存的神经元中出现帕金森病特有的球状嗜酸性路易小体（Lewy Body）。尽管目前帕金森病的发病机制不清楚，但是大量研究证据表明，线粒体功能障碍和氧化应激（oxidative stress）参与帕金森病的发病机制（图1-5-11）。帕金森病大脑内存在氧化应激损伤，ROS的过度产生可引起严重的细胞功能损伤，参与帕金森病神经元凋亡的进程。

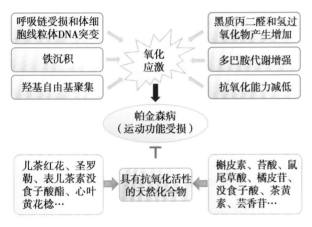

图1-5-11　帕金森病中氧化应激的原因

（一）PD中存在氧化应激的证据

1. 动物研究证据　目前最为流行和常用的致帕金森病动物模型药物包括神经毒剂1-甲基-4-苯基-2,3,6-四氢吡啶（1-methyl-4-phenyl-2,3,6-tetrahydropyridine，MPTP）、6-羟基多巴胺（6-hydroxydopamine，6-OHDA）、1-甲基-4-苯基吡啶（1-methyl-4-phenylpyridinium，MPP$^+$）、鱼藤酮（rotenone）和百草枯（paraquat）。

6-OHDA是第一个帕金森病动物模型用神经毒剂，可选择性引起黑质多巴胺能神经元死亡，可诱导多巴胺神经元产生大量$O_2^{\cdot-}$和氧化应激的发生。MPTP本身并没有毒性，仅仅是一种能通过血脑屏障的普通脂溶性有机化合物。但是，当MPTP进入大脑之后，会被神经胶质细胞产生的单胺氧化酶B（monoamine oxidase B）代谢成有毒的阳离子MPP$^+$。MPP$^+$能够杀死大脑中黑质致密部（substantia nigrapars compacta，SNpc）产生多巴胺的神经细胞。同时，MPP$^+$还能干扰线

粒体代谢中的呼吸链里一种重要物质NADH脱氢酶，从而导致细胞死亡和自由基的积蓄。鱼藤酮（rotenone）是广泛被运用、来源于植物的杀虫剂，小剂量静脉注射可诱导大鼠SNpc选择性死亡，并伴有α-synuclein阳性的路易小体形成，介导帕金森病样临床表现，鱼藤酮进入细胞内可破坏线粒体功能，引起细胞内ROS的产生，介导神经毒性的发生，慢性暴露能够增加帕金森病的发病风险。百草枯（paraquat）可增加帕金森病的发病风险。百草枯是带有正电荷的分子，能够通过血脑屏障，引起黑质DA神经元细胞的选择性死亡。MPTP、鱼藤酮和百草枯的神经毒性机制与它们抑制线粒体传递链复合物I的功能，进而产生ROS有关。大量研究显示，帕金森相关毒素所致的帕金森病动物模型中均表现出氧化应激损伤（表1-5-6）。6-OHDA纹状体注射可导致大鼠纹状体内MDA、4-HNE、羰基化蛋白（protein carbonyl，PC）和3-NT水平增加，以及SN内TBARS水平的增加。同样，在MPTP和鱼藤酮的帕金森病模型中，在不同脑区内发现脂质过氧化产物和氧化修饰蛋白增加，包括在纹状体、皮质、黑质、海马、小脑和中脑。另外，MPTP的帕金森病模型中，纹状体、黑质和腹侧中脑内3-NT的含量增加。在MPTP和鱼藤酮的帕金森病模型中，同时也发现纹状体和黑质内氧化水平的RNA或DNA含量增加。过表达线粒体解偶联蛋白UCP2能减少ROS的产生，保护神经元，而UCP2基因的缺失能增加多巴胺能神经元对MPTP的敏感性。最近研究发现，在百草枯和代森锰（maneb）处理的帕金森病小鼠模型中，可在中脑形成α-synuclein自由基。

遗传学证据证实了大量的帕金森病相关致病基因，如SCNA，Parkin，PINK1，DJ-1，LRRK2，ATP13A2，GBA基因等。大量的帕金森病转基因模型或基因敲除模型都证实氧化应激参与了帕金森病的进程。α-synuclein的氨基端带有一个线粒体定位信号，线粒体定位的α-synuclein会抑制线粒体呼吸链复合物I的活性，从而引起活性氧的产生而损伤线粒体ATP产生减少和ROS增加。同时，α-synuclein的聚集可以损伤蛋白酶体活性间接导致ROS产生增加。帕金森病相关的基因DJ-1，PINK1和Parkin与线粒体的功能和氧化应激相关。DJ-1缺失可以导致线粒体氧化应激。DJ-1

表 1-5-6 帕金森病模型中氧化应激和抗氧化应激防御体系生物标志物的改变

毒物	给药途径	实验动物	氧化应激生物标志物	抗氧化应激防御体系生物标志物
6-OHDA	单侧纹状体注射	大鼠（Wistar）	黑质：↑ TBARS	黑质：↓ GSH，↓ CAT，↓ SOD
	双侧纹状体注射	大鼠（Fischer）	纹状体：↑ 4-HNE，↑ PC	未说明
	单侧纹状体注射	大鼠（SD）	纹状体：↑ PC	纹状体：↓ GSH，↓ SOD
	纹状体注射	大鼠（Wistar）	纹状体：↑ MDA	纹状体：↓ SOD，↓ GST
	纹状体注射	大鼠（Wistar）	纹状体：↑ 3-NT，↑ 4-HNE	未说明
MPTP	黑质注射	大鼠（Wistar）	黑质：↑ MDA	黑质：↓ SOD
	黑质注射	小鼠/C57BL/6	黑质：↑ iNOS，↑ 4-HNE，↑ 3-NT	未说明
	黑质注射	大鼠（Wistar）	皮层和纹状体：↑ MDA，↑ nitrate	纹状体和皮质：↓ GSSH，↓ CAT
	皮下注射	小鼠/C57BL/6	纹状体：↑ MDA	纹状体：↓ GSH，↓ SOD，↓ GPx，↓ CAT
	黑质注射	大鼠（Wistar）	纹状体：↑ LPO	纹状体：↓ GSH，↑ SOD
	皮下注射	小鼠/C57BL/6	中脑：↑ 3-NT，↑ 4-HNE	中脑：↓ GSH，↑ GSSG
	皮下注射	小鼠/C57BL/6	黑质：↑ 8-OHG	未说明
	腹腔注射	小鼠/C57BL/6	纹状体：↑ 8-OHG	未说明
	腹腔注射	小鼠（Balb/c）	未说明	黑质、尾状核和壳核：↓ GSH，↑ SOD
Rotenone	腹腔注射	大鼠（Wistar）	未说明	海马、纹状体：↓ GSH，↓ CAT
	单侧黑质注射	大鼠（SD）	未说明	黑质：↓ GSH，↑ Cu-Zn SOD，↑ CAT；纹状体：(-) GSH，(-) SOD
	腹腔注射	大鼠（Wistar）	未说明	纹状体：↓ GSH，↓ SOD
	皮下注射	大鼠（SD）	中脑、小脑和皮质：↑ TBARS，↑ SAG	中脑：↓ GSH，↓ CAT
	皮下注射	大鼠（SD）	中脑、小脑和皮质：↑ MDA	中脑、皮层：↓ GSH，↓ SOD，and ↑ CAT；中脑：↑ NO
	腹腔注射	小鼠（Swiss）	海马、皮层和纹状体：↑ PC	海马：↓ GSH；海马：↓ TT；海马、皮层：↓ GPx，↓ CAT；纹状体、皮层：↓ SOD
	皮下注射	大鼠（Albino）	纹状体：↑ LPO，↑ PC，↓ mtDNA	纹状体：↓ GSH，↓ SOD
Paraquat+ maneb	腹腔注射	小鼠（Swiss）	黑质：↑ MDA，↑ NO	黑质：↑ GST
	腹腔注射	小鼠/C57BL6/J	中脑：α-Synuclein radical	未说明

注：↑：增高；↓：降低；3-NT：3-硝基酪氨酸；8-OHG：8-羟基鸟嘌呤；CAT：过氧化氢酶；GSH：谷胱甘肽；CAT：过氧化氢酶；GPx：谷胱甘肽过氧化物酶；GR：谷胱甘肽还原酶；GSSG：氧化型谷胱甘肽；4-HNE：4-羟基壬烯醛；MDA：丙二醛；NO：一氧化氮；PC：羰基蛋白；SOD：氧化物歧化酶；TBARS：硫代巴比妥酸反应产物；SAG：超氧阴离子；TAC：总抗氧化能力。

在氧化应激的情况下会定位于线粒体，但野生型 DJ-1 可以稳定线粒体上的 Bcl-xl 保护线粒体；而突变的 DJ-1 则引起 Bax 与 Bcl-xl 脱离结合而游离出来，引起线粒体损伤和细胞凋亡。因此，DJ-1 对线粒体的保护作用主要表现在抗氧化和抗凋亡作用上。PINK1 缺失抑制线粒体复合物 I 损伤呼吸链功能，PINK1 缺失也会损伤线粒体 Ca^{2+} 内流，从而激活 NOX 活性，产生 ROS。与 PINK1 相似，parkin 基因敲除小鼠也显示出多巴胺能神经元的氧化应激和呼吸链复合物 I 的损伤，以及蛋白质和脂类的过氧化。最近的研究显示，*PINK1/Parkin* 基因缺失的果蝇中，线粒体呼吸链损伤，ATP 产生减少，ROS 产生增加。进一步研究显示，PINK1/Parkin 介导损伤线粒体的清除，其缺失会导致损伤线粒体的异常聚集诱导氧化应激。另一个帕金森病相关致病基因 ATP13A2 的研究也显示，其阻断自噬 – 溶酶体通路，导致错误折叠蛋白、受损线粒体降解异常，引起氧化应激。同时，在氧化应激或衰老诱导下，任何 *PINK1*、*Parkin*、*DJ-1* 或 *ATP13A2* 基因的突变使线粒体自噬失败，ROS 诱导的功能障碍的线粒体在细胞内聚集，加重神经元内的氧化应激作用，形成一个恶性循环，导致帕金森病的发生。

2. 临床患者研究证据 许多研究证实，在帕金森病患者脑内和脑脊液内存在氧化应激及其标志物。尸检发现，与对照相比，帕金森病患者黑质内胆固醇脂质过氧化物（cholesterol lipid hydroperoxide）和 MDA 是对照组 10 倍。最近尸检研究显示，帕金森病患者在尾状核和壳核内 MDA 含量较低，而在额叶皮质内 MDA 含量增加，这表明在非黑质区域内（如尾状核和壳核）或许具有对抗氧化应激损伤的代偿机制，从而保护脑组织受氧化应激的损伤。另外，在帕金森病患者新皮质、脑干以及黑质内分别存在 4-HNE 和丙烯醛修饰的蛋白。体外研究显示，α-synuclein 发生 4-HNE 修饰后能够促进神经系统内未修饰的 α-synuclein 的寡聚化和纤维化，从而导致多巴胺能神经元的损伤。最近观点支持，4-HNE 修饰后的蛋白参与帕金森病的发病机制。PC 在帕金森病患者脑内也是增加的，PC 在帕金森病患者黑质、尾状核和壳核内存在，同时也存在于与帕金森病不相关的脑区内。当然，大部分帕金森病患者均已接受 L-DOPA 治疗，

后二者被证实可在体外诱导蛋白羰基化的发生，而在出现帕金森病临床症状前的患者脑内并没发现 PC 升高，支持 L-DOPA 参与帕金森病患者脑内蛋白羰基化增加的机制。因此，这些结果表明，蛋白发生氧化应激损伤发生在帕金森病的晚期，而 L-DOPA 治疗同时部分参与蛋白羰基化发生的机制。3-NT 含量在帕金森病患者脑内 SNpc 区路易体内含量增加。帕金森病患者脑内的另一个病理改变是 DNA 和 RNA 的损伤。

8-OHG（8-hydroxyguanine）和 8-OHdG（8-hydroxy-2'-deoxyguanosine）在帕金森病患者的各种脑区内含量增加，尤其在黑质内增加明显。同样 8-OHG 和 8-OHdG 在帕金森病患者脑脊液内含量也增加。在存活的帕金森病患者脑脊液内 4-HNE 和 MDA 含量同样也增加，但也有研究得出相反的结果。另外，在帕金森病患者的血清和尿液内检测到氧化应激标志物的含量增加，但是目前研究结果不尽统一，因此，很难在临床上把血清和尿液内检测到氧化应激标志物作为帕金森病的指示标志物。这与不同研究中所使用的检测方法相关。目前明确的是，帕金森病患者脑内、脑脊液、血清和尿液内存在氧化应激，但是目前这些标志物均没有作为帕金森病的特异性标志物或疾病进程的标志物。

（二）临床前研究抗氧化应激治疗帕金森病有效

许多化合物，如丙戊酸（valproic acid）和褪黑素（melatonin）等能够通过调控抗氧化防御体系而有效逆转 6-OHDA 所致的帕金森病模型大鼠氧化损伤（表 1-5-7）。在 MPTP 诱导的帕金森病动物模型中，头孢曲松（ceftriaxone）和 N- 乙酰半胱氨酸（N-acetylcysteine，NAC）同样具有较强的抗氧化活性，能够增强动物纹状体 / 皮质和黑质内的抗氧化防御体系能力。布洛芬（ibuprofen）、乙酰左旋肉碱（acetyl-L-carnitine）、硫辛酸、抗氧化剂甲氯芬酯（centrophenoxine）在帕金森病的鱼藤酮模型中能够增加 GSH、CAT 和 SOD 的活性，降低脂质过氧化的发生。天然化合物番茄红素（lycopene）、番茄种子的水提取物（TSE）和褪黑素均能够在帕金森病模型动物中抑制帕金森病相关神经毒剂诱导的氧化应激损伤，增强动物神经系统内抗氧化防御体系的能力。

表 1-5-7　帕金森病动物模型实验中所应用的具有抗氧化活性药物的治疗性试验
以及药物对氧化应激和抗氧化应激防御体系生物标志物的影响

毒物/动物	治疗药物	氧化应激和抗氧化应激防御体系生物标志物	氧化应激和抗氧化应激防御体系生物标志物的变化
6-OHDA/大鼠	褪黑素	纹状体：↑ MDA，↓ SOD，↓ GPx，↓ CAT	纹状体：↓ MDA，↑ SOD，↑ GPx，↑ CAT
6-OHDA/大鼠	丙戊酸	纹状体：↑ MDA，↓ SOD，↓ GST	纹状体：↓ MDA，↑ SOD
MPTP/大鼠	头孢曲松	纹状体和皮质：↓ GSH，↓ CAT，↑ LPO 和↑硝化物	纹状体和皮质：↑ GSH，↑ CAT，↓ LPO，↓硝化物
MPTP/小鼠	N-乙酰半胱氨酸	黑质致密部：↑ LPO，↑ SOD，↓ GPx，↓ GSH	黑质致密部：↓ LPO，↓ SOD，↑ GPx，↑ GSH
Rotenone/大鼠	布洛芬	海马：↓ GSH；海马和皮质：↓ CAT	海马：↑ GSH；海马和纹状体：↑ CAT
Rotenone/大鼠	番茄红素	纹状体：↓ GSH，↓ SOD，↑ MDA	纹状体和海马：↑ GSH，↓ SOD，↑ CAT
Rotenone/小鼠	番茄种子水提物	海马：↓ GSH，↓ TT；皮质和海马：↓ GPx，↓ CAT；纹状体和皮质：↓ SOD；海马、皮质和纹状体：↑ PC	海马：↑ GSH，↑ CAT，↑ TT；纹状体：↓ PC，↓ PC；纹状体和皮质：↑ SOD；皮质和海马：↑ GPx
Rotenone/大鼠	乙酰-L-肉碱盐酸	纹状体：↑ LPO，↑ PC，↓ GSH，SOD，↓线粒体 DNA	纹状体：↓ LPO，↑ GSH，↑ SOD，and↑线粒体 DNA；↓ PC，↑ CAT
Rotenone/大鼠	盐酸甲氯酚酯	中脑和小脑：↑ MDA；中脑和皮质：↓ GSH，↓ SOD，and↑ CAT；中脑：↑ NO	中脑和小脑：↓ MDA；中脑和皮质：↑ GSH，↑ SOD，↑ CAT；中脑：↓ NO
Paraquat+maneb	褪黑素或水飞蓟宾	黑质：↑ MDA，↑ NO，↑ GST	黑质：↓ MDA，↓ NO，↓ GST

注：↑：增高；↓：降低；3-NT：3-硝基酪氨酸；8-OHG：8-羟基鸟嘌呤；CAT：过氧化氢酶；GSH：谷胱甘肽；CAT：过氧化氢酶；GPx：谷胱甘肽过氧化物酶；GR：谷胱甘肽还原酶；GSSG：氧化型谷胱甘肽；4-HNE：4-羟基壬烯醛；MDA：丙二醛；PC：羰基蛋白；SOD：氧化物歧化酶；TBARS：硫代巴比妥酸反应产物；SAG：超氧阴离子；TAC：总抗氧化能力；LPO 过氧化脂质。

（三）抗帕金森病药物对实验动物氧化应激水平的调控

大多数抗帕金森病药物能够在临床前的动物研究中提高脑内抗氧化防御体系的能力（表 1-5-8）。具有 D2 样受体选择性的二代非麦角类多巴胺受体激动剂罗匹尼罗（ropinirole）能够在 MPTP 的帕金森病模型中增加纹状体内 GSH 水平和 CAT 活性，降低硝基化合物含量。不可逆的选择性 MAO-B 抑制剂司来吉兰（selegiline）、去铁胺（deferoxamine）和非麦角类多巴胺受体激动剂普拉

克索（pramipexole）能够增加纹状体或皮质内 GSH 含量。去铁敏同时也能够减少蛋白氧化应激损伤的发生，增加纹状体内 SOD 的活性。司来吉兰能够减少中脑区域和皮质内超氧阴离子（superoxide anion generation，SAG）的产生，并增加 CAT 活性。而 L-DOPA 不能恢复 MPTP 小鼠模型黑质内降低的 GSH。因此，综上研究表明，除了 L-DOPA 以外的抗帕金森病药物均表现出明显的抗氧化活性，这一机制可能是它们治疗帕金森病发挥药理作用的机制之一。

表 1-5-8　帕金森病动物模型实验中所应用的抗帕金森病药物
以及药物对氧化应激和抗氧化应激防御体系生物标志物的影响

毒物 / 动物	治疗药物	氧化应激防御体系生物标志物	氧化应激防御体系生物标志物变化
MPTP/ 小鼠	左旋多巴	黑质：↓ GSH	黑质：(－) GSH
MPTP/ 大鼠	罗匹尼罗	纹状体和皮质：↓ GSH，↓ CAT，↑ LPO 和 ↑ 硝化物	纹状体和皮质：↑ GSH，↑ CAT，↓ 硝化物
MPTP/ 小鼠	普拉克索	黑质：↓ GSH	黑质：↑ GSH
Rotenone/ 大鼠	司来吉兰	中脑和小脑：↑ TBARS，↑ SAG；中脑和皮质：↓ GSH 和 ↓ CAT	中脑：↓ TBARS，↓ SAG；中脑和皮质：↑ GSH，↑ CAT
6-OHDA / 大鼠	去铁胺	纹状体：↑ PC，↓ GSH 和 ↓ SOD	纹状体：↓ PC，↑ GSH 和 ↑ SOD

注：↑：增高；↓：降低；8-OHG：8- 羟基鸟嘌呤；CAT：过氧化氢酶；GSH：谷胱甘肽；CAT：过氧化氢酶；GPx：谷胱甘肽过氧化物酶；GR：谷胱甘肽还原酶；GSSG：氧化型谷胱甘肽 PC：羰基蛋白；SOD：氧化物歧化酶；TBARS：硫代巴比妥酸反应产物；SAG：超氧阴离子。

三、氧化应激与肌萎缩侧索硬化

肌萎缩侧索硬化（amyotrophic lateral sclerosis，ALS）是一种严重的神经变性病，以逐渐进展的大脑皮质上运动神经元（upper motor neuron，UMN）丢失和脑干以及脊髓内的下运动神经元（lower motor neuron，LMN）丢失为特征。临床表现为肌肉萎缩和无力，最终导致肌肉瘫痪、说话费力、吞咽和呼吸困难。肌萎缩侧索硬化于 1830 年由 Charles Bell 首次观察到，于 1874 年被 Jean-Martin Charcot 完整描述并命名。肌萎缩侧索硬化可经典的分为散发性（sporadic forms，SALS）和家族性（familial forms，FALS）。大约 10% 的肌萎缩侧索硬化患者呈常染色体显性遗传方式，其中的 20% 患者携带有 Cu/Zn-SOD 基因突变。SOD1 是胞内抗氧化酶，能够催化超氧化物（superoxide）成为分子氧和过氧化氢（hydrogen peroxide）。因此 SOD1 作为细胞内的抗氧化系统酶发挥清除自由基的作用。SOD1 突变后其功能受损，导致细胞内 ROS 产生增加，诱导氧化应激的发生，由此科学家们支持氧化应激损伤参与肌萎缩侧索硬化发病机制的学说。

（一）肌萎缩侧索硬化中存在氧化应激的证据

1. 动物研究证据　$SOD1$ 基因突变的转基因小鼠是科学家最为常用的肌萎缩侧索硬化转基因动物模型鼠。表达人突变 $SOD1$ 基因的小鼠表现出年龄相关的运动神经元退变，神经纤维和脊髓组织发生细胞水平和生化水平的损害，显示出明确的蛋白和脂质氧化水平的增加。在肌萎缩侧索硬化动物模型中氧化应激的生化标志物内发生了明显的改变。$SOD1$ G93A 转基因小鼠脊髓内自由基水

平明显增加，同时脊髓内截留基加合物的含量也明显升高。研究显示肌萎缩侧索硬化基因小鼠脊髓和运动皮质内 PC 含量增加，大脑和脑脊液内 MDA 及（4-hydroxyalkenal，4HDA）含量增加，脊髓内 4-HNE、4-HNE 加合物和 8-OHdG 含量增加。最近研究显示，肌萎缩侧索硬化动物模型内存在硝化过程，SOD1 G93A 转基因小鼠脊髓内、运动和感觉皮质内、外周血单个核细胞内 3-NT 含量增加。氧化应激广泛存在于肌萎缩侧索硬化中，体外细胞模型研究证实，氧化应激能够促进肌萎缩侧索硬化相关致病蛋白的聚集。

2. 临床患者研究证据　氧化应激参与肌萎缩侧索硬化病理机制的证据来源于对家族性肌萎缩侧索硬化和散发性肌萎缩侧索硬化患者的尸体解剖研究，显示患者神经系统存在广泛的蛋白质、DNA 和 RNA 氧化损伤，这些研究支持肌萎缩侧索硬化的氧化应激损伤学说。散发性肌萎缩侧索硬化患者脑脊液内 4-HNE 和 3-NT 水平升高，而散发性肌萎缩侧索硬化和家族性肌萎缩侧索硬化患者脑内 8-OHdG 水平升高。散发性肌萎缩侧索硬化患者血浆或红细胞内硫巴比妥酸反应物（thiobarbituric acid reactive substances，TBARS）、晚期氧化蛋白产物（advanced oxidation protein products，AOPP）和血浆中的三价铁还原能力（ferric-reducing ability of plasma，FRAP）降低。最近研究更支持氧化应激参与肌萎缩侧索硬化发病机制，研究显示，散发性肌萎缩侧索硬化患者尿液内异前列腺素（isoprostanoids，IsoPs）和 8-OHdG 含量增加，表明二者可作为肌萎缩侧索硬化的氧化应激损伤的标志物。综上所述，肌萎缩侧索硬

化患者中枢神经系统内广泛存在氧化应激标志物,这表明,氧化应激参与运动神经元的变性。最近来源于正电子发射断层成像(positron emission tomography, PET)研究显示,肌萎缩侧索硬化运动皮质内氧化应激的水平升高,同时在肌萎缩侧索硬化疾病的早期阶段即可观察到氧化应激水平的增加,这表明,氧化应激是肌萎缩侧索硬化疾病发病和进展的重要促进因素。

而肌萎缩侧索硬化患者外周组织或脑脊液内抗氧化防御体系的标志物同时也发生改变。研究显示,肌萎缩侧索硬化患者红细胞内 GSH 水平降低。最近的 PET 影像学研究显示,肌萎缩侧索硬化患者运动皮质内 GSH 水平降低。确诊的家族性肌萎缩侧索硬化和散发性肌萎缩侧索硬化患者红细胞和脑脊液内 SOD 活性降低。另外,家族性肌萎缩侧索硬化和散发性肌萎缩侧索硬化患者红细胞内 CAT 活性降低。有研究显示,肌萎缩侧索硬化患者红细胞 CAT 活性降低与肌萎缩侧索硬化的进展有关,表明 CAT 活性与疾病病程相关。

(二)临床前研究抗氧化应激治疗肌萎缩侧索硬化有效

许多具有抗氧化活性的化合物可作为肌萎缩侧索硬化的潜在治疗药物。最近研究显示,辅酶 Q10(coenzyme Q10)能够延长肌萎缩侧索硬化发作后小鼠的寿命。肌酸(creatine)是一种自然存在于脊椎动物体内的一种含氮的有机酸,能够辅助为肌肉和神经细胞提供能量。在突变 SOD1 小鼠肌萎缩侧索硬化模型中,肌酸长期给药能够延长肌萎缩侧索硬化实验动物的生存期,提高动物的运动协调性。结合肌酸能够保护因能量代谢障碍所致的神经元受损,表明,肌酸具有抗氧化应激损伤的功能。肌酸具有神经保护作用,能够缓冲线粒体 ATP 的耗竭,而线粒体 ATP 的耗竭促进细胞死亡。由于 SOD1 基因突变肌萎缩侧索硬化小鼠模型中线粒体肿胀和空泡化是肌萎缩侧索硬化早期的病理特征,而肌酸能够保护线粒体进而对肌萎缩侧索硬化具有治疗作用。此外,研究显示,肌酸能够减少肌萎缩侧索硬化动物脊髓内 3-NT 的生成和 ROS 产生。而肌酸与其他药物联合应用,如与 COX-2 抑制药罗非昔布(rofecoxib)或与广谱抗菌的四环素类抗生素米诺环素(minocycline)联用具有更多的保护作用,能够额外提高实验动物的生存期。

其他的抗氧化剂,如人工合成 SOD/CAT 拟似物 EUK-8 和 EUK-134 能够降低肌萎缩侧索硬化实验动物氧化应激水平,减少 MDA 和 PC 生成,并能够延长动物生存期。抗氧化剂维生素 E 虽然不能延长动物生存期,但其能够明显延缓肌萎缩侧索硬化发病,同时具有降低脊髓内 8-OHG 水平。褪黑激素、铜螯合药物四硫钼酸铵(ammonium tetrathiomolybdate)和白藜芦醇(resveratrol)同时具有延缓肌萎缩侧索硬化疾病发生和延长动物生存期的药理学功效。白藜芦醇和四硫钼酸铵需在肌萎缩侧索硬化发病前给药。在 SOD1 G93A 基因突变的转基因小鼠中,在肌萎缩侧索硬化症状出现后给予自由基清除药依达拉奉(edaravone),能够延缓小鼠运动功能的降低速度,并减少脊髓内 SOD1 的异常沉积,依达拉奉能够剂量依赖性降低脊髓内 3-NT/ 酪氨酸的比值,表明依达拉奉通过抗氧化机制在肌萎缩侧索硬化中具有保护作用。

综上所述,根据动物研究结果,抗氧化剂可能成为治疗肌萎缩侧索硬化潜在的药物,因为这些药物能够降低实验动物氧化应激水平,延长动物生存期。当然这些药物需要进一步在真实的临床世界中进一步验证。

四、思考

尽管已有的报告证实,氧化应激参与了所有这些神经变性病的进程。然而,神经变性病变的一个重要特征是特定神经元的死亡,如阿尔茨海默病患者中主要累及的是海马 CA1 区域和内嗅皮质神经元;而帕金森病患者中,主要是黑质致密区 DA 神经元的丢失;更重要的是,各个临近区域的神经元有时候都不会累及,如帕金森病中黑质 VTA 区神经元就累及较少。因此,氧化应激在特定神经元中的特定作用还有待进一步探讨。同时,深入了解氧化应激在神经变性病中的分子机制,将有助于扩展对神经变性病发生机制的认识和改善防治策略,如帕金森病进展过程中,存在 DA 神经元的减少,因此,存活的神经元中多巴胺,或外源性给予的 L-DOPA 会使得多巴胺的代谢加快,MAO 活性增加。H_2O_2 是氧化呼吸的一个自然的副产物,然而当 MAO 活性增加的时候,H_2O_2 产生可以增加 100 倍以上,再加上黑质中铁的富集,H_2O_2 与铁经过 Fenton 反应产生更多的氧自由基,从而引起

DNA 损伤,线粒体损伤,脂质氧化,最终加快神经元死亡。

显然,综上所述,氧化应激在神经变性病中起着重要作用,干预氧化应激也将是防治神经变性疾病的一个重要靶点。

（王洪权　李延峰）

参 考 文 献

1. ABO A, PICK E, HALL A, et al. Activation of the NADPH oxidase involves the small GTP-binding protein p21rac 1 [J]. Nature, 1991, 353(6345): 668-670.

2. AKIRA S, TAKEDA K. Toll-like receptor signaling[J]. Nat Rev Immunol, 2004, 4(7): 499-511.

3. BABIOR B M, KIPNES R S, CURNUTTE JT. Biological defense mechanisms. The production by leukocytes of superoxide, a potential bactericidal agent[J]. J Clin Invest, 1973, 52(3): 741-744.

4. BARNES D E, LINDAHL T. Repair and genetic consequences of endogenous DNA base damage in mammalian cells[J]. Annu Rev Genet, 2004, 38: 445-476.

5. BENEDETTI A, COMPORTI M, ESTERBAUER H. Identification of 4-hydroxynonenal as a cytotoxic product originating from the peroxidation of liver microsomal lipids [J]. Biochim Biophys Acta, 1980, 620(2): 281-296.

6. BOGDANOV M, BROWN R H, MATSON W, et al. Increased oxidative damage to DNA in ALS patients[J]. Free Radic Biol Med, 2000, 29(7): 652-658.

7. BRAND M D. The sites and topology of mitochondrial superoxide production[J]. Exp Gerontol, 2010, 45(7-8): 466-472.

8. BROMBERG Y, PICK E. Activation of NADPH-dependent superoxide production in a cell-free system by sodium dodecyl sulfate[J]. J Biol Chem, 1985, 260(25): 13539-13545.

9. CADENAS E, SIES H. The lag phase[J]. Free Radic Res, 1998, 28(6): 601-609.

10. CHANCE B, HOLLUNGER G. The interaction of energy and electron transfer reactions in mitochondria. Ⅳ. The pathway of electron transfer[J]. J Biol Chem, 1961, 236: 1562-1568.

11. CHUNG H T, PAE H O, CHOI B M, et al. Nitric oxide as a bioregulator of apoptosis[J]. Biochem Biophys Res Commun, 2001, 282(5): 1075-1079.

12. CHURCH D F, PRYOR W A. Free-radical chemistry of cigarette smoke and its toxicological implications[J]. Environ Health Perspect, 1985, 64: 111-126.

13. COHN J A, TSAI L, FRIGUET B, et al. Chemical characterization of a protein-4-hydroxy-2- nonenal cross-link: immunochemical detection in mitochondria exposed to oxidative stress[J]. Arch Biochem Biophys, 1996, 328(1): 158-164.

14. COMMONER B, TOWNSEND J, PAKE G E. Free radicals in biological materials[J]. Nature, 1954, 174(4432): 689-691.

15. COOKE M S, EVANS M D, DIZDAROGLU M, et al. Oxidative DNA damage: mechanisms, mutation, and disease[J]. FASEBJ, 2003, 17(10): 1195-1214.

16. D'AMICO E, FACTOR-LITVAK P, SANTELLA R M, et al. Clinical perspective on oxidative stress in sporadic amyotrophic lateral sclerosis[J]. Free Radic Biol Med, 2013, 65: 509-527.

17. DEL R L A, CORPAS F J, SANDALIO L M, et al. Reactive oxygen species, antioxidant systems and nitric oxide in peroxisomes[J]. J Exp Bot, 2002, 53(372): 1255-1272.

18. ESTERBAUER H, SCHAUR R J, ZOLNER H. Chemistry and biochemistry of 4-hydroxynonenal malonaldehyde and related aldehydes [J]. Free Radic Biol Med, 1991, 11(1): 81-128.

19. ESTERBAUER H, ZOLLNER H, LANG J. Metabolism of the lipid peroxidation product 4-hydroxynonenal by isolated hepatocytes and by liver cytosolic fractions[J]. Biochem J, 1985, 228(2): 363-373.

20. FREEMAN B A, CRAPO J D. Biology of disease: free radicals and tissue injury[J]. Lab Invest, 1982, 47(5): 412-426.

21. GALKIN A, BRANDT U. Superoxide radical formation by pure complex I (NADH: ubiquinone oxidoreductase)from Yarrowia lipolytica[J]. J Biol Chem, 2005, 280(34): 30129-30135.

22. GARRISON W M, JAYKO M E, BENNETT W. Radiation-induced oxidation of protein in aqueous solution[J]. Radiat Res, 1962, 16: 483-502.

23. GERSCHMAN R, GILBERT D L, NYE S W, et al. Oxygen poisoning and x-irradiation: a mechanism in common[J]. Science, 1954, 119(3097): 623-626.

24. GODAR D E, LUCAS A D. Spectral dependence of UV-induced immediate and delayed apoptosis: the role of membrane and DNA damage[J]. Photnchem Photobiol, 1995, 62(1): 108-113.

25. HAIMOVITZ-FRIEDMAN A, KOLESNICK R N, FUKS Z. Ceramide signaling in apoptosis [J]. Br Med Bull, 1997, 53 (3): 539–553.

26. HARMAN D. Aging: a theory based on free radical and radiation chemistry [J]. J Gerontol, 1956, 11 (3): 298–300.

27. HERRERO A, BARJA G. Localization of the site of oxygen radical generation inside the complex I of heart and nonsynaptic brain mammalian mitochondria [J]. J Bioenerg Biomembr, 2000, 32 (6): 609–615.

28. HEYNEMAN R A, VERCAUTEREN R E. Activation of a NADPH oxidase from horse polymorphonuclear leukocytes in a cell–free system [J]. J Leukoc Biol, 1984, 36 (6): 751–759.

29. HINKLE P C, BUTOW R A, RACKER E, et al. Partial resolution of the enzymes catalyzing oxidative phosphorylation. XV. Reverse electron transfer in the flavin– cytochrome beta region of the respiratory chain of beef heart submitochondrial particles [J]. J Biol Chem, 1967, 242 (22): 5169–5173.

30. JONES D P, RADI R. Redox pioneer: professor Helmut Sies [J]. Antioxid Redox Signal, 2014, 21 (18): 2459–2468.

31. KIM H, LIU X, KOBAYASHI T, et al. Reversible cigarette smoke extract–induced DNA damage in human lung fibroblasts [J]. Am J Respir Cell Mol Biol, 2004, 31 (5): 483–490.

32. KLEBANOFF S J. Myeloperoxidase: contribution to the microbicidal activity of intact leukocytes [J]. Science, 1970, 169 (3950): 1095–1097.

33. KNAUS U G, HEYWORTH P G, EVANS T, et al. Regulation of phagocyte oxygen radical production by the GTP–binding protein Rac 2 [J]. Science, 1991, 254 (5037): 1512–1515.

34. MACLEOD J. Sulfhydryl groups in relation to the metabolism and motility of human spermatozoa [J]. J Gen Physiol, 1951, 34 (5): 705–714.

35. MCCORD J M, FRIDOVICH I. Superoxide dismutase. An enzymic function for erythrocuprein (hemocuprein) [J]. J Biol Chem, 1969, 244 (22): 6049–6055.

36. MITTAL C K, MURAD F. Activation of guanylate cyclase by superoxide dismutase and hydroxyl radical: a physiological regulator of guanosine 3', 5'–monophosphate formation [J]. Proc Natl Acad Sci USA, 1977, 74 (10): 4360–4364.

37. NARDO G, POZZI S, MANTOVANI S, et al. Nitroproteomics of peripheral blood mononuclear cells from patients and a rat model of ALS [J]. Antioxid Redox Signal, 2009, 11 (7): 1559–1567.

38. NUNOI H, ROTROSEN D, GALLIN J I, et al. Two forms of autosomal chronic granulomatous disease lack distinct neutrophil cytosol factors [J]. Science, 1988, 242 (4883): 1298–1301.

39. ROSSI F, ZATTI M. Biochemical aspects of phagocytosis in polymorphonuclear leucocytes. NADH and NADPH oxidation by the granules of resting and phagocytizing cells [J]. Experientia, 1964, 20 (1): 21–23.

40. ROY T S, ANDREWS J E, SEIDLER F J, et al. Nicotine evokes cell death in embryonic rat brain during neurulation [J]. J Pharmacol Exp Ther, 1998, 287 (3): 1136–1144.

41. ROYER–POKORA B, KUNKEL L M, MONACO A P, et al. Cloning the gene for an inherited human disorder––chronic granulomatous disease––on the basis of its chromosomal location [J]. Nature, 1986, 322 (6074): 32–38.

42. SBARRA A J, KARNOVSKY M L. The biochemical basis of phagocytosis. I. Metabolic changes during the ingestion of particles by polymorphonuclear leukocytes [J]. J Biol Chem, 1959, 234 (6): 1355–1362.

43. SCHAUENSTEIN E, ESTERBAUER H. Formation and properties of reactive aldehydes [J]. Ciba Found Symp, 1978, (67): 225–244.

44. SCHUESSLER H, SCHILLING K. Oxygen effect in the radiolysis of proteins. Part 2. Bovine serum albumin [J]. Int J Radiat Biol Relat Stud Phys Chem Med, 1984, 45 (3): 267–281.

45. SEGAL A W, JONES O T, WEBSTER D, et al. Absence of a newly described cytochrome b from neutrophils of patients with chronic granulomatous disease [J]. Lancet, 1978, 2 (8087): 446–449.

46. SEGAL A W, JONES O T. Novel cytochrome b system in phagocytic vacuoles of human granulocytes [J]. Nature, 1978, 276 (5687): 515–517.

47. SEO B B, MARELLA M, YAGI T, et al. The single subunit NADH dehydrogenase reduces generation of reactive oxygen species from complex I [J]. FEBS Lett, 2006, 580 (26): 6105–6108.

48. SMITH R G, HENRY Y K, MATTSON M P, et al. Presence of 4–hydroxynonenal in cerebrospinal fluid of patients with sporadic amyotrophic lateral sclerosis [J]. Ann Neurol, 1998, 44 (4): 696–699.

49. SUBRAMANIAM S R, CHESSELET M F. Mitochondrial dysfunction and oxidative stress in Parkinson's disease [J]. Prog Neurobiol, 2013 (106/107): 17–32.

50. TEAHAN C, ROWE P, PARKER P, et al. The X–linked chronic granulomatous disease gene codes for the beta–chain of cytochrome b–245 [J]. Nature, 1987, 327 (6124): 720–721.

51. UNGERSTEDT U. Postsynaptic supersensitivity after 6-hydroxy-dopamine induced degeneration of the nigro-striatal dopamine system [J]. Acta Physiol Scand Suppl, 1971, 367 (4): 69-93.

52. VOLPP B D, NAUSEEF W M, CLARK R A. Two cytosolic neutrophil oxidase components absent in autosomal chronic granulomatous disease [J]. Science, 1988, 242 (4883): 1295-1297.

53. VOTYAKOVA T V, REYNOLDS I J. DeltaPsi (m)-Dependent and -independent production of reactive oxygen species by rat brain mitochondria [J]. J Neurochem, 2001, 79 (2): 266-277.

54. WIENTJES F B, HSUAN J J, TOTTY N F, et al. p40phox, a third cytosolic component of the activation complex of the NADPH oxidase to contain src homology 3 domains [J]. Biochem J, 1993, 296 (Pt 3): 557-561.

第六章　神经变性病的动物模型

尽管神经变性病病因各异,但在病理学上均以神经细胞的变性为重要病变,目前的研究表明该类疾病的发生可能与多种因素相关,但具体的发病机制尚未完全阐明,也无有效的治疗措施。因此建立能模拟神经变性病的动物模型对其发病机制和治疗策略的研究具有重要意义。目前用于研究神经变性病的动物主要有小鼠、大鼠和非人灵长类动物,种类包括物理化学损伤与基因工程动物等。

小鼠寿命短,繁殖快,来源与研究资料丰富,是此类疾病研究的好材料,也常用于药物学研究和毒性实验。大鼠也是神经系统疾病研究的常用模型动物,行为表现多样,情绪反应敏感,有一定的变化特征,常用于研究各种行为和高级神经活动的表现:如可利用相关行为学检测大鼠的学习记忆、判断能力、活动能力与回避惩罚能力,也可用于神经变性病常伴发的焦虑抑郁等精神症状。恒河猴属于非人灵长类动物,和人类亲缘关系近,具有很多与人类神经系统相似的特征。在此,我们将阿尔茨海默病、帕金森病、亨廷顿病、肌萎缩侧索硬化和多系统萎缩的常用动物模型加以概述。

第一节　阿尔茨海默病的动物模型

以往常用的阿尔茨海默病动物模型主要是采用物理、手术或化学的方法损伤基底核或胆碱能神经模拟阿尔茨海默病的学习记忆障碍,但并不能良好的复制阿尔茨海默病的病理特征与发病机制。近些年来转基因动物模型越来越被广泛应用于阿尔茨海默病的基础研究和药物开发中。下面介绍几种常见的阿尔茨海默病动物模型。

一、衰老动物模型

此类动物模型包括自然衰老大、小鼠,非人灵长类如恒河猴模型和快速老化模型如SAMP8小鼠。

自然衰老大、小鼠Meynert基底核中的神经元萎缩,并伴有学习记忆能力的减退,与人类阿尔茨海默病临床表型相似。但脑内并无Aβ沉积和tau形成的神经元纤维缠结。饲养周期相对较长,病死率高,较难获得。

自然衰老的恒河猴具有很多与人类相似的特征,可用做阿尔茨海默病等老年病研究。恒河猴随着年龄增加,出现老年斑并可持续终生。老年斑的形态结构等特点与人类相似。散发性阿尔茨海默病的恒河猴可用于分析与阿尔茨海默病相关的环境等因素,但恒河猴寿命一般在35~40岁,在20岁以上才可出现阿尔茨海默病病例,实验周期长,并且来源紧张、稀少,经济成本高,一般较少采用。

SAMP8小鼠模型,脑内有β淀粉样蛋白沉积,在11月龄时出现tau蛋白过度磷酸化。在4~6个月后出现行动迟缓、被毛光泽减退、脱毛、弓背、皮肤溃疡、昼夜节律失常等症状。Morris水迷宫方法检测发现,SAMP8小鼠在4月龄出现空间记忆的损伤,随时间增加逐渐加重,学习记忆能力减退,在8月龄是更为明显。3~4月龄便出现学习记忆能力减退,8月龄左右学习记忆能力明显下降。脑内出现β淀粉样沉积、脑内氧化应激相关酶活性及线粒体功能改变、脑内葡萄糖代谢的三羧酸循环异常和免疫功能障碍。SAMP8小鼠寿命较短,其发病过程和机制与阿尔茨海默病是否一致有待进一步研究,制作模型成本相对较高。

二、外源有害物质注射模型

如Aβ42注入诱导模型,小鼠仍是最常用动物。主要特点为动物出现记忆能力减退,脑内注射可造成Aβ沉积导致毒性反应,促进炎症反应发生,该模型建立成本低,可用于探讨Aβ在阿尔茨海默病中的发病机制和相关治疗的研究。实验动物脑内重要病理改变可能持续时间较短,不能模拟阿尔茨海默病的渐进性病理变化,并且胆碱能活性没有降低。

铝中毒诱导动物模型,该模型脑内出现老年斑和神经元纤维缠结,并有学习记忆能力减退等认知障碍及行为学表现。但该模型脑内神经元纤维缠结的病理变化与阿尔茨海默病有所不同,并且胆碱能活性没有降低,目前并不常用。

三、转基因动物模型

目前在阿尔茨海默病研究和药物开发中应用最多的模型,可分为单转基因和多转基因模型。动物种类仍以大、小鼠为主。常见的转基因动物的表型特点与局限性如表1-6-1。

表1-6-1 常见转基因阿尔茨海默病动物模型的种类、表型与局限性

类型	常用模型举例	行为学与病理表型	局限性
单转基因模型	①APP 转基因模型,如 APPswe 转基因小鼠	10月龄出现 Aβ 沉积,并且 Aβ 沉积可导致 tau 蛋白过度磷酸化,空间学习和记忆能力减退	转基因小鼠模型在制作过程中存在有外源性基因随机插入,拷贝数不定,可能有异位表达现象,难以真实模拟内源性基因表达情况。此外,有些小鼠繁殖能力低,小鼠间可能打架严重,造价高等缺点,一定程度上制约了该模型的广泛应用
	②tau 转基因模型,如 TauP301S 小鼠	3月龄小鼠即表现出四肢异常,并随年龄逐渐加重甚至瘫痪,寿命缩短至约12个月。5月龄出现神经元纤维缠结,8月龄出现神经元丢失,但无明显 Aβ 沉积	
双转基因模型	①APPswe/PS1ΔE9 小鼠	(1)3月龄出现学习和记忆障碍,4月龄开始有老年斑形成,12月龄出现大量老年斑,7月龄时检测发现不同位点 tau 蛋白发生了明显的磷酸化。是目前较常用的 AD 模型	
	②APPswe/TauP301 小鼠	(2)5月龄出现 Aβ 沉积和 tau 蛋白过度磷酸化,10月龄之后出现学习记忆障碍	
三转基因模型	①APP/PS1/tau 三转基因小鼠	(1)6~8月龄出现老年斑和神经元纤维缠结,6月龄出现学习记忆能力损伤。上述行为学损伤与病理改变出现时间有不同报道	该模型繁殖率低,价格昂贵
	②APP/PS1/tau 三转基因大鼠	(2)6月龄已出现显著的学习记忆能力下降,Tau 蛋白过度磷酸化 Aβ 沉积增多	
五转基因模型	五转基因小鼠(5×FAD)	该模型小鼠2~3月龄开始有神经元内 Aβ 沉积增多,4月龄形成老年斑和行为学改变	

第二节 帕金森病的动物模型

目前,帕金森病研究中主要使用神经毒性模型和基因工程模型。神经毒性模型是一种经典和古老的帕金森病实验模型,其中主要使用线粒体毒素或神经元毒性化合物,多数对多巴胺能神经元有选择性毒性(如 MPTP、百草枯、鱼藤酮、6-羟多巴胺

等)。这些神经毒素可用于啮齿类动物或灵长类动物,通过整体动物给药或者立体定位注射至黑质纹状体建立帕金森病动物模型。而根据神经毒素和给药方式的不同,研究者可以诱导不同类型帕金森病病理和表型特征。

另外,随着1997年鉴定出的第一个帕金森病相关的 α- 突触核蛋白基因突变,转基因模型已经迅速发展。单基因帕金森病的发现为疾病的发病

机制提供了深刻见解,而最近大量的全基因组关联研究,则为家族和散发性的帕金森病具有共同的遗传背景提供了有力的证据。这些研究促进了新的帕金森病动物模型建立,特别是啮齿类动物模型的发展。

一、神经毒素模型

目前已有一些神经毒素和药物制剂常用于建立帕金森病动物模型。一般来说,这些神经毒素会导致黑质纹状体通路的大量变性,从而产生强烈的运动症状。单这些症状,尤其是啮齿动物的症状,难以达到帕金森病患者的症状水平。因此,这些模型适合研究 SNc 多巴胺能神经元的神经退化过程,以及测试帕金森病症状的治疗方法。神经毒素所引发的神经退化发展非常迅速,主要是关于多巴胺能神经元病变,但是模型动物脑内不会产生蛋白质聚集物——路易小体(LB)。路易小体是帕金森病的典型特征,主要由 α- 突触核蛋白组成。而从神经化学的角度来看,大多数神经毒素帕金森病模型机制主要是阻断线粒体复合物 I(表 1-6-2)。

表 1-6-2 常见神经毒素帕金森病动物模型

神经毒素	给药方式	表型	神经变性	蛋白病/聚集物
6-OHDA	局部 黑质、内侧前脑束、纹状体立体定位注射	阿扑吗啡/安非他明诱导旋转;注射后约4周,纹状体局部退化;nigr/MFB的注射导致完全的、快速的病变	仅多巴胺能神经元的缺失,注射位点末端瞬间损伤,迟发性黑质神经元胞体损伤	无
MPTP	全身 小鼠:腹腔注射或者皮下注射; 猴子:腹腔注射或肌内注射或颈静脉注射	小鼠表型较少;猴子表现出的多动性、运动不能和僵硬;绿猴静息性颤动;可与其他神经递质系统的损伤方法相结合	多巴胺能神经元的缺失,在猴子模型中有神经炎症,而啮齿动物模型中没有	无
鱼藤酮	全身 大鼠:腹腔注射或静脉注射	严重的表型包括运动障碍,胃肠道功能障碍,步态和平衡障碍,但非多巴胺能神经元特异	广泛病变,多巴胺能和非多巴胺能神经元缺失	α- 突触核蛋白和tau蛋白病理变化
百草枯	全身 小鼠:腹腔注射	无明显运动缺陷	SNc脑区细胞缺失纹状体TH免疫反应性下降	SNc脑区突触蛋白表达上调并发生聚集
番荔枝辛	全身 小鼠:静脉注射	严重的表型,包括运动障碍,步态和平衡障碍,但非多巴胺能神经元特异	多巴胺能和非多巴胺能神经元缺失	tau蛋白病理变化
谷氨酸转运体抑制剂	局部 黑质	单侧病变后旋转	多巴胺神经元缺失	α- 突触核蛋白病理变化
LPS/或与6-OHDA联用	局部/全身 黑质/腹腔注射		多巴胺神经元缺失神经炎症	无

(一)6-OHDA 诱导模型

6-OHDA 在结构上类似儿茶酚胺,自 20 世纪 60 年代末以来,它一直被用于啮齿类动物进行帕金森病研究。由于 6-OHDA 分子具有亲水性,它不能穿过血脑屏障(blood-brain barrier, BBB),因此需要通过立体定位注射直接注入到目标大脑结构中,注射位点通常是黑质 SNc、内侧前脑束 MFB 或纹状体 STR,而在某些情况下,也被注入脑室区域。6-OHDA 的神经毒性是通过一个两步机制来实现的,包括首先通过 DA 和去甲肾上腺素膜转运蛋白聚集到儿茶酚胺能神经元,然后对线粒体复合物Ⅰ产生抑制作用。

在 SNc 或 MFB 脑区中注射 6-OHDA,超过 90% 的多巴胺能神经元会在几天内迅速发生退化变性。通常研究者会在单侧诱导这样的病变,以减少动物死亡,并使动物产生有效、容易检测的单侧运动损伤,例如观察同侧性运动不能和旋转行为等。通过在背侧纹状体脑区注射 6-OHDA 可以观察到帕金森病早期模型的局部病变,我们也可以诱导双侧病变以研究更复杂的行为变化,如反应时间等。此外,6-OHDA 诱导的双侧部分病变为非运动性症状提供了研究工具,它能引起焦虑、抑郁和嗅觉缺陷等病症表型。尽管 6-OHDA 模型动物中没有 LB 产生,模型发展也没有渐进性,但是它在细胞和分子水平上为我们研究帕金森病提供了大量的信息。例如,在 6-OHDA 诱导损伤大鼠的基底神经节(basal ganglion,BG)中,谷氨酸能突触传递有显著的增加,而皮质纹状体的突触可塑性则由于大量或部分的纹状体神经变性而改变。6-OHDA 模型也被成功地用于研究经典帕金森病的治疗作用机制,如左旋多巴、脑深部电刺激以及如针对代谢性谷氨酸受体的新方法。这些方法可能通过正常化纹状体和 BG 突触传递,改善运动行为。此外,在 MFB 注射 6-OHDA 导致多巴胺能神经元的消耗,并伴有去甲肾上腺素和血清素的消耗,会显著诱发焦虑、快感缺乏和抑郁行为。

(二)MPTP 诱导模型

MPTP(1-甲基-4-苯基-4-丙酸氧啶)的神经毒性是在 20 世纪 80 年代早期被人们所发现,当时一群药物成瘾的加利福尼亚青年意外地注射了被 MPTP 污染的合成海洛因,随后突然出现帕金森症状。MPTP 是一种高度亲脂性的线粒体复合物Ⅰ抑制剂,很容易穿过 BBB,因此可以全身给药诱导实验帕金森病模型。MPTP 化合物本身无毒,但是它在星型胶质细胞和五羟色胺能神经细胞中转化为 1-甲基-4-苯基-2,3-二氢吡啶(MPDP+),并随后自发氧化为 1-甲基-4-苯基吡啶(MPP+)。DA 转运体(DAT)随后将 MPP+ 转入多巴胺能神经元,在细胞质中积累,然后通过囊泡单胺转运体(VMAT)进入突触小泡。MPP+ 随后以线粒体膜电位为驱动力进入细胞器,并阻断了线粒体复合物Ⅰ,产生毒性,最终造成 ATP 耗竭和细胞死亡。

不同种属动物对 MPTP 的敏感性存在有显著差异。灵长类动物非常敏感。在给猴子多次低剂量注射 MPTP 后,通常会产生持续的多巴胺能神经元缺失、运动障碍、肌肉僵硬、不正常姿势、刻板行为、有时会有颤抖行为。大鼠对 MPTP 不敏感。小鼠对 MPTP 的敏感性介于灵长类和大鼠之间。给予小鼠单次高剂量或者重复注射低剂量(腹腔注射)MPTP,能够导致 SNc 脑区的多巴胺能神经元缺失,而这种毒性对大鼠无效。一般来说,MPTP 处理后的小鼠会出现运动障碍,并通过行为测试能够检测出来。然而,有一些研究发现,在小鼠长期慢性 MPTP 中毒可以产生含有泛素蛋白和 α-突触核蛋白的 LB 样的神经元包涵体。特别是在灵长类动物 MPTP 模型中,有大量基底神经节中多巴胺耗竭导致发生功能变化的研究,这为帕金森病的病理生理学提供了深入的见解。除了直接抑制线粒体复合物Ⅰ,MPTP 药物毒性还包括线粒体损伤及其和下游引起的神经退行性过程,其中涉及了细胞凋亡调节蛋白 Bax 和 JNK 激酶表达上调、细胞色素 C 的释放、caspase-3、caspase-9 的激活以及 NMDA 受体介导的兴奋性毒性和神经炎症过程。

(三)鱼藤酮诱导模型

鱼藤酮是鱼藤酮生物碱神经毒素家族中的一种除草剂、杀虫剂和杀鱼剂。它天然存在于热带植物,如豆薯及其他鱼藤属的豆科植物。由于其具有高度的亲脂性,鱼藤酮很容易穿过 BBB,并进入神经元,然后阻断线粒体复合物Ⅰ,增加 ROS,抑制蛋白酶活性,减少多巴胺和谷胱甘肽水平,导致氧化损伤。这种毒素可以多种方式大小鼠每天给药,包括腹腔注射,静脉注射,皮下注射,灌胃,以及脑立体定位注射等。鱼藤酮模型几乎复制了所有的帕金森病特征,包括 SNc 多巴胺能神经元丢失、黑质纹状体神经变性、行为改变、炎症、含有 α-突触核蛋白和泛素蛋白的 LB 样内容物、氧化应激和消化系统问题。然而,鱼藤酮会引起实验室动物的高死亡率,并且其造成的多巴胺能损伤情况多变而且难以复制。

(四)百草枯和代森锰诱导模型

百草枯是 1,1-二甲基-4,4-二氯吡啶的商品名,与 MPP$^+$ 的结构相似,也是世界上使用最广泛的杀虫剂和除草剂之一。它不可以穿透 BBB,但可以借助于中性氨基酸转运体进入大脑,然后通过载体介导的和线粒体膜电位相关过程进入细胞和线粒体,通过直接抑制线粒体复合物 I 发挥作用。在高剂量的情况下,百草枯通过多巴胺转运体聚集到多巴胺能神经元,可与氧气反应生成活性氧(ROS,特别是 O$_2^{2-}$),干扰谷胱甘肽循环,引起氧化应激,从而导致神经元损伤和死亡。此外,这种毒素的作用似乎涉及到氨基末端激酶和 c-Jun 的相继磷酸化,以及 caspase-3 的激活,从而导致细胞凋亡。

代森锰是锰-乙烯-1,2-比二硫代氨基甲酸乙酯的商品名,也是一种杀菌剂。其具有良好的亲脂性而能够轻易通过 BBB,抑制谷氨酸的转运,扰乱 DA 的吸收和释放。

一项流行病学研究表明,在农业中使用百草枯与帕金森病的发病率之间存在关联,同时最近也有研究对百草枯、代森锰与帕金森病的这种关联提出了不同看法。百草枯的全身(腹腔注射或其他方法)慢性给药(24 周)被证实能够缓慢地引起 SNc 和 VTA 多巴胺能神经元的退化,从而导致了延迟的多巴胺能传导缺陷,模拟了帕金森病早期症状。关于百草枯处理的小鼠的另外一些研究,报道了轻微的 SNc 神经元损失。啮齿动物的慢性全身摄入代森锰会导致 SNc 神经元的损伤和纹状体的传入神经阻滞,但相对的维持了多巴胺的释放水平。此外代森锰可以增强 MPTP 和百草枯的作用。而使用百草枯和代森锰诱导动物模型的优点之一在于,它能够诱导包含 α-突触核蛋白的类似于 LB 的包涵体表达。但是,这种模型重复性较差,在多巴胺能神经元死亡、纹状体以及行为方面显示出矛盾的表型结果。

(五)苯丙胺类精神兴奋剂诱导模型

合成的苯丙胺衍生物,如甲基苯丙胺(METH)和 3,4-二甲基二氧甲基苯丙胺(MDMA)被证实具有神经毒性作用,诱导神经功能缺陷和神经系统的结构改变。由于它们强有力的单胺释放和再摄取抑制作用等广泛影响,它们并不能诱导典型的帕金森病模型。然而值得注意的是,高剂量的 METH 处理会导致啮齿动物、豚鼠和灵长类动物的多巴胺能和五羟色胺能神经细胞纤维丢失。MDMA 对五

羟色胺能系统的影响比多巴胺能系统更大,而模型小鼠的重复摄入 MDMA 会引起 SNc 脑区多巴胺能神经元的丢失和纹状体神经传递阻滞。此外幼年小鼠摄入 MDMA 会加剧 MPTP 在其成年后的毒性。总体来说,这些精神兴奋剂可以用来研究儿茶酚胺能神经元的易损性,但很难完全诱导帕金森病模型。

二、基因工程模型

大约 10% 的帕金森病患者是由常染色体显性或隐性遗传相关致病基因突变所致。由于帕金森病的病因至少在一定程度上是明确的,因此这些遗传突变病例非常有趣,并为建立同样遗传突变的动物模型提供了理论依据。到目前为止,已经确定了 15 个帕金森病致病基因和超过 25 个遗传风险因子,它们被归类为"PARK"和"Non-PARK"基因位点。其中的一些基因已被用于大、小鼠帕金森病模型的建立,最常见的是 SNCA(α-突触核蛋白,PARK1,PARK4)、PRKN(parkin RBR E3 泛素蛋白连接酶,PARK2)、PINK1(PTEN 诱导激酶 1,PARK6)、DJ-1(PARK7)和 LRRK2(富亮氨酸重复激酶 2,PARK8)等,其他的遗传突变模型也在开发中。总的来说,虽然这些帕金森病遗传模型与病理学最为相关,但在这些模型中很少出现黑质纹状体退化、纹状体多巴胺衰竭和运动相关症状。即使是在 3× 敲除模型中,如同时敲除了 PRKN、DJ-1 和 PINK1,依旧没有表现出上述症状。但是这些模型仍然可以用于研究帕金森病的病理和发病机制,便于我们更好地了解相关蛋白在生理和病理条件下的功能(表 1-6-3)。

(一)α-突触核蛋白转基因模型

SNCA 基因的点突变(A30P,A53T 和 E46K)或过表达(2 个或者 3 个拷贝)是罕见性家族性帕金森病的主要原因,呈常染色体显性遗传。这一现象最早发现于意大利和希腊患者中。α-突触核蛋白是 LB 的组成部分,可以和突触前膜的人多巴胺转运体结合,进而易化多巴胺转运体的富集,增强了多巴胺的摄取和多巴胺诱导的细胞凋亡。虽然已有的研究结果表明 α-突触核蛋白可与微管蛋白 tubulin 和 SNARE 复合体发生相互作用,但其生理功能尚不明确;同时,α-突触核蛋白突变引起的细胞毒性和细胞凋亡的机制也不明确。由于 SNCA

表 1-6-3　常见转基因帕金森病动物模型

目标基因	简介	表型	神经变性	蛋白病/聚集物
α-突触核蛋白	大、小鼠过表达全长 α-突触核蛋白的突变体(A30P,A53T,A30P/A53T)或野生型蛋白	较少行为表型,少数模型有胃肠功能改变	大多数模型中,没有神经元缺失,而是多巴胺传递改变	α-突触核蛋白在黑质内广泛沉积;在 Thy-1 启动子驱动表达 α-突触核蛋白转基因鼠(包括野生型和突变体)中,可获得 α-突触核蛋白的脑内广泛表达
LRRK2	小鼠过表达突变体(R1441G 或 G2019)或野生型 LRRK2 蛋白	较少或没有运动缺陷	无	tau 蛋白总量和磷酸化 tau 蛋白含量有所增加
其他 PD 突变基因(parkin,Pink1,DJ1)	敲除(KO)/转基因小鼠	较少行为表型,主要是自主活动轻微下降	大多数模型中,没有神经元缺失,而是多巴胺传递改变;线粒体缺陷(parkin,Pink1 突变);促氧化毒素敏感性增强(DJ1 突变)	无
MitoPark 小鼠	中脑多巴胺能神经元线粒体转录因子 A 敲除小鼠,mtDNA 表达减少,呼吸链缺陷	迟发性和渐进性自主活动减少,可用 L-DOPA 改善	成年开始黑质纹状体变性,伴随多巴胺水平下降	线粒体蛋白标志物阳性的细胞内包涵体

的基因拷贝数与帕金森病相关,研究人员推测 α-突触核蛋白毒性取决于其在体内的水平。因此,一些帕金森病模型主要是通过过表达鼠源或人源野生型 α-突触核蛋白建立的。在其他帕金森病模型中,研究者们主要表达一个或多个 SNCA 基因突变体,或同时突变 α-突触核蛋白并过表达其他帕金森病相关基因。

帕金森病遗传模型的数量和获得方法是多种多样的,总的来说,尽管 α-突触核蛋白模型是被广泛接受的帕金森病模型,并且某些动物模型 SNc 或其他脑区表现出具有 α-突触核蛋白的聚集,然而这类模型并没有表现出黑质纹状体通路和运动行为的持续异常和恶化。最新的研究发现,幼龄小鼠脑内注射从老年转基因小鼠或人类脑部提取的 α-突触核蛋白聚集物,脑内会出现 LB 样物质,并且其可以扩散到远离注射部位的脑区。这表明本模型有助于阐明 α-突触核蛋白在健康和疾病中的作用,不局限于帕金森病,也包括其他突触核蛋白病变;此外本模型还表明了 α-突触核蛋白在帕金森病疾病进展的"Braak's 期"中的作用机制与朊蛋白 prion 在神经系统病变中的作用机制相似。

（二）Parkin 基因工程模型

Parkin(由 PRKN 基因编码,PARK2)是一种泛素 E3 连接酶,Parkin 酶的失活在家族性和散发性帕金森病中起重要作用。PRKN 基因的突变最早发现于日本帕金森病患者中,为常染色体隐性遗传的早发性帕金森病病例。PRKN 突变主要包括外显子 2、3 和 7 的缺失、外显子 2~4 和 9 的重复,以及 P437L 的替代。小鼠 PRKN 突变模型通常是完全敲除基因外显子 2、3 或 7,或者 Parkin 敲除结合 α-突触核蛋白突变。PRKN 外显子 2 和 3 突变的小鼠没有明显的多巴胺能神经元损失,也没有显著的行为缺陷。外显子 3 缺失模型小鼠纹状体谷氨酸水平上升,并表现出轻度的线粒体功能障碍,抗氧化能力损伤,氧化应激增强。而外显子 7 缺失的小鼠 SNc 脑区多巴胺能神经元的数量并没有减少,蓝斑中儿茶酚胺能神经元数目轻微减少,嗅球和脊髓中去甲肾上腺素水平下降,但没有显著行为缺陷。因此,以上几种小鼠模型并不能很好的用于帕金森病研究。最近有研究开发了一种携带 BAC(细菌人工染色体)的新型转基因小鼠模型,该模型表达有 c-末端截断的人源突变体 parkin

（Parkin-q311x），具有迟发性和渐进性运动缺陷，SNc 区多巴胺能神经元变性，以及纹状体多巴胺能末梢神经元减少等表型。

（三）PINK1 基因工程模型

PINK1 蛋白（PTEN-induced putative kinase 1，PARK6）与 parkin 蛋白的相互作用能够诱导去极化的线粒体自噬，进而避免线粒体功能紊乱、保护细胞功能。PINK1 的错义突变和无义突变最早发现于意大利家族性帕金森病患者，为常染色体隐性遗传的早发性帕金森病病例。PINK1 敲除小鼠显示轻度线粒体缺陷、氧化应激和超氧化物损伤增强。老年期小鼠的体重随年龄逐渐降低，并伴有运动能力的下降，同时伴随着轻微的脑内多巴胺水平降低。总体来说，PINK1 敲除小鼠没有表现出显著地纹状体多巴胺能神经元的减少和 LB 聚集。虽然有文献报道，在黑质 PINK1 敲除的小鼠中过表达 α-突触核蛋白，可以导致多巴胺能神经元的退化，但是在 PINK1 模型中，黑质纹状体中多巴胺能神经元的功能没有显著影响，也不表现出其他帕金森病相关的缺陷。因此，PINK1 模型的应用还有待进一步考证。

（四）DJ-1 基因工程模型

DJ-1（PARK7）基因编码的蛋白具有多种功能，包括转录调控、氧化应激感受器、蛋白酶和线粒体调控等。DJ-1 错义突变与常染色体隐性遗传的早发帕金森病有关，最早见于荷兰和意大利家族性帕金森病患者。过表达 DJ-1 可保护 MPTP 诱发的小鼠多巴胺能神经元变性。靶向敲除 DJ-1 基因 2 号外显子后，小鼠 SNc 脑区多巴胺能的神经元数量没有发生变化，但其表现出纹状体多巴胺释放和对 D2 自受体刺激响应的减少、运动能力降低、皮质纹状体突触可塑性的改变，以及对 MPTP 敏感度的增强。在另一种 DJ-1 小鼠模型中，通过"基因陷阱"技术在 DJ-1 基因 1 号外显子后引入终止码后，小鼠表现出增强的线粒体呼吸活性和 VTA 区多巴胺能神经元的减少，而纹状体多巴胺能神经末梢没有增强，同时伴随认知能力的改变，这表明 DJ-1 蛋白参与早期阶段帕金森病非运动表型。此外使用 DJ-1-null 小鼠与 C57BL/6J 小鼠回交，结果发现子代小鼠有早发性单侧黑质纹状体退行性病变，并伴随年龄的递增，可发展为双侧退行性病变，且导致轻度的运动缺陷，这些表明 DJ-1 模型可以作为帕金森病疾病发展的研究工具。

（五）LRRK2 转基因模型

LRRK2（leucine-rich repeat kinase 2，又称 dardarin，PARK8）是具有多个结构域和功能域的大蛋白，包括激酶域、RAS 域和 GTPase 域。LRRK2 可以与 parkin 蛋白相互作用。体内 LRRK2 错义和点突变呈常染色体显性遗传，主要在德系犹太人和柏柏尔人迟发性帕金森病病例中发现。LRRK2 基因最常见的点突变发生在激酶域（G2019S）或 GTPase 域（R1441C/G）域。与 α-突触核蛋白模型一样，目前已经用不同方法建立了多种 LRRK2 小鼠模型。过表达野生型 LRRK2 可增加纹状体内多巴胺的释放和多巴胺相关的运动敏感性。而过表达 LRRK2 突变体 LRRK2^{G2019S} 则出现多巴胺释放和再摄取下降；而过表达 LRRK2^{R1441G} 可导致运动能力下降，这种情况可被左旋多巴所逆转。然而，在用细菌人工染色体技术制作的 LRRK 野生型或者突变体转基因鼠中，均没有出现明显的黑质纹状体病变和神经元的变性和死亡，仅表现有轻微的纹状体多巴胺释放水平的降低，和年龄依赖的进行性运动障碍。在 LRRK2 敲除小鼠中也没有观察到显著的多巴胺能神经元缺陷或其他神经病变特点。总的来说，LRRK2 小鼠模型只产生轻度的多巴胺能神经元缺陷或与帕金森病相关的其他病理过程，因此，在帕金森病药物筛选或帕金森病病理学研究上，LRRK2 模型并不适用。此外，由神经元特异性的（黑质纹状体）、腺病毒介导的 LRRK2^{G2019S} 建立的大鼠模型，也表现出黑质纹状体多巴胺能神经元的进行性病变。

（六）Mitopark 模型

有证据表明，在散发的帕金森病中，线粒体功能紊乱在其中有着重要作用，而家族形式的帕金森病通常也与线粒体功能相关的基因有关。此外，影响线粒体呼吸链的大量神经毒素均会导致多巴胺能细胞死亡。为了研究线粒体功能障碍是否在帕金森病的病因中发挥作用，导致神经元死亡，人们开发了一种新型动物模型：MitoPark 小鼠，这是一种条件基因敲除小鼠，敲除的基因线粒体转录因子 A（TFAM）对 mtDNA 的维持至关重要，其在中脑多巴胺能神经元中作用更为突出。

TFAM 参与了线粒体生物合成和 mtDNA 的

状态保持，能够稳定 mtDNA 并调节拷贝数。在 TFAM 缺失情况下，线粒体呼吸链会发生渐进性缺陷，然后导致细胞死亡。为了建立 MitoPark 小鼠模型，用在多巴胺能转运体（DAT）启动子控制下表达重组酶 Cre 的转基因小鼠，和在 loxP 重组位点"夹心"连接 TFAM 基因的小鼠交叉杂交。因此，得到子代小鼠品系中，TFAM 只在表达 DAT 的细胞中被敲除。考虑到在表型、病理学和疾病渐进性发展上的作用，以及线粒体缺陷参与帕金森病病理的情况，MitoPark 模型可能是一种研究神经保护和帕金森病发病机制的有效工具。

在超过 80% 的多巴胺神经元死亡后，帕金森病患者表现出明显的运动症状。在正常人群中，每人每年平均约有 2 500 个黑质神经细胞缺失。通过接触神经毒素或自身遗传异常能够加速多巴胺功能的丧失，导致多巴胺神经元数量的显著快速减少。因此，这些神经毒素和基因缺陷会导致早发性帕金森病的发作。这表明，在帕金森病发作之前的 10~20 年里，就已经发生了严重的病理变化。

无论致病因素是神经毒素还是基因突变，都不能完全模拟所有的帕金森病表型。因此，目前为止我们尚没有完美的帕金森病动物模型。神经毒素可以造成神经元的急性损伤并出现相应的行为学表型，因此常用于研究疾病相关治疗方法；一些遗传动物模型虽然可以较好地模拟帕金森病的渐进性病程，但其病理和行为学表型却和人类帕金森病有许多不同，因此仅限于探究黑质纹状体通路退化的早期过程。此外转基因 α- 突触核蛋白动物模型对于研究一般毒性作用和 α- 突触核蛋白病理学的机制，以及确认潜在的治疗方法是有价值的。最近，研究者们发现了更多导致帕金森病的致病突变和增加风险因素的相关基因。例如葡糖脑苷脂酶（GBA）纯合性功能失活突变导致戈谢氏病，而其杂合失活突变会增加散发性帕金森病的风险；ATP13A2 是青少年遗传性帕金森病伴随痴呆发病的原因。这些相关突变的动物模型尚未有报道，但未来新的相关动物模型建立，将为帕金森病的机制研究提供新的线索。

虽然动物模型不能重现人类帕金森病的所有状况，但它们却有助于研究一些关于其病理生理学的假说，以测试新型抗帕金森病药物的疗效，并研究诸如左旋多巴和深部脑刺激等经典疗法的作用机制。考虑到帕金森病动物模型的优点和缺点，我们现在认为，它们中每一种模型都适合于解决特定的问题，如帕金森病病理生理学（遗传模型）、神经保护（遗传和其他模型）或症状治疗（毒素模型）。也许在未来，我们能够发现新的方法，或者可以将两种或更多的模型结合在一起，如模拟遗传和环境因素的共同作用，从而提供与帕金森病病理学和症状学的复杂性更相关的新模型。

第三节　亨廷顿病的动物模型

亨廷顿病（Huntington disease, HD）是一种常染色体显性遗传病，由位于 4 号染色体短臂上的亨廷顿基因突变引起。此病通常中年起病，平均 40 岁左右发病。临床表现为共济失调、进行性痴呆、舞蹈样运动、肌张力障碍和强直，以及性格改变、情绪波动和冷漠等精神症状。

亨廷顿病的神经变性在纹状体的尾状核和壳核最明显，主要累及投射到苍白球形成间接通路的 GABA 能中型棘状神经元，丘脑和皮质也有神经元丢失。纹状体的胆碱能神经元和中脑多巴胺能神经元基本不受影响。目前认为舞蹈样运动的产生是由于黑质纹状体多巴胺能神经元活动过度和纹状体 GABA 能神经元活性降低所致。此病的遗传机制为亨廷顿基因（Huntingtin, HTT）内的一个三核苷酸序列 CAG 发生重复性扩增。正常个体中 HTT 基因中谷氨酰胺编码序列 CAG 三核苷酸序列平均重复 5~30 次，而亨廷顿病患者重复 37~86 次，重复越多患者的发病年龄越早、症状越严重。另外此病也受到基因修饰和环境因素的影响。

目前常用的亨廷顿病细胞和动物模型主要分为遗传学模型和神经毒素模型。下面介绍现有的亨廷顿病动物模型。

一、转基因小鼠模型

随着对亨廷顿病遗传背景的逐步了解，目前已建立了越来越多的针对 HTT 基因的遗传动物模型（表 1-6-4），主要关注 HTT 基因及其谷氨酰胺编码序列 CAG 的重复次数。

表 1-6-4　现有转基因小鼠亨廷顿病模型的种类、表型与特点

目的基因	描述	表型	神经变性	蛋白聚集
HTT	Prion-N171-82Q，由小鼠朊蛋白启动子驱动人HTT蛋白前171个氨基酸和82个CAG重复序列过表达，隔代遗传不稳定	感觉运动功能异常，脂肪组织病变，能量代谢异常，平衡与协调能力下降，体重减轻，大脑萎缩，敲击行为，糖尿病，能量和摄食改变，内分泌异常，步态异常，握力减小，体内器官病变，运动障碍，神经再生受损，神经元丢失，神经元形态改变，神经元生理改变，神经递质耗竭，氧化应激，polyQ蛋白聚集，过早死亡，程序性学习受损，震颤	出现神经变性、神经元萎缩，出现"暗细胞"，病理表现为大脑萎缩	有，广泛的细胞核内HTT蛋白聚集，主要位于纹状体、皮质、海马和杏仁核
HTT	NLS-N171-82Q，过表达片段系由上述转基因载体与核定位信号序列融合而成	肌肉异常	无描述，推测应和Prion-N171-82Q小鼠类似	有，选择性定位在胞核内
HTT	R6/1，由人HTT启动子驱动表达115个CAG重复序列，隔代遗传不稳定	情感异常，平衡与协调能力下降，体重减轻，大脑萎缩，敲击行为，糖尿病，探索行为异常，步态异常，握力减小，脑血流量增加，体内器官病变，运动障碍，肌肉异常，神经再生受损，神经元丢失，神经元形态改变，神经元生理改变，氧化应激，polyQ蛋白聚集，过早死亡，空间记忆受损，视觉障碍，反应性胶质增生，癫痫	细胞萎缩，出现"暗细胞"，大脑萎缩，未出现明显的细胞死亡	有，全脑出现细胞核内和胞浆内蛋白沉积，树突棘减少
HTT	R6/2，由人HTT启动子驱动表达145个CAG重复序列，隔代遗传不稳定	脂肪组织病变，能量代谢异常，听觉障碍，平衡与协调能力下降，体重减轻，大脑萎缩，敲击行为，糖尿病，探索行为异常，步态异常，握力减小，低体温，体内器官病变，运动障碍，肌肉异常，神经再生受损，神经元丢失，神经元形态改变，神经生理改变，神经递质耗竭，氧化应激，polyQ蛋白聚集，过早死亡，空间记忆受损，反应性胶质增生，震颤，视觉受损，视觉分辨学习障碍，大脑代谢改变	神经元萎缩，出现"暗细胞"	有，全脑和少量树突棘出现细胞核内和细胞质内蛋白沉积
Htt	YAC72，利用酵母人工染色体过表达小鼠*Htt*全长和72个CAG重复序列	运动障碍，敲击行为，平衡与协调能力下降，大脑萎缩，神经元形态改变，神经元丢失，反应性胶质增生，神经元生理改变	纹状体内中等棘状神经元选择性变性	无
HTT	YAC128，利用酵母人工染色体技术表达人HTT全长和118拷贝的谷氨酰胺	情感异常，平衡与协调能力下降，体重减轻，大脑萎缩，敲击行为，陈述性记忆受损，探索行为异常，步态异常，握力减小，免疫反应受损，体内器官病变，运动障碍，神经元丢失，神经元形态改变，神经元生理改变，polyQ蛋白聚集，程序性学习受损，空间学习受损	典型的病理性进展性病变。伴有纹状体、皮质神经元萎缩和死亡。在12月龄时出现大量神经元死亡和萎缩，造成全脑、纹状体、皮质和白质体积明显减少	有

续表

目的基因	描述	表型	神经变性	蛋白聚集
Htt	CAG140,采用基因敲入技术,在小鼠 Htt 启动子驱动下,表达小鼠 Htt 和人 HTT 1 号外显子的嵌合基因以及 140 个 CAG	陈述性记忆受损,运动障碍,探索行为受损,神经元生理改变,纹状体标志物 DARPP32 减少	有,老龄动物纹状体萎缩明显,中型棘状神经元的突起减少。皮质出现胶质细胞增生	有,细胞核内和细胞质内蛋白沉积
HTT	BACHD,利用细菌人工染色体技术,表达人 HTT 全长和 97CAG/GAA 重复序列。隔代遗传稳定	空间记忆受损,陈述性记忆受损,平衡与协调能力下降,运动障碍,探索行为受损,大脑萎缩,polyQ 蛋白聚集,神经元生理改变,体重减轻	有,影像学检测到 12 月龄动物出现皮质和纹状体萎缩,体积减小约 14%	有,用常规的免疫组化方法很难检测
HTT	HD190QG	polyQ 蛋白聚集,神经元生理改变	无	有
HTT	Q111,采用基因敲入技术,在小鼠 Htt 启动子驱动下,表达小鼠 Htt 和人 HTT 1 号外显子的嵌合基因以及 111 个 CAG 重复序列	神经元生理改变	有,12 月龄动物出现纹状体萎缩,体积减小约 20%	有

二、转基因大鼠模型

转基因大鼠模型见表 1-6-5。

表 1-6-5　现有转基因大鼠亨廷顿病模型的种类、表型与特点

目的基因	描述	表型	神经变性	蛋白聚集
Htt	大鼠内源性 HD 启动子后带有一段 CAG 重复 51 次的 1 962bp 大鼠 HD cDNA 片段	情绪、认知、运动的慢性进行性表型障碍,纹状体神经元和细胞核内 Htt 蛋白沉积	较小的纹状体萎缩,有细胞丢失	有
HTT	BAC 启动子后带有 97 次 CAG/CAA 重复的 HTT 基因全长序列及调节元件	早期出现明显的进行性 HD 样表型,包括运动障碍、焦虑症状,细胞质和细胞核内蛋白聚集 N 端突变的 HTT 蛋白	有	有

三、其他遗传学模型

其他遗传学模型见表 1-6-6。

表 1-6-6　现有其他遗传学亨廷顿病模型的种类、表型与特点

目的基因	描述	表型	神经变性	蛋白聚集
HTT	大鼠纹状体内注射腺相关病毒载体 AAV2-CMV-97Q-GFP	进行性神经元胞浆内和泛素化的核内蛋白聚集	在第 12 天和第 35 天 97Q-GFP 染色检测到时间依赖的神经元丢失,注射后 12 天出现纹状体神经元细胞凋亡死亡	未描述

续表

目的基因	描述	表型	神经变性	蛋白聚集
HTT	大鼠纹状体内注射慢病毒载体，表达 HTT171、53，1220-82Q	高表达量、长 CAG 重复的短片段注射后出现早期的严重病理改变。神经元功能异常和神经元丢失，神经元形态改变，polyQ 蛋白聚集	选择性纹状体损伤（中间神经元受损较小，中型棘状 GABA 能神经元受损明显）	随年龄增加出现细胞核内包涵体和泛素化的 HTT 蛋白聚集
HTT	小鼠纹状体内注射腺相关病毒载体 AAV1/8-CBA Htt365aa-100Q	神经病理和运动障碍，2 周出现背侧纹状体、皮质 5 层和 6 层 Htt 标记的神经元减少，2 周出现敲击行为	纹状体 GABA 能神经元面积减小，纹状体尼氏染色阳性细胞减少	感染 AAVHtt100Q 的纹状体和皮质神经元出现较强的核内蛋白表达或聚集
HTT	大鼠纹状体内注射腺相关病毒载体 AAV1/2-Exon1 70/20/8Q	5-8 周 HTT 荧光染色减弱，纹状体细胞死亡，明显的纹状体萎缩，同侧侧脑室扩大，反应性星形胶质化	2 周出现神经元免疫组化反应减弱（NeuN、calbindin、D28k 或 DARPP-32 染色），5 周完全消失（NPY、PV 和 ChAT 染色）	1-5 周出现错误折叠的 HTT 蛋白聚集
HTT	非人灵长类纹状体注射慢病毒载体，表达 Exon 1-82Q	运动障碍（肌张力障碍），神经元丢失，神经元形态改变，神经元生理改变，polyQ 蛋白聚集	有，选择性纹状体损伤（中间神经元受损较小，中型棘状 GABA 能神经元受损明显）	有，主要为细胞内包涵体
HTT	转基因非人灵长类动物，通过慢病毒载体技术表达 147-CAG 重复（147Q）的 exon-1 *HTT* 基因	运动障碍（肌张力障碍和舞蹈症）polyQ 蛋白聚集	未描述	有

四、神经毒素模型

不同于上述遗传学模型，神经毒素模型不针对 *HTT* 基因层面的表达，而是直接通过毒素作用，模拟亨廷顿病的神经病理改变。常用的神经毒素有：线粒体毒素 3- 硝基丙酸（3-nitropropionic acid），兴奋毒素海藻酸（kainate）、鹅膏蕈氨酸（ibotenate）、喹啉酸（quinolinate）等。通过毒素注射，选择性的使纹状体 GABA 能投射神经元发生变性，同时不影响纹状体的中间神经元，从而模拟亨廷顿病的神经病理性损伤（表 1-6-7）。

五、现有亨廷顿病模型的局限性和展望

目前亨廷顿病模型存在一些局限性。小鼠基因背景遗传异质性较大。转基因动物（大鼠或小鼠）神经变性（如细胞丢失）的程度不一。大多数模型尚不能完全复制亨廷顿病复杂的神经病理特征。动物模型中也很少出现亨廷顿病的

胞浆内（神经纤维网内）蛋白聚集。非人灵长类动物亨廷顿病模型可较好的表现出亨廷顿病的主要运动障碍（运动功能异常、舞蹈病、肌张力障碍），但由于动物不易获得、得到的行为学和组织病理学数据较少，也存在一定的局限性。目前尚无有关认知障碍方面的报道。另外，目前的亨廷顿病模型尚不能复制亨廷顿病病理情况下由纹状体到基底节、皮质的渐进性神经变性过程。

在后续的研究工作中，对于亨廷顿病疾病模型可以尝试在如下方面进行探索。研究可以同时实现神经元选择性损伤、细胞内蛋白聚集以及亨廷顿病症状的动物模型。探索更适合的非人灵长类亨廷顿病模型，使其同时表现出运动和认知症状。研究可用于影像学转化研究的动物模型，用于指导临床生物标志物的筛选、神经功能异常的早期诊断，如，针对神经变性、神经炎症和聚集的核磁共振波谱学工具、PET 成像配体等。

表 1-6-7　现有神经毒素亨廷顿病模型的种类、表型与特点

毒素	给药方式	表型	神经变性	蛋白聚集
3-硝基丙酸	大鼠重复性系统性给药	运动障碍(肌张力改变),认识受损,神经元丢失,神经元形态改变,神经病变,代谢改变	选择性纹状体损伤(中间神经元受损较小,中型棘状 GABA 能神经元受损明显)	无
3-硝基丙酸	非人灵长类动物慢性系统性给药	运动障碍,多动综合征伴运动徐缓和肌张力障碍,神经元丢失,神经元形态改变,神经元生理改变,代谢改变	有,选择性纹状体损伤(中间神经元受损较小,中型棘状 GABA 能神经元受损明显)	无
兴奋毒素(海藻酸、鹅膏蕈氨酸、喹啉酸)	大鼠立体定位注射	运动障碍,多动综合征伴运动徐缓和肌张力障碍,神经元丢失,神经元形态改变,神经元生理改变,代谢改变	有,选择性纹状体损伤(中间神经元受损较小,中型棘状 GABA 能神经元受损明显)	无
兴奋毒素(海藻酸、鹅膏蕈氨酸、喹啉酸)	非人灵长类立体定位注射	运动障碍,阿扑吗啡或左旋多巴系统性给药后出现急性舞蹈综合征,神经元丢失,神经元形态改变,神经元生理改变,代谢改变,受体结合障碍	有,鹅膏蕈氨酸和喹啉酸模型出现选择性纹状体损伤(中间神经元受损较小,中型棘状 GABA 能神经元受损明显)	无

第四节　肌萎缩侧索硬化的动物模型

肌萎缩侧索硬化(amyotrophic lateral sclerosis, ALS),是运动神经元变性引起的致命性疾病。一般发生在 30~60 岁个体,呈渐进式,通常在诊断后 2~5 年导致患者瘫痪及死亡。此病的病理特点为皮质脊髓侧束和前角运动神经元的变性、大部分脑干运动神经元和运动皮质病变,此病同时具有锥体束征与下运动神经元损伤症状和瘫痪体征。组织病理学特征包括下运动神经元中的泛素化内涵体,以及包含混乱的神经丝而肿胀的轴突。大约 10% 的肌萎缩侧索硬化病例有突出的遗传学因素,称为家族性肌萎缩侧索硬化(FALS),其表现出明显的表型和遗传异质性。目前也确定了部分散发性 ALS 的潜在易感基因和修饰位点。

目前常用的肌萎缩侧索硬化模型主要分为遗传学动物模型和神经毒素模型。

一、遗传学动物模型

基于对家族性肌萎缩侧索硬化研究的逐步深入,目前已有多种肌萎缩侧索硬化转基因动物模型,主要是转基因小鼠模型。目的基因主要是超氧化物歧化酶 1(superoxide dismutase 1, SOD1)、TAR-DNA

结合蛋白 43(TAR-DNA-binding protein 43, TDP-43)和融合肉瘤 DNA/RNA 结合蛋白(DNA/RNA binding protein Fused in Sarcoma, FUS)(表 1-6-8)。

二、神经毒素模型

不同于上述遗传学模型,神经毒素模型不针对基因层面的表达,而是直接通过毒素作用,模拟肌萎缩侧索硬化的神经病理改变。常用的神经毒素模型是系统性给予神经毒性氨基酸 β-甲胺基-L-丙氨酸(beta-methylamino-L-alanine, BMAA)。BMMA 是一种寄生于苏铁植物的蓝绿藻产生的神经毒素。在散发性肌萎缩侧索硬化发病机制的研究中发现,关岛地区高发的肌萎缩侧索硬化-痴呆-帕金森病综合征(即关岛综合征),与当地的一种苏铁种子里的神经毒素有关,后从中鉴定出 BMAA 成分,并将此神经毒素作为建立肌萎缩侧索硬化模型的一种工具药。

三、现有肌萎缩侧索硬化模型的局限性和展望

目前,肌萎缩侧索硬化动物模型尚缺少与人类疾病的具体相关性,并不是所有模型都能出现明显的神经变性,SOD1 模型可以明显表现出肌萎缩侧索硬化的大多数主要特征,而针对 FUS/TDP-43 突变的动物模型中肌萎缩侧索硬化的主要特征不够明显。现有的模型机制尚不完全明确。至今尚未通过动物模型鉴定出对肌萎缩侧索硬化病理表现

表 1-6-8　现有遗传学肌萎缩侧索硬化模型的种类、表型与特点

目的基因	描述	表型	神经变性	蛋白聚集
SOD1	SOD1 基因的不同突变 G93A、G87R、G85R、G93A	动物出现瘫痪和过早死亡	出现运动神经元变性,肌肉去神经支配,非细胞性自发机制,星形胶质细胞和小胶质细胞炎性激活,肌肉萎缩	使用特定抗体可检测 SOD1 聚集
TDP-43	野生型和突变型基因过表达	动物出现运动障碍,未出现瘫痪	不同品系表现出不同的运动神经元丢失	部分品系出现 TDP43 细胞核和胞浆聚集
TDP-43	条件性敲除	动物出现体重减轻、年龄依赖的运动障碍	出现运动神经元变性	无
TDP-43	AAV 腺相关病毒载体模型	尚不明确	尚不明确	尚不明确
FUS	野生型 PrP-hFUS 过表达	动物出现运动障碍、瘫痪和死亡	出现运动神经元丢失	有
突变 *FUS* 转基因大鼠	运动轴突变性,肌肉去神经支配	动物出现运动轴突变性、肌肉去神经支配	出现运动神经元变性	无

有效的治疗方法,目前在 SOD1 突变的家族性肌萎缩侧索硬化模型上较成功的治疗方法也不能最终改善动物存活率。

在后续的研究工作中,为了更好地对动物模型进行科学研究,可开发最有利于鉴定疗法有效性的实验检测手段,如设计行为学指标、开发影像学标志物等。在疾病机制层面,鉴定出与疾病具有最大相关性的基因用于动物模型的创制。更深入的理解家族性和散发性肌萎缩侧索硬化的相关基因之间的关联。如,探索目前在家族性肌萎缩侧索硬化中已知的 *SOD1*、*FUS*、*TDP-43* 和 *C9orf72* 等基因在散发性肌萎缩侧索硬化中发挥哪些作用。探索肌萎缩侧索硬化疾病模型早期病理改变的检测手段,如电生理学方法、行为学方法等。研究肌萎缩侧索硬化的非人灵长类模型,从而更进一步研究疾病机制及治疗方案。

第五节　多系统萎缩的动物模型

多系统萎缩(multiple system atrophy,MSA)是一组具有特征性临床表现的神经系统变性病。其病理改变主要累及自主神经、锥体外系、锥体系和小脑。临床表现为自主神经功能障碍(体位性低血压、男性勃起功能障碍、尿失禁或膀胱排空障碍)、帕金森样症状、锥体束征和小脑共济失调等。

本病既往曾分为 Shy-Drager 综合征(Shy-Drager syndrome,SDS)、纹状体-黑质变性(striatonigral degeneration,SND)和散发性橄榄-脑桥-小脑变性(olivopontocerebellar degeneration,sOPCA)。现常根据临床表现的不同,分为 MSA-Parkinson type(MSA-P)和 MSA-cerebellar type(MSA-C)。MSA-P 以帕金森病表现为主要特征;MSA-C 以小脑共济失调表现为主要特征。目前又将多系统萎缩中自主神经功能不全突出者称为 MSA-autonomic type(MSA-A),但此亚型分类尚属非正式称谓。

多系统萎缩的病因未明。其病理改变在大体标本上主要表现为脑桥、小脑和额叶的萎缩。部分患者可出现腰骶段脊髓萎缩。显微镜下主要表现为黑质部、蓝斑、纹状体中多巴胺能神经元减少。小脑浦肯野细胞和下橄榄核神经细胞也显著减少,但小脑颗粒细胞、齿状核和结合臂通常无显著改变。少突胶质细胞内出现 α-突触核蛋白(α-synuclein)阳性的特征性包涵体(glial cytoplasmic inclusion,GCIs),这被认为是多系统萎缩所特有的病理特征,其诊断意义。无路易小体(除个别外)和神经纤维缠结(neurofibrillary tangles,NFTs)。人们常把多系统萎缩、路易体痴呆和帕金森病一起称为 α-突触核蛋白病(α-synucleinopathy)。

目前文献中常用的多系统萎缩疾病模型主要原理是选择性将 α- 突触核蛋白表达在少突胶质细胞中，可通过少突胶质细胞特异性启动子调控 α- 突触核蛋白的表达，常用的有三种特异性启动子。近年来又出现了通过病毒载体实现少突胶质细胞内 α- 突触核蛋白特异性表达的遗传学模型。以下简要介绍常用的几种多系统萎缩疾病模型。

一、PLP-α- 突触核蛋白转基因小鼠模型

Kahle PJ 等使用编码中枢神经系统大部分髓鞘蛋白的蛋白脂蛋白（proteolipid protein, PLP）基因的启动子，在转基因小鼠中过表达人野生型 α- 突触核蛋白。α- 突触核蛋白仅在少突胶质细胞中表达，可观察到 GCIs 样聚集物和多系统萎缩的生化标志物，同时检测到转基因 α- 突触核蛋白 129 位丝氨酸高度磷酸化，并应用绿色荧光蛋白溶解和分布确定其组织学和生物化学的异常是疾病相关 α- 突触核蛋白特异性的。

二、CNPase-α-SYN 转基因小鼠模型

Yazawa I 等建立了 2, 3- 环核苷 -3- 磷酸二酯酶（2, 3-cyclic nucleotide-3-phosphodiesterase, CNPase）启动子的 α- 突触核蛋白转基因小鼠，表明少突胶质细胞中的 α- 突触核蛋白聚集在神经退行性改变中起作用。

三、MBP-α- 突触核蛋白转基因小鼠模型

Shults CW 等建立了髓鞘碱性蛋白（myelin basic protein, MBP）启动子的过表达人 α- 突触核蛋白的转基因小鼠模型，6 月龄时，小鼠在新皮质、基底节、小脑和脑干少突胶质细胞内观察到集中高表达的人 α- 突触核蛋白阳性包涵体，同时伴有神经元髓鞘损伤、运动障碍。3 月龄的小鼠还只能检测到微小的功能缺损，但到 6 月龄已经能观察到显著的行为学改变，且与 12 月龄的小鼠表现相仿。转基因小鼠的脊髓也表现出 α- 突触核蛋白的高表达，但在周围神经和肌肉仅检测到 α- 突触核蛋白 mRNA 的非常少量表达。

迄今为止只有一种选择特殊启动子的研究多系统萎缩的疾病模型。

四、AAV-Olig001-α- 突触核蛋白注射建立啮齿类或灵长类多系统萎缩模型

Mandel RJ 等使用新型 AAV 载体 Olig001-α-syn，对大鼠或恒河猴进行纹状体内注射，实现 α- 突触核蛋白在少突胶质细胞内的定向表达，建立新的啮齿类动物和灵长类模型。

第一阶段使用 Olig001-GFP 载体，大鼠和灵长类纹状体内注射后，组织学检测均表明纹状体和胼胝体有广泛的 GFP 表达，其中大约 95% 的 GFP 阳性细胞与少突胶质细胞共定位，而在神经元或星形胶质细胞中几乎没有表达。第二阶段，为了验证此种 AAV 载体引起多系统萎缩样病理改变的可行性，将病毒载体 Olig001-α- 突触核蛋白对恒河猴进行纹状体内注射，3 个月后进行组织学检测发现，恒河猴纹状体出现广泛的 α- 突触核蛋白表达，也与之前 GFP 荧光表达结果相似。

Olig001-α-syn 建立的多系统萎缩模型可以检测到胶质细胞包涵体 GCI，且这种 α- 突触核蛋白 GCI 含有 129 位点丝氨酸磷酸化（pSer-129）可以抵抗蛋白酶 K 的降解，并可以激活小胶质细胞介导免疫反应。与 Olig001-GFP 实验相比，Olig001-α- 突触核蛋白注射建立的模型可见胼胝体和纹状体的白质神经通路出现脱髓鞘的病理改变，以上病理改变均与多系统萎缩疾病情况下的病理表现相符合。因此，这种少突胶质细胞选择性的 AAV 载体 Olig001-α-syn 可用于新的啮齿动物和灵长类多系统萎缩模型。

（秦　川）

参 考 文 献

1. 陈宜张. 突触［M］. 上海：上海科学技术出版, 2014.
2. 陈宜张. 医学神经生物学［M］. 上海：第二军医大学出版社, 2014.
3. JAMESONJL, 邱曙东, 袁育康. 分子医学原理［M］. 北京／西安：世界图书出版公司, 2000.
4. 韩济生. 神经科学［M］. 北京：北京大学医学出版社, 2009.
5. 吕传真. 神经病学［M］. 上海：上海科学技术出版社, 2015.
6. 秦川. 常见人类疾病动物模型的制备方法［M］. 北京：北京大学医学出版社, 2007.
7. 秦川. 实验动物学［M］. 北京：中国协和医科大学出版社, 2016.
8. 秦川. 小鼠基因工程与医学应用［M］. 北京：中国协和医科大学出版社, 2010.
9. 秦川. 医学实验动物学［M］. 2 版. 北京：人民卫生出版社, 2015.
10. 王利利, 纳鑫, 朱小南, 等. Tau/APP/PS1 三转基因小鼠模型的建立及生物学特征［J］. 中国应用生理学杂志, 2012, 28 (4): 294-297.
11. 张丽, 陈炜, 张旭, 孙彩显, 等. APPswe/PS1dE9/TAU 三转基因阿尔茨海默病大鼠模型的建立［J］. 中国比较医学杂志, 2014, 24 (3): 61-66.
12. 宗园媛, 王晓映, 王海林, 等. APP/PS1 双转基因阿尔茨海默病小鼠模型的老年斑及行为学动态分析［J］. 中国比较医学杂志, 2008, 18 (9): 8-12.
13. Alzheimer's Association. 2016 Alzheimer's disease facts and figures［J］. Alzheimers Dement, 2016, 12 (4): 459-509.
14. ASAKAWA T, FANG H, SUGIYAMA K, et al. Animal behavioral assessments in current research of Parkinson's disease［J］. Neurosci Biobehav Rev, 2016, 65: 63-94.
15. BERGGREN K, AGRAWAL S, Fox J A, et al. Amyloid Precursor Protein Haploinsufficiency Preferentially Mediates Brain Iron Accumulation in Mice Transgenic for The Huntington's Disease Mutation［J］. Huntingtons Dis, 2017, 6 (2): 115-125.
16. BLANDINI F, ARMENTERO M T. Animal models of Parkinson's disease［J］. FEBS J, 2012, 279 (7): 1156-1166.
17. BLESA J, PHANI S, JACKSON-LEWIS V, et al. Classic and new animal models of Parkinson's disease［J］. J Biomed Biotechnol, 2012, 2012: 845618.
18. BOVÉ J, PERIER C. Neurotoxin-based models of Parkinson's disease［J］. Neuroscience, 2012, 211: 51-76.
19. CHENG X R, ZHOU W X, ZHANG Y X. The behavioral, pathological and therapeutic features of the senescence-accelerated mouse prone 8 strain as an Alzheimer's disease animal model［J］. Ageing Res Rev, 2014, 13 (1): 13-37.
20. COX P A, KOSTRZEWA R M, GUILLEMIN G J. BMAA and Neurodegenerative Illness［J］. Neurotox Res, 2018, 33 (1): 178-183.
21. DAROCHA-SOUTO B, SCOTTON T C, COMA M, et al. Brain oligomeric β-amyloid but not total amyloid plaque burden correlates with neuronal loss and astrocyte inflammatory response in amyloid precursor protein/tau transgenic mice［J］. J Neuropathol Exp Neurol, 2011, 70 (5): 360-376.
22. DAUER W, PRZEDBORSKI S. Parkinson's disease: mechanisms and models［J］. Neuron, 2003, 39 (6): 889-909.
23. DAWSON T M, KO H S, DAWSON V L. Genetic animal models of Parkinson's disease［J］. Neuron, 2010, 66 (5): 646-661.
24. DEHAY B, BEZARD E. New animal models of Parkinson's disease［J］. Mov Disord, 2011, 26 (7): 1198-1205.
25. DENG B, LV W, DUAN W, et al. Progressive degeneration and inhibition of peripheral nerve regeneration in the SOD1-G93A mouse model of amyotrophic lateral sclerosis［J］. Cell Physiol Biochem, 2018, 46 (6): 2358-2372.
26. DUTY S, JENNER P. Animal models of Parkinson's disease: a source of novel treatments and clues to the cause of the disease［J］. Br J Pharmacol, 2011, 164 (4): 1357-1391.
27. FILLON G, KAHLE P J. Alpha-synuclein transgenic mice: relevance to multiple system atrophy［J］. Mov Disord, 2005, 20 (Suppl 12): S64-S66.
28. GIBBS K L, KALMAR B, RHY MES E R, et al. Inhibiting p38MAPK alpha rescues axonal retrograde transport defects in a mouse model of ALS［J］. Cell Death Dis, 2018, 9 (6): 596.
29. GRIMA J C, DAIGLE J G, ARBEZ N, et al. Mutant Huntingtin Disrupts the Nuclear Pore Complex［J］. Neuron, 2017, 94 (1): 93-107.
30. GUBELLINI P, KACHIDIAN P. Animal models of

Parkinson's disease: An updated overview［J］. Rev Neurol（Paris）, 2015, 171（11）: 750-761.

31. HEEMELS M T. Neurodegenerative diseases［J］. Nature, 2016, 539（7628）: 179.

32. HISAHARA S, SHIMOHAMA S. Toxin-induced and genetic animal models of Parkinson's disease［J］. Parkinsons Dis, 2010, 2011: 951709.

33. HSIAO K, CHAPMAN P, NILSEN S, et al. Correlative memory deficits, Abeta elevation, and amyloid plaques in transgenic mice［J］. Science, 1996, 274（5284）: 99-102.

34. HUANG Z, LIU Q, PENG Y, et al. Circadian rhythm dysfunction accelerates disease progression in a mouse model with amyotrophic lateral sclerosis［J］. Front Neurol, 2018, 9: 218.

35. JAGMAG S A, TRIPATHI N, SHUKLA S D, et al. Evaluation of model of Parkinson's disease［J］. Front Neurosci, 2016, 9: 503.

36. JOHNSON M E, BOBROVSKAYA L. An update on the rotenone models of Parkinson's disease: Their ability to reproduce the features of clinical disease and model gene-environment interactions［J］. Neurotoricology, 2015, 46: 101-116.

37. KAHRE P J, NEUMANN M, OZMEN L, et al. Hyperhosphorylation and insolubility of alpha-synuclein in transgenic mouse oligodendrocytes［J］. EMBO Rep, 2002, 3（6）: 583-588.

38. KIELAR C, MORTON A J. Early Neurodegeneration in R6/2 Mice Carrying the Huntington's Disease Mutation with a Super-Expanded CAG Repeat, Despite Normal Lifespan［J］. J Huntingtons Dis, 2018, 7（1）: 61-76.

39. KO W K D, BEZARD E. Experimental animal models of Parkinson's disease: A transition from assessing symptomatology to a-synuclein targeted disease modification［J］. Exp Neurol, 2017, 298（Pt B）: 172-179.

40. KOVALENKO M, MILNERWOOD A, GIORDANO A, et al. HuQ111/+ Huntington's Disease Knock-in Mice Exhibit Brain Region Specific Morphological Changes and Synaptic Dysfunction［J］. J Huntingtons Dis, 2018, 7（1）: 17-33.

41. LIN Y C, HSIAO H T, WU S N, et al. Huntington Mice Demonstrate Diminished Pain Response in Inflammatory Pain Model［J］. Anesth Analg, 2018, 126（2）: 661-669.

42. MANDEL R J, MARMION D J, KIRIK D, et al. Novel oligodendroglial alpha synuclein viral vector models of multiple system atrophy: studies in rodents and nonhuman primates［J］. Acta Neuropathol Commun, 2017, 5（1）: 47.

43. NUNN P B. 50 years of research on α-amino-β-methylaminopropionic acid（β-methylaminoalanine）［J］. Phytochemistry, 2017, 144: 271-281.

44. OAKLEY H, COLE S L, LOGAN S, et al. Intraneuronal beta-amyloid aggregates, neurodegeneration, and neuron loss in transgenic mice with five familial Alzheimer's disease mutations: potential factors in amyloid plaque formation［J］. J Neurosci, 2006, 26（40）: 10129-10140.

45. ODDO S, CACCAMO A, SHEPHERD J D, et al. Triple-transgenic model of Alzheimer's disease with plaques and tangles: intracellular Abeta and synaptic dysfunction［J］. Neuron, 2003, 39（3）: 409-421.

46. POZZI S, THAMMISETTY S S, JULIEN J P. Chronic Administration of Pimozide Fails to Attenuate Motor and Pathological Deficits in Two Mouse Model of Amyotrophic Lateral Sclerosis［J］. Neurotherapeutics, 2018, 15（3）: 715-727.

47. PUZZO D, GULISANO W, PALMERI A, et al. Rodent models for Alzheimer's disease drug discovery［J］. Expert Opin Drug Discovery, 2015, 10（7）: 703-711.

48. RECASENS A, DEHAY B, BOVÉ J, et al. Lewy body extracts from Parkinson disease brains trigger a-synuclein pathology and neurodegeneration in mice and monkeys［J］. Ann Neurol, 2014, 75（3）: 351-362.

49. SAVORY J, HERMAN M M, GHRIBI O. Mechanisms of aluminum-induced neurodegeneration in animals: Implications for Alzheimer's disease［J］. J Alzheimers disease, 2006, 10（2-3）: 135-144.

50. SHULTS C W, ROCKENSTEIN E, CREWS L, et al. Neurological and neurodegenerative alterations in a transgenic mouse model expressing human alpha-synuclein under oligodendrocyte promoter implications for multiple system atrophy［J］. J Neurosci, 2005, 25（46）: 10689-10699.

51. STEFANOVA N, REINDL M, NEUMANN M, et al. Oxidative stress in transgenic mice with oligodendroglial alpha-synuclein overexpression replicates the characteristic neuropathology of multiple system atrophy［J］. Am J Pathol, 2005, 166（3）: 869-876.

52. TAYLOR T N, GREENE J G, MILLER G W. Behavioral phenotyping of mouse models of Parkinson's disease［J］. Behav Brain Res, 2010, 211（1）: 1-10.

53. TRANCIKOVA A, RAMONET D, MOORE D J. Genetic mouse models of neurodegenerative diseases［J］. Prog MolBiol Transl Sci, 2011, 100: 419-482.

54. YAZAWA I, GIASSON B I, SASAKI R, et al. Mouse model of multiple system atrophy alpha-synuclein expression in oligodendrocytes causes glial and neuronal degeneration [J]. Neuron, 2005, 45(6): 847-859.

55. YOSHIYAMA Y, HIGUCHI M, ZHANG B, et al. Synapse loss and microglial activation precede tangles in a P301S tauopathy mouse model [J]. Neuron, 2007, 53(3): 337-351.

56. ZHANG J, XU A. Advances in research on animal models of Parkinson's disease [J]. Pharm. Care Res, 2012, 12(5): 382-386.

57. ZHANG L, LIU C, WU J, et al. Tubastatin A/ACY-1215 improves cognition in Alzheimer's disease transgenic mice [J]. J Alzheimers disease, 2014, 41(4): 1193-1205.

第七章　神经变性病治疗及策略

神经变性病是一类缓慢起病、病程呈进行性发展的疾病。在疾病早期，尽管神经系统已经产生分子水平、甚至病理水平的损害，但仍有较长时间的临床无症状期。患者及家属常不能准确说出起病的确切日期。而当临床症状出现后，大多数神经变性病呈进行性恶化，而没有缓解的过程。因此，根据神经变性病发病特点和临床表现，其治疗与管理策略类似于慢性病管理的策略，包括患者、家属及看护者教育，药物治疗策略，新技术新方法，理疗康复锻炼，中医药等一系列综合治疗手段。

第一节　神经变性病管理与药物治疗策略

一、患者、家属及看护者教育

患者、家属及看护者教育成为神经变性病管理策略的重要组成部分。随着老龄化的到来及诊疗水平的不断发展，神经变性病患者总数不断增多，且神经变性病病程长，治疗难度大，因此，治疗必须以防止病情恶化和预防并发症为目的。在治疗过程中，大部分患者采取的是间断性于门诊就诊的方式，所以医务人员应让患者自己认识到疾病自我管理的重要性，主动采取积极行动来配合治疗使疾病得到早期诊断，若患者缺乏重视、无法进行适当的疾病自我管理和坚持治疗，疾病的治疗也无法取得满意的结果。就医生而言，也不应忽视患者及看护者在疾病管理和控制过程中的重要性，理应充分调动及发挥患者的主观能动性。为了实现上述目的，需要进行患者教育。广义的患者教育包括：医疗护理过程中的宣教、宣讲会、入院知情告知等，也可通过患者座谈会或患者间相互学习。狭义的患者教育指对医院患者进行集体教育，根据患者生活背景，决定教育的先后顺序，然后制定阶段性目标。第一目标是改变患者行为和消除不安状态，第二目标是了解必要的保健知识和技术，不仅针对患者本人，还包括周围的人，如保健人员、医务人员、家属、朋友等。当然，在实施集体教育中也包含着个别教育，应通过各种方式使受教育者自发地参加学习。

针对看护者教育。由于我国照顾患者的医疗保健体系尚不完善和健全，绝大多数家庭中，患者的亲属（配偶、子女）或保姆成为照料患者的主体人群。准确而全面地评价患者生活质量对患者及其家庭和健康服务提供者具有非常重要的意义。大多看护者缺乏专业的护理知识与基本技能操作，受教育的程度不高，尤其希望与专业人员开展面对面的知识交流。对看护者的教育应包括针对特定疾病患者的饮食护理、心理护理、生活护理、睡眠护理、安全护理、药物护理和观察病情变化等方面。

二、药物治疗策略

神经变性病目前主要根据病理解剖特征结合临床特征进行分类，也依据临床表现分为各种综合征。本书依据突出的临床症状而将神经变性病分为四大组疾病即阿尔茨海默病与痴呆、帕金森病与运动障碍疾病、肌萎缩侧索硬化与其他运动神经元病、遗传性神经变性病。每一类包含有特定神经病理表现的疾病。结合现有最新诊治指南和共识，就常见神经变性病的药物治疗策略进行阐释。

1. 阿尔茨海默病　阿尔茨海默病药物治疗的主要目标是：症状改善；减慢或阻止症状的发展；初级预防。目前在后两个方面还缺乏经验，所以对药物治疗效果的评价主要针对症状是否改善，包括认知功能测试、日常生活能力量表及临床总体评价。建议联合采用多种适当的测试工具对不同方面进行评价。为确定短期疗效，Ⅲ期临床试验应设有对照组，持续 6 个月，停药后应随访 2 个月。在使用药物治疗阿尔茨海默病的时候需注意安全用药，制定适合患者的个体化用药方案。如使用抗精神病药物虽对阿尔茨海默病的治疗具有一定调节作用，但在应用过程中应考虑患者是否存在偏执、妄想等严重精神症状，且在药物剂量以及时间上要保证用药的安全性和耐受性,一般只在短时间内小剂量应用。再如抗阿尔茨海默病药物常导致胃肠反应或焦虑等副作用,从安全性和有效性上考虑,一般采取小剂量维持治疗原则。阿尔茨海默病的药物治疗方案也应考虑到患者家庭经济的承受能力,对于经济困难患者,在用药过程中还应考虑药物的经济性,尽量选择有效廉价的药物,以免加重患者的精神负担而影响治疗效果。再者,如果单一药物难以控制阿尔茨海默病病情,可实施联合用药。难治性阿尔茨海默病患者在全部患者群中约占 20% 的比例,此类患者一般需要同时应用 3 种抗阿尔茨海默病药物才可有效,需注意避免同类药物叠加使用。另外,在服用抗阿尔茨海默病药物的时候,常联合应用安定类药物,以缓解患者的焦虑、失眠等症状。

2. 帕金森病　用药原则应该以达到有效改善症状、提高工作能力和生活质量为目标。提倡早期诊断、早期治疗,不仅可以更好地改善症状,而且可能达到延缓疾病进展的效果。应坚持"剂量滴定"以避免产生药物的急性副作用,力求实现"尽可能以小剂量达到满意临床效果"的用药原则,避免或降低运动并发症尤其是异动症的发生率。治疗应遵循循证医学的证据,也应强调个体化特点,不同患者的用药选择需要综合考虑患者的疾病特点(是以震颤为主,还是以强直少动为主)和疾病严重程度、有无认知障碍、发病年龄、就业状况、有无共病、药物可能的副作用、患者的意愿、经济承受能力等因素,尽可能避免、推迟或减少药物的副作用和运动并发症。进行抗帕金森病药物治疗时,特别是使用多巴制剂时不能突然停药,以免发生撤药恶性综合征。

3. 肌萎缩侧索硬化　尽管肌萎缩侧索硬化至今仍是一种无法治愈的疾病,但有许多方法可以改善患者的生活质量,应早期诊断、早期治疗,尽可能延长生存期。治疗中除了使用延缓病情发展的药物外,还包括营养管理、呼吸支持和心理治疗等综合治疗。在病程的不同阶段,患者所面临的问题有所不同,如抑郁焦虑、失眠、流涎、构音障碍、交流困难、肢体痉挛、疼痛等,应根据患者具体情况,给予针对性的指导和治疗,选择适当的药物和辅助设施,提高生活质量,加强护理,预防各种并发症的发生。

第二节　神经变性病外科治疗策略

一、脑深部电刺激

尽管脑深部电刺激的生物学机制尚不清楚,但是人类大脑功能很大程度上是通过连续不断的重复振幅的电信号来调节。这些电信号可以改变或调节,最终会影响认知、行为和运动功能。如果某种神经变性病导致一个振幅出现问题,就会导致震颤或是出现肌张力障碍或者其他症状。因此,脑深部电刺激疗法可辅助治疗一些疾病中大脑信号传导回路的异常振幅状态。1995—2002 年,脑深部电刺激疗法接连在欧洲国家、加拿大、澳大利亚及美国得到政府批准通过,用以治疗原发性震颤与帕金森病等神经变性病。

以目前的形势来看,这项技术也有一些局限性。电流可以扩散到无关大脑区域,造成副作用,而且并不是对所有的症状都有效。尽管如此,脑深部电刺激对神经变性病的治疗仍有着巨大的影响。在过去的几十年里,脑深部电刺激已经从试验性的手段发展为治疗原发性震颤(家族遗传性震颤)、肌张力障碍、癫痫、强迫症、抑郁症和阿尔茨海默病等疾病的高度有效的外科治疗手段。由于脑深部电刺激与手术毁损同一核团所引发的临床效果相似,促使应用功能神经手术治疗运动障碍的局面得到很大改变。实际上,脑深部电刺激已经取代了丘脑毁损术用于治疗顽固性震颤,而丘脑底核或苍白球内侧核深部脑刺激则已经取代了大部分用于治疗帕金森病主要运动症状的苍白球毁损术。

1. 手术适应证　脑深部电刺激(DBS)已成为被功能神经外科领域认可的重要治疗方法。未来,DBS 治疗范围将得到不断扩大,部分运动障碍性疾病已被 DBS 疗法所攻克,这种可逆的、可调节的选择性对靶点抑制的能力使双侧治疗成为可能,避免了脑组织破坏。目前,DBS 在临床应用中得到了快速发展,对于帕金森病的治疗绝大多数治疗中心更倾向于以丘脑底核(STN)作为靶点的 DBS 治疗。双盲研究表明双侧 STN-DBS 可持续改善震颤、强直以及左旋多巴诱导的异动,且只引起较低程度的运动过缓及步态和姿势的不稳定。

（1）阿尔茨海默病：目前临床缺乏对其有效的治疗方法，抗胆碱能药物、NMDA 受体拮抗剂及抗精神病药物仍是临床主要治疗方法。阿尔茨海默病作为一种神经系统变性病，选择性影响了记忆相关的皮质、皮质下结构的神经环路。目前已有学者对阿尔茨海默病进行了 DBS 治疗的临床前期研究和 I 期临床试验，结果表明 DBS 可能会导致生理学改变从而可能改变疾病进展。

临床前期动物实验发现采用不同的靶点行 DBS 可增强记忆功能。靶点包括：穹窿、内嗅皮质（entorhinal cortex）、梅纳德氏基底核（nucleus basalis of Meynert）、丘脑前核（anterior thalamic nucleus）等。近年来在动物模型和临床病例中基于对学习和记忆的实验研究，为临床研究提供了潜在的治疗靶点。目前使用 DBS 治疗阿尔茨海默病的 I 期临床试验靶点有 2 个：穹窿部和梅纳德氏基底核，临床试验显示这两个靶点对于阿尔茨海默病患者是安全可耐受的，临床试验的初步数据显示其对于认知的改善是很有潜力的。尽管 DBS 对改善阿尔茨海默病患者的记忆功能很有前途，我们也要认识到阿尔茨海默病患者虽然均有认知功能障碍，但是同时也有非认知症状。另外，阿尔茨海默病患者并非只有单独的记忆损害。因此，很难证明单独的记忆改善是否可以提高他们的生活质量。此外，DBS 并不能预防阿尔茨海默病患者的神经退行性改变，症状只是在特定的患者群体中暂时性减轻。研究显示，认知功能和记忆功能可以在数年内得以改善，然后再次恶化。另外，可从 DBS 之中获益的阿尔茨海默病患者的入组标准仍然没有建立，需要更多的研究来确立阿尔茨海默病患者进行 DBS 治疗的标准。尽管目前的研究数据显示 DBS 治疗阿尔茨海默病是很有潜力的，但是研究也发现使用 DBS 治疗阿尔茨海默病还有很多局限性。目前，绝大多数文献的研究样本量都较少，统计结果可能有偏差，临床结果的测量也有很多主观因素。目前，不同的研究团队关注脑内不同的靶点，很难得到统一结论，很多问题还有待于进一步研究。因此，目前断言 DBS 可以用来治疗阿尔茨海默病还为时尚早，许多问题还有待于进一步临床试验的深入研究。

（2）帕金森病：表现为运动功能障碍、延长的

"关"期及对左旋多巴治疗有良好的临床反应的患者适合接受 DBS 治疗，最后一点尤为重要，因为对左旋多巴有良好反应与 DBS 治疗的预后非常相关。而不适合进行 DBS 治疗的患者包括：明显的认知和精神症状，手术过程中可能引发危险的疾病（如凝血紊乱），对左旋多巴治疗的反应较差和高龄（大于 75 岁）。为了解决部分上述问题，建议应用不同手术靶点。对于应用 DBS 治疗的高风险人群，运动皮质刺激（MCS）已被证实是一种可选的治疗方式。虽然该技术尚处于初级阶段，并且临床疗效可能不如 DBS 治疗。值得一提的是，大多数帕金森的非运动症状，包括语言障碍、认知和精神障碍、植物功能障碍，尤其是对于药物疗效不佳的患者，DBS 技术在未来的发展中仍然是一种值得考虑的治疗方式。

（3）在肌张力障碍和震颤的治疗中，双侧内侧苍白球（GPi）刺激已成为治疗肌张力障碍的重要方式之一。原发性肌张力障碍（包括全身性和头颈部肌张力障碍，如扭转痉挛、Meige 综合征）治疗效果优于继发性肌张力障碍。另外，有 *DYT1* 基因变异的患者是接受苍白球刺激的适宜人选。继发性肌张力障碍患者在 GPi 刺激术后，总体 BFM 评分也有 10%~35% 的下降。颈部肌张力障碍术后通过 TWSTRS（Toronto western spasmodic torticollis rating scale）分级评估，改善程度在 60%~80%。多位学者已注意到，就治疗起效的时间而言，疼痛比运动障碍以及肢体失用起效要快。手术治疗的疗效持久性仍需长期随访研究。除了 GPi 刺激，STN 核刺激治疗全身性肌张力障碍有较好的疗效。由于 DBS 可以同时应用在双侧，在治疗原发性震颤上的应用已超过破坏性手术。另外，丘脑刺激也用于治疗多发性硬化以及其他原因导致的继发性震颤。

（4）多系统萎缩：除了帕金森病以及肌张力障碍，DBS 治疗已逐渐扩展到其他运动障碍疾病。多系统萎缩是成年期发病、散发性的神经系统变性疾病，临床表现为不同程度的自主神经功能障碍、对左旋多巴类药物反应不良的帕金森综合征、小脑性共济失调和锥体束征等症状。由于在起病时累及这三个系统的先后不同，所以造成的临床表现各不相同。但随着疾病的发展，最终出现这三个系统全部损害的病理表现和临床表现。目前 MSA 主要

分为两种临床亚型,其中以帕金森综合征为突出表现的临床亚型称为 MSA-P 型,以小脑性共济失调为突出表现者称为 MSA-C 型。虽然 MSA 还不是 DBS 治疗的适应证,但是部分表现为帕金森综合征的 MSA 引起的运动障碍对于左旋多巴治疗敏感,因此,有人正在选择性地对 MSA 病例进行实验性治疗研究。

2. 手术疗效和并发症

(1)丘脑腹内侧核(Vim)DBS 的治疗效果:Vim 是治疗震颤的有效毁损或刺激靶点。帕金森病患者的 Vim 手术至少可以部分改善对侧肢体的强直症状和左旋多巴(L-dopa)诱发的运动障碍、生活质量降低。但是,Vim-DBS 对长期使用 L-dopa 患者的"关"期强直、运动不能及步态障碍等无效,但可改善姿势的稳定性。以上症状的改善均不如 STN-DBS 的疗效明显,因此即使是以震颤为主的帕金森病患者也倾向于 STN DBS 治疗。

(2)STN-DBS 的治疗效果:STN-DBS 可以说是帕金森病治疗中的里程碑,其适应证是对 L-dopa 反应良好的患者。单侧的 STN-DBS 主要使对侧的震颤改善,尤其对于双侧、非对称、进展期症状,双侧的 STN-DBS 改善帕金森病症状更明显。一侧的 Vim 或 GPi 手术失败后也建议使用双侧的 STN-DBS。如果电极在靶点的位置放置准确,效果非常明显。UPDRS 运动评分能下降 60%。"关"期的运动不能、强直、震颤、步态、平衡和肌张力障碍都有改善;"开"期的异动症和 L-dopa 用量明显降低。对于所有刺激靶点,停止刺激后几秒到数小时,与刺激有关的症状改善作用会消失,因此不会有永久性不良反应发生。理论上,通过 STN-DBS 可以降低 STN 的过度激活,从而抑制兴奋性神经元的过度激活,达到神经保护作用,并能减缓帕金森病的进展。

(3)GPi-DBS 的治疗效果:1992 年,Laitinen 等从猴的电生理运动图上推论出 GPi 的过度激活与感觉运动环路有关,因此强调毁损和刺激 GPi 的重要性。GPi-DBS 的入选标准与 STN-DBS 类似,如起病较年轻,L-dopa 反应好,长期 L-dopa 治疗后出现运动并发症等。GPi-DBS 对 L-dopa 导致的运动障碍有效,但帕金森病的症状和体征改善程度不一。双侧的 GPi-DBS 较一侧更为有效,患者能良好耐受,且无言语和神经、心理的损害。然而,在一些病例中会出现严重的运动功能障碍。

对于表现为帕金森综合征的 MSA 病例,DBS 治疗研究已取得初步结果。对于左旋多巴敏感的 MSA 病例,STN 或 GPi DBS 治疗术后短期的"关"期 UPDRS 评分较术前有所改善,长期疗效目前仍不确切。

(4)穹窿部 DBS 的治疗效果:对于穹窿部进行 DBS 治疗阿尔茨海默病的小样本临床研究表明,对穹窿部进行电刺激 1 年后广泛的脑皮质葡萄糖代谢均显著增加。同时,经过心理学和认知的评估,患者记忆力及生活质量得到一定的改善,且疗效好于同期其他文献报道的药物治疗病例。

综上所述,一方面,DBS 是一种特殊治疗,需要对患者进行终生的维护和随访,加之刺激器价格昂贵,有很多患者难以接受。另一方面,其安全、有效的治疗效果,尤其是双侧 STN-DBS 从最初应用于临床开始就受到了人们的广泛关注。作为一种微侵袭手术,与毁损术相比其损伤小,并且是一种可逆的、可调节的手术方式;并且手术效果可靠,并发症较少,而且症状改善比较全面。目前的 DBS 研究虽然仍存在很多的领域没有完全探明,如刺激产生效用的具体机制和精确靶点的探索等。随着越来越多的研究者投入到这一领域和一个接一个重大研究成果的突破,DBS 在帕金森病综合治疗中的作用必将更加重要。

二、立体定向毁损术

立体定向毁损术是指应用立体定向技术将毁损源准确引导至靶点(如脑内的特定核团或病灶),按预定的要求对靶点进行毁损,从而产生治疗作用的技术。对神经组织而言射频热凝毁损是较理想的方法,因此目前在神经外科常用的毁损术是微电极引导的立体定向射频热凝术。患有内科疾病不能耐受射频毁损患者,放射外科毁损(如 γ 刀毁损术)可以作为一种选择。运动障碍性疾病毁损术的常用方法包括苍白球毁损术(常用靶点 GPi)和丘脑毁损术(常用靶点有 Vim)。

手术适应证和疗效:

(1)帕金森病毁损治疗靶点:一般选择单侧 Vim 或 Gpi,尽量避免双侧毁损产生严重并发症。如果帕金森病患者通过足够剂量的药物治疗,仍有明显的震颤,而其他症状相对较轻可以考虑行 Vim

毁损术。一般符合以下标准：①帕金森病患者一侧或不对称的震颤严重影响生活；②对药物治疗反应差或不能耐受药物的副作用。禁忌证包括帕金森叠加综合征、明显的痴呆及严重的内科疾病。如果帕金森病患者有显著的运动功能障碍，可以考虑行 Gpi 毁损术。对左旋多巴等药物治疗疗效很好一般不考虑手术，但疗效下降的患者或由于运动波动、运动减少、震颤、运动迟缓和强直造成残疾的患者是具有最佳指征的患者。单侧症状为主或症状不对称的患者可以从 Gpi 毁损术中受益。对左旋多巴等药物无反应的患者、帕金森叠加综合征的患者、有明显轴向姿势异常和语言功能损害的患者，Gpi 毁损术疗效差，不是理想的选择。而且，有认知和精神障碍、自律性差以及语言和吞咽功能障碍者行 Gpi 毁损术后，症状往往不能改善而且还有可能恶化。STN 毁损术后常见对侧肢体的偏身舞蹈或投掷症，STN 作为治疗靶点的毁损术逐渐被 STN-DBS 代替。

Vim 毁损术约在 86%~96% 的帕金森病患者中取得良好的效果，疗效平均持续 10 年以上。Gpi 毁损术可使帕金森病患者整体运动功能改善 25%~30%。"开"状态下对侧肢体异动症明显改善，有效率达到 80%~90%，这一疗效术后数天就可以出现而且持续至少 2 年。在"关"状态期间，对侧强直症状改善 50%~60%，这一疗效在术后迅速发生并且持续多年。在"关"状态期间运动迟缓改善约为 30%，至少持续 5 年。对震颤改善约 80%。步态和姿势不稳改善 20%~30%，但改善是短期的。除了手术对侧的肢体症状得到改善外，有些患者也可观察到手术同侧肢体的症状也得到不同程度的短期改善。苍白球毁损术不仅改善了帕金森病的主要症状及药物引起的运动波动和异动症，也使患者的生活质量大大提高。

（2）原发性震颤：对于药物治疗无效的、严重的单侧震颤患者可考虑 Vim 毁损术。Vim 毁损术控制震颤效果良好，可缓解 80%~90% 患者的对侧震颤，长期疗效肯定，是一种有效的治疗手段。

（3）肌张力障碍：药物或者肉毒素治疗效果不佳的肌张力障碍患者应该考虑外科治疗。原发性肌张力障碍患者尤其是有 *DYT1* 基因的患者是适合手术的最佳人选，继发性肌张力障碍患者手术效果很不一致，一般疗效相对较低。手术方法可选择

苍白球毁损术和丘脑毁损术。由于原发性肌张力障碍采用苍白球毁损术的长期疗效明显优于丘脑毁损术，并且苍白球毁损术相对而言能避免那些和丘脑毁损术相关的并发症，因此苍白球毁损术比丘脑毁损术更合适于治疗肌张力障碍。苍白球毁损术的常用靶点是 GPi 后外侧的运动感觉区。有颈部、躯干或其他轴线症状的患者需要双侧手术。单侧苍白球毁损术的症状改善率为 20%~60%，而双侧手术的症状改善率可达 50%~80%。

三、神经干细胞移植术

1. 阿尔茨海默病

（1）骨髓基质细胞：有报道用自体骨髓基质细胞移植治疗阿尔茨海默病患者，将其随机分为两组，治疗组经静脉途径和 / 或椎管内一次性或分次注射；在细胞移植治疗前、治疗 3 个月后行简易智能测量、日常生活活动能力评分，并对神经功能变化及不良反应进行评价；治疗 3 个月后简易智能评分及日常生活活动能力评分均高于治疗前，治疗组患者未发现任何不良反应。

（2）嗅鞘细胞：有报道采用嗅鞘细胞移植治疗阿尔茨海默病患者，获得疗效；对额颞叶痴呆患者的计算、行为及日常生活能力也有一定作用。

2. 帕金森病　帕金森病脑内移植研究开始于 20 世纪 80 年代中期，研究者分别报道胚脑移植治疗帕金森病的临床尝试，此后 20 多年来，人体试用过的细胞种类包括：颈动脉体、肾上腺髓质、胚胎神经前体细胞（在体外扩增和分化）、交感神经节神经元、胚胎干细胞、胚胎同种异体组织、胚胎中脑腹侧神经元、内源性神经前体细胞、间充质细胞干细胞、猪中脑腹侧神经元、牛视网膜色素上皮细胞等各种干细胞。

胚胎中脑移植（ventral mesencephalic，VM），来源于人胚胎中脑组织或细胞。一些开放试验显示，自人胚胎中脑组织中能获得的多巴胺能神经元可以在帕金森病患者脑内存活，在纹状体内释放多巴胺，扩展其突触到 7mm，与宿主神经元建立传入、传出突触联系；患者的运动迟缓、强直、震颤等症状得到改善，效果最好的病例可在长期病休后恢复工作。PET 检查提供了移植物长期存活（至少 10 年）和发挥功能的证据，患者尸检也显示供体多巴胺能细胞存活、纤维向外生长进入受体脑。

试验性治疗的经验：①供体发育阶段非常重要，使用胎龄大的胚胎，可能导致移植物存活差；②供体组织在体外增殖时必须严格避免被污染，否则可导致非神经组织（间充质细胞）过度生长，危害宿主脑；③尽量使用与宿主原部位——A9 区类型相同的多巴胺能神经元；④效果在移植后数月逐渐出现，维持几年或持久有效；⑤选择病例很重要，最佳适应证是典型帕金森病患者，术后多反应良好，而不典型帕金森综合征改善较少，或根本无效果。对移植反应好的患者，一般术前对 L-DOPA 反应也好，且年龄较小。

四、脑内、鞘内药物注射

近几年试验性地应用脑实质内给药技术，即用一种神经胶质细胞源性神经营养因子（glial cell linederived neurotrophic factor，GDNF）治疗帕金森病，引起广泛关注。神经营养因子——一类激活调节神经元生存、分化、生长及再生细胞信号通路的蛋白，成为治疗帕金森病的可选方案，但因其不能通过血脑屏障，临床上很难应用。胶质细胞源性神经营养因子（GDNF）有潜在特殊的神经营养作用，这引发了 GDNF 大剂量定期脑室内注射给药治疗人类帕金森病的研究，然而并没有临床有效结果，可能因为脑内靶区域的穿入有限而副作用发生明显。但对壳核内 GDNF 持续注入的患者进行开放试验的研究，发现有极好的耐受性，较少的副作用及治疗后 3 个月内有明显的临床疗效。这种临床的改善可以持续，随访 24 个月后，其在药物"关"状态下的运动和日常生活活动 UPDRS 评分，分别有了 57% 和 63% 的改善。这种改善与壳核内正电子发射断层成像（PET）摄取 ^{18}F-DOPA 的显著增加有关，对一例单侧注射 43 个月后的患者进行尸检，有证据表明其注射后的壳核内有酪氨酸羟化酶免疫阳性神经纤维的增加。另一个开放试验，在单侧壳核内 GDNF 注入的患者中，证实在 24 周无论给药或停药有超过 30% 的双侧评分改善；基于 6 个月的结果，又进行一个临床随机对照研究进而证实开放试验的结果。

五、其他外科治疗手段

大多数肌萎缩侧索硬化（ALS）患者需要进行经皮内镜胃造瘘置管（percutaneous endoscopic gastrostomy，PEG）。手术原则上宜早不宜迟，但具体时机应该个体化，要考虑用力肺活量（forced vital capacity，FVC）预测值、吞咽障碍的出现、营养不良的程度及患者的整体状况。快速的体重下降是 PEG 置放的关键指征，通常体重下降超过平时的 10%。体重指数低于 18.5 则要考虑 PEG 置放。美国神经病学会制定的肌萎缩侧索硬化治疗指南建议最好在出现吞咽困难以后马上置放，并提出 PEG 置放时 FVC 不应低于 50%，且不建议在终末期使用。但近期研究发现呼吸功能损害严重时可行经皮放射引导造瘘置管术（percutaneous radiologically-guided gastrostomy，PRG），后者安全，只需局麻不用镇静剂。也有研究显示无论 FVC> 65% 或 <50% 均安全可靠。因此，目前对 PEG 和 PRG 手术适应证的选择和术前呼吸功能的评估尚不完善，除了提高患者营养状况和生存质量，能否延长存活时间有待随机对照临床试验进一步验证。

第三节　神经变性病康复治疗策略

一、阿尔茨海默病的康复

迄今为止，阿尔茨海默病的治疗仍然是世界难题，药物治疗效果有限。康复治疗具有改善功能、预防和延缓功能衰退、增强社会参与能力、改善生活质量的作用，阿尔茨海默病的康复越来越受到重视。

（一）阿尔茨海默病的评价

阿尔茨海默病除了记忆和其他认知功能障碍，还伴有不同程度的精神行为异常，中晚期还会出现运动障碍，逐步影响日常生活能力和社会功能。康复治疗前应对结构和功能、独立性和社会参与性层面进行全面评估。

1. 结构及功能评定

（1）认知障碍评定

1）简易精神状态检查（mini-mental state examination，MMSE）：主要内容有定向力、即刻记忆力、短时记忆力、注意力、计算力、语言表达和结构模仿，对记忆和语言敏感，对痴呆诊断的敏感度和特异度较高,简单易操作。MMSE 分数范围是 0~30 分,分数越低损伤越严重。MMSE 是最具有影响的认知功能筛查工具,在国内外被广泛使用。

2）蒙特利尔认知评估量表（Montreal cognitive assessment, MoCA）：包括连线测验、图形辅助、画钟、命名、记忆、注意力、语言、抽象思维、计算和定向力的评价,总分 30 分,是目前推荐的用于对轻度认知功能障碍（MCI）进行快速筛查的评定工具。与 MMSE 相比,MoCA 对执行功能和注意力的检查项目更多,对延迟记忆的测试时间间隔更久,更容易检出执行功能、注意力损害或轻度记忆力损害的患者。

3）长谷川痴呆量表（Hasegawa dementia scale, HDS）：HDS 总计 11 项内容,包括定向力、记忆功能、常识、计算、物体铭记、命名回忆。HDS 是在日本民族社会文化背景基础上编制的,因中日两国文化背景相仿,量表经我国学者针对中国国情进行修正后,故在我国应用较多。其评分简单,不受文化程度影响,敏感性和特异性较高,是筛选阿尔茨海默病较理想的工具。HDS 至今已和 MMSE 等共同成为当今世界上使用最为广泛的老年痴呆初筛工具之一。

4）常识-记忆力-注意力测验（information-memory-concentration test, IMCT）：又名 Blessed 痴呆量表,由 Blessed 等于 1968 年编制,是一种常用的筛查认知功能缺损的短小工具。主要检查常识、记忆力和注意力,这些能力常在痴呆早期即受累,测验敏感性较好。经改良的中文版共 25 项,涉及常识、定向、记忆及注意力,其中 10 项与 MMSE 完全一样。量表内部一致性良好。IMCT 与 MMSE、长谷川痴呆量表的平行效度良好。

5）阿尔茨海默病评定量表-认知分量表（ADAS-Cognitive Subscale, ADAS-Cog）：ADAS-Cog 是一个专门用于评定阿尔茨海默病患者认知障碍特点的量表。最常用 ADAS 版本包括 11 项指标（ADAS-Cogll）,用于评定阿尔茨海默病损害最常见的功能领域：词语即刻回忆及词语再认、命名、执行、视空间能力、观念运用、定向力、注意力、语言能力。该量表的评分范围为 0~70 分,分数越高表明疾病越重。ADAs-Cog 在大量临床研究中广泛应用。

6）严重损害量表（severe impairment battery, SIB）：SIB 是美国匹兹堡大学阿尔茨海默病研究中心医学院 Saxton 教授等于 1990 年编制,专门用于评估晚期严重痴呆患者的认知功能。SIB 检查内容包括社会交际、记忆力、定向力、言语、注意力、应用能力、视空间能力、结构能力、对名字的定向力 9 个内容,评分范围 0 到 100,评分越低痴呆程度越重,每题评分为 0、1、2 分,回答正确 2 分,部分正确 1 分,不正确 0 分。由于 SIB 评定时间长度适中,测试内容全面,施测顺序设计合理、衔接流畅,使被试者不会感到是在进行一项测试,从而做出相对自然的反应,所以在国外许多国家得到了广泛的应用。

（2）精神行为障碍的评定

1）神经精神问卷（neuropsychiatric inventory-questionnaire, NPI-Q）：该问卷调查内容包含妄想、幻觉、激越/攻击、抑郁、焦虑、情感淡漠、欣快、脱抑制行为、情绪不稳、异常举动、夜间行为紊乱、饮食异常 12 个方面,由知情者提供信息,评价每个症状发生的频率和严重程度,以及对照料者造成的苦恼程度。NPI 具有良好的信度、效度,可用于社会文化背景不同的地区人群。

2）阿尔茨海默病病理行为评分表（behavioral pathology in Alzheimer's disease rating scale, BEHAVE-AD）：BEHAVE-AD 包含偏执和妄想观念、幻觉、行为紊乱、攻击行为、日夜节律紊乱、情感障碍、焦虑和恐惧 7 个分量表,共有 25 项条目,每项条目按症状严重程度分为 0~3 分的 4 级评分。另外,还有一项总评条目,按总体印象分为 0~3 分的 4 级评分。该量表能比较全面地、有效地评定痴呆患者的行为和精神症状,目前在国际上被广泛采用。

（3）运动功能评定

1）Berg 平衡量表（Berg Balance Score, BBS）：包括站起、坐下、独立站立、闭眼站立、上臂前伸、转身一周、双足交替踏台阶、单腿站立等 14 个项目,测试一般可在 20 分钟内完成。

2）Lindmark 平衡反应测试：Lindmark 平衡反应测试方法是一种量化评定方法,由瑞典学者 Birgtta Lindmark 修订而成,较适用于对痴呆患者平衡能力的评定。

3）上肢失用症评估量表（the test for upper

limb apraxia, TULIA）：TULIA 由 6 个子测试共 48 个项目组成，包括模仿和无特别含义的哑剧表演，做不及物手势和及物手势，使用 6 分得分法（0~5 分）（得分范围 0~240 分）。但是，TULIA 不能用于床边评估。在此基础上又提出了 AST（the apraxia screen of TULIA），可用于床边评估。

2. 日常生活能力的评估

（1）日常生活活动能力量表（activity of daily living, ADL）：共有 14 项，包括两部分内容。基本日常生活活动能力（basic activities of daily living, BADL）指每日生活中与穿衣、进食、洗漱等自理活动和坐、站、行等身体活动有关的基本生活能力，共 6 项（上厕所、进食、穿衣、梳洗、行走和洗澡）。BADL 常用评定方法是 Barthel 指数（或改良 Barthel 指数）；工具性日常生活能力（instrumental ADL, IADL）指人们在生活中所需关键性的较高级的技能，如做家务、做饭、购物、驾车等能借助或大或小的工具进行，共 8 项（打电话、购物、备餐、做家务、洗衣、使用交通工具、服药和自理经济）。工具性 ADL 常用功能活动调查表（function activity questionnaire, FAQ）评价。

（2）阿尔茨海默病协作研究日常能力量表（Alzheimer's disease cooperative study-activity of daily living, ADCS-ADL）：ADCS-ADL 量表共 19 项，评估基本和操作性日常生活活动能力。每个 ADL 项目都有一系列分级的子问题，ADL 评分在 0~54 分，0 分代表日常生活活动能力完全丧失，满分说明可以独立完成各种日常活动，分数越低，代表日常生活活动能力越差。

（3）功能独立性测量（functional independence measurement, FIM）：FIM 包括 6 个方面，共 18 项，其中包括 13 项运动性 ADL 和 5 项认知性 ADL，FIM 不但评定由于运动机能损伤而致的 ADL 能力障碍，而且也评定认知功能障碍对于日常生活的影响。评分采用 7 分制，即每一项最高分为 7 分，最低分为 1 分。总积分最高分为 126 分，最低分 18 分。得分的高低是根据患者独立的程度、对于辅助工具或设备的需求以及他人给予帮助的量为依据，在反映残疾水平或需要帮助的量上比 Barthel 指数更详细、精确、敏感，是分析判断康复疗效的一个有力指标。

（4）生活质量的评估　阿尔茨海默病生活质量量表（quality of life in Alzheimer's disease scale, QoL-AD 量表）：QoL-AD 量表是由 Logsdon 等人开发的，由 13 个项目组成（身体健康、精力、情绪、生活状况、记忆、家庭、婚姻、朋友、自我作为一个整体、做家务的能力、在乐趣引导下做事情的能力、金钱和生活的整体）。评分方法为 1（差）、2（一般）、3（好）和 4（优秀），总得分为 13~52 分，分数越高表示更好的生活质量。QoL-AD 量表是专门针对老年痴呆症疾病而发展起来的，是目前唯一较广泛适用于轻—重度痴呆患者进行自评生活质量的量表，其可信度、有效度及敏感性已经在应用中不断地得到检验。

（二）康复治疗

阿尔茨海默病的康复治疗主要考虑到患者的病程阶段和症状表现，在早期以康复训练为主，而在晚期则以康复护理为主。另外，还要顾及患者的年龄、职业、家庭、环境等个人因素。阿尔茨海默病的康复治疗主要包括康复训练、康复护理及其他非药物治疗方法，如音乐治疗、心理治疗、磁刺激等。康复治疗要遵循早期、个体化、循序渐进、依从性的原则。康复目标是改善认知功能和行为障碍，延缓疾病进展，提高日常生活能力。

1. 多学科协作　多学科团队合作干预模式是目前国际上公认的疾病康复期有效的干预措施，它以多专业小组为基础，通过各学科专业人员的相互协作，为患者提供系统、规范、全面及全程的康复护理干预。多学科团队一般包括康复医师、神经科医生、物理治疗师、言语治疗师、作业治疗师、康复护理人员、心理医生（或治疗师）、社会工作者、家属、照料者。多学科团队应该以患者为中心，以康复医生为主导，团队成员集体协作。多学科团队合作干预能有效减缓阿尔茨海默病的恶化进展，改善阿尔茨海默病患者认知功能，减缓病程，提高患者的生活质量及自理能力。

2. 运动训练　现有研究表明，老年人进行适量体育锻炼，不仅可以增加受试者海马体积，提高空间记忆等认知功能，同时也可以降低 Aβ 在中枢的沉积。运动可以减轻年龄增长而产生的病理改变，例如 Aβ 的沉积、葡萄糖代谢率的降低以及海马的萎缩等。通过参与规律运动可以降低老年人产生认知障碍的风险，延缓阿尔茨海默病的发生，国外多项前瞻性随访调查均已证实这一研究成果。对于已出现认知功能损害的阿尔茨海默病患者,进行适量的规律运动,可以延缓受试者运动功能的恶化。所以运动训练是阿尔茨海默病患者康复治疗的一项重要内容,可包括各种形式的主动及被动运动。有氧运动(如舞蹈、跑步机、功率自行车等)、力量训练、平衡训练及双重任务训练,对老年人的手足协调性、平衡能力、注意力集中和分配、记忆力及执行能力均有一定的维持和促进作用,不仅延缓认知功能下降,而且能明显改善阿尔茨海默病患者运动功能,预防畸形和肌肉萎缩,提高日常生活活动能力。一般认为有氧运动不仅需要达到运动强度的要求,还需要保证有效的有氧运动的时间,中高强度的长周期的有氧运动效果更好,力量训练联合有氧运动的训练方式比单纯有氧运动效果好。但目前尚无国际认可、广泛应用的锻炼方法及锻炼强度指导,建立一套适合老年人体质及需求的运动方法是目前亟待解决的问题。对某些患者单纯的有氧运动太单调,依从性不高,将有氧运动(功率自行车、跑步)与虚拟现实技术相结合,可增加参与的积极性。而且与虚拟现实技术的结合提供了更多的认知刺激,从而可以更好地改善认知功能,同时具有更大的防止认知能力下降的潜能。但是这种方式因需要大型设备无法在社区中大规模推广。

3. 认知干预　认知干预的理论依据是修复和代偿。修复理论基于"神经可塑性"概念,是指受损后神经可再生和功能性募集,认知干预通过针对特定认知域的重复训练,驱动相应脑功能区的重塑及修复。代偿理论基于"认知保留",即个体可以通过存留脑网络的特定补充实现功能最大化,研究发现有更高学历的患者在诊断阿尔茨海默病时有更严重的脑病理表现,表明神经变性成功地在很长一段时间内被代偿。认知干预针对相对存留的功能和结构进行训练,最大限度地利用未受损害的脑功能代偿受损部分。认知干预可分为三类:认知训练、认知康复和认知刺激。

(1)认知训练:认知训练(cognitive training,CT)基于修复的机制,指通过重复的、标准化的任务提升特定的认知功能(如记忆、定向、语言、注意、思维、视空间、执行功能等)。近来认知训练的定义更为广泛,还包括了认知策略的教学(如视觉图像、自我暗示、间隔检索策略等),协同实现认知

功能最大化。认知训练通过对患者一个或者两个特定认知功能域进行干预训练,可有效改善其所训练的认知功能域,改善作用甚至可迁移至其他未训练的功能域,全面提高认知功能,改善患者的精神状态。对于 MCI 患者,早期进行认知功能训练具有保护作用,可延缓 MCI 向阿尔茨海默病转化的过程,尤其是对于具有阿尔茨海默病危险因素的老年人,认知训练可推荐成为二级预防的有效方法。

为了达到更好的训练效果,在进行认知训练时要运用一定的认知策略。例如无错误学习法和间隔提取法是记忆训练常用的策略。无错性学习反映内隐记忆的学习过程,是指在获取信息的学习过程中预防错误发生的学习方法,其特点是从容易识别的学习项目开始,通过提供准确的提示、重复、背诵、有效组织等手段,逐渐增加学习难度,尽可能让学习者不出现错误。传统的训练使受试者同时记住了训练中所犯的错误,从而干扰了对目标项目的回忆,在无错性学习条件下学到的信息是唯一正确的且不断得到强化。间隔提取法是按照一定时间序列反复提取或复述信息的一种记忆训练技术,即让被试者按照一定的时间间隔,不断尝试回忆新获信息,以此促进学习和记忆的方法。间隔提取法主要针对相对完好的内隐记忆进行康复干预,在外显记忆不良导致患者难以从长时记忆中提取信息的情况下,经过重复训练,使患者在反复提取中记住要掌握的信息。随着复述的间隔逐渐延长,信息保持得更牢固,患者学会了信息提取并记住了所学内容。此外,间隔提取法还利用学习时的回忆频率效应和练习效应,即信息回忆越频繁,记忆印记越深,效果越好。

认知训练的方式由早期的一对一模式,现已逐渐过渡至人机模式,计算机的应用使得训练方式更加多元化,受试者可以针对性选择记忆力、注意力、视空间能力等认知域进行训练,从而达到改善受试者整体认知水平的目的。随着计算机多媒体和三维技术的进步,计算机丰富的听觉、视觉刺激和直观、规范的训练方法在脑损伤后认知训练方面具有广阔的应用前景。此外,电脑虚拟现实技术及远程认知康复训练的应用前景也非常广阔,电脑辅助和虚拟认知康复、通过互联网进行远程控制的认知康复以及磁刺激是当前认知康复治疗研究的一个重

要方向。

（2）认知康复：认知康复（cognitive rehabilitation, CR）基于修复和代偿机制，是由治疗师与患者及其家人一起制定个体化的目标和达到目标的策略方法，强调增强残留的认知技能及通过代偿机制应对缺乏的认知技能，聚焦于增强具体的日常生活活动能力，即在关注改善认知功能时，其主要目的是提高患者的生活质量和日常生活活动能力。这种代偿包括学习如何处理钱财，如何使用日历、纸笔方法或电子设备来组织和记忆重要的信息等。患者通过学习与重复的练习、利用外界支持以及语言指导、行为示范，掌握代偿技术并应用到相应的环境中去。由于认知训练对于保留的认知能力要求较高，而 MCI 保留有大部分认知能力，能够更好地配合认知干预治疗，并且 MCI 患者的日常生活功能受损很轻微，因此 MCI 人群中应以认知训练为主。而认知康复可能是阿尔茨海默病患者更能适应的方式，适用于不同损害类型的患者个体。

（3）认知刺激：认知刺激（cognitive stimulation, CS）基于代偿的机制，指通过社会团体活动以非特异的方式提高总体的认知和社会功能，它是一种综合性的干预方法，通过现实导向、再回忆、再激发、活动、游戏、讨论和辩论等方式进行。其讨论的主题多选用有代表性而又有争议的话题，如钱财使用、食品问题等，而且包含了视觉和听觉等多种感官的刺激。不同于认知训练，认知刺激在内容上更强调信息加工而非知识。研究显示，认知刺激疗法能够活跃轻度认知功能障碍患者的思考、记忆和社交能力，能提升患者社会参与度、人际关系及生活质量，减少照料者压力，有助于延缓轻、中度阿尔茨海默病患者认知功能减退的趋势。国际阿尔茨海默病协会在 2011 年全球阿尔茨海默病报告中建议，认知刺激应纳入阿尔茨海默病早期干预的常规方案，并建议将家庭看护者纳入认知刺激疗法的实施过程中。相比于认知训练，认知刺激在提升语言处理和日常生活能力方面优势更明显。

（4）避免认知干预的负性效应：对认知障碍患者尤其是损害严重的阿尔茨海默病患者进行认知干预，其可能导致的认知干预失败以及负性效果的产生不容忽视。自知力缺乏的患者在记忆功能方面获益显著低于自知力正常的患者。抑郁情绪及失败主义可导致较低的自我效能。上述原因加之认知干预相当于对自身病情的不断提醒，容易造成继发的负性效应，如劳累、沮丧、筋疲力尽感。所以有假说认为过度训练可能加速认知功能下降进展。为了避免负性效应，可使用认知活力训练、策略学习和动机访视等方法提升患者依从性。认知活力训练（cognitive vitality training, CVT）是指靶向于患者悲观和失败主义的认知行为治疗，目的是提升患者的自我效能和内在动力。策略训练包括代偿策略和修复策略训练，代偿策略通过内在（如分类、视觉图像）或外在（如日历、提醒系统等）的策略，帮助提升日常生活能力；修复策略中的无错误学习已经被广泛应用于阿尔茨海默病患者，通过避免错误以及强化正确的技能顺序实现认知训练，该方法对于焦虑和重度认知损害患者有益。动机访视定义为合作的、以人为中心的指导形式，作为心理行为干预措施之一，可以激发和强化患者改变的动力。

4. 语言训练 早期进行语言训练对阿尔茨海默病失语患者非常必要，语言训练能帮助患者最大程度的恢复语言功能，树立自信，适应生活，提高生活质量。应根据患者病情的不同和失语的类型有针对性地进行训练，促进语言能力的提高和进行实际的交流。对于大多数阿尔茨海默病患者，主要重点是放在保留语言能力和学习使用其他沟通手段（如手势、图片、书写等），以弥补失去的语言能力。多数患者经过语言训练可获得不同程度的言语功能恢复，但恢复程度与患者病情、年龄及能否主动配合等因素有关。

5. 心理治疗 心理治疗应从生物-心理-社会角度出发对阿尔茨海默病患者给予心理干预，旨在提供情感支持和心理疏导，让患者尽可能接触外界，以提高其生活和活动兴趣，获得心理满足，并且帮助患者提高日常记忆、判断和认知能力。目前在临床上被广泛接受的心理治疗模式是支持性心理治疗。首先要与患者建立良好的关系，以"同理心"的心态来体会患者的处境，并且以"职业性"的立场关怀患者的困难，让患者能感到治疗者关心他，可信任治疗者，并可依靠治疗者来解决困难，给患者以正能量。针对患者心理信息和反应找出存在的心理问题，通过细听倾诉、支持与鼓励、说明与指导、培养信心与希望、调整对应激的看法、控制与训练、善用资源、改变环境、鼓励功能性的适应等方法进行心理疏导。在我国大部分阿尔茨海默病患者由家庭照顾，让照料家属接受更多教育，使其更充分了解疾病，特别是在疾病早期给予患者更多理解和亲情关怀，有助于消除阿尔茨海默病患者孤独抑郁心理，延缓病情进展。

怀旧疗法是心理干预的一种手段，以远期记忆作为桥梁，和记忆力受损的患者进行沟通，通过缅怀过去的生活经历，重新体验过去的生活片段，可以帮助患者不断增强自我的概念、减轻失落感、增加自尊及自我认同感，增进与人沟通，从而有益于患者的自我接纳，增强其生活的信心。对于轻、中度阿尔茨海默病患者怀旧疗法是一种可行且有价值的干预措施。怀旧疗法通过引导阿尔茨海默病患者回顾过去的经历，虽然记忆疗法对患者的远近记忆力改观不大，但由于患者在记忆训练的过程中比较专注，这对改善患者的精神行为异常有一定的作用，诱导患者回忆可引起并保持正性情感反应。

其他一些方法也有助于改善患者情绪，如看护者在场的情况下让阿尔茨海默病患者与儿童共同游戏和彼此照料生活，对阿尔茨海默病患者有改善情绪、减轻孤独退缩的良好效果。让患者参与豢养动（宠）物的治疗方法，可减少患者的孤独感、保持正性情绪。

6. 音乐治疗　音乐治疗的目的是通过帮助阿尔茨海默病患者发展其听觉、视觉、运动、语言交流、社会自救能力和技巧，提高患者正确的自我表达能力和活动。音乐干预对阿尔茨海默病患者认知、行为、情绪等方面均有改善作用。在常规治疗的基础上，辅以音乐治疗，让患者参与其中，可改善阿尔茨海默病患者的认知衰退。对阿尔茨海默病患者进行主动音乐刺激（选取自己喜爱的音乐）比被动聆听更能调动患者的积极性，可刺激患者主动参与唱歌、随音乐运动、微笑等正性活动。音乐治疗可以减少激越等精神症状，促进日常生活活动，促进沟通，减轻照料者的苦恼程度。音乐治疗因无不良反应、疗效显著等优点，在美国和其他发达国家应用非常广泛。音乐治疗在中国起步较晚，近几年才逐渐在阿尔茨海默病患者康复护理中

应用。

7. 日常生活活动指导　在对患者的认知状况进行全面的评估的基础上，遵循个体化、循序渐进的原则，由易到难、由简单到复杂、由局部到整体地指导患者提高生活自理能力。对于轻度阿尔茨海默病患者，要督促患者自己料理生活起居，如用餐取食、做饭前准备及饭后收拾，对于中、重度阿尔茨海默病患者，指导日常生活起居训练，如梳头、刷牙、洗澡、刮胡子、剪指甲、整理床铺、穿脱鞋子、穿脱衣服、上厕所、便后冲洗、根据天气情况选择合适穿着等。提高阿尔茨海默病患者的生活自理能力，鼓励其多参加社会活动，有助于缓解其大脑功能的衰退，从而提高生存质量。

8. 康复护理　阿尔茨海默病患者护理康复的总目标是维持患者的适应水平或调整环境压力，使之与患者的生活能力相符。

（1）维持患者的适应水平：要依据患者的习惯和喜好，维持适合且稳定的生活结构秩序和模式，尽量避免大的变化。患者的生活要有规律，要有固定的作息时间，如定时起床、吃饭、吃药、运动等。当患者的生活能力和所受压力相互平衡，则呈现适应状态。患者的一些习惯和喜好是适应的一种迹象，通过仔细的沟通和敏锐的观察，护理者经常可以知道什么样的生活结构、秩序和形式能支持一个人的适应能力或功能行为。要尽量避免变化，当阿尔茨海默病患者的日常生活必须出现变化时，应该非常小心而有计划地进行，应在不影响患者适应水平的前提下一点一点地进行，尤其是要避免大的变化，特别是在阿尔茨海默病晚期患者适应能力进一步下降时。患者的适应能力越差，每次变化的程度应越小。而在阿尔茨海默病患者的适应范围内进行一些小的改变，可以激发其发挥出最高的能力，这种变化是有积极意义的。要确切了解维持患者适应水平需要什么样的帮助。提供超过实际需要的帮助除了造成运动技巧减低，还会使患者产生不必要的依赖性。固定或习惯的行为模式基于程序记忆，过度的帮助会加速阿尔茨海默病患者习惯或程序性行为能力的丧失。护理人员过于关心、保护而不让患者做其力所能及或至少可以部分完成的活动会造成患者运动技巧的废用。少给患者一些提醒、辅助或帮助（依患者的认知能力而定），可

能会产生好的效果。想方设法尽可能延长和维持认知能力是必要的，废用会造成能力缺失，应该努力让患者充分利用现存的能力做一些脑力活动。让患者继续做一些他/她一直喜爱的活动，尽管这些活动可能不得不随着疾病进展而简化。医务人员或照料者给患者的辅助应是一个连续的递增过程，从提醒、辅助、"和他一起做"到"为他做"。患者失败时，应有意淡化，对他表示同情，轻松幽默地对待。如果失败次数增加，就应该简化或取消这种活动，应用另一种更适合患者思维能力的活动来取代。

（2）调节环境压力以适应患者的能力水平：随着生活能力的下降，患者因环境压力而受伤害的可能性就会随之增高。护理的一个主要目标就是调整压力水平，使患者能够利用剩余的能力，达到最大限度地适应。对患者的要求要降低，给他们一个较小的认知负担。要减小患者可能会遇到的刺激范围和数量，并减低任务的复杂程度和要求，减少常规的步骤或删除工作中不必要的部分，直到与患者的能力相当。医务人员及照料者也会成为患者的压力来源，故保持一个积极的态度和人生观对自己和患者都有益。老人一般动作缓慢，阿尔茨海默病老人更慢甚至迟钝，故需要医务人员及照料者多注意配合老人的节奏，给予患者足够多的时间和耐心，避免着急发脾气，更不能勉强患者做力所不能及的事，这样反而易使患者压力加重，影响病情。

（3）其他护理须知：由于阿尔茨海默病老人认知能力下降，定向力差，不能正确判断周围环境，活动范围也减小，又不善表达自己的意见，因此需要护理者认真观察，细心照顾，改造不安全环境，预防事故发生。不要做伤害患者自尊心的事，鼓励和赞赏是护理阿尔茨海默病患者必须具备的原则。虽然阿尔茨海默病患者各方面功能在逐渐减退，但意识仍存在，且保存着一定的自尊心和能力，故除耐心对待患者外，还应注意尊重患者，避免因漫不经心地对待使患者心灵受到伤害。

根据患者的情绪和能力灵活地答应其要求：患者的情绪和能力每天，甚至在一天内都可能发生变化，通过记录最易获得合作的时间和条件，医务人员和照料者能制定出一个最适于某个患者的活动时间表，并依据该时间表进行治疗和日常生活活

动。尽量避免让患者单独外出，以免发生迷路或丢失。患者出现躁狂、吵闹、行为紊乱等症状时，可适当对症下药，但应注意药物副作用。

护理者应注意照顾好自己，要学会适当安排自己的休息和放松的时间。

（4）晚期阿尔茨海默病患者的护理：晚期阿尔茨海默病患者卧床不起、缄默不语、大小便失禁、自理能力完全丧失，完全依赖他人照料。并容易产生压疮、深静脉血栓形成、泌尿系感染和吸入性肺炎等并发症。故安全问题和预防并发症的发生十分重要。应定时（每1~2小时）给患者翻身1次。应经常巡视，检查其血液循环、呼吸、排泄等情况。要增加陪伴患者的时间，给患者安排有规则的排尿时间，多接触、抚摸或轻拍患者等。

良好的护理，对延缓患者生活质量减退十分重要。目前对于阿尔茨海默病患者来说，缺少家属和照护人员的支持，是其面临的主要问题。有研究指出无论患者是否主动参与，有策略的家庭陪护都可以提高阿尔茨海默病患者的家庭生活质量。

9. 神经调控技术

（1）经颅磁刺激：重复经颅磁刺激（repetitive transcranial magnetic stimulation，rTMS）可通过改变大脑皮质神经突触活动，延缓阿尔茨海默病发展和改善认知功能，对轻、中度阿尔茨海默病患者具有很好的辅助治疗作用。目前 rTMS 已初步应用于阿尔茨海默病患者言语的治疗研究，显示高频 rTMS 可以改善阿尔茨海默病患者的命名任务。

（2）经颅直流电刺激（transcranial direct current stimulation，tDCS）：tDCS 可通过调节大脑皮质兴奋性及突触可塑性，从而改善记忆功能。tDCS 在阿尔茨海默病患者中通常能改善记忆及词汇的再认能力，以及工作记忆能力。tDCS 与认知训练相结合可以增强突触可塑性，改善阿尔茨海默病的行为障碍及记忆功能障碍。目前 tDCS 对记忆和学习功能的机制尚未完全清楚，tDCS 联合认知训练对日常生活质量的评估疗效尚需更多的临床研究进行验证。

10. 社区康复　各种康复训练可融入阿尔茨海默病患者日常生活中，以社区服务中心为基础，建立阿尔茨海默病患者健康档案和"医院-社区-家庭"为一体的有效治疗模式。以社区为中心有

利于营造康复环境氛围和提供社会支持,建立社区志愿者小组、互助小组,定期开展健康教育培训和社区娱乐活动,对于空巢家庭或独居老年患者康复尤为重要。在阿尔茨海默病个案管理基础上,根据患者年龄、家庭、环境等因素及照顾者实际情况制订合理的个体化、系统化方案并定期家庭随访指导,形成医院治疗、社区照护、居家训练不同层面且较为全面的功能训练,能进一步提高阿尔茨海默病患者日常生活能力,延缓病情进展。

二、帕金森病的康复

帕金森病的运动症状和非运动症状造成一系列不同严重程度的功能障碍。因此,康复治疗前应对患者的功能障碍进行全面的评估,目的是确定患者各种功能障碍的类型、严重程度和原因,以便制定客观的康复目标及计划,进行针对性的康复治疗。目前主张在《国际功能、残疾和健康分类》(ICF)框架下,进行功能障碍的评估和治疗。

(一)帕金森病功能障碍的评定

评定时注意包括病程、社会关系、受限的功能活动、现有活动量、跌倒的次数、是否患有其他可能影响到治疗的基础疾病等信息的收集:如骨质疏松、关节炎、心衰、COPD 等,所用药物及开关期的时间,药物使用对功能的影响,其他可能影响治疗的因素,如个人及外界因素、对治疗效果的个人期望等。

1. 疾病严重程度的评定

(1)应用 Hoehn and Yahr(H&Y)分期量表可对疾病严重程度进行粗略的分期。该量表根据帕金森病患者的症状和严重程度分为 1~5 期,其中帕金森病早期指 H&Y1~2 期,中期指 H&Y3~4 期,晚期指 H&Y5 期。

(2)应用国际运动障碍协会-统一帕金森病评定量表(movement disorder society unified Parkinson disease rating scale, MDS-UPDRS),可对疾病严重程度进行全面和详细的评定,其内容包括日常生活非运动症状、日常生活运动症状、运动功能检查和运动并发症四大部分。

2. 运动功能障碍的评定 运动功能障碍可分为原发性和继发性两大类。其中,原发性障碍是指由疾病本身所致,而继发性障碍通常由疾病继发活动量减少甚至不动或帕金森病药物副作用等因素所引起。

(1)原发性运动功能障碍的评定主要应用 MDS-UPDRS 第三部分运动功能检查分量表(MDS-UPDRSⅢ)相应的条目,对运动迟缓、僵硬、姿势平衡障碍、步态异常和手功能活动障碍等进行评定。此外,如需对单项功能障碍进行进一步详细的评定,具体内容见下:

转移障碍:表现为床上翻身、坐起、坐位站起、转身以及姿势转换困难。可选择改良的帕金森活动量表(modified Parkinson activity scale, M-PAS)、5 次坐立测试(five times sit to stand performance, FTSTS)、起立-行走计时(timed Up &Go, TUG)评价。

平衡障碍:表现为站立、行走、转身的稳定性下降、前倾,同时完成多项任务的能力下降,可表现为跌倒。可选择 Berg 平衡量表(Berg balance scale, BBS)、Mini-BESTest(mini-balance evaluation systems test)、功能前伸试验(functional reach test, FRT)、M-PAS、FTSTS、TUG 评价。

步态障碍:主要表现为慌张步态、冻结步态,可导致跌倒。可选择 10 米步行试验(10-m walk test, 10MWT)、6 分钟步行测试(6-minute walking test, 6MWT)、新冻结步态问卷(new freezing of gait questionnaire, NFOG-Q)进行评定,也可应用三维步态分析进行定量评定。

上肢功能障碍:表现为运动减少、幅度降低、手灵活性下降、小写症。可选择简易上肢功能检查(simple test for evaluating hand function, STEF)和九孔柱测试(nine-hole peg test, NHPT)评价。

言语障碍:主要表现为运动过弱型构音障碍。可使用改良的 Frenchay 构音障碍评定法(modified Frenchay dysarthria evaluation)评价。

吞咽障碍:表现为吞咽过程的所有阶段(口腔、咽和食管期)均受累,咀嚼和吞咽启动缓慢,食物在口中停留时间过长。常用饮水试验(water swallowing test, WST)或反复唾液吞咽试验(repetitive saliva swallowing test, RSST)快速筛查,对于阳性者,电视 X 线透视吞咽功能检查(videofluoroscopic swallowing study, VFSS)或纤维光学内窥镜吞咽功能检查(fiberoptic endoscopic examination of swallowing, FEES)进一步评价。对于流涎可选择流涎严重程度和频率量表(drooling severity and frequency scale, DSFS)和帕金森病流涎临床量表（sialorrhea clinical scale for PD，SCS-PD）评定流涎的严重程度。

上述评定应在"开"期和"关"期分别进行。

（2）继发性功能障碍的评定：失用性肌肉萎缩无力常发生于腹肌和腰背肌等躯干核心肌群以及四肢近端大肌群，可用徒手肌力检查法（manual muscle test，MMT）进行肌力评定，或用等速和等长肌力测试仪进行定量评定。

关节活动度（range of motion，ROM）受限可用量角器测定。

体力下降可选择6分钟步行测试（6MWT）联合 Borg 主观体力感觉等级量表评定。

3. 非运动功能障碍的评价　非运动症状（non-motor symptoms，NMS）包括神经精神症状、自主神经功能失调、睡眠障碍、感觉障碍和疲劳等，通常应用帕金森病非运动症状问卷（non-motor symptoms questionnaire，NMSQuest）和帕金森病非运动症状评价量表（non-motor symptom scale，NMSS）进行整体评价。必要时可应用特异性评定量表对各种功能障碍进一步评定。

（1）认知功能障碍常：使用简易精神状态检查（mini-mental state examination，MMSE）和蒙特利尔认知测试（Montreal cognitive assessment，MoCA）进行筛查。再选择帕金森认知结局量表（the scales for outcomes in Parkinson's disease-cognition，SCOPA-COG）、帕金森病认知评定量表（the Parkinson's disease-cognitive rating scale，PD-CRS）、Mattis 痴呆量表（Mattis dementia rating scale，MDRS）进行全面的认知评定。

（2）情绪障碍：帕金森病患者常见抑郁，多伴焦虑。抑郁评价量表可选择贝克抑郁量表（Beck depression inventory，BDI）、汉密尔顿抑郁量表（Hamilton depression scale，HAMD）。焦虑评价量表可选择 Beck 焦虑量表（BecK anxiety inventory，BAI）、汉密尔顿焦虑量表（Hamilton anxiety scale，HAMA）。

（3）睡眠障碍主要表现为睡眠破碎、白日过度嗜睡（excessive daytime sleepiness，EDS）、夜间运动不能、不宁腿综合征（restless legs syndrome，RLS）、睡眠周期性肢体运动（periodic limb movements，PLMS）、快速眼动睡眠行为障碍（rapid eye movement sleep behavior disorder，RBD）、栩栩如生的梦境

或幻觉、遗尿症。可选择 Epworth 睡眠量表（the Epworth sleeping scale，ESS）、匹兹堡睡眠质量指数（Pittsburgh sleep quality index，PSQI）、帕金森病睡眠量表（Parkinson's disease sleep scale，PDSS）和快动眼睡眠行为障碍量表（rapid-eye-movement sleep behavior disorder questionnaire，RBDQ）进行评定。有条件时应行多导睡眠图（polysomnography，PSG）监测。

（4）疼痛可选择简明疼痛评价量表（brief pain inventory，BPI）、简化 McGill 疼痛问卷（short-form of McGill pain questionnaire，SF-MPQ）和视觉模拟评分法（visual analogue scale/score，VAS）进行评定。

（5）疲劳分为精神疲劳和躯体疲劳，疲劳评定首选疲劳严重度量表（fatigue severity scale，FSS），也可以选用帕金森病疲劳量表（the Parkinson's disease fatigue scale，PFS）或多维疲劳量表（multidimensional fatigue inventory，MFI）。

（6）体位性低血压常用卧立位血压检测方法。

（7）二便障碍可用导尿法和膀胱超声检查对尿潴留患者的残余尿量进行测量。必要时行尿流动力学检查明确下尿路功能障碍情况。

4. 日常生活活动能力评价　包括转移、平衡、步态等方面的障碍导致的活动受限，日常生活活动自理能力降低，在入浴、如厕、步行等方面需要监督或依赖。常用改良 Barthel 指数（modified Barthel index，MBI）对日常生活活动能力（activies of daily living，ADL）如洗漱、洗澡、穿衣、如厕、转移、大小便控制、进食等进行评定；可用功能活动问卷（the functional activities questionnaire，FAQ）对工具性日常生活活动能力（instrument activies of daily living，IADL）如乘车、购物、烹饪、家务进行评定。

5. 参与能力和生活质量评价　可选择 39 项帕金森病生活质量问卷（the Parkinson's disease questionnaire，PDQ-39）和健康状况调查简表（medical outcomes study health survey short form-36，SF-36）进行健康相关生活质量评定。

（二）运动功能康复

1. 康复目标及计划康复治疗应该根据患者 H&Y 分期、上述评估所得具体功能障碍、患者的生活、工作需要及期望等制定个体化的康复目标及计划。下表以 H&Y 分期为例进行说明（表 1-7-1）。

表 1-7-1　基于 H&Y 分期的康复目标及计划

H&Y 分期	临床表现	病程	目标	计划
1	仅单侧受累,最小的或无功能残疾	早期	鼓励自我管理 鼓励主动活动 预防跌倒	促进积极主动的生活方式 宣传教育避免不活动,改善体能 主动(小组)训练改善平衡、肌力、关节活动度和有氧运动
2	双侧或中线受累,平衡无损害	早期	改善体能 减轻疼痛 推迟活动受限发生	
3	双侧受累,轻度到中度活动受限,姿势反射受损,身体上尚独立	中期	同早期,另外 避免跌倒 维持或提高活动性,尤其是:转移、平衡、步行和手臂活动	同早期,另外主动和功能性的任务训练,采用: 注意力策略 提示策略 认知运动策略 避免多任务
4	严重的活动受限,仍能够步行、无辅助下可站立	中期		
5	没有辅助的情况下限制在床或轮椅上	晚期	维持重要器官的功能 避免压疮、挛缩	在中期基础上 床上或轮椅上的姿势调节 辅助下的主动运动训练 被动运动避免压疮和挛缩 培训照料者

2. 康复治疗方法

(1)健康管理教育:由帕金森病专业医师与治疗师为患者举办以互动形式为主的疾病健康教育,为患者日常生活活动提供具体、科学和实用的健康教育指导,可以明显改善帕金森病患者的生活质量。心理干预应作为健康教育的一部分,鼓励患者以积极健康的心态主动配合治疗,减少失控行为的发生。对于患者而言,健康教育的主要目的是使患者了解他们的疾病,学会如何在与疾病共处的过程中预测问题、发现问题及正确处理问题。通过对疾病的自我管理,患者可以更好地应对疾病对日常生活的影响并且能够参与更多有意义的活动。

(2)促进积极的生活方式:患者应根据个体功能障碍的程度和运动的喜好,促进积极的生活方式,减少白天静坐的时间。结合自己的能力和可耐受程度,参加自己喜欢的体育运动;制定家庭训练计划;参加帕金森病健走、舞蹈、太极拳小组;定期接受治疗师的物理、作业、言语治疗。坚持有氧运动训练和抗阻运动训练,可明显提高运动功能和生活自理能力,改善生活质量和提高社会交往能力。

(3)运动锻炼

行走训练:训练内容主要是前方行走训练,也可以进行倒走训练或侧方行走训练。先以最慢的速度启动,逐渐提高运动平板或跑步机运动速率。训练时让患者专注于迈大步;在活动平板或跑步机前面放置镜子,提供身体姿势的视觉反馈;可以使用听觉提示提供增强反馈;可以增加一项认知双重任务,同时让患者维持跨步长;可通过逐渐增加平板坡度和速度增加难度;有冻结步态的帕金森病患者,注意加速和减速时的安全;对于平衡功能较差患者,要有保护装置;也可以进行减重步行训练;根据患者认知功能、体力及已接受该训练时程长短,选择治疗师监督下的或无治疗师监督的训练。使用活动平板训练可以显著改善行走速度和跨步长,还可以改善行走距离和平衡能力。最少训练四周,一周三次,每次 30 分钟,中间适当休息。

太极拳:太极拳联合深呼吸和放松伴随慢的有节律的运动,包括单腿站立、重心位移、向多个方向走和复杂的运动序列。对于轻至中度帕金森病患者,太极拳能显著改善运动功能(UPDRS Ⅲ),还能改善平衡能力、步态、减少跌倒。训练一般需达到 24 周,一周两次,每次 60 分钟。

舞蹈:舞蹈是一项涉及视觉和听觉刺激、社交、记忆力、运动学习和情感表达的全方位运动,易于帕金森病患者长期坚持。针对帕金森病的主要舞蹈形式包括：探戈、华尔兹、交谊舞等。舞蹈动作中包括姿势稳定性、大幅度运动、肢体间协调、起步、前进、停止、转身、单腿站立、重心位移、退步走、向各个方向走、在狭小空间中走、复杂的运动序列等内容。舞蹈可以改善帕金森病患者 UPDRS Ⅲ 评分（主要表现在震颤、肌强直和运动迟缓严重程度降低），改善平衡功能、提高步行速度，改善运动耐量、改善"冻结"现象，提高生活质量。每周至少 2~3 次的训练且持续 4~12 周方能达到或巩固运动获益。

瑜伽：瑜伽能够增加人体灵活性、提高平衡能力以及增强肌肉的力量。

健身气功：能增强平衡能力和肌肉力量、改善步态。

北欧式健走（Nordic walking）：能改善姿势稳定性、跨步长、步态模式以及增强下肢肌肉力量。

（4）常规康复治疗方法

放松训练：常用的方法有深呼吸法、想象放松法。有节奏的肢体转动也有助于放松强直肌肉。

关节运动范围训练：主动或被动地进行脊柱与四肢各个关节、各个方向全范围的活动。应包括脊柱和四肢屈曲肌群的牵伸以及胸廓的牵张运动。可以采取徒手或者借助简单器械进行训练。要避免过度牵拉及疼痛的出现。

肌力训练重点：训练核心肌群及股四头肌等近心端大肌群。可通过躯干的屈伸及旋转训练躯干肌群；仰卧位直腿抬高、仰卧起坐锻炼腹肌；三点支撑训练锻炼腰背肌；反复坐下 – 起身锻炼膝和臀伸肌肌力。也可利用健身器械进行渐进式抗阻锻炼。

姿势训练：主要是抗重力肌伸展训练、矫正躯干屈曲体姿。如双手交叉伸直上举同时抬头挺胸伸腰。俯卧位保持训练通过自身的体重对躯干和髋屈肌群进行牵张。靠墙站立训练和借助镜子进行姿势矫正，保持躯体直立。

转移训练：包括床上平移、床上翻身、床边坐起、从坐到站、床椅转移等训练。晚期患者可在床上进行左侧卧位、仰卧位、右侧卧位等体位变动的训练。

平衡训练：包括坐位平衡和立位平衡训练。训练时先训练静态平衡，再训练动态平衡；先睁

眼训练、再闭眼训练。可以借助平衡板和平衡垫进行训练。也可以借助 Biodex 动静态平衡测试和训练系统进行训练。注意训练过程中的安全，建议初期在专业人士面对面指导及保护下进行训练。

步态训练：可练习大步直线行走、退步走、转弯、跨越障碍物、绕过障碍物、在狭小空间行走、在泡沫橡胶垫上行走以及行走时进行双任务。重点是加快启动速度，加大步幅，保证躯干与上肢摆动的协调。可应用外部的视觉和听觉刺激引导患者重新建立新的步行模式。

体力锻炼（耐力训练）：可通过平地步行或功率自行车进行体能锻炼。训练强度通常为最大心率的 60%~85%。

上肢功能锻炼：要侧重于维持或改善臂和手的运动技能，针对日常生活需要，如够取、抓握和操控问题进行锻炼。包括扣扣子、书写、捡米粒、拨打电话号码、折纸或将信纸放入信封、穿衣，以及用不同的杯子练习够取、抓握、喝水和倒水，或从不同高度的橱柜够取、放回不同重量的盒子，或打开和盖上不同的瓶子。

呼吸训练：练习进行膈肌呼吸，反复进行深吸气和深呼气，增大胸廓扩展度，提高肺活量，并采用呼吸体操锻炼膈肌及肋间肌等呼吸辅助肌。

这些基本训练可以改善运动功能、肌力、平衡、功能性移动、步行速度和体力。

（5）帕金森病运动策略：在运用适当策略的情况下，早期帕金森病患者是可能实现正常运动的。下述的运动策略能够帮助有效激活正常运动。

集中注意力策略：对正常人而言，说话或常规的活动例如步行、转移、书写和穿衣很少需要有意识地集中注意力，但帕金森病患者进行这些常规活动时有困难。使帕金森病患者有意识地集中注意力于正在进行的任务是改善运动表现最基本的原则。治疗师需要指导患者执行活动任务时有意识地专注于活动中存在的问题。例如，步行时要想着迈大步，转弯时要转大弯，写作时要想着写大字，穿衣时把注意力集中在扣扣子上。也可以通过运动想象或动作观察练习集中注意力，以提供自我指导。集中注意力被认为是一种心理提示。当帕金森病患者把注意力集中在运动的某些方面时，运动模式和技能得到改善，作业表现的质量和效果得以

提高。集中注意力策略需要参与者大量的认知努力。所以,患者必须具有一定的认知能力并且愿意做出努力。大多数时候帕金森病患者需要被提醒使用这些策略,如在写作中,需要照料者重复给予写"大"的指令。

外部提示策略:帕金森病患者执行自动和重复动作的内部控制受到损害,表现为运动迟缓、幅度减低或冻结症状。为了促进运动正常化,基底神经节的内部控制缺乏必须得到补偿。来自外部的提示可以帮助患者启动运动和促使运动继续进行。治疗师需要评估外部提示对帕金森病患者运动功能的影响。提示包括来自外界环境的刺激或由患者自己产生的刺激。提示可根据刺激的类型和重复的频率进行分类(表1-7-2)。

表 1-7-2　帕金森病患者常用的提示

	有节奏的提示(用于正在进行的运动)	单个提示(用于启动运动)
听觉的	根据音乐或节拍器的节奏运动;患者或旁人数数或唱歌	开始信号:如数到3开始,或有人给出指令开始
视觉的	行走在类似斑马线的线条或特定的视觉提示图形上(例如,人行道的瓷砖或地板图案) 跟随并模仿治疗师的动作 有节奏的重复的视觉刺激(如脉冲激光) 写字时使用方格纸或横格纸	启动运动前专注于环境中的某个点或物体(如绘画、镜子、时钟、亮点) 跨过某物(例如某人的脚、一个物体或者倒置的手杖) 跟随一个移动物体
触觉的/本体觉的	轻拍腿 有节奏的振动(使用提示设备如振动腕带)	将重量转移到一侧下肢 移动自己的身体(如抬起一侧腿、躯干前后或左右来回移动、拉伸)

有节奏的外部提示对患者的步长和行走速度均有积极的影响。写字纸上的线条和方格(视觉提示)可以使患者保持写"大"字;步态冻结时使用听觉、视觉或本体感觉的单个提示可以促使患者重新启动步行。在狭窄的空间使用视觉提示可以改善患者在家庭环境中的日常活动表现,比如在浴室或厨房的地板上使用类似斑马线的线条。提示策略在疾病的早、中、晚期都可使用,晚期应该尽量使提示更加简单化。

认知运动策略:与执行简单的动作相比,帕金森病患者执行复杂的任务更加困难。为了改善复杂动作任务的执行,应指导帕金森病患者学会将功能运动分解成许多个简单的步骤,按顺序一步一步地执行这些动作。指导帕金森病患者集中注意力,按照自己的指令(大声说出或默念)按顺序执行这些步骤。如果患者对某些步骤不能较好完成,可通过指导、示范进行针对性重复训练。可鼓励患者在开始之前通过运动想象和内心演练来预演这些步骤。对于有明显认知功能障碍的帕金森病患者而言,记住并复制这些步骤可能存在较大困难,可以一步一步地用简单文字或图片呈现给他们,或在醒目处粘贴提示用的图片或文字。在某些情况下,需要照料者在旁提示这些步骤。

把复杂的任务分解成简单步骤并按顺序执行有助于提高患者的活动表现,尤其是转移能力。认知运动策略训练要有任务特异性,最适宜在帕金森病患者日常生活活动的区域进行训练,如患者家或工作环境,或者尽可能模仿这些环境。

减少双重任务:双重任务是指在任务执行中需要将注意力分成两部分的任务,比如在走路时传递物品(步行和携带)或在会议期间记录笔记(听和写)。复杂的功能活动几乎总是涉及多个双重任务同时交替和分散注意力。双任务或多任务同时执行可使活动表现更高效。许多帕金森病患者很难分散注意力并迅速地从一件事切换到另一件事(交替注意力),导致多个子任务同时执行时作业表现的质量和安全性降低。

帕金森病患者在早期仍然可以通过系统的分级训练提高同时执行若干任务的技能。因此早期帕金森病患者需要进行双重任务训练。但若双重任务明显影响活动或作业质量,治疗师需建议并指导患者在日常作业表现中减少双或多重任务。指导帕金森病患者尽可能地避免分散注意力,并重新组织和简化多任务活动,以便可以专注于一次执行一个子任务。例如:在使用电脑时不进行对话,在穿衣时坐下来,走路时不谈话。避免双重任务可改善步态模式。

（6）其他康复治疗方法

机器人步态训练：下肢康复机器人训练系统主要包括外骨骼式矫正器、减重支持训练系统和运动跑台。合理使用这些训练设备可驱使患者重复、有规律地完成双下肢运动。治疗师应根据患者的个体化差异设置参数。每天1次，每次30~45分钟，每周5次，持续至少4周的训练可改善帕金森病患者平衡、步行速度、步长、步态节律性和协调性，以及冻结步态。

虚拟现实疗法（virtual reality，VR）：虚拟现实技术通过计算机游戏在虚拟现实环境中刺激运动，使患者在激励和参与互动的环境中进行个性化技能实践，通过复制现实生活中的场景帮助改善功能活动。VR可显著改善步长和跨步长，也能明显改善步态、平衡和生活质量。VR技术联合运动平板训练可以降低帕金森病患者跌倒风险。

水疗：水疗包括水浴和水中运动。温水浸浴和漩涡浴对缓解肌强直有一定疗效。水中运动能帮助改善平衡、提高姿势稳定性、改善步态、提高步行能力、减少冻结步态、减少跌倒，还能增加运动幅度和速度。

中医疗法：肢体、躯干推拿按摩可减轻强直、震颤症状，使痉挛的肌群松弛，缓解强直肌群的疼痛，以及缓解疲劳。面部按摩有助于改善表情肌功能。针灸治疗也有助于减轻强直、震颤症状。

经颅磁刺激（rTMS）：双侧M1区高频刺激可改善帕金森病运动症状，25Hz rTMS可改善运动迟缓和冻结步态，这种改善是整体的而非局限于刺激对侧或某一肢体。低频重复刺激M1区可以改善异动症。可应用rTMS作为进展期帕金森病的辅助治疗方法，尤其是无法耐受药物副作用或者无DBS适应证的进展期帕金森病患者。

环境改造及辅助器具使用：使用辅助器具、适应性工具和环境改造可以弥补患者认知和运动方面的障碍，减少跌倒次数、提高作业质量、提高患者的家庭生活自理能力和安全性，也可以减轻照料者的负担。患者在学习使用辅助器具或适应的过程中应有治疗师的指导，避免误用带来安全风险。关于环境改造及辅助器具常用的建议如下（表1-7-3）。

表 1-7-3 关于环境改造和使用辅助器具常用的建议

建议及目的	具体做法
创建一个畅通无阻的行走路径	重新布置家具；减少房间里的物体数量；消除潜在的障碍如移除柔软的地毯
重新排列常用物品，使用视觉提醒	如将物品在壁橱中规则排列，在壁橱上贴标签或颜色代码；将日常活动区域集中在一个地方；将日常活动所需的所有物品集中存放在一个患者易于取放的地方；使用公告板、日历或日程安排计划
设置视觉提示	在地板上设置亮色（如橘色或红色）线条，以指示转弯的路线；在浴室的一个特定高度上挂一面镜子，以鼓励直立姿势
改进体位支持	卧室里放一把椅子，便于坐着穿衣服；在洗漱间安置把手以便抓住支撑；在床旁安置一个支撑杆以便于转移；使用带双侧扶手及靠背的硬质椅子
增加座位高度，方便转移	提高床、椅、沙发的高度；垫高马桶
使用辅助器具、适应性工具	易于挂上、取下的衣服挂钩；长柄园艺工具，方便直立时工作；较轻的平底锅；防抖鼠标；为降低震颤的影响给轻质器具适当增加重量；长柄鞋拔
改变物体材料	容易穿脱的带有缎子内衬的夹克；防滑且便于穿脱的鞋
改善照明	床边安装床头灯；在通往洗手间的路上安装良好的照明

（7）晚期康复护理在帕金森病晚期（H&Y5期）：患者可能被限制在轮椅或床上，这个阶段的治疗目标是保护重要功能、预防并发症及废用综合征，尽量提高生活质量。锻炼和运动策略可能仍然有效，应积极地支持锻炼，以尽量避免体能的进一步下降；在床或轮椅上保持正确的身体姿势，预防关节挛缩；建议培训照料者和护理人员，以帮助及支持帕金森病患者安全地执行位置转移；如果需要，使用代偿性策略和有效的提示。

3. 注意事项

（1）患者应在一天状态较好的时期（"开"期）进行锻炼和学习新的运动技能；也应充分利用功能受限的时间（"关"期），运用和实践已掌握的技能以改善活动受限。

（2）患者运动中感到轻度疲劳和出汗是正常现象，但是如果发生以下情况要停止训练并及时就医：恶心、胸闷或胸痛超过数分钟、呼吸急促（如每分钟呼吸频率超过40次）、严重的疲劳或呼吸困难、头晕或眩晕、心动过速、疼痛、冒冷汗等。

（3）为了使患者获得最佳的康复疗效，需要根据康复的目的、患者的喜好进行运动方式的选择，针对薄弱方面进行以针对性任务为导向的个体化训练。

（三）言语障碍康复

帕金森病运动过弱型构音障碍表现为呼吸运动减少、发声沙哑甚至失声、清晰度下降（喃喃自语）、共鸣能力降低（鼻音过轻或过度）及韵律单调、言语速度障碍（如说话太快或加速困难）。一些患者还表现出口吃、说话启动困难，这个现象被称为"口语慌张"或"言语冻结"。影响帕金森病患者交流质量的一个重要方面是患者不能根据听者的距离和/或周围环境的噪音自动调整说话的音量。患者常高估自己说话的音量和清晰度。相当多的患者还出现找词困难，这可能与认知功能障碍进展有关。帕金森病患者由于表情缺乏和手势减少，很少能通过非口语表达方式进行代偿。说话技巧减少，理解和跟随交谈困难使患者较少参与交谈，可能导致社会孤立。

帕金森病言语康复目的：①改善声音的响度和音调范围；②提供语音清晰度优化策略；③根据病程调整有效的沟通方式，包括使用辅助技术。

常规言语治疗侧重于对构音障碍的特定成分进行治疗，包括舌唇运动、发声、音量、韵律、语速、呼吸控制等方面的训练。舌唇运动训练可以通过改善唇部肌肉的僵硬程度、活动幅度及舌、唇的运动协调性从而改善患者发声的清晰度。呼吸训练通过延长呼气时间，增加呼吸肌活动度从而增加呼吸容量、声门下气流压和声强。常规言语治疗可以增加音强、延长元音最大持续发声时间，但治疗效果维持时间短。歌唱或合唱用于言语治疗，可改善患者的言语清晰度和声强、韵律。

Lee Silverman声音治疗（Lee Silverman voice treatment, LSVT）是一种特异性针对帕金森病的有效的声音治疗技术。LSVT能显著提高帕金森病患者的发声音量，延长发声时间，改善音质、音调和清晰度，治疗效果可持续1~2年。符合以下条件的患者应给予LSVT：①患者语音质量（响度、清晰度和音高）能被充分地刺激；②患者有参与训练的意愿；③患者保留有学习新技术的认知能力；④患者能耐受高强度的锻炼（1周4次，每次至少30分钟，1个月共16次治疗）。

如果患者不能耐受高强度治疗，建议仍然给予LSVT方法，但强度可有所降低，同时教育照料者必要时给予患者提示。如果患者由于节律失常而发声含混不清，减慢言语速度能改善言语的清晰度。首先给予LSVT，若LSVT不能帮助患者减慢说话速度，可以考虑使用同步板或节拍器，患者随节拍器的节拍发声可明显改善言语清晰度。如果LSVT不能使患者的声音音量恢复到一个可接受的水平，但言语具有一定的清晰度，则可使用便携式扩音系统。如果患者构音障碍非常严重，但手臂运动功能保留，建议使用辅助沟通系统（augmentative and alternative communication, AAC）。

rTMS高频刺激对帕金森病构音障碍治疗有效，5Hz rTMS刺激初级皮质运动区（M1区）可明显改善基频、声音强度和言语清晰度，可作为言语康复的一种辅助治疗。

（四）吞咽障碍康复

吞咽困难除了增高窒息或吸入性肺炎的风险外，还因易导致药片残留在会厌谷和梨状窝，致使血药浓度不稳定，影响帕金森病的有效控制。

左旋多巴制剂对波动性的吞咽困难有效。对于伴有运动过弱型构音障碍的吞咽障碍患者，可先经LSVT治疗，再重新评价咀嚼和吞咽功能。针对性强化语音训练能提高患者吞咽肌肉运动的速度及协调性，加强患者吞咽器官的感知能力，能促进吞咽功能康复。口腔期障碍以构音训练为主，如口唇闭合障碍以唇音为主，舌尖上抬障碍以舌尖音为主，舌根运动障碍以舌根音为主等。咽期障碍以发声训练为主，可强化声带闭锁。同时，持续发声可延长呼气时间及增加呼气气流，改善呼吸控制，从而实现声门上吞咽以及增加咳嗽能力。呼气肌力量训练可以改善咳嗽能力、减少误吸风险。

特定穴位针灸治疗对吞咽困难也有一定疗效，可以作为常规治疗以外的辅助。

向患者和照料者解释正常的咀嚼和吞咽过程，指出他们的错误所在，有利于提高患者咀嚼吞咽的动机。对于咀嚼时间过长和/或保持食物在口中不吞咽或吞咽启动缓慢的患者,建议餐前进行激活练习,评估吞咽启动的结果,指导患者通过具体的提示按步骤有意识地去完成吞咽进程。如果这种行为方式效果不佳,建议改变食物的性状,选择质地柔软、易用舌头碾碎、密度均匀、黏度适当、不易松散的食物,这样的食物易在口腔内移送和吞咽而不易误咽。对于咽移送减弱的患者,指导患者有意识地和持续地努力吞咽来减少咽部食物残留。如果这种行为方式无效,建议改变食物的性状使之容易移送,但应避免进食稀流质。

对于呛咳的患者,向其解释呛咳多因同时进行多重任务所致,可通过练习集中注意力吞咽保证安全吞咽。对于饮水容易呛咳的患者,可尝试下巴回缩以适当补偿、减少每次的饮水量和/或通过增稠剂增加饮品稠度以预防呛咳。照料者应该积极参与吞咽困难的治疗,特别是当患者依赖于外部提示时。

有严重的吞咽障碍、高误吸风险或严重认知障碍,完全或几乎不能自行进食,或摄食不足者,应尽早使用管饲,短期可以鼻胃管进食,长期建议经皮内镜下胃造瘘(PEG)进食。注意保持口腔卫生。

摄食训练还应注意的其他事项包括:摄食环境应舒适、安静、整洁,以便患者放松因进食产生的紧张情绪;摄食前进行颈部的活动度训练,调整用餐姿势保持坐姿进餐,头略向前倾;摄食前进行口腔周围和舌肌群的运动训练;一旦出现呛咳应立即停止进食,身体采用侧位,辅助轻叩胸背部,将食物颗粒咳出;摄食前后都需清洁整个口腔。

(五)非运动功能康复

1. 认知障碍认知功能康复　目的是提高个体认知功能水平、代偿认知损害或通过帮助患者掌握适应性代偿方法以提高生活自理能力。认知康复方法主要包括认知刺激、认知训练及运动训练。具体可参考阿尔茨海默病的康复治疗。

2. 情绪障碍康复方法　①运动锻炼例如有氧运动训练、越野行走、运动平板训练、太极、气功、瑜伽和抗阻训练可有效改善抑郁,瑜伽也可以减轻焦虑情绪;②认知行为治疗可以帮助患者适应新的慢性疾病从而改善抑郁;③其他社会心理治疗如针对人际关系的心理治疗,对于帕金森病抑郁患者后期生活也有一定效果。10Hz高频rTMS刺激左侧前额叶背外侧皮质(DLPFC)已于2008年被美国

FDA批准治疗难治性抑郁症,小于或等于1Hz低频rTMS刺激右侧DLPFC治疗抑郁症也有效,但相比高频rTMS刺激左侧DLPFC而言,不具有疗效优势,但其具备更高的安全性,尤其适用于有癫痫高危因素的患者,建议治疗4周以上。

3. 流涎的康复　流涎是由于帕金森病患者吞咽频率降低,口唇闭合不充分,以及屈曲体姿下执行双重任务造成的。流涎的康复治疗方法包括:

(1)使用行为管理技术鼓励患者规律的进行闭合口唇和吞咽动作以促进唾液吞咽。症状轻微的患者在社交场合可嚼口香糖或硬糖以增加患者的注意力来促进吞咽以减少流涎。还可使用便携式胸针式节拍器作为提示,每天练习吞咽唾液。

(2)向患者解释流涎的原因,指导患者使用认知运动策略帮助控制流涎。例如:让患者在开始讲话之前或在站起来之前,先密闭口唇吞咽唾液;让患者一旦感到口腔中有唾液就吞咽唾液。这种方法的效果取决于流涎的严重度和患者的认知能力,如果有必要,由照料者给予患者提示。

(3)唾液腺肉毒毒素注射现在已经成为改善流涎常用的治疗技术,常选用A型肉毒毒素,腮腺和颌下腺为靶腺,最好在超声波引导下注射。

4. 便秘的康复　帕金森病患者便秘多由结肠蠕动障碍和肛门括约肌功能障碍引起。结肠蠕动障碍所致便秘的康复治疗应该遵循阶梯式的方法:增加膳食纤维和液体摄入量;养成良好的排便习惯;增加体育锻炼;服用纤维补充剂;大便软化剂、渗透泻药;必要时偶尔灌肠。中医在治疗便秘这方面有很大的优势,汤药、中成药、针灸、穴位注射或外敷等,都有一定的疗效。

肛门括约肌异常收缩所致便秘,左旋多巴、阿扑吗啡、耻骨直肠肌注射A型肉毒毒素、生物反馈以及磁刺激有效。超声引导下耻骨直肠肌内注射A型肉毒毒素,可使半数以上患者便秘症状改善,疗效可持续数月。骶神经刺激可调节骨盆及肠末端神经和肌肉功能,有望用于治疗帕金森病便秘,但该法属于有创治疗。

5. 泌尿障碍　遗尿症和尿失禁是帕金森病最常见的泌尿问题。康复治疗方法包括:盆底肌肉自主收缩锻炼,提高控尿能力;视觉或听觉生物反馈训练,增强盆底锻炼效果;膀胱扩张训练:白天定时定量饮水,患者填写排尿日记,参照上周日记,设

定排尿时间,排尿间隔时间尽力延长,使膀胱逐步扩大;使用抗胆碱能制剂;针灸治疗;膀胱壁 A 型肉毒毒素注射;骶神经调节或胫后神经刺激。应定期测量残余尿,出现尿潴留,可采取间歇性清洁导尿,尽量避免长期留置导尿管。若尿潴留由前列腺增生肥大引起,必要时可行手术治疗。对于难治性或持续性的泌尿问题建议转诊给泌尿专科。

6. 体位性低血压　在帕金森病,体位性低血压的康复管理应遵循阶梯式的方法:停用或减小降压药物用量;减少或改变抗帕金森病药物;增加膳食盐和液体摄入量,避免在晚上摄入咖啡因;少量多次就餐,避免饮酒;采取身体抗压动作、使用束腹带、穿压力袜;休息或睡眠时床头抬高 30°~40°;上述措施无效可选择药物治疗,包括屈昔多巴、氟氢可的松和米多君,但可引起仰卧位高血压。

7. 睡眠障碍　帕金森病睡眠障碍包括睡眠破碎、白日过度嗜睡(EDS)、夜间运动不能、不宁腿综合征(RLS)、睡眠期周期性肢体运动(PLMS)、REM 睡眠行为障碍(RBD)、栩栩如生的梦境或幻觉、遗尿症。

睡眠卫生教育对于所有类型的睡眠障碍均有效,包括:建立规律的、宽松的睡眠时间,避免心理压力;避免晚上饮酒、茶、含咖啡因的饮料、吸烟及睡前饱食;保持规律的适当的日间运动或体力活动;提供安静舒适的睡眠环境,房间光线温度适宜;安装辅助设施,如床栏或横杆以方便患者床上移动和上下床;避免日间小睡,尤其是长时间的或频繁的小睡;如果夜尿增多,午后即应限制饮水。

包括热身运动、放松疗法、肌肉拉伸运动、平衡能力和步态训练以及改善日常生活的作业疗法在内的多学科强化康复治疗可以改善帕金森病患者睡眠质量。有氧训练、抗阻训练、气功均有助于改善睡眠质量。对帕金森病患者顶叶皮质区进行rTMS 可使患者的睡眠效率提高,平均觉醒次数减少,睡眠质量改善。

引起帕金森病患者睡眠障碍的原因很复杂,还应根据睡眠障碍的类型,进行个体化的药物治疗。

(1)失眠:最常见的问题是睡眠维持困难(睡眠破碎),多与夜间多巴胺药物浓度耗尽有关,加用多巴胺受体激动剂、左旋多巴控释剂或 COMT 抑制剂有效。如果与服用抗帕金森病药物有关,如正在服用司来吉兰或金刚烷胺,需纠正服药时间,司来吉兰在早晨、中午服用,金刚烷胺在下午 4 点前服用;若无明显改善,可选用短效的镇静安眠药如苯二氮䓬类药物或新型非苯二氮䓬类药物。

(2)EDS:多巴胺受体激动剂会导致日间过度嗜睡。若每次服药后出现嗜睡,药物减量会有助于改善 EDS;左旋多巴控释剂代替常释剂,有助于避免或减轻服药后嗜睡。排除夜间失眠和药物原因,如果白天嗜睡仍较明显,可以使用莫达非尼试验性治疗。

(3)RBD:氯硝西泮有效,建议从小剂量起始,入睡前 2 小时服用。治疗无效的 RBD,可选用胆碱酯酶抑制剂卡巴拉汀治疗。

(4)RLS/PLMS:增加夜间多巴胺能药物剂量有效,多巴胺能激动剂效果最佳。

(5)夜间运动不能:睡前使用小剂量的左旋多巴或左旋多巴控释剂有效。

(6)夜间幻觉、梦魇和谵妄:这些症状在早期使用多巴胺治疗的帕金森病患者常见,可以先停用辅助治疗药物,再减少左旋多巴剂量,尤其是夜间剂量;如果效果仍不佳,可试用小剂量氯氮平或喹硫平。

8. 疼痛　疼痛治疗主要是针对病因治疗。

(1)骨骼肌疼痛:通常继发于帕金森病的强直和运动功能减退。多巴胺能药物治疗、物理治疗(如关节活动度训练、肌力训练、软组织按摩、水疗、温热疗法等)、中医推拿、规律的体育锻炼可缓解疼痛。如需要可联合使用镇痛药。

(2)运动障碍性疼痛:通常发生在"关"期,主要累及脚趾和踝关节。治疗主要是针对性减少"关"期的频率及持续时间。

(3)根性疼痛:主要与神经受压相关,治疗方法包括物理治疗、避免滥用止痛药物、神经减压手术等。

(4)静坐不能导致的疼痛和中枢性疼痛多巴胺能药物治疗有效。

9. 疲劳　针对运动障碍(如多巴胺制剂)和情绪障碍(如精神兴奋药和抗抑郁药)的治疗结合康复训练(如运动和认知行为治疗)的三方联合方案有助于改善疲劳的症状。

哌甲酯可以有效改善疲劳,减轻疲劳尤其是躯体疲劳对 ADL 的影响。左旋多巴可以减轻运动症状,改善功能状态,对减轻躯体上的疲劳有帮助,但对于精神疲劳无效。雷沙吉兰能减轻或减缓躯体疲劳的进展。普拉克索可以降低 H&Y 分期小于 3 期的帕金森病患者疲劳的发生率。文拉法辛等针对抑郁的治疗可同时改善精神和躯体上的疲劳。莫达非尼可减轻躯体的易疲劳性。多塞平可以减轻疲劳的严重程度以及疲劳对 ADL 的影响。咖啡因对减轻疲劳也有一定效果。

锻炼可以改善疲劳,休息并非一定对疲劳有缓解作用,每天 20 分钟,每周 4 次,连续 6 周的家庭运动平板训练能够显著改善疲劳。适宜的温度可以减轻帕金森病患者的疲劳,但存在个体差异。

帕金森病的康复治疗是一个集体合作的过程,应以患者为中心,康复医师为主导,临床医师、物理治疗师、作业治疗师、言语治疗师、心理治疗师、营养师、义肢矫形师、康复护理等共同协作,患者和照料者积极配合和参与,才能最大程度地提高功能和减少继发性损害,维持独立或自理生活能力,改善生活质量。

三、运动神经元病的康复

由于运动神经元病(MND)病因治疗的措施有限,康复治疗无论对患者的预后或是生活质量都至关重要。康复治疗前应明确患者存在的功能障碍及严重程度。

(一)运动神经元病的康复评价

运动神经元病的康复评价也包括残损、残疾和残障三个层面。

1. 结构及功能的评定

(1)肌力常用的肌力评价方法有徒手肌力检查(MMT)、手持或等速测力仪、最大随意等长收缩(MVIC)。以往肌力检查最常用的方法是徒手肌力检查 MRC 6 级评分法,其中肩外展、肘关节屈曲和伸展、手指外展和伸展、髋关节屈曲、膝关节屈曲和伸展、踝背屈和跖屈是最常被检查的肌肉群。但 MMT 易受检查者主观因素影响且精确度不够,对所测肌群功能的轻度或中度变化不灵敏。MVIC 形式的定量等长肌力试验是评价随意运动系统变化的一种可重复的、可靠的方法,其对肌肉功能变化的敏感性优于 MMT。但这种测量会受检查者技术问题以及患者合作度的影响。

(2)痉挛可用改良 Ashworth 痉挛量表评定。

(3)关节活动度推荐使用量角器测量。

(4)呼吸功能:呼吸肌进行性乏力是肌萎缩侧索硬化的标志。呼吸功能的评估主要依靠肺功能的检查,肺活量(vital capacity, VC)下降与肌萎缩侧索硬化进展相关,并且容易进行随访,所以用力肺活量(FVC)是最常用的评价指标。FEV1(第 1 秒用力呼气量)和胸部扩张比也是呼吸功能测定较常用的指标。

(5)语言功能的评估:可以让患者重复一定数字音节,用秒表记录其所需时间。目前主要使用后面陈述的综合量表进行评价。

(6)吞咽常用饮水试验(WST)快速筛查,对于阳性者,进一步行电视 X 线透视下的吞咽功能检查(VFSS)明确吞咽障碍的程度。

(7)疲劳可选择疲劳严重程度量表或疲劳视觉模拟量表(VAS)。

(8)运动单位数目估计(motor unit number estimate, MUNE)是目前为止唯一可以定量监测支配同一肌肉的 LMN 存活和丧失数量的神经电生理方法,是评估疾病进展最敏感的指标,对早期症状轻微或无症状的患者,以及进展缓慢者都非常敏感,是目前能够对活体肌肉中有功能运动单位数目进行有效测定的仅有手段。但 MUNE 检查需要使用针电极,且长期随访、多次测定使患者难以接受。目前 MUNE 设备尚未能在多数医院普及。

2. 日常生活功能的评定　针对肌萎缩侧索硬化已经开发了许多功能量表以反映患者整体功能情况,常用的有 ALSFRS 或 ALSFRS-R、Norris 量表以及 Appel ALS 量表。

(1)肌萎缩侧索硬化功能分级量表(ALS functional rating scale, ALSFRS):ALSFRS 是一种涉及 10 个日常生活功能领域的量表,包括四种延髓功能评估项(言语、流涎、吞咽、呼吸)、两种上肢功能评估项(独立进食、书写)、两种下肢功能评估项(行走、爬楼梯)和两种其他功能评估项(穿衣、床上翻身)。每项从功能完全丧失至正常评为 0~4 分,总分 40 分,分值越低,表明神经功能受损越严重。该方法简便、容易操作(可以通过电话随访进行评估)、应用广泛,其敏感性、可靠性和稳定性已得到广泛认可,可用于肌萎缩侧索硬化患者的病情、进展及预后评估,是目前最常用的量表之一。目前国际上通用量表为肌萎缩侧索硬化功能分级量表修订版(ALSFRS-R),它是在ALSFRS量表的基础上改良而成,增加了呼吸系统功能评估的比例,包括言语、流涎、吞咽、书写、使用餐具(分是否行胃肠造瘘术)、穿衣和洗漱、床上翻身和整理衣被、行走、爬楼梯、呼吸困难、端坐呼吸、呼吸功能不全等12项评价指标,评分从0分(完全不能完成任务)到48分(正常),分值越低,代表神经功能缺损越严重。

(2)Norris量表:Norris量表是第一个被设计用于评估肌萎缩侧索硬化患者日常生活功能的量表。它从延髓功能、呼吸、上肢、下肢、躯干功能等几方面对患者作出评估。不足之处是它不作区分地混合了功能性、观察性和测量性的项目,并赋予它们相同的权重,而且肺功能未被评价。因此对预后评估的作用差。另外,量表中对大小便功能和腱反射变化的评估对判断疾病进展无明确意义。1989年改良Norris量表评分删去了此项。改良Norris量表由40项内容组成,包括临床症状和体征,每项从功能完全丧失至正常评为0~3分,分值0~120分,分值越低,表明神经功能受损越重。与其他方法相比,改良Norris量表对患者肢体功能的评价较全面,包括一些精细动作如扣纽扣、持笔、刷牙、梳头等,但对肺功能仍考虑不够。而且此量表操作复杂,因此临床较少应用。

(3)Appel ALS分级量表:Appel ALS量表是一种常用的量表,由贝勒医学院神经病学系Appel等于1987年设计,1995年改良,分延髓功能、呼吸、肌力、上肢功能及下肢功能,由16项客观检查(1个肺功能和15个肢体功能)和3项主观评价组成,每项从正常至功能完全丧失评分,分值30(健康)~164分(最大损害),分值越高表明神经功能受损越严重。它包含了肺功能评价,比Norris量表的综合性强。不足之处是仅靠2项主观评估判断延髓功能,而且不同项目评分方法和标准不统一,临床记分较烦琐。

3. 生活质量的评定　该病为高致残性疾病,患者往往由于肢体功能的缺失引起心理、情感上的障碍及社会功能的丧失,生活质量是肌萎缩侧索硬化的重要方面,对心理、情感、社会功能及生活状态方面的评价可更好地反映患者目前的健康状态。

(1)疾病影响情况(sickness impact profile,SIP):SIP是一种由独立访问者通过电话管理的问卷调查表,是当前广泛应用的量表。它包括136个是/否的选择问答题,涉及身体活动(行走、运动、活动)、心理(警觉性、交流、情感、社交)和其他(进食、居家、娱乐、睡眠、工作)三方面,能全面地反映疾病对患者生活质量的影响。但该量表使用较为复杂、费时,残疾及残障的患者难以坚持,且SIP为普适性量表,难以敏感地反映运动神经元病患者疾病的进展。所以在SIP量表的基础上,选取了19个在肌萎缩侧索硬化患者中具有代表性的条目,形成了适用于肌萎缩侧索硬化患者的SIPALS-19量表。但是本量表还需进一步验证。

(2)40项肌萎缩侧索硬化评估问卷(40 item amyotrophic lateral sclerosis assessment questionnaires,ALSAQ-40):ALSAQ-40是牛津大学于1999年设计完成的一个疾病特异性调查问卷,主要用于测试肌萎缩侧索硬化患者及其他运动神经元病患者与健康相关的生活质量。该问卷涉及身体运动能力、生活自理能力、饮食能力、社会交往能力、情绪反应5个方面共40项。该问卷可以由患者进行自我评估,因此能够真实反映疾病对患者的影响。该量表具有很好的内部一致性、好的信度和效度。因为ALSAQ-40项目较多,临床应用时比较耗时,且会影响患者的完成度,故在ALSAQ-40的基础上开发了ALSAQ-5。ALSAQ-5包含5个问题,每个问题代表ALSAQ-40的一个维度。ALSAQ-5和ALSAQ-40几乎能一致地反映患者的病情变化和健康状态。由于ALSAQ-5简短,使其成为调查肌萎缩侧索硬化患者健康状态时比较实用的量表,在肌萎缩侧索硬化群体健康情况的研究中使用广泛,但ALSAQ-5不适合于个体化水平的研究。

(3)SF-36(the MOS item short form health survey,SF-36):SF-36是一个普适的健康量表,包括8个维度:身体功能、由于疾病造成的局限性、因为情感的变化造成的局限性、社会功能、心理健康、精力和活力、疼痛、健康观念。该量表是自填式的,可用10~15分钟完成。该量表可以提供两种特征分数总结,身体因素得分和心理因素得分。

(二)运动神经元病的康复治疗

运动神经元病康复治疗的目的是帮助患者尽可能长时间的维持功能、独立性和生活质量。康复原则是全程预防性治疗,针对预期出现的各种功能障碍进行预期性及针对性治疗。

1. 宣传教育 对患者及其家庭进行宣传教育时要考虑到患者及其家庭对该病的情感反应。要让患者及其家庭了解一些"正面"信息：许多神经功能仍然保留，包括视力、听力、智力、感觉以及膀胱、直肠功能等；病情进展速度变化很大，部分患者进展缓慢，可存活若干年；一些治疗、辅助器具和矫形器等可有助于缓解某些症状。同时还要让患者及其家庭认识到症状将会随着时间逐渐进展，目前没有方法治愈该病。要强调平时预防性康复治疗的重要性，要全程持续下去；当患者仍能完成某些活动时，关于这些活动的康复计划应尽早开始；随着能力的减退，应及时使用一些辅助器具；随着延髓症状及呼吸系统症状的进展，早期应做出是否需要管饲、辅助呼吸器的计划。

2. 预防性治疗

（1）良位肢体摆放：正确摆放体位，以左右侧卧位及平卧位相结合，保持瘫痪肢体处于功能位，并定时改变体位。

（2）肢体被动活动：进行各关节全范围的被动运动，每日 2~3 次，每次每个关节活动 3~5 次。

（3）保持正确坐姿：坐位时要尽量保持端坐位，骨盆保持水平，脊柱保持竖直，上下肢要有恰当支撑，髋关节无外展外旋，踝关节保持 0°。在早期阶段的坐位时，可用固定泡沫坐垫来使骨盆保持水平位。由于躯干和稳固脊柱的肌肉力量减退，确保运动神经元病患者有恰当的座位和支撑很关键。不恰当的坐位姿势将导致挛缩和其后的脊柱侧弯畸形。轮椅必须个体化量身定做，座椅必须能保持对称的坐姿，并对上下肢、腰椎和躯干有适当的支撑。避免用悬吊型座椅，这样会造成骨盆旋转。胸腰骶矫形器有助于预防明显躯干无力的患者进行性脊柱侧弯畸形的发生。

（4）站立床训练可预防下肢骨质疏松，维持心肺功能。全病程中给予上述预防性和维持性治疗可预防畸形、挛缩、肌肉萎缩、压疮等并发症发生，最大化维持患者的功能能力。

3. 肢体运动训练 运动神经元病患者应该进行规律、适度的运动康复。运动可以减少残疾和疲劳，并通过改善心血管功能和消除虚弱来改善生活质量。在运动神经元病患者中，运动训练的安全范围会缩小。这种安全范围缩小的程度取决于疾病的严重程度和疾病进展的速度。强化训练易导致

过度劳累。因为无力或失神经支配的肌肉已经接近其功能最大极限了，所以它们容易受到过度劳累的伤害。剩余的运动单位将更加努力地处理过度的运动压力。因此，过度劳累会加重运动神经元的损伤，引起肌纤维退变和进一步的肌无力。由于这个原因，一些专家不鼓励肌萎缩侧索硬化患者进行运动训练。但另一方面，与疾病相关的活动水平显著降低会导致心血管功能的下降，失用性肌萎缩及肌肉无力进展，可能超过疾病本身造成的影响。如果活动水平持续减少，许多器官系统受到影响，肌肉和关节紧张导致挛缩和疼痛，这些都使日常活动更加困难。因此，在设计肌力训练或有氧运动项目时，必须考虑预防过度劳累和避免废用综合征之间的平衡。低强度、非疲劳和次最大量训练可能有益于维持与改善肌肉力量和心肺功能，并产生良好的心理效果。有研究表明，运动训练包括牵伸、抗阻以及耐力训练可以显著改善 3 个月时的残疾（通过 ALSFRS 评估），无不良事件。传统武术八段锦的运动强度适中，是中低强度的有氧运动，安全性较好。对于肌力 3 级的患者训练处方应该更加谨慎。

4. 语言 语言异常表现为发声困难，构音障碍，言语交流困难。语言的康复治疗主要早期进行舌肌、唇肌和膈肌肌力训练，中后期为患者提供语言和交流方面的技术支持。早期训练患者减慢讲话速度，增加停顿，仅说关键字，提高讲话清晰度，进行舌肌、唇肌和膈肌肌力训练，但应注意训练强度。语言受影响的患者可以随时带上纸和笔或可擦写的写字板。对于语言受损且身体灵巧性下降不能以常规方法书写的患者，可选择使用字母或交流板，通过拼出实际的字母或指向代表某些活动的具体模式图表达意愿。TDD（一种聋人使用的电子交流装置）是存在严重言语障碍的肌萎缩侧索硬化患者的基本工具。TDD 让患者能够接电话，并能与医生或家属保持联系，最为重要是当他们单独在家时如遇紧急情况可以对外拨打电话。

5. 吞咽 运动神经元病患者中吞咽障碍表现为由于颈部伸肌和咀嚼肌无力以及舌、软腭、喉和咽部肌肉无力，难以将食物推到口腔后部及食物在喉部阻塞、鼻腔内液体反流、噎住（与气管误吸食物或液体有关）。延髓受累导致的吞咽困难和饮水呛咳常导致能量摄入不足、营养不良、误吸、感染、

窒息等。

康复治疗方法包括改善进食姿势,改变食物性状,后期管饲肠内营养。对于运动神经元病致吞咽障碍患者,常规吞咽功能训练容易造成吞咽肌群疲劳,可能会进一步加重患者吞咽障碍程度,所以不鼓励运动神经元病患者进行强化吞咽功能训练。

颈圈可以纠正颈部伸肌无力,有利于维持正确的进食姿势。食物性状改变可以使吞咽更方便,质地柔软、密度均匀、光滑、不易松散的食物,易在口腔内移送和吞咽,将食物制成匀浆状也利于吞咽。患者倾向于被稀薄的液体(如水、苹果汁)噎住,平常最好进食稠的液体如奶昔等。在稀薄的液体中添加食物增稠剂可以防止误吸。保障营养供给是运动神经元病患者综合干预中的重要组成部分,对患者生活质量提高乃至病情转归均具有重要作用。随着吞咽困难的发展,如果上述方法不能维持最基本的能量摄入水平,不能满足他们的营养需求,可选择管饲肠内营养。最好在肺活量降至与年龄相匹配的正常值的 50% 之前就考虑管饲肠内营养。管饲肠内营养在技术主要有鼻饲管、经皮内镜下胃造瘘(PEG)或空肠造口术。一般来说,PEG 是运动神经元病患者管饲的首选方法。

6. 流涎　唾液治疗包括唇紧闭锻炼、适当的头位、使用颈圈、吸引器、药物治疗以及肉毒毒素注射。这些治疗措施的作用是通过去除唾液(例如,通过吸力)或减少唾液分泌(例如,抗胆碱药物和肉毒毒素注射)来减少唾液的数量,从而改善流涎和生活质量。

肌萎缩侧索硬化患者出现唾液分泌过多和流涎,主要是由于颈部和面部肌肉乏力,使头前倾和唇张开所致,所以首先要使用颈托保持适当头位(开放喉部的颈托的耐受性优于其他软质颈圈),有意识地进行紧闭唇的训练。吸引器也极为有用,可以及时地将口腔中过多的分泌物清除,特别是当患者希望避免使用药物时。这类装置有很多,插入墙壁和夹在轮椅上的大的吸引器能非常有效地处理分泌物,较小的便携式或电池驱动的吸引器效果也不错。

控制唾液分泌过多的药物包括三环类抗抑郁药(如阿米替林、丙米嗪)、抗胆碱能药物(如阿托品、格隆溴铵、乙胺太林、溴丙胺太林)、CNS 刺激药物(如苯哌啶醋酸甲酯)和解痉药(如苯海索)。

使用抗胆碱能药物的一个主要缺点是分泌物的总量减少后倾向于变得更黏。因此有显著的呼吸功能障碍和不能正常咳嗽的患者应当限制使用这些药物。

腮腺和颌下腺注射 B 型肉毒毒素,会明显改善流涎以及生活质量,但效果一般只能维持 1 个月左右。

7. 呼吸功能障碍　呼吸肌乏力和肺功能不全的征象虽然在肌萎缩侧索硬化早期阶段不常见,但它们可见于疾病任何阶段。所有肌萎缩侧索硬化患者最终都将需要治疗呼吸功能障碍。因此医生应当在疾病早期向患者解释并与之讨论呼吸系统并发症及治疗选择的问题。医生和患者应当警惕呼吸肌功能恶化的征象,例如呼吸困难(特别是在仰卧位时)、说话字句变短或变轻、呼吸急促、过于依赖辅助呼吸肌、咳嗽和吸气无力,以及与高碳酸血症相关的症状如早晨头痛、晚上睡眠差和白天疲惫等。

肌萎缩侧索硬化患者呼吸治疗总的目的是预防呼吸并发症,并尽可能长时间地支持通气功能。治疗应当包括以下方面:避免损害呼吸功能的因素(例如吸烟、感染、营养不良);使用改善呼吸肌力量的方法(例如锻炼);恰当地使用通气支持(例如非创伤性装置、气管切开和机械通气)。

通过各种方法减小吸烟、感染、误吸和充血对肺功能造成的额外负担。为减少感染对肺功能的影响,应及早使用肺炎球菌疫苗,每年注射流感疫苗减少感染发生率,出现呼吸道感染时积极治疗。教会患者各种清痰方法、避免吸入和清除分泌物的技术,包括使用吸引管、抬高床头、体位引流、帮助咳嗽和深呼吸等。黏液溶解药物有利于分泌物排出。当吞咽困难成为突出的问题时,为防止误吸,考虑 PEG。

随着疾病的进展,呼吸肌的力量和耐力开始下降。增强呼吸肌力量的方法是吸气 – 抵抗锻炼。也可以反复进行深呼吸锻炼。但在吸气 – 抵抗训练之前,必须考虑费力的锻炼本身可能会引起呼吸肌衰竭。只有当患者有足够数量的正常运动单位(例如运动神经元和相关的肌纤维)时,增强耐力和力量的训练才有效。

当患者开始出现呼吸疲劳时可选择的策略是通过使用无创通气(non invasive ventilation, NIV)

装置让呼吸肌间断休息,这些装置包括持续气道正压(continuous positive airway pressure, CPAP)、间断正压呼吸(intermittent positive pressure breathing, IPPB)、双水平气道正压(BiPAP)和负压通气(例如胸甲),除了可以缓解呼吸困难以外,还可改善患者的睡眠、食欲、清晨头痛及全身健康。它的使用比吸气-抵抗训练广泛。很多研究建议无论运动神经元病患者是否已出现延髓症状,应在早期进行呼吸功能评估并使用无创正压通气(non invasive positive pressure ventilation, NIPPV),每天接受辅助通气5小时以上能改善患者生活质量,而且不增加看护者的负担。

无创通气(NIV)能提高运动神经元病患者生存中位数和呼吸功能不全和轻-中度延髓功能受损患者的生活质量,但不能提高延髓功能严重受损患者的生活质量。是否接受气管切开和机械通气是几乎所有患者及他们的家人最终必须面对的重大决定。由于患者从机械通气中撤下常常是不可能的,应当根据肌萎缩侧索硬化患者他们求生的愿望,可以接受的生活质量以及对家人情感和经济的要求做出决定。

8. 疲劳 疲劳常常是由于患者试图从事日常活动而未考虑到疾病对能量供需的影响所致。因此治疗肌萎缩侧索硬化患者疲劳的第1步是如何规定他们的活动和计算需要的能量。例如将以往在1小时左右完成的任务,安排为至少2倍的时间去完成,按10分钟"工作时间"和10分钟"休息时间"交替进行,也可通过减少指定时间内的任务量达到目标,这样常常可以节省能量。但肌萎缩侧索硬化是一种进展性疾病,总有一天患者即使最轻微的用力也会增加乏力感,即使整夜的休息也最终不能恢复以往力量。

疲劳也可能与非呼吸系统睡眠障碍有关。例如,夜间多导睡眠描记显示许多肌萎缩侧索硬化患者夜间出现异常活动,如周期性肢体活动或节段性肌阵挛。这些异常活动对卡比多巴/左旋多巴控释片治疗有效,这种药物特别适合呼吸功能显著受影响的患者使用。苯二氮䓬类(如氯硝西泮)有助于控制非呼吸性睡眠障碍,并可能增加患者舒适感,让许多患者醒来时感觉精力充沛。但这些药物可引起呼吸抑制,因此无呼吸机进行呼吸支持的肌萎缩侧索硬化患者必须谨慎使用。抗组胺药如苯

海拉明对睡眠障碍也有效,因为它们能抑制痉挛,并且在老年人中相对安全。

9. 痉挛 痉挛的治疗方法包括运动疗法(例如主动运动,牵伸,良肢位)、物理因子治疗(例如热,冷,振动,电刺激)、矫形器、药物(例如巴氯芬)、肉毒毒素注射、手术干预(例如鞘内泵)等。最常用的方法是牵伸技术联合肌肉松弛剂(如巴氯芬)。

10. 疼痛 早期表现中不常见,通常也不是主要问题,疼痛的频率和强度随着疾病的进展而增加。疼痛最常与关节活动减少、痉挛或由不动引起的皮肤压力有关。肌萎缩侧索硬化的疼痛控制常采用物理治疗和药物治疗。热疗同时进行牵伸,有利于在急性期阶段控制疼痛和维持关节活动度。也可用非甾体抗炎药,对乙酰氨基酚或其他非甾体抗炎药(NSAIDs)通常被用作一线治疗。在疾病的晚期,阿片类药物被认为对疼痛更有效,同时对呼吸困难和失眠也有好处。与痉挛相关的痛性肌痉挛可用巴氯芬治疗,苯二氮䓬类(如地西泮)或苯妥英-奎尼丁可能有效。护理上应注意无论白天还是夜间都要使患者处于舒适的体位。

11. 环境改造及辅助器具 对家庭环境进行改造和使用辅助器具可以帮助功能受损的患者进行日常活动,维持独立性,保证安全。浴缸中安装把手,并放置合适的椅子或凳子,淋浴器安装把手可以方便患者出入浴缸和淋浴。提高马桶座位以及在马桶旁边安装扶手可以方便患者如厕。通过使用辅助器具扣住纽扣和拉链方便穿衣,也可改穿带有弹性腰带的宽松便服。当手的灵巧度下降时,大手柄的餐具通常比常规餐具容易把持,能极大地方便进食。万能袖带能帮助不能抓握的患者完成打字或自己进食。延伸臂装置能让患者抓住位于高架子上或柜子、橱子后面的用具。肩带肌肉无力可使用肩部吊带减少对局部韧带、神经和血管的牵拉。重量轻的踝-足矫形器可以为踝部提供机械支持,帮助踝背伸肌无力、足下垂的患者行走。这些装置应尽早使用,既可确保安全性,又能让患者继续走动。随着病情进展,可借助单侧或双侧手杖或助步器行走。多数肌萎缩侧索硬化患者最终将需要轮椅,但轮椅也可与其他支持装置间断使用作为代步工具。例如,患者在家里短距离移动时使用

手杖,购物或其他原因外出需长距离移动时换用轮椅。电动轮椅极大方便了患者的行动,但轮椅 ·定量身定做。

12. 重复经颅磁刺激 重复经颅磁刺激(rTMS)可能提供一种非侵入性的方法来改善神经元的兴奋性和活动。低频刺激,通过减少谷氨酸引起的兴奋性,而改善运动神经元病的运动功能。更高的频率(高于1Hz)刺激,神经营养因子的增加表达被认为可能具有神经保护作用,影响肌萎缩侧索硬化病程。但还需要更进一步的研究支持。

13. 多学科治疗 运动神经元病是一种残酷的致死性疾病,由于其治疗的复杂性,为了达到帮助患者尽可能长时间的维持功能、独立性和生活质量的康复目的,需要多学科协作。应该以患者为中心,康复医生为主导,神经内科医师、呼吸科医师、营养师、物理治疗师、作业治疗师、言语治疗师、心理治疗师、康复护理、医学工程人员等共同协作,患者及家属积极配合和参与。多学科协作治疗可以明显减少残疾、改善生活质量。

(陈国强 李延峰)

参 考 文 献

1. 李延峰,王洪权.失智症照护指南——写给亲友的信息和策略[M].北京:中国协和医科大学出版社,2020.

2. DEUSCHL G, WENZELBURGER R, KOPPER F, et al. Deep brain stimulation of the subthalamic nucleus for Parkinson's disease: a therapy approaching evidence-based standards[J]. J Neurol, 2003, 250(Suppl 1): 143-146.

3. DIAMOND A, JANKOVIC J. The effect of deep brain stimulation on quality of life in movement disorders[J]. J Neurol Neurosurg Psychiatry, 2005, 76(9): 1188-1193.

4. DOSHI P K, CHHAYA N, BHATT M H. Depression leading to attempted suicide after bilateral subthalamic nucleus stimulation for Parkinson's disease[J]. Mov Disord, 2002, 17(5): 1084-1085.

5. DUJARDIN K, DEFEBVRE L, KRYSTKOWIAK P, et al. Influence of chronic bilateral stimulation of the subthalamic nucleus on cognitive function in Parkinson's disease[J]. J Neurol, 2001, 248(7): 603-611.

6. DURIF F, LEMAIRE J J, DEBILLY B, et al. Long-term follow-up of globus pallidus chronic stimulation in advanced Parkinson's disease[J]. Mov Disord, 2002, 17(4): 803-807.

7. ENDE G, TREUER H, BOESECKE R. Optimization and evaluation of landmark-based image correlation[J]. Phys Med Biol, 1992, 37(1): 261-271.

8. ESSELINK R A, DE BIE R M, DE HAAN R J, et al. Unilateral pallidotomy versus bilateral subthalamic nucleus stimulation in PD: a randomized trial[J]. Neurology, 2004, 62(2): 201-207.

9. FIGUEIRAS-MÉNDEZ R, REGIDOR I, RIVA-MEANA C, et al. Further supporting evidence of beneficial subthalamic stimulation in Parkinson's patients[J]. Neurology, 2002, 58(3): 469-470.

10. FUNKIEWIEZ A, ARDOUIN C, CAPUTO E, et al. Long term effects of bilateral subthalamic nucleus stimulation on cognitive function, mood, and behaviour in Parkinson's disease[J]. J Neurol Neurosurg Psychiatry, 2004, 75(6): 834-839.

11. GHIKA J, VILLEMURE J G, FANKHAUSER H, et al. Efficiency and safety of bilateral contemporaneous pallidal stimulation (deep brain stimulation) in levodopa-responsive patients with Parkinson's disease with severe motor fluctuations: a 2-year follow-up review[J]. J Neurosurg, 1998, 89(5): 713-718.

12. HAMANI C, RICHTER E O, ANDRADE-SOUZA Y, et al. Correspondence of microelectrode mapping with magnetic resonance imaging for subthalamic nucleus procedures[J]. Surg Neurol, 2005, 63(3): 249-253.

13. HAMANI C, RICHTER E O, SCHWALB J M, et al. Bilateral subthalamic nucleus stimulation for parkinson's disease: a systematic review of the clinical literature[J]. Neurosurgery, 2005, 56(6): 1313-1321.

14. HAMEL W, FIETZEK U, MORSNOWSKI A, et al. Deep brain stimulation of the subthalamic nucleus in Parkinson's disease: evaluation of active electrode contacts[J]. J Neurol Neurosurg Psychiatry, 2003, 74(8): 1036-1046.

15. HERZOG J, FIETZEK U, HAMEL W, et al. Most effective stimulation site in subthalamic deep brain stimulation for Parkinson's disease[J]. Mov Disord, 2004, 19(9): 1050-1054.

16. HERZOG J, VOLKMANN J, KRACK P, et al. Two-year follow-up of subthalamic deep brain stimulation in Parkinson's disease[J]. Mov Disord, 2003, 18(11): 1332-1337.

17. HOLLOWAY K L, GAEDE S E, STARR P A, et al. Frameless stereotaxy using bone fiducial markers for deep brain stimulation[J]. J Neurosurg, 2005, 103(3): 404-413.

18. HOUETO J L, BEJJANI P B, DAMIER P, et al. Failure of long-term pallidal stimulation corrected by subthalamic stimulation in PD[J]. Neurology, 2000, 55(5): 728-730.

19. HOUETO J L, DAMIER P, BEJJANI P B, et al. Subthalamic stimulation in Parkinson disease: a multidisciplinary approach [J]. Arch Neurol, 2000, 57(4): 461-465.

20. HOUETO J L, MESNAGE V, MALLET L, et al. Behavioral disorders, Parkinson's disease and subthalami stimulation [J]. J Neurol Neurosurg Psychiatry, 2002, 72(6): 701-707.

21. SMITH G S, LAXTON A W, TANG-WAI D F, et al. Increased cerebral metabolism after 1 year of deep brain stimulation in Alzheimer disease[J]. Arch Neurol, 2012, 69(9): 1141-1148.

第二篇
阿尔茨海默病与痴呆

第一章 阿尔茨海默病

阿尔茨海默病（Alzheimer disease，AD），是发生于老年和老年前期、以进行性认知功能障碍和行为损害为特征的中枢神经系统变性性疾病。临床上表现为记忆障碍、失语、失用、失认、视空间能力损害、抽象思维和计算力损害、人格和行为改变等。阿尔茨海默病是老年期最常见的痴呆类型，约占老年期痴呆的60%~80%。

2018年世界阿尔茨海默病报告显示：全球约有5 000万痴呆患者，其中有60%以上是阿尔茨海默病患者，预计到2030年该数字将增加到8 200万，2050年将增加至1.52亿，世界上每三秒新增一个痴呆患者。全球约有66%的痴呆患者集中在中低收入国家，研究显示，在未来10~20年，发达国家的发病率将呈现稳定甚至下降的趋势，而在包括中国在内的中低收入国家，阿尔茨海默病发病率将进一步升高，到2050年中低收入国家痴呆患者占总痴呆患者的比例将上升到72%。目前，65岁以上老年人阿尔茨海默病患病率在发达国家约为4%~8%，中国约为3%~7%，女性高于男性。随着年龄增长，阿尔茨海默病患病率逐渐上升，85岁以后，每3~4位老年人中就有1位罹患阿尔茨海默病。阿尔茨海默病给全世界和家庭带来了沉重的健康和经济负担，2019年柳叶刀杂志关于1990—2017年中国的疾病负担分析中指出，在中国，痴呆由先前的第28位死亡原因，变成第8位死亡原因。据估计，2018年全球阿尔茨海默病总成本达到1万亿美元，2030年将增加至2万亿美元。

第一节 病因及发病机制

流行病学结果显示，阿尔茨海默病的发病是由多因素（包括生物、环境及社会心理学因素）共同导致。近年来，虽然阿尔茨海默病的神经病理学，特别是分子生物学研究有了很大进展，为阿尔茨海默病的病理生理和病因学研究奠定了基础，但仍处于探索阶段，阿尔茨海默病的病因尚远未阐明。流行病学研究分析阿尔茨海默病的危险因素，为寻找病因提供了线索和思路，但危险因素并非病因。从目前研究来看，阿尔茨海默病的危险因素和假说多达30余种，如年龄、家族史、性别、头部外伤、低教育水平、甲状腺疾病、母亲育龄过高或过低、感染等。这些都是同一个问题不同角度的探讨，可能都是正确的，并不互相排斥。从目前研究来看，阿尔茨海默病发生可能与老化因素、环境因素、遗传因素，及其各种因素之间的相互作用有关。

一、老化

阿尔茨海默病是常见的与年龄相关的痴呆性疾病，年龄是阿尔茨海默病最大的危险因素，在我国，据不完全统计，目前有阿尔茨海默病患者983万人以上，而且每年平均有约30万新发病例。60~69岁以上老年人群中阿尔茨海默病的平均患病率为2.9%，70~79岁老年人群中患病率达到8.4%，80~89岁的老年人群中患病率可高达14.5%左右，而90岁以上人群，阿尔茨海默病患者约占总人口的1/3，相当于每3个人就有1位患阿尔茨海默病。据统计，阿尔茨海默病的发病率与患病率在65岁以后几乎呈指数增长，并且从65岁至90岁几乎每5年翻一倍。

目前，全球正面临着人口老龄化的挑战，世界各地人口老龄化的速度在急剧加快，再加上人类平均寿命的增长，预计2015年到2030年，全球60岁以上人群将增长56%以上，到2050年全球老龄化人口将翻倍，世界60岁以上人口总数预计将达到20亿，而2015年时该数字为9亿，也就是说每5个人中就有1个人的年龄在60岁以上。

按照国际惯例，当一个国家（地区）60岁以上人口占总人口的10%以上，或65岁以上人口占总人口的7%以上，即为老龄化社会；当一个国家（地区）的65岁以上人口比例达到14%，即为深度老龄化社会；而当该比例达到20%时，即为超级老龄化社会。我国于2000年进入老龄化社会，当前，我国处于人口老龄化快速发展阶段。据统计，2015年中国13.74亿人口中，60岁以上的老人有2.2亿，占总人口比例16.1%；65岁及以上人口数1.43亿人，占比10.5%，而国家统计局发布的人口统计数据显示2018年末，我国60周岁及以上人口24 949万人，占总人口的17.9%，与2015年相比增加近3 000万；65周岁及以上人口16 658万人，占总人口的11.9%，与2015年相比，增加约2 400万。世界银行2018年公布的一份报告预计，到2027年，我国65周岁及以上人口的比例将从2002年的7%上升到14%，进入深度老龄化社会。这意味着，我国从老龄化社会迈入深度老龄化社会仅需25年，而法国经历这种转变用了115年，英国用了45年，美国用了69年，我们没有足够的时间为"老龄化社会"的到来做准备。

根据发病年龄区分，以65岁为界限分为早发型阿尔茨海默病（early-onset Alzheimer disease，EOAD）和晚发型阿尔茨海默病（late-onset Alzheimer disease，LOAD），其中早发型阿尔茨海默病占总阿尔茨海默病患者的2%~7%，晚发型阿尔茨海默病是阿尔茨海默病的主要起病形式。

二、性别

流行病学调查结果显示阿尔茨海默病的患病率存在性别差异，约2/3的阿尔茨海默病患者为女性，由于诊断学标准更新、所选人群等不同，不同研究的患病率结果不尽相同，但多数研究结果均显示女性较男性高。此外，在患病风险方面，女性较男性更高。针对这种现象有多种解释，主要包括几点：第一，目前男性与女性的平均寿命相比，女性的平均寿命较男性更长；第二，雌激素、孕激素和雄激素等激素水平也是影响阿尔茨海默病的重要因素，雌激素能促进树突增长、维持认知功能、增加大脑血供和葡萄糖代谢、提高基底前脑和海马胆碱酯酶的活性、减少Aβ的沉积，而更年期女性雌激素水平下降，导致女性患阿尔茨海默病的风险更高；虽然男性的激素也会变化，但是较女性而言其变化更为缓和；病理情况下的雌激素水平下降如双侧卵巢摘除术后的女性，认知功能全面迅速下降，阿尔茨海默病的病理更严重；此外，不同性别人群在社会心理学上的差异也是造成阿尔茨海默病患病率存在性别差异的原因之一。

三、环境因素

1. 脑外伤　目前已经发现中至重度创伤性脑损伤是神经变性病如晚发型阿尔茨海默病发生发展中最强的环境危险因素之一，轻度脑外伤也是阿尔茨海默病的危险因素之一。可能的机制有以下几点：脑外伤导致的直接脑损伤如弥漫性轴索损伤；脑外伤导致脑组织直接发生阿尔茨海默病的病理改变如老年斑和神经原纤维缠结；或者脑外伤导致的白质病变以及应激导致的神经系统炎性反应。

2. 受教育程度　在阿尔茨海默病的流行病学研究中，受教育程度是被最广泛接受的危险因素之一，越来越多的证据表明，受教育年限与患阿尔茨海默病的风险呈现负相关。有数据显示，低学历和高教育水平在阿尔茨海默病中均显示出剂量-反应趋势，每增加1年的教育年限，阿尔茨海默病风险降低7%。同时，认知刺激活动不仅与受教育年限相关，与工作的复杂程度（即工作的智力需求）和参与休闲活动的认知刺激也密切相关。

3. 吸烟　烟草中的尼古丁可以促进体内自由基的产生，诱导神经系统炎症反应，从而导致突触功能障碍及神经系统变性，如阿尔茨海默病中Aβ的沉积；存活到晚年的吸烟者可能有临床显著认知能力下降的风险。

4. 饮酒　目前，轻至中度的酒精摄入在阿尔茨海默病患病中的作用研究尚不清楚，结论不尽相同。但是可以明确的是，长期饮酒过量可以导致认知下降，从Wernicke-Korsakoff脑病到轻度记忆及执行功能障碍。同时，酒精滥用可以增加认知障碍和痴呆的风险。酒精相关的脑损伤可由神经毒性、营养缺乏、神经炎症和神经递质系统的变化引起，也可由淀粉样蛋白沉积引起。

5. 心脑血管病危险因素　主要包括高血压、高脂血症、高胆固醇及冠心病等，与阿尔茨海默病的关系密切，且随着年龄的增加，二者的发病风险都逐渐增高，许多研究已经证实了心血管疾病与痴呆之间的关联，尤其是阿尔茨海默病，超过50%的阿尔茨海默病患者在尸检时会出现血管病变，提示血管危险因素在神经变性引起的认知障碍中的致病作用。高血压与阿尔茨海默病之间的关联较复杂，研究显示尤其是中年期高血压是晚年痴呆的主要危险因素,高血压能够引起血管壁的变化,导致低灌注,缺血和脑缺氧,有助于引发阿尔茨海默病的发展。此外,升高的血压可能通过降低血脑屏障的完整性导致蛋白质渗入脑组织,从而导致细胞损伤,细胞凋亡和 Aβ 积累增加,最终增加阿尔茨海默病的风险。大量证据表明体内胆固醇平衡失调与阿尔茨海默病之间存在关联。有研究表明,胆固醇可以调控 Aβ 的表达,同时,高胆固醇可以促进 Aβ 的沉积。流行病学结果显示降胆固醇药物,如他汀类药物在预防和治疗阿尔茨海默病中发挥着一定的作用,但是仍需要具体的临床试验证实。此外,一些研究表明,阿尔茨海默病患者血清和脑脊液中的高密度脂蛋白低于对照组,且降低水平与严重程度相关。一项关于冠心病与痴呆的荟萃分析结果显示,与对照组相比,冠心病人群患痴呆的风险增加 27%。预防心血管疾病如运动,饮食健康等可以有效降低痴呆的风险。

6. 糖尿病 流行病学研究数据表明,肥胖、胰岛素抵抗是认知障碍和阿尔茨海默病发病的关键危险因素。即使在没有升高的血糖水平的情况下,外周胰岛素抵抗和相关的代偿性高胰岛素血症似乎在阿尔茨海默病的进展中起着核心作用。在 Rotterdam 研究中表明,胰岛素抵抗和基线胰岛素水平升高与 3 年内转换为阿尔茨海默病的风险增加 40% 相关。过度肥胖和胰岛素抵抗可以诱导炎症反应,促进脑组织的淀粉样蛋白沉积。最近有研究表明,即使没有外周胰岛素抵抗,阿尔茨海默病患者大脑中也可以发生胰岛素抵抗,且阿尔茨海默病相关病理通常发生在具有高密度胰岛素受体的脑区域,例如海马、前额皮质、扣带皮质等。同时,流行病学调查结果显示,糖尿病患者的痴呆风险增高,其引起的认知障碍形式包括糖尿病相关的认知减退、轻度认知障碍和痴呆。糖尿病可以通过影响血糖水平、胰岛素抵抗、炎症或 β- 淀粉样蛋白代谢的改变来影响认知。

7. 生活方式(吸烟、饮酒、饮茶、饮食、社交、学习、营养缺乏等) 阿尔茨海默病是个多危险因素的疾病,其临床表型的异质性提示该病的病因及危险因素并不单一。越来越多的研究者们注意到不同的生活方式在阿尔茨海默病中可能发挥着重要的角色。2017 年在 *Lancet Report* 上发表的数据指出,有 35% 左右的阿尔茨海默病与生活方式有关。

与遗传、年龄、性别等因素不同,生活方式可以进行人为的干预,来有效降低阿尔茨海默病的患病风险。而生活方式涉及到众多领域,目前研究较多的主要包括饮食因素,社交活动、体育锻炼等。

(1)饮食因素:包括食物中具体的营养素摄取和综合的饮食模式。现有的证据表明,B 族维生素(尤其是叶酸)、类黄酮、维生素 D 和 ω-3 多不饱和脂肪酸,有可能有益于认知功能。同时,荟萃分析结果显示,绿茶由于富含茶多酚,具有抗炎、抗氧化应激、抗凋亡以及抑制 Aβ 聚集的作用,在神经变性病中对认知功能具有保护作用。此外,由于生物饮食的复杂性,目前侧重于研究综合的饮食模式。在三项前瞻性队列研究中显示,地中海饮食模式在轻度认知障碍、痴呆和阿尔茨海默病中均有降低疾病风险的益处。

(2)社交活动:尤其是老年社交,对于衰老中的大脑健康非常重要。积极主动的参与社交,融入社会可有效地降低阿尔茨海默病的患病风险。心血管代谢研究结果显示,保持社交活动对晚年减轻压力和改善心血管健康具有积极作用,可能为认知刺激在延缓痴呆风险方面的有效性提供了一定的机制。纵向研究结果表明,丰富的社交网络,学习新的活动,增加信息处理,如学习新的技能(乐器)、下棋、学习新的舞蹈等均可以降低晚年认知水平下降的风险。

(3)体育锻炼:体育锻炼是预防阿尔茨海默病的强有力的非药物干预方式,在延缓大脑衰老、改善心血管健康水平等方面有重要的作用。在动物模型中,发现跑步可以降低晚发性阿尔茨海默病小鼠模型脑中的淀粉样斑块、炎症和氧化应激。也有数据显示,体育锻炼通过增加海马神经元发生和预防阿尔茨海默病小鼠模型中 Aβ 相关的认知缺陷来改善记忆力。同时,许多研究已经证明了运动对人类的有益作用,特别是有氧运动干预可以改善神经变性病患者的记忆执行功能。轻度阿尔茨海默病患者的体育锻炼可以改善最大摄氧量,而这些变化与认知功能的改善有关。另一项干预研究显示,6 个月的体力活动(每周中等强度 150 分钟)可轻度改善 50 岁以上的参与者记忆得分,这些参与者之前曾报告记忆方面的问题。此外,还有研究表明,有氧运动有益于轻度认知障碍老年人的全面的认知功能,因此可能对痴呆有保护作用。

健康的生活方式可以大大降低阿尔茨海默病的患病风险。2019年一项大型研究显示,遗传风险高的人群中,与生活方式不健康的人相比,坚持健康的生活方式,即国家推荐的四项健康行为,包括戒烟、不酗酒、定期锻炼以及健康饮食,会使患阿尔茨海默病的风险降低32%。与遗传风险低且生活方式良好的人相比,具有高遗传风险和不健康生活方式的参与者患阿尔茨海默病的可能性几乎是其三倍。健康的生活方式可能通过心脑血管机制(包括减少氧化损伤、抗血栓和抗炎作用以及增加脑血流量)降低阿尔茨海默病风险。

8. 中年肥胖 中年肥胖是指在35至64岁之间,体重指数(BMI)大于30kg/m²的人群,观察性研究表明,体重与认知能力之间呈"U"形关系:无论体重过高还是过低,都与阿尔茨海默病和认知障碍的风险增加有关。反之,体重减轻也有可能是由阿尔茨海默病前期的认知障碍引起的。体重和阿尔茨海默病之间的关系似乎是中年肥胖的结果,这可能会使阿尔茨海默病的风险增加60%。

9. 感染 阿尔茨海默病病原体假说认为,病原体作为触发因子,与遗传因素相互作用,启动Aβ的产生及沉积、Tau蛋白的过度磷酸化以及神经系统炎症反应的发生。目前研究较多的病原体主要有1型单纯疱疹病毒(HSV-1)、人巨细胞病毒(CMV)、肺炎链球菌等。这些病原体能够造成中枢神经系统感染,逃避宿主的免疫并且广泛存在于阿尔茨海默病患者的大脑中。其中,HSV-1作为一种嗜神经病毒,90%以上的60岁人群中均存在HSV-1的感染。该病毒可以在三叉神经节处逆神经轴突进入中枢神经系统,严重时造成单纯疱疹病毒性脑炎。单纯疱疹性脑炎和阿尔茨海默病累及相同的大脑区域,包括额叶、颞叶和海马。单纯疱疹病毒性脑炎幸存者表现出认知、记忆下降和行为异常。Itzhaki等人对阿尔茨海默病患者死后大脑的研究结果显示,在该研究中HSV-1感染与APOE ε4两种因素同时存在时,阿尔茨海默病的风险增加12倍。此外,2018年中国台湾研究者发现,HSV-1可以导致阿尔茨海默病,而抗病毒药物能显著降低严重HSV-1感染患者的阿尔茨海默病的风险。

10. 听力丧失 听力丧失是一个严重的健康问题,据世界卫生组织估计,全球5.3%的人口患有听力丧失。听力丧失的风险随着年龄的增长而增加,据估计,65岁以上人群中有40%的人会受到影响,80岁以上人群中有75%的人会受到影响。听力丧失可能继发于老年性耳聋和/或中枢听觉功能障碍,未经治疗的听力丧失会破坏一个人的生活方式,导致社会孤立,丧失自尊,降低生活质量,还可能导致听觉皮质和大脑其他区域的体积缩小,破坏中央听觉白质束的完整性和皮质重组。此外,听力受损似乎会加速大脑上、中、下颞回和海马旁回的萎缩。研究表明,听力丧失者患中度认知障碍症的可能性大约是听力正常者的三倍。中度认知障碍症患者在说话内容和流利程度方面比认知正常者衰退速度更快。听力丧失和说话模式的改变可能在未来评估认知衰退风险方面具有重要价值。然而,听力丧失与阿尔茨海默病之间是否具有因果关系,仍然需要大量的随机对照试验进行深入探讨,听力丧失作为一种可干预的疾病,听觉康复可以使患者受益,以减少认知能力下降,降低阿尔茨海默病的发病率。

11. 精神疾病 据报道,每年有10%左右的患有抑郁症的老人会转变为老年痴呆患者;独居、丧偶老人、社会活动少、闲暇娱乐少且性格较为内向的老人容易成为高危人群。大量研究表明,抑郁症能增加患阿尔茨海默病的风险。此外,一些心理社会因素,包括绝望和孤独的感觉、压力和睡眠障碍——也越来越受到人们的关注,这些因素独立于抑郁症之外,但还需要更多的证据来证实它们作为风险因素的作用。

四、遗传因素

遗传因素是阿尔茨海默病重要的危险因素,根据是否具有家族史,可分为家族性阿尔茨海默病及散发性阿尔茨海默病两种,其中家族性阿尔茨海默病约占所有阿尔茨海默病病例的5%。家族性阿尔茨海默病主要呈常染色体显性遗传,家族内连续至少两代发病。家族性阿尔茨海默病在早发性阿尔茨海默病中常见,约47%的早发性阿尔茨海默病具有阳性家族史,晚发性阿尔茨海默病中15%~25%具有阳性家族史。阳性家族史是阿尔茨海默病明确的风险因子,家族性阿尔茨海默病一般病情进展较快,发病年龄较早。随着分子遗传学技术的发展,目前已明确的阿尔茨海默病致病基因有 3 个,分别为淀粉样前体蛋白基因(amyloid protein precursor,*APP*)、早老素 1 基因(presenilin 1,*PSEN1*)和早老素 2 基因(presenilin 2,*PSEN2*)。均是通过对早发性阿尔茨海默病家系的连锁分析研究发现。连锁分析还发现了晚发性阿尔茨海默病的易感基因——*APOE* 基因。近年来,全基因组关联分析(GWAS)和全外显子测序(WES)的出现,更多的阿尔茨海默病易感基因相继被发现(图 2-1-1),除此之外,还有一些阿尔茨海默病保护性变异也相继出现。

1. 致病基因

(1)*APP* 基因:*APP* 基因定位于 21q21.2~21q21.3,长度为 190kbp,含 19 个外显子,阿尔茨海默病患者脑内的老年斑的主要成分为 *APP* 基因 16 和 17 外显子编码的 APP 水解片段 Aβ 肽,因此 *APP* 的致病突变也多集中于 16 和 17 号外显子。到目前为止,已在 119 个常染色体显性遗传阿尔茨海默病家系中发现了 50 多个 *APP* 基因的致病突变,*APP* 基因的突变类型多为点突变,约 1/4 为拷贝数变异,与点突变几乎完全的外显率相比,拷贝数变异的外显率有所下降,并且发病年龄也更具异质性。除致

病突变外,研究显示 *APP* 基因 p.A673V 变异可抑制 Aβ 的形成,被认为对阿尔茨海默病的发病具有保护作用。*APP* 基因突变患者平均发病年龄约 45~60 岁,绝大多数患者以典型的遗忘综合征为主要临床表现,非认知症状主要包括肌阵挛(Val717Gly、Val717Ile、Val717Leu、Thr719Asn)和癫痫发作(Ala692Gly、Val717Gly、Val717Ile、Val7171Leu)。

目前研究较为详细的 *APP* 突变位点包括 Flemish(A692G)、Dutch(E693Q)、Arctic(E693G)、Iowa(D694N)、London(V717I)。Flemish 突变患者的发病年龄约 40 岁左右,以脑血管事件或认知功能障碍为典型表现,其病理改变可见颅内血管壁周围淀粉样蛋白沉积、脑实质微出血以及淀粉样斑块沉积。Dutch 突变患者的发病年龄约 40~50 岁,主要表现为反复卒中所导致的局灶性症状,认知功能症状往往继发于脑血管事件。Arctic 突变发病年龄约 40~60 岁,临床表型为以记忆力损害为主伴多个认知领域受损,不伴脑出血等脑血管病变。Iowa 突变首先在美国家系中发现,发病年龄约 50~60 岁,主要病理表现为脑内淀粉样病变,多发腔隙性脑梗死或出血灶,合并淀粉样斑块沉积及神经原纤维缠

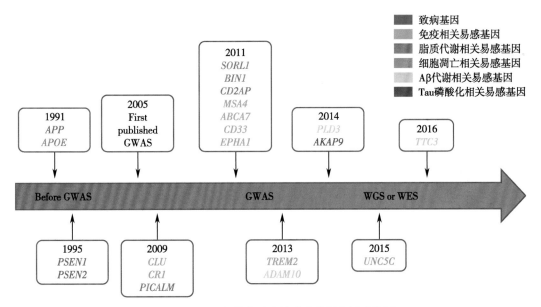

图 2-1-1 阿尔茨海默病的致病基因和易感基因

注:*APP*:淀粉样前体蛋白;*APOE*:载脂蛋白 E;*PSEN1*:早老素 1;*PSEN2*:早老素 2;*CLU*:丛集素;*CR1*:补体成分受体 1;*PICALM*:磷脂酰肌醇结合网格蛋白组装蛋白;*SORL1*:分拣蛋白相关受体 1;*BIN1*:桥联整合蛋白 1;*CD2AP*:CD2 相关蛋白;*MS4A*:跨膜 4 结构域亚家族成员;*ABCA7*:7 三磷酸腺苷结合亚家族 A 成员 7;*CD33*:白细胞分化抗原群 33;*EPHA1*:产促红细胞生成素的肝细胞受体 A1;*TREM2*:编码 2 型髓样细胞触发受体;*ADAM10*:去整合素和金属蛋白酶 10;*PLD3*:磷脂酶 D3;*AKAP9*:A 型激酶锚定蛋白 9;*UNC5C*:非协调性分子 5 同源蛋白 C;*TTC3*:三四氨基酸重复域 3 序;GWAS:全基因组关联研究;WGS:全基因测序;WES:全外显子组测序

结,临床中以进行性认知功能障碍为主要特点,语言功能受损突出,不伴有脑血管事件所致的局灶性症状。London 突变平均发病年龄约 50 岁,临床表现以典型的遗忘综合征为主。

APP 由 19 个外显子组成,编码一种广泛分布的单次跨膜蛋白,即 APP 蛋白。APP 蛋白由 770 个氨基酸组成,分子量为 110~135kDa。APP 具有一个胞外结构域、一个单次跨膜结构域和一个小的胞内结构域。APP 本身的正常功能并不依赖于 Aβ,相反,Aβ 氨基酸序列在 APP 被切割后特异性聚集。Aβ 在 APP 中的位置十分特别:序列的 2/3 在胞外结构域的 C 端,序列的 1/3 在预测的跨膜结构域。这一事实揭示,为了生成 Aβ,APP 需要被两个不同的蛋白水解酶切割。APP 蛋白通过多种内源性水解酶参与的两种水解通路产生 Aβ。一种为非淀粉样水解通路,由 α 分泌酶和 γ 分泌酶参与,APP 被水解产生分泌型 APPα(sAPPα)和 α-C 末端片段(C83);另一种为淀粉样水解通路,由 β 分泌酶和 γ 分泌酶参与,APP 首先被 β 分泌酶水解产生分泌型 APPβ(sAPPβ)和 β- 端末端片段(C99),然后 C99 被 γ 分泌酶切割形成 APP 胞内域(AICD)和 Aβ,而 γ 分泌酶位点并不固定,因此可以产生长度范围在 39~43 个氨基酸的不同长度的 Aβ。Aβ 最主要的存在形式是具有 40 和 42 个氨基酸的 $Aβ_{40}$ 和 $Aβ_{42}$。其中,$Aβ_{40}$ 更为常见,但 $Aβ_{42}$ 的毒性更强且具有更高的聚集倾向,$Aβ_{40}$ 和 $Aβ_{42}$ 是阿尔茨海默病患者老年斑的主要组成。当 APP 基因发生致病突变时,其淀粉样水解通路产生的 Aβ 增加,超过机体的清除能力时,在脑内过度沉积,形成老年斑。

(2)PSEN1 基因:PSEN1 基因定位于 14q24.3,长 75kbp,编码 467 个氨基酸残基蛋白质,由 1995 年 Sherrington 等人通过对阿尔茨海默病家系的连锁分析发现,PSEN1 基因由 12 个外显子组成,编码的早老素 1 蛋白是 γ 分泌酶的重要组成部分,作为一种天冬氨酰蛋白酶参与 APP 蛋白的水解过程,其致病突变改变了 γ 分泌酶复合物的活性,最终导致 $Aβ_{42}$ 和 $Aβ_{42}/Aβ_{40}$ 比例增加。PSEN1 是早发家族性阿尔茨海默病最常见的致病基因,约占所有早发性阿尔茨海默病的 6%,到目前为止在 PSEN1 基因上已经发现 215 个致病性突变,并在 475 个家系中得到证实。与 APP 及 PSEN2 基因突变相比,携带 PSEN1 基因突变患者的发病年龄更早,平均发病年龄在 25~65 岁之间。PSEN1 基因突变位置可能影响发病年龄,有研究显示突变位于前 200 位密码子的患者,平均发病年龄(41.3±7.2)岁,要早于突变位于 200 位密码子之后的患者(45.8±6.4)岁,同时家系中患者的平均发病年龄对家系中携带者的发病年龄具有一定的预测价值,而是否携带 APOE ε4 等位基因对 PSEN1 突变患者的发病年龄没有影响。

PSEN1 基因突变绝大多数具有完全的外显率,携带者在 60 岁之前均会出现痴呆的临床表现,但是个别点突变存在外显不全情况,如 A79V、M139V、I143F、H163R、H163Y、A231V、L271V、E273A,而这些突变位点外显率下降的原因,目前尚不明确。

除了典型的遗忘症状,PSEN1 突变患者还可出现肌阵挛、癫痫,锥体外系症状如帕金森样表现、肌张力障碍,共济失调、路易体痴呆样改变,以及额颞叶痴呆样表现等。PSEN1 突变患者出现非典型认知症状的频率较 APP 突变患者高,以非典型认知症状起病的 PSEN1 突变患者平均发病年龄较以典型遗忘症状起病的 PSEN1 突变患者的平均发病年龄晚[(46.2±5.9)岁 vs.(42.0±7.4)岁],同时突变位于 200 位密码子以后的患者,更容易出现非典型认知症状,非典型认知症状的发生与 APOE 基因型无关。

(3)PSEN2 基因:PSEN2 基因在 1995 年由 Rudolph Tanzi 和 Jerry Schellenberg 等人克隆,位于 1q31~q42,由 12 个外显子组成。PSEN2 基因的结构和功能与 PSEN1 极其相似,其编码的早老素 2 蛋白亦为 γ 分泌酶的重要组成成分,参与 APP 蛋白的水解。PSEN2 基因突变致病机制目前尚不明确,推测与 PSEN1 类似。

目前有超过 20 种 PSEN2 基因突变被报道,大部分为错义突变。不同于 APP 和 PSEN1 的完全外显性,PSEN2 的外显率为 95%,也就是说并非所有携带 PSEN2 基因突变均会发展成为阿尔茨海默病。

据流行病学统计,阿尔茨海默病致病基因突变占显性遗传的家族性阿尔茨海默病的 30%~50%,阿尔茨海默病总人群的 0.5%。其中 78% 为 PSEN1 基因突变,18% 为 APP 基因突变,约 4% 为 PSEN2

基因突变。尽管携带致病基因的阿尔茨海默病病例较为罕见，但是这些致病基因的发现有利于进一步了解阿尔茨海默病的病理机制。

2. 易感基因 *APP* 和早老素基因的突变对于我们建立阿尔茨海默病与 Aβ 产生之间的因果关系具有重要意义，但是这一类型的阿尔茨海默病病例仅仅占全部阿尔茨海默病病例的不足 2%，其中大部分是早发性的。几乎其他所有的阿尔茨海默病病例都是晚发和散发性的。另一方面，对于大量阿尔茨海默病病例的双胞胎研究分析显示，阿尔茨海默病具有很强的遗传倾向，其遗传性大约占 60%~80%。这一结果提示，尽管环境因素在阿尔茨海默病发病中不可忽视，但阿尔茨海默病发病具有很强的遗传因素。那么，除了 *APP* 和早老素之外，还有哪些基因在阿尔茨海默病的发病中起作用呢？

到目前为止，基因分析尚未发现除了 *APP* 和早老素之外的其他以孟德尔遗传模式与阿尔茨海默病相关的家族性阿尔茨海默病基因。这提示大多数晚发性阿尔茨海默病病例是由多个遗传因素要结合在一起共同决定的，或者由遗传因素和环境因素共同决定的。

（1）*APOE* 基因：*APOE* 基因是目前公认的晚发性阿尔茨海默病最主要的危险因子，于 1993 年通过连锁分析发现。*APOE* 定位于 19q13.2，编码载脂蛋白 E（APOE）。APOE 是存在于人脑中一种高密度脂蛋白，参与脂质运输和代谢。由三种等位基因变异体组成：*APOEε2*，*ε3*，*ε4*，产生了 6 种基因型：*ε2/ε2*，*ε3/ε3*，*ε4/ε4*，*ε2/ε3*，*ε2/ε4* 和 *ε3/ε4*。三者的区别在于其编码的蛋白在 112 和 158 位点上的氨基酸不同。*APOEε2* 在这两个位点上都是半胱氨酸，*APOEε3* 在 112 位上是半胱氨酸，在 158 位是精氨酸，而 *APOEε4* 在这两个位点上均是精氨酸。通过遗传研究检查了 *ApoE* 等位基因组成与阿尔茨海默病之间的关系，发现 *ε4* 等位基因频率在正常人中只占 13.7%，而在阿尔茨海默病患者中则高达 36.7%，与常见的 *ε3/ε3* 群体相比，携带单个 *APOEε4* 等位基因的群体患阿尔茨海默病的概率增加 3 倍以上，而具有两个 *ε4* 等位基因的群体患阿尔茨海默病风险增加至 12 倍以上。并且，在阿尔茨海默病患者中，随着 *ε4* 等位基因拷贝数的增加，发病年龄逐渐降低。相反的，*APOEε2* 被认为

是阿尔茨海默病的保护因子，其可以降低阿尔茨海默病的患病风险，且与阿尔茨海默病的发病年龄推迟呈正相关，据流行病学统计，*APOEε3* 等位基因最常见，在人群中携带率约为 77.9%。*APOE* 基因编码的一种多效性的糖蛋白，即载脂蛋白，含 299 个氨基酸，在肝脏、脑和巨噬细胞中高表达，在中枢神经系统中，APOE 在星形胶质细胞、小胶质细胞、血管壁细胞和脉络膜丛细胞中表达丰富，在应激神经元中表达较少。APOE 参与神经生长和修复、突触可塑性、突触发生、炎症反应和脂解酶的激活。已有大量研究证实，APOE 可与 Aβ 结合，影响可溶性 Aβ 的清除，直接促进 Aβ 沉积。与 *APOEε3* 相比，*APOEε4* 与 Aβ 的结合能力更强，能形成面积更大、密集程度更大的 Aβ 沉积。另一方面，ApoE 还可以影响 Tau 蛋白的病理变化、参与 Tau 蛋白介导的神经退行性变和小胶质细胞对阿尔茨海默病相关病理的反应。*APOEε4* 对脂质的运输能力更差，影响神经细胞丢失后的代偿过程，同时因为脂质内环境失衡影响胆碱能神经递质作用，并影响乙酰胆碱转移酶（ChAT）的活性。体外研究发现 *APOEε3* 可促进神经轴突的延伸，而 *APOEε4* 则抑制这种作用。

因此，*APOEε4* 是阿尔茨海默病的一个遗传易感位点。与在家族性阿尔茨海默病中 *APP* 或早老素的突变能够百分之百地导致阿尔茨海默病不同（假设携带者寿命足够长），*APOEε4* 不能百分之百地导致阿尔茨海默病，而是会增加携带者患阿尔茨海默病的可能。但是，由于 *APOEε4* 在人群中的等位基因频率很高，*APOEε4* 对阿尔茨海默病发病的贡献远高于 *APP* 和早老素的突变。*APOEε4* 增加阿尔茨海默病发病概率的机制尚不清楚，还需要对 *ε3* 和 *ε4* 等位基因是如何影响 Aβ 代谢以及 APOE 是否影响与 Aβ 无关的生理学过程等问题进行进一步的研究。

仅 50% 阿尔茨海默病患者携带 *APOEε4* 等位基因，也就是说阿尔茨海默病的发病风险存在其他的遗传决定因素。在过去，对阿尔茨海默病遗传易感性的研究仅限于分析某一候选基因上少数 SNPs 位点，且大多数易感位点不能在另一个独立人群中得到验证，其遗传效应远远小于 *APOE* 基因。近年来，随着测序技术的发展，全基因组关联分析（genome-wide association study，GWAS）被应用到

寻找阿尔茨海默病相关基因的研究中。GWAS是一种基于常见变异——常见病学说及人类基因组单倍体图计划而产生的一种关联研究方法。用代表每个单倍体的tagSNP进行全基因组的扫描，并产生病例组和对照组中tagSNP的频率，进行显著性检验，从而判定所检测的单倍体与疾病是否关联。目前利用GWAS技术已发现多个易感基因位点与阿尔茨海默病的关联，功能上涉及免疫反应，脂质代谢及突触功能等。

（2）免疫反应相关易感基因

1）CLU基因：CLU基因位于染色体8p21.1，在多个GWAS研究中，证实CLU基因与阿尔茨海默病患病风险增加有关。CLU基因编码的凝聚素蛋白是脑内重要的载脂蛋白，其可以结合游离性Aβ，形成复合体，穿过血脑屏障，影响Aβ的聚集、沉积和毒性作用。研究发现，在阿尔茨海默病患者脑内，凝集素在额叶、海马以及脑脊液中水平增高。另一项对正常老人的研究中发现，血清凝聚素的水平与痴呆的风险相关，以上提示凝聚素可能参与了阿尔茨海默病的病理过程。

2）ABCA7基因：ABCA7基因定位于染色体19p13.3，与阿尔茨海默病患病相关的SNPs主要有rs3764650，rs3752246和rs115550680。ABCA7基因编码一种ATP转运蛋白，目前其与阿尔茨海默病病理功能上的联系尚不明确，可能参与的机制有Aβ平衡、脂质代谢和细胞内吞。ABCA7基因是否参与Aβ的聚集目前尚存在争议，且ABCA7是直接参与Aβ的运输还是经由脂质代谢和炎症反应过程需要进一步的研究。

3）CR1基因：CR1基因定位于染色体1q32，是多个GWAS研究明确的阿尔茨海默病相关风险基因。已明确基因区间可增加阿尔茨海默病风险的SNPs有rs3818361和rs6656401。近年研究发现，易感位点rs6656401与阿尔茨海默病患者脑内老年斑聚集和认知障碍有关。而位于CR1基因区间的另一个SNP，rs3818361，其携带者脑内淀粉样蛋白沉积更少，提示可能是阿尔茨海默病潜在的保护性位点。CR1基因编码的补体受体1蛋白，是机体免疫应答、参与适应性免疫反应的重要成分，广泛表达于B淋巴细胞、红细胞、嗜酸性粒细胞、朗格汉斯细胞、树突状干细胞和小胶质细胞等的细胞外膜。CR1基因易感位点如何影响阿尔茨海默病

目前尚不清楚，可能在Aβ生成和清除中起着关键的作用。

4）CD33基因：CD33基因定位于染色体19q13.33，目前发现其与晚发性阿尔茨海默病发病风险明确相关的SNPs是rs3865444和rs3826656。rs3865444是阿尔茨海默病的一个保护性位点，已在多个独立不同种族人群中得到验证。脑表达研究发现，CD33基因上的rs3865444-T与较低的Aβ沉积有关，而rs3865444-C则与脑内CD33蛋白表达增加、Aβ生成增多有关。CD33基因编码的67kDa大小的CD33蛋白属于唾液酸结合免疫球蛋白样的凝集素家族成员，参与免疫细胞的黏附、网格蛋白独立受体介导的细胞内吞作用以及免疫细胞功能抑制。CD33可能通过影响脑内小胶质细胞对Aβ的清除参与到阿尔茨海默病的病理过程。

5）MS4A基因簇：MS4A基因簇定位于11q12~13，主要表达细胞膜蛋白。其产物高表达于造血系统，脑内也有一定表达。MS4A基因簇的一些成员如MS4A1、MS4A2和MS4A4B在免疫系统中扮演重要角色，且MS4A1和MS4A2同时还参与细胞内游离钙离子含量的调节，MS4A在阿尔茨海默病中扮演的作用需要进一步的研究。GWAS研究发现位于MS4A4E基因上的rs670139，MS4A6A基因上的rs610932以及MS4A4E和MS4A4A基因的rs4938933和rs1562990位点与晚发性阿尔茨海默病的发病相关。这一结果在多个独立人群和队列中得到了验证。病理研究发现，MS4A6E基因的表达水平与阿尔茨海默病病理（老年斑和神经原纤维缠结）相关，由此推测MS4A4A和MS4A6A的高表达可能参与了阿尔茨海默病的病理过程。

6）EPHA1基因：EPHA1基因定位于染色体7q34，其编码的肝蛋白A样受体1蛋白参与大脑发育，尤其是轴突形成过程。GWAS研究发现EPHA1基因rs11767557和rs11771145位点可降低阿尔茨海默病的发病风险，rs11771145-A亚型与轻度认知障碍和阿尔茨海默病的海马萎缩相关。

（3）脂质代谢相关的易感基因：APOE基因是重要的阿尔茨海默病相关的脂质代谢相关基因，GWAS研究还发现参与这一过程的SOPL1，BIN1，CD2AP和PICALM基因也与阿尔茨海默病的发病有关。

1）*SORL1* 基因：*SORL1* 基因定位 11q24.1，编码的分类蛋白相互受体 –1 蛋白广泛表达于中枢神经系统。近年来的多项 GWAS 研究均发现 *SORL1* 基因是阿尔茨海默病的风险基因，其多个 SNP 可增加阿尔茨海默病的患病风险，并在不同人群中证实其关联。一项 meta 分析总结发现，*SORL1* 基因的 4 个 SNPs（rs661057、rs11218304、rs668387 和 rs641120）与散发性阿尔茨海默病的发病显著相关。病理研究发现，在阿尔茨海默病患者脑内 SORL1 蛋白表达减少，尤其是在大脑皮质和海马。SORL1 可能参与了 APP 蛋白的处理和运输过程。*SORL1* 基因敲除的小鼠出现了 Aβ 水平增高，其具体机制有待进一步的探索，且目前尚不明确 SORL1 是否参与了 tau 蛋白相关的病理。

2）*BIN1* 基因：*BIN1* 基因定位于染色体 2q14.3，其基因区间内的 rs6733839-T 位点突变可增加 1.18~1.25 倍阿尔茨海默病的患病风险。*BIN1* 编码的蛋白广泛表达于大脑和肌肉组织。*BIN1* 与阿尔茨海默病病理的关联目前尚不明确，阿尔茨海默病患者脑内 BIN1 的表达增加，研究发现 BIN1 可调节 tau 相关的病理过程。

3）*CD2AP* 基因：*CD2AP* 基因定位于染色体 6q12，GWAS 研究发现其区间内的 rs9296559、rs9349407 和 rs9349407 增加了阿尔茨海默病的患病风险。*CD2AP* 编码的 CD2 相关蛋白（CD2-associated protein，CD2AP）是一种骨架蛋白，与细胞骨架、受体介导的细胞内细胞黏附和细胞内运输有关。体外研究发现 CD2AP 影响 Aβ 的水平，但是在体内实验中，CD2AP 对 *PS1/APP* 转基因小鼠脑内 Aβ 沉积程度影响较小。此外，*CD2AP* 基因 rs9349407 发现与 *APOEε4* 基因相关的 Aβ 病理有关，提示 CD2AP 参与了 Aβ 的代谢过程。

4）*PICALM* 基因：*PICALM* 基因位于染色体 11q14，其区间内的 SNPs rs3851179、rs541458 和 rs3851179 与阿尔茨海默病发病风险相关，其编码的蛋白主要参与网格蛋白介导的细胞内吞过程。在阿尔茨海默病患者脑内，PICALM 表达下降，并且与 NETs 和颗粒空泡样变性存在共定位。抑制 PICALM 表达后 Aβ 水平升高，提示在阿尔茨海默病病理过程中，PICALM 可能同时参与 Aβ 和 tau 相关病理。

GWAS 研究发现的阿尔茨海默病相关基因还有 *CASS4*、*CELF1*、*DSG2*、*FERMT2*、*DRB/HLA-DRB1*、*INPP5D*、*MEF2C*、*NME8*、*PTK2B*、*SLC24H4-RIN3* 和 *ZCWPW1* 共 11 个基因。这些基因区间与阿尔茨海默病病理的关联目前尚不清楚，涉及到的功能有免疫反应、炎症、细胞骨架功能、轴突运输、细胞间连接、细胞黏附和 tau 蛋白相关毒性。需注意的是，通过 GWAS 确定的阿尔茨海默病相关风险因子是基因或其区间，但对阿尔茨海默病遗传的贡献度较小，仅能解释 1%~1.8% 的遗传因素，且存在种族和关联设置上的偏倚，并不能用这些区间上的常见变异解释大部分阿尔茨海默病的遗传因素。

（4）全外显子组测序（WES）发现的阿尔茨海默病易感基因：

1）*TREM2* 基因：2 型髓样细胞触发受体基因（Triggering receptor expressed on myeloid cells，TREM2）定位于染色体 6q21.1，编码一种包含 230 个氨基酸的单次跨膜蛋白。其主要在一些髓样细胞中表达，包括小胶质细胞、树突状细胞、巨噬细胞以及破骨细胞等。主要参与固有免疫反应、炎症反应以及细胞吞噬。2012 年，有学者利用全基因外显子测序技术发现了 *TREM2* 基因与晚发性阿尔茨海默病发病风险的关系。Jonsson 等人从一个冰岛阿尔茨海默病家系中获得了 *TREM2* 的全基因组序列，将其与阿尔茨海默病患者以及正常对照组对比，发现 *TREM2* 基因的一个罕见变异（R47H）可以增高 3 倍以上阿尔茨海默病的发病风险。随后在美国、挪威、荷兰以及德国进行了重复研究，均证实了这一发现。除了 R47H 这一变异，*TREM2* 与阿尔茨海默病病理机制的关联目前尚不完全明确，动物模型研究发现，过表达 TREM2 可减少 *APP/PSEN1* 双转基因小鼠的老年斑和神经原纤维缠结，而敲除 *TREM2* 后则会使 Aβ 沉积和神经元丢失增多。提示 TREM2 对阿尔茨海默病具有一定的保护作用。近来，Yeh 等的研究发现，LDL、CLU 和 APOE 作为配体可与 TREM2 结合，而 *TREM2* 的致病突变则会影响这一作用。在 TREM2 的存在下，Aβ 与其他的脂蛋白形成复合物，被小胶质细胞再摄取，由此推测，*TREM2* 的致病突变可能影响了 Aβ 这一复合物的形成，减少再摄取，最终导致 Aβ 的沉积。

2）*PLD3* 基因：磷脂酶 D3 基因（phospholipase D3，*PLD3*）是利用 WES 技术，以家系为基础的

测序分析,并结合大样本病例 - 对照验证的方法发现的基因,其罕见变异 V232M 在一个较大的阿尔茨海默病家系中聚集,且在另一个包含 4 998 例阿尔茨海默病患者和 6 356 例正常人队列中发现与阿尔茨海默病患病显著相关($OR=2.10$,$P=2.93 \times 10^{-5}$)。这一关联在 Cruchaga 等进行的欧洲白种人和非裔美国人队列中均得到验证。PLD3 属于 PLD 超家族信号通路酶,广泛表达于各组织和细胞,在神经元和肌肉细胞分化时显著上调。既往研究发现在骨骼肌细胞分化过程中,PLD3 锚定于内质网,其过表达后可增加肌管的形成。内质网应激可增加肌管的形成,同时可使 PLD3 表达增加;PLD3 亚细胞定位于一系列肌管膜上,可能来源于内质网。以上说明 PLD3 在肌管形成中起重要作用,参与内质网的应激感知过程。体外实验发现,过表达 PLD3 使 APP 稳转细胞系中的 APP 蛋白表达减少,目前尚无 PLD3 致病突变的功能研究。

3)AKAP9 基因:位于 AKAP9 基因上的两个罕见变异 rs144662445 和 rs149979685 是利用 WES 技术在 7 个独立的非裔美国家族性阿尔茨海默病中发现共有的变异。其 OR 值分别为 2.75 和 3.61。可能是一种种族特异性的风险变异。AKAP9 是一种激酶锚合蛋白,功能研究发现,携带 rs144662445 突变的 AKAP9 可影响 AKAP 家族另一种编码的蛋白质,但是 rs149979685 突变并不影响该蛋白功能。这两个变异对阿尔茨海默病的影响目前尚无研究。

4)ADAM10 基因:近来,位于 ADAM10 基因上的罕见变异被发现在 7 个晚发家族性阿尔茨海默病中聚集。ADAM10 是一种 α 分泌酶,主要参与 APP 胞外的裂解。ADAM10 基因的风险位点 Q170H 和 R181G 在体外实验中可增加 Aβ 的水平。在 Tg2576 小鼠体内,研究发现 ADAM10-Q170H 和 R181G 突变可扰乱 α 分泌酶功能,将 APP 水解转移到淀粉样通路中,从而增加 Aβ 的沉积。这些 ADAM10 功能研究进一步证明了 APP 水解和 Aβ 生成通路的改变足以导致阿尔茨海默病的发生。

5)UNC5C 基因:利用 WES 和 WGS 结合连锁分析技术,研究者在两个常染色体显性遗传晚发性阿尔茨海默病家系中发现了位于神经突起生长诱导因子受体基因 UNC5C 上的罕见变异 rs137875858(T835M)。体外研究发现 T835M 增加 HEK293 细胞和小鼠神经元的死亡,并且增加细胞对神经毒性刺激的毒性反应,最终导致神经细胞的死亡。近来研究发现,UNC5C-T835M 可直接导致神经元死亡,这一效应可能不通过 Aβ 产生通路,而是通过细胞内死亡通路级联反应和 APP 相关信号通路介导。

6)TTC3 基因:利用 WES 和 WGS 技术在常染色显性遗传晚发性阿尔茨海默病家系中发现了位于三角四肽重复区域 3 基因(tetratricopeptide repeat domain 3,TTC3)的新发罕见变异 rs377155188(p.S1038C)。晚发性阿尔茨海默病中 TTC3 的表达减少,并且与脑内阿尔茨海默病病理呈负相关。TTC3 参与 Akt 通路的调节,而这一通路亦在晚发性阿尔茨海默病患者中出现障碍。

3. 阿尔茨海默病相关保护性变异 众所周知,APOEε4 基因分型是目前阿尔茨海默病主要的风险因子,APOEε2 基因分型则是阿尔茨海默病的保护性因子。由此说明,位于同一基因的不同变异对疾病具有不同效应。目前,较多的阿尔茨海默病遗传学研究集中在风险基因 / 变异,较少有保护性基因 / 变异的研究报道。近来,Jonsson 等人研究发现,位于 APP 基因的 rs63750847 变异(A673T)在冰岛人群中可降低阿尔茨海默病的发病风险($OR=0.23$)。有趣的是,在既往的报道中,同一位置的隐性遗传突变则会导致早发性阿尔茨海默病的发生。该位点邻近 Aβ 的水解区域,从而影响了 Aβ 对 APP 的水解,降低 $Aβ_{40}$ 和 $Aβ_{42}$ 的产生。这一发现说明减少 BACE1 对 APP 的水解有利于避免阿尔茨海默病。

五、发病机制

关于阿尔茨海默病的发病机制,现有多种假说,其中影响较广的有 Aβ 假说和 tau 蛋白磷酸化假说。目前任何一种假说都不能完整的解释阿尔茨海默病的发病机制。

1. Aβ 学说 阿尔茨海默病的发病机制迄今尚不十分明确,其中最重要的是 Aβ 学说。即 Aβ 的生成和沉积是阿尔茨海默病发病的中心环节。该学说认为,Aβ 在大脑皮质和海马神经元沉积并缓慢形成老年斑,引起神经胶质细胞炎症反应、突触功能异常和大量神经细胞消失，从而导致脑萎缩、神经结构和功能严重破坏。

（1）Aβ的产生、降解过程：Aβ是由淀粉样前体蛋白即APP经过一系列的蛋白水解过程产生的，APP蛋白是由21号染色体上的 *APP* 基因编码、包含多个功能区的复杂的I型跨膜糖蛋白，广泛分布于全身各组织细胞膜上，在脑组织中表达最高。APP蛋白在最初合成时，具有一个长的N端细胞外结构域，一个单次跨膜结构，和一个短的C端细胞内结构域。而Aβ横跨胞外结构域和跨膜结构域的连接处，即其序列的2/3在胞外结构域的C端，序列的1/3在预测的跨膜结构域。APP的半衰期很短，主要通过两种通路代谢：α通路（α-pathway），β通路（β-pathway），具体如图2-1-2。

1）α分泌酶代谢途径：即非淀粉样蛋白形成途径，是APP的主要代谢途径。在Aβ序列的16~17位氨基酸之间，APP经α分泌酶水解产生10kDa的可溶性N端片段（sAPPα）和跨膜片段（C83，含83个氨基酸的C段片段），后者经γ分泌酶从中间切割产生3kDa片段的p3（即Aβ17-42）和AICD。由于分解部位在Aβ分子内，故产生的两个片段都不含有完整的Aβ，不具备形成淀粉样沉积的能力。

sAPPα参与神经发生、胚胎发育和具有神经保护作用、降低脑外伤后神经元的损害，并能改善认知功能；AICD对神经发生具有负调节作用，但也有神经保护功能。目前关于p3与CTFα的作用目前仍不清楚，但最近有研究提示p3可能也具有神经保护作用。

2）β分泌酶代谢途径：即淀粉样蛋白形成途径，是APP代谢的次要途径（仅占总代谢的10%）。Aβ序列的第1位氨基酸部位，APP经β分泌酶水解，产生12kDa的可溶性的N端片段（sAPPβ）和跨膜片段（C99或CTFβ）；后者与膜相连，在跨膜区Aβ序列的第40/42位氨基酸部位经γ分泌酶的蛋白水解产生Aβ和AICD；$Aβ_{40}$和$Aβ_{42}$是Aβ的主要成分，细胞产生的$Aβ_{40}$远远多于$Aβ_{42}$（9:1），$Aβ_{42}$由于C端的丙氨酸和异亮氨酸残基的疏水性，易于形成淀粉样蛋白，因此更容易聚集在淀粉样斑块中，对其周围的突触及神经元具有毒性作用。此外，γ分泌酶的活性会影响β分泌酶的表达，介导氧化应激诱导的β分泌酶表达，使Aβ过度生成。

因此，选择性的提高α分泌酶的活性或降低β分泌酶的活性都可以减少Aβ的生成，成为目前治疗阿尔茨海默病的研究策略。但是，激活α分泌酶是减少Aβ生成的间接途径，而且它的激活需要激动神经递质受体系统来完成，激活α分泌酶

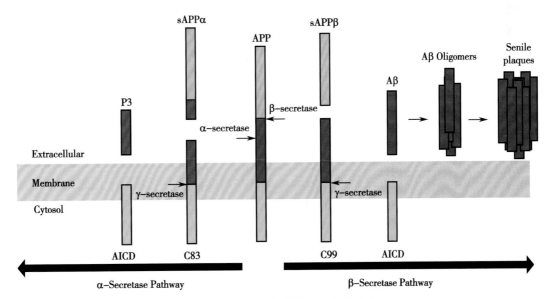

图 2-1-2　APP 代谢的两种不同通路

注：Extracellular：胞外；Membrane：胞膜；Cytosol：胞液；α-Secretase Pathway：α分泌酶通路；β-Secretase Pathway：β分泌酶通路；γ-Secretase：γ分泌酶；APP：淀粉样前体蛋白；sAPPα：可溶性淀粉样前体蛋白α；sAPPβ：可溶性淀粉样前体蛋白β；AICD：淀粉蛋白胞内区域；Aβ：β淀粉样蛋白；Aβ Oligomers：β淀粉样蛋白寡聚体；Senile plaques：老年斑

同时也会激活 β 分泌酶途径，它引起神经递质受体激动对机体造成的影响不容忽视，在实际操作中较困难。虽然 β 分泌酶直接参与 Aβ 的形成，但目前报道的 β 分泌酶抑制剂不多，且多为肽类，能否通过血脑屏障进而发挥作用尚不清楚；另外 β 分泌酶广泛分布于体内各种细胞，其酶解催化区域大，对体内环境影响较大，寻找特异性的抑制剂难度较大。最近研究表明：抑制 γ 分泌酶活性能降低 Aβ 产生、减少氧化应激、增强线粒体活性，使细胞凋亡易感性降低，故抑制 γ 分泌酶被认为是治疗阿尔茨海默病的重要靶点。

（2）Aβ 的致病机制：Aβ 在脑内沉积是阿尔茨海默病病理改变的中心环节，可引发一系列病理过程，这些病理过程又进一步促进 Aβ 沉积，从而形成一种级联式放大反应。Aβ 级联反应学说认为阿尔茨海默病病变可能是由于遗传 / 基因的突变或其他环境因素或未知因素，这些因素导致 Aβ 降解减少，或直接影响 Aβ 的清除功能；Aβ 水平增加，其结果又使 Aβ 寡聚体形成和积聚。增多的 Aβ 在脑内沉积形成老年斑的核心，这些积聚的 Aβ 启动一连串复杂的、无法停止的、多步骤的连锁反应，包括：对神经突触产生作用和影响，逐渐形成弥散的 Aβ 沉积斑，即神经炎性斑；激活小胶质细胞和星形胶质细胞参与炎性反应活动，出现胶质增生，引发炎性反应；损害线粒体引起能量代谢障碍，氧自由基生成过多，导致氧化应激损害；激活细胞凋亡途径，介导细胞凋亡；激活蛋白激酶，促进 tau 蛋白异常磷酸化，形成细胞内以 tau 蛋白为主的神经原纤维缠结；Aβ 还可以损害胆碱能神经元，引起乙酰胆碱系统的病变。

在阿尔茨海默病患者中，Aβ 对突触的损伤是显而易见的。突触和轴突的损伤可以导致认知障碍。人类的学习和记忆需要神经元之间进行信息交换，因此，突触和轴突在人的学习和记忆能力中起到重要的作用。在阿尔茨海默病发生的早期阶段，海马和新大脑皮质细胞的突触密度明显减少，突触的功能丧失一般发生在阿尔茨海默病的早期阶段，如果这时能够很好地保护突触功能，可以减缓阿尔茨海默病的恶化，也可以保护大脑的认知能力。一旦突触功能丧失，几乎没有机会可以阻止阿尔茨海默病的恶化，所以保护突触的功能可能成为早期阶段治疗阿尔茨海默病的关键。

Aβ 学说主要是指一个不断积累、不断恶化、互相衔接破坏的过程。当在某种特定条件下，患者大脑清除 Aβ 能力下降，导致 Aβ 易于聚集，过多的蛋白聚集容易导致蓄积沉淀，大脑中形成更多不溶性斑块，进一步导致广泛的神经元和突触功能异常以及引起选择性的神经元死亡、神经介质丧失，所有这些病理一旦启动发生则互相链接、不断恶化，最终导致痴呆的发生。

但 Aβ 沉积是否是阿尔茨海默病发病的起始环节目前仍有争议，有研究显示淀粉样斑块出现早于神经原纤维缠结，但另有研究发现阿尔茨海默病病理改变最早出现在内嗅区，在没有 Aβ 沉积的情况下，此处出现神经原纤维缠结。

2. tau 蛋白磷酸化假说　神经原纤维缠结是阿尔茨海默病的另一个特征性的病理学改变，过度磷酸化的相关蛋白 tau 构成了其主要成分。tau 蛋白是一种低分子量的微管相关蛋白，主要位于神经元的轴突。tau 蛋白的正常功能是促进并稳定微管聚合。微管是神经细胞的骨骼支架，也是细胞胞体与树突及细胞胞体与轴突之间的重要运输工具。自从发现 tau 蛋白是组成阿尔茨海默病的神经原纤维缠结的双螺旋细丝（paired helical filaments, PHF）的主要成分后，tau 蛋白即成为一个研究的热点。

（1）tau 的磷酸化：tau 蛋白主要存在于神经元中，属于微管相关蛋白家族，由位于 17 号染色体上的微管相关蛋白基因 MAPT 编码。MAPT 含有 16 个外显子，在成人的大脑中，已经发现 6 种 tau 蛋白亚型，这些亚型是通过 MAPT 基因中的 2 号、3 号以及 10 号外显子的可变剪接形成，它们在微管组装和神经元微管网络骨架稳定中发挥重要作用。tau 蛋白存在微管结合域，由位于蛋白质 C- 端高度保守的三或四个重复的 18 个氨基酸组成，该微管结合域参与微管的聚合和稳定等过程。而 tau 蛋白 N- 末端由高度酸性的氨基酸及富含脯氨酸的区域组成，这些区域与细胞骨架及质膜关系密切。

（2）tau 的致病机制：tau 蛋白磷酸化水平稳定由体内 tau 蛋白激酶与磷酸化激酶的活性调节，这种酶平衡的破坏被认为是 tau 蛋白磷酸化的根源，促进 tau 蛋白的聚集。体内 GSK-3β、CDK5、MAPK、Akt 等激酶可以通过调节丝氨酸或苏氨酸的磷酸化，调节 tau 蛋白的磷酸化水平。过度磷酸化的 tau 蛋白，一方面降低 tau 蛋白与微管的亲和力，从而降低了神经元骨架微管蛋白的稳定性，另一方面，过度磷酸化的 tau 蛋白聚合成对，形成神经原纤维缠结，进而导致轴突运输和突触功能障碍以及神经变性。此外，p-tau 还可以由于其功能丧失、病理毒性以及错误定位促进 Aβ 在脑组织的沉积，进一步加重脑组织的损伤。

3. 胆碱能假说　胆碱能假说是基于胆碱能功能障碍基础上的最古老的假说。早在 20 世纪 90 年代，来自于阿尔茨海默病患者脑的系统生化研究显示，与正常人的大脑相比，阿尔茨海默病患者的大脑皮质及其他区域的乙酰胆碱转移酶和乙酰胆碱酯酶活性均低于正常脑组织。研究表明，在阿尔茨海默病患者的生物组织活检研究及尸检中，均发现其脑组织中乙酰胆碱酯酶活性降低、胆碱合成、摄取及释放减少。阿尔茨海默病患者大脑皮质及其他脑区中的胆碱能神经元的减少与其认知功能降低有关。目前，阿尔茨海默病的药物治疗主要基于胆碱能假说。在过去的 20 多年，根据胆碱能假说，药物治疗研究试图从不同的角度制定了不同的治疗策略，如胆碱酯酶抑制剂、胆碱前体、突触前后毒蕈碱和烟碱的胆碱能刺激等，但由于缺乏疗效或严重的不良反应，目前仅有胆碱酯酶抑制剂被批准用于临床治疗，提高中枢神经系统乙酰胆碱的含量，如多奈哌齐，主要在早中期阿尔茨海默病患者取得部分疗效。但是由于疗效有限，该假说亦受争议。

六、病理学

阿尔茨海默病的大体病理表现为脑的体积缩小和重量减轻，额、颞、顶叶皮质的脑沟加深、变宽，脑回萎缩，颞叶特别是海马区萎缩明显。镜下组织病理学上的典型的病理特征主要包括两种，分别是老年斑（senile plaque，SP）和神经原纤维缠结（neurofibrillary tangles，NFTs）。还可以观察到突触和神经元缺失及胶质增生。另外，在阿尔茨海默病患者的脑组织内还可以观察到大脑皮质 α- 突触蛋白形成的路易小体，海马锥体细胞的颗粒空泡变性和淀粉样脑血管病等。

1. 老年斑　老年斑是阿尔茨海默病另一个典型的神经病理性特征，主要是 APP 水解的产物 Aβ 在细胞外聚集所形成的淀粉样斑块，在脑内可沉积于脑实质和脑血管中。其中，发生在脑实质的老年斑，根据有无营养性神经突起，被分为弥散型和神经突起型，其中神经突起型与失营养性神经突起密切相关，且靠近血管分布。根据有无 Aβ 形成的致密核可进一步将神经突起型斑块分为原发型与核型斑块。通常认为原发型斑块可进一步发展成为核型斑块，当核型斑块周围不再有失营养性神经突起围绕时，即进入到了燃尽型斑块阶段。在组成上，老年斑的核心成分是有 40~43 个氨基酸的 Aβ，其长度不同，翻译后修饰不同，其集聚方式也不尽相同。其中，在 APP 的产物中，$Aβ_{42}$ 由于其疏水性更易聚集在淀粉样斑块中，而 $Aβ_{40}$ 则易于在血管壁上沉积，引起脑淀粉样血管病。而老年斑的周围常由变性的轴突、树突、类淀粉纤维、胶质细胞突起和小胶质细胞组成的球状物。

在 Braak 分级中，将 Aβ 沉积分为 A、B、C 三个阶段，A 阶段：特点是以低密度的淀粉样沉积为主，主要在额叶、颞叶和枕叶的基底部，海马未受累及；B 阶段：以中等密度的淀粉样沉积为主，主要发生在除运动和感觉区皮质的其他区域，累及海马，且有时伴有锥体及齿状回的区域受累；C 阶段，整个新皮质区和海马全部累及，且伴随一些皮质下的区域，如纹状体、丘脑，小脑以及丘脑底核与红核等。虽然淀粉样斑块沉积是阿尔茨海默病神经病理学典型的特征，但是淀粉样斑块的总量或致密型斑块数量，与痴呆的病程和严重程度都不相关，阿尔茨海默病临床前期阶段或认知障碍刚出现时，颞部相关新皮质就已经出现相当数量的 Aβ 沉积，而当达到阿尔茨海默病临床阶段，则 Aβ 沉积更广泛。

2. 神经原纤维缠结　神经原纤维缠结是阿尔茨海默病主要的病理改变，位于神经元细胞质内。1985 年，研究发现，tau 蛋白是神经原纤维缠结中的主要成分，即微管相关蛋白，该蛋白在神经元细胞质中高水平表达。在正常情况下，tau 蛋白与微管结合，维持细胞骨架的稳定。在阿尔茨海默病患者中，tau 蛋白过度磷酸化，减少与微管的结合，异常磷酸化的 tau 蛋白自身结合，构成 NFTs 的主要成分。异常磷酸化的 tau 蛋白在神经元细胞质中形成双股螺旋丝（paired helical filament，PHF），影响神经元轴突的运输能力。根据形态学观察，NFTs 可以分为三个阶段，第一阶段是弥散性，偶发性点状和非纤维性前 NFTs 或预缠结,由针对 tau 磷酸表位 pT153、pS262 和 pT231 的抗体以及针对构象表位的抗体识别,包括由抗体 MC1、T22 和 Alz50 检测的抗体;第二阶段是成熟的细胞质内 NFTs,由 tau 和磷酸化 tau 的丝状聚集体组成,可以由银染色或硫磺素 S 染色识别,p-tau 抗体表位 p-tau 抗体 AT8、AT100、PHF1、pT175/181、12E8(pS262/pS356)、pS42、pS46、pS214 和 Alz50 可以识别。第三阶段可以观察到神经元外"鬼影"NFTs,代表存在于已经死亡神经元中的 NFTs,银染色或 / 硫磺素 S 染色,以及 p-tau 的 AT8、AT100 以及 PHF1 的抗原表位可以识别。

研究表明,NFTs 的分布和数量与阿尔茨海默病的严重程度和持续时间有关,NFTs 的选择性受累区域分布决定了阿尔茨海默病典型的神经心理特征,情景记忆障碍是阿尔茨海默病最早期的突出表现,而 Braak 分级反映出阿尔茨海默病的症状出现的规律,整体模式的特点是内侧颞叶皮质的初始受累,后来涉及新皮质,但相对保留了初级感觉,运动和视觉皮质。Braak 分级是根据神经纤维变性顺序,可分为 6 级,分别是:

1 级:累及横嗅皮质区或鼻周皮质区;

2 级:累及内嗅皮质区,海马 CA1 区;

3 级:累及边缘结构,如海马结构下脚;

4 级:累及杏仁核、丘脑、屏状核;

5 级:累及新皮质;

6 级:累及主要运动感觉区及视觉皮质。

3. 其他　在阿尔茨海默病患者脑组织中,除了神经原纤维缠结和老年斑这两个典型的病理学改变外,还有其他方面的变化,如突触和神经元缺失。这两个病理变化是宏观皮质萎缩的原因。利用突触相关蛋白的标志物,可以观察到在阿尔茨海默病早期齿状回就开始出现突触的缺失。在阿尔茨海默病早期,齿状回外分子层中即存在突触总数和其体积减少。神经元的缺失晚于突触功能障碍出现,神经元丢失早期常出现在嗅皮质、蓝斑和 Meynert 基底核,在后期,这三个区域均出现进行性的神经元缺失,其中在 Meynert 基底核最为明显。近期,有研究专门观察老年女性的海马、皮质和皮质下结构的神经元数量,研究中将阿尔茨海默病病理和症状的患者与有病理但无症状的患者进行比较,发现海马、皮质和皮质下区域(包括基底前

脑核,间脑和脑干)的神经元数量急剧减少,同时皮质和皮质下白质中非神经元增加,值得注意的是,有阿尔茨海默病病理但没有阿尔茨海默病症状的患者与对照组(即无淀粉样斑块、Braak Ⅱ 期或以下,无认知或行为缺陷史)的患者相比,神经元数量没有显著差异。在存在典型阿尔茨海默病病理即 SP 与 NFTs 的情况下,当神经元数量没有显著下降时,认知能力仍然存在,似乎提示神经元数量与认知能力之间的关系更加密切。因此关注突触与神经元缺失的病理改变对于阿尔茨海默病发病机制的研究非常重要。

第二节　临床表现与分型

阿尔茨海默病起病隐袭,持续性进展,临床主要表现为认知障碍(cognitive impairment)、日常生活能力(activity of daily living, ADL)下降与精神行为异常(behavioral and psychological symptoms of dementia, BPSD)等。患者认知功能相继丧失,以及精神行为异常发生的时间顺序,是临床上诊断阿尔茨海默病的重要线索。典型阿尔茨海默病的临床表现为,早期出现记忆障碍,随之进入失语、失用和失认阶段,直至后期精神行为异常和日常生活能力显著减退。

一、认知障碍

认知是指人在对客观事物的认识过程中对感觉输入信息的获取、编码、操作、提取和使用的过程,包括记忆、语言、视空间、执行、计算和理解判断等方面。认知过程是高级脑功能活动。认知障碍是指由于各种原因导致的不同程度的认知功能损害。认知障碍包括:记忆障碍、视空间障碍、执行功能障碍、计算力障碍、失语、失用、失认等。

(一)记忆障碍(memory impairment)

记忆是学习到的信息储存和提取的神经活动过程。

1. 根据记忆的储存和回忆的方式分为两类。

(1)陈述性记忆(declarative memory)/清晰记忆(explicit memory):与觉知或意识有关,依赖于记忆在海马、内侧颞叶及其他脑区内的滞留时间。陈述性记忆又可分为:对文字、法律和语言等的语义记忆(semantic memory);对一件具体事物或一

个场面的情景记忆（episodic memory）。情景记忆是指人类记住过去经历的记忆系统，是和语义记忆相对应的一种外显记忆，Tulving 将其描述为一种"时光旅行"，包括对发生在特定时空情境的特定个人经验的表征。情景记忆根据过程分为编码、巩固、提取。编码是对外界进入信息进行加工，产生记忆痕迹的过程。巩固是指信息在长时记忆中固化并保存数日、数月甚至数年的过程。内侧颞叶对于快速巩固以及情节和语义记忆的初始存储非常重要，而缓慢巩固过程的机制则存在较多争议，可能与新皮质有关。回想和基于熟悉性的再认是情景记忆的提取过程，再认是指判断内容是否见过，而回想则是指记住情景信息（源）。情景记忆与广泛分布的大脑皮质网络和大脑分区相关，它们覆盖了其他记忆系统相关的脑网络和分区，并且比其他记忆系统覆盖范围更广泛。

（2）非陈述性记忆（nondeclarative memory）/含糊记忆（implicit memory）：与觉知或意识无关，也不涉及海马的滞留，如某些技巧性动作、习惯性行为和条件反射等。

2. 根据记忆保留时间的长短分为三类。

（1）短时程记忆（short-term memory）/工作性记忆（working memory）：保留时间的长短仅能满足完成某项极为简单的工作需要，如打电话时的电话号码，拨完后记忆就马上消失。记忆的保留时间仅几秒钟到几分钟。

（2）中间时程记忆（intermediate-term memory）：保留时间自几分钟到几天，记忆在海马和其他脑区内进行处理，并能转变为长时程记忆。

（3）长时程记忆（long-term memory）：信息量相当大，保留时间自几天到数年，有些内容甚至可终生保持记忆。

临床上记忆障碍的类型多根据长时程记忆分类，包括遗忘（amnesia）、记忆减退、记忆错误和记忆增强等不同表现。遗忘是对识记过的信息不能再认与回忆，或者表现为错误的再认或回忆。记忆减退指识记、保持、再认和回忆普遍减退。阿尔茨海默病患者的记忆障碍主要表现为遗忘与记忆减退，多表述为记忆力下降。

记忆力下降逐渐发生，是阿尔茨海默病的重要特征或首发症状。情景记忆障碍是阿尔茨海默病特征性记忆障碍的表现；远事记忆可相对保留。

患者表现为近记忆力下降明显，不能记忆当天发生的日常琐事，记不得刚刚做过的事或讲过的话，忘记少用的名词、约会或贵重物件放在何处，易忘记不常用的名字，常重复发问。患者可出现 Korsakoff 遗忘状态，表现为近事遗忘，对 1~2 分钟前讲过的事情可完全不能记忆，易遗忘近期接触过的人名、地点和数字。患者为了填补记忆空白，常无意的编造情节或远事近移，出现错构和虚构。学习和记忆新知识困难，需数周或数月重复才能记住自己的床位和医护人员的姓名。检查时重复一系列数字或词，即时记忆常可保留，短时和长时记忆不完整。

记忆障碍为阿尔茨海默病的首发症状，既有记忆新知识的缺陷，与皮质功能有关；又有远记忆缺陷，回忆过去已记住过的信息的能力下降，与皮质下功能障碍有关。首先是近记忆力受损，随之远记忆力也受损，晚期进展为远近记忆力均有障碍，日常生活受到影响。

（二）语言功能障碍

语言改变是皮质功能障碍的敏感指标。典型阿尔茨海默病患者早期的语言障碍表现为找词困难、命名障碍与流畅性下降。口语由于找词困难而渐渐停顿，使语言或书写中断或表现为口语空洞、缺乏实质词或喋喋不休；如果找不到所需的词汇则采用迂回说法或留下未完成的句子，如同命名障碍。而复述、发音没有损坏，接着出现语言空洞、理解力轻度受损、书写障碍。早期保留语言理解力，渐渐不能理解和不能执行较复杂指令，口语量减少，出现错语症，交谈能力减退，阅读理解受损，朗读可相对保留。随病情进展，阅读和书写能力进一步减退。至重度阿尔茨海默病，患者出现刻板言语，最后发展为缄默。血管性痴呆和其他皮质下性痴呆（如帕金森病痴呆等）患者的言语减少，语音低弱，而理解和表达较好。以语言功能障碍为突出症状的额颞叶痴呆患者，在发展为完全痴呆前，单纯的语言障碍可存在数年。进行性非流畅性失语表现为：患者言语是非流利的、费力的、缺少韵律、发音混乱，但复述、阅读、命名及理解力保留；而语义性痴呆表现为患者命名不能，语言空洞，表达可流利。

（三）视空间障碍

患者因不能准确的判断自身及物品的位置而出现的功能障碍。阿尔茨海默病患者早期即可出现，表现为定向力障碍，如停车时找不到停车位；回家时因判断错方向而迷路；铺桌布时因不能对桌布及桌角的位置正确判断而无法使桌布与桌子对齐；不能准确地将锅放在炉灶上；不会看地图；不能区别左右；穿衣困难，辨别不清衣服、裤子及衣服的上下和内外；不能独自去以前常去的熟悉场所。

（四）失认

是指患者无视觉、听觉和躯体感觉障碍，在意识正常的情况下，不能辨认以往熟悉的事物。阿尔茨海默病患者一般出现视觉失认和面容失认，不能认识亲人和熟人的面孔，也可出现自我认识受损，产生镜子征，对着镜子里自己的影子说话。

（五）失用

是指在意识清楚、语言理解功能及运动功能正常情况下，患者丧失完成有目的的复杂活动的能力。阿尔茨海默病患者一般表现为观念性失用（ideational apraxia），常有双侧大脑半球受累引起，对复杂精细的动作失去正确概念，导致患者不能把一组复杂精细动作按逻辑次序分解组合，使得各个动作的前后次序混乱，目的错误，无法正确完成整套动作。如泡茶，应是取茶—入杯—倒水，而患者可能直接在茶罐中倒水。模仿动作一般无障碍。也可出现观念运动性失用（ideomotor apraxia），病变多位于优势半球顶叶，在自然状态下，患者可完成相关动作，可以口述相关动作的过程，但不能按指令完成这类动作。如向患者发出指令命其张口，不能完成张口动作，但给他苹果则会自然张口去咬；患者每天早晚可自行刷牙，但不能按指令做刷牙动作。阿尔茨海默病患者还可出现肢体运动性失用（melokinatic apraxia）及结构性失用（constructional apraxia），前者表现为失去执行精细熟练动作的能力，如不能弹琴、书写和编织等；后者表现为对空间分析和对动作概念化的障碍，如绘制有空间位置关系的图像困难，不能连贯成一个整体。

（六）计算力障碍

指计算能力减退，以前能做的简单计算无法正确做出，是优势半球顶叶特别是角回损伤的表现。日常生活中，患者常弄错物品的价格、算错账或付错钱，不能平衡银行账户，晚期连最简单的计算也不能完成。

二、日常生活能力下降

日常生活能力是指人在独立生活中反复进行的、最必要的基本活动能力，包括两个方面：基本日常生活能力（basic activities of daily living, BADL）和工具性日常生活能力（instrumental activities of daily living, IADL），前者指独立生活所必需的基本功能，如穿衣、吃饭、如厕等，后者包括复杂的日常和社会活动能力，如出访、工作、家务能力等，需要更多认知功能的参与。阿尔茨海默病患者一般在早期即可出现日常生活能力下降，临床最常用 ADL 量表评估被试者的日常生活能力。ADL 量表可分为 BADL（包括吃饭、穿脱衣服、梳头刷牙等、上下床、室内走动、上厕所、上下楼梯、洗澡）和 IADL（包括自己搭公共汽车、到家附近的地方去、做饭、做家务、吃药、剪脚趾甲、逛街购物、打电话、处理自己钱财、独自在家、洗自己衣服）两部分。

阿尔茨海默病患者主要以 IADL 减弱为主，BADL 减弱出现较少。不同阶段的阿尔茨海默病患者不仅记忆损害的轻重程度不同，其日常生活能力下降的程度与速度也不尽相同，且两者之间呈相关性。相对于早期患者来说，记忆与日常生活能力的关联性还不是特别强，而中晚期阿尔茨海默病患者两者之间的关联明显增强。中晚期阿尔茨海默病患者会出现一定程度的精神行为异常，推断精神行为的改变可能对患者生活能力也产生一定的影响，而对于早期阿尔茨海默病患者影响却不明显。造成阿尔茨海默病患者日常生活能力下降并非单一因素造成，而是包括记忆障碍、年龄、伴随疾病以及所处的生活环境及受教育程度等多种因素综合作用导致。总体来说，阿尔茨海默病患者病情越重，认知障碍与日常生活能力下降越显著。

三、精神行为异常

精神行为异常（behavioral and psychological symptoms of dementia, BPSD）是指阿尔茨海默病患者出现的知觉、思维内容、心境或行为的紊乱，主要临床表型包括抑郁（depression）、情感淡漠（apathy）、激越（agitation）和精神病性症状（psychosis）等。BPSD 对阿尔茨海默病具有显著影响，并被认为是最终（或更严重）痴呆、更广泛的神经退行性变、功能独立性和制度化丧失以及早期死亡的预测因素。BPSD 与阿尔茨海默病认知障碍存在共同的发病机制（图 2-1-3，红色），同时也有其独特的致病机制（图 2-1-3，黑色）：

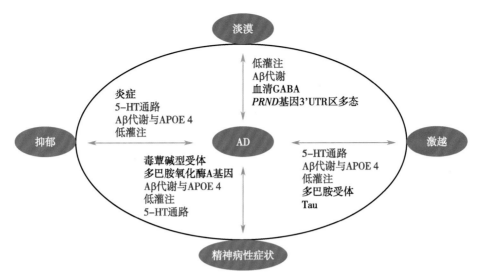

图 2-1-3 BPSD 与 AD 认知障碍的可能联系机制

注：5-HT：5- 羟色胺；Aβ：β 淀粉样蛋白；GABA：γ- 氨基丁酸；APOE4：载脂蛋白 E4；PRND：叠朊蛋白基因

早期患者对自己认知障碍有一定的自知力，力求弥补和掩饰，如经常做记录，避免因记忆障碍对工作和生活带来不良影响，可伴有轻度的焦虑和抑郁。阿尔茨海默病人格改变出现的早期，患者变得主动性缺乏、活动减少、孤独、自私，对周围环境兴趣减少，对周围人较为冷淡，甚至对亲人漠不关心，情绪不稳，易激惹，对新的环境难以适应。

随着疾病的进展，阿尔茨海默病患者的精神行为异常开始突出，情绪波动不稳；或因找不到自己放置的物品，怀疑他人偷窃；或因强烈的嫉妒心怀疑配偶不贞；可伴有片段的幻觉；睡眠障碍，白天思睡，夜间不宁；行为紊乱，常拾捡破烂、藏污纳垢视为珍宝；乱拿他人之物占为己有；本能活动亢进，当众裸体；有时出现攻击行为。

（一）抑郁

以显著而持久的心境低落为主要临床特征，是心境障碍的主要类型。抑郁症是阿尔茨海默病的常见共患病，检出率在 25%~74.9% 之间。用于诊断抑郁症的量表很多，包括汉密尔顿抑郁量表（HAMD）、神经精神量表抑郁量表（NPI-D）和老年抑郁量表（GDS）等。约 40% 的阿尔茨海默病患者预期在 5 年内出现临床抑郁症症状。然而，目前尚不清楚抑郁症是由阿尔茨海默病引起的，还是老年抑郁症是阿尔茨海默病的危险因素。与阿尔茨海默病相关的抑郁显著降低了认知能力、生活质量和日常生活能力。因此，抑郁症状的治疗有望使阿尔茨海默病患者受益。

（二）情感淡漠

对外界刺激缺乏相应的情感反应，即使对自己有密切利害关系的事情也是如此。患者对周围发生的事漠不关心、无动于衷，面部表情呆板，内心体验贫乏，失去目标导向的认知、行动和情感。持续性情感淡漠可预测认知能力下降更快。情感淡漠和抑郁常常并存。

（三）激越和攻击行为

激越是在警觉性增高的情况下，以防卫为目标的攻击性增强，源于内心自卑、焦虑和恐惧。攻击行为包括语言攻击和身体攻击两类。患者最常见的攻击行为是抗拒为其料理生活，例如洗澡、穿衣等；常见的躯体攻击行为有咬、抓、踢等。虽然患者可出现多种攻击行为，但造成严重伤害的事件极少见。

（四）精神病性症状

主要包括幻觉和妄想，显然是与阿尔茨海默病相关的最显著和严重的 BPSD，通常不是阿尔茨海默病早期临床症状。幻觉的出现预示着认知功能的迅速下降。各种类型幻觉均可出现，以幻视多见。常见的幻视是看见偷窃者或入侵者，看见死去的亲人等。偶尔在没有幻视的情况下可听到偷窃者或死去的亲人说话，也可有其他言语性幻听。阿尔茨海默病患者的妄想不系统，结构不严密，时有时无。由于容易忘记物品的放置位置，因此认为物品被窃；由于失认而认为自己的家不属于自己，常要求回家，或认为自己的配偶或亲人系他人装扮；

偶有阿尔茨海默病患者认为配偶不忠等。

四、阿尔茨海默病的早期识别

如果注意到早期征兆,可帮助早期识别阿尔茨海默病。

1. 记忆障碍 记忆力日渐减退,影响日常生活和工作。尤其对近期发生的事物遗忘,是阿尔茨海默病早期最常见的症状。如炒菜放两次盐,做完饭忘记关煤气。

2. 无法胜任原本熟悉的事务 曾经擅长的事情变得棘手,如数学老师加减数字常出错、出租车司机容易开错路、餐馆的厨师炒菜却会走味等。

3. 语言表达及理解困难 阿尔茨海默病早期患者经常忘记简单的词语,或者无法正确说出东西的名字;说的话或写的句子让人无法理解。

4. 丧失时间、地点观念 阿尔茨海默病患者出门常迷路,记不住日期,甚至都分不清楚白天和黑夜。

5. 判断力变差、警觉性降低 例如花很多钱去买根本不值钱的东西,或者吃已经不再新鲜的食物,甚至会横冲直撞地过马路。

6. 抽象思考执行困难 常常不能按照要求完成事情,如不会加减运算、不知道钥匙可以开门、不会使用电器等。

7. 东西摆放错乱 总把东西放错地儿,如水果放在衣柜里,衣服放进冰箱里,将熨斗放进洗衣机等。

8. 行为与情绪异常 如果老年人无缘无故地情绪涨落,或者情绪变得淡漠、麻木,那么一定要引起重视。有些患者甚至会有妄想,如怀疑别人会害他/她,或者别人偷了他/她的东西等,常常导致会出现藏东西的行为。

9. 性格改变 变得淡漠、焦虑或粗暴、疑心病重、口不择言、过度外向、自私自利,失去自我控制能力。

10. 兴趣丧失 有的患者能在电视机前呆坐好几个小时,又或者长时间昏昏欲睡。对以前感兴趣的事也提不起兴趣,或者睡眠量比平常大、不愿与别人交谈等。

五、临床分型

根据遗传史分型,阿尔茨海默病分为家族性阿尔茨海默病(familial AD, FAD)与散发性阿尔茨海默病(sporadic AD, SAD),其中家族性阿尔茨海默病约占10%。根据发病年龄分型,阿尔茨海默病分为早发性阿尔茨海默病(early-onset AD, EOAD),多于65岁之前发病;晚发性阿尔茨海默病(late-onset AD, LOAD),多于65岁及以上发病。根据临床表型分型,阿尔茨海默病分为典型阿尔茨海默病与非典型阿尔茨海默病。根据病程发展分型,分为临床前阿尔茨海默病、阿尔茨海默病源性轻度认知障碍、阿尔茨海默病源性痴呆。后两种分型将在诊断标准部分进行详述。

另外,携带致病突变的早发性阿尔茨海默病患者除发病年龄早、进展速度快等特点外,还可合并其他少见的临床表型。具有较强的基因和临床表型的异质性。

*APP*基因常见的突变位点包括Flemish(A692G)、Dutch(E693Q)、Arctic(E693G)、Iowa(D694N)、London(V717I)。Flemish突变患者的发病年龄约40岁左右,以脑血管事件或认知功能障碍为典型表现,其病理改变可见颅内血管壁周围淀粉样蛋白沉积、脑实质微出血以及淀粉样斑块沉积。Dutch突变患者的发病年龄约40~50岁,主要表现为反复卒中所导致的局灶性症状,认知功能症状往往继发于脑血管事件。Arctic突变发病年龄约40~60岁,临床表型为以记忆力损害为主伴多种认知功能障碍,不伴脑出血等脑血管病变。Iowa突变首先在美国家系中发现,发病年龄约50~60岁,主要病理表现为脑内淀粉样病变,多发腔隙性梗死或出血灶,合并淀粉样斑块沉积及神经原纤维缠结,临床中以进行性认知功能障碍为主要特点,语言功能受损突出,不伴有脑血管事件所致的局灶性症状。London突变平均发病年龄约50岁,临床表现以典型的遗忘综合征为主。

*PSEN1*基因突变患者的发病年龄早,平均发病年龄在25~65岁之间。*PSEN1*基因突变位置可能影响发病年龄,有研究显示突变位于前200位密码子的患者,平均发病年龄(41.3 ± 7.2)岁要早于突变位于200位密码子之后的患者(45.8 ± 6.4)岁。除了典型的遗忘症状,*PSEN1*突变患者还可出现肌阵挛、癫痫、锥体外系症状如帕金森样表现、肌张力障碍、共济失调、路易体痴呆样改变以及额颞叶痴呆样表现等。*PSEN1*突变患者出现非典型

认知症状的频率较 *APP* 突变患者高,以非典型认知症状起病的 *PSEN1* 突变患者平均发病年龄较以典型遗忘症状起病的 *PSEN1* 突变患者的平均发病年龄晚(46.2 ± 5.9)岁 vs.(42.0 ± 7.4)岁),同时突变位于 200 位密码子以后的患者,更容易出现非典型认知症状,非典型认知症状的发生与 *APOE* 基因型无关。

PSEN2 基因突变是三个基因中最少见的,目前已有 31 个突变位点被发现,其中 15 个为致病位点,并在 24 个家系中得到证实,剩下 16 个致病性尚不明确,大部分的 *PSEN2* 家系来自非洲及欧洲,少数来自亚洲。*PSEN2* 突变患者平均发病年龄范围较广,约 40~70 岁。与 *PSEN1* 相比,*PSEN2* 突变在家系成员间的外显率较低。*PSEN2* 突变不仅与阿尔茨海默病发病相关,同时还参与额颞叶痴呆、路易体痴呆、帕金森病痴呆、乳腺癌以及扩张型心肌病的发病过程。

六、轻度认知障碍

轻度认知障碍(mild cognitive impairment, MCI)是指记忆力或其他认知功能进行性减退,但不影响日常生活能力,且未达到痴呆的诊断标准。轻度认知障碍的诊断标准最早由 Petersen 等于 1999 年提出,2003 年 IWG 对轻度认知障碍诊断标准进行了修订,这也是目前应用广泛的轻度认知障碍诊断标准。该标准将轻度认知障碍分为四个亚型,即单认知域遗忘型(single domain amnestic MCI, sd-aMCI)、多认知域遗忘型(multi-domain aMCI, md-aMCI)、单认知域非遗忘型(single domain non-amnestic MCI, sd-naMCI)、多认知域非遗忘型(multi-domain naMCI, md-naMCI)。不同亚型的轻度认知障碍转归不尽相同,部分保持稳定,部分进展为痴呆,还有部分转归正常,其中遗忘型轻度认知障碍进展为阿尔茨海默病的风险很高。有学者认为遗忘型轻度认知障碍是阿尔茨海默病的痴呆前阶段。

第三节　检验与辅助检查

一、神经心理学评估

典型阿尔茨海默病早期表现为情景记忆障碍,随着疾病进展,认知障碍可涉及记忆、语言、执行、视空间等多个认知域,损害其日常生活能力或工作能力,常出现精神、行为和人格异常。神经心理量表评估是筛查、诊断阿尔茨海默病的重要工具。神经心理评估主要针对认知功能(cognition)、社会及日常生活能力(daily activity)和精神行为症状(behavior)三个方面进行评估。

(一)认知功能评估

认知功能评估可大体分为:筛查量表、总体认知功能评定量表和针对某项认知域的专项评估量表。

1. 筛查量表　筛查量表一般简短易行,用于认知功能的筛查,具有耗时少(约 5~10 分钟)的特点,适用于大规模的流行病学调查或临床初筛工作。主要包括简易精神状态检查(minimum mental state examination, MMSE)量表、蒙特利尔认知评估(Montreal cognitive assessment, MoCA)量表等。

(1)MMSE:自从 1975 年制订以来,MMSE 已成为目前国内外应用最广泛的认知筛查量表。MMSE 由 10 个部分组成,共 30 项,内容涵盖定向力(时间和地点)、记忆力(即刻记忆和延迟记忆)、注意力、计算力、语言能力(命名、复述、听理解、阅读、书写)和视空间能力。受试者正确回答 1 项记 1 分,总分 30 分,分数越高提示认知能力越好。一般根据受试者受教育程度不同,将 MMSE 的正常得分划分不同。上海市精神卫生中心的划界分为文盲组≤17 分,小学组≤20 分,初中及以上组≤24 分;北京协和医院、首都医科大学制订的划界分为文盲组≤19 分,小学组≤22 分,初中及以上组≤26 分。MMSE 简单易行,对痴呆患者的敏感度和特异度较高,但其也存在缺点:①受教育程度的影响大,文化水平高者可能出现假阴性,文化水平低者可能出现假阳性;②存在天花板效应,对轻度认知障碍的检出不敏感;③对记忆、语言等认知域的检查相对简单;④受语言影响大,方言受试者可能出现假阳性;⑤对皮质下认知功能障碍不敏感。因此,MMSE 对筛查痴呆意义较大,但对识别轻度认知障碍的作用有限。

(2)MoCA:由 Nasreddine 等人 2004 年制订,MoCA 量表比 MMSE 量表能更好地识别轻度认知障碍。MoCA 共 14 项,内容涵盖注意力、执行力、记忆力、语言能力、视空间结构技能、抽象思维、计算力和定向力等认知域。MoCA 总分 30 分,分数越高提示认知能力越好。国外常以 26 分为划界分,研究表明 MoCA 识别正常人和轻度认知障碍及正常人和阿尔茨海默病的敏感度均高于 90%,明显优于 MMSE,而且特异度较好,临床应用广泛。然而,MoCA 在文盲和低教育水平老人中的适用性较差。2014 年发表的蒙特利尔认知评估基础量表(Montreal cognitive assessment-basic, MoCA-B)针对这一问题进行了很好的调整,适用于筛查文盲和低教育程度人群轻度认知障碍。

其他筛查量表还有长谷川痴呆量表(Hasegawa dementia scale, HDS)、常识 - 记忆力 - 注意力测验(information-memory-concentration test, IMCT,又名 Blessed 痴呆量表)、画钟测验(clock drawing test, CDT)、7 分钟筛查测验等。

2. 总体认知功能评定量表　总体认知功能评定量表覆盖多个认知域,可进一步详细而全面地评估受试者的认知功能,对阿尔茨海默病等导致痴呆的不同病因有一定的鉴别诊断作用。因该类评估一般费时长,常用于对认知功能障碍筛查阳性的患者进一步评估和用于研究。目前常用于阿尔茨海默病的总体认知功能评定量表有阿尔茨海默病评估量表 - 认知部分(Alzheimer disease assessment scale-cog, ADAS-cog)等。

ADAS-cog 是 ADAS 量表的认知部分,1983 年制订,由 12 个条目组成,内容涵盖记忆力、定向力、语言能力、运用能力、视空间结构能力等认知域。ADAS-cog 总分 70 分,分数越高提示认知功能受损越严重。ADAS-cog 覆盖了 NINCDS-ADRDA 和美国 DSM-IV 有关痴呆诊断标准要求检测的主要认知领域,包括记忆力、失语、失用、失认等,较其他量表更为全面,适用于阿尔茨海默病的早期诊断以及评定阿尔茨海默病认知功能障碍的严重程度及治疗变化。ADAS-cog 并不适用于极轻度和极重度的阿尔茨海默病患者,常用于轻中度阿尔茨海默病的药物或非药物干预后的疗效评估。ADAS-cog 是美国 FDA 认可的疗效主要评估工具之一,通常将改善 4 分作为临床上药物显效的判断标准,与安慰剂对照组相差 2.5 分以上才能证明治疗组有效。

此外,韦氏成人智力量表(Wechsler adult intelligence test, WAIS)、Mattis 痴呆评估量表(Mattis dementia rating scale, DRS)、严重损害量表(severe impairment battery, SIB)、加利福尼亚痴呆行为问卷(California dementia behavior questionnaire, CDBQ)等量表也可用于总体认知功能评估。

3. 各认知域评价量表

(1)记忆:临床上,记忆评估主要集中在情景记忆。情景记忆评估应尽可能涵盖延迟自由回忆和线索回忆。评估量表包括:听觉词语学习测验、韦氏记忆量表逻辑记忆分测验、California 词语学习测验及非语言材料记忆测验等,其中国内较常用的为华山版听觉词语学习测验。

(2)注意力 / 执行功能:注意力的评估量表包括:韦氏记忆测验的注意分测验、简易注意测验、数字广度测验、连线测验、注意力变化测验等;执行功能测验主要针对以下不同能力进行:

1)抽象概括能力:WAIS 相似性分测验、图片完成分测验等。

2)精神灵活性:语音词语流畅性测验、语义词语流畅性测验等。

3)信息处理速度:数字符号测验、Stroop 色词测验等。

4)判断力:WAIS 领悟分测验等。

5)推理和转换能力:威斯康星卡片分类测验、连线测验 B 等。

6)对干扰的抑制能力:Stroop 测验色词不一致部分。

7)解决问题的能力:汉诺塔测验、迷宫测验等。注意力 / 执行功能是鉴别皮质性痴呆和皮质下痴呆的重要指标。

(3)语言功能:对阿尔茨海默病患者应进行语言功能检测,对非典型阿尔茨海默病的少词性进行性失语患者应进行详细的语言评定。该项量表包括:语音和语义流畅性测验、Boston 命名测验及汉语失语成套测验等。

(4)视空间:对非典型阿尔茨海默病的后部皮质萎缩患者应进行复杂图形模仿等空间能力评定。该项量表包括:韦氏智力量表积木测验、画钟测验、临摹交叉五边形或立方体及 Rey 氏复杂图形测验等,其中画钟测验在临床上应用较多。

(5)运用功能:包括物品命名、手势命名、手势判断、手势辨认、表演性手势与实际使用等。

(二)社会及日常生活能力评估

应根据患者本人和知情者提供的信息,综合

评价患者日常活动能力。该类评估量表主要覆盖两部分功能：基本日常生活能力（basic activities of daily living，BADL）和复杂的工具性日常能力（instrumental activities of daily living，IADL）。一般痴呆早期即可出现 IADL 受损。常用量表包括：日常生活活动量表（activity of daily living，ADL）和社会功能调查表（functional activity questionnaire，FAQ）等。

1. ADL 是常用的评估老年人日常活动能力的工具，在国内外研究中应用广泛。ADL 共 20 项，前 8 项评估 BADL，后 12 项评估 IADL。评分分为 4 级：1 分 = 自己完全可以做；2 分 = 有些困难，自己尚能完成；3 分 = 需要帮助；4 分 = 根本没法做。总分 80 分，分数越高提示日常生活能力越差。

2. FAQ FAQ 共 10 个项目，每项功能评分分为 4 级：0 分 = 正常；1 分 = 有些困难，自己尚能完成；2 分 = 需要帮助；3 分 = 完全依赖别人。总分 30 分，分数越高提示能力越差。FAQ 主要用于评估一些需要复杂认知功能参与的社会性活动，对早期轻度痴呆患者较敏感。

（三）精神行为症状评估

痴呆患者常出现精神行为异常、情感障碍等，临床上常进行针对相关症状的量表评估。

神经精神症状问卷（neuropsychiatric inventory，NPI）：NPI 包括 12 项题目，由知情者提供的信息进行评定，根据患者症状的有无、频率、严重程度、使照料者苦恼程度分别计分。NPI 广泛应用于痴呆的精神行为症状的评估和药物疗效判定等方面。

此外，汉密尔顿焦虑量表、汉密尔顿抑郁量表等量表也在临床上应用，以评估痴呆患者的焦虑、抑郁等情绪障碍。

（四）总体评价量表

总体评价量表同时包括对认知功能、日常能力和精神行为等多方面的评估，可以对患者病情做整体的判定。常用的量表有临床痴呆评定量表（clinical dementia rating，CDR）等。

CDR 包括记忆、定向、判断和解决问题、工作及社交能力、家庭生活和爱好、独立生活能力 6 个认知及功能域的评定。通过询问知情者和患者本人，对每个项目进行评分，最后综合 6 项评分作出评定：CDR=0 正常；CDR=0.5 可疑痴呆；CDR=1 轻度痴呆；CDR=2 中度痴呆；CDR=3 重度痴呆。CDR常用于痴呆严重程度的分级评定和随访。

此外，总体衰退量表（global deteriorate scale，GDS）也可用于病情的分级诊断。而临床医生会晤总体印象变化（clinician's interview-based impression of change，CIBIC）和临床总体印象量表（clinical global impression，CGI）常用于抗痴呆药物疗效的总体评估。

二、血液、尿液生化检验

（一）血液检测

1. 进行认知功能障碍的病因诊断 ①揭示痴呆的病因；②发现潜在的危险因素；③发现存在的伴随疾病或并发症。首次就诊的痴呆患者应检测血常规、电解质、肝肾功能、血糖、血脂、维生素 B_{12}、叶酸、同型半胱氨酸、甲状腺功能、红细胞沉降率（简称血沉）等。对于高危病例或有疑似临床指征的病例应进行梅毒血清学检查和艾滋病病毒的筛查。必要时进行重金属、药物或毒物检测。必要时进行肿瘤标志物、副肿瘤综合征抗体、免疫全套等免疫相关检验。

2. 阿尔茨海默病诊断相关的血液标志物

（1）血浆淀粉样蛋白：血浆 $A\beta_{42}$ 较脑脊液 $A\beta_{42}$ 更易获取。在散发性阿尔茨海默病患者中，血浆 $A\beta_{42}$ 水平与正常对照并无统计学差异。但在家族性阿尔茨海默病患者中，血浆 $A\beta$ 或 $A\beta_{42}$ 水平增高。

（2）糖原合成酶激酶 -3（glycogen synthase kinase-3，GSK3）：GSK-3 在阿尔茨海默病发病中起着重要作用。在早期阿尔茨海默病患者中，白细胞中 GSK-3 水平明显升高。

（3）血小板 APP130：110 比值：血小板中存在与脑内相同的裂解淀粉样前体蛋白（amyloid precursor protein，APP）的酶。阿尔茨海默病和轻度认知障碍患者的血小板 APP 高分子量与相对低分子量的比值（130：110 比值）减低，且在其他类型痴呆中无类似改变。而且低 APP130：110 比值与阿尔茨海默病的严重程度和进展相关。

此外，血浆蛋白酶 C1 抑制剂、胰腺激素原和纤维蛋白原 γ 链作为阿尔茨海默病血液标志物特异性也相对较高。血清 C 反应蛋白、白介素等与炎症反应相关的标志物可能为潜在的阿尔茨海默病标志物。

（二）尿液检测

1. 进行认知功能障碍的病因诊断 与血液检验相似，可对首诊的认知功能障碍患者进行尿糖、尿 pH 值、尿磷、尿钙、肌酐清除率、药物或毒物、重金属浓度等检测。必要时完善尿同型半胱氨酸、血尿氨基酸检测。

2. 阿尔茨海默病诊断相关的尿液标志物 AD7C 神经丝蛋白（neural thread protein，NTP）可能非特异性地反映阿尔茨海默病的病理机制。阿尔茨海默病患者尿液中 NTP 与对照组有统计学差异，但仍需更多证据支持。

三、脑脊液检验

对认知功能障碍患者建议行腰椎穿刺，进行脑脊液相关检验，以排除感染、血管炎、脱髓鞘疾病、自身免疫及副肿瘤等其他原因引起的痴呆。根据阿尔茨海默病的最新诊断标准，与阿尔茨海默病诊断相关的脑脊液标志物在临床的重要性也越来越高。目前较常用的阿尔茨海默病相关脑脊液生物标志物包括：β 淀粉样蛋白（Aβ）、总 tau 蛋白（T-tau）、磷酸化 tau 蛋白（P-tau）等。

（一）脑脊液 Aβ$_{42}$ 及 Aβ$_{42}$/Aβ$_{40}$ 比值

淀粉样蛋白（Aβ）沉积是阿尔茨海默病的核心分子病理机制。β 淀粉样前体蛋白（amyloid beta precursor protein，APP）经 β 分泌酶和 γ 分泌酶裂解，产生 β 淀粉样蛋白 Aβ$_{40}$ 和 Aβ$_{42}$。在散发阿尔茨海默病患者中，脑脊液 Aβ$_{42}$ 水平明显下降。而且脑脊液 Aβ$_{42}$ 的降低程度提示认知正常人群或轻度认知障碍患者发展为阿尔茨海默病。但脑脊液 Aβ$_{42}$ 在鉴别阿尔茨海默病和非阿尔茨海默病痴呆时，特异度为 75% 左右，可能因为在其他神经变性性疾病和非变性性疾病中脑脊液 Aβ$_{42}$ 水平也可出现下降，如细菌性脑膜炎、多发性硬化、路易体痴呆、多系统萎缩等。脑脊液中 Aβ$_{42}$：Aβ$_{40}$ 比值相较于 Aβ$_{42}$ 降低能更显著地反映阿尔茨海默病的病理变化，对阿尔茨海默病诊断的准确率要高于单独使用 Aβ$_{42}$。

（二）脑脊液 T-tau、P-tau

脑脊液 tau 蛋白的增多反映了阿尔茨海默病患者脑中轴索退行性变和神经原纤维缠结的改变。脑脊液 T-tau 水平与海马萎缩和灰质变性有关。阿尔茨海默病患者中，脑脊液 T-tau 水平可增加

3 倍。T-tau 升高预示着阿尔茨海默病临床病程恶化，其水平越高，疾病进展越快。T-tau 从整体上反映大脑皮质轴索的损害，在卒中、脑创伤、路易体痴呆和克 - 雅病中也可见其升高。T-tau 极度升高提示克 - 雅病可能。脑脊液 P-tau 升高特异性地代表神经原纤维缠结形成，在其他 Tau 蛋白疾病如额颞叶痴呆和进行性核上性麻痹中未见到 P-tau 升高的现象，因此 P-tau 对阿尔茨海默病的诊断特异性较 T-tau 更高。

多项研究证实，综合考虑脑脊液 Aβ$_{42}$、Aβ$_{42}$ 与 Aβ$_{40}$ 比值、T-tau 和 P-tau 对提高阿尔茨海默病的诊断正确率十分重要。如果 3 个以上脑脊液生物标志物均异常，提示阿尔茨海默病可能。值得注意的是，脑脊液抽取、保存到检测的多个环节都可能对其最终测定结果产生影响和偏差，因此不同实验室的脑脊液生物标志物阈值存在差别，不同的研究结果难以直接进行横向标准化比较。

四、神经影像学检查

认知障碍的患者均应进行神经影像学检查。该检查可用于鉴别导致认知障碍的原因、寻找诊断的特异性依据，以及进行痴呆分型。常用的神经影像学检查包括结构影像学检查（如颅脑 CT 和颅脑 MRI）和功能影像学检查（如 SPECT、PET 等）。

（一）结构影像学检查

1. 计算机断层摄影（CT） 在阿尔茨海默病患者中进行颅脑 CT 检查可见脑萎缩、脑室扩大。由于 CT 对局部脑萎缩显示不清，因此 CT 检查主要用于粗略评估脑萎缩程度和初步排除大的颅内占位、脑积水、脑血管意外等其他引起痴呆的病变。

2. 磁共振成像（MRI） 颅脑 MRI 可清晰的区分灰质和白质，并可用三维方式观察脑形态，对脑内结构（如海马、杏仁核、扣带回等）进行线性、面积和体积的测量，从而为精确评估阿尔茨海默病患者局部脑萎缩程度提供依据，在阿尔茨海默病诊断及病情检测中得以广泛应用。

在阿尔茨海默病患者进行颅脑 MRI 平扫检查可见双侧颞叶、海马萎缩，此外，扣带回后部、楔前叶内侧面、顶叶、颞上回后部和额叶也可见到萎缩（图 2-1-4）。内侧、外侧和底侧面颞叶以及内侧顶叶等部位的皮质萎缩是阿尔茨海默病诊断的生物学标志物之一。内侧颞叶结构主要包括海马、

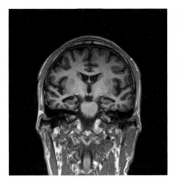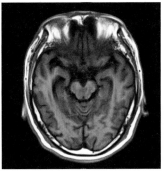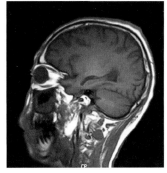

图 2-1-4　AD 患者的 T₁WI MRI 斜冠状位、轴位和矢状位可见双侧颞叶内侧、海马萎缩

海马旁回、内嗅皮质和嗅缘皮质,而内侧颞叶萎缩(medial temporal lobe atrophy, MTA)主要指上述结构体积变小。研究表明,典型阿尔茨海默病患者早期即可出现 MTA,而且 MTA 与疾病严重程度相关,可作为痴呆进展的预测因素。MRI 对 MTA 进行评估主要应采集海马斜轴位和斜冠状位 T₁WI、T₂WI 和 T₂FLAIR 图像。MRI 的内侧颞叶萎缩视觉评定量表(visual rating scale for medial temporal lobe atrophy, MTA VRS)由 Scheltens 等在 1992 年首次提出,近年来逐渐完善。MTA VRS 评估 MRI 平扫 T₁W 斜冠状面海马萎缩程度,根据脉络膜裂宽度、颞角宽度及海马高度进行视觉评分,根据 0~4 分,划分为 5 个等级:0 分 = 无萎缩;1 分 = 仅有脉络膜裂增宽;2 分 = 同时伴有侧脑室颞角扩大;3 分 = 海马体积中度缩小(高度下降);4 分 = 海马体积重度缩小。MTA 双侧分别评分并记录。随着年龄的增长,MTA 增加。目前大部分研究结果倾向于基于年龄的 MTA VRS 临界值:以 75 岁为界限,当年龄小于 75 岁时,MTA VRS≥2 分为异常;当年龄≥75 岁时,推荐 MTA VRS≥3 分为异常。MTA VRS 可用于评估内侧颞叶脑组织萎缩程度,协助阿尔茨海默病诊断,并可用于评估和追踪轻度认知障碍和阿尔茨海默病患者疾病进展及预后,临床得以广泛应用。但当年龄大于 85 岁时,由于正常结构的老化,一部分人会出现 MTA 而无明显认知功能障碍,出现假阳性。对于高龄老人,使用 MTA VRS 需谨慎。

阿尔茨海默病的 MRI 影像学评价还需考虑全脑皮质萎缩和脑白质改变程度。通常采用全脑皮质萎缩(global cortical atrophy, GCA)量表评估全脑皮质萎缩的程度,其标准为:0 级 = 没有皮质萎缩,无侧脑室增大;1 级 = 轻度皮质萎缩,脑沟增宽

或轻度侧脑室增大;2 级 = 皮质中度萎缩,脑回体积变小或中度侧脑室增大;3 级 = 重度皮质萎缩,脑回体积变小,“刀片样萎缩”或重度侧脑室增大。阿尔茨海默病患者早期即可出现脑白质病变,主要为额叶、颞叶等白质纤维及胼胝体压部的改变。临床上常用 Fazekas 直观评分量表进行脑白质病变的评估,一般在横断面 FLAIR 或 T₂WI 序列上评价,其标准为:0 分 = 没有或仅有 1 个白质高信号斑点;1 分 = 多个白质高信号斑点;2 分 = 病灶开始融合(桥形成);3 分 = 融合成大的病灶。阿尔茨海默病患者的脑白质病变一般较轻,Fazekas 3 分多见于血管性痴呆。

通过颅脑 MRI 可直接测量皮质厚度,并进行基于体素的脑形态学(voxel-based morphometry, VBM)研究。基于 VBM 的研究提示阿尔茨海默病患者皮质广泛萎缩,包括内侧颞叶、丘脑、双侧额叶和楔前叶等。此外,MRI 可早于临床量表得分变化显示出轻度认知障碍患者的大脑结构异常。MRI 上内嗅皮质厚度、海马旁回厚度和海马体积可作为预测轻度认知障碍向阿尔茨海默病转化的重要指标。早发性阿尔茨海默病相比晚发性阿尔茨海默病,颞中叶萎缩不明显,但是顶叶、颞叶外侧和额叶萎缩更为突出。非典型阿尔茨海默病多见于早发性阿尔茨海默病,其首发症状可以为视空间或语言障碍。非典型阿尔茨海默病,颞中叶萎缩常不明显,而颞、顶叶皮质萎缩可能更明显。

(二)功能影像学检查

在阿尔茨海默病病程早期,大脑局部血流及代谢活动出现异常,随着疾病进展,逐渐出现大脑结构的改变。因此,功能影像学检查可评价脑功能和代谢、显示脑中分子标记物,进而帮助阿尔茨海默病的早期诊断,并应用于阿尔茨海默病的鉴别

诊断中。功能影像学检查主要包括单光子发射计算机体层显像技术（single-photon-emission computed tomography，SPECT）、正电子发射断层成像（positron emission tomography，PET）和功能MRI等。

1. SPECT 可通过检测脑组织对亲脂性示踪剂，如^{99m}Tc-六甲基丙烯胺肟（99mTc-HMPAO）或N-异丙基-P-碘苯丙氨的摄取情况来评价相对脑血流灌注量。研究提示，在阿尔茨海默病患者中行SPECT，疾病早期可见后扣带回和楔前叶的灌注减低，随着疾病进展，双侧后颞、顶皮质也可出现灌注减低，而且该变化常不对称。一般来说，SPECT灌注成像对于诊断阿尔茨海默病的敏感性和特异性低于FDG-PET。此外，运用不同的示踪剂进行SPECT还可评价脑中Aβ沉积（如123/125I-DRM106、125I-IMPY等Aβ示踪剂）和神经炎性反应（如123I-PK1195、123I-CLINDE等示踪剂）。

2. PET

（1）FDG-PET：脑葡萄糖代谢显像通过测定^{18}F-脱氧葡萄糖（fluorodeoxyglucose，FDG）在脑内的分布情况，了解脑局部代谢状态。阿尔茨海默病患者^{18}F-FDG PET成像可见双侧顶叶、颞叶和额叶，尤其是双侧颞叶海马区葡萄糖代谢降低。

（2）检测Aβ沉积的PET：Aβ淀粉样物质显像的示踪剂主要可分为以^{11}C标记和以^{18}F标记两类。

第一类的代表性示踪剂为[^{11}C]-6-OH-BTA-1，又称为匹兹堡化合物B（^{11}C-PIB），是一种硫磺素T的衍生物，为第一种可特异地与Aβ淀粉样蛋白斑块结合的PET示踪剂。但^{11}C-PIB不能与弥漫性斑块或神经原纤维缠结相结合。在阿尔茨海默病患者中，PIB-PET示额叶、顶叶、颞叶、扣带回、楔前叶和基底节区的^{11}C-PIB摄取增加，该结果与尸检的Aβ组化染色结果一致。早发性阿尔茨海默病较晚发性阿尔茨海默病的^{11}C-PIB摄取增多。而额颞叶痴呆中PIB-PET无^{11}C-PIB摄取，可用于额颞叶痴呆和阿尔茨海默病的鉴别诊断。

^{18}F的半衰期较^{11}C更长。^{18}F示踪剂有^{18}F-Flobetapir（又称为^{18}F-AV-45）、^{18}F-Flutemetamol和^{18}F-Florbetaben等，均已获批可在临床应用。和^{11}C-PIB一样，^{18}F-AV-45与Aβ也有较高亲和性。在认知障碍患者和健康人群中，^{18}F-AV-45识别中等含量以上的Aβ斑块的灵敏度和特异度分别达92%~96%和100%。^{18}F-AV-45 PET阳性可以预测

轻度认知障碍向阿尔茨海默病的转化。

（3）检测tau蛋白的PET：除了阿尔茨海默病之外，进行性核上性麻痹（PSP）、皮质基底节变性（CBD）以及额颞叶变性（FTLD）中都可存在脑内tau蛋白的异常沉积。tau蛋白在细胞内分布，而且较Aβ的浓度低4~20倍。理想的tau示踪剂可以穿过细胞膜，并特异地与tau蛋白而不是与Aβ结合。目前相对较好的tau示踪剂包括^{18}F标记的THK系列喹啉衍生物：[^{18}F]THK-523、[^{18}F]THK-5105、[^{18}F]THK-5117和[^{18}F]THK-5317等。[^{18}F]THK-523在阿尔茨海默病患者的额极、顶叶、海马和颞叶均有较高的摄取，但也会在脑白质中存在较高滞留，从而影响观察。目前tau示踪剂在脑内分布尚不稳定，因此tau PET尚未在临床得到广泛应用。

此外，静息态功能磁共振成像（rs-MRI）、弥散张量成像（DTI）、磁共振波谱（MRS）、动脉自旋标记（arterial spin labeling，ASL）等多种功能MRI技术也被应用于阿尔茨海默病的诊断和功能研究中。而影像生物标志物的不断发展与更新，将会对临床前阿尔茨海默病的识别、阿尔茨海默病的病情监测和预后提供重要依据。

五、电生理检查

（一）脑电图（EEG）

大部分阿尔茨海默病患者存在EEG异常，可出现全脑弥漫性慢波，表现为α节律减慢、不规则、消失或波幅下降，并可出现广泛性θ波，期间混有δ波活动。阿尔茨海默病患者全脑α/δ波比例越多提示脑脊液中淀粉样蛋白的病理改变越明显，与FDG-PET显像和认知功能受损的严重程度相关。α节律与全脑认知状况正相关，随着疾病进展，顶枕叶区θ和δ节律增加，α和β节律减少。除在CJD中可见特征性周期性尖慢复合波外，EEG对大多数痴呆亚型的鉴别诊断缺乏特异性。

（二）诱发电位和事件相关电位

诱发电位（evoked potential，EP）和事件相关电位（event-related potential，ERP）在认知功能障碍诊断中的应用尚不成熟。但EP和ERP对认知功能减退的检测较敏感，因此在痴呆的诊断中仍有潜在临床价值。阿尔茨海默病患者常有视通路神经元变性，出现视觉诱发电位异常。

六、基因检测

已明确的家族性阿尔茨海默病致病基因有三种：位于21号染色体的淀粉样前体蛋白（amyloid precursor protein，APP）基因、位于14号染色体的早老素1（presenilin-1，PSEN1）基因和位于1号染色体的早老素2（presenilin-2，PSEN2）基因。PSEN1基因突变占75%~80%，APP基因突变占15%~20%，PSEN2基因突变不足5%。

对于绝大多数散发阿尔茨海默病来说，其发病受到基因、环境、老化等多种因素影响。目前认为位于19号染色体的载脂蛋白Eε4（apolipoprotein，APOEε4）等位基因作为易感基因与散发性阿尔茨海默病相关。大量研究证实，APOEε4等位基因可以增加散发性阿尔茨海默病的发病风险。与APOEε3纯合子相比，ε4杂合子的携带者出现散发性阿尔茨海默病的风险增大3倍，ε4纯合子发病风险为15倍。APOEε2等位基因则降低阿尔茨海默病发病风险。而其他阿尔茨海默病相关风险基因还包括：TREM2、SORL1、CLU、PLCALM、CR1、HTR7、NMNAT3等。

目前并不推荐在所有阿尔茨海默病患者中进行基因检测。对于有明确痴呆家族史的患者、早发的散发病例及特殊临床表型的病例，可根据临床表型对候选基因进行筛查，筛查阴性者可视情况进一步行全基因组等二代测序甚至三代测序检测。基因诊断应在专业的、有资质的检测机构进行，结果的判读需要谨慎，有条件时应有经验丰富的神经遗传医生的参与。

第四节　诊断与鉴别诊断

一、诊断

阿尔茨海默病的临床诊断主要根据患者详细的病史、临床症状、精神量表、影像学检查、神经功能检查及生物标志物检测等进行综合评估。阿尔茨海默病制定多种诊断标准，将按时间顺序逐一进行表述。阿尔茨海默病的临床诊断可依据1984年NINCDS-ADRDA或2011年NIA-AA提出的可能或很可能的阿尔茨海默病诊断标准进行诊断，在有条件地区应首先根据"很可能阿尔茨海默病"诊断标准进行诊断。

科研工作或在有条件进行生物标志物检测地区，可依据2011版NIA-AA、2014版IWG-2、2018版NIA-AA研究框架进行阿尔茨海默病诊断。

（一）NINCDS-ADRDA标准

NINCDS-ADRDA标准是世界上第一个国际公认的阿尔茨海默病诊断标准，1984年由国立神经病学与语言障碍、卒中和阿尔茨海默病及相关疾病协会（the National Institute of Neurological and Communicative disorders and Stroke-Alzheimer Disease and Related Disorders Association，NINCDS-ADRDA）发表在 Neurology 上，包括痴呆的诊断标准和阿尔茨海默病的诊断标准［分为很可能的阿尔茨海默病（probable AD）、可能的阿尔茨海默病（possible AD）、确定的阿尔茨海默病（definite AD）］（表2-1-1）。首先要诊断是痴呆，然后逐个排除能够导致痴呆的所有其他疾病之后才能考虑很可能或可能的阿尔茨海默病；而确定的阿尔茨海默病诊断是在患者死亡后尸检，发现老年斑和神经原纤维缠结等阿尔茨海默病特异性病理改变。

表2-1-1　NINCDS-ADRDA诊断标准（1984年）

NINCDS-ADRDA诊断标准
1. 痴呆：临床检查和认知量表测查确定有痴呆
2. 两个或两个以上认知功能缺损，且进行性恶化
3. 无意识障碍
4. 40~90岁起病，多见于65岁以后
5. 排除其他引起进行性记忆和认知功能损害的系统性疾病和脑病疾病

NINCDS-ADRDA支持标准
1. 特殊性认知功能如语言（失语症）、运动技能（失用症）、知觉（失认症）的进行性损害
2. 日常生活功能损害或行为方式的改变
3. 家庭中有类似病史，特别是神经病理学或实验室证据者
4. 实验室检查腰穿压力正常；脑电图正常或无特殊性的改变如慢波增加；CT或MRI证实有脑萎缩，且随诊检查有进行性加重

NINCDS-ADRDA排除标准
1. 突然起病或卒中样发作
2. 早期有局灶性神经系统体征，如偏瘫、感觉丧失、视野缺损、共济失调
3. 起病或疾病早期有癫痫发作或步态异常

（二）IWG 标准

2007 年国际工作组织（International Working Group，IWG）在 *Lancet Neurology* 发表对 NINCDS-ADRDA 诊断标准的修订（表 2-1-2）。①首次将生物标志物纳入阿尔茨海默病诊断，将阿尔茨海默病的诊断由临床病理诊断演变为临床生物学诊断，使阿尔茨海默病的诊断不再依赖于尸检和痴呆的诊断。②提出阿尔茨海默病是一个连续的过程，划分为临床前期阿尔茨海默病（preclinical AD）、痴呆前期阿尔茨海默病（prodromal AD）、痴呆期阿尔茨海默病（AD dementia），首次提出了轻度认知障碍（mild Cognitive Impairment，MCI）的概念，把痴呆前有症状的轻度认知障碍阶段归入阿尔茨海默病的诊断。③特别强调了情景记忆损害是阿尔茨海默病的核心特征，不同于其他以额叶提取功能障碍为主的记忆障碍类型。情景记忆障碍的特点是回忆表现差，经过提示后仍不能明显改善或达到正常。不足之处只关注了以遗忘为主要表现的典型阿尔茨海默病，对于非典型以及混合型阿尔茨海默病缺乏详细说明。2010 年 IWG 又在 *Lancet Neurology* 发文更新了关于阿尔茨海默病的几个关键概念，明确了阿尔茨海默病包括临床前期（分为无症状的高危状态阿尔茨海默病与症状前阿尔茨海默病）和痴呆期，通过临床特征联合生物标志物诊断。无症状的高危状态阿尔茨海默病（asymptomatic at-risk state for AD）指阿尔茨海默病特异性生物标志物为阳性，这些人患阿尔茨海默病风险高，但不一定最终发展为阿尔茨海默病；症状前阿尔茨海默病（presymptomatic AD）指携带家族性阿尔茨海默病致病基因（APP、PSEN1、PSEN2）突变的个体，这些人最终会发展为阿尔茨海默病。

表 2-1-2　IWG 诊断标准（2007 年）

很可能的 AD 标准（Probable AD）	需要同时满足核心条件和≥1 个支持条件
	1. 核心条件 早期、显著的情景记忆障碍，包括以下特点： （1）逐渐出现的进行性记忆功能下降，超过 6 个月。 （2）客观检查发现显著的情景记忆损害，主要是回忆障碍，在提示或再认试验中不能显著改善或恢复正常。 （3）情景记忆障碍可在起病或病程中单独出现，或与其他认知改变一起出现 **2. 支持条件** （1）存在内颞叶萎缩：MRI 定性或定量测量发现海马结构、内嗅皮质、杏仁核体积缩小。 （2）CSF 生物标记异常：$A\beta_{42}$ 降低，T-tau 或 P-tau 增高，或三者同时存在。 （3）PET 特殊表现：双侧颞、顶叶葡萄糖代谢率减低，或经证实的确定有 $A\beta$ 沉积，包括匹兹堡化合物 B（PiB）或 18F-FDDNP。 （4）直系亲属中有已证实的常染色体显性遗传突变导致的 AD **3. 排除标准** （1）病史：a. 突然起病；b. 早期出现以下症状：步态异常、癫痫、行为异常。 （2）临床特征：a. 局灶性神经系统体征，包括偏瘫、感觉障碍、视野缺损；b. 早期出现的锥体外系体征。 （3）其他可以解释患者记忆障碍及相关症状的疾病：a. AD 以外的痴呆；b. 抑郁；c. 脑血管疾病；d. 中毒和代谢性疾病；e. MRI FLAIR 像或 T_2WI 显示与感染或血管病变一致的内侧颞叶异常
确诊 AD 的标准	需满足以下条件： （1）临床与组织病理（脑活检或尸检）的证据，如符合 NIA-Reagan 的 AD 尸解诊断标准，两者都需满足。 （2）临床与基因（染色体 1、14 或 21 突变）的证据，两者都需满足

（三）NIA-AA 标准

2011 年美国国立老化研究院和阿尔茨海默病协会（the National Institute on Aging and the Alzheimer's Association，NIA-AA）在 *Alzheimer's & Dementia* 发表了新的诊断标准（表 2-1-3）。该标准阐明了两个概念：阿尔茨海默病病理生理过程（AD-P）和阿尔茨海默病临床症状（AD-C）；将阿尔茨海默病分为三个阶段：临床前无症状期、阿尔茨海默病源性轻度认知障碍阶段、阿尔茨海默病源性痴呆。临床前阶段的诊断完全依赖于生物标志物，有利于阿尔茨海默病药物治疗临床实验被试人群及时期的正确选择。该标准将生物学标志物分为两大类：①反映淀粉样蛋白沉积：CSF Aβ$_{42}$ 减低和 PET 检测异常淀粉样蛋白示踪剂滞留；②反映神经元损伤：CSF T-tau 升高，FDG-PET 显示颞顶叶皮质摄入减少与结构性 MRI 显示颞顶叶萎缩。经过大量对无症状高危状态阿尔茨海默病者的研究证实，反映淀粉样蛋白沉积的生物学标志物的出现比临床症状的出现可以早 20 年，而反映神经元损伤的生物学标志物则出现在症状出现前大约 15 年，成为应用生物学标志物进行阿尔茨海默病早期诊断的依据。根据这两类生物学标志物检测结果的不同，轻度认知障碍和痴呆期阿尔茨海默病可分别分为"高度可能""中度可能"和"不太可能"3 个等级。这个诊断标准是阿尔茨海默病诊断史上的一次飞跃。

表 2-1-3　NIA-AA 诊断标准（2011 年）

很可能的 AD 痴呆核心临床标准	当患者符合以下情况则可诊断：
	1. 隐袭起病。症状在几个月或几年内渐进发展，而不是在几小时或几天内突然发生
	2. 有明确的认知损害的病史
	3. 在病史和检查中，起始和最突出的认知障碍在以下某一范畴表现明显：
	（1）遗忘：AD 痴呆最常见表现，包括学习及回忆最近信息的能力受损。至少还存在一个其他认知域损害的证据；
	（2）非遗忘性表现：
	A. 语言：最突出的是找词困难，但其他认知域也存在障碍；
	B. 视空间功能：最突出的是空间认知障碍，包括物体失认、面孔失认、视觉图像组合失认和失读症，其他认知域也存在障碍；
	C. 执行功能障碍：最突出的是推理、判断和解决问题能力受损，其他认知域也存在障碍
	4. 当有下列证据之一时不应诊断很可能的 AD 痴呆：
	（1）伴有确定的脑血管疾病，有与认知障碍起病或恶化相关的卒中病史；存在多发或广泛的梗死，或严重脑白质高信号病灶；
	（2）有路易体痴呆的核心特征；
	（3）有额颞叶痴呆行为变异的显著特征；
	（4）语义变异的原发性进行性失语或非流利变异的原发性进行性失语的显著特征；
	（5）存在同时发生的、活动的神经精神疾病，或非神经精神疾病共病，或有应用对认知造成重大影响的药物的证据
	确定性较高的很可能的 AD 痴呆
	1. 已确认认知下降的很可能的 AD 痴呆：在符合很可能的 AD 痴呆的核心临床标准的人群中，确凿的认知功能下降增加了 AD 病理活动和进展的证据。已确认认知下降的很可能的 AD 痴呆定义如下：知情者提供的信息和正式神经心理学测试或标准精神状态检查证明的进行性认知功能下降
	2. AD 致病基因突变携带者中的很可能 AD 痴呆：在符合很可能的 AD 痴呆核心临床标准的人群中，找到致病基因突变（*APP*，*PSEN1* 或 *PSEN2*）的证据，有助于进一步确定患者临床表现源于 AD 的病理改变。但携带 *APOE* 基因中 ε4 等位基因并没有足够的特异性被诊断为这一类型

可能的 AD 痴呆核心临床标准	有以下所述的任一情况,即可诊断: 1. 非典型病程:符合上述核心临床标准的 1、4,但认知障碍发病突然,或病史不够详细,或客观认知进行性下降的证据不足 2. 病因混合的表现:符合 AD 痴呆所有的核心临床标准,但具有下列证据: (1)伴脑血管疾病:有与认知障碍起病或恶化相关的卒中病史;存在多发或广泛的梗死,或严重白质高信号病灶号; (2)有路易体痴呆特征; (3)有其他神经疾病的证据,或非神经疾病的共病,或应用对认知造成重大影响的药物的证据
有 AD 病理生理过程证据的很可能的 AD 痴呆	符合很可能的 AD 痴呆核心临床标准的人群中,AD 的生物标志物证据可增加临床 AD 痴呆的诊断基础并确定 AD 病理生理过程 目前被广泛研究的主要的 AD 生物标志物基于生物学分为两类: 1. Aβ 沉积的生物标志物:CSF Aβ$_{42}$ 水平降低和 Aβ 阳性的 PET 显像 2. 后继的神经元变性或损伤的生物标志物:CSF-Tau 蛋白升高,包括总 tau(T-tau)和磷酸化 tau(P-tau);PET 显示颞、顶叶皮质摄取 FDG 下降;结构 MRI(sMRI)显示内侧颞叶、基底核、顶叶中央皮质不成比例的萎缩
有 AD 病理生理过程证据的可能的 AD 痴呆	这一分类是指符合非 AD 痴呆的临床标准,但有 AD 病理生理过程的生物标志物证据,或符合 AD 的神经病理学标准的患者。如患者满足路易体痴呆(DLB)或额颞叶变性(FTLD)亚型的临床标准,但 AD 生物标志物阳性,或尸检的结果符合 AD 病理标准。上述的生物标志物提示,符合非 AD 临床表型的患者两类生物标志物必须均阳性,方可诊断可能的 AD
病理生理学证实的 AD 痴呆	如果患者符合上述的 AD 痴呆的临床和认知标准,并用公认的神经病理学检查证明 AD 病理的存在,即可诊断为病理生理学证实的 AD 痴呆

(四)IWG-2 标准

2014 年 IWG 再次对阿尔茨海默病诊断标准进行了修订(表 2-1-4,表 2-1-5,表 2-1-6)。该标准的先进之处在于:①Aβ$_{42}$ 不能单独作为诊断标记物,必须与 T-tau 或 P-tau 联合使用。②首次将生物标志物分为诊断性生物学标记物和进展性生物学标记物,前者存在于阿尔茨海默病疾病的全程,甚至是无症状期,能够提示阿尔茨海默病病理改变,但是与疾病严重程度无关。进展性标志物不具有阿尔茨海默病特异性,在疾病早期可能不存在,但是能够提示疾病严重程度和进展。③将阿尔茨海默病常染色体显性基因突变纳入了阿尔茨海默病病理证据。④详细描述不典型阿尔茨海默病和混合性阿尔茨海默病,并分别制定了诊断标准。6%~14% 阿尔茨海默病患者属于非典型阿尔茨海默病。

表 2-1-4 IWG-2 典型 AD 诊断标准(任何阶段 A+B)(2014)

A. 特异的临床表型	存在早期及显著的情景记忆障碍(孤立的或伴随有其他认知和行为改变,提示为轻度认知功能损害或痴呆综合征)且包括下述特点: 1. 患者或知情者诉有超过 6 个月的逐渐进展的记忆能力下降 2. 海马型遗忘综合征的客观证据:基于 AD 特异性检测方法——通过线索回忆和控制编码测试等发现情景记忆显著下降
B. AD 病理的在体证据	下述之一: 1. CSF 中 Aβ$_{42}$ 水平下降及 T-tau 或 P-tau 水平上升 2. 淀粉样蛋白 PET 成像中示踪剂滞留增加 3. 存在 AD 常染色体显性遗传突变(*PSEN1*、*PSEN2* 或 *APP* 突变)

典型 AD 的排除标准 ※	1. 病史
	（1）突然发病；
	（2）早期出现下述症状：步态障碍、癫痫、严重的行为改变
	2. 临床表现
	（1）局灶性神经损害特征；
	（2）早期锥体外系表现；
	（3）早期幻觉；
	（4）认知波动
	3. 其他足以导致记忆损害及相关症状的情况
	（1）非 AD 痴呆；
	（2）重度抑郁；
	（3）脑血管疾病；
	（4）中毒、炎症或代谢紊乱，均需特异的检查；
	（5）与感染或血管损伤相一致的 MRI 内侧颞叶 FLAIR 或 T_2 信号改变

注：※ 补充检查包括血液检查和脑 MRI 等，以排除其他导致认知障碍或痴呆的疾病或伴随疾病（血管性病变）。

表 2-1-5　IWG-2 非典型 AD 诊断标准（2014 年）

A. 特异的临床表型	下列之一：
	1. 后部变异型 AD，包括：
	（1）枕颞叶变异型：早期出现、显著、进展的对物体、符号、单词或面容的视觉感知或视觉辨认能力损害；
	（2）双顶叶变异型：早期出现、显著、进展的视空间能力障碍，表现为 Gerstmann 综合征、Balint 综合征、肢体失用或忽视
	2. logopenic 变异型 AD：在保留语义性、语法性和运动性语言能力的情况下，早期出现、显著、进展的单词提取困难或语句复述能力受损
	3. 额叶变异型 AD：早期出现、显著、进展的行为改变，包括淡漠或行为脱抑制，或突出的执行功能受损
	4. 唐氏综合征变异型 AD：唐氏综合征患者发生以早期行为改变和执行功能损害为特征的痴呆
B. AD 病理改变的证据	下述之一：
	1. CSF 中 $A\beta_{42}$ 水平降低并且 T-tau 或 P-tau 水平增加。
	2. 淀粉样蛋白 PET 成像中示踪剂滞留增加。
	3. AD 常染色体显性遗传突变（*PSEN1*、*PSEN2* 或 *APP*）
不典型 AD 的排除标准 ※	1. 病史
	（1）突然发病；
	（2）早期、普遍的情景记忆损害
	2. 其他可导致相关症状的情况：
	（1）重度抑郁；
	（2）脑血管疾病；
	（3）中毒、炎症或代谢障碍

注：※ 补充检查包括血液检查和脑 MRI 等，以排除其他导致认知障碍或痴呆的疾病或伴随疾病（血管性病变）。

表 2-1-6　IWG-2 混合型 AD 诊断标准（任何阶段 A+B）（2014 年）

A. AD 的临床和生物标志物证据（两者均需满足）	1. 海马型遗忘综合征或不典型 AD 临床表型之一 2. CSF 中 $A\beta_{42}$ 水平降低及 T-tau 或 P-tau 水平增加；或者淀粉样蛋白 PET 成像中示踪剂滞留增加
B. 混合病理的临床和生物标志物证据	1. 对于脑血管疾病（两者均需满足）： （1）卒中或局灶神经学特征的病史记录，或两者皆有； （2）下述一个或多个 MRI 证据：相应的血管病变，小血管病，重要部位腔隙性梗死，脑出血 2. 对于路易体病（两者均需满足）： （1）下述之一：锥体外系症状，早期幻觉，认知波动； （2）PET 扫描示多巴胺转运体异常

（五）AT（N）AD 研究框架

2018 年 NIA-AA 在 *Alzheimer's & Dementia* 发表了阿尔茨海默病研究框架。该框架用于观察性及干预性研究，不用于常规临床实践。基于阿尔茨海默病潜在的神经病理改变过程，并不是基于临床症状，体现生物学意义。AT（N）生物标志物内容见表 2-1-7、表 2-1-8、表 2-1-9。

表 2-1-7　AT（N）生物标志物组（2018 年）

	病理改变	标志物
A	Aβ 累积或相关的病理状态	CSF $A\beta_{42}$ $A\beta_{42}/A\beta_{40}$ 比率 Aβ-PET
T	Tau 累积（神经原纤维缠结）或相关的病理状态	CSF P-tau Tau-PET
（N）	神经受损	结构 MRI FDG-PET CSF T-tau

表 2-1-8　AT（N）生物标志物模式与类别（2018 年）

AT（N）模式	生物标志物类别	
A-T-（N）-	AD 标志物正常	AD 连续体
A+T-（N）-	AD 病理改变	
A+T+（N）-	AD	
A+T+（N）+	AD	
A+T-（N）+	AD 和伴随可疑非 AD 病理改变	
A-T+（N）-	非 AD 病理改变	
A-T-（N）+		
A-T+（N）+		

通过生物标志物的界限值分别标记三类生物标志物：正常（-）或异常（+），从而将 AT（N）生物标志物结果分为 8 类，即 8 种 AT（N）状态。三类生物标志物越多异常（+），患者即处于更高的阿尔茨海默病病理学阶段。可能因为部分 AT（N）状态混合了其他非阿尔茨海默病病理学改变，8 种 AT（N）状态并不是一个连续的分级方案。

表 2-1-9　认知综合征结合生物标志物的命名体系（2018 年）

AT（N）模式		认知功能级别		
		认知功能正常	MCI	痴呆
生物标志物模式	A-T-（N）-	AD 标志物正常的认知功能正常	AD 标志物正常的 MCI	AD 标志物正常的痴呆
	A+T-（N）-	有 AD 病理改变的临床前期	有 AD 病理改变的 MCI	有 AD 病理改变的痴呆
	A+T+（N）-	临床前期 AD	痴呆前期 AD	痴呆期 AD
	A+T+（N）+			
	A+T-（N）+	AD 和伴随可疑非 AD 病理改变的认知功能正常	AD 和伴随可疑非 AD 病理改变的 MCI	AD 和伴随可疑非 AD 病理改变的痴呆
	A-T+（N）-	非 AD 病理改变的认知功能正常	非 AD 病理改变的 MCI	非 AD 病理改变的痴呆
	A-T-（N）+			
	A-T+（N）+			

二、鉴别诊断

(一)血管性认知障碍

随着人口老龄化的加剧,血管性痴呆(vascular dementia, VaD)已成为仅次于阿尔茨海默病的导致老年期痴呆的第二大病因。血管性痴呆泛指脑血管病后的获得性智能损害,随着对痴呆认识和研究的深入,发现血管性痴呆概念存在明显的滞后性。1993年 Hachinski 和 Bowlerl 提出血管性认知障碍(vascular cognitive impairment, VCI)这个更广泛的概念,后逐渐更新发展,2011年美国心脏协会(American Heart Association, AHA)和美国卒中协会(American Stroke Association, ASA)基于临床、神经病理、生理、神经影像及流行病学研究制定了血管性认知障碍诊治指南。血管性认知障碍是指存在临床卒中或亚临床脑血管损伤的证据,并且认知功能至少损伤一个认知域的综合征。它涵盖了血管性认知损害从轻到重的整个过程,包括所有血管性轻度认知障碍和血管性痴呆的血管源性的认知障碍。

血管性认知障碍根据认知损害程度分类:非痴呆性血管性认知障碍(VCI no dementia, VCIND)、血管性痴呆(VaD/VCID);根据病因可分为:危险因素相关性血管性认知障碍、缺血性血管性认知障碍、出血性血管性认知障碍、其他脑血管病性性认知障碍以及脑血管病合并阿尔茨海默病。

血管性认知障碍的诊断需要三个核心要素:认知损害、血管因素、认知障碍与血管因素有因果关系。而阿尔茨海默病发病隐匿,进展缓慢,一般没有明确的脑血管病史。Hachinski 缺血量表(Hachinski ischemic score, HIS)可用于两者的鉴别,HIS≥7分支持血管性痴呆诊断;HIS≤4分支持阿尔茨海默病诊断,因其操作方便、可信度较高,在临床上被广泛应用。两者的鉴别要点如表 2-1-10 所示。

表 2-1-10 VaD 与 AD 的鉴别要点

鉴别要点	VaD	AD
性别	男性多见	女性多见
病程	波动性进展	进展性,持续进行性发展
自觉症状	常见,头痛、眩晕、肢体麻木等	少
认知功能	斑片状损害,人格相对保留	全面性痴呆,人格损害
伴随症状	局灶性神经系统症状体征	BPSD
神经心理学检查	情景记忆损害不明显,执行功能受损常见	突出的早期情景记忆损害
CT/MRI	脑梗死灶 / 出血灶	脑萎缩
PET	局限性、非对称性血流低下	颞、顶叶对称性血流低下

随着对痴呆认识的深入,阿尔茨海默病与血管性痴呆的鉴别越来越难。目前已有大量证据表明,阿尔茨海默病的重要病理变化包括脑小血管疾病和微梗死,至于淀粉样血管病几乎存在于所有阿尔茨海默病中,这些病理变化均可作为老年斑和神经原纤维缠结的病理变化之外引起认知功能障碍的独立因素。基于这些发现,一些学者提出阿尔茨海默病是一种未被认识的脑血管病,但是阿尔茨海默病与血管性痴呆的发病机制是否完全相同,两者的诊断标准是否需要修改,临床如何鉴别阿尔茨海默病、血管性痴呆和脑血管病合并阿尔茨海默病,仍需进一步深入研究探讨

(图 2-1-5)。

(二)路易体痴呆

路易体痴呆(dementia with Lewy body, DLB)临床主要表现为波动性认知障碍、帕金森综合征和以视幻觉为突出表现的精神症状,是仅次于阿尔茨海默病的第二常见神经变性性痴呆。

路易体痴呆的起病形式无特异的规律性。早期可能以帕金森病样症状起病伴有轻度的认知功能障碍,或以认知功能障碍为主要表现。进行性痴呆是诊断路易体痴呆的必备条件,而波动性认知功能障碍、视幻觉和帕金森综合征构成路易体痴呆的核心症状。

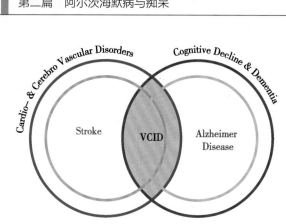

图 2-1-5 VCID 与 AD 关系图

注：该示意图表示血管性认知障碍及痴呆（Cognitive Impairment and Dementia, VCID）与相关临床疾病［心脑血管疾病（Cardio-and cerebrovascular disorders, CVD）、卒中（Stroke）、认知障碍和痴呆（Cognitive decline and dementia）、阿尔茨海默病（Alzheimer disease）］之间的关系，并不代表病理结果

　　路易体痴呆患者与阿尔茨海默病相比，两者均有认知功能损害，但阿尔茨海默病的认知功能是全面减退，呈进行性加重且无波动性；路易体痴呆回忆及再认功能相对保留，而言语流畅性、视觉感知及操作任务的完成等方面损害更为严重。在认知水平相当的情况下，路易体痴呆患者较阿尔茨海默病患者功能损害更为严重，运动及神经精神障碍更重，生活自理能力更差。路易体痴呆患者特征性的临床表现，即波动性认知障碍、帕金森综合征和反复出现的视幻觉有助于与阿尔茨海默病鉴别。

（三）额颞叶变性

　　额颞叶变性（frontotemporal lobar degeneration, FTLD）的临床表现为额颞叶痴呆（frontotemporal dementia, FTD），是一组以进行性精神行为异常、执行功能障碍和语言损害为主要特征的痴呆症候群，其病理特征为选择性的额叶和 / 或颞叶进行性萎缩。额颞叶变性是早发型痴呆的主要原因之一，在由神经变性导致的痴呆中，额颞叶变性仅次于阿尔茨海默病和路易体痴呆。根据临床特征，将额颞叶变性分为三种主要的临床亚型：以人格和行为改变为主要特征的行为变异型额颞叶痴呆（behavioral-variant FTD, bvFTD）与以语言功能隐匿性下降为主要特征的原发性进行性失语（primary progressive aphasia, PPA），后者又分为进行性非流利性失语（progressive non-fluent aphasia, PNFA）和语义性痴呆（semantic dementia, SD）。

　　此外，在临床、病理和遗传方面，额颞叶变性可

与进行性核上性麻痹（progressive supranuclear palsy, PSP）、皮质基底节变性（corticobasal degeneration, CBD）、运动神经元病（motor neuron disease, MND）/ 肌萎缩侧索硬化症（amyotrophic lateral sclerosis, ALS）等神经退行性运动障碍合并存在，可作为额颞叶变性的特殊亚型。

　　额颞叶变性的诊断较为困难，65 岁前发病，一级亲属类似病史，早期出现人格和社交能力的丧失等行为改变，影像学异常以额叶或前颞叶为主，应考虑额颞叶变性的诊断。对于有家族史患者，可筛查 *MAPT*、*GRN*、*C9ORF72* 等额颞叶变性致病基因，如携带致病突变，可明确额颞叶变性诊断。

　　额颞叶变性主要与阿尔茨海默病相互鉴别，症状在病程中出现的时间次序和影像学特征是主要鉴别点。额颞叶变性认知功能受损的模式属于"额叶型"，在视空间短时记忆、词语的即刻 / 延迟 / 线索回忆和再认、内隐记忆、注意持续性测试中，额颞叶变性患者的表现比阿尔茨海默病患者要好，但在 Stroop 测验、连线测验 B 等执行功能测验中表现比阿尔茨海默病患者差。另外，非认知症状，如社会意识和自知力缺失、脱抑制、人际交往失范、反社会行为、淡漠、意志缺失等较阿尔茨海默病明显。症状鉴别要点如表 2-1-11 所示。结构 MRI 上阿尔茨海默病显示广泛脑萎缩，额颞叶变性则显示局限性额颞叶萎缩，顶枕叶皮质常不受累。PET 显示额颞叶变性左侧脑岛、左侧额下回和双侧额中回的糖代谢明显低于阿尔茨海默病，而后者糖代谢在颞中回下降更明显。

（四）帕金森病痴呆

　　帕金森病痴呆（Parkinson disease with dementia, PDD）是指帕金森病（PD）患者的认知损害达到痴呆的程度。相对于其他认知领域的损害，帕金森病痴呆患者的执行功能受损尤其严重，而阿尔茨海默病患者以疾病晚期出现执行力障碍，且症状不如帕金森病痴呆明显。帕金森病痴呆患者语义和语音流畅性均损害，语音流畅性损害更明显；而阿尔茨海默病患者语义流畅性损害更明显。帕金森病痴呆患者的短时记忆、长时记忆能力均有下降，以检索型记忆障碍为主，严重度较阿尔茨海默病轻；阿尔茨海默病患者以编码型记忆障碍为主，且早期即出现记忆障碍。帕金森病痴呆患者以找词困难常见，但语言功能保持；阿尔茨海默病患者语言障碍

表 2-1-11 FTLD 与 AD 的症状鉴别要点

症状	FTLD	AD
自知力丧失	常见,早期出现	常见,晚期出现
摄食改变	食欲旺盛,酷爱碳水化合物类物质	厌食、体重减轻更多见
刻板行为	常见	罕见
言语减少	常见	晚期出现
脱抑制	常见	可有,程度较轻
欣快	常见	罕见
淡漠	常见,严重	常见,不严重
自我照料能力差	常见	较少,晚期出现
记忆损害	晚期出现	早期出现,严重
执行功能障碍	早期出现,进行性加重	晚期出现
视空间能力	相对保留	早期受累
计算能力	相对保留	早期受累

明显,可表现为失语、错语等。帕金森病痴呆患者视空间功能障碍也是常见的表现,视觉分辨力、物体形状辨别等视空间能力受损明显,阿尔茨海默病患者不如帕金森病痴呆明显。

（五）边缘为主的年龄相关 TDP-43 脑病

边缘为主的年龄相关 TDP-43 脑病（limbic-predominant age-related TDP-43 encephalopathy，LATE）是一种神经变性病,其发病概率随着年纪增大而增加,病理异常多在边缘区出现。边缘为主的年龄相关 TDP-43 脑病在 2019 年由 Nina Silverberg 等首次提出,强调边缘为主的年龄相关 TDP-43 脑病是由 TDP-43 蛋白（transactive response DNA binding protein of 43 kDa）沉积在大脑中引起的脑部退行性改变,以区别 Aβ 沉积引起的阿尔茨海默病。

TDP-43 蛋白是有助于调节大脑和其他组织中基因表达的蛋白质,已有研究表明,TDP-43 错误折叠可引起肌萎缩侧索硬化症和额颞叶变性,尤其在高龄人群中,错误折叠的 TDP-43 蛋白会影响记忆力和认知能力。TDP-43 错误折叠还可损害海马,导致海马体积缩小或硬化,导致类似阿尔茨海默病的症状。据估计,85 岁以上的人群中每三或四人中就有一人属于此类认知受累的患者。作为一种新确立的疾病,迄今暂无边缘为主的年龄相关 TDP-43 脑病的诊断标准。

虽然边缘为主的年龄相关 TDP-43 脑病临床症状与阿尔茨海默病类似,但两者仍有差异:①发病年龄:边缘为主的年龄相关 TDP-43 脑病多≥85岁,而阿尔茨海默病通常≥65 岁;②认知功能损害速度:边缘为主的年龄相关 TDP-43 脑病比阿尔茨海默病进展慢;③海马区萎缩:边缘为主的年龄相关 TDP-43 脑病患者比阿尔茨海默病患者严重;④精神症状:边缘为主的年龄相关 TDP-43 脑病可能更容易出现激惹/激进的神经精神症状;⑤遗传性:部分阿尔茨海默病有遗传性,边缘为主的年龄相关 TDP-43 脑病不具有遗传性;⑥重叠:部分患者可能既符合阿尔茨海默病也符合边缘为主的年龄相关 TDP-43 脑病;如果重叠,疾病进展速度更快。

边缘为主的年龄相关 TDP-43 脑病目前是无法治愈的。

（六）亨廷顿病

亨廷顿病（Huntington disease，HD）:为常染色体显性遗传病,多在 35~40 岁发病。最初表现为全身不自主运动或手足徐动,伴有行为异常,如易激惹、淡漠、压抑等。数年后智能减退。早期智能损害以记忆力、视空间功能障碍和语言欠流畅为主,后期发展为全面认知衰退,运用障碍尤其显著。根据典型的家族史、非其他因素导致的进行性运动异常伴舞蹈和强直、非其他因素导致的精神障碍伴随进行性痴呆,结合影像学检查发现对称性尾状核萎缩可协助诊断。另外,PET 表现为尾状核区葡萄糖代谢明显降低,尾状核区的代谢活性下降可出现在尾状核萎缩前。通过进一步基因检测可明确亨廷顿病诊断。现今在西方国家常用毛细管电泳方法检测 *IT15* 基因中的 CAG 重复序列数,作为对亨廷顿病进行确定诊断的主要依据。CAG 重复次数小于或等于 26 时为正常等位基因,不引起疾病;大于等于 40 时为完全外显的亨廷顿病等位基因。

亨廷顿病认知障碍具有皮质下痴呆的特征,即记忆缺陷、认知缓慢、淡漠和抑郁,无失语、失用和失认,与皮质性痴呆阿尔茨海默病不同。阿尔茨海默病首先破坏记住新信息能力,而对旧信息的回忆相对保留;而亨廷顿病患者对近期记忆和远期记忆同样困难。

(七)正常颅压性脑积水

正常颅压性脑积水(normal-pressure hydrocephalus, NPH)以进行性认知功能障碍、共济失调、尿失禁三大主征为特点,影像学可见脑室系统扩大,而脑脊液压力正常的交通性脑积水综合征,经脑脊液分流术后可明显改善症状。正常颅压性脑积水进行性认知功能障碍是正常颅压性脑积水的一个重要的临床特征,在数周至数月之间逐渐出现并发展的。早期出现的轻微的认知与行为改变不易被发现,常常被忽视。正常颅压性脑积水的认知功能障碍以额叶功能障碍为主,属于皮质下痴呆。早期出现轻度健忘,继之出现思维、动作缓慢,主动言语减少,注意力不集中,淡漠。晚期严重者可出现缄默、重度运动功能减退,表现为明显的痴呆症状。与阿尔茨海默病相比,正常颅压性脑积水的额叶症状更为突出,如注意力低下,而记忆和定位损害相对较轻。正常颅压性脑积水的认知减退症状与阿尔茨海默病临床表现有重叠,在鉴别上有一定困难,但正常颅压性脑积水的认知功能障碍通过适当的治疗手段是有望得到恢复或终止其进展的,临床上应注意识别。

(八)进行性核上性麻痹

进行性核上性麻痹(progressive supranuclear palsy, PSP)为神经变性疾病,目前病因不明确。皮质下结构中病理可见神经原纤维缠结、颗粒空泡变性、神经元丢失等。临床多为隐袭起病,表现为性格改变、情绪异常、步态不稳、视觉和语言障碍。主要特点为核上性眼肌麻痹、轴性肌强直、帕金森综合征、假性延髓性麻痹和痴呆。典型患者诊断并不

难,但在疾病早期和症状不典型的病例需与阿尔茨海默病鉴别。

(九)感染、炎症、中毒、代谢性疾病

痴呆还可能是多种中枢神经系统感染性疾病如 HIV、神经梅毒、朊蛋白病、脑炎等的表现之一。维生素 B_{12} 缺乏、甲状腺功能减退、酒精中毒、一氧化碳中毒、重金属中毒等均可出现痴呆。

第五节　治疗与康复

阿尔茨海默病目前尚没有可以治愈的疗法,现有针对阿尔茨海默病的药物仅能延缓其进展,并不能彻底逆转阿尔茨海默病,其他的药物亦仅可缓解阿尔茨海默病患者的睡眠、焦虑或抑郁症状。阿尔茨海默病是一个复杂性疾病,因此在疾病的不同阶段,联合多种防治机制(神经递质调控疗法、神经保护治疗、靶向调控治疗、危险因素干预疗法)的"鸡尾酒疗法"有望成为未来主流的阿尔茨海默病防治模式。同时,帮助阿尔茨海默病患者在他们熟悉的环境中满足其日常生活需要,使其拥有更好的生活质量是疾病治疗追求的最终目标,因此,来自于患者家庭的照护者和其他照护人员的支持对疾病的治疗至关重要。阿尔茨海默病患者的家庭护理者需要学会如何处理疾病的进展,指导他们如何调动资源在保障自己生活质量的同时照顾好自己所爱的家人。目前,阿尔茨海默病的治疗主要包括药物治疗和非药物治疗。

一、药物治疗

目前针对阿尔茨海默病的药物主要有五种,并且这五种药物均在十多年前就已获得 FDA 批准。一线药物为乙酰胆碱酯酶抑制剂(acetylcholinesterase inhibitors, ChEIs),分别是多奈哌齐、卡巴拉汀、加兰他敏和石杉碱甲。第四种药物为 N- 甲基 -D- 天冬氨酸受体拮抗剂(N-methyl-D-aspartate receptor antagonist)美金刚。

(一)胆碱酯酶抑制剂

AChE 抑制剂(ChEIs)可以可逆地与乙酰胆碱酯酶相结合,增加神经递质乙酰胆碱在突触间隙中停留的时间。由于 ChEIs 可以延缓认知衰退的进展,因此被批准用于阿尔茨海默病的药物治疗。这些药物之间的有效性无显著差异,其中,多奈哌齐

由于有很好的耐受性，是最常用的处方药。但这些药物中的任何一个都可以用来启动治疗。

多奈哌齐、卡巴拉汀、加兰他敏治疗轻中度阿尔茨海默病时，在改善认知功能、总体印象和日常生活能力方面的疗效确切。现有多项研究显示多奈哌齐、卡巴拉汀对中重度阿尔茨海默病的治疗也有效果。研究证实 ChEIs 尽早使用效果更好，针对轻中度阿尔茨海默病患者的多中心研究发现阿尔茨海默病患者在轻度痴呆阶段即开始治疗优于在阿尔茨海默病中度痴呆阶段才开始的治疗效果。现有研究发现在阿尔茨海默病治疗中使用 ChEIs 治疗 1~5 年内，可延缓阿尔茨海默病认知障碍衰退的进程，阿尔茨海默病患者的认知功能和总体功能下降程度较安慰剂组减慢，且治疗疗程越长，延缓进程的作用越长。最近，一项中国的多中心随机双盲安慰剂对照试验发现，多奈哌齐对重度阿尔茨海默病治疗同样有效。

ChEIs 除可改善阿尔茨海默病患者整体功能、认知功能和日常生活能力外，对精神症状也有改善作用。多项随机、安慰剂对照试验证实，多奈哌齐、卡巴拉汀对轻中度、中重度阿尔茨海默病的早期精神行为异常有效，多奈哌齐对阿尔茨海默病患者的淡漠症状改善明确。一项 24 周的多中心、随机、双盲对照临床研究提示，卡巴拉汀对于改善中重度阿尔茨海默病的精神症状效果优于多奈哌齐，而患者对多奈哌齐耐受性较卡巴拉汀好。

ChEIs 治疗具有明确的量效关系，即剂量增高疗效增加，但不良反应也相应增多。一项有 219 个中心参与的国际性多中心随机、双盲对照临床研究显示，多奈哌齐 23mg/d 组可改善重度阿尔茨海默病患者整体认知状况，尤其对语言和视空间功能改善明显，治疗中出现的恶心、呕吐、眩晕等相关不良事件的概率，23mg/d 组略高于 10mg/d 组，分别为 73.7% 和 63.7%。此外，基于 10 个临床试验进行的荟萃分析也发现，对于轻中度阿尔茨海默病患者，10mg/d 多奈哌齐治疗组对 ADAS-Cog 的改善要显著优于 5mg/d 治疗组。高剂量的多奈哌齐与胃肠道反应发生率较高有关。2018 年 AAIC 大会中中国研究者报告了关于多奈哌齐 10mg/d 治疗中国轻中度阿尔茨海默病患者安全性方面的重要研究结果。研究纳入 241 例中国轻中度阿尔茨海默病患者，研究前所有患者均接受超过 4 周的

多奈哌齐 5mg/d 治疗；研究开始后，所有患者使用多奈哌齐 10mg/d 治疗 20 周。结果显示 93 例（38.59%）患者至少经历过 1 次不良事件（adverse event，AE），大多数 AE 为轻 - 中度；有 48 例患者（19.92%）因 AE 而停药。其中，腹泻、呕吐和恶心是最常报告的 AE，并被认为是药物相关的副作用。与心血管疾病和脑血管疾病药物联合应用可显著影响 AE 发生率（HR=2.334），年龄、体重和性别与 AE 发生率无显著相关性。心率和 QTc 间期相对于基线的平均变化分别为 -1.48beat/min（P=0.002 8）和 -0.66ms（P=0.656 1）。APOE 等位基因多态性（P=0.328 8）和年龄（P=0.974 4）与 AE 之间无显著相关性。

ChEIs 的不良反应一般较轻，耐受性良好，并可在 1 至 2 周内消退。胃肠道反应很常见，主要是腹泻、恶心和呕吐，持续时间短暂，但大约有 20% 的患者会出现这种不良反应。一项荟萃分析证实多奈哌齐不良反应较卡巴拉汀少。卡巴拉汀最常见不良反应为呕吐，加兰他敏最常见不良反应为食欲下降，两种药物最少见的不良反应均为眩晕。考虑到 ChEI 相关的胃肠道不良作用，显著厌食和体重减轻的患者通常应避免使用此类药物。另外，卡巴拉汀透皮贴剂和多奈哌齐口崩片改变了给药途径，增加了阿尔茨海默病患者服药依从性，在不同程度上降低药物不良反应。卡巴拉汀透皮贴剂可以用于正在经历胃肠道副作用的患者。阿尔茨海默病来自 21 个国家 100 个研究中心参与的 IDEAL 临床研究显示，10cm² 的卡巴拉汀透皮贴剂与 12mg 的胶囊基本等效，胃肠反应较小（分别为 7.2% 和 23.1%）。照料者研究显示超过 70% 以上的照料者倾向于使用贴剂。卡巴拉汀透皮贴剂用于轻中度和重度阿尔茨海默病的治疗已获得 FDA 批准。卡巴拉汀贴剂疗效也存在剂量依赖性，15cm² 贴剂治疗阿尔茨海默病患者 48 周，患者工具性日常生活能力改善效果优于 10cm² 剂量组，同时也有很好的耐受性。另一项研究显示在重度阿尔茨海默病患者的治疗中，15cm² 卡巴拉汀贴剂对认知功能改善效果优于 5cm²。

ChEIs 其他潜在的不良反应包括心动过缓、晕厥、横纹肌溶解、恶性综合征和食管破裂等。有明显心动过缓或正在服用降低心率药物的患者，如果服用 ChEIs，症状可能会恶化。心动过缓导致的晕

厥是一个重要的问题，尤其对于已经有跌倒或骨质疏松引起骨折风险的老年患者，应当特别注意。

因此，ChEIs 的剂量应当缓慢滴定，从而减少不良反应的发生。从最低剂量开始并维持 4 周，使得患者有足够时间来适应不良反应。有些患者可能需要更长的调药时间。随着剂量的增加，不良反应发生的可能性也会增加，如果不良反应没有消退，则考虑调整为稍低的剂量并维持治疗。

目前已有的四种 ChEIs，因作用机制和药物活性的差异，支持 ChEIs 药物间转换治疗，如使用一种药物治疗无效或因不良反应不能耐受时，换用其他 ChEIs，仍可能获得一定疗效。已有临床研究报道多奈哌齐治疗无效或不能耐受不良反应而停药的患者，换用卡巴拉汀继续治疗仍有效。加兰他敏无效换用卡巴拉汀治疗，仍可获得疗效。

总之，应对给予 ChEIs 治疗的阿尔茨海默病患者的认知功能、胃肠道不耐受症状和体重的变化进行动态监测。美国老年医学会于 2015 年更新的对老年人可能不适当药物使用标准提出了一项强有力的建议：基于中等质量的证据，避免有晕厥史的患者使用 ChEIs，以免增加心动过缓和直立性低血压风险。然而，在实际诊疗过程中，医生应根据个体化原则，权衡老年患者用药的特定风险与带来的益处。

（二）兴奋性氨基酸受体拮抗剂

美金刚是目前唯一获得 FDA 批准的 N- 甲基 -D- 天冬氨酸（NMDA）受体拮抗剂，用于中度至重度阿尔茨海默病的治疗，它通过阻断谷氨酸浓度病理性升高导致的神经元损伤而起作用。一项基于队列研究资料的荟萃分析提示，给予美金刚 10mg/d 或 20mg/d 共 24 周治疗，能有效防治患者全面功能和认知功能的衰退，并延缓阿尔茨海默病患者从中度向重度的发展。多项基于临床多中心 RCT 研究的荟萃分析表明，美金刚有助于提高阿尔茨海默病患者的认知能力及医师总体印象评分，美金刚 20mg/d 有助改善中重度阿尔茨海默病患者日常生活能力，降低中重度阿尔茨海默病患者临床恶化的发生率。三项大样本 RCT 临床研究发现美金刚 20mg/d 治疗中或重度阿尔茨海默病可改善认知功能、日常生活能力及精神行为症状，并能选择性改善一些关键认知域障碍，如语言、记忆、定向力、行为和视空间能力。

研究提示美金刚对中重度阿尔茨海默病患者的妄想、激越等精神行为异常有一定治疗作用。多项基于 RCT 研究的系统性综述与荟萃分析发现，美金刚单药治疗可显著改善阿尔茨海默病患者的行为障碍，可使阿尔茨海默病患者发生激越的风险降低 32%，且不同程度的阿尔茨海默病患者均对美金刚治疗有较好耐受性。英国一项大型队列研究表明，使用美金刚后，抗精神类药物使用量显著降低。另一项回顾性队列研究也提示，美金刚相比 ChEIs，可显著稳定抗精神类药物的处方量。2014 年英国的一项针对精神行为症状管理的指南指出，美金刚可作为激越与焦虑的一线治疗药物。

同时，美金刚的不良反应比 ChEIs 更轻。只有少数患者可能出现恶心、眩晕、腹泻和激越的不良反应。美金刚在其他方面的耐受性更好，不良反应更少。但是，在对肾功能不全患者进行用药时需要谨慎。对于肌酐清除率为 5~29ml/min 的患者，推荐的最大总日剂量为 10mg（每日 2 次）或 14mg（每日 1 次）。

美金刚与 ChEIs 作用机制不同，两者在治疗中可联合应用。研究证实，与 ChEIs 单药治疗比较，美金刚联合 ChEIs 治疗可延缓中重度阿尔茨海默病患者的认知功能降低，显著减少临床恶化发生率，减低入住养老机构的风险，随治疗时间的延长获益增加；同时，与单独使用 ChEIs 相比，联合治疗并不增加不良反应发生率。加拿大一项成本 - 效用 Markov 模型分析提示，与 ChEIs 单药治疗相比，联合治疗可使阿尔茨海默病患者获得 0.26 个质量调整生命年，降低医疗成本。因此，2015 年欧洲 EFNS-ENS/EAN 指南推荐美金刚与 ChEIs 联合使用治疗中重度阿尔茨海默病。

namzaric（之前称作 MDX-8704）是 NMDA 受体拮抗剂 namenda XR（美金刚胺）与乙酰胆碱酯酶抑制剂——多奈哌齐，组成的一款固定剂量复方药物。在一项由 677 名使用稳定剂量 ChEIs 的医院门诊患者参与的临床试验中观察到，尽管患者未使用 namzaric 治疗，但 namzaric 与 namenda XR/多奈哌齐复方药物之间的生物等效性得到证实。在研究中，接受 namenda XR 加一种 ChEIs 治疗的患者与接受 ChEIs 加安慰剂治疗的患者相比，其认知及总体功能有明显改善。美国 FDA 已经批准两种剂量的 namzaric 用于治疗中重度阿尔茨海默病，但目前尚未进入中国市场。

二、控制精神行为症状的治疗

高达90%的阿尔茨海默病患者在疾病的不同时期伴发精神行为症状（BPSD），包括淡漠、抑郁、激越、攻击等，给患者、家庭和社会均带来沉重的疾病负担。BPSD的治疗包含对潜在病因的评估、非药物治疗和药物治疗。BPSD的处理首先应积极寻找精神症状的诱因或加重因素，在此基础上优先采用一些非药物/药物手段去除诱因。对症治疗方面，改善阿尔茨海默病痴呆认知功能的药物对BPSD症状均有一定改善。

近期，一项随机对照试验显示，右美沙芬联合奎尼丁有助于减轻阿尔茨海默病患者的躁动症状，这项研究纳入了220名临床可能的阿尔茨海默病患者，第1~5周有93个患者接受右美沙芬联合奎尼汀治疗，127名阿尔茨海默病患者服用安慰剂；第6~10周安慰剂组59名患者服用右美沙芬联合奎尼汀，60名患者继续服用安慰剂，共194个患者完成了全部10周的研究观察。第一阶段右美沙芬联合奎尼汀组患者激越/攻击行为评分（NPI）从7.1分下降至3.8分，而安慰剂组从7.0分下降至5.3分；第二阶段右美沙芬联合奎尼汀组患者NPI激越/攻击行为评分从5.8分下降至3.8分，而安慰剂组从6.7分下降至5.8分。右美沙芬联合奎尼汀组主要的不良反应为跌倒、腹泻和尿路感染，与安慰剂组比较没有明显的认知障碍、睡眠障碍和QTc间期延长的不良反应。

2018年来自美国密歇根大学的Helen教授等在 *International Psychogeriatrics* 发表了一份阿尔茨海默病精神行为症状的国际共识。该共识回顾和展望了在BPSD管理方面目前以及未来的药物和非药物治疗方法，并对所有的治疗方法进行了排序，文章中对总体BPSD症状和激越的治疗排序为：①对潜在病因的详细评估和治疗，共识小组专家同意的比例为100%；②看护者问题——解决/告知/教育，共识小组专家同意的比例为91%；③环境适应方法，共识小组专家同意的比例为70%；④以个体为中心的治疗，共识小组专家同意的比例为70%；⑤定制化的活动项目，共识小组专家同意的比例为70%；⑥西酞普兰，共识小组专家同意的比例为81%；⑦治疗疼痛——对乙酰氨基酚/镇痛药，共

识小组专家同意的比例为81%；⑧利培酮，共识小组专家同意的比例为64%。未来针对激越药物治疗的专家共识排序为：①右美沙芬/奎尼丁，共识小组专家同意的比例为100%；②米氮平，共识小组专家同意的比例为60%；③哌唑嗪，共识小组专家同意的比例为50%。目前针对精神症状的治疗共识排序为：①对潜在病因的详细评估和治疗，共识小组专家同意的比例为100%；②利培酮，共识小组专家同意的比例为100%。未来针对精神症状的治疗共识排序为：①匹莫范色林，共识小组专家同意的比例为100%；②西酞普兰，共识小组专家同意的比例为100%。BPSD新兴和实验性非药物治疗的共识排序为：①DICE（描述行为-调查原因-制订方案-评估效果），共识小组专家同意的比例为100%；②音乐治疗，共识小组专家同意的比例为100%。对于使用药物治疗行为和精神症状的患者，应每3~6个月评估一次，以确定药物是否确实有效减轻了患者的相应症状。如果症状没有减轻，则应当开始尝试停药，并仔细监测以确定相应症状是否发生变化。与痴呆有关的行为症状可能会随着停药而恶化，但低剂量和高剂量的药物也可能对患者同样有效。随着痴呆的进展，患者某个阶段的症状也可能会减轻。

三、中药及其他治疗药物

有研究认为中药含有多种有效成分，具有发挥多种作用靶点的药理特点，符合阿尔茨海默病多因素、多种病理机制的发病特点。大量临床研究显示，银杏叶提取物（EGb 761）可改善阿尔茨海默病患者认知功能、日常生活能力及减少痴呆相关症状。Seripnikov等发现银杏叶提取物对很可能阿尔茨海默病，合并脑血管病的阿尔茨海默病患者有效，能缓解这部分患者淡漠、焦虑、易激惹、抑郁、谵妄等精神症状。基于36项安慰剂对照临床试验进行的荟萃分析结果提示，银杏叶提取物疗效优于安慰剂对照组，亦对痴呆患者出现的精神症状有效，能延缓病程进展。但是一项美国随访6.1年的RCT研究显示，EGb 761不能有效降低正常老人或MCI患者出现阿尔茨海默病的概率。还有许多其他中药防治阿尔茨海默病的报道，但因其在诊断标准、疗效评价等方面的一致性不佳，实验设计普遍质量不高，而缺少足够的循证医学证据。

此外,曾有研究认为抗氧化剂维生素E可以延迟阿尔茨海默病患者发病的进程,在一项大样本RCT研究中,患者持续2年使用维生素E(2 000IU/d)治疗中度阿尔茨海默病,结果提示维生素E可减慢痴呆恶化进程,但此试验中仅有少数服用维生素E的患者与安慰剂进行对比,因此结论尚待探讨。与抗氧化剂相似,非甾体抗炎药降低阿尔茨海默病发病危险的研究结果也存在争议。部分回顾性研究及个别未基于随机原则的队列研究提示,服用他汀类药物或降低血清胆固醇可能降低阿尔茨海默病发病率。但是,一项基于降脂药防治阿尔茨海默病的RCT研究的荟萃分析显示,服用他汀类药物并不能降低阿尔茨海默病发病风险。2009年该研究组对该数据库进行更新,统计后结果与此前结论相同,进一步佐证他汀类降脂药物无降低阿尔茨海默病发病风险作用。

针对临床医生广泛使用的尼麦角林、尼莫地平、奥拉西坦、吡拉西坦等药物进行的荟萃分析研究显示,没有足够的循证医学证据证实上述药物对改善阿尔茨海默病临床症状有效,但作为ChEIs、兴奋性氨基酸受体拮抗剂的协同辅助用药,可能对治疗阿尔茨海默病有益。

四、目前的研究和潜在的新型治疗药物

对阿尔茨海默病病理生理学认识的提高,促进了许多新型治疗药物的研发和试验。在2018年阿尔茨海默病药物的研究中,共有112种药物的Ⅰ期、Ⅱ期或Ⅲ期试验正在进行,其中63%是疾病修饰疗法(DMTs),目的是改变阿尔茨海默病的病程和预后,而不是控制症状。约有1/4的药物正在接受试验,以确定其是否具有增强患者认知能力,从而提高记忆力、语言能力、思维能力和判断力的功能。大约10%的药物旨在减少行为症状,如激动、淡漠和睡眠障碍。大多数正在研究的DMTs针对的是β淀粉样蛋白或Tau蛋白,但目前为止未有新药上市。

elenbecestat的Ⅱ期临床研究显示出可喜的临床结果:elenbecestat治疗18个月,可显著减少脑Aβ负荷发生;可减缓认知衰退率31%。近期,针对实施elenbecestat全球Ⅲ期临床研究(MISSION AD)相关问题的系列报道,为后续研究指明了方向。例如,明确MISSION AD研究中,不同语言版

本的ISLT(international shopping list test,一种学习测试)的等效性;各地区人群的APOE4状态和Aβ负荷差异等。研究显示使用人源化结合Aβ单克隆抗体(BAN2401)最大剂量组18个月(10mg,每周2次)与安慰剂组比较可以减少认知下降47%,但该研究样本量太小(161个受试者),且未满足研究的一年有效终点,结论不具有推广性。因此,现阶段Eisai公司正在等待FDA批准下一步的研究。此外,一种抗Tau蛋白疫苗A阿尔茨海默病vac1,正在进行用于治疗阿尔茨海默病的Ⅱ期临床研究和治疗原发性进行性非流利性失语的Ⅰ期临床研究。

gantenerumab是一种完全人源单克隆抗体,作为缓解阿尔茨海默病疾病的修饰治疗目前正在研究中。研究显示,gantenerumab治疗第104周后,Aβ减少与临床结局改善之间具有相关性,但鉴于样本量有限且缺乏安慰剂对照,应谨慎解释临床结果数据。BACE抑制剂verubecestat的最新Ⅲ期研究显示,verubecestat诱导的脑容量损失可迅速发生,并且仅在富含Aβ的脑区域发生,说明verubecestat可能对Aβ相关过程产生特异性影响;然而,这种区域效应似乎与疾病相关的神经变性或认知障碍程度无关。

GV-971是以海藻提取物为基础、由中国科学院上海药物研究所独立研发的一种海藻寡糖药物。该药物的Ⅲ期临床试验在全国34家研究中心开展,共纳入818名患者(GV-971组407例,安慰剂组410例,1例在随机分组后、治疗前退出),随访36周,试验期间受试者不接受其他临床标准治疗药物。结果显示GV-971有显著改善认知功能和潜在的病程改变作用,且安全性好,不良事件发生率与安慰剂相似。该药物已获得国家药品监督管理局临床应用批准。阿尔茨海默病的有效治疗和DMTs的发展面临很多挑战。尽管进行了广泛的研究,但这种复杂疾病的确切原因尚未确定,可能需要联合治疗。

五、非药物治疗

(一)康复治疗和音乐疗法

认知行为治疗和康复治疗虽然缺乏较强的证据支持,但有研究提示其有助于改善认知和功能状态。一个综述性研究包含了3项现实定向干预阿

尔茨海默病患者 RCT 研究，6 项技能培训干预阿尔茨海默病痴呆患者 RCT 研究，4 项混合干预阿尔茨海默病痴呆患者 RCT 研究。有证据表明，通过技能训练或结合现实导向和技能训练来刺激痴呆症患者的认知功能，对提高认知能力是有效的，虽然包含在这个研究中的大多数证据是不确定或矛盾的。事实导向对痴呆相关认知障碍的影响的证据有限，因此大多数研究没有显示出效果。由于干预形式不同，比较研究结果很困难。由于研究结果不确定，需要更多的结构化和可比较的随机对照试验。

另一个综述性研究纳入了 6 项针对音乐疗法治疗阿尔茨海默病患者的 RCT 研究，这些研究涉及主动音乐治疗、听音乐或广义音乐干预（主动或听音乐），研究中音乐可以是个性化（根据个人喜好选择）的，也可以是非个性化（经典音乐或流行音乐）的。其中 3 项研究实施了一种没有有效成分或音乐治疗师的音乐聆听方法，2 项研究调查了由至少一位音乐治疗师领导的纯粹的积极音乐治疗，1 项研究比较了音乐聆听干预组和由临床医生带领的积极音乐治疗组的结果。结果提示不管音乐干预方法如何，个体化音乐治疗方案均为患者提供了最好的效果。此外，听音乐可以作为一种放松的方式，从而对患者产生较长期的影响，而积极的音乐疗法则可以通过患者与患者、患者与治疗师之间的社交互动吸引患者并获得快速的认知改善。音乐疗法可以通过不同的干预方式、干预频率和时间以提高行为和认知能力。总之，音乐干预作为非药物治疗，被广泛应用于阿尔茨海默病患者的认知和 / 或行为症状治疗之中，但其有效性证据仍需进一步探索。

（二）深部脑刺激治疗

在过去的几十年里，深部脑刺激（deep brain stimulation, DBS）已经从高度试验性的手段发展为治疗特发性震颤（家族遗传性震颤）、肌张力障碍、癫痫的有效外科治疗手段，也在全球范围内开展针对强迫症、抑郁症和阿尔茨海默病的实验性治疗。激活记忆环路中不同节点的研究表明，不同节点调节效应可能的机制不同，包括改变神经放电模式，激活多个脑区域连接，以及增加神经可塑性。其中一些靶点，如内嗅皮质、海马和 Meynert 的基底核，在记忆调节方面显示出了令人兴奋的结果，已有的小型探索性临床研究显示双侧 forniceal-DBS 治疗可以提高老年轻度阿尔茨海默病患者的颞顶叶葡萄糖代谢，并能延缓患者的认知能力下降。一项Ⅲ期多中心（包括北美和欧洲）的随机病例对照临床研究正在启动，这项研究计划招募 150 个 >65 岁的阿尔茨海默病患者，给予双侧 forniceal-DBS 或标准治疗，干预 12 个月。不同刺激位点采用的程控模式不同，如频率、电压和波幅，连续刺激或变频刺激等的不同均可能影响治疗结局。进一步的工作应该使用更复杂的反应刺激参数和精确的空间定位以探索有效的刺激策略来增强记忆。总之，DBS 治疗阿尔茨海默病是一种有希望的新疗法。现有研究显示它对阿尔茨海默病患者是安全的，但未来的研究将有助于确定其疗效和作为一种辅助治疗方式的潜力。

（三）重复经颅磁刺激治疗

经颅磁刺激（transcranial magnetic stimulation, TMS）由 Barke 于 1985 年创立。TMS 基于电磁感应与电磁转换原理，用刺激线圈瞬变电流产生的磁场穿透颅骨，产生感应电流，以刺激神经元引发一系列生理、生化反应。作为非侵入性刺激技术，TMS 作用于人脑引起神经活动的改变，可检测到运动诱发电位（motor evoked potential, MEP）、脑电活动变化、脑血流、代谢和大脑功能状态改变。其微观作用包括细胞膜电位、动作电位、神经递质、受体、突触、神经可塑性发生变化。TMS 的刺激模式包含单脉冲刺激、成对脉冲刺激、重复脉冲刺激（rTMS）和爆发模式脉冲刺激。2008—2018 年 10 年间有 8 项随机对照研究和 4 项自身对照研究探索了重复经颅磁刺激（repetitive transcranial magnetic stimulation, rTMS）治疗阿尔茨海默病的有效性，每项研究招募的阿尔茨海默病患者人数不等（5~30 人），12 项研究共计 231 名受试者，其中 11 项研究使用高频 rTMS（≥5Hz），但只有 1 项研究比较了低频（1Hz）和高频（20Hz）的疗效差异。随机效应分析表明，rTMS 能显著提高认知能力。在亚组分析中，单靶点的刺激效应为 0.13（95%CI: −0.35~0.62），多靶点为 0.86（95%CI: 0.18~1.54）。给予≤3 次治疗效应为 0.29（95%CI: 1.04~1.62），而≥5 次治疗为 2.77（95%CI: 2.22~3.32）。总之，现有小型临床研究提示 rTMS 能显著改善轻、中度阿尔茨海默病患者的认知能力，多靶点刺激和更长期治疗能更好地提高阿尔茨海默病相关认知功能。

此外,一些新的干预靶点,如 preuneus（PC），可能是改善阿尔茨海默病记忆能力更有效的治疗靶点。但鉴于这些研究的样本量较小,需要开展更大的 RCT 研究观察治疗的有效性,以及确定 rTMS 的最佳刺激参数。

（四）干细胞移植治疗

干细胞治疗被认为是一种很有前景的神经变性病治疗方法,干细胞研究领域意图通过外源导入神经干细胞以修复受损神经和治疗神经系统疾病。如何获取神经干细胞和如何避免自身免疫系统的排异反应是两个重要门槛,目前就细胞来源、细胞种类、干预途径和干预时机也还存在很多异议,但是美国国立卫生研究院（National Institute of Health, NIH）已经着手制定相关伦理准则和临床研究标准,以便能够在适当时候将诱导多能干细胞用于阿尔茨海默病治疗的临床研究。2015 年,美国 FDA 批准首个美国国内耐缺血间充质干细胞治疗阿尔茨海默病第一阶段ⅡA 期临床试验,欧洲和亚洲也正在进行或计划进行类似的临床试验。

（五）其他物理治疗

声、光刺激可以通过促进血管扩张而帮助 Aβ 清除。视觉和听觉刺激已经在健康受试者中证实其安全性良好。根据 Tsaian 等未发表的研究结果,视觉和听觉联合刺激治疗的安全性已经在健康的志愿者身上进行了测试。目前正在进行的研究将招募早期阿尔茨海默病患者,以确定声光联合治疗在减少阿尔茨海默病病理改变、减轻症状或延缓疾病进展方面的有效性。

随着对阿尔茨海默病疾病进程的了解,提倡患者在疾病早期开始接受 ChEIs 治疗,虽然没有研究对服药 1 年以上的获益和风险进行评估,但建议对患者进行定期评估,例如每 3~6 个月评估 1 次,以了解药物对认知功能的改善效果和不良反应情况。如果在合理的时间内（例如 12 周）,患者的认知功能状态情况不如预期,则应停止这些药物。患者的认知功能改善情况通常需要来自家庭和护理人员的观察与汇报,为了确定适合患者的治疗方案,这些信息的采集对于医生而言至关重要。一些中重度痴呆的患者,虽然此前已经从治疗中获益,但是当患者发展为晚期痴呆,并失去功能独立性时,考虑停止治疗是合理的,因为在这一阶段,药物已经不能达到最初保留认知功能的目的。对中重度痴呆患者进行随机停药的试验结果表明,大多数患者可以安全停药且耐受性良好。不过,对于正在使用高剂量 ChEIs 的患者,不建议突然停药,大多数临床研究是在 2~4 周内逐渐减量的。服用最大剂量 ChEIs 的患者,在完全停药之前,应当先持续 2 周的低剂量用药。康复治疗、物理治疗等非药物治疗适合轻 – 中 – 重度阿尔茨海默病患者,不同病程阶段的阿尔茨海默病患者可采用不同的非药物治疗。终末期患者的照护和舒缓治疗对减轻阿尔茨海默病患者痛苦至关重要。

（周亚芳 游咏 沈璐）

参 考 文 献

1. 中国痴呆与认知障碍诊治指南写作组 . 2018 中国痴呆与认知障碍诊治指南（二）：阿尔茨海默病诊治指南［J］. 中华医学杂志, 2018, 98（13）：971–977.

2. 中国痴呆与认知障碍诊治指南写作组 . 2018 中国痴呆与认知障碍诊治指南（三）：痴呆的认知和功能评估［J］. 中华医学杂志, 2018, 98（15）：1125–1129.

3. 中国痴呆与认知障碍诊治指南写作组 . 2018 中国痴呆与认知障碍诊治指南（四）：认知障碍疾病的辅助检查［J］. 中华医学杂志, 2018, 98（15）：1130–1142.

4. 中国痴呆与认知障碍诊治指南写作组 . 2018 中国痴呆与认知障碍诊治指南（五）：轻度认知障碍的诊断与治疗［J］. 中华医学杂志, 2018, 98（17）：1294–1301.

5. 中国痴呆与认知障碍诊治指南写作组 . 2018 中国痴呆与认知障碍诊治指南（六）：阿尔茨海默病痴呆前阶段［J］. 中华医学杂志, 2018, 98（19）：1457–1460.

6. ANDRADE-MORAES C H, Oliveira-Pinto A V, Castro-Fonseca E, et al. Cell number changes in Alzheimer's disease relate to dementia, not to plaques and tangles［J］. Brain, 2013, 136（Pt12）：3738–3752.

7. ALBERT M S, DEKOSKY S T, DICKSON D, et al. The diagnosis of mild cognitive impairment due to Alzheimer's disease：recommendations from the National Institute on Aging-Alzheimer's Association workgroups on diagnostic guidelines for Alzheimer's disease［J］. Alzheimers Dement, 2011, 7（3）：270–279.

8. BAYRAM E, CALDWELL J Z K, BANKS S J. Current

understanding of magnetic resonance imaging biomarkers and memory in Alzheimer's disease[J]. Alzheimers Dement (N Y), 2018, 4: 395-413.

9. BRAAK E, BRAAK H, MANDELKOW E M. A sequence of cytoskeleton changes related to the formation of neurofibrillary tangles and neuropil threads[J]. Acta neuropathologica, 1994, 87(6): 554-567.

10. BRAAK H, BRAAK E. Neuropathological stageing of Alzheimer-related changes[J]. Acta neuropathologica, 1991, 82(4): 239-259.

11. CHEN X Q, WILLIAM C M. Alzheimer disease pathogenesis: insights from molecular and cellular biology studies of oligomeric a β and tau species[J]. Front Neurosci, 2019, 13: 659.

12. CORDER E H, SAUNDERS A M, STRITTMATTER W J, et al. Gene dose of apolipoprotein E type 4 allele and the risk of Alzheimer's disease in late onset families[J]. Science, 1993, 261(5123): 921-923.

13. CRAMER P E, CIRRITO J R, WESSON D W, et al. ApoE-directed therapeutics rapidly clear beta-amyloid and reverse deficits in AD mouse models[J]. Science, 2012, 335(6075): 1503-1506.

14. CRUZ JENTOFT A J, HERNÁNDEZ B. Rivastigmine as treatment for patients with mild to moderately severe Alzheimer disease under normal clinical practice conditions. The ENTERPRISE study[J]. Neurologia, 2014, 29(1): 1-10.

15. CUMMINGS J L, DUBOIS B, MOLINUEVO J L, et al. International Work Group criteria for the diagnosis of Alzheimer disease[J]. Med Clin North Am, 2013, 97(3): 363-368.

16. CUMMINGS J L, LYKETSOS C G, PESKIND E R, et al. Effect of Dextromethorphan-Quinidine on Agitation in Patients With Alzheimer Disease Dementia: A Randomized Clinical Trial[J]. JAMA, 2015, 314(12): 1242-1254.

17. DAVATZIKOS C, FAN Y, WU X, et al. Detection of prodromal Alzheimer's disease via pattern classification of magnetic resonance imaging[J]. Neurobiol Aging, 2008, 29(4): 514-523.

18. DOECKE J D, LAWS S M, FAUX N G, et al. Blood-based protein biomarkers for diagnosis of Alzheimer disease[J]. Arch Neurol, 2012, 69(10): 1318-1325.

19. DORSZEWSKA J, PRENDECKI M, OCZKOWSKA A, et al. Molecular Basis of Familial and Sporadic Alzheimer's Disease[J]. Curr Alzheimer Res, 2016, 13(9): 952-963.

20. FAZEKAS F, CHAWLUK J B, ALAVI A, et al. MR signal abnormalities at 1.5 T in Alzheimer's dementia and normal aging[J]. AJR Am J Roentgenol, 1987, 149(2): 351-356.

21. FERRIS S H, SCHMITT F A, SAXTON J, et al. Analyzing the impact of 23 mg/day donepezil on language dysfunction in moderate to severe Alzheimer's disease[J]. Alzheimers Res Ther, 2011, 3(3): 22.

22. FOLSTEIN M F, FOLSTEIN S E, MCHUGH P R. "Mini-mental state". A practical method for grading the cognitive state of patients for the clinician[J]. J Psychiatr Res, 1975, 12(3): 189-198.

23. FREDERIKSEN K S, NIELSEN T R, WINBLAD B, et al. European Academy of Neurology/European Alzheimer's Disease Consortium position statement on diagnostic disclosure, biomarker counseling, and management of patients with mild cognitive impairment[J]. Eur J Neurol, 2021, 28(7): 2147-2155.

24. GOATE A, CHARTIER-HARLIN M C, MULLAN M, et al. Segregation of a missense mutation in the amyloid precursor protein gene with familial Alzheimer's disease [J]. Nature, 1991, 349(6311): 704-706.

25. GOLDMAN J S, HAHN S E, CATANIA J W, et al. Genetic counseling and testing for Alzheimer disease: joint practice guidelines of the American College of Medical Genetics and the National Society of Genetic Counselors[J]. Genet Med, 2011, 13(6): 597-605.

26. GOMAR J J, CONEJERO-GOLDBERG C, DAVIES P, et al. Extension and refinement of the predictive value of different classes of markers in ADNI: four-year follow-up data[J]. Alzheimers Dement, 2014, 10(6): 704-712.

27. HAMPTON T. For Alzheimer pathology, light and sound stimulation may hold promise[J]. JAMA, 2019, 322(1): 17-18.

28. HUNSBERGER J G, RAO M, KURTZBERG J, et al. Accelerating stem cell trials for Alzheimer's disease[J]. Lancet Neurol, 2016, 15(2): 219-230.

29. HYMAN B T, PHELPS C H, BEACH T G, et al. National Institute on Aging-Alzheimer's Association guidelines for the neuropathologic assessment of Alzheimer's disease[J]. Alzheimers Dement, 2012, 8(1): 1-13.

30. ISMAILOV R M. Erythropoietin and epidemiology of Alzheimer disease[J]. Alzheimer Dis Assoc Disord, 2013, 27(3): 204-206.

31. ITZHAKI R F, LIN W R, SHANG D, et al. Herpes simplex virus type 1 in brain and risk of Alzheimer's disease[J]. Lancet, 1997, 349(9047): 241-244.

32. JACK C R, ALBERT M S, KNOPMAN D S, et al. Introduction to the recommendations from the National Institute on Aging-Alzheimer's Association workgroups on diagnostic guidelines for Alzheimer's disease[J]. Alzheimers Dement, 2011, 7(3): 257-262.

33. JACK C R, BENNETTB D A, BLENNOW K, et al. NIA-AA Research Framework: Toward a biological definition of Alzheimer's disease[J]. Alzheimers Dement, 2018, 14 (4): 535-562.

34. JICHA G A, RENTZ D M. Cognitive and brain reserve and the diagnosis and treatment of preclinical Alzheimer disease[J]. Neurology, 2013, 80(13): 1180-1181.

35. KIM L D, FACTORA R M. ALzheimer dementia: Starting, stopping drug therapy[J]. Cleveland Clinic Journal of Medicine, 2018, 85(3): 209-214.

36. KIVIPELTO M, MANGIALASCHE F, NGANDU T. Lifestyle interventions to prevent cognitive impairment, dementia and Alzheimer disease[J]. Nat Rev Neurol, 2018, 14(11): 653-666.

37. LAMBERT J C, IBRAHIM-VERBAAS C A, HAROLD D, et al. Meta-analysis of 74, 046 individuals identifies 11 new susceptibility loci for Alzheimer's disease[J]. Nat Genet, 2013, 45(12): 1452-1458.

38. LEGGIERI M, THAUT M H, FORNAZZARI L, et al. Music Intervention Approaches for Alzheimer's Disease: A Review of the Literature[J]. Front Neurosci, 2019, 13: 132.

39. LI X L, HU N, TAN M S, et al. Behavioral and Psychological Symptoms in Alzheimer's Disease[J]. Biomed Res Int, 2014, 2014: 927804.

40. LIN Y, JIANG W J, SHAN P Y, et al. The role of repetitive transcranial magnetic stimulation(rTMS) in the treatment of cognitive impairment in patients with Alzheimer's disease: A systematic review and meta-analysis[J]. J Neurol Sci, 2019, 398: 184-191.

41. LOURIDA I, HANNON E, LITTLEJOHNS T J, et al. Association of Lifestyle and Genetic Risk With Incidence of Dementia[J]. JAMA, 2019, 322(5): 430-437.

42. MAYEUX R, STERN Y. Epidemiology of Alzheimer disease[J]. Cold Spring Harb Perspect Med, 2012, 2(8): a006239.

43. MIYAKAWA T. Vascular pathology in Alzheimer's disease [J]. Psychogeriatrics, 2010, 10(1): 39-44.

44. MOLNAR F J, MAN-SON-HING M, FERGUSSON D. Systematic review of measures of clinical significance employed in randomized controlled trials of drugs for dementia[J]. J Am Geriatr Soc, 2009, 57(3): 536-546.

45. MORRIS J C. The Clinical Dementia Rating(CDR): current version and scoring rules[J]. Neurology, 1993, 43(11): 2412-2414.

46. NAU J Y. Alzheimer disease: diagnosis before time? [J]. Rev Med Suisse, 2013, 9(396): 1604-1605.

47. NELSON P T, DICKSON D W, TROJANOWSKI J Q, et al. Trojanowski, et al. Limbic-predominant age-related TDP-43 encephalopathy(LATE): consensus working group report[J]. Brain, 2019, 142(6): 1503-1527.

48. NOBILI F, ARBIZU J, BOUWMAN F, et al. European Association of Nuclear Medicine and European Academy of Neurology recommendations for the use of brain 18F-fluorodeoxyglucose positron emission tomography in neurodegenerative cognitive impairment and dementia: Delphi consensus[J]. Eur J Neurol, 2018, 25(10): 1201-1217.

49. OKOCHI M, TAGAMI S, YANAGIDA K, et al. Discovery and characteristic of surrogate marker for Abeta 42 production-possibility of diagnosis marker as pre-Alzheimer condition [J]. Seishin Shinkeigaku Zasshi, 2013, 115(3): 245-252.

50. PATIL R B, PIYUSH R, RAMAKRISHNAN S. Identification of brain white matter regions for diagnosis of Alzheimer using Diffusion Tensor Imaging[J]. Annu Int Conf Proc IEEE Eng Med Biol Soc, 2013, 2013: 6535-6538.

51. PEREZ S E, RAGHANTI M A, HOF P R, et al. Alzheimer's disease pathology in the neocortex and hippocampus of the western lowland gorilla(Gorilla Gorilla Gorilla)[J]. J Comp Neurol, 2013, 521(18): 4318-4338.

52. POSTUMA R B. Comment: epidemiology of dementia with Lewy bodies——the Alzheimer-Parkinson overlap[J]. Neurology, 2013, 81(9): 838.

53. RODRIGUE K M. Contribution of cerebrovascular health to the diagnosis of Alzheimer disease[J]. JAMA Neurol, 2013, 70(4): 438-439.

54. REITZ C, MAYEUX R. Alzheimer disease: epidemiology, diagnostic criteria, risk factors and biomarkers[J]. Biochem Pharmacol, 2014, 88(4): 640-651.

55. ROE C M, RENTZ D M. Alzheimer disease: before the diagnosis[J]. Neurology, 2013, 80(13): e148-149.

56. ROSES A D. Apolipoprotein E affects the rate of Alzheimer disease expression: beta-amyloid burden is a secondary consequence dependent on APOE genotype and duration of disease[J]. Journal of neuropathology and experimental neurology, 1994, 53(5): 429-437.

57. ROWE C C, VILLEMAGNE V L. Amyloid imaging with PET in early Alzheimer disease diagnosis[J]. Med Clin North Am, 2013, 97(3): 377-398.

58. ROYALL D R, PALMER R F. Alzheimer's disease pathology does not mediate the association between depressive symptoms and subsequent cognitive decline [J]. Alzheimers Dement, 2013, 9(3): 318-325.

59. SCHELTENS P, PASQUIER F, WEERTS J G, et al. Qualitative assessment of cerebral atrophy on MRI: inter- and intra-observer reproducibility in dementia and normal aging[J]. Eur Neurol, 1997, 37(2): 95-99.

60. SCHELTENS P, LAUNER L J, BARKHOF F, et al. Visual assessment of medial temporal lobe atrophy on magnetic resonance imaging: interobserver reliability [J]. J Neurol, 1995, 242 (9): 557-560.

61. SELKOE D J. Translating cell biology into therapeutic advances in Alzheimer's disease [J]. Nature, 1999, 399 (Suppl 6738): A23-A31.

62. SEPPÄLÄ T T, LOUHIJA U M, APPELBERG B, et al. Comparison Between Clinical Diagnosis and CSF Biomarkers of Alzheimer Disease in Elderly Patients with Late Onset Psychosis: Helsinki Old Age Psychosis Study (HOPS)[J]. Am J Geriatr Psychiatry, 2013, 22 (9): 908-916.

63. SPERLING R A, AISEN P S, BECKETT L A, et al. Toward defining the preclinical stages of Alzheimer's disease: recommendations from the National Institute on Aging-Alzheimer's Association workgroups on diagnostic guidelines for Alzheimer's disease [J]. Alzheimers Dement, 2011, 7 (3): 280-292.

64. TEN KATE M, BARKHOF F, BOCCARDI M, et al. Clinical validity of medial temporal atrophy as a biomarker for Alzheimer's disease in the context of a structured 5-phase development framework [J]. Neurobiol Aging, 2017, 52: 167-182.

65. TEIPEL S J, GROTHE M, LISTA S, et al. Relevance of magnetic resonance imaging for early detection and diagnosis of Alzheimer disease [J]. Med Clin North Am, 2013, 97 (3): 399-424.

66. WANG Y, MANDELKOW E. Tau in physiology and pathology [J]. Nat Rev Neurosci, 2016, 17 (1): 5-21.

67. XU W, TAN L, WANG H F, et al. Education and Risk of Dementia: Dose-Response Meta-Analysis of Prospective Cohort Studies [J]. Molecular neurobiology, 2016, 53 (5): 3113-3123.

68. YAMAZAKI Y, ZHAO N, CAULFIELD T R, et al. Apolipoprotein E and Alzheimer disease: pathobiology and targeting strategies [J]. Nat Rev Neurol, 2019, 15 (9): 501-518.

第二章 血管性痴呆

血管性痴呆（vascular dementia, VD）是由各种脑血管因素导致脑组织损害进而引起获得性的智能损害综合征，其临床表现主要为智能障碍，包括认知能力、记忆力、判断和思维能力、计算能力及社会生活能力的减退，伴随着情感和性格的改变。

血管性痴呆是仅次于阿尔茨海默病（Alzheimer disease, AD）的第二大老年期痴呆，约占所有痴呆患者的15%。2012年，世界卫生组织统计全球约有3 560万例痴呆患者，并预估2050年患病人数可能增长为2012年的3倍。我国60岁以上老年人血管性痴呆的发病率为0.8%。血管性痴呆发病率随年龄的增长呈指数式上升，平均每5.3岁提高1倍。血管性痴呆在严重影响患者生活质量的同时也给其家庭、社会及国家带来了沉重的负担。研究发现在年龄大于65岁的脑卒中患者中，约25%~41%的患者在3个月内可能发展为血管性痴呆。相关资料显示，血管性痴呆是目前唯一可防治的痴呆类型，若给予早期预防和治疗则具有可逆性。由于血管性痴呆预后较其他类型痴呆好，早期诊断和治疗对改善患者的症状及生活能力意义重大。

第一节 病因及发病机制

一、病因

（一）血管性痴呆的直接病因

血管性痴呆病因的核心为脑血管病变，主要由缺血性脑卒中、出血性脑卒中和脑部缺血缺氧等引起。神经影像学和病理学均证实，脑血管病变是血管性痴呆发生的重要原因。研究表明，65岁以上脑卒中患者中约25%~41%在卒中后3个月内发展为血管性痴呆。脑缺血后的脑部相应区域会处于低氧状态，低氧导致tau蛋白磷酸化、β-淀粉样蛋白积累、血脑屏障功能失调及神经元变性等，从而导致血管性痴呆发生。血管因素在认知功能中发挥重要作用。血管性痴呆的概念也逐渐演变成血管性认知功能障碍，或包括血管性痴呆和与脑血管病变有关的阿尔茨海默病。特别是脑小血管病变正日益受到重视，脑小血管病变是导致包括血管性痴呆在内年龄相关性认知功能障碍的主要原因，微/小血管病变对血管性痴呆的作用已经成为痴呆研究领域的热点（图2-2-1）。

（二）血管性痴呆相关的危险因素

1. 高血压 长期高血压状态会导致细小动脉内膜纤维化及玻璃样变性与大脑皮质弥漫性小动脉硬化，从而引发腔隙性脑梗死、脑萎缩及脑白质损伤，进一步引发深部脑白质疏松变性，最终加速智力衰退、记忆力下降及其他认知功能障碍。长期高血压（>160mmHg/95mmHg）可引起微梗死及微小动脉瘤，使出现认知障碍及卒中的风险增加4倍。Nagai等证实长期高血压状态导致脑白质病变进而引起痴呆。Moll van Charante等通过对3 000例样本进行随访，研究干预各种危险因素对血管性痴呆的影响时发现，针对收缩压治疗能有效降低血管性痴呆患病率，进而表明对于收缩压的治疗能在早期降低血管性痴呆的发病风险。患者舒张压长期处于高血压状态，可引起小动脉缺血后产生玻璃样透明变性，并导致血管内膜纤维组织弹力纤维增加，引起白质发生低灌注损害，而白质病变使远端神经出现营养障碍，导致认知功能障碍。HYVET研究中发现，在年龄>80岁的老年人群中，降压治疗可降低血管性痴呆发生的风险。其他针对老年高血压患者的临床研究如Syst-Eur、PROGRESS、HOPE等均证实降压治疗可有效减少痴呆的发生。SPRINT研究发现对于老年人高血压的干预是安全的，不用担心导致痴呆。Sharp等认为高血压是血管性痴呆的高危因素，控制血压可延缓血管性痴呆的进展。抗高血压药物如钙通道阻滞药乐卡地平与尼群地平、血管紧张素转化酶抑制剂培哚普利与利尿药吲达帕胺的混合制剂以及血管紧张素Ⅱ受体拮抗剂替米沙坦等对血管性痴呆具有明确的疗效。虽然已有证据表明降压可减少痴呆风险，但迄今为止尚没有研究证实高血压与认知功能损害存

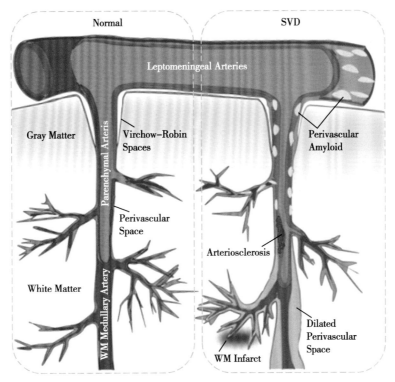

图 2-2-1　正常和 SVD 脑内穿动脉示意图

注：在 SVD 中，与高血压疾病和遗传性非淀粉样或淀粉样血管病变相关的进行性血管改变导致脑实质改变。血管改变的主要后果对白质神经元、少突胶质细胞和 WM 的髓鞘丢失产生影响，导致血管周间距增大、腔隙性梗死和微梗死，很少出现毛细血管微出血。WM 的变化可能是由动脉阻塞引起的缺氧环境引起。WM 变性可能导致腔隙性梗死。

Leptomeningeal Arteries：软脑膜动脉；SVD：小血管疾病；Gray Matter：灰质；White Matter：白质；Parenchymal Arteris：实质性动脉；Medullary Artery：滋养动脉；Virchow-Robin spaces：血管周围间隙；Perivascular Amyloid：血管周围淀粉样蛋白；Perivascular Space：血管周围间隙；Arteriosclerosis：动脉硬化；WM infarct：白质梗死；Dilated Perivascular Space：扩张的血管周围间隙

在直接和必然联系，所以高血压与认知功能是否有必然联系及其作用机制有待进一步研究。

2. 高血脂　高血脂是各种脑血管疾病的独立危险因素，而脑血管疾病直接参与血管性痴呆的病理生理机制，增加罹患血管性痴呆风险。高脂血症中总胆固醇升高、低密度脂蛋白升高和高密度脂蛋白降低等均可增加血管性痴呆发病风险。而降低血脂则可以有效降低血管性痴呆发生率。对缺血性脑卒中患者 3 个月的简易精神状况检查（MMSE）评分与血脂指标进行单因素及多因素分析发现，血清总胆固醇、甘油三酯水平升高可能是影响缺血性脑血管病患者认知功能的危险因素。研究发现脂质促进自由基释放，加强氧化应激对内皮细胞损伤。而血管内皮损伤会加重记忆及氧化应激损伤。所以，高血脂可通过诱导大动脉内皮损

伤及功能损害引发动脉粥样硬化，从而诱发或加重血管性痴呆。高血脂主要是损伤血管造成缺血，引起血流低灌注，从而影响脑的血氧及葡萄糖供应，使大脑结构和功能发生异常，导致认知与行为改变。然而，对脑梗死后血脂水平与认知功能相关性进行研究发现脑梗死后血脂水平与认知功能损害并无明显的相关性。因此，血脂与认知功能的关系尚不能一概而论，但降血脂治疗可以有效降低脑血管疾病的发生，仍需重视。

3. 高血糖　血糖状态与血管病变密切相关，因为低血糖和高血糖状态会引起代谢性应激反应。高胰岛素血症同样是血管病变潜在危险因素。高胰岛素血症经下丘脑－垂体－肾上腺轴引发皮质醇增多症，抑制颗粒细胞再生，损伤海马功能，从而损害认知功能。研究认为高胰岛素血症能够增加

血浆及脑脊液中炎性细胞因子如白介素-1（IL-1）、白介素-6（IL-6）、肿瘤坏死因子（TNF-α）等水平，引起神经元变性。有研究发现2型糖尿病及胰岛素抵抗可增加血管性痴呆的风险，但其具体机制目前尚未明确。糖尿病使颅内小动脉内膜纤维化或微血管玻璃样变性以及大动脉粥样硬化，导致颅内血管管腔变窄，引发脑组织缺血缺氧，从而使脑部神经元发生退行性病变，最终发展成痴呆。研究认为胰岛素抵抗引起脑组织氧代谢失调，导致糖基化产物受体（receptor for advanced glycation end product，RAGE）水平上升，脑血管内皮功能受到损害，引起脑血管粥样硬化，脑血管管腔狭窄，血流灌注降低，进而导致认知功能损害。胰岛素抵抗能促进β-淀粉样蛋白（Aβ）和tau蛋白的代谢，导致脂肪、蛋白质及其他代谢紊乱，最终导致认知功能障碍。Song等研究认为，由Adiponectin（AMP1）基因介导的脂联素减少可能是引起2型糖尿病及胰岛素抵抗，导致血管性痴呆相关认知功能障碍的原因。相比高血糖，异常血糖低下也会引起认知功能受损。研究发现急性或亚急性低血糖发作可引起认知功能减退。同时，2型糖尿病患者由于过于严格的血糖控制而导致的低血糖状态也会导致认知功能损害。

4. 高同型半胱氨酸血症 血浆同型半胱氨酸（homocysteine，Hcy）浓度升高可以直接影响脑的认知功能。叶酸或维生素B_{12}缺乏都会引起血浆同型半胱氨酸的升高，并引起新生儿神经管发育不全以及脑脊髓神经元变性。Ho等研究表明，高同型半胱氨酸在痴呆患者中的检出率明显比对照组高。研究发现同型半胱氨酸浓度>15μmol/L可作为引起血管性痴呆的独立危险因素。血浆中Hcy水平增高是动脉粥样硬化、脑动脉闭塞性疾病等脑血管疾病发生的一种重要危险因素。研究证实Hcy水平升高可引起脑血管结构与功能发生改变。一项前瞻性研究发现血中总Hcy水平升高与12年内痴呆发生相关，表明高Hcy血症在痴呆早期就已经出现。但高Hcy引起中枢神经系统功能紊乱和认知功能障碍的机制尚不十分清楚。研究认为可能与高Hcy能引起脑组织氧化损伤，产生对神经兴奋毒性作用，从而促进细胞凋亡，引起动脉粥样硬化，影响神经传导功能有关。

5. 心血管病 心血管病与脑血管病有很多共同危险因素，心血管病与痴呆尤其是血管性痴呆密切关联，心房颤动、心肌梗死、心瓣膜病等均可导致大脑灌注不足，是血管性痴呆发病的重要潜在危险因素。房颤可引起微栓子、微出血、脑灌注不足，引发血管性痴呆风险远高于正常人群。研究显示，在认知功能障碍患者中，心脏病患病率为56.1%，比正常对照组24.5%显著增高。最近，一项关于37 000例老年患者［平均年龄（60.0±17.9）岁］的前瞻性研究显示，有心房颤动且随访期超过5年的病例，其认知功能减退的发生率更高。研究认为降低心血管病的发病率，血管性痴呆的发病率也随之下降。研究报道心脏疾病与血管性痴呆发生密切相关，提示早期采取干预措施减轻心脏负担可延缓血管性痴呆的发生。

6. 与脑卒中有关的因素 血管性痴呆发病相关脑病变包括双侧脑梗死、脑组织容量缺失、丘脑等关键部位梗死、脑白质病变等。另外，脑萎缩、静止性脑梗死和脑室大小等都影响血管性痴呆发病。其中脑卒中是血管性痴呆最重要的决定因素，两者具有共同的危险因子，如糖尿病、高血脂、高血压、高盐饮食、吸烟和饮酒等。但目前的临床研究仍无法确定痴呆与脑卒中发病危险因子之间的相关性。临床研究显示，脑卒中后是否引发痴呆与卒中的发病类型、病变次数、病变大小、部位、数目及合并糖尿病有显著相关性，但无证据证明和其他因素如性别、年龄等有明确相关性。因此，其确切机制仍有待进一步深入探究。

7. 受教育程度和年龄 研究提示受教育程度高是痴呆的有效保护因素，其原因可能与受教育程度越高，越能保持脑力活动，脑血流量越高，所耗能量和所需氧分越多，防止自由基损伤神经细胞，因而降低认知障碍的发生有关。研究报道，大脑随着年龄增长其体积萎缩及脑白质疏松变性，引起包括记忆等认知功能退化，进而发展为血管性痴呆。因此，年龄是血管性痴呆不可控的危险因素。

8. 吸烟和饮酒 日常生活中烟酒习惯会增加血管性痴呆的发病风险。研究显示，吸烟可通过降低脑血流灌注、损害血脑屏障、促进自由基释放、氧化应激及脑白质变性等多方面引发血管性痴呆。另有研究证实酗酒与血管性痴呆发病有显著相关性，其原因在于酗酒不仅可以引起血管痉挛，还会增加脑出血风险。

9. 易感基因 随着测序技术的不断提高，越来越多的研究着眼于挖掘与血管性痴呆发病相关的基因突变，分析易感基因的结构 – 功能关系，探索血管性痴呆的易感基因。载脂蛋白 E（apolipoprotein E，APOE）在过去二十年中一直是遗传学研究的热点。近期关于 APOE 基因与血管性痴呆的荟萃分析结果显示 APOEε4 等位基因携带者患血管性痴呆的风险是其他基因型的 3 倍。而 APOEε2、ε3 基因型则与血管性痴呆的发病无明显关系。胆固醇调节原件结合蛋白 2（sterol regulatoryelement binding protein-2，SREBP2）是脂质代谢调控的关键核转录因子之一，维持体内血脂动态平衡。一项在韩国人群中开展的研究中，鉴别出 SREBP2 基因的 16 种遗传变异，通过单倍体型研究发现，34995G/T 位点的 G/T 型（OR=1.57）和 G/G 型（OR=0.65）与血管性痴呆的发病具有显著相关性。亚甲基四氢叶酸还原酶（5,10-methylenetetrahydrofo late reductase，MTHFR）作为血浆同型半胱氨酸代谢通路的限速酶，其 677 位点的 C/T 突变可以影响酶热敏感性，导致酶活性降低而使血浆同型半胱氨酸水平增加，因此，MTHFR 基因 677C/T 多态性可能与血管性痴呆发病存在相关性。血管紧张素 I 转化酶（angiotensin I converting enzyme，ACE）的 16 号内含子包含一条由 287 个碱基对组成的 Alu 重复序列存在多态性，根据是否具有该序列可分为插入（I）或缺失（D）两种等位基因，从而构成 II、ID、DD 3 种基因型，其中，ACE 基因 I/D 多态性与血浆中 ACE 浓度及活性相关，且荟萃分析显示 ACE 抑制剂类药物可以降低认知功能障碍及痴呆的发生率，因此 ACE 基因 I/D 多态性可能与血管性痴呆发生发展存在相关性。血管内皮生长因子（vascular endothelial growth factor，VEGF）在中枢神经系统发挥着广泛而重要的作用，包括血管生成、神经元发育、影响血脑屏障通透性等。临床研究发现，脑脊液中较高的 VEGF 水平能延缓海马萎缩和与年龄相关的认知功能下降。VEGF 基因多态性可能通过 VEGF 水平而与血管性痴呆发病存在关联。VEGF 的 3 个多态性位点 –1154G/A、–7C/T 和 13553C/T 组成的 GTC 单倍型，–1154G/A 和 –7C/T 组成的 GT 单倍型以及 –7C/T 和 13553C/T 组成的 T/C 单倍型是血管性痴呆的易感因素。在印度和法国人群中，对氧磷酶 1（paraoxonase 1，PON1）基因的两个多态位点（Q192R 和 L55M）与血管性痴呆高风险相关，但在其他两项关于欧洲人群的研究中没有证实 Q192R 的这些发现。一些与炎症相关的基因也与血管性痴呆相关，如在欧洲人和亚洲人中的两个 TNF-α 多态性（-850C/T），一项在中国台湾人群中开展的研究发现 TNF-α 多态性位点 –1 031T/C 在血管性痴呆人群中出现的比例差异有显著性，单倍型分析表明，–1 031 和 –857 组成的 C/C 型可能是血管性痴呆的易感因素。此外，血管性痴呆和 TNF-β1 之间的联系在两份亚洲报告中提出。最后，在以色列人群中，发现雌激素受体 2 rs4986938 A 等位基因携带者血管性痴呆的发病风险是 G 等位基因携带者的 1.7 倍，在中国汉族人群中 rs944050 G 等位基因是 C 等位基因携带者患病风险的 2 倍。

二、发病机制

1. 炎性机制 高血压、高脂血症、糖尿病以及遗传因素等危险因素可引起血管病变，脑灌注下降，慢性脑低蛋白血症，低灌流可导致脑缺血缺氧，引发炎症，这些危险因素也可直接引发炎症反应。在此期间，各种炎症相关因子如 IL-1、IL-6、IL-18、TNF-α、IFN-γ 和 TGF-β 等均有增加，这些因素可引起脑缺血缺氧，导致炎症反应。炎症相关因子可促进炎症的发展，并加重脑缺血缺氧，引起神经元死亡、白质病变、脑血管病、血脑屏障破坏、细胞氧化应激、胶质细胞损伤和胆碱能系统功能障碍。以上所有变化都可能导致认知功能紊乱，最终导致血管性痴呆。

2. 细胞凋亡 研究表明，在脑组织缺血早期（数分钟乃至数小时）细胞内 Ca^{2+} 超载引起神经元和胶质细胞快速死亡，而在脑组织缺血数天后才导致迟发性神经元损伤，认为其可能是凋亡。细胞凋亡是缺氧缺血过程中神经元损伤的一种形式，其机制在血管性痴呆研究中越来越受到重视。有学者研究发现，缺氧缺血后脑梗死病灶中细胞坏死与细胞凋亡共存，缺血中心区域主要以细胞坏死存在，而细胞凋亡是梗死灶周围缺血半暗带中一种主要细胞死亡方式。大脑海马 CA1 区是海马结构中与学习记忆关系最为密切的功能区，对缺氧缺血很敏感。海马直接参与信息的贮存和处理，海马神经元的存活数量能直接影响到海马对信息的处理和储存。各种研究发现血管性痴呆大鼠海马CA1区神经元凋亡,说明海马区大量神经元凋亡丢失是血管性痴呆发生的可能病理基础。但是目前凋亡的具体发生机制尚未完全阐明,研究表明凋亡细胞内凋亡基因表达可能是直接原因。其中Bcl-2蛋白家族成员起着至关重要作用,编码产物Bcl-2蛋白可抑制细胞凋亡,参与细胞增殖与凋亡动态平衡的调控。Caspases-1可分解成IL-1β,后者参与细胞凋亡、缺血性脑损伤和炎症反应等过程。除IL-1β之外,TNF-α也是凋亡过程的关键因子,因为两者都能活化小胶质细胞从而损伤神经元。Belkhelf等认为,血管疾病和神经炎症可启动细胞程序性坏死途径,引起海马区神经细胞死亡,因而产生认知损害。TNFR1可通过细胞凋亡途径促进细胞死亡。血管性痴呆患者脑内TNF-α和促细胞凋亡蛋白p53增加,共同作用启动神经元凋亡程序导致神经元死亡。

3. 胆碱能系统 中枢胆碱能系统在脑的分布很广,前脑基底部发出的胆碱能纤维支配大脑皮质区域,控制着皮质区域感觉、认知、学习和感情等功能;脑干发出支配丘脑的胆碱能纤维参与唤醒和注意力等功能。早在20世纪70年代初就有学者提出中枢胆碱能突触是学习记忆的结构和生理学基础的假说。随着人们对血管性痴呆机制研究的深入,越来越多的证据表明血管性痴呆患者存在中枢胆碱能系统受损的情况。乙酰胆碱(acetylcholine,Ach)存在于胆碱能神经元囊泡中,是中枢胆碱能系统重要的神经递质,其主要功能是维持意识的清醒,在学习记忆中发挥着重要作用。血管性痴呆胆碱能系统受损机制可能是因缺血、缺氧导致葡萄糖氧化代谢受损,使丙酮酸生成减少,从而使合成乙酰胆碱的原料乙酰辅酶A生成减少,进一步导致Ach合成不足,影响学习记忆。乙酰胆碱代谢受乙酰胆碱酯酶(acetylcho-linesterase,AchE)和胆碱乙酰转移酶(choline acetyltransferase,ChAT)的调节,两者共同作用维持乙酰胆碱的动态平衡。但因Ach性质不稳定,容易被水解,所以除检测Ach水平外,还需检测合成乙酰胆碱的ChAT,间接反映胆碱能情况。研究证实,在脑血管损伤的脊椎动物模型以及血管性痴呆患者中都发现了胆碱能系统损伤。Tanaka等夹闭大鼠双侧颈总动脉造成大鼠大脑长期灌注不足后,发现ChAT活性和乙酰胆碱含量均降低。Wallin等观察到多发梗死性痴呆(multiple infarct dementia,MID)患者脑脊液中乙酰胆碱含量明显降低。亦有研究报道,40%的血管性痴呆患者存在胆碱能神经元缺失,并伴有大脑皮质、海马区、纹状体以及脑脊液中乙酰胆碱含量的明显减少。血管性痴呆患者海马区和颞叶区ChAT活性降低,并有不同程度的AChE和丁酰胆碱酯酶(butyrylcholinesterase,BuChE)活性的升高。KWON等对血管性痴呆大鼠模型使用乙酰胆碱酯酶抑制剂(acetylcholinesterase inhibitor,AChEI)多奈哌齐后,发现大鼠认知功能有所改善,尤其是记忆障碍得以改善。以上研究均表明,大脑缺血缺氧导致脑内海马环路胆碱能通路受损,很可能是血管性痴呆患者重要的发病机制。

4. 突触及突触可塑性改变 突触及突触传递与神经系统的功能关系密切。突触可塑性(synaptic plasticity)是学习记忆的重要生理学基础,指突触连接在形态以及功能上的修饰与神经系统发育、神经系统损伤后修复及学习记忆等相关。其包括形态结构的可塑性和传递效能的可塑性。突触形态结构的可塑性是学习记忆的神经生物学基础。突触传递效能的可塑性由大脑皮质、海马、小脑以及边缘系统等部位长时程增强(long-term potentiation,LTP)和长时程抑制(long-term depression,LTD)来表现。突触传递效能可塑性参数可通过细胞内外电活动变化来反映。血管性痴呆早期缺血缺氧可诱发突触可塑性改变,影响神经系统发育、神经系统损伤后修复及学习记忆等。研究对比痴呆和血管性痴呆的亚型宾斯旺格病(Binswanger disease)后发现,血管性痴呆的突触蛋白减少。通过血管性痴呆大鼠模型发现,与正常对照组相比,血管性痴呆组大鼠LTP增长,突触可塑性发生改变。

5. 氧化应激 当细胞内氧化还原稳态被破坏,就会出现"氧化应激",即线粒体蛋白质功能障碍而产生大量自由基,直接氧化和损伤DNA、蛋白质和脂类。同时自由基还可作为功能性分子信号,激活细胞内多种应激敏感信号通路,进而造成组织损伤。研究发现动物在脑缺血再灌注时脑组织内产生大量的氧自由基,发生脂质过氧化反应,产生大量的过氧化产物如脂质过氧化(lipid peroxidation,LPO)、丙二醛(malondialdehyde,

MDA）等，同时出现超氧化物歧化酶（super oxide dimutese，SOD）明显降低。MDA作为体内自然生成的脂质分解的过氧化物，在体内的含量能够反映组织细胞损伤的程度，是氧化应激的标志物。MDA在体外影响线粒体呼吸链复合物及线粒体内关键酶活性，在细胞内与蛋白质和核酸交联，使DNA发生突变，影响转录和复制，从而导致蛋白质合成能力下降。SOD酶能够催化超氧化物通过歧化反应转化为氧气和过氧化氢，是体内清除自由基的关键酶，能够保护暴露在氧气中的细胞。SOD主要通过减轻缺血后脑血管及血脑屏障通透性，降低脑组织水和盐的含量发挥对脑缺血后脑组织的保护作用。一氧化氮（NO）是一种新的自由基以及神经递质，经一氧化氮合成酶（nitric oxide synthase，NOS）催化而合成，具有广泛的生物效应。NO对脑缺血具有"双刃剑"作用：一方面，通过扩张脑血管、抑制血小板聚集以及白细胞黏附，增强侧支循环和防止微血管栓塞而改善脑血流；另一方面，NO作为一种神经毒性分子，在缺血性脑损伤时对脑组织产生有害的影响，可能会导致神经元缺血性坏死。目前研究发现，氧化应激很可能参与了2种主要痴呆类型的发病，即阿尔茨海默病和血管性痴呆。血管性痴呆患者体内出现了高水平的丙二醛（脂质过氧化标志），甚至高于阿尔茨海默病患者。Gackowski等也发现血管性痴呆病理过程中有氧化应激作用参与，脱氧鸟苷受到了羟自由基攻击，导致DNA氧化损伤。轻度认知功能障碍（mild cognitive impairment，MCI）、阿尔茨海默病和血管性痴呆患者体内均出现了高水平的氧化应激标志物和低水平的抗氧化应激分子，表明血管性痴呆患者的抗氧化能力有所下降。

6. 氨基酸神经递质毒性　中枢神经系统中作为神经递质的两种游离氨基酸（兴奋性和抑制性氨基酸）通过与各自受体之间相互作用维持正常人体生理性神经活动。兴奋毒性是指由于兴奋性氨基酸（excitatory amino acids，EAAs）受体激活而引起的神经元细胞死亡。EAAs主要包括谷氨酸、天冬氨酸、N-甲基-D-天冬氨酸、红藻氨酸和喹啉酸，其中谷氨酸是最主要的兴奋性氨基酸。EAAs受体分为N-甲基-D-天冬氨酸（N-methyl-D-aspartic acid，NMDA）型受体（NMDA receptor，NMDAR）和非NMDA型受体。其中NMDAR在长时程增强中起重要作用。当发生缺血、缺氧等脑部损伤时，兴奋性神经递质过量释放，EAAs受体激活，因其以谷氨酸为主，所以谷氨酸释放最多，大量谷氨酸堆积于突触间隙内，作用于突触后膜的NMDA受体，突触后神经元处于持续去极化状态，大量钙离子内流，介导细胞内一系列依赖钙离子的生化反应，引起突触间信息传递障碍，导致学习能力受损。抑制性氨基酸中的γ-氨基丁酸是哺乳动物中枢神经系统中最重要的神经传递物质之一，是一种非蛋白质组成的天然氨基酸，约50%的中枢神经突触部位以γ-氨基丁酸为递质，在人体大脑皮质、海马、丘脑、基底神经节和小脑中起重要作用，并对机体多种功能具有调节作用。研究表明，γ-氨基丁酸在中枢神经系统参与脑海马组织缺血/再灌注所导致迟发性神经元损伤中发挥作用。

7. tau蛋白、Aβ淀粉样蛋白及神经纤维蛋白SMI31　Tau蛋白是一种脑组织神经元骨架蛋白，其过度磷酸化可形成神经元细胞内纤维缠结，引起神经元退化与丢失。正常生理状态下，神经元轴突中tau蛋白磷酸化水平相当低。研究发现，老年患者脑缺血损伤可影响tau蛋白磷酸化，过度磷酸化tau蛋白会形成神经原纤维缠结，阻止轴质流动和神经元的交联，导致神经元退行性病变与丢失。研究分析了中国阿尔茨海默病和血管性痴呆患者脑脊液中tau蛋白的差异，结果显示阿尔茨海默病和血管性痴呆患者脑脊液均含有一定数量的tau蛋白。另外，血管性痴呆患者的大脑中存在β-淀粉样蛋白（β-amyloid，Aβ）沉积，主要是有神经毒性的β-淀粉样蛋白42（Aβ$_{42}$），导致细胞膜磷脂发生超氧化，从而引起细胞损伤和死亡。大脑缺血缺氧时β分泌酶（β-secretase，BACE）和γ分泌酶（γ-secretase）表达增加，促使β-前体蛋白（β-amyloid precursor protein，APP）形成Aβ片段，而过量的Aβ产生和聚集对缺血性神经元细胞产生毒性作用。Bulbarelli等发现低氧诱导可使大鼠的大脑毛细血管内皮细胞BACE1表达上调，Aβ明显增多，提示缺血性事件可能导致Aβ$_{42}$沉积。研究发现，tau蛋白参与了Aβ纤维沉淀引起突触变性过程。研究表明，Aβ诱导激活周期蛋白依赖性激酶-5（Cyclin-dependent kinase-5，CDK-5）途径导致tau蛋白磷酸化。由此说明，Aβ与tau蛋白相互作用、相互影响，最终导致神经元凋亡。因此，Aβ 和 tau 蛋白相互影响并参与缺血后海马神经元的损伤过程，从而在血管性痴呆发生和发展过程中发挥重要作用。但是，关于二者之间的相互作用机制，尚有待进一步探讨。除此以外，研究表明，选择性区域内锥体细胞萎缩与血管性痴呆执行功能相关，血管性痴呆神经纤维蛋白 SMI3 比脑血管病后无血管性痴呆患者表达增加。

8. Ca^{2+}、CaM、CaMPKⅡ 神经细胞内游离 Ca^{2+} 能通过影响 LTP 从而影响学习与记忆功能神经细胞内钙调蛋白（calmodulin, CaM）、依赖钙调蛋白的蛋白激酶Ⅱ（calmodulin dependent protein kinaseⅡ, CaMPKⅡ）的作用被认为是海马结构学习记忆形成和存储分子机制之一。Ca^{2+} 作为细胞内第二信使，能够与 CaM 结合成 Ca^{2+}-CaM 复合物，从而激活 CaMPKⅡ。CaMPKⅡ 平时处于非活化状态，当细胞受到外界刺激后，Ca^{2+}-CaM 复合物与 CaMPKⅡ 自身抑制区域结合，酶的构象发生改变而发生活化，被激活后的 CaMPKⅡ 能引起自身磷酸化，促使细胞内 Ca^{2+} 水平恢复到基础状态，其自身磷酸化可使 CaMPKⅡ 维持其催化活性。海马神经元内 Ca^{2+}、CaM、CaMPKⅡ 与学习、记忆的关系已有较确切报道。目前大量研究发现 Ca^{2+}、CaM、CaMPKⅡ 参与了血管性痴呆损伤机制。大脑急性缺血后产生大量氧自由基，会改变离子通道的环境，使细胞膜对 Ca^{2+} 的通透性增加，导致细胞内 Ca^{2+} 的浓度升高，加重对脑细胞的损害。血管性痴呆患者中，CaMPKⅡ 被异常激活，导致神经元损害出现认知功能障碍。研究发现血管性痴呆小鼠海马神经细胞静息态 $[Ca^{2+}]i$ 升高，海马神经细胞内 CaM、CaMPKⅡ mRNA 表达水平下降，其结果使 CaM 和 CaMPKⅡ 生成减少，这些信号转导分子的异常导致了学习和记忆功能障碍。研究表明，在 APP/PS1 转基因小鼠阿尔茨海默病和血管性痴呆模型中海马 CA1~CA3 区出现 Ca^{2+}、CaM 增加，CaMPKⅡ 的磷酸化产物下降。

9. 遗传机制 目前已经发现的与血管性痴呆相关的风险基因有：①载脂蛋白 Eε4（apolipoprotein Eε4, APOEε4）基因：APOEε4 基因是目前较为明确的血管性痴呆致病基因。研究表明，APOE 是阿尔茨海默病的易感基因，此后又发现血管性痴呆患者中也有与阿尔茨海默病相似的 APOEε4 增多

的情况，表明 APOEε4 基因很可能是血管性痴呆风险基因。APOEε4 通过血管因素与血管性痴呆相关联，因此 APOEε4 和脑血管疾病可能对认知衰退具有协同作用。②NOTCH3 基因：NOTCH3 基因定位于染色体 19q12 上，最初认为 NOTCH3 基因与伴皮质下梗死和白质脑病的常染色体显性遗传性脑动脉病（cerebral autosomal dominant arteriopathy with subcortical infarcts and leukoencephalopathy, CADASIL）相关。NOTCH3 的胞外含有一个半胱氨酸残基的表皮生长因子（epidermal growth factor, EGF）样重复区，绝大多数伴皮质下梗死和白质脑病的常染色体显性遗传性脑动脉病患者在这一重复区内存在点突变。伴皮质下梗死和白质脑病的常染色体显性遗传性脑动脉病是血管性痴呆发病病因之一，因此 NOTCH3 基因突变与血管性痴呆发病高度相关。③HTRA1 基因：HTRA1 基因定位于 10q25.3~q26.2，编码丝氨酸蛋白酶 1，通过 TGF-β 家族成员抑制细胞信号表达。HTRA1 纯合等位基因突变可导致伴皮质下梗死和白质脑病的常染色体隐性遗传性脑动脉病（cerebral autosomal recessive arteriopathy with subcortical infarcts and leukoencephalopathy, CARASIL）。CARASIL 相对 CADASIL 少见，目前仅约 50 例病例报告，但也是血管性痴呆的病因之一，其主要临床表现包括早发性腔隙性卒中、进行性认知缺陷、步态不稳、秃顶以及腰背痛。④CTSA 基因：CTSA 基因定位于 20q13.12 位点上，全长 1 145kb，由全外显子测序以及单倍体分析发现 CTSA 基因突变，可以导致伴卒中和白质脑病的组织蛋白酶 A 相关性动脉病（cathepsin A-related arteriopathy with strokes and leukoencephalopathy, CARASAL），CARASAL 是近几年报道的一种疾病，临床表现也可出现认知功能逐渐下降。⑤TREX1 基因：定位于 3p21.1~p21.3，该基因突变（多数为框移突变）引起视网膜血管病伴脑白质营养不良（retinal vasculopathy with cerebralleukodystrophy, RVCL）。主要的发病机制是由于 TREX1 基因突变导致 3-PRIME 修复核酸外切酶 1 的蛋白 C 末端部分缺失，从而阻止了内质网耦联复合物中蛋白之间的相互作用，导致机体不能对氧化应激状态下损害的 DNA 进行修复所致。由于缺乏足够正常的 3-PRIME 修复核酸外切酶 1 参与形成 SET 复杂物，从而导致颗粒酶

A 介导的细胞凋亡过程出现故障。*TREX1* 基因突变呈常染色体显性遗传,其突变与血管性痴呆密切相关。⑥*COL4A1* 基因:位于 13q34,其突变多集中在外显子 24~49,因为这些区域编码 a 链蛋白胶原区域序列,造成维持 Ⅳ 型胶原三螺旋结构稳定的保守甘氨酸残基异常,使 Gly-X-Y 重复区域发生变化,从而导致结构异常的螺旋三聚体在细胞内堆积和在细胞外无法形成正常的片状网络结构,最终导致脑、眼、肾脏等多个组织器官的基底膜结构发生改变,即 Ⅳ 型胶原 α 链相关性血管病(type Ⅳ collagen α1 related disorders, COL4A1),呈常染色体显性遗传,临床表现包括认知功能障碍,因此 *COL4A1* 基因突变是血管性痴呆的病因之一。⑦*GLA* 基因:位于 Xq22 上,该基因编码蛋白为 α-半乳糖苷酶,其功能是从神经酰胺三己糖苷末端分离半乳糖,该基因突变可引起 Fabry 病,呈性染色体隐性遗传。主要特点是发作性的肢体疼痛和皮肤血管角质瘤,在疾病的后期累及脑血管,可引起认知功能障碍。⑧*APP* 基因:位于 21 号染色体,编码 APP 蛋白,*APP* 基因突变,可导致 Aβ 错误折叠,$Aβ_{42}/Aβ_{40}$ 比例失衡,淀粉样物质沉积于脑实质,引起遗传性脑出血伴淀粉样变(hereditary cerebral hemorrhage with amyloidosis, HCHWA),是脑淀粉样血管性常染色体显性亚型,常表现为脑出血、痴呆、癫痫及反复卒中。此外,还有亚甲基四氢叶酸还原酶(methylene tetrahydrofolate reductase, *MTHFR*)基因 C677T 突变、对氧磷酶 1(paraoxonase 1, *PON 1*)基因 L55M 突变、血管紧张素 Ⅰ 转化酶(Angiotensin Ⅰ converting enzyme, *ACE*)基因、血管内皮生长因子(vascular endothelial growth factor, *VEGF*)基因的多态性、脾酪氨酸激酶(spleen tyrosine kinase, *Syk*)、PHLDB2(pleckstrin homology like domain beta 2)等与血管性痴呆可能相关。

第二节　临床表现与分型

一、血管性认知障碍概念的演变

1672 年 Thomas Willis 首次描述了卒中患者表现为认知损害。1899 年,人们发现大多数痴呆患者都存在动脉硬化,因此,提出"动脉硬化性痴呆",是不同于阿尔茨海默病的另一种类型。由于医学影像学的发展,发现多发性脑梗死患者可以出现痴呆样表现,1974 年 Hachinski 提出了多发梗死性痴呆(multiple infarct dementia, MID)。1985 年 Loeb 在总结前人经验的基础上提出了概念更广的血管性痴呆(vascular dementia, VaD)。1995 年 Bowler 和 Hachinski 首次提出了血管性认知障碍(vascular cognitive impairment, VCI)的概念,定义为脑血管病变引起的认知功能障碍,包含从血管性轻度认知障碍(vascular mild cognitive impairment, VaMCI)到血管性痴呆的所有形式的认知损害,有不同的病理谱和不同的认知损害谱。血管性认知障碍可单独发生,也可与阿尔茨海默病(Alzheimer disease, AD)伴发。血管性认知障碍概念中的"血管性"不仅指急性脑梗死和脑出血,也包含各种类型的慢性脑血管病和亚临床的脑血管病变。血管性认知障碍这一概念的提出丰富了血管相关的认知损害的内涵,有助于早期发现血管性认知损害,对于认知障碍的防治具有重要价值。

因此,将血管性认知障碍定义为:脑血管病变及其危险因素导致的临床卒中或亚临床血管性脑损伤,引起至少一个认知领域受损的临床综合征,涵盖了从轻度认知障碍到痴呆的不同程度的认知障碍。

二、血管性认知障碍的分类

血管性认知障碍具有高度异质性,不是单一疾病实体,而是多种病因引起脑血管性损害,导致认知功能较前下降。由于血管性认知障碍病因复杂,临床表现多样,且尚无统一的临床分型,多种分类方法之间相互交叉重叠:

1. 按认知障碍程度分类　分为血管性轻度认知障碍(VaMCI),也叫非痴呆性血管性认知障碍(vascular cognitive impairment no dementia, VCIND)和血管性痴呆(VaD)。①血管性轻度认知障碍是指由血管性原因引起的,或与血管性原因有关的轻度认知障碍,患者认知功能较前轻度下降,但是未达到痴呆的程度,尚未引起日常生活能力减退。②血管性痴呆是指脑血管病变导致认知功能较前明显下降,并引起日常生活能力减退,即达到痴呆的程度,是血管性认知障碍的严重阶段。

2. 按脑组织病理改变分类　分为①多发梗死性血管性认知障碍;②重要部位(或关键部位)梗

死性血管性认知障碍,例如丘脑梗死;③出血性痴呆,如丘脑出血;④脑白质损伤性血管性认知障碍;⑤出血、梗死、脑白质病变共存的混合性血管性认知障碍;⑥微出血性及微梗死性血管性认知障碍;⑦伴有神经变性改变的混合性血管性认知障碍。

3. 按发病机制分类 分为①脑梗死性血管性认知障碍;②出血性血管性认知障碍;③低灌注血管性认知障碍;④皮质下动脉硬化性脑病;⑤脑白质病变;⑥脑淀粉样血管病(可伴出血);⑦其他类型,如伴皮质下梗死和白质脑病的常染色体显性遗传性脑动脉病(常染色体显性遗传病合并皮质下梗死和白质脑病);血管炎性血管性认知障碍等。

4. 按有无卒中病史区分类 分为显性脑血管病所致血管性认知障碍(即卒中后认知障碍,患者有明确卒中病史)、隐性脑血管病所致血管性认知障碍(无明显卒中病史,但是影像学上有明确的血管性损伤,如 Binswanger 病)。

2011 年中国血管性认知障碍诊治指南提出了血管性认知障碍的病因分类,主要根据血管性认知障碍的病因和血管性脑损伤病理机制进行分类,包括危险因素相关性血管性认知障碍、缺血性血管性认知障碍、出血性血管性认知障碍、其他脑血管病性血管性认知障碍和脑血管病合并阿尔茨海默病等(表 2-2-1)。

三、血管性认知障碍的临床表现

血管性认知障碍是仅次于阿尔茨海默病的认知障碍的第二位原因,是由于显性和 / 或隐性脑血管疾病引起的认知功能减退。由于脑血管病的复杂性,血管性认知障碍亦表现出广泛的异质性。可由单次脑卒中事件引起急性认知功能减退(卒中后认知障碍);也可无明确脑血管病史,认知障碍缓慢起病;也可由于反复多次脑血管病引起认知障碍阶梯式加重。部分患者在血管事件发生前已存在认知障碍,而血管事件使认知障碍明显加重。

血管性认知障碍主要表现为在血管病危险因素和 / 或急慢性脑血管病临床表现的基础上,出现认知功能下降,可以从轻度认知功能下降到严重认知功能障碍(痴呆)不等。认知功能较以往下降是其核心症状,也是诊断血管性认知障碍的基础。除了认知功能下降之外,血管性认知障碍患者常伴有多种精神行为症状,包括情感障碍(焦虑、抑郁

等)、精神病性症状(幻觉、妄想、错觉等)、异常行为(易激惹、激越 / 攻击、夜间行为、刻板行为、进食紊乱、性欲亢进、脱抑制)等。认知功能障碍和精神行为异常可导致日常生活能力减退,患者常首先表现为工具性生活能力减退,比如购物、乘车、做家务、处理财务等存在困难。进一步发展,可出现基本生活能力减退,如吃饭、穿衣、洗漱、如厕等存在困难。因此,血管性认知障碍的症状可归纳为三大类:认知功能障碍(cognitive impairment)、精神行为症状(behavioral and psychological symptoms of dementia, BPSD)和日常生活能力减退(activity of daily living decline)。取三类症状英文单词的首字母,将血管性认知障碍的临床表现简称"ABC"症状。

与阿尔茨海默病相比,血管性认知障碍的认知功能损害具有很大异质性,高度依赖于血管源性病理改变影响的部位和范围。由于血管性认知障碍患者常存在皮质下血管性病理改变,可以影响额叶 - 纹状体环路,所以大多数血管性认知障碍患者突出表现为注意缺陷、信息处理速度减慢和执行功能障碍,而记忆力常相对保存。随着脑卒中的复发,认知功能障碍呈阶梯性恶化,也可能随脑血管病的改善,认知功能障碍有一定恢复,从而表现出认知损害的波动性。

认知损害的特点与损害的认知域、病变部位和大小密切相关,大的病变常常可以导致认知损害,而单个小病变常不一定造成明显的认知功能损害,而很可能是多个小病变的累积效应,除非单个小病变累及了与认知功能相关的脑的关键区域。因此,血管性认知障碍的认知损害常呈阶梯式加重,并有斑片状认知损害的特点。

血管性认知障碍患者的精神和行为异常则以抑郁、精神病性症状、激越和淡漠为常见表现。日常生活和社会功能损害除了与认知功能损害有关外,也要考虑与脑卒中本身引起的肢体或语言等功能障碍有关。

除了认知障碍之外,血管性认知障碍患者常有脑血管病史,急性起病,阶梯式加重,执行功能障碍表现比较突出。患者思维反应迟缓,做事缺乏顺序,不能完成以前熟悉的工作,常伴有明确的脑部局灶体征、锥体束征、假性延髓麻痹、锥体外系征、情感障碍、尿失禁等。

表 2-2-1 VCI 的病因分类（2011 年中国血管性认知障碍诊治指南）

1. 危险因素相关性 VCI
（1）有长期血管危险因素（如高血压、糖尿病等）
（2）无明确的卒中病史
（3）影像学无明显的血管病灶（关键部位无血管病灶，非关键部位 >1cm 的血管病灶≤3 个）

2. 缺血性 VCI
（1）大血管性
1）明确的脑卒中病史；
2）认知障碍相对急性发病，或呈阶梯样进展；
3）认知障碍与卒中有明确的因果及时间关系；
4）影像学显示大脑皮质或皮质下病灶（直径 >1.5cm）。
（2）小血管性
1）有或无明确卒中病史；
2）认知障碍相对缓慢发病；
3）影像学显示有多发腔隙性脑梗死或广泛脑白质病变，或两者并存。
（3）低灌注性
1）有导致脑低灌注的病因，如心脏停搏、急性心肌梗死、降压药物过量、失血性休克、脑动脉狭窄等；
2）认知障碍与低灌注事件之间有明确的因果及时间关系。

3. 出血性 VCI
（1）明确的脑出血病史（包括脑实质出血、蛛网膜下腔出血、硬膜下血肿等）；
（2）认知障碍与脑出血之间有明确的因果及时间关系；
（3）急性期影像学可见相应的出血证据。

4. 其他脑血管病性 VCI
（1）除上述以外的脑血管病变，如脑静脉窦血栓形成、脑动静脉畸形等；
（2）认知障碍与血管病变之间有明确的因果及时间关系；
（3）影像学显示有相应的病灶。

5. 脑血管病合并 AD
（1）脑血管病伴 AD
1）首先有脑血管病病史，发病后一段时间内逐渐出现以情景记忆为核心的认知障碍，这种记忆障碍不符合脑血管病导致
记忆障碍的特征；
2）影像学有脑血管病的证据，同时存在海马和内侧颞叶萎缩；
3）高龄患者，有 AD 家族史支持诊断；
4）脑脊液总 Tau 蛋白和异常磷酸化 Tau 蛋白增高，$A\beta_{42}$ 降低支持诊断。
（2）AD 伴脑血管病
1）临床符合 AD 特征，首先隐匿起病，慢性进展，以情景记忆为核心的认知障碍；病程中发生脑血管病，可使已存在的认
知障碍加重；
2）影像学有海马和内侧颞叶萎缩，同时有本次脑血管病的证据；
3）高龄患者，有 AD 家族史支持诊断；
4）脑脊液总 Tau 蛋白和异常磷酸化 Tau 蛋白增高，$A\beta_{42}$ 降低支持诊断。

影像学上，血管性认知障碍患者可见与临床表现相关的急、慢性脑血管病灶，如脑梗死、脑出血、中风囊、侧脑室周围脑白质的脱髓鞘、局限性的脑萎缩或脑室扩大等。

因此，血管性认知障碍具有以下特点：①大多数患者急性起病，或阶梯式加重；少部分患者缓慢起病，进行性加重；②大多数患者有脑血管病的危险因素，如高血压、糖尿病、高脂血症、肥胖、吸烟等；③执行功能障碍和注意缺陷比较突出，而记忆减退早期不一定明显；④抑郁、淡漠比较明显，而妄想、幻觉比较少见；⑤早期出现锥体束征、延髓麻痹、锥体外系征、尿失禁、情感淡漠；⑥头颅 MRI 有明确的脑血管病损害证据，可以解释患者的认知障碍。

四、不同类型血管性认知障碍的临床特点

由于引起血管性认知障碍的病因和发病机制不同,所以,不同类型的血管性认知障碍患者表现各有特点:

1. 关键部位梗死性痴呆 绝大多数为急性起病的认知功能障碍,依据梗死的部位和大小不同,其认知障碍表现不同,主要表现为局灶性认知功能缺损(表2-2-2)。

表2-2-2 不同部位梗死认知功能损害特点

梗死部位	认知障碍特点
丘脑	记忆减退
额叶	淡漠、反应迟钝、执行功能障碍,语言表达障碍
颞叶内侧	海马型遗忘、命名障碍
角回	失读
顶叶	失用、失认、视空间功能障碍
枕叶	视空间功能障碍

2. 多发脑梗死性痴呆 由于反复多次皮质及/或皮质下梗死引起的痴呆,其认知功能障碍常急性起病,阶梯式加重,与脑梗死反复发作相关。

3. 皮质下缺血性血管性痴呆(subcortical ischemic VaD,SIVaD) 是血管性认知障碍最常见的类型,主要由脑小血管疾病引起多发性腔隙性脑梗死和广泛融合的脑白质高信号。由于病灶主要位于皮质下,容易影响额叶皮质下白质纤维,故缺血性血管性痴呆常缓慢起病,进行性加重,以执行功能障碍为主,反应迟钝,思维迟缓,工作能力下降,常伴有双下肢无力,沉重,小碎步等,容易出现尿失禁。

4. 卒中后认知障碍(post-stroke cognitive impairment,PSCI) 是指"卒中这一临床事件后6个月内出现达到认知障碍诊断标准的一系列综合征",主要强调卒中与认知障碍的时间关系。按照认知障碍的严重程度,分为卒中后痴呆(post-stroke dementia,PSD)和卒中后轻度认知功能障碍(post-stroke MCI)。一般PSD发生在卒中后3个月内,称为早发性卒中后痴呆(early-onset post-stroke dementia);少部分患者认知障碍于卒中后3~6月缓慢发生,称为晚发性卒中后痴呆(delayed-onset post-stroke dementia)。卒中事件是诊断PSD的前提条件,以缺血性卒中最为常见,也包括出血性卒中。

第三节 检验与辅助检查

一、神经心理学评估

对所有痴呆的患者均应进行全面的认知功能评估,了解患者的认知状态和特征,这对痴呆的诊断和病因分析有重要作用。由于病变损伤前额皮质到基底神经节的联络纤维以及相应的丘脑皮质联络纤维,血管性痴呆的认知障碍特征以注意力、信息处理和执行功能受损为突出表现。

1. 认知功能

(1)筛查量表:用于认知功能的筛查,具有耗时少、简便易行的特点,主要包括简易精神状况检查(minimum mental state examination,MMSE)量表、蒙特利尔认知评估(Montreal cognitive assessment,MoCA)量表。MoCA量表比MMSE量表更能识别轻微的认知功能障碍,对于识别血管性认知障碍也优于MMSE。血管性痴呆评估量表(vascular dementia assessment scale-cog,VaDAS-cog)是基于阿尔茨海默病评定量表(ADAS-Cog)建立,主要用于轻中度血管性痴呆疗效的研究。

(2)各认知领域评价量表:

1)记忆:Rey听觉词语学习测验、California词语学习测验及韦氏记忆量表逻辑记忆分测验等。

2)注意力/执行功能:语义分类流畅性测验、数字符号测验、数字广度测验、连线测验及Stroop色词测验等。相较于阿尔茨海默病,血管性痴呆、额颞叶痴呆、路易体痴呆等额叶和皮质下性痴呆更容易造成执行功能损害。

3)视空间结构功能:韦氏智力量表积木测验、画钟测验、临摹交叉五边形或立方体及Rey复杂图形测验等。

4)语言:词语流畅性测验、Boston命名测验及汉语失语成套测验等。

2. 精神行为症状

(1)情绪:汉密尔顿抑郁量表、汉密尔顿焦虑量表。

(2)淡漠:改良淡漠量表。

(3)精神行为:神经精神症状问卷。

3. 日常生活能力和社会功能

(1)日常生活能力:日常生活能力量表,评价基

本的日常生活能力和复杂的工具性日常生活能力。

（2）社会功能：社会功能调查表。

4. 鉴别量表 Hachinski 缺血量表用于和阿尔茨海默病（Alzheimer disease, AD）鉴别。由 Hachinski 于 1976 年编制，由 13 个项目组成，满分 18 分，总分≥7 分为血管性痴呆，总分≤4 分为阿尔茨海默病，二者之间为混合型。

二、实验室检查

实验室检查可帮助寻找血管性痴呆的危险因素、并排除其他导致认知障碍的原因，有助于血管性痴呆的病因诊断和鉴别诊断。

1. 血液检测

（1）寻找血管性痴呆的危险因素：检测血糖、血脂、血同型半胱氨酸、凝血功能及抗心磷脂抗体等。

（2）排除其他导致认知功能障碍的原因：检测全血细胞计数、肝肾功能、甲状腺功能、甲状旁腺功能、电解质、血糖、叶酸、维生素 B_{12}、同型半胱氨酸、红细胞沉降率、HIV、梅毒螺旋体抗体、重金属、药物或毒物检测、肿瘤标志物、副肿瘤抗体、免疫全套等。

2. 脑脊液（cerebrospinal fluid, CSF）检测 当怀疑神经变性疾病阿尔茨海默病或需与阿尔茨海默病鉴别时，可检测 CSF 中总 tau（total tau, T-tau）、过度磷酸化 tau（phosphrelated tau, P-tau）和 β 淀粉样蛋白（βamyloid, Aβ）42 的水平。阿尔茨海默病患者中 CSF T-tau 含量显著增加，但与其他神经退行性疾病如额颞叶痴呆（frontotempora1dementia, FTD）或血管性痴呆相比时，其特异度只有 50%~60%。

相比于 T-tau，P-tau 的升高更能反映阿尔茨海默病的病理生理改变。P-tau181 可以用来鉴别阿尔茨海默病与额颞叶痴呆、路易体痴呆（dementia with Lewy bodies, DLB）、血管性痴呆和抑郁等。散发性阿尔茨海默病患者 $Aβ_{42}$ 水平明显下降。当用脑脊液 $Aβ_{42}$ 鉴别阿尔茨海默病和非阿尔茨海默病痴呆时，其平均特异度为 75%，灵敏度 63%。

三、神经影像学检查

神经影像学对提供血管性痴呆的病变证据、对血管性痴呆进行分型诊断及与其他原因导致的认知障碍进行鉴别发挥了重要作用。

1. 结构影像学 对首次就诊的患者均应进行脑结构影像检查，首选头部 MRI，序列包括 T_1WI、T_2WI、磁共振弥散加权成像（diffusion weighted imaging, DWI）、FLAIR、海马相和磁敏感加权成像（susceptibility weighted imaging, SWI）。没有条件做 MRI 时，应对患者进行头部 CT 检查，排除脑内其他潜在的病变。头部 CT 对腔隙性脑梗死及白质病变不如 MRI 敏感。

（1）提供支持血管性痴呆病变的影像学证据：依据血管性痴呆的 NINDS-AIREN 诊断标准，通过影像学特点诊断血管性痴呆的可靠性为 40%~60%（Ⅰ级证据）。MRI 皮质及皮质下大梗死灶的影像学特征为：大面积梗死、多灶性梗死、关键部位梗死等（图 2-2-2）；MRI 脑小血管病变的影像学特征包括脑白质高信号、腔隙、血管周围间隙扩大、微出血等（图 2-2-3），对于脑白质病变的患者建议用半定量的 Fazekas 量表对脑白质高信号的程度进行评价（图 2-2-4）。研究报道认知功能损伤和步

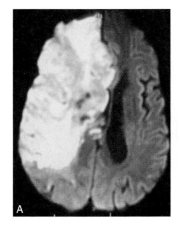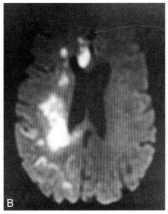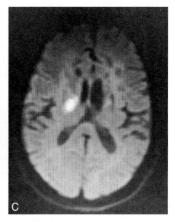

图 2-2-2 MRI 皮质及皮质下大梗塞灶的影像学特征

注：A：DWI 示右侧大脑半球大面积梗死；B：DWI 示右侧大脑皮质下多灶性梗死；C：DWI 示右侧基底节梗死

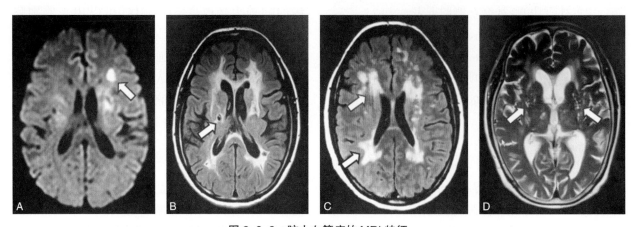

图 2-2-3 脑小血管病的 MRI 特征

注：A：DWI 示急性腔隙性脑梗死；B：FLAIR 上所示腔隙；C：FLAIR 示脑白质高信号；D：T₂加权成像示血管周围间隙

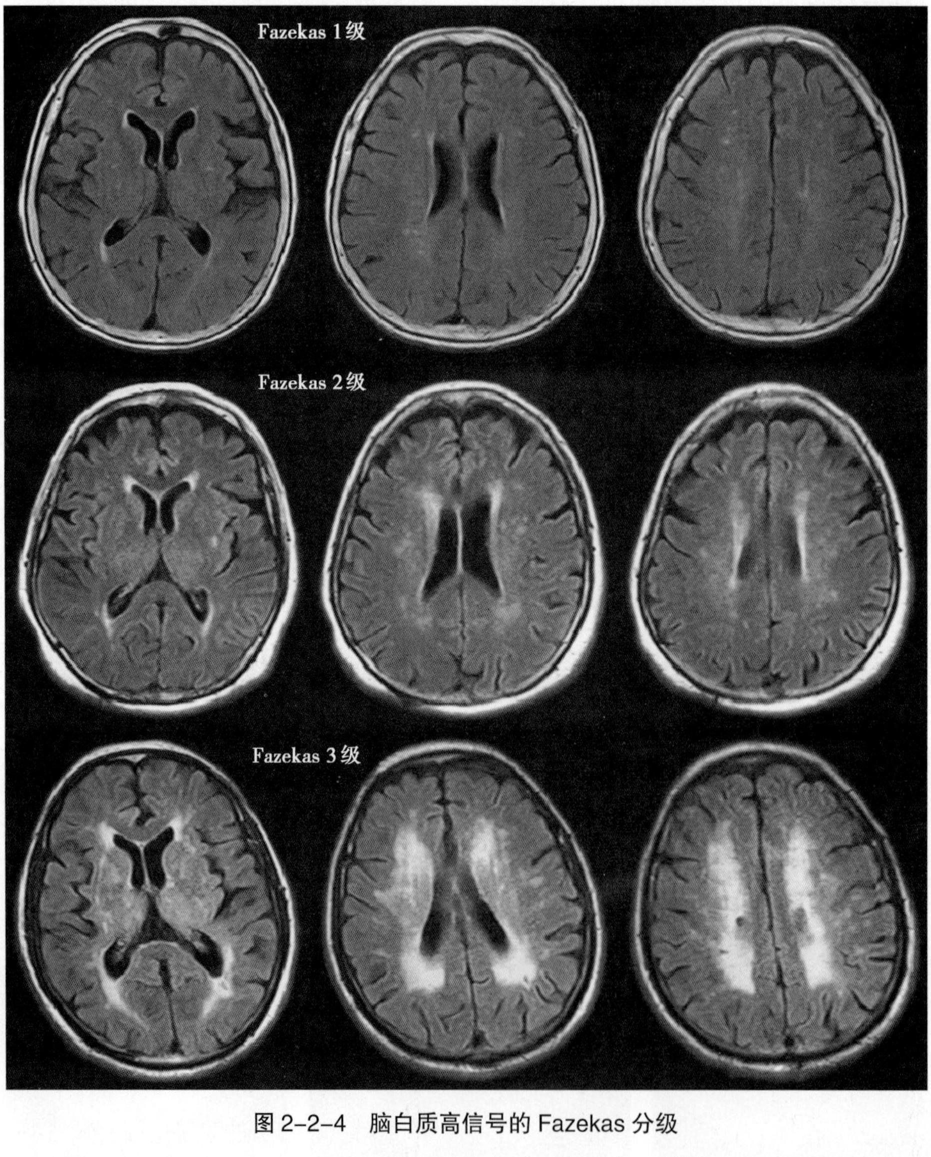

图 2-2-4 脑白质高信号的 Fazekas 分级

态障碍与脑白质病变严重程度相关,在65岁以上无残疾的人群中,严重融合性脑白质病变的患者在3年期间进展为残疾的发生率较高,白质病变是认知功能障碍出现的强烈预测因子。

（2）有助于对血管性痴呆进行分型诊断:血管危险因素相关性血管性痴呆患者脑内一般无明显的病灶;对于缺血性血管性痴呆,小血管病变可见多发腔隙性脑梗死及脑白质病变,大血管病变可见责任病灶。一些特征性血管病变影像,有助于提高对血管性痴呆识别率。如伴皮质下梗死和白质脑病的常染色体显性遗传性脑动脉病(cerebral autosomal dominant arteriopathy with sub-cortical infarcts and leukoencephalopathy, CADASIL),典型的MRI表现是在颞极、U型纤维的顶部、外囊、岛叶区域T$_2$加权像上高信号,而在基底节、内囊、丘脑、脑桥区域多发局灶点状出血(图2-2-5)。脑淀粉样血管变性(cerebral amyloid angiopathy, CAA)是老年人脑叶出血最常见的原因,主要是淀粉样物质沉积于脑皮质表面和软脑膜的中小血管内膜和外膜,而深部灰质核团不受累。可能为脑淀粉样血管变性的诊断是至少2个脑叶的急性或慢性出血,并且缺乏其他出血的原因。MRI T$_2$*加权梯度回波序列或磁敏感加权成像(SWI)检测脑微出血的敏感性很高,是诊断脑淀粉样血管变性的关键(如图2-2-6)。

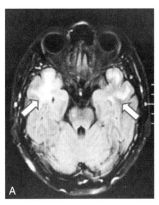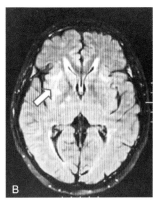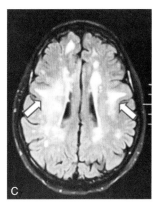

图2-2-5　CADASIL 患者 MRI FLAIR 成像

注:A:颞极高信号病灶;B:外囊高信号病灶;C:双侧侧脑室旁、皮质白质广泛高信号,累及 U 型纤维

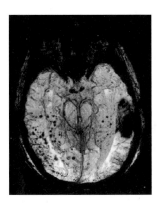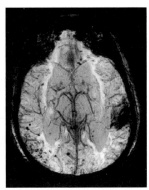

图2-2-6　SWI 示 CAA 的脑微出血及左侧颞叶脑出血

（3）排除其他原因导致的认知功能障碍:包括脑肿瘤、颅内感染及正常颅压脑积水等。

2. 功能影像学

（1）与常规颅脑 CT 和 MRI 相比,功能神经影像如质子磁共振波谱(¹H-MRS)、弥散张力图像(diffusion tensor imaging, DTI)、动态增强 MRI(dynamic contrast MRI, DCEMRI)等能进一步显示神经轴索损伤、血脑屏障破坏、炎症浸润等病变。DTI 研究显示表观正常白质的损伤与认知功能高度相关,有助于血管性痴呆的早期诊断及发病机制探索。通过动脉自旋标记(arterial spin labeling, ASL)检测 WMHs 周围表观正常的白质组织,可发现局部 CBF 降低,提示该区域进展为 WMHs 的风险极高。

（2）正电子发射计算机体层显像仪(PET/CT):早年有学者应用基于像素的多变量分析技术分析 FDG-PET 图像以鉴别血管性痴呆和阿尔茨海默病,并观察到血管性痴呆与阿尔茨海默病代谢模式的不同。近年来发现 ¹¹C 标记的匹兹堡化合物 B(¹¹C-PIB)能特异的与 β 样淀粉蛋白斑块结合,但不与弥漫性斑块或纤维原缠结结合。血管性痴呆的 Aβ 淀粉样物质显像今后可能用于混合性痴呆(阿尔茨海默病与血管性痴呆混合)与阿尔茨海默病、血管性痴呆的鉴别。此外,CAA 与 ¹¹C-PIB 的结合率也很高,可以作为脑淀粉样血管变性与其他小血管病变导致脑出血的识别。但与阿尔茨海默病不同,PIB 蓄积对于脑淀粉样血管变性诊断无特异性,因为它同时能与血管和脑实质内的淀粉样蛋白结合;不过这两种病理学改变在一定程度上可通过脑淀粉样血管变性时枕叶蓄积相对较多而得以辨别。

四、血管检查

1. 颈动脉 B 超　在颈动脉颅外段,纵向 B 型超声图像可确定约 0.1mm 范围内的管腔 - 内膜以及中膜 - 外膜分离。多项研究表明,颈动脉内膜 - 中膜厚度(intima-media thickness, IMT)与认知功能呈显著负相关。但颈动脉 IMT 与血管性认知障碍之间的确切因果关系尚未明确。

2. 磁共振血管成像(MR angiography, MRA)或 CT 血管造影(CT angiography, CTA)可发现与大梗死灶相对应动脉硬化或狭窄的证据。

3. 动态血压、心电图、心脏彩超、TCD 发泡实验　有助于发现血管性认知障碍相关危险因素。

4. 动脉僵硬度检测　检测动脉僵硬度的最佳无创方法是测定颈动脉 - 股动脉脉搏波速率。研究表明,脉搏波速率与认知功能负相关;亦有研究表明,动脉僵硬度与脑白质病变体积及位置显著相关,而后者是已知痴呆预测因子。

5. 通过眼底镜或扫描激光血流测定,观察视网膜血管等小动脉病变及重构。研究表明视网膜动脉变窄与动脉僵硬及脑小血管病相关。

五、其他检查

1. 基因检测　血管性痴呆的最常见遗传性病因是伴皮质下梗死和白质脑病的常染色体显性遗传性脑动脉病,几乎所有伴皮质下梗死和白质脑病的常染色体显性遗传性脑动脉病病因都是由可产生或消除半胱氨酸残基的 NOTCH3 基因错义突变所致。其他遗传性脑小血管综合征包括由 GLA 基因(Xq22)突变而导致的 X 连锁溶酶体病——Fabry 病、由 β 淀粉样蛋白前体蛋白(β-amyloid precursor protein, APP)基因突变或重排引起的家族性脑淀粉样血管变性、由核酸外切酶 TREX1 移码缺失引起伴脑白质营养不良的常染色体显性遗传性视网膜血管病、由转化生长因子 -β1 抑制物 HTRA1 错义或无义突变引起的伴皮质下梗死和脑白质病变的常染色体隐性遗传性脑动脉病等。相

应的基因检测是诊断的重要手段。

2. 组织活检　部分血管性痴呆患者的诊断需要依赖组织活检,如皮肤活检发现嗜锇颗粒对于伴皮质下梗死和白质脑病的常染色体显性遗传性脑动脉病诊断意义重大。脑组织活检是痴呆临床诊断过程中的最后选择。血管性认知功能障碍的确诊有时也需要最终的病理诊断,然而目前仍缺乏公认的神经病理学标准。如脑淀粉样血管变性脑组织活检可发现 Aβ 淀粉样物质沉积,原发性中枢神经系统血管炎所致痴呆病理特征为原发的血管透壁性损害及血管破坏性炎性反应。

第四节　诊断与鉴别诊断

(一)血管性认知障碍的诊断依据

与所有认知功能障碍疾病的诊断相同,血管性认知障碍的诊断主要依据病史、体格检查、神经心理测评和辅助检查。

1. 病史　是诊断认知障碍的主要依据。详细的病史,对于判断有无认知障碍及其原因具有重要价值,应注意以下事项:

(1)遵循病史询问的基本原则:详细询问主诉、现病史、个人史、既往史、家族史等几个方面。

(2)应该同时询问患者和知情者:与其他疾病不同,认知障碍患者,尤其痴呆患者常存在自知力和判断力障碍,不一定能够准确叙述病史,提供的病史可能存在虚构、夸大、遗忘等,所以必须向知情者确认。

(3)病史询问应包括"ABC"三个方面的症状:认知障碍的临床表现可归纳为三大类:认知障碍、精神行为症状和日常生活能力减退,将痴呆的临床表现简称为"ABC"症状。询问病史时,一定要包括"ABC"三个方面的症状,对于判断有无认知障碍、认知障碍的程度、认知障碍的原因、指导治疗等均有重要意义。

(4)应该纵向比较和横向比较:纵向比较是与患者既往相比,比较患者"ABC"症状与以前相比有无明显下降。横向比较是患者与同龄、同文化正常人的差异。通过询问知情者,确定患者认知功能较前明确下降,是诊断认知障碍的必备条件。

(5)病史询问及记录应该具体,切忌抽象、概

括：认知障碍表现复杂，不同医生的理解可能存在差异，询问时一定要具体，避免空洞描述，可以借鉴精神科的病史询问方法，用实例反映患者的具体表现。

2. 神经心理测评 神经心理评估是识别和诊断血管性认知障碍的重要手段，也是观察疗效和转归的重要工具。按照 DSM-5 的定义，将认知领域分为六种（表 2-2-3）。由于血管性认知障碍在病因、病理等方面存在较大的异质性，其神经心理特征也不尽相同。血管性认知障碍患者最常受损的认知功能为信息处理速度和执行功能，表现为信息处理速度减慢、工作记忆障碍，做事缺乏计划，顺序错乱等，而记忆减退不一定明显。因此，对血管性认知障碍患者的认知功能评估应至少包括执行功能、注意力、语言功能、记忆功能和视空间能力等核心领域。并非所有的血管性认知障碍患者早期都会出现记忆下降，因而记忆障碍并非诊断血管性认知障碍的必备条件。常用的神经心理量表如下（表 2-2-4），可供临床选择。

2016 年中国血管性轻度认知损害诊断指南推荐，血管性认知障碍诊断必须基于神经心理学测试，认知评估应包括一个整体认知测试和至少 4 个认知领域测试，如执行功能、记忆、语言、视空间功能，但不应将记忆损害作为诊断的必要条件。

表 2-2-3 常用认知功能评估量表

内容分类		常用评估量表
认知领域	注意与处理速度	敲击实验、数字广度、数字 - 符号转换测验
	执行功能	连线试验 A、连线试验 B、数字 - 符号转换
	语言功能	波士顿命名测试、动物流畅性测验
	学习记忆能力	霍普金斯语言学习测试、简易视觉空间记忆测验
	视空间能力	画钟试验、Rey-Osterrieth 复杂图形测验、积木试验
	整体认知	MoCA、MMSE
日常生活能力		工具性日常生活能力（IADL）量表、功能活动量表（FAQ）
精神行为		神经精神问卷（NPI）、流行病学调查用抑郁量表（CESD）

美国国立神经疾病和卒中研究院 - 加拿大卒中网络（NINDS-CSN）共同发表的血管性认知障碍协作标准推荐了 3 种方案，即 60 分钟方案、30 分钟方案和 5 分钟方案，以适应不同需求的认知筛查（表 2-2-5）。60 分钟方案由记忆、视空间、语言、执行功能组合而成，补充了整体认知测试和情绪 / 精神行为，适用于研究筛查；30 分钟方案在 60 分钟方案基础上删除了视空间测试，适用于临床筛查；

表 2-2-4 NINDS/CSN VCI 神经心理测查草案

60 分钟草案	执行 / 始动能力	<ul><li>语义流畅性分类测验（动物）</li><li>语音流畅性（字母）测验</li><li>WAIS-III 数字 - 符号转换测验</li><li>连线测验</li><li>词语列表记忆策略</li><li>将来可以采用简单或选择性反应时测验</li></ul>
	语言 / 词语提取	<ul><li>波士顿命名测验第二版</li></ul>
	视空间	<ul><li>Rey-Osterrieth 复杂图形临摹</li><li>可增补 Rey-Osterrieth 复杂图形记忆</li></ul>
	记忆	<ul><li>Hopkins 词语学习测验（修订版）</li><li>或加利福尼亚词语学习测验 -2</li><li>可以增补：波士顿命名测验再认，或数字符号测验的学习</li></ul>
	精神 / 情绪	<ul><li>神经精神问卷</li><li>流行病学调查中心用抑郁量表</li></ul>
	其他	<ul><li>老年认知减退问卷（明确既往的认知状态）</li><li>MMSE</li></ul>

续表

30分钟草案	• 语义流畅性测验（动物） • 语音流畅性（字母）测验 • WAIS-III 数字 - 符号转换测验 • Hopkins 词语学习测验（修订版） • 神经精神问卷 • 流行病学调查中心用抑郁量表 • 可以增补：连线测验和 MMSE
5分钟草案	蒙特利尔认知测验的分测验： • 5个单词的记忆（识记、回忆和再认） • 6个条目的定向 • 1个字母的语音流畅性测验 • 可以增补：蒙特利尔认知测验的其他内容，语义流畅性测验（动物），连线测验，MMSE（与其他测验相隔至少一个小时）

表 2-2-5 NINDS-CSN 推荐的 VCI 影像学评估指标

病理特征	推荐的磁共振评估	可补充的 MRI 评估
脑梗死	记录脑梗死的部位、数量和大小 ■ 梗死大小： 　大梗死灶：最大直径 >10mm 　小梗死灶：最大直径 3~10mm ■ 部位： 　包括小脑幕上、大脑半球、皮质（可能合并皮质下）、皮质下白质、皮质下灰质、小脑幕下	采用标准化的方法对脑梗死体积进行定量
脑白质高信号	推荐使用 ARWMC 量表对白质高信号进行半定量评估，也可接受使用 Fazekas 量表评估	颅脑体积标准化的脑白质高信号体积定量
出血	记录脑出血的部位、数量和大小 ■ 出血大小： 　大出血灶：最大直径 >10mm 　小出血灶：最大直径 ≤10mm ■ 部位： 　与脑梗死部位相同	采用标准化的方法对脑出血体积进行定量
脑萎缩	推荐使用 CHS 量表评估脑萎缩及脑室体积，推荐使用内侧颞叶萎缩量表评估海马萎缩	颅脑体积标准化的脑体积定量
其他		评估占位效应、动静脉畸形、脑结构畸形、发育不良或其他干扰脑血管病评估的颅内病变

5 分钟方案由蒙特利尔认知评估量表（MoCA）中的记忆、定向及语言测评项目组合而成，适用于快速筛查、大规模流行病学调查。5 分钟方案被推荐用于血管性轻度认知障碍快速筛查。

所有疑诊血管性认知障碍患者，均应进行脑结构影像学检查（最好是 MRI 检查），以确定有无脑梗死或脑出血及其部位、数目、大小、脑白质脱髓鞘程度等，脑萎缩的程度和部位等；对于确定认知障碍的原因有重要意义。对于绝大多数患者，常规 MRI 平扫即可，疑诊微出血或淀粉样血管病时，可加做磁敏感加权序列或梯度回波序列；怀疑急性脑梗死，应加做 DWI 序列（图 2-2-7）。

NINDS-CSN 标准中神经影像学评估建议（表 2-2-6），MRI 应至少包括 T_1WI、T_2WI 和 FLAIR 序列，评估内容主要包括五个方面：

（1）脑萎缩：使用心血管健康研究（cardiovascular Health Study，CHS）量表对脑萎缩指标进行定量测量。

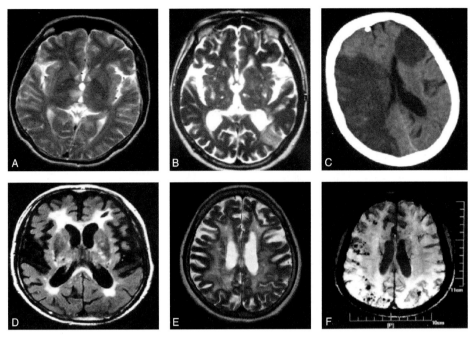

图 2-2-7　不同类型 VCI 的头颅 MRI 典型表现

注：A：丘脑梗死；B：多发性腔隙性脑梗死；C：多发性皮质梗死；D：Binswanger 病；E：CADASIL；
F：淀粉样血管病多发微出血

表 2-2-6　2014 年 VASCOG VCI 的 MRI 诊断标准

至少具备以下影像学表现之一

1. 一个大血管脑梗死足以导致 VaMCI，而诊断重度 VCI（VaD）往往需要 2 个或多个大血管脑梗死

2. 存在一个广泛的或者关键部位的脑梗死，位于丘脑或基底节区可能足以导致重度 VCI

3. 存在 2 个以上脑干以外的腔梗；1~2 个关键部位的腔隙，或者 1~2 个非关键部位的腔隙同时合并广泛的脑白质高信号

4. 广泛或融合的白质高信号

5. 关键部位的脑出血，或者 2 个及 2 个以上的脑出血

6. 以上形式的组合

（2）脑白质高信号：临床广泛使用的是 Fazekas 量表（0~6 分），它将脑室旁和深部白质病变分开评分，两部分的分数相加计算总分。

1）脑室旁高信号评分：①0 分：无病变；②1 分：帽状或者铅笔样薄层病变；③2 分：病变呈光滑的晕圈；④3 分：不规则的脑室旁高信号，延伸到深部白质。

2）深部白质高信号评分：①0 分：无病变；②1 分：点状病变；③2 分：病变开始融合；④3 分：病变大面积融合。

（3）脑梗死：要记录所有脑梗死的数量、大小及位置，并使用 CHS 量表与血管周围间隙进行区分。

（4）脑出血：报告出血位置、数量及大小。

（5）其他：包括占位性病变、动静脉畸形等。

按照 EFNS 痴呆诊治指南，所有认知障碍患者，均应常规进行血常规、肝肾功能、电解质、甲状腺功能、维生素测定、同型半胱氨酸、梅毒 +HIV 血清学试验等，以排除系统性疾病导致的认知障碍。

血管性认知障碍患者，应该进行脑血管病的病因检查及血管评估，对于明确脑血管病的发病机制，预测复发、进展具有重要意义，也是决定治疗策略的基础。常用检查包括：颈动脉血管超声、脑动脉 MRA、CTA、全脑血管 DSA 等，有条件的单位，可以进行脑血流灌注成像，同时，检查心脏情况，有无冠状动脉粥样硬化、心房纤颤等；必要时进行血管炎、凝血相关指标等检查。

（二）诊断思路

血管性认知障碍诊断应该包括四个方面：有无认知障碍、认知障碍的程度、是否为血管性、脑血管性损害的病因和发病机制。

1. 有无认知功能障碍　认知障碍是由于脑部或 / 和全身器质性疾病，导致一项或多项认知功能较前明显减退。判断患者有无认知功能减退，应该根据患者主诉或知情者报告或有经验临床医师

判断是否存在一项或多项认知功能减退,如注意、执行功能、记忆、语言、视空间功能等,而且经神经心理学检测证明有一项或多项认知功能障碍,和/或客观检查证实认知功能较前显著减退。排除其他原因引起的情况,如增龄性记忆减退(表2-2-7)、抑郁(表2-2-8)、谵妄(表2-2-9)、短暂性全面性遗忘等。

根据认知障碍的程度,血管性认知障碍可分为轻度血管性认知障碍(即VaMCI)和重度血管性认知障碍(即血管性痴呆)。判断轻度血管性认知障碍和血管性痴呆主要依据临床表现,尤其认知障碍

对日常生活能力的影响,而不考虑躯体残疾(如肢体瘫痪、骨关节疾病等)对日常生活能力的影响。轻度血管性认知障碍患者,日常生活能力保持完好,或者通过一定补救措施可以维持日常生活能力正常;血管性痴呆患者,日常生活能力明显减退,认知障碍影响患者的工作、学习、职业和社会交往。因此,日常生活能力是否减退是区分轻度认知功能障碍与痴呆的主要依据。

认知障碍严重程度的判断也可参考认知功能评分、日常生活能力评分等,常用的量表分值如下(表2-2-10)。

表2-2-7　血管性认知障碍与正常增龄性记忆减退的区别

区别点	VCI	增龄性记忆减退
记忆障碍	识记障碍并回忆困难,常表现为近事遗忘,给予线索或提示记忆不能明显改善	记忆新东西减慢,有时需要重复多次才能记住。回忆大多正常,可能一时想不起,但可慢慢想起,线索或提示有助于回忆
自知力	可能否认记忆减退,或自认为记忆减退不严重	自感记忆下降,努力回忆
学习能力	明显障碍	保持
虚构	有时有	无
进展	逐渐进展	非常缓慢

表2-2-8　血管性认知障碍与抑郁症的区别

区别点	VCI	抑郁症
抑郁症状	抑郁症状波动,受暗示变化	抑郁症状持续
记忆减退	否认或认为不严重	夸大记忆障碍
外表	正常	悲观表情
反应	正常	较慢
抑郁症史	无	常有
认知测查	得分较低	不限时测查得分可能正常
抑郁评分	正常	降低
抗抑郁治疗	无效	有效

表2-2-9　血管性认知障碍与谵妄状态的区别

区别点	VCI	谵妄
病程经过	多为慢性、持续性过程	绝大多数为急性过程
觉醒水平	正常	下降
注意力	大多数保留	注意的方向、维持和转换困难
定向	时间定向紊乱	对环境和自身的定向障碍
病情波动	少	多
二便功能	保留到中晚期	早期失禁

表 2-2-10　认知障碍严重程度的判断

要点	Va MCI	VaD
认知障碍的程度	轻微	严重
认知域	一个或一个以上	两项以上
日常生活能力	正常	下降
CDR	0.5	≥1 分
BPSD	无,或焦虑、抑郁	多种精神行为症状

首先应确定患者存在血管性脑损伤的证据,可依据患者具有脑血管病的危险因素、卒中病史、脑血管病的局灶性脑损害体征、影像学显示的脑血管病变证据,包括脑梗死、脑出血、脑白质脱髓鞘等改变。

明确血管性脑损害在认知障碍中是否起到了主要作用是诊断血管性认知障碍的重要环节,应根据认知障碍和脑血管病的临床表现,结合神经影像改变综合判断。

临床特征需要符合下列之一:

（1）认知障碍发生与一次或多次脑血管事件相关（认知障碍的发生往往是突发的,并随着多次类似脑血管事件的发生而表现为阶梯式进展或波动性,并且认知障碍在脑血管事件发生后 3 个月仍然持续存在）。

（2）如果没有卒中事件的病史,那么受损的认知域主要是信息处理速度、复杂注意力,和 / 或额叶执行功能。

以下特征支持血管性认知损害:

（1）早期出现步态异常,也包括行走不平衡感或反复的跌倒。

（2）早期出现尿频、尿急或其他不能用泌尿系统疾病解释的症状。

（3）人格或情绪改变,如意志力丧失、抑郁或情绪失禁。

（4）神经影像检测符合 VASCOG 诊断血管性认知障碍的最低影像学标准（见表 2-2-6）。

2. 确定血管性脑损害的原因和发病机制　确定脑血管病的病因和发病机制对于血管性认知障碍防治具有重要意义。应根据患者的临床特点、辅助检查等综合判断,其脑血管病为动脉粥样硬化血栓形成、心源性脑栓塞、小动脉硬化、淀粉样血管病等。

（三）血管性认知障碍的诊断标准

1. 血管性轻度认知障碍的诊断标准　对于血管性轻度认知障碍目前有多个国际诊断标准,包括 2011 年美国心脏协会（AHA）和美国卒中协会（ASA）发表了血管性轻度认知障碍诊断标准、2014 年 VASCOG 诊断标准。这两个标准在血管性轻度认知障碍诊断的核心特征上基本相同,血管性轻度认知障碍的核心特征包含:①病史:患者 / 知情者有记忆力下降的主诉;②认知:至少 1 项认知领域存在损害证据;③功能:IADL 正常或轻微受损,不足以影响独立性;④血管病证据:临床卒中史或影像学证实的脑血管病灶;⑤支持血管性原因的特征:脑血管病是认知损害的主要原因。

2011 年美国心脏协会（AHA）和美国卒中协会（ASA）发表了血管性轻度认知障碍诊断标准,即肯定的、很可能的、可能的和可疑的。2014 年,VASCOG 发布了轻度血管性认知障碍（Mild VCD）诊断标准。这两个标准在血管性轻度认知障碍诊断的核心特征上基本相同,血管性轻度认知障碍的核心特征包含:①病史:患者 / 知情者有记忆力下降的主诉;②认知:至少 1 项认知领域存在损害证据;③功能:IADL 正常或轻微受损,不足以影响独立性;④血管病证据:临床卒中史或影像学证实的脑血管病灶;⑤支持血管性原因的特征:脑血管病是认知损害的主要原因。

基于上述的诊断标准,血管性轻度认知障碍临床诊断仍是沿用的是排除性诊断的基本模式。临床诊断分 3 个步骤:①确定轻度认知损害的存在,包括:认知功能下降病史;≥1 个认知领域损害的客观证据（神经心理学测试或等效的临床评估,认知成绩较常模均值下降 1~2 个标准差）;IADL 基本正常。②确定脑血管病是认知损害的主要的不可除外的病因,影像学上 ≥1 项脑血管病证据和认知损害起病与 ≥1 次脑血管事件具有时间相关性;在无卒中或短暂性脑缺血发作（TIA）病史情况下,存在执行功能、信息处理速度明显减退的证据,且具备步态、小便、人格异常特征之一。③排除认知损害的其他病因。

两个标准的不同之处在于诊断阈值上，VASCOG标准将AHA/ASA标准低于常模均值的1~1.5个标准差扩大至1~2个标准差或3%~16%之间，其中，低于1~1.5个标准差为血管性轻度认知障碍，低于2个标准差则考虑诊断血管性痴呆。在脑血管病证据上，VASCOG标准定义了脑血管病存在的种类和严重程度，补充了无卒中或TIA病史即亚临床脑卒中情况下的认知损害模式和支持性特征。在排除标准上，VASCOG标准细化了排除认知损害的其他原因，因此和AHA/ASA标准比较，实际操作性更好，更适用于临床实践。

2016年中国血管性轻度认知损害诊断指南推荐的血管性轻度认知障碍诊断的共识标准：①神经心理学测评证实存在认知功能损害：1个以上认知域确定的损害或2个以上认知域临界的损害（临界损害指在年龄匹配常模的第5%~10%或常模均值的1.5个标准）。②结构影像学证实存在脑血管病，包括多发腔隙性脑梗死、关键部位脑梗死及脑白质病变。③脑血管病和认知功能损害之间具有相关性或足以构成认知损害的原因，如认知损害发生在脑血管病3个月内或Hachinski缺血评分（HIS）≥7分，或无脑血管事件发生，但存在信息处理速度和/或执行功能明显减退证据，且具有步态、小便、人格异常特征之一。④日常生活能力属于正常范围。⑤不符合痴呆的诊断标准。⑥除外认知功能损害的其他原因。上述6条全部符合，可诊断为血管性轻度认知障碍。该标准与AHA/ASA标准和VASCOG标准基本一致，具有可操作性，也适用于临床研究。

2. 血管性痴呆诊断标准　目前通用的诊断血管性痴呆标准有：ICD-10标准、DSM-Ⅳ标准、美国加利福尼亚阿尔茨海默病诊断和治疗中心（ADDTC）标准、美国国立神经病与卒中研究所/瑞士神经科学研究国际会议（NINDS-AIRE）标准和2014国际血管行为和认知障碍学会（VASCOG）共识。其共同特点是符合痴呆的诊断标准；有脑血管病变的证据；脑血管病变与痴呆有相互因果关系。

（1）ICD-10诊断标准：有记忆损害和其他认知域障碍并持续6个月以上，认知功能损害分布不均衡，部分功能受损，其他功能相对保留，有局灶性神经系统症状和体征，以及脑血管病的证据。

（2）DSM-Ⅳ诊断标准：①发生多个领域认知障碍，表现为以下二者：记忆力下降；至少有下列认知障碍之一：失语、失用（虽然运动功能没有问题，但不能执行动作）、失认（虽然感觉功能没有问题，但不能认识或识别物体）、执行管理功能的障碍（即计划、组织、安排次序、抽象等）；②以上认知障碍导致社交或职业功能受损，并可发现这些功能明显下降；③存在局限性神经系统体征与症状，或有提示脑血管疾病的实验室依据（例如，涉及皮质及白质的多梗死），并可认为是认知障碍的病因；④这些功能障碍并非由于谵妄所致。

（3）ADDTC诊断标准：存在两个认知领域损害，不强调记忆障碍；如果病史中只有一次脑卒中，则需要在卒中事件和痴呆发生之间有明确的时间上的相关性，有2次或以上卒中事件，则不要求时间上的相关性。

（4）NINDS-AIREN诊断标准：1993年Román等制定的NINDS-AIREN血管性痴呆诊断标准使用最广泛。它强调3个基本要素：①符合痴呆诊断，推荐ICD-10、DSM-Ⅳ和DSM-Ⅳ-TR诊断标准；患者存在记忆及至少2个其他认知领域的障碍。②要有脑血管病的证据，尤其CT或MRI显示脑血管病损害。③两者必须有相关性，至少有以下中的一项：a. 在明确的卒中后3个月内发生痴呆，b. 突然认知功能衰退，或波动性、阶梯样进行性认知功能损害。

（5）VASCOG诊断标准：2014国际血管行为和认知障碍学会（VASCOG）提出了轻度血管性认知障碍和重度认知障碍的标准，把血管性认知障碍按程度分为轻度和重度两个类型，其中用VCD（vascular cognitive disorders，VCD）替代了血管性认知障碍，轻度血管性认知障碍替代了血管性轻度认知障碍，用重度认知障碍替代了血管性痴呆。并对于血管性认知障碍的临床诊断，推荐了很可能的（probable）VCD和可能的（possible）VCD两种确定程度，与诊断神经退行性变（如AD）所采用的方式一致。诊断很可能的VCD，临床和神经影像学标准都要达到。虽然很少见，但是遗传性VCD支持很可能的诊断。如果达到了临床标准，但是没有神经影像学证据，则诊断为可能的VCD。同时提出了 VCD 的亚型：①出血性或缺血性。②皮质—皮质下或皮质下缺血多种病因：A. VCD 伴阿尔茨海默病（重度或轻度）：a. 达到 VCD 的标准（除外排除标准）；b. 达到阿尔茨海默病的标准（可能的）。B. VCD 伴其他病变：路易体病。C. VCD 伴抑郁：伴随的行为或精神症状、精神病性症状、抑郁、激越、淡漠等。

VCD 提示认知损害是一个从认知功能正常到痴呆的连续性过程，但把 VCD 分为轻度认知障碍（miner cognitive disorder）和重度认知障碍（major cognitive disorder），对于非常重要的临床前期（pre-clinic）即轻度 VCD 前期（pre-mild VCD）并未涉及和明确规定，更为可能是基于临床的现实需求。此诊断标准为诊断 VCD 提供了合理的临床方法，认识到了 VCD 临床表现多样性及其 VCD 病理基础的性质、部位和严重性的异质性，也考虑到和阿尔茨海默病共病情况。但需要进一步测试其可靠性和准确性。

（四）血管性认知障碍的鉴别诊断

1. 血管性认知障碍与阿尔茨海默病的鉴别 阿尔茨海默病是痴呆最常见的原因，50%~70% 的痴呆由阿尔茨海默病引起。临床前期阿尔茨海默病，患者无任何临床表现，仅可依据生物标志物做出阿尔茨海默病诊断。轻度认知功能障碍期阿尔茨海默病，即阿尔茨海默病所致轻度认知功能障碍，以海马型遗忘为首发症状和特征性表现，常见于老年期患者，缓慢起病，进行性加重，遗忘刚发生的事情，短时间重复问相同问题，给予线索和提示也不能明显改善。而阿尔茨海默病所致痴呆期，除了记忆减退之外，常伴有语言障碍、视空间障碍、执行功能障碍等。阿尔茨海默病与血管性认知障碍的鉴别如表 2-2-11。

2. 特发性正常压力脑积水（iNPH） 原因尚不完全明确，多见于老年人，通常缓慢起病，进行性加重。典型表现为步态障碍、认知障碍、尿失禁"三联征"，与脑小血管病引起的认知障碍（如 Binswanger 病）相似，但是脑小血管病引起的皮质下血管性认知障碍常伴有明显的脑血管病证据，CT 及 MRI 可见明显的脑血管病损害，而脑室扩大不明显。血管性认知障碍与正常压力脑积水的鉴别如表 2-2-12。

3. 路易体痴呆（DLB） 是一组临床和病理表现与帕金森病（Parkinson disease, PD）和阿尔茨海默病重叠的疾病，以波动性认知障碍、视幻觉和帕金森综合征为临床特点，以大脑皮质广泛路易小体（Lewy body, LB）形成为病理特征的神经变性疾病。血管性认知障碍与路易体痴呆的鉴别如表 2-2-13。

表 2-2-11 VCI 与 AD 的鉴别

鉴别要点	VCI	AD
起病	大多数急性起病	隐匿起病
病程经过	阶梯式加重	缓慢进行性加重
记忆减退	不一定明显	明显，突出，发生早
执行功能障碍	明显	常见
注意缺陷	少见	明显
MRI	明确的脑血管病损害	双侧颞叶内侧及海马萎缩，无脑血管病损害，或脑血管病损害轻微，不足以引起认知功能障碍

表 2-2-12 VCI 与正常压力脑积水的鉴别

鉴别要点	VCI	iNPH
锥体束征	常见	很少
MRI	广泛脑白质损害，或多发性腔隙性脑梗塞。脑室扩大与脑白质脱髓鞘程度一致	脑血管病损害不明显，Evan 氏指数 >0.3

表 2-2-13　VCI 与路易体痴呆的鉴别

鉴别要点	VCI	DLB
视空间障碍	不一定明显	明显,突出,发生早
幻觉	少见	常见,且明显
认知障碍波动性	少见	明显
帕金森综合征	双下肢为主	很少局限于下肢
头颅 MRI	明显脑血管病损害	无脑血管病损害,或者很少

第五节　治疗与康复

血管性痴呆的治疗重在预防,提倡早筛查、早预防。防治心脑血管疾病的危险因素对大脑功能损害是目前最有效的降低全球痴呆的治疗策略。而减少卒中发生,延缓卒中进展,是卒中后认知障碍防治的根本方式。

一、防治脑血管损害的危险因素

导致脑血管损害的危险因素,包括不可干预危险因素和可干预危险因素。不可干预因素有年龄、性别、种族与遗传;可干预因素包括生活方式如吸烟、饮酒、饮食结构,肥胖,高血压,糖尿病,心房颤动,心肌梗死,心力衰竭,卒中病史等。

1. 吸烟　戒烟是否能降低血管性认知功能损害的风险仍未确定,但相较于仍在吸烟的患者,已戒烟的患者能保留更好的认知功能。

2. 饮酒　证据表明过量饮酒是痴呆和认知功能减退的一个危险因素;具体而言,适度饮酒(≤12.5g/d)可降低痴呆的风险,每天饮酒 6g 可降低痴呆的风险,而大量饮酒(每周饮酒≥23g 或每天饮酒≥38g)则可显著提高痴呆的风险。

3. 饮食结构、运动与肥胖

(1)饮食及维生素:研究证实地中海饮食模式可以保护脑组织免受血管损伤,降低脑卒中、认知功能减退以及诊断血管性痴呆的风险。血清同型半胱氨酸水平增高、叶酸及维生素 B_{12} 水平降低能够明显增加血管性认知障碍的发生率。补充叶酸、维生素 B_6、维生素 B_{12} 可以降低血清同型半胱氨酸水平,但目前没有充分循证医学证据证明补充 B 族维生素可以降低血管性认知功能损害的风险。抗氧化剂维生素 C 和维生素 E,以及鱼类的摄入对血管性认知功能损害有保护作用,但目前尚缺乏大样本数据证实维生素 C 或者维生素 E 联用对血管性认知功能下降有保护作用。

(2)体育锻炼:可改善患者的认知功能,降低痴呆的发生率。超重和肥胖是血管性痴呆发生的危险因素,体重不足和营养不良也能导致痴呆的发生,将体重指数控制在正常范围显得尤为重要(中国人体质指数最佳值为 20~22kg/m²)。

2019 年 WHO 认知功能和痴呆管理指南推荐:吸烟者戒烟可以减少认知功能下降和患痴呆的风险;应向认知正常或有轻微认知功能障碍的成年人提供认识饮酒有害的措施(有条件推荐);向认知正常或有轻微认知功能障碍的成年人提倡地中海饮食以降低认知功能下降和痴呆的风险(有条件推荐);向所有成年人推荐健康、均衡的饮食(强烈推荐);不建议正常人及轻度认知功能障碍的成年人使用维生素 B、维生素 E、不饱和脂肪酸和多种复合物补充剂来预防认知功能下降和痴呆(强烈推荐);向正常成年人推荐体育运动,以降低认知能力下降的风险(强烈推荐);向患有轻度认知障碍的成年人推荐体育运动,以降低认知能力下降的风险(有条件推荐)。

4. 血压　血压与脑血管事件发生呈 U 型关系,但理想血压范围仍未确定,高血压会显著增加出血性及缺血性脑卒中事件的发生风险,也是无症状性脑梗死和脑白质病变的常见原因,是脑小血管病最重要的危险因素。积极控制血压能有效降低血管性痴呆的发生率,延缓认知障碍进展,主要原因是预防卒中的发生。无论是血压过高还是血压过低,均与认知功能下降有关,尤其对于老年人,更应保持合适的灌注压。血压调控在正常的合适范围,有助于预防认知功能减退,预防血管性痴呆。研究发现 ARB 类药物、钙拮抗剂对降低痴呆的发生具有优势。

5. 血糖　高血糖是脑血管病的独立危险因

素,增加认知功能减退的风险。血糖过低亦会出现认知功能的损伤,反复发作的低血糖使认知功能严重损害,需合理控制血糖。此外,治疗糖尿病的代表药物二甲双胍以及磺脲类药物本身是否可降低痴呆的发生风险,有待进一步论证。

6. 血脂代谢　低密度脂蛋白胆固醇和总胆固醇增高能增加痴呆的患病风险,中年人群较高的总胆固醇水平与认知功能减退密切相关。他汀类药物在缺血性卒中的一级和二级预防中起重要作用,但他汀类药物本身与认知功能改善的关系目前尚不明确,他汀强化降脂(LDL<1.3mmol/L)持续6个月时显现出改善认知功能的作用,而持续24个月时无显著差异。甘油三酯增高主要通过影响体重与肥胖而增加患血管性痴呆的风险。

推荐意见:积极控制高血压可减轻认知功能下降,推荐存在高血压病的患者积极控制血压(Ⅰ级推荐,A级证据);积极控制高血糖对预防卒中后认知障碍可能是合理的(Ⅱa级推荐,B级证据);积极控制高脂血症对预防卒中后认知障碍可能有益(Ⅱb级推荐,C级证据)。

7. 房颤及心脏疾患　心房颤动、瓣膜性心脏病、充血性心力衰竭、冠心病、心肌病等均为血管性认知障碍的危险因素。心房颤动是成年人中常见的心律失常,是认知障碍的重要危险因素。心力衰竭造成泵功能衰竭、脑灌注不足从而影响认知功能。抗凝治疗对无卒中的非瓣膜性房颤患者的认知功能损害具有保护作用。房颤患者华法林长期抗凝治疗效果越好,其患痴呆的风险越低。新型口服抗凝药达比加群、利伐沙班以及射频消融对无卒中的非瓣膜性房颤患者的认知功能损害具有保护作用,作用与华法林相当。房颤的治疗还包括以控制心率和节律为目标的药物和非药物干预,可能通过改善脑灌注对认知有积极作用。

8. 颈动脉斑块与狭窄　颈动脉斑块与狭窄造成大动脉闭塞、动脉-动脉栓塞、广泛脑组织灌注不足出现不同程度脑损害,颈动脉粥样硬化可以用于预测认知障碍风险。早期诊断和规范治疗颈动脉粥样硬化有助于预防和治疗非卒中患者的血管性认知障碍。

二、卒中类型及卒中二级预防及治疗

多发梗死型卒中在皮质和皮质下出现多发、大小不一的梗死灶,主要由大、中等管径血管的血栓-栓塞或心源性栓塞造成;关键部位梗死型以重要功能脑区的单发或多发梗死为特点,如丘脑、额叶皮质、基底前脑、内侧颞叶和海马、尾状核和角回的梗死,临床表现与损伤的功能区有关,大、小血管均可受累。脑小动脉闭塞型(脑小血管病)卒中以急性腔隙综合征为表现,有穿支动脉供血区域近期梗死神经影像证据,常伴多发的陈旧性梗死灶和不同程度白质病变、脑萎缩。脑出血后认知障碍与脑实质出血的部位和血肿大小相关,也与发病年龄有关;此外,脑小血管病变导致的多发微出血灶也与认知障碍相关;以上几种血管病变的混合或者伴有阿尔茨海默病等退行病变患者可能发生混合型痴呆。目前常用的卒中防治措施可以改善卒中后认知障碍。

1. 静脉溶栓药物阿替普酶(重组组织型纤溶酶原激活剂)　目前唯一的急性缺血性卒中时间窗内的卒中血栓溶解药物,通过溶解血栓,挽救缺血半暗带及坏死脑组织减轻卒中后的神经功能缺损,因而减轻、减少卒中后认知障碍的发生及其严重程度。

2. 抗血小板药物　阿司匹林、氯吡格雷通过减少卒中发生而起到预防卒中后认知障碍的作用。西洛他唑属于特异性PDE-3抑制剂,研究发现西洛他唑的使用与痴呆风险降低之间存在显著相关性,这可能是由于西洛他唑能有效改善脑血流量。

3. 丁苯酞　具有改善脑血管侧支循环、抗血小板聚集和抗氧化作用,能改善轻度血管性认知障碍患者,特别是脑小血管病性认知障碍患者的认知水平。

4. 银杏叶　也可以改善认知症状、提高日常生活能力。

5. 其他药物　尼麦角林、尼莫地平对改善卒中后认知障碍可能有效(Ⅱb级推荐,B级证据);双氢麦角毒碱、胞磷胆碱、脑活素以及某些中成药对卒中后认知障碍的疗效不确切(Ⅲ级推荐,C级证据)。

6. 血管内治疗　颈动脉支架血管成形术/颈动脉内膜剥脱术或可改善患者的认知功能损害。

三、血管性痴呆的特异性药物治疗

1. 胆碱酯酶抑制剂　与阿尔茨海默病性痴呆一样,血管性痴呆患者也可能出现胆碱能缺陷和胆碱能通路的破坏。多奈哌齐是特异的可逆性中枢乙酰胆碱酯酶抑制剂，对外周乙酰胆碱酯酶的抑制作用很小，能提高脑内细胞突触间的乙酰胆碱浓度。改善血管性认知障碍患者的认知功能和执行能力，研究证实轻至中度血管性痴呆患者在每日5~10mg剂量下认知功能有改善。加兰他敏也是可逆的竞争性乙酰胆碱酯酶抑制剂和尼古丁受体调节剂，被批准用于轻度至中度阿尔茨海默病性痴呆，试验数据表明加兰他敏对混合性认知障碍（血管性痴呆和阿尔茨海默病同时存在）有更好的疗效。卡巴拉汀是乙酰胆碱酯酶和丁酰胆碱酯酶的双抑制剂，研究证实卡巴拉汀对血管性认知障碍患者的认知功能改善有潜在获益。

2. N- 甲基 -D- 天冬氨酸受体拮抗剂　谷氨酸是大脑中的一种兴奋性神经递质，谷氨酸能特异性地与 N- 甲基 -D- 天冬氨酸受体结合引起神经元兴奋毒性。谷氨酸能神经递质功能障碍（尤其是 N- 甲基 -D- 天冬氨酸受体功能损害时）会出现神经退行性认知障碍的症状。此外，神经元缺血引起谷氨酸过度释放导致兴奋性神经毒性。阻断 N- 甲 -D- 天冬氨酸受体能防止神经元细胞进一步损害。美金刚是电压依赖性、非竞争性和中等结合力的 N- 甲基 -D- 天冬氨酸受体拮抗剂，阻断谷氨酸浓度病理性升高导致的神经元损害，可以改善痴呆患者各阶段认知功能，提高其日常生活能力，但对诊断血管性痴呆患者的认知功能改善程度没有阿尔茨海默病明显。

推荐意见：胆碱酯酶抑制剂多奈哌齐、加兰他敏可用于卒中后认知障碍的治疗，改善患者的认知功能和日常生活能力（Ⅰ级推荐，A 级证据）；美金刚的安全性和耐受性好，但认知及总体改善不显著（Ⅱa 级推荐，B 级证据）；卡巴拉汀作用尚需进一步证实（Ⅱb 级推荐，B 级证据）。

四、血管性痴呆精神行为症状的治疗

部分血管性痴呆患者还会存在精神行为症状，如抑郁、焦虑、妄想、幻觉、睡眠倒错、激越、冲动攻击行为等。早期症状多轻微，首选非药物治疗。如心理指导和安抚、调整情绪、音乐治疗及行为疗法等。针对患者出现的精神行为症状，可给予抗抑郁药物和抗精神病药物；抗抑郁药物常用选择性5- 羟色胺再摄取抑制剂，如西酞普兰、氟西汀、帕罗西汀、舍曲林等；抗精神病药物可短期选用非典型抗精神病药物，如奥氮平、喹硫平、利培酮等药物，值得注意的是非典型抗精神病药物可增加患脑血管病的风险。用药原则是低剂量起始，缓慢增加药物剂量，增加药物剂量间隔时间稍长，尽量使用最小有效剂量，治疗个体化，注意不同药物之间的相互作用等。

推荐意见：治疗轻度精神行为症状应首选非药物治疗方式（Ⅱb 级推荐，B 级证据）；抗抑郁治疗推荐选择性 5- 羟色胺再摄取抑制剂（Ⅱb 级推荐，C 级证据）；抗精神病药物首选非典型抗精神病药物；需充分考虑患者的临床获益和潜在风险（Ⅱb 级推荐，C 级证据）。

五、治疗展望

有研究者认为，减轻血脑屏障破坏、能量代谢及神经递质紊乱，改善脑小血管及毛细血管 / 神经血管单元功能失衡，抑制血管周围炎症以及血管淀粉样物质沉积的药物都可能成为针对血管性痴呆和 / 或混合性痴呆的新的治疗靶点。机制包括促进血管内皮稳定、改善一氧化氮生物利用度和血脑屏障完整性、抗炎、减少血管平滑肌增殖、增加松弛和改善神经元能量转移等等。药物包括西洛他唑（磷酸二酯酶 3 抑制剂，也是抗血小板药）、一氧化氮、磷酸二酯酶 5 抑制剂系列（贝前列素）、他汀类药物和几类抗高血压药物（老药新用）。

二甲双胍衍生药（HL271）可能是与年龄相关的认知衰退的潜在治疗药物。

六、康复训练

认知障碍康复是神经康复领域的主要目标之一，规范血管性痴呆的康复训练势在必行。认知障碍的康复分为功能性恢复和补偿性恢复两大策略。恢复性策略旨在通过反复训练恢复已丧失的功能，补偿性策略侧重于改善某种特定的功能。

1. 认知训练　是血管性痴呆康复的主要手段。认知训练已从传统的、面对面的、纸、笔和图卡等实物训练发展成为多方位的认知康复训练。包括：

（1）补偿训练策略：关注如何教育患者针对特定的活动能力损害，去管理自身的认知障碍，促进其恢复独立的生活。如记忆障碍可以通过某些

外在辅助方法（如智能手机、手表等辅助电子设备或笔记本、便利贴等非电子设备）和内在记忆方法（如特定的编码和检索策略方法、自我记忆训练方法）进行补偿。

（2）直接修复认知训练：关注如何通过某种训练方法直接改善患者的认知域损害。

2. 作业疗法 康复治疗的核心部分，其能最大限度地改善患者的生活质量，提高工作效率，进行娱乐活动，提高自信心。应注重个体化及虚拟现实技术的应用，个体化治疗可使作业疗法更具有针对性；虚拟现实技术可避免传统康复过程的枯燥性，能够有效提高患者的参与性、积极性及主动性。

3. 运动训练 研究发现，持续6个月的有氧运动训练可以显著改善脑卒中患者的运动学习能力、改善脑卒中患者的记忆力及执行能力。气功练习对于改善老年血管性认知障碍患者的认知功能和功能状态是可行的，它可以作为现有的一种具有成本效益的辅助工具用于轻度认知障碍人群的

干预。

4. 经颅磁刺激（transcranial magnetic stimulation, TMS） 一种无痛、无创的治疗方法，磁信号可以无衰减地透过颅骨而刺激到大脑神经，可增强大脑皮质的兴奋性和突触可塑性，有潜力成为一种创新的康复工具。

5. 高压氧 一方面可以使脑部供氧能力增强；另一方面也可调节血管舒缩功能，降低颅内压，使病灶区域获得更多的氧和血流，进而激活脑干网状上行激动系统，促进侧支循环的建立，减轻自由基的生成和钙超载。

6. 音乐疗法 听音乐与演奏乐器都对患者的认知、情绪、神经修复有益处。

7. 针刺 选取头部穴位，符合局部取穴原则。可以加强各经脉之间的联系，激发经气，疏通经络，调整全身脏腑气血，从而改善大脑血液循环，促进大脑认知障碍的恢复。

（李建明 黄 清 陆文惠 屈秋民）

参 考 文 献

1. 中国痴呆与认知障碍指南写作组. 2018 中国痴呆与认知障碍诊治指南（一）：痴呆及其分类诊断标准［J］. 中华医学杂志, 2018, 98（13）: 965-970.

2. 中国卒中学会. 卒中后认知障碍管理专家共识 2021［J］. 中国卒中杂志, 2021, 16（4）: 376-389.

3. 中国医师协会神经内科分会认知障碍专业委员会. 2019年中国血管性认知障碍诊治指南［J］. 中华医学杂志, 2019（35）: 2737-2744.

4. 中华医学会神经病学分会痴呆与认知障碍学组写作组. 血管性认知障碍诊治指南［J］. 中华神经科杂志, 2011, 44（2）: 142-147.

5. ALAMOWITCH S, PLAISIER E, FAVROLE P, et al. Cerebrovascular disease related to COL4A1 mutations in HANAC syndrome［J］. Neurology, 2009, 73（22）: 1873-1882.

6. AUCHUS A P, BRASHEAR H R, SALLOWAY S, et al. Galantamine treatment of vascular dementia: A randomized trial［J］. Neurology, 2007, 69（5）: 448-458.

7. BANG E, LEE B, PARK J O, et al. The Improving Effect of HL271, a Chemical Derivative of Metformin, a Popular Drug for Type II Diabetes Mellitus, on Aging-induced Cognitive Decline［J］. Experimental Neurobiology, 2018, 27（1）: 45-56.

8. BIRKS J, MCGUINNESS B, CRAIG D. Rivastigmine for vascular cognitive impairment［J］. Cochrane Database Syst Rev, 2013,（5）: CD004744.

9. BLENNOW K, HAMPEL H. CSF markers for incipient Alzheimer's disease［J］. Lancet Neurol, 2003, 2（10）: 605-613.

10. BUGIANI M, KEVELAM S H, BAKELS H S, et al. Cathepsin A-related arteriopathy with strokes and leukoencephalopathy（CARASAL）［J］. Neurology, 2016, 87（17）: 1777-1786.

11. CHABRIAT H, JOUTEL A, DICHGANS M, et al. Cadasil［J］. Lancet Neurol, 2009, 8（7）: 643-653.

12. DE REUCK J, MAURAGE C A, DERAMECOURT V, et al. Aging and cerebrovascular lesions in pure and in mixed neurodegenerative and vascular dementia brains: a neuropathological study［J］. Folia Neuropathol, 2018, 56（2）: 81-87.

13. FELLGIEBEL A, MÜLLER M J, GINSBERG L. CNS manifestations of Fabry's disease［J］. Lancet Neurol, 2006, 5（9）: 791-795.

14. GORELICK P B, SCUTERI A, BLACK S E, et al. Vascular contributions to cognitive impairment and dementia: a statement for healthcare professionals from the American heart association/American stroke association［J］. Stroke, 2011, 42（9）: 2672-2713.

15. GROSSMAN M, FARMER J, LEIGHT S, et al.

Cerebrospinal fluid profile in frontotemporal dementia and Alzheimer's disease [J]. Ann Neurol, 2005, 57 (5): 721–729.

16. GUERMAZI A, MIAUX Y, ROVIRA-CAÑELLAS A, et al. Neuroradiological findings in vascular dementia [J]. Neuroradiology, 2007, 49 (1): 1–22.

17. HACHINSKI V, EINHÄUPL K, GANTEN D, et al. Preventing dementia by preventing stroke: The Berlin Manifesto [J]. Alzheimers Dement, 2019, 15 (7): 961–984.

18. HARA K, SHIGA A, FUKUTAKE T, et al. Association of HTRA1 mutations and familial ischemic cerebral small-vessel disease [J]. N Engl J Med, 2009, 360 (17): 1729–1739.

19. HEISS W D, ROSENBERG G A, THIEL A, et al. Neuroimaging in vascular cognitive impairment: a state of-the-art review [J]. BMC Med, 2016, 14 (1): 174.

20. INZITARI D, PRACUCCI G, POGGESI A, et al. Changes in white matter as determinant of global functional decline in older independent outpatients: three year follow-up of LADIS (leukoaraiosis and disability) study cohort [J]. BMJ, 2009, 339: b2477.

21. JACOBS V, WOLLER S C, STEVENS S, et al. Time outside of therapeutic range in atrial fibrillation patients is associated with long-term risk of dementia [J]. Heart Rhythm, 2014, 11 (12): 2206–2213.

22. JOHNSON K A, GREGAS M, BECKER J A, et al. Imaging of amyloid burden and distribution in cerebralamyloid angiopathy [J]. Ann Neurol, 2007, 62 (3): 229–234.

23. KALARIA R N. The pathology and pathophysiology of vascular dementia [J]. Neuropharmacology, 2018, 134 (Pt B): 226–239.

24. KERROUCHE N, HERHOLZ K, MIELKE R, et al. 18FDG PET in vascular dementia: differentiation from Alzheimer's disease using voxel-based multivariate analysis [J]. J Cereb Blood Flow Metab, 2006, 26 (9): 1213–1221.

25. KIM Y, NAM Y J, LEE C. Analysis of the SREBF2 gene as a genetic risk factor for vascular dementia [J]. Am J Med Genet B Neuropsychiatr Genet, 2005, 139B (1): 19–22.

26. KIM Y, NAM Y J, LEE C. Haplotype analysis of single nucleotide polymorphisms in VEGF gene for vascular dementia [J]. Am J Med Genet B Neuropsychiatr Genet, 2006, 141B (4): 332–335.

27. KNIGHT R, KHONDOKER M, MAGILL N, et al. A systematic review and meta-analysis of the effectiveness of acetylcholinesterase inhibitors and memantine in treating the cognitive symptoms of dementia [J]. Dement Geriatr Cogn Disord, 2018, 45 (3-4): 131–151.

28. LEWCZUK P, LELENTAL N, SPITZER P, et al.

Amyloid-β42/40 cerebrospinal fluid concentration ratio in the diagnostics of Alzheimer's disease: validation of two novel assays [J]. J Alzheimer's Dis, 2015, 43 (1): 183–191.

29. LI P, QIN C. Methylenetetrahydrofolate reductase (MTHFR) gene polymorphisms and susceptibility to ischemic stroke: a meta-analysis [J]. Gene, 2014, 535 (2): 359–364.

30. LOCKHART A, LAMB J R, OSREDKAR T, et al. PIB is a non-specific imaging marker of amyloid-B (Abeta) peptide-related cerebral amyloidosis [J]. Brain, 2007, 130 (Pt 10): 2607–2615.

31. LOOI JC, SACHDEV PS. Differentiation of vascular dementia from AD on neuropsychological tests [J]. Neurology, 1999, 53 (4): 670–678.

32. LY J V, DONNAN G A, VILLEMAGNE V L, et al. ^{11}C-PIB binding is increased in patients with cerebral amyloid angiopathy-related hemorrhage [J]. Neurology, 2010, 74 (6): 487–493.

33. MOK V C, LAM B Y, WONG A, et al. Early-onset and delayed-onset poststroke dementia-revisiting the mechanisms [J]. Nat Rev Neurol, 2017, 13 (3): 148–159.

34. NATTÉ R, YAMAGUCHI H, MAAT-SCHIEMAN M L, et al. Ultrastructural evidence of early non-fibrillar Abeta42 in the capillary basement membrane of patients with hereditary cerebral hemorrhage with amyloidosis, Dutch type [J]. Acta Neuropathol, 1999, 98 (6): 577–582.

35. O'BRIEN J T, ERKINJUNTTI T, REISBERG B, et al. Vascular cognitive impairment [J]. Lancet Neurol, 2003, 2 (2): 89–98.

36. RICHARDS A, VAN DEN MAAGDENBERG A M, JEN J C, et al. C-terminal truncations in human 3'-5' DNA exonuclease TREX1 cause autosomal dominant retinal vasculopathy with cerebral leukodystrophy [J]. Nat Genet, 2007, 39 (9): 1068–1070.

37. RITCHIE C, SMAILAGIC N, NOEL-STORR A H, et al. Plasma and cerebrospinal fluid amyloid beta for the diagnosis of Alzheimer's disease dementia and other dementias in people with mild cognitive impairment (MCI) [J]. Cochrane Database Syst Rev, 2014, 2014 (6): CD008782.

38. ROMÁN G C, TATEMICHI T K, ERKINJUNTTI T, et al. Vascular dementia: diagnostic criteria for research studies. Report of the NINDS-AIREN International Workshop [J]. Neurology, 1993, 43 (2): 250–260.

39. ROMÁN G C, WILKINSON D G, DOODY R S, et al. Donepezil in vascular dementia: Combined analysis of two large-scale clinical trials [J]. Dement Geriatr Cogn Disord, 2005, 20 (6): 338–344.

40. SACHDEV P, KALARIA R, O'BRIEN J, et al. Diagnostic

criteria for vascular cognitive disorders: a VASCOG statement [J]. Alzheimer Dis Assoc Disord, 2014, 28 (3): 206-218.

41. SACHDEV P S, LIPNICKI D M, CRAWFORD J D, et al. The Vascular Behavioral and Cognitive Disorders criteria for vascular cognitive disorders: a validation study [J]. Eur J Neurol, 2019, 26 (9): 1161-1167.

42. SHAW L M, KORECKA M, CIARK C M, et al. Biomarkers of neurodegeneration for diagnosis and monitoring therapeutics [J]. Nat Rev Drug Discov, 2007, 6 (4): 295-303.

43. SKROBOT O A, BLACK S E, CHEN C, et al. Progress toward standardized diagnosis of vascular cognitive impairment: guidelines from the Vascular Impairment of Cognition 44. Classification Consensus Study [J]. Alzheimers Dement, 2018, 14 (3): 280-292.

44. SKROBOT O A, O'BRIEN J, BLACK S, et al. The Vascular Impairment of Cognition Classification Consensus Study [J]. Alzheimers Dement, 2017, 13 (6): 624-633.

45. WARREN J D, SCHOTT J M, FOX N C, et al. Brain biopsy in dementia [J]. Brain, 2005, 128 (Pt 9): 2016-2025.

46. XIN J, ZHANG J, GAO Y, et al. Association of estrogen receptor beta gene polymorphisms with vascular dementia in women [J]. Neurol Sci, 2012, 33 (5): 1029-1035.

47. XU Q, ZHOU Y, LI Y S, et al. Diffusion tensor imaging changes correlate with cognition better than conventional MRI findings in patients with subcortical ischemic vascular disease [J]. Dement Geriatr Cogn Disord, 2010, 30 (4): 317-326.

48. YANG T, SUN Y, LU Z Y, et al. The impact of cerebrovascular aging on vascular cognitive impairment and dementia [J]. Ageing Res Rev, 2017, 34: 15-29.

49. YAVARI F, JAMIL A, MOSAVEBI SAMANI M, et al. Basic and functional effects of transcranial electrical stimulation (tES): an introduction [J]. Neurosci Biobehav Rev, 2018, 85: 81-92.

50. ZHUANG S, WANG H F, LI J, et al. Renin-angiotensin system blockade use and risks of cognitive decline and dementia: A meta-analysis [J]. Neurosci Lett, 2016, 624: 53-61.

第三章　额颞叶痴呆

额颞叶变性（frontotemporal lobar degeneration，FTLD）是以进行性额叶和 / 或颞叶萎缩为共同特征的一组疾病，其临床表现和病理学特征均具有明显的异质性。额颞叶变性是一个病理诊断，而额颞叶痴呆（frontotemporal dementia，FTD）则是与额颞叶变性相关的一组临床综合征，以渐进性精神行为异常、执行功能障碍和语言损害为主要临床表现。额颞叶痴呆的病因尚未明确，存在异质性，超过 40% 的额颞叶痴呆患者有家族遗传史，其中 10% 呈显性遗传。额颞叶痴呆是继阿尔茨海默病和路易体痴呆之后神经变性病痴呆的第三大常见临床亚型，占所有类型痴呆的 10%，为 65 岁以下痴呆第二大常见临床亚型，发病年龄可从 40~80 岁。常因显著的精神行为异常而误诊为其他精神类疾病。

根据其临床特征，目前国际上将额颞叶痴呆分为 3 种主要的临床亚型：行为变异型额颞叶痴呆（behavioral variant of frontotemporal dementia，bvFTD）、语义性痴呆（semantic dementia，SD）和进行性非流利性失语（progressive nonfluent aphasia，PNFA），其中语义性痴呆和进行性非流利性失语属于原发性进行性失语（primary progressive aphasia，PPA）。以上 3 种临床亚型中行为变异型额颞叶痴呆所占比例最大，大约占全部额颞叶痴呆人数的 70%。此外，额颞叶痴呆可叠加其他神经变性病症状，如运动神经元病（motor neuron disease，MND）/ 肌萎缩性侧索硬化（amyotrophic lateral sclerosis，ALS）、皮质基底节综合征（corticobasal syndrome，CBS）及进行性核上性麻痹（progressive supranuclear palsy，PSP）等，现已被分类为额颞叶痴呆的特殊亚型。

1892 年，Arnold Pick 首先描述了一例以左侧颞叶萎缩为特征的病人，表现为行为异常、痴呆、进行性语言障碍等特征。1911 年 Alois Alzheimer 医师对其病理学特征进行描述，发现了与该种疾病相关的特征性神经元细胞质内嗜银包涵体，为纪念 Arnold Pick 命名为 Pick 小体。此后相当长时间内，额颞叶痴呆一直被称为 Pick 病。直到 1956 年，在临床额颞叶痴呆的患者中证实只有大约 20%

的患者在病理上有 Pick 小体，同时具有多种其他的病理改变。2006 年第一个额颞叶痴呆致病基因 MAPT 被克隆，随后又克隆了 GRN 基因，2011 年随着 C9orf72 基因的发现，大部分常染色体显性遗传的额颞叶痴呆致病基因已被明确。2006 年 TDP-43 作为主要蛋白成分在非 Tau 蛋白聚集的额颞叶变性中被证实，2016 年 FUS 蛋白及其相关的蛋白 EWS 和 TAF15 也被证实存在于其他非 Tau 蛋白聚集的额颞叶变性中，据此提出了额颞叶变性的三个主要分子亚群：FTLD-tau、FTLD-TDP 和 FTLD-FUS。

1994 年 Lund 和 Manchester 研究小组提出了第一个额颞叶痴呆的诊断标准，将具有额颞叶萎缩、并伴有行为和语言障碍的患者诊断为额颞叶痴呆，但未提出具体的临床分型。1998 年 Neary 等全面修订了额颞叶痴呆的诊断标准，将具有额颞叶萎缩、行为和语言障碍的临床症候群的患者统一命名为额颞叶痴呆，并且依照行为和语言障碍的特异性，又将其细分为 3 种临床类型。2000 年马里兰会议，国际临床和基础科学家进行了额颞叶痴呆和 Pick 病诊断标准的讨论，并对 1998 年的 Neary 等诊断标准进行了一定的修改和深化。2001 年发表了 McKhann 标准，提出了 5 种不同的神经病理类型。2011 年 Rascovsky 等提出了新的修订方案，经过十余年对额颞叶痴呆的逐渐认识和经验积累，提高了额颞叶痴呆诊断的敏感性，特别是利于疾病的早期诊断，以及与其他临床亚型、神经变性病的鉴别诊断，体现了人们对额颞叶痴呆的逐步深入认识的过程。最终，2011 年 Gorno-Tempini 等进一步对原发性进行性失语的亚型进行了分类，成为目前诊断原发性进行性失语的主要标准。

因为该疾病的罕见性、诊断专业水平要求高和诊断标准的变化，所以目前关于额颞叶痴呆的全球流行病学研究并不多，我国尚无大规模额颞叶痴呆的流行病学数据。额颞叶痴呆发病年龄为 40~80 岁，以 45~64 岁发病最为常见。由于诊断标准及疾病认识程度的差异，不同年龄段及不同国家和地区的人群中，额颞叶痴呆的患病率和发病率明显不同。欧美国家额颞叶痴呆的发病率为每年 2.7~4.0/10 万，在 45~64 岁人群中，患病率为 15~43.1/10 万，大于 70 岁人群患病率差距较大，为 1.55~49.3/10 万。日本 45~64 岁人群患病率中为 2~4.87/10 万，大于 65 岁的人群，为 37.66/10 万。意大利北部布雷西亚县和 Vallecamonica 大于 65 岁人群分别为 67.49/10 万和 146.55/10 万。在瑞典哥德堡一群 85 岁老人（n=451）的研究中，额颞叶痴呆的患病率为 3%。多数研究结果表明，男性和女性的额颞叶痴呆的患病率相当，一些研究报告也指出，额颞叶痴呆临床亚型的性别分布并不相同，男性在行为变异型额颞叶痴呆和语义性痴呆中占优势，女性在进行性非流利性失语中占优势。额颞叶痴呆症状出现后的中位生存期为 6~11 年，诊断后的中位生存期约为 3~4 年，多死于各种并发症。

第一节　病因及发病机制

一、病理改变

额颞叶变性病理特征是局限性额、颞叶萎缩，杏仁核、海马、黑质和基底节均可受累。镜下可见萎缩脑叶皮质各层神经元显著减少，Ⅱ、Ⅲ 层明显；胶质细胞弥漫性增生伴海绵样变。广义的额颞叶变性病理改变包括具有额颞叶痴呆临床表现的各种不同的病理变化，但这些病理变化远不止局限在额颞叶部位。根据免疫组化染色、细胞内包涵体主要成分的差别，主要分为 FTLD-tau、FTLD-TDP、FTLD-FET 和 FTLD-UPS 四种病理亚型。

1. FTLD-tau　FTLD-tau 的主要病理特征是高度磷酸化的 tau 蛋白在细胞内聚集，主要位于皮质、白质、某些皮质下及脑干神经元和胶质细胞中，占额颞叶痴呆的 40% 左右。tau 蛋白病进一步分为 3R 型、4R 型及混合型。10% 的家族性额颞叶痴呆与 *MAPT* 基因突变有关。Pick 病主要的病理特点是 3R-tau 蛋白聚集，皮质基底节变性、进行性核上性麻痹、球形胶质 tau 蛋白病和嗜银颗粒病是 4R-tau 蛋白聚集。

（1）Pick 病（3R-tau）：Pick 病主要临床表型为行为变异型额颞叶痴呆、进行性非流利性失语和少部分语义性痴呆。大体病理主要表现为严重的额颞叶腹侧、前扣带回和岛叶萎缩，镜下病理特征为严重的神经元缺失、空泡变性及神经元细胞质内 5~15μm 圆形或卵圆形的嗜银包涵体，又称为 Pick 小体。Pick 小体主要由 3R-tau 蛋白组成，最多见于受累新皮质的 Ⅱ~Ⅳ 层及海马颗粒细胞和锥体细胞。胶质细胞 tau 病理改变较其他 tau 蛋白病少见，包括分枝星形胶质细胞和少突胶质细胞内细微的球形包涵体，主要包含 4R-tau 蛋白。

（2）进行性核上性麻痹（4R-tau）：进行性核上性麻痹主要表现为广泛皮质下区域变性，包括纹状体、苍白球、下丘脑核、中脑被盖部、黑质、脑桥基底部、小脑齿状核和小脑脚。进行性核上性麻痹主要病理特点是皮质下神经核团内呈簇状的、多刺的星形胶质细胞和圆球形的神经纤维缠结；皮质和皮质下区域可见火焰状的神经纤维缠结伴随着弥漫颗粒状缠结前的结构；少突胶质细胞内的卷曲小体可见于皮质，更多见于皮质下白质。tau 包涵体主要包含 4R-tau 蛋白，主要见于脑干，比皮质更常见。皮质受累变异比较大，与认知功能下降相关。

（3）皮质基底节变性（4R-tau）：星形胶质细胞斑块是皮质基底节变性最具特征的病理改变。星形胶质细胞斑块是高度磷酸化的 4R-tau 蛋白在星形胶质细胞中沉积形成的，这些沉积物主要位于星形胶质细胞突起的远端，在皮质可以见到神经元细胞质 tau 蛋白阳性的包涵体和神经纤维缠结。气球样细胞在皮质基底节变性很常见，也可出现在 Pick 病。皮质基底节变性最突出的特点是在皮质下的白质 tau 沉积于神经突起和卷曲小体（coiled bodies）。皮质基底节变性较进行性核上性麻痹累及的皮质区域更广泛，累及更多的背侧区域，更易累及中央前后回。

（4）球形胶质 tau 蛋白病（globular glial tauopathy, GGT）：球形胶质 tau 蛋白病是一种少见的 4R-tau 蛋白病，临床上主要见于行为变异型额颞叶痴呆和 / 或运动神经元病，伴或不伴有锥体外系体征。其主要特点是在星形胶质细胞或少突胶质细胞中的 4R-tau 蛋白球形包涵体，尤其在白质内大量存在。临床表现为轻度认知功能障碍、阿尔茨海默病样痴呆和缓慢进展的行为变异型额颞叶痴呆。球形胶质 tau 蛋白病的 tau 蛋白缺乏乙酰化。

（5）嗜银颗粒病（argyrophilic grain disease，AGD）：嗜银颗粒病的特点是小的、点状的或逗号样的嗜银4R-tau蛋白包涵体，主要出现在颞叶和边缘结构。嗜银颗粒病可单独出现或和其他的变性病同时存在，最常见的临床表现为阿尔茨海默病。

2. FTLD-TDP　2006年，TDP-43被发现在多数tau阴性、泛素阳性的额颞叶痴呆和大多数的肌萎缩侧索硬化患者中聚集。病理性的TDP-43表现为多种形式的修饰，包括过度磷酸化、泛素化和N-端截断。最显著的是具有包涵体的细胞核缺乏正常核的染色。FTLD-TDP是最常见的分子类型，占所有病例的近50%。2011年始，FTLD-TDP被分为A、B、C、D四型，并逐渐被广泛认可。

（1）FTLD-TDP A型：其特点是大量短的萎缩的神经突起和致密的椭圆形或新月形的细胞质内包涵体，主要位于新皮质Ⅱ层。尤其是在GRN基因突变的患者，细胞核内梭形的包涵体可出现在受累皮质区域。中等数量颗粒样的细胞质内包涵体出现在海马齿状颗粒细胞。胶质细胞细胞质TDP阳性包涵体出现在大脑白质和皮质下区域，包括纹状体、丘脑和黑质。这些患者主要表现为行为变异型额颞叶痴呆和进行性非流利性失语。

（2）FTLD-TDP B型：表现为在皮质表层和深部有中等数量致密或颗粒状的神经元细胞质包涵体，很少有神经突起萎缩和神经元核内包涵体。在皮质的表层还可见到许多TDP-43免疫阳性的包涵体前的结构和纤细复杂的神经突起。最具特征的，也是B型独特的特点是即使在没有临床诊断为肌萎缩侧索硬化的患者中也会出现下运动神经元细胞质内包涵体。在大脑白质、延髓和脊髓有较多的胶质细胞细胞质包涵体。大多数有额颞叶痴呆/肌萎缩侧索硬化临床特点的病例具有B型的病理特点。

（3）FTLD-TDP C型：主要在皮质表层有丰富的、扭曲的长神经突起，很少或没有细胞质内包涵体。在海马有不同数量的神经细胞细胞质包涵体，通常是致密圆形的包涵体。神经元核内包涵体和胶质细胞细胞质包涵体不常见。这是语义性痴呆最常见的病理表现。

（4）FTLD-TDP D型：其病理特征是在新皮质有丰富的梭形神经元核内包涵体和短的、萎缩的神经突起。不同程度地累及基底节、丘脑和中脑，不

累及海马、下部脑干和小脑。这一病理亚型只见于VCP基因突变患者。

3. FTLD-FET　在大多数的TDP/tau阴性的额颞叶痴呆亚型，包括不典型的FTLD-U、神经元中间丝包涵体病（neuronal intermediate filament inclusion disease，NIFID）和嗜碱性包涵体病（basophilic inclusion body disease，BIBD）中发现FUS阳性的细胞内包涵体。接下来的研究发现这些病理的包涵体内也包含具有细胞核传递功能的FET蛋白，包括EWS、TAF15和transportin 1（Trn1）。不典型FTLD-U、神经元中间丝包涵体病和嗜碱性包涵体病因此被归类为FTLD-FET亚型。大约占所有额颞叶痴呆的5%~10%。

不典型FTLD-U的病理特点是包含有FET蛋白的神经元细胞质包涵体，最常见于额颞叶新皮质、海马和纹状体，通常是小的、致密的、圆形或卵圆形的包涵体和少见特有的齿状颗粒细胞和皮质锥体细胞神经元胞核内独特的蠕虫形状包涵体。神经元中间丝包涵体病病理特点是具有免疫阳性神经中间丝的包涵体，后来发现都是四型的中间丝，相继又发现具有FET蛋白聚集的包涵体，主要位于大脑皮质、海马、基底节、丘脑、小脑齿状核和脑干的核团和脊髓下运动神经元。嗜碱性包涵体病表现为病理性嗜碱性圆形细胞质包涵体，通常出现在皮质下区域，例如基底节和脑干被盖部。许多皮质和皮质下出现FET阳性细胞质包涵体，与神经元中间丝包涵体病相似，但海马和纹状体受累程度不一，没有胞核包涵体。

4. FTLD-UPS　CHMP2B基因突变首先在一个丹麦家系中被克隆。后来被证实与家族性额颞叶痴呆和肌萎缩侧索硬化有关。病理特点是存在泛素和P62阳性的神经元细胞质内颗粒状包涵体，但TDP-43、tau蛋白和FUS均为阴性。最终的病理蛋白仍有待于进一步研究。

二、发病机制

额颞叶痴呆病因及发病机制尚未明确，目前研究提示额颞叶痴呆发病是遗传因素和环境因素相互作用的结果。其中遗传因素的研究较多，尚未发现明确致病的环境因素。

1. 遗传因素　超过40%的额颞叶痴呆患者有家族遗传史，包括至少一个直系亲属有痴呆、肌萎

缩侧索硬化或帕金森综合征。10.2%~27%的额颞叶痴呆患者呈常染色体显性遗传。额颞叶痴呆相关的三个最常见的致病基因是微管相关蛋白tau基因（microtubule-associated protein tau gene，*MAPT*）、颗粒蛋白前体基因（progranulin，*GRN*）和9号染色体开放阅读框72基因（chromosome 9 open reading frame 72，*C9orf72*）。*C9orf72*基因突变是家族性额颞叶痴呆最常见的基因亚型，约占25%，而*MAPT*和*GRN*占5%~20%。其他不常见的基因有含缬酪肽蛋白（valosin-containing protein，*VCP*）、带电荷的多囊泡体蛋白2B（charged multivesicular body protein 2B，*CHMP2B*）、相互作用DNA结合蛋白（transactive response DNA-binding protein，*TARDBP*）、融合肉瘤（fused-in-sarcoma，*FUS*）、TANK结合激酶1基因（TANK binding kinase 1 gene，*TBK1*）、*SQSTM1*（p62/sequestome1）、*UBQLN2*（ubiquilin2）、*CHCHD10*（coiled-coil-helix-coiled-coil-helix domain containing 10）和髓系细胞触发受体2（triggering receptor expressed on myeloid cells 2，*TREM2*）基因。

（1）*MAPT*基因：*MAPT*基因位于17q21，是额颞叶痴呆最常见的致病基因之一，迄今共发现*MAPT*基因50多种致病突变，其中P301L突变是较常见的突变。突变频率的报道差异很大，家族性病例突变频率约6.3%，散发型病例约1.5%。发病高峰年龄45~65岁，平均55岁左右，近50%病例在50岁前发病，确诊后平均生存期8年。*MAPT*基因突变所致额颞叶痴呆最常见的临床亚型是行为变异型额颞叶痴呆，其他类型也有报道，家系内表型差异大。*MAPT*基因突变可引起显著的情景记忆受损，也可引起一些运动症状，包括帕金森综合征、肌张力障碍、上下运动神经元病变、肌阵挛、姿势性和动作性震颤、吞咽困难和构音障碍等。影响10号外显子剪切的*MAPT*基因突变主要累及颞中叶，而编码区的突变主要累及颞叶侧面。病理上表现为额颞叶、基底节萎缩和不同程度的tau蛋白阳性包涵体，不同的突变类型导致不同的病理改变，10号外显子突变的神经元或神经胶质细胞中有4R-tau，在其余外显子突变的神经元或神经胶质细胞中有3R-tau和4R-tau。

*MAPT*长约133.9kb，共16个外显子，编码tau蛋白。tau蛋白在神经元中高表达，是神经元内的一种微管相关蛋白，维持神经轴突的正常运输和微管的稳定性，促进微管蛋白组装成微管，增加微管的稳定性，抑制微管蛋白的解离，在维持微管的正常生理功能上十分重要。在人脑中，mRNA通过选择性剪切外显子2、3和10可产生6种不同的tau蛋白异构体。tau蛋白与微管相互结合的部位是由外显子9~12编码的3种或4种位于C末端含31个或32个氨基酸的重复序列区域组成，通过选择性剪切外显子10可产生3个（外显子10缺失）或4个（外显子10存在）微管结合重复序列，分别是3R-tau和4R-tau。*MAPT*基因突变可导致tau蛋白结构紊乱，改变tau蛋白异构体的比例，从而破坏正常的微管组装，阻碍轴突转运，促进病理性的Tau蛋白纤维聚集。

*MAPT*基因突变也可分为三种类型：第一类是影响蛋白水平，第二类是影响Tau蛋白的前体mRNA选择性剪切，第三类是影响tau的磷酸化，导致微管失衡。突变可引起蛋白水平改变或单个氨基酸缺失，从而降低tau蛋白与微管的结合能力，也可促进tau蛋白聚集成纤维丝；内含子和外显子的突变都可影响RNA水平，增加mRNA对外显子10的选择性剪切，导致3R-tau和4R-tau蛋白异构体的比例失衡，从而导致4R-tau蛋白产生相对增多，聚集形成纤维丝，从而破坏微管组装，影响轴突转运，导致tau蛋白病理性聚集；*MAPT*基因突变可影响tau的磷酸化，引起tau蛋白聚集形成纤维丝。tau蛋白聚集引起神经元功能障碍和神经元数目减少。

（2）*GRN*基因：*GRN*基因是另一个家族性额颞叶痴呆常见的致病基因。*GRN*基因亚型占家族性额颞叶痴呆约5%~20%，占散发性额颞叶痴呆约1%~5%，发病年龄较*MAPT*突变患者晚，在35~89岁之间，平均59~65岁。*GRN*突变的临床表型变异很大，最常见的是行为变异型额颞叶痴呆和进行性非流利性失语，其中40%患者出现帕金森综合征，情景记忆障碍也常出现，常误诊为阿尔茨海默病。

*GRN*基因也位于17q，与*MAPT*基因物理位置临近，编码前颗粒蛋白。超过80个致病突变已经被报道，包括移码突变、错义突变、无义突变和剪切突变，还有少见的部分缺失或完全缺失突变。所有的突变都由于单倍体剂量不足导致GRN蛋白的功能缺失，是*GRN*突变的主要致病原因。*GRN*突变的额颞叶痴呆的主要病理特征是神经元细胞

质内及胞核内 TDP 阳性的包涵体。TDP-43（TAR DNA-binding protein of 43kDa）是这些包涵体中的主要蛋白质，并具有高度磷酸化（约 45kDa）、泛素化及 N 端部分水解而只保留有 C 端约 25kDa 片段的特征。GRN 基因突变与病理 TDP-43 之间存在何种关系，以及二者如何引发神经变性尚不清楚。但已有研究提出一些假说，如 GRN 可能与 TDP-43 发生相互作用，从而调控其出入核，GRN 功能的缺失可能导致了 TDP-43 核质分布发生异常，从而形成神经元胞质包涵体或神经元核内包涵体。最新研究表明体外细胞系中表达不同的 TDP-43 C 末端片段均会导致病理 TDP-43 不溶解、聚集、泛素化和磷酸化特征的出现，从而推测 TDP-43 C 末端片段的产生是 TDP-43 病理包涵体形成的一个关键环节。另外，TDP-43 C 端约 25kDa 片段的表达对细胞会产生毒性。

（3）C9orf72 基因：C9orf72 基因重复扩增是近年发现的世界范围内额颞叶痴呆常见的基因突变。该基因非编码区第 1 外显子内部（GGGGCC）六核苷酸重复扩增突变是导致额颞叶痴呆 / 肌萎缩侧索硬化的重要原因，正常人仅 2~23 次，患者可达 700~1 600 次。C9orf72 基因重复扩增在整个欧洲、北美洲和澳大利亚中占家族性额颞叶变性的 25% 和散发性额颞叶变性的 5%，但亚洲研究显示突变频率明显低于欧洲和北美洲。C9orf72 基因重复扩增的临床表型变异很大，发病年龄从 27~83 岁，病程从 1~22 年。最常见的临床表型是行为变异型额颞叶痴呆、肌萎缩侧索硬化或两者合并存在，语义性痴呆和进行性非流利性失语相对少见。在家族性额颞叶痴呆 - 肌萎缩侧索硬化中，C9orf72 基因重复扩增率超过 50%。除了典型的行为改变，包括淡漠、脱抑制、不适当社会行为和缺乏同情心，C9orf72 基因重复扩增携带者高频率的出现精神错乱、幻觉和妄想，有时首诊为双相情感障碍或精神分裂症。有些患者在病程早期只表现为情景记忆障碍，诊断为阿尔茨海默病。大约 1% 的临床诊断为阿尔茨海默病的患者携带 C9orf72 基因的重复扩增，实际上为 FTLD-TDP 病理亚型。有报道显示，C9orf72 基因重复扩增也在亨廷顿病和早发少动强直性帕金森综合征患者中存在。C9orf72 基因重复扩增很少出现在帕金森病、皮质基底节综合征、进行性核上性麻痹、路易体痴呆和多系统萎缩患者。

C9orf72 基因重复扩增携带者主要的病理亚型是 FTLD-TDP，特点是神经系统广泛多个部位的 TDP 阳性的包涵体，与临床类型无明显相关。多数患者表现为 FTLD-TDP A 型或 B 型，少数表现为 C 型。除了 TDP-43 的病理，所有的 C9orf72 基因突变携带者在小脑颗粒细胞层、海马锥体神经元和其他的神经解剖部位都发现了泛素蛋白酶系统蛋白阳性，但 TDP-43 阴性的神经元内包涵体。最新研究发现，这些包涵体由 GGGGCC 通过非传统的重复相关的非 ATG 编码的二肽重复蛋白（DPRs）组成。在细胞实验和动物模型中，DPRs 具有明显的毒性作用，进一步分析发现在 C9orf72 基因重复扩增的携带者中，TDP-43 的病理与神经变性相关，而不是 DPRs 包涵体。C9orf72 基因的 GGGGCC 重复扩增的致病机制仍不清楚。

（4）其他少见额颞叶痴呆基因：

1）CHMP2B（charged multivesicular body protein 2B）基因突变首先在一个少见的丹麦家系中被发现。后来被证实与家族性额颞叶痴呆和肌萎缩侧索硬化有关。

2）VCP 基因突变相关的临床表型通常为包涵体肌病伴有 Paget 骨病，少数伴有额颞叶痴呆，合称为包涵体肌病伴 Paget 骨病及额颞叶痴呆（inclusion body myopathy with Paget disease and frontotemporal dementia, IBMPFD）。肌病是最常见的临床症状，出现于 90% 的突变携带者中，而额颞叶痴呆仅占 33%，通常在肌肉症状出现数年后发病，平均发病年龄为 55 岁左右，病理亚型为 FTLD-TDP D 型，特点为神经元胞核内 TDP 及 p62 阳性包涵体。超过 30 个病理性突变已被明确。

3）TANK 结合激酶 1 基因（TANK binding kinase 1 gene, TBK1）功能缺失突变在 2015 年被发现与额颞叶痴呆 - 肌萎缩侧索硬化、肌萎缩侧索硬化有关，接着又发现少见的 TBK1 基因突变与额颞叶痴呆相关，病理上表现为 FTLD-TDP 亚型。TBK1 基因功能缺失突变可以引起 TBK1 水平下降 50%，从而影响 TBK1 与自噬受体蛋白 OPTN（optineurin）的结合或影响激酶的活性。TBK1 基因的病理性突变占尸检证实的 FTLD-TDP 的至少 2%~3%，和临床诊断额颞叶痴呆 - 肌萎缩侧索硬化患者 1%~2%。TBK1 基因突变携带者发病年龄为 48~80 岁，临床诊断多样，包括行为变异型额颞叶痴呆、原发性进行性失语、阿尔茨海默病，和额颞叶变性-肌萎缩侧索硬化。病理上，*TBK1* 基因突变携带者特点是 FTLD-TDP A 型或 B 型。最近也发现 *OPTN* 基因病理性突变与 FTLD-TDP 相关，两个 *OPTN* 基因突变携带者表现为 FTLD-TDP A 型。

4）*TARDBP* 和 *FUS* 基因突变主要见于肌萎缩侧索硬化患者，占家族性肌萎缩侧索硬化的 4% 和散发性病例的 1%。额颞叶痴呆患者中 *TARDBP* 基因突变主要见于撒丁岛人。*FUS* 基因目前共报道 23 个致病性突变，只有 1 例额颞叶痴呆患者中检测到该突变，病理特征为 FUS 蛋白阳性包涵体。

5）*SQSTM1* 基因编码 p62/sequestome1 蛋白，位于 5q35，突变主要引起 Paget 骨病。最近，*SQSTM1* 基因突变被证实在家族性和散发性运动神经元病和额颞叶痴呆-运动神经元病中存在，但在一小部分不合并运动神经元病的额颞叶痴呆中也存在。平均发病年龄 60 岁（48~73 岁），平均病程 10 年（2~29 年），主要表型为行为变异型额颞叶痴呆，可同时合并 Paget 骨病。在一系列额颞叶痴呆病例研究中，*SQSTM1* 突变占 0.85%。

6）*TREM2* 基因位于 6p21.1，基因突变与常染色体隐性遗传多囊骨病合并硬化性白质脑病有关，在 40 岁左右出现额颞叶痴呆样认知下降。最近也发现突变患者可只表现为认知下降，而没有骨病。主要表现为认知和神经精神症状，多数病例 40~50 岁死亡。杂合突变也是阿尔茨海默病的危险因素。

7）*UBQLN2* 基因最早发现与 X 连锁家族性肌萎缩侧索硬化有关，后续的研究主要与额颞叶痴呆-运动神经元病有关，主要表型为行为变异型额颞叶痴呆，可出现在运动症状之前。也可见于额颞叶变性患者中，主要为散发病例。

8）*CHCHD10* 基因病理性突变首先于 2014 年在一个不典型的晚发型运动神经元病、行为变异型额颞叶痴呆、小脑性共济失调、线粒体肌病家族被报道。之后的研究发现，在欧洲的额颞叶痴呆-肌萎缩侧索硬化患者中突变携带率为 1%~3%。在我国研究团队发现突变携带率为 6.7%，高于其他常见突变。功能研究提示 *CHCHD10* 基因突变引起线粒体代谢障碍。

2. 环境因素　环境因素与额颞叶痴呆的发病的关系研究较少。回顾性研究显示脑外伤增加额颞叶痴呆的患病风险。在慢性创伤性脑病中，反复

的脑震荡可引起进行性神经精神症状、认知下降和额颞叶病理性 tau 蛋白沉积，但是单次脑震荡、轻微脑外伤、慢性创伤性脑病和其他类型的额颞叶痴呆的关系仍不清楚。

3. 发病机制假说　基于基因和病理性蛋白研究的发现，一些代谢通路障碍可能参与了额颞叶痴呆的发病机制。首先是蛋白降解和清除的障碍，包括自噬通路和泛素蛋白酶体系统，参与基因 *CHMP2B*、*VCP*、*UBQLN2*、*SQSTM1*、*TBK1* 和 *OPTN*。多数的单基因参与了第二种通路，溶酶体/核内体通路，包括 *GRN*、*CHMP2B* 和 *TMEM106B* 基因。第三通路是 RNA/DNA 的代谢，参与基因包括 *TARDBP*、*FUS*、*C9orf72*、*hnRNPA1*、*hnRNPA2/B1* 和 *UBQLN2*。第四条通路 *CHCHD10* 基因突变提示了线粒体代谢障碍，参与线粒体代谢通路。另外额颞叶痴呆中一些突变基因编码的蛋白异常聚集，包括 *VCP*、*p62*、*hnRNPA1*、*hnRNPA2/B1*、*TARDBP*、*FUS*、*UBQLN2*、*C9orf72*、*MAPT* 和 *DCTN1* 基因。

第二节　临床表现与分型

额颞叶痴呆分为 3 种临床类型：①与早发行为及执行能力下降相关的行为变异型额颞叶痴呆；②在语言、语法以及文字输出方面能力下降的非流利型原发性进行性失语，又称为进行性非流利性失语；③语义知识和命名能力下降的语义变异型原发性进行性失语，又称为语义性痴呆。随着病程的进展，三种临床类型可以转变，最初局部的神经变性会逐步进展并影响到额颞叶大部分区域。随着时间进展，部分患者会发展为全面的认知功能下降以及运动功能障碍，包括帕金森综合征、运动神经元病及皮质基底节综合征。终末期患者可能出现进食、运动、吞咽困难。从发病时起，行为变异型额颞叶痴呆患者中位生存期约 8.2~8.7 年，进行性非流利性失语患者中位生存期约 9.4~10.6 年，语义性痴呆患者中位生存期约 6.9~11.9 年，死因多为肺炎或其他相关感染。

一、行为变异型额颞叶痴呆

行为变异型额颞叶痴呆是一种渐起、缓慢进展的以行为异常为主要特征的额颞叶痴呆临床类型，约占一半以上额颞叶痴呆，也是额颞叶痴呆中病理

异质性最强、遗传性最强的亚型,由大脑半球前部不对称性额叶和颞叶萎缩导致,以近中线额部、眶额部和岛叶前部显著,基底节亦可受累。行为异常包括脱抑制、缺乏同情心和同理心、口欲亢进、刻板动作和强迫行为等。脱抑制表现在多方面,比如过多的向别人透露自己的隐私,性欲亢进,言语挑逗,不文明行为(如随地大小便),不礼貌或带种族歧视的言语(如在公共场合称呼别人为"胖子""秃头"),冲动行为(过度消费)。淡漠是早期症状,表现为对日常的社交或非社交活动丧失兴趣,比如整天呆坐看着电视或墙壁;有些患者出现简单或复杂的重复动作、强迫性和/或仪式化行为,比如不停地抚摸房间的物品、重复语言;口欲亢进表现为饮食增加,特别是甜食摄入增加,严重时可能食用变坏的食物或不能吃的东西;有些患者开始吸烟、喝酒或者增加它们的服用量。其他的症状包括精神症状,如幻视、幻听、错觉等。原发性进行性失语或进行性核上性麻痹/皮质基底节综合征也可以出现行为改变,但在发病初期不是主要的表现。视空间能力和情景记忆在疾病初期多不受影响,但常出现各种执行功能障碍。病人早期对自己的病症缺乏自知力,不能主动就医或持抵触的态度,认为自己很正常,经正常人提醒亦不承认自己患病。通常是患者的亲属或亲密的朋友意识到和患者的关系发生变化或其在工作生活中的怪异行为而就诊。

有一些临床表现在行为变异型额颞叶痴呆中常见,但并未列入诊断标准。几乎所有的行为变异型额颞叶痴呆患者出现社会认知能力下降,表现为对他人的观点缺乏理性判断或不能体验他人的情感。患者对情感的认识受损,尤其是负面情感。一些患者对外界环境的躯体感觉受损,包括痛觉和温度觉的改变,表现为在温暖的屋子里穿很厚的衣服。一些患者表现为对声音和音乐的感受异常,表现为很享受噪音、音乐恐惧或失歌症。

对额颞叶痴呆患者进行神经系统查体中可能观察到以上行为异常,患者常不修边幅,不讲卫生,不注意社交礼节,情感淡漠(态度冷淡,不主动说话),幼稚行为,静坐不能(就诊时坐立不安、来回走动,甚至想离开检查室)。查体有时可见额叶释放症状,如吸吮反射、掌颏反射,脑神经、感觉、运动及其他反射通常正常。

某些符合行为变异型额颞叶痴呆诊断标准的患者会经历一段长达几十年无明显进展期,在这段时期内认知功能及MRI、PET均表现正常,被归类为额颞叶痴呆拟表型(phFTD)。这其中部分患有原发性精神疾病,例如双相情感障碍、阿斯伯格综合征等,而其他患者为散发或遗传性额颞叶痴呆。

二、原发性进行性失语

主要的临床特征为隐匿进展的语言能力下降,主要包括语言形成、物体命名、语法以及单词理解等方面能力的下降,通常在交谈中或言语评估中表现明显。认知和行为障碍可以出现在疾病的早期和后期,但不是首发和主要的表现,并且语言能力受损在整个病程中都是最明显的特征,是日常生活能力受损的主要原因。尽管原发性进行性失语的主要病因是额颞叶痴呆,但也被认为与阿尔茨海默病相关。如果患者有突出的视空间能力受损或情景、视觉记忆受损,应该首先考虑阿尔茨海默病。原发性进行性失语主要包括3种亚型:语义性痴呆、进行性非流利性失语和logopenic型进行性失语(logopenic progressive aphasia,LPA),其中语义性痴呆和进行性非流利性失语属于额颞叶痴呆,LPA其病理更倾向于阿尔茨海默病样改变。

1. 语义性痴呆 是一种临床表现较为一致的综合征。这一类型的痴呆曾被用来描述语义性失语和联想失认症,其典型表现为进行性流畅性失语,特征为物体命名和语言理解障碍,而流畅性、复述和语法功能保留;主要呈散发性,发病年龄40~79岁,平均60岁,由于语义性记忆障碍起病隐袭和语言的流畅性不受影响,因此在老年人中经常被忽视,而得不到早期诊断。这些症状是由早期不对称的颞前叶以及杏仁核变性造成的。

患者呈现严重的命名失语,对口语和书写的单词理解受损,尤其对人物、地点、物体的命名失语,找词困难,词语理解障碍,单词表达受损。对单词的理解力缺失,尤其对那些患者不常用的单词。名词的命名障碍比动词或代名词常见。言语流畅但内容空洞,缺乏词汇,伴阅读障碍和书写障碍。重症和晚期患者出现视觉信息处理能力受损(人脸失认症和物体失认症),可出现更广泛的非语言功能受损。

以左侧颞叶变异为主型和以右侧颞叶变异为主型的患者之间有显著差异。左侧颞叶变异型患者主要表现为语言语义缺失（语义变异型原发行性失语）；然而右侧颞叶变异型患者主要表现为情景记忆受损，迷路和行为异常（如人格改变、移情丧失和强迫行为），其语言缺陷较为少见，语义记忆缺损也限于人物、味道或食物，如人面失认症。左侧颞叶变异型的发病率约为右侧颞叶变异型的3倍。尽管语义变异发生在左侧颞叶，其功能依然与右侧相关，例如视觉注意力。所以，左侧颞叶变异型患者容易出现视觉强迫症状，例如重复玩拼图、串珠宝、收集硬币、绘画以及收集亮色物品。右侧颞叶变异型患者通常有语言强迫症，例如写纸条、书信、电话号码，说双关语，或玩纸牌游戏。

在疾病初期患者语法和语言表达能力是保留的。随着疾病从颞叶进展至眶额叶皮质，可出现行为异常，例如易怒、情绪失控、失眠、只吃特定种类的食物，有时也会出现抑郁倾向。

2. 进行性非流利性失语 为进行性非流畅性自发语言障碍，表现为以发音为基础的语音障碍，特点为缓慢、吃力、犹豫不决的语言表达以及语法的遗漏或错用（语法缺失）。患者通常有表达不一致的语法错误，包括插入、缺失、替换、置换以及变形。患者对于语法结构复杂的句子理解困难，但是仍旧能够理解同样语义内容但语法结构简单的句子。应用看图说话等研究方法，可发现进行性非流利性失语患者平均语速 <4 个词 /min，较正常成年人的语速慢 1/3。值得注意的是，进行性非流利性失语患者的言语常被过长的停顿所打断，并非缓慢而匀速，但即使减去停顿的时间，其每分钟语量仍小于正常人群。疾病早期，语言书写能力和句法表达测验可出现轻度的语法错误，一些有语言表达问题的患者仍保留完整的书写能力。尽管患者可以出现轻度的忘词症（多见于动词而非名词），单个词汇的表达以及物体命名通常不被影响。病理表现多为左半球大脑前外侧裂周围的皮质萎缩（前部型）。70% 的进行性非流利性失语与 FTLD-tau 病理型显著相关。

三、额颞叶痴呆叠加其他变性疾病

额颞叶痴呆可叠加其他变性疾病，主要包括运动神经元病、进行性核上性麻痹和皮质基底节综合

征。行为和认知障碍可出现在运动症状之前、之后或同时出现，在命名上可以叫做额颞叶痴呆 - 运动神经元病（或额颞叶痴呆 - 肌萎缩侧索硬化）、额颞叶痴呆 - 进行性核上性麻痹和原发性进行性失语 - 皮质基底节综合征，如果运动神经元病后出现的认知行为改变或语言障碍，也可叫做运动神经元病 - 额颞叶痴呆（或肌萎缩侧索硬化 - 额颞叶痴呆）。仍有一些患者具有轻度的症状但不符合特异的诊断标准。

约 10%~15% 的行为变异型额颞叶痴呆患者可发展为运动神经元病。轻微的运动神经元病症状或电生理证据的亚临床运动神经元病可发生在多达 60% 的额颞叶痴呆患者中。其中，行为变异型额颞叶痴呆相较于语义性痴呆以及进行性非流利性失语更常出现运动神经元病症状。相反，10%~20% 的运动神经元病患者符合额颞叶痴呆的诊断标准，至少 50% 的运动神经元病患者发展为认知和行为改变。运动神经元病的表型主要是肌萎缩侧索硬化，极少见单纯下运动神经病变和原发性侧索硬化。

20% 的额颞叶痴呆患者（多见于行为变异型额颞叶痴呆，其次为进行性非流利性失语）早期可出现帕金森综合征症状，这类患者可考虑诊断为皮质基底节综合征或进行性核上性麻痹。皮质基底节综合征的典型表现为失用（尤其是足部）、异己肢综合征、注意力缺失、肌张力障碍以及局部反射性肌阵挛等。不同于典型的帕金森病患者，进行性核上性麻痹患者通常表现为轴性肌强直，而四肢较少受累，没有震颤。典型的进行性核上性麻痹患者早期会出现跌倒和上视困难。也有一部分合并帕金森综合征的患者不符合皮质基底节综合征和进行性核上性麻痹的诊断，称为额颞叶痴呆 - 帕金森综合征。相当一部分患者的疾病后期会发展为帕金森综合征。非常少见的病人也会发展为额颞叶痴呆 - 运动神经元病 - 帕金森综合征。

第三节 检验与辅助检查

一、认知评估

额颞叶痴呆患者的认知功能评估可针对执行能力、注意力、语言、社会认知功能、学习记忆及视

空间觉等领域。常用量表包括简易精神状况检查量表（MMSE）、蒙特利尔认知评估量表（MoCA）、改良 Addenbrooke 认知评价量表（ACE-R）等。执行功能评估可选用 Stroop 色词测验、连线测验；语言功能评估可选择波士顿命名测验、语音和语义流畅性测验；情景记忆测试可选用听觉词语学习测验、视觉再生测验。精神行为症状评估可选用神经精神症状量表、额叶行为量表和额叶系统行为评分进行评估。

二、神经影像

额叶和 / 或颞叶萎缩是额颞叶痴呆的典型影像学表现，是诊断额颞叶痴呆的支持证据，但具体受累部位依不同亚型和病程而有所不同。行为变异型额颞叶痴呆患者 MRI 表现为大脑半球前部不对称性额叶和颞叶萎缩，以近中线额部、眶额部和岛叶前部显著，基底节亦可受累，但在疾病早期阶段，影像学改变不明显，MRI 表现正常者不能排除诊断。语义性痴呆患者早期萎缩局限于左侧颞极，随病情进展，可累及右侧颞极、左侧额叶和顶叶皮质。进行性非流利性失语患者的皮质萎缩主要位于左侧大脑半球的外侧裂周围前部，包括左额叶下方、背盖侧、靠岛叶侧。随着疾病的进展，萎缩可以延伸至眶额叶、前扣带回以及沿大脑外侧裂至顶叶。

近期研究显示，磁共振弥散张量成像（DTI）有助于鉴别阿尔茨海默病和额颞叶痴呆（均经脑脊液生物学指标或尸检确诊）。此外，一项病例对照研究显示白质和灰质 DTI 扩散系数的改变可鉴别不同类型的额颞叶痴呆：行为变异型额颞叶痴呆患者双侧额叶和颞叶的灰质平均扩散率增加，灰质丢失，而且连接这些区域的白质束扩散系数存在异常；语义性痴呆患者左侧优势半球颞叶灰质丢失，平均扩散率增加，下纵束及钩束的扩散系数异常；在进行性非流利性失语患者中投射至额叶下部的白质完整性被破坏，左下额叶、岛叶及辅助运动区的灰质丢失和平均扩散率增加，上纵束扩散系数异常。功能性磁共振成像研究显示，行为变异型额颞叶痴呆患者脑内突显网络连接减弱，默认网络连接增强，这种连接模式的改变与阿尔茨海默病恰恰相反。

单光子发射计算机断层显像（single photon emission computerized tomography, SPECT）及正电子发射断层显像（positron emission tomography, PET）提供的灌注和代谢成像技术在额颞叶痴呆诊断中也有相当的应用价值，其识别典型病变区域的敏感度达 90% 以上，与临床诊断的高特异度相互补充可提高诊断的准确性，有助于对额颞叶痴呆各亚型的诊断及鉴别诊断。PET 显像可以通过借助不同的分子探针对额颞叶痴呆患者在体进行无创、动态、定性及定量分析。^{18}F-FDG 是葡萄糖类似物，人脑通过摄取葡萄糖来维持膜电位及神经元的电活动。^{18}F-FDG PET 脑显像是一种在体内反映额颞叶痴呆患者大脑神经元丢失、突触活性及密度减低的功能影像学手段。额颞叶痴呆患者 FDG PET 脑显像的病理学机制是其神经元大量丢失和突触功能异常，引起大脑对能量的需求减低，从而导致对葡萄糖的需求减少，所以对 FDG 的摄取也减少。^{18}F-FDG PET 不同的葡萄糖代谢模式有助于对额颞叶痴呆各个亚型进行区分。此外，由于大部分额颞叶痴呆患者脑内没有淀粉样蛋白沉积，通过淀粉样蛋白 PET 显像，比如 ^{11}C-PIB，没有示踪剂滞留，有助于将阿尔茨海默病，尤其是不典型阿尔茨海默病与额颞叶痴呆进行鉴别。^{18}F-FDG PET 在行为变异型额颞叶痴呆病程早期即呈现出额叶低代谢。进行性非流利性失语患者左侧额叶下部（包括额叶岛盖和岛叶前部）的葡萄糖低代谢或灌注减低。语义性痴呆主要表现为双侧颞叶低代谢。当病变主要累及左侧颞极时表现为经典的语义性痴呆，出现命名障碍、词语理解和物体再认缺陷以及语义知识丧失。右侧颞叶代谢减低，特别是梭状回，将导致非词语相关的语义障碍。一项研究表明发病 3 年以上的语义性痴呆患者，左侧和右侧型的临床症状逐渐开始重叠：左侧型患者开始出现行为症状，右侧型患者也会出现广泛性语义和语言障碍（图 2-3-1、图 2-3-2、图 2-3-3）。Tau 蛋白显像目前是 PET 显像的前沿，最新的研究显示，语义性痴呆患者左侧颞叶 Tau 蛋白广泛沉积。具有 V337M MAPT 基因突变的额颞叶痴呆患者，Tau 蛋白沉积部位与 MRI 显示脑萎缩部位具有较高的一致性。未来 Tau 蛋白、TDP-43 或 FUS 的 PET 显像将会有很好的临床及科研应用前景。

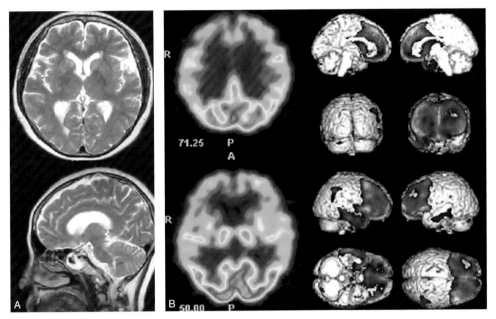

图 2-3-1 行为变异型额颞叶痴呆

注：女性，64岁，初中文化，记忆力下降，日常生活能力下降，欣快情绪，口欲亢进。A：MRI 显示双侧额叶皮质萎缩；B：FDG PET 显示双侧额叶、双侧前扣带回、双侧颞叶及双侧尾状核低代谢

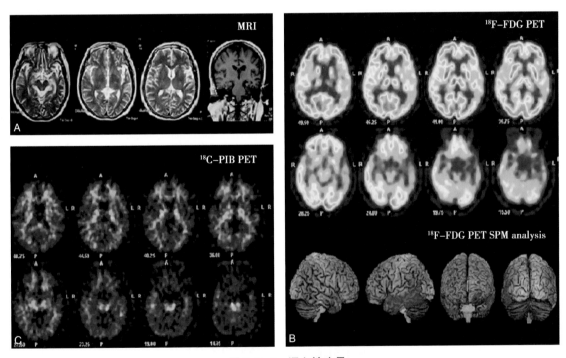

图 2-3-2 语义性痴呆

注：男性，60岁，初中文化。近记忆力减退1年伴明显的命名障碍，单个词语的理解能力障碍，自发语言流利。A：MRI 显示左侧颞叶皮质萎缩；B：FDG PET 左侧颞叶外侧皮质明显的低代谢；C：PIB PET 显示脑内无淀粉样蛋白沉积

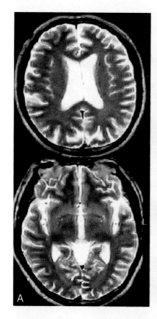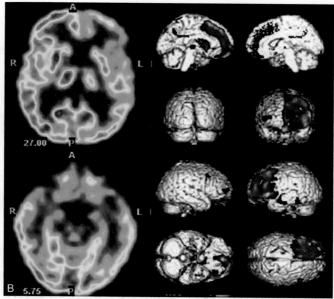

图 2-3-3 进行性非流利性失语

注：男性，63 岁，高中文化。语言笨拙、表达困难、饮食习惯改变，口欲亢进，记忆力减退。A：MRI 示脑弥漫萎缩；B：FDG PET 左侧额叶及左侧尾状核低代谢

三、生物标志物

目前尚无特异的脑脊液或血的生物标志物对额颞叶痴呆具有诊断作用。脑脊液 $A\beta_{42}$ 降低和 tau/磷酸化 Tau 蛋白升高可用来鉴别阿尔茨海默病，但对其他类型的痴呆鉴别没有作用。血清前颗粒蛋白降低可见于 *GRN* 基因突变患者或携带者。但血清和脑脊液的前颗粒蛋白受年龄、性别和其他基因的影响。

四、基因诊断

对于额颞叶痴呆患者，首选 *C9orf72* 基因扩展突变检测，如检测阴性，则应用痴呆相关基因芯片二代测序技术检测额颞叶痴呆的其他致病基因，如阴性则对患者进一步行全外显子组测序。

五、病理诊断

脑活检病理检查对明确诊断具有重要意义，可提示病理类型。由于伦理问题，临床工作中很少对额颞叶痴呆患者进行脑组织活检，国内外有少数尸检，可见到特征性的额颞叶痴呆病理改变。

第四节 诊断与鉴别诊断

一、诊断

1. 行为变异型额颞叶痴呆诊断标准 目前行为变异型额颞叶痴呆临床上主要参照 2011 年修订的 Rascovsky 标准（表 2-3-1）。

2. 原发性进行性失语的诊断标准 2011 年 Gorno-Tempini 等的诊断标准成为诊断原发性进行性失语的主要标准。该标准提出对原发性进行性失语诊断的两步法：

（1）患者应首先符合 2001 年 Mesulam 最初及目前指南中基本的原发性进行性失语标准：①以下 3 条标准必须为肯定：最突出的临床特征是语言障碍；出现由语言障碍引起的日常生活障碍；失语症是症状出现时以及疾病早期最显著的认知障碍。②以下 4 条必须为否定：其他非神经系统变性或内科疾病可更好地解释认知障碍；精神疾病可更好地解释认知障碍；疾病早期显著表现为情景记忆、视觉记忆或视觉知觉障碍；疾病早期显著的行为障碍。

（2）一旦诊断为原发性进行性失语，那么就需要根据是否存在显著的言语和语言功能特征对原发性进行性失语的变异进行分类（表 2-3-2、表 2-3-3）。

表 2-3-1　行为变异型额颞叶痴呆诊断标准

Ⅰ. 神经退行性疾病

需符合以下症状:通过临床观察或知情者提供的病史判断存在行为和/或认知的进行性恶化

Ⅱ. 可能的 bvFTD

需符合以下行为/认知症状(A~F)中的至少3项,确保症状是持续或反复的,而非单一或罕见事件

A. 早期行为去抑制(至少存在以下 3 项中的 1 项)

A.1. 社会行为不恰当

A.2. 缺乏礼仪或社会尊严感缺失

A.3. 容易冲动、鲁莽或粗心

B. 早期冷漠或迟钝(至少存在以下 2 项中的 1 项)

B.1. 冷漠

B.2. 迟钝

C. 早期缺乏同情心或同理心(至少存在以下 2 项中的 1 项)

C.1. 对他人的需求和感受缺乏反应

C.2. 缺乏社交兴趣、人际关系或个人感情

D. 早期持续性、强迫性、刻板/仪式性行为(至少存在以下 3 项中的 1 项)

D.1. 简单重复动作

D.2. 复杂、强迫、或刻板性行为

D.3. 刻板语言

E. 口欲亢进和饮食习惯的改变(至少存在以下 3 项中的 1 项)

E.1. 改变饮食喜好

E.2. 饮食过量,烟酒过量

E.3. 异食癖

F. 神经心理学改变:执行能力下降合并相对较轻的记忆及视空间能力受损(以下 3 个症状必须都存在)

F.1. 执行能力障碍

F.2. 相对较轻的情景记忆障碍

F.3. 相对较轻的视空间功能障碍

Ⅲ. 很可能的 bvFTD

以下 3 个症状必须都存在

A. 符合可能 bvFTD 的诊断标准

B. 生活或社会功能受损(照料者证据或临床痴呆评分量表或功能活动问卷评分)

C. 影像学与 bvFTD 一致(至少存在以下 2 项中的 1 项)

C1. CT 或 MRI 示额叶和/或前颞叶萎缩

C2. PET 或 SPECT 示额叶和/或前颞叶低灌注或低代谢

Ⅳ. 病理确诊的 bvFTD

A 标准 +B 或 C 标准:

A. 符合可能或很可能的 bvFTD

B. 活检或尸检有 FTD 的组织病理学证据

C. 存在已知的致病基因突变

Ⅴ. bvFTD 的排除标准

任何 bvFTD 的诊断必须排除 A、B 两项;诊断可能 bvFTD 时,C 可为肯定,而诊断很可能的 bvFTD 时必须排除 C 项

A. 症状更有可能是由其他非退行性疾病或内科疾病引起

B. 行为异常更适合精神病学诊断

C. 生物标志物强烈支持阿尔茨海默病或其他神经退行性疾病

表 2-3-2　语义性痴呆诊断标准

Ⅰ. SD 临床诊断

　　A. 命名障碍

　　B. 单个词汇理解障碍

　　C. 必须符合以下 4 项中的至少 3 项：

　　　　a. 物品的语义知识障碍,尤其是低频率或低熟悉度的物品

　　　　b. 表层失读或失写

　　　　c. 复述功能保留

　　　　d. 言语生成保留(语法或口语)

Ⅱ. 影像支持的 SD 诊断

　　以下 2 项必须均符合：

　　A. SD 的临床诊断

　　B. 影像结果显示以下 2 项中的至少 1 项

　　　　a. 显著的前颞叶萎缩

　　　　b. 显著的前颞叶低灌注或低代谢(SPECT 或 PET)

Ⅲ. 明确病理证实的 SD

　　需符合临床诊断 A 以及 B 或 C 项：

　　A. SD 的临床诊断

　　B. 神经退行性病变的病理组织学证据(如 FTLD-TAU、FTLD-TDP、阿尔茨海默病或其他相关病理改变)

　　C. 存在已知的致病基因突变

表 2-3-3　进行性非流利性失语诊断标准

Ⅰ. PNFA 的临床诊断：

　　A. 语言生成中的语法缺失

　　B. 说话费力、断断续续、不一致的发音错误和失真(言语失用)

　　C. 符合以下特征中的 2 个或以上：

　　　　a. 复杂语句的理解障碍

　　　　b. 单个词汇理解力的保留

　　　　c. 物品语义知识的保留

Ⅱ. 影像支持的 PNFA 诊断

　　以下 2 项必须均符合：

　　A. 符合 PNFA 的临床诊断

　　B. 影像学检查需具备至少以下 1 个及以上

　　　　a. MRI 显示明显的左侧额叶后部和岛叶萎缩

　　　　b. SPECT 或 PET 显示明显的左侧额叶后部和岛叶低灌注或低代谢

Ⅲ. 明确病理证据的 PNFA

　　符合临床诊断 A 以及 B 或者 C：

　　A. 符合 PNFA 的临床诊断标准

　　B. 神经退行性病变的病理组织学证据(如 FTLD-TAU、FTLD-TDP、阿尔茨海默病或其他相关病理改变)

　　C. 存在已知的致病基因突变

二、鉴别诊断

1. 阿尔茨海默病　额叶变异型阿尔茨海默病(frontal variant Alzheimer disease, fvAD)临床主要特点是轻度认知障碍阶段即出现明显的额叶功能障碍,包括行为异常,如不注意细节、计划性差和冲动等。额叶变异型阿尔茨海默病与行为变异型额颞叶痴呆的影像学特点是,FDG PET 显示额颞叶痴呆主要代谢减低为额叶、前扣带回,额叶变异型阿尔茨海默病主要累及额叶、颞顶叶和后扣带回。由于大部分额颞叶痴呆患者脑内没有淀粉样蛋白沉积,通过淀粉样蛋白 PET 显像,比如 ¹¹C-PIB,没有示踪剂滞留,有助于将阿尔茨海默病,尤其是不典型阿尔茨海默病与额颞叶痴呆进行鉴别。

2. 血管性痴呆　常表现为认知下降、执行功能障碍及不同程度的行为异常。有明确的卒中史及神经系统局灶体征,病情呈阶梯性进展,神经影像学提示梗死性或出血性病灶,可与额颞叶痴呆鉴别。

3. 麻痹性痴呆　起病隐袭,早期表现常为性格改变、焦虑不安、易激动、情绪波动、人格改变等,逐渐出现记忆力、计算力减退等智能障碍。可伴有各种妄想和幻觉,异常的情感反应,病程晚期发生严重的痴呆。影像学上也可表现为额颞叶为著的脑萎缩。既往病史及血液、脑脊液病原学检查可进行鉴别。

4. Creutzfeldt-Jakob 病　表现为迅速进展的痴呆,初期以精神与认知功能障碍为主,类似神经衰弱样或抑郁症表现,如情感低落、易疲劳、注意力降低、记忆减退、失眠、易激动等。中期以迅速进行性痴呆、肌阵挛、精神异常、锥体束征和锥体外系表现为常见。一旦出现记忆障碍,很多人在数周时间里迅速出现进行性认知功能下降和精神行为异常,表现为找不到家,人格改变等。这是区别与其他神经变性病引起的认知功能下降的主要特点。头 MRI、脑脊液、脑电图可辅助鉴别。

第五节　治疗与康复

额颞叶痴呆的异质性给治疗带来了挑战,尚无有效的病因治疗,临床主要是对症治疗。目前额颞叶痴呆的治疗方法包括药物治疗和非药物治疗。

额颞叶痴呆的病理学和遗传学研究提供了潜在的对因治疗靶点,部分药物已进入临床研究。

1. 药物治疗 额颞叶痴呆的药物治疗主要是通过神经递质的替代或调整来改善行为、运动和认知症状。常用药物包括选择性 5- 羟色胺再摄取抑制剂(SSRI)、非典型抗精神病药物、N- 甲基 -D- 天冬氨酸受体拮抗剂和胆碱酯酶抑制剂。但用于额颞叶变性治疗的效果并不肯定。

5- 羟色胺是额叶皮质下神经通路重要的神经递质,5- 羟色胺功能障碍与额颞叶痴呆的行为异常有关,包括抑郁、行为脱抑制、重复刻板动作以及饮食行为异常等,故此异常行为的额颞叶痴呆患者可首选 SSRI 类药物。研究显示,氟西汀、舍曲林、帕罗西汀、氟伏沙明、西酞普兰等 SSRI 药物对额颞叶痴呆的行为症状治疗有效,可减轻脱抑制、重复行为、不当性行为、口欲亢进等症状。但可能加重认知功能障碍。

行为变异型额颞叶痴呆患者的眶额叶皮质存在多巴胺功能异常,证据表明多巴胺受体拮抗剂对治疗痴呆患者的非认知行为症状有效,如抑郁、烦躁、精神错乱、社交失范、情绪不稳等。低剂量非典型抗精神病药包括利培酮、阿立哌唑、奥氮平及喹硫平等可改善额颞叶痴呆患者的精神行为症状,然而嗜睡、体重增加、药源性帕金森、抑郁、摔倒及大小便失禁等药物不良反应限制了其使用。此外,其可能增加老年患者心血管事件或感染导致死亡的发生率,因此须谨慎使用。

谷氨酸兴奋性毒性可能在行为变异型额颞叶痴呆的发病机制中具有重要作用,这一发现为 N- 甲基 -D- 天冬氨酸受体拮抗剂治疗额颞叶痴呆提供了应用依据。尽管过去的标签开放性研究显示,美金刚能降低神经精神量表(NPI)评分,改善淡漠、焦虑、烦躁等症状,然而近年的两项随机双盲安慰剂对照研究却提示美金刚不能改善或延缓额颞叶痴呆的症状。然而,这两项研究的样本量较小,其论证强度有限,尚需要样本量更大的进一步研究以验证美金刚的疗效。

针对额颞叶痴呆进行的胆碱酯酶抑制剂的临床研究结果显示,上述药物治疗额颞叶痴呆无效,且可能会加重行为和运动症状,尤其是脱抑制和强迫行为。在额颞叶痴呆患者不常规推荐使用。

目前尚无有效的药物治疗额颞叶痴呆患者出现的执行能力损害、自我控制能力减弱等认知障碍的症状。目前很少进行有关于语义性痴呆和进行性非流利性失语的治疗方面的研究。但是有资料显示,语义性痴呆兼有强迫行为的患者,可考虑尝试 5- 羟色胺再摄取抑制剂。

2. 非药物治疗 由于药物治疗的疗效不充分,且药物不良反应限制了药物在额颞叶痴呆治疗中的使用,因此在药物治疗基础上联合非药物治疗非常重要。

额颞叶痴呆非药物干预措施主要基于临床经验,仍需大型临床研究验证其有效性。非药物治疗的措施包括行为管理、环境策略、照料者支持和社区服务。行为管理的目的是缓解社会行为异常的症状,如不恰当的评论和接触、刻板行为等。额颞叶痴呆患者的行为管理方法包括重拾过去的爱好和游戏,"程序化治疗"即运用前驱 - 行为 - 后果模型的行为重定向技术以及康复训练技术,达到用适当的行为替代刻板行为。环境策略主要基于经验,要求个体化,通过改变环境中的危险因素,将由额颞叶痴呆相关行为症状导致的诸如患者安全、进食、财务及驾驶等相关问题的不良结果最小化。照料者支持包括关注照料者的身心健康,额颞叶痴呆发病早期存在行为活跃的症状,导致照料者存在躯体、情绪和经济上的过度负担,通过对额颞叶痴呆早期准确诊断以及向照料者提供疾病的表现和机制,以及监测照料者的身心健康,可以增加照料者对患者的理解并减轻照料者的痛苦。

3. 潜在的疾病修饰药物 随着额颞叶痴呆的基因、病理及病生理的研究进展,一些潜在的可能具有疾病修饰的药物正在研发中。其中有针对 tau 蛋白聚集的 tau 聚集抑制剂,包括 tau 蛋白疫苗和抗体,均在转基因鼠模型中能减轻 tau 病理,具有认知和行为的改善。在进行性核上性麻痹患者的临床试验仍在进行中。leuco-methylthioninium(LMTM)是一种 tau 蛋白抑制剂,仍在临床试验中。抑制蛋白过度磷酸化也是目前研究的重点,糖原合成激酶 -3(glycogen synthase kinase, GSK-3)是主要的治疗靶点,但仍未取得满意的临床效果。抑制 tau 蛋白乙酰化的治疗也在小规模的临床试验中。

Davunetide 在理论上具有微管稳定作用,用来研究治疗进行性核上性麻痹,虽然没取得阳性的结果,但也对额颞叶痴呆的临床研究打下了基础。*GRN* 基因突变患者血清和脑脊液中前颗粒蛋白降低,提高或恢复前颗粒蛋白的浓度将是有效的治疗。尼

莫地平在I期临床试验中发现对 *GRN* 基因突变携带者血清和脑脊液前颗粒蛋白浓度的恢复有效。FRM-0334,一种组蛋白去乙酰化酶抑制剂也在进行II期临床试验。

（苏文华　张　婷　王　颖　石志鸿　纪　勇）

参 考 文 献

1. 吴斌,郭起浩.额颞叶变性治疗的研究进展[J].世界临床药物,2017,38(2):78-82.

2. 中华医学会老年医学分会老年神经病学组额颞叶变性专家共识撰写组.额颞叶变性专家共识[J].中华神经科杂志,2014,47(5):351-356.

3. 周玉颖,李攀.额颞叶变性临床诊断标准研究进展[J].中国神经免疫学和神经病学杂志,2014,21(5):308-313.

4. BAIZABAL-CARVALLO J, JANKOVIC J. Parkinsonism, movement disorders and genetics in frontotemporal dementia[J]. Nat Rev Neurol, 2016, 12(3):175-185.

5. BANG J, SPINA S, MILLER B L. Frontotemporal dementia[J]. Lancet, 2015, 386(10004):1672-1682.

6. BURRELL J R, KIERNAN M C, VUCIC S, et al. Motor neuron dysfunction in frontotemporal dementia[J]. Brain, 2011, 134(Pt 9):2582-2594.

7. COYLE-GILCHRIST I T, DICK K M, PATTERSON K, et al. Prevalence, characteristics, and survival of frontotemporal lobar degeneration syndromes[J]. Neurology, 2016, 86(18):1736-1743.

8. GHETTI B, OBLAK A L, BOEVE B F, et al. Invited review: frontotemporal dementia caused by microtubule-associated protein tau gene(MAPT)mutations: a chameleon for neuropathology and neuroimaging[J]. Neuorpathol Appl Neurobiol, 2015, 41(1):24-46.

9. GORDON E, ROHRER J D, FOX N C. Advances in neuroimaging in frontotemporal dementia[J]. J Neurochem, 2016, 138(Suppl 1):193-210.

10. GORNO-TEMPINI M L, HILLIS A E, WEINTRAUB S, et al. Classification of primary progressive aphasia and its variants[J]. Neurology, 2011, 76(11):1006-1014.

11. HAASS C, NEUMANN M. Frontotemporal dementia: from molecular mechanisms to therapy[J]. J Neurochem, 2016, 138(Suppl 1):3-5.

12. HARVEY R J, SKELTON-ROBINSON M, ROSSOR M N. The prevalence and causes of dementia in people under the age of 65 years[J]. J Neurol Neurosurg Psychiatry, 2003, 74(9):1206-1209.

13. KARAGEORGIOU E, MILLER B L. Frontotemporal lobar degeneration: a clinical approach[J]. Seminars in neurology, 2014(2), 34:189-201.

14. KNOPMAN D S, ROBERTS R O. Estimating the number of persons with frontotemporal lobar degeneration in the US population[J]. J Mol Neurosci, 2011, 45(3):330-335.

15. MACKENZIE I R, NEUMANN M. Molecular neuropathology of frontotemporal dementia: insights into disease mechanisms from postmortem studies[J]. J Neurochem, 2016, 138(Suppl 1):54-70.

16. NG A S, RADEMAKERS R, MILLER B L. Frontotemporal dementia: a bridge between dementia and neuromuscular disease[J]. Ann N Y Acad Sci, 2015, 1338(1):71-93.

17. OLNEY N T, SPINA S, MILLER B L. Frontotemporal Dementia[J]. Neurologic Clinics, 2017, 35(2):339-374.

18. POTTIER C, RAVENSCROFT T A, SANCHEZ-CONTRERAS M, et al. Genetics of FTLD: overview and what else we can expect from genetic studies[J]. J Neurochem, 2016, 138(Suppl 1):32-53.

19. RADEMAKERS R, NEUMANN M, MACKENZIE I R. Advances in understanding the molecular basis of frontotemporal dementia[J]. Nat Rev Neurol, 2012, 8(8):423-434.

20. RASCOVSKY K, HODGES J R, KNOPMAN D, et al. Sensitivity of revised diagnostic criteria for the behavioural variant of frontotemporal dementia[J]. Brain, 2011, 134(Pt 9):2456-2477.

21. RENTON A E, MAJOUNIE E, WAITE A, et al. A hexanucleotide repeat expansion in C9ORF72 is the cause of chromosome 9p21-linked ALS-FTD[J]. Neuron, 2011, 72(2):257-268.

22. SEELAAR H, KAMPHORST W, ROSSO S M, et al. Distinct genetic forms of frontotemporal dementia[J]. Neurology, 2008, 71(16):1220-1226.

23. SORBI S, HORT J, ERKINJUNTTI T, et al. EFNS-ENS Guidelines on the diagnosis and management of disorders associated with dementia[J]. Eur J Neurol, 2012, 19(9):1159-1179.

24. SPINA S, SCHONHAUT D R, BOEVE B F, et al. Frontotemporal dementia with the V337M MAPT mutation:

Tau-PET and pathology correlations[J]. Neurology, 2017, 88(8): 758-766.

25. TSAI R M, BOXER A L. Therapy and clinical trials in frontotemporal dementia: past, present, and future[J]. J Neurochem, 2016, 138 Suppl 1 (Suppl 1): 211-221.

26. WHITWELL J L, AVULA R, SENJEM M L, et al. Gray and white matter water diffusion in the syndromic variants of frontotemporal dementia[J]. Neurology, 2010, 74 (16): 1279-1287.

27. WOOLLACOTT I O, ROHRER J D. The clinical spectrum of sporadic and familial forms of frontotemporal dementia [J]. J Neurochem, 2016, 138 (Suppl 1): 6-31.

第四章　路易体痴呆

路易体痴呆（dementia with Lewy body, DLB）是以进行性痴呆合并波动性认知功能障碍、帕金森综合征以及反复发作的以视幻觉为突出表现的精神症状三主征为临床特点，以神经元细胞质内路易小体（Lewy body, LB）为病理特征的神经系统变性疾病，是仅次于阿尔茨海默病的第二位常见变性性痴呆。

对路易体痴呆的研究历史要追溯到百余年前。1912 年，Frederick Henry Lewy（1885—1950 年）首次在 1 例帕金森病（Parkinson disease, PD）患者的大脑神经元中检出一种嗜伊红包涵体，1913 年，Gonzalo Rodriguez Lafora 在另外一名帕金森病患者中证实了该小体的存在，并将此命名为"路易小体"。1919 年，前苏联著名神经病理学家 Konstantin Nikolaevich Trétiakoff（1892—1958 年）提出这种包涵体与帕金森病黑质变性相关，也将这种特殊的蛋白小体命名为"路易小体"。该蛋白小体是一种在神经元胞质内的球形嗜酸性小体，由嗜酸性物质组成致密核心，周围被层厚为 10nm 的辐射纤维光环包绕，主要分布在脑干神经核团（如黑质、蓝斑、Meynert 基底核、下丘脑），α- 突触核蛋白是其主要初级结构。1950 年后，陆续在帕金森病患者黑质和蓝斑等神经核团中检出路易小体，并进一步确定其病理特征。

随着研究的深入，科学家发现路易小体不仅是原发性帕金森病病理诊断的重要组织学依据，它还是神经系统其他变性病的重要特征之一。20 世纪 60 年代以来，路易小体与痴呆的关系逐渐受到重视。1961 年，日本学者 Okazaki 等首次报告 2 例表现为进行性痴呆、定向力障碍、幻觉和运动障碍的病例，他们在患者的皮质神经元中观测到一种直径稍小，无典型的同心圆结构的路易体样小体，见于皮质 V ~ VI 层的中小神经元内，认为这种位于皮质的路易小体与痴呆有关。皮质型路易小体由 α- 突触核蛋白组成，但直径较小，无典型的同心圆结构，缺乏光环，主要分布在扣带回、岛叶皮质、杏仁核和额叶皮质，是路易体痴呆的特征性表现；但在

Pick 病、皮质基底节变性、tau 蛋白病和多系统萎缩的患者脑组织中也可检出。皮质型路易小体是路易体痴呆和帕金森病痴呆的共同病理学特征，但二者分布范围和数目存在较大差异：帕金森病痴呆患者黑质神经元缺失更为明显，而路易体痴呆患者则以纹状体 α- 突触核蛋白表达水平下调为特征。Parkinson 在最初报告帕金森病时并未描述其认知功能障碍和精神症状，Okazaki 等的研究对此也未引起足够重视，普遍仍认为帕金森病的认知功能障碍系合并阿尔茨海默病所致，而与路易小体无关。直至 1976 年，日本横滨市立大学的 Kenji Kosaka 报告的 2 例德国病例，系因路易小体形成而致认知功能障碍，此后才相继有类似文献报道。1980 年，Kosaka 提出"路易体病（Lewy body disease, LBD）"的概念，认为这是一类神经变性病，主要表现为进行性神经精神疾病，可于老年早期或老年期发病，患者多在帕金森病症状后出现认知功能障碍，亦可于认知功能障碍后出现帕金森病症状。其主要病理改变为脑组织多发性路易小体，共分为 4 种类型：脑干型（brain stem type）、移行型（transitional type）和弥漫型（diffuse type），以及后来增补的大脑型（cerebral type）。1984 年，Kosaka 又提出"弥漫性路易体病（DLBD）"的概念，引起了欧美国家的关注，由此路易小体与认知功能障碍的相关研究报道逐渐增多。继 Kosaka 之后，关于路易体痴呆的概念有许多提法，如英国 Gibb 教授在 1987 年首先在西方国家中应用路易体病的概念；1990 年美国学者 Hansen 开始应用阿尔茨海默病变异性路易体病（The Lewy body variant of Alzheimer disease, LBVAD）；英国学者 Perry 等又在 1990 年提出老年期痴呆路易体型（senile dementia of Lewy body type, SDLT）；1991 年另一位英国学者提出皮质路易小体相关痴呆（dementia associated with cortical Lewy bodies, DCLB）。为避免概念上的混乱，1995 年在英国新城召开的首届国际路易体痴呆研讨会上将此类疾病统一命名为"路易体痴呆"（dementia with Lewy bodies, DLB）。

近年来研究认为路易体痴呆占老年期痴呆的15%~20%，是排名仅次于阿尔茨海默病（Alzheimer disease，AD）的第二大常见变性病性痴呆类型。根据国外非基于人群研究的估计，路易体痴呆的患病率在65岁以上老年期痴呆中占3%~26.3%，与尸检的结果15%~25%类似。根据少量基于人群的调查显示，路易体痴呆的患病率在一般人群中的比例为0~5%，在痴呆病例中的比例为0~30.5%；其中，路易体痴呆的患病率在65岁以上人口中为0.1%~2%，在75岁以上人口中为5%。首次针对中国农村地区路易体痴呆的流行病学调查显示，路易体痴呆在人群中的总患病率为1.05%，在痴呆病例中的患病率为10.10%，这一结果与上述国外数据类似。由于路易体痴呆的幻视、跌倒、短暂的意识丧失和快速眼动期睡眠相关行为障碍等症状的复杂特殊性，路易体痴呆还没有被充分认识，加之很多临床研究并没有将路易体痴呆与帕金森病痴呆（PD with dementia，PDD）区分开，导致路易体痴呆的患病率很可能被低估。

第一节　病因及发病机制

一、病理改变

路易小体是一种见于神经元内圆形嗜酸性的包涵体，它们弥漫分布于大脑皮质，并深入边缘系统（海马和杏仁核等）、黑质或脑干其他核团。20世纪80年代通过细胞免疫染色方法发现路易小体内含有泛素蛋白，以后又用抗α-突触核蛋白抗体进行免疫标记，使诊断率进一步提高。路易小体并不是路易体痴呆特异的变化，帕金森病等神经变性病均可出现；另外路易体痴呆神经元中可能还有以下非特异性变化：神经炎性斑、神经原纤维缠结、局部神经元丢失、微空泡变、突触消失、神经递质枯竭等，这些变化在帕金森病和阿尔茨海默病也可见到，但分布和严重程度不一，因此可以鉴别。

路易体痴呆病理改变与路易体痴呆临床诊断具有相关性。评估标准综合美国国家衰老研究所（NIA）和阿尔茨海默病学会（AA）对阿尔茨海默病的病理学描述和Braak分期，对路易体痴呆的病理特征进行了完善。高度可能的路易体痴呆具有新皮质弥散的路易小体及低或中度的阿尔茨海默

病样病理表现，或边缘系统路易小体及低度阿尔茨海默病样病理表现。中度可能的路易体痴呆具有边缘系统为主的路易小体及中度阿尔茨海默病样病理表现，或新皮质弥散的路易小体及高度阿尔茨海默病样病理表现。低度可能路易体痴呆具有脑干为主的路易小体及任一程度的阿尔茨海默病样病理表现，或边缘系统为主的路易小体及高度阿尔茨海默病样病理表现（表2-4-1）。

表2-4-1　路易体痴呆病理特征与临床诊断相关性评估

AD样病理改变[*]	NIA-AA 无/低（Braak分期 0~Ⅱ）	NIA-AA 中等（Braak分期 Ⅲ~Ⅳ）	NIA-AA高（Braak分期 Ⅳ~Ⅴ）
路易体相关病变			
新皮质弥漫性病变	高	高	中
边缘系统	高	中	低
以脑干为主	低	低	低
以杏仁核为主	低	低	低
仅嗅球存在	低	低	低

评估黑质神经元丢失情况（分为无/轻度/中度/重度）以便将患者分为无帕金森综合征（无/轻度）或可能有帕金森综合征（中度/重度）。

注：* 分级标准根据美国国立老化研究所（NIA）和阿尔茨海默病协会（AA）2012年发布的AD病理诊断指南（National Institute on Aging-Alzheimer's Association guidelines for the neuropathologic assessment of Alzheimer disease）。

二、发病机制

路易体痴呆的病因和危险因素尚未明确，本病多为散发，虽然偶有家族性发病，但是并没有明确的家族遗传倾向，部分研究表明路易体痴呆患者中载脂蛋白E（APOE）ε4等位基因频率高，但路易体痴呆确切的遗传机制还需进一步研究明确。研究发现，路易体痴呆患者胆碱能及单胺类神经递质系统均有损伤，大脑皮质、前脑Meynert核和尾状核等乙酰胆碱转移酶（ChAT）水平显著下降，基底核的多巴胺及代谢产物高香草酸（HVA）浓度降低，多巴胺受体异常，多巴胺能神经元丢失，壳核5-HT及去甲肾上腺素浓度显著下降，以及路易小体形成导致神经元死亡。其中，路易小体在大脑

广泛分布是路易体痴呆的典型特征,分子病理提示路易小体为 α- 突触核蛋白（α-synuclein）和泛素（ubiquitin）等蛋白的异常沉积而成,进而可能导致神经元功能紊乱和凋亡。但是,α- 突触核蛋白和泛素的沉积机制仍未阐明,其可能发病机制有以下两种假设：

1. α- 突触核蛋白基因突变 α- 突触核蛋白是一种由 140 个氨基酸组成的前突触蛋白,以新皮质、海马、嗅球、纹状体和丘脑含量较高,基因在第 4 号染色体上。正常情况下,α- 突触核蛋白二级结构为 α 螺旋。α- 突触核蛋白基因突变可导致蛋白折叠错误和排列混乱。纤维状呈凝团状态的 α- 突触核蛋白聚集物,与其他蛋白质一起形成了某种包涵体,即通常所说的路易小体。α- 突触核蛋白基因有 4 个外显子,如 209 位的鸟嘌呤变成了腺嘌呤,即导致氨基酸序列 53 位的丙氨酸被苏氨酸替代,破坏了蛋白的 α 螺旋,而易于形成 β 片层结构,后者参与了蛋白质的自身聚集并形成淀粉样结构。Feany 等采用转基因方法在果蝇身上表达野生型和突变型 α- 突触核蛋白,可观察到发育至成年后,表达突变型基因的果蝇表现出运动功能障碍,脑干多巴胺能神经元丢失,神经元内出现路易小体等。

2. 蛋白降解功能异常 泛素 - 蛋白酶体系统（ubiquitin-proteasome system, UPS）和自噬 - 溶酶体途径（autophagy-lysosome pathway, ALP）是细胞修复或降解异常蛋白的主要通路,它能高效、特异性地选择细胞内老化损伤的蛋白质,避免异常蛋白的沉积,因此对于维持胞内蛋白质稳态意义重大。研究认为,以上两条通路可能都参与了 α- 突触核蛋白的降解和清除过程。

在 UPS 系统中,底物蛋白必须要和泛素结合才能被蛋白水解酶识别,该过程称为泛素化。泛素化修饰的完成依赖于三种酶,即泛素激活酶 E1、泛素结合酶 E2 和泛素连接酶 E3。其中,E3 能够特异性识别被降解的底物蛋白,是 UPS 特异性降解机制的关键因素。Parkin 是一种由 465 个氨基酸残基组成的 E3 泛素连接酶,该酶由 Parkin（PARK2）基因编码,在蛋白泛素化中发挥关键作用。该假说认为,Parkin 蛋白作为 E3 酶有助于降解一种或多种对多巴胺能神经元有毒的蛋白质,包括 synphilin-1 蛋白、α- 突触核蛋白、细胞周期蛋白 E

（cyclin E）、p38 tRNA 合酶和 Parkin 本身等等。当 Parkin 蛋白酶活性下降或丧失之后,这些底物蛋白在神经元内异常聚集,诱导神经元死亡。Parkin 蛋白与 α- 突触核蛋白共同存在于路易小体中,提示在路易小体的形成中,Parkin 蛋白可能发挥重要作用;在 α- 突触核蛋白诱导的神经细胞凋亡模型中,通过增加 Parkin 蛋白酶活性能够提供神经保护作用。

溶酶体功能障碍也与路易体痴呆发病机制相关。研究表明,溶酶体酶组织蛋白酶 D（cathepsin D）的缺乏导致神经元中内源 α- 突触核蛋白的异常积累。相反,组织蛋白酶 D 过度表达可减少 α- 突触核蛋白聚集,并在 α- 突触核蛋白过度表达诱导的细胞死亡模型中具有神经保护作用。此外,野生型 α- 突触核蛋白,但不是突变体 α- 突触核蛋白,被选择性地转移到溶酶体中以通过分子伴侣介导的自噬（chaperone-mediated autophagy, CMA）途径降解。而突变 α- 突触核蛋白对溶酶体膜受体的亲和力增强而难于通过 CMA 途径清除。

第二节 临床表现与分型

路易体痴呆兼具阿尔茨海默病的认知功能障碍和帕金森病的运动功能障碍,但又有其特点。路易体痴呆的临床表现可归结为 3 个核心症状（波动性认知障碍、帕金森综合征、视幻觉）。

1. 波动性认知障碍（fluctuating cognition） 认知功能损害常表现为执行功能（executive function）和视空间功能障碍（visuospatial impairment）,而近事记忆功能早期受损较轻。视空间功能障碍常表现得比较突出,患者很可能在一个熟悉的环境中迷路,比如在吃饭的间隙去洗手间,出来后可能无法找到回自己餐桌的路。相对于阿尔茨海默病渐进性恶化的病程,路易体痴呆的临床表现具有波动性。患者常出现突发而又短暂的认知障碍,可持续几分钟、几小时或几天,之后又戏剧般地恢复。比如一个患者在和别人正常对话,突然就沉默不语,两眼发直,几小时后突然好转。患者本人对此可有特征性的主观描述"忽然什么都不知道了,如同坠入云里雾里",在此期间患者认知功能、定向能力、语言能力、视空间能力、注意力和判断能力都有下降。

2. 视幻觉（visual hallucination）　50%~80% 的患者在疾病早期就有视幻觉。视幻觉的内容活灵活现，但不一定是痛苦恐怖的印象，有时甚至是愉快的幻觉，以致患者乐意接受。早期患者可以分辨出幻觉和实物，比较常见的描述包括在屋子内走动的侏儒和宠物等。视幻觉常在夜间出现。听幻觉、嗅幻觉也可存在，出现听幻觉时患者可能拿着未连线的电话筒畅聊，或者拿着亲友的照片窃窃私语。后期患者无法辨别幻觉，对于旁人的否定会表现得很激惹。

3. 帕金森综合征（Parkinsonism）　主要包括运动迟缓、肌张力增高和静止性震颤。与经典的帕金森病相比，路易体痴呆一般两侧同时出现症状，轴性强直和面具脸较帕金森病更严重，但静止性震颤常常不太明显。锥体外系症状可与认知障碍同时或者先后发生，两组症状在一年内相继出现有诊断意义，多巴丝肼治疗通常反应差。早期出现严重锥体外系症状多见于病理单纯型（不伴 AD 病理表现）。

4. 其他症状有睡眠障碍、对抗精神病类药物敏感、自主神经功能紊乱和性格改变等。快速眼动睡眠行为障碍（rapid eye movement sleep behavior disorder, RBD）被认为是路易体痴呆最早出现的症状，以快速眼动期睡眠时肌肉迟缓消失为特点，表现为躯体活动和痉挛增多，可有复杂剧烈的肢体或躯干运动，如系扣、摆臂，伴梦境回忆，多导睡眠图显示睡眠期颏下或肢体张力增高。路易体痴呆患者对抗精神病类药物极度敏感，这类药物会加重运动障碍、自主神经功能障碍和认知障碍，导致全身肌张力增高，重者可出现抗精神药物恶性综合征而危及生命。自主神经功能紊乱常见的有直立性低血压、性功能障碍、便秘、尿潴留、多汗、少汗、晕厥、眼干、口干等。自主神经功能紊乱可能由于脊髓侧角细胞损伤所致。性格改变常见攻击性增强、抑郁等。

第三节　检验与辅助检查

一、查体和认知评估

详细地病史询问和收集对于路易体痴呆的诊断至关重要，可以了解患者认知功能下降的病程、认知有无波动性、是否有运动症状、是否存在幻觉及其特点，并排除其他导致痴呆的药物和神经系统疾病。路易体痴呆患者一般有帕金森体征，但达不到帕金森病的诊断标准；有轻度的步态障碍，但不能用患者年迈和骨关节病来解释；静止性震颤较帕金森病少见，在严重痴呆之前会有肌阵挛现象。即使是痴呆症状不严重时，直立性低血压在路易体痴呆患者中仍较为常见。

神经心理检查主要包括词语和非词语记忆、注意力、集中、抽象、执行功能、视空间及结构能力，同时也应该进行精神症状和日常生活能力的检查。路易体痴呆患者通常表现有与痴呆一致的认知损害。一项研究使用 MMSE 作为认知评分，结果显示路易体痴呆较阿尔茨海默病和阿尔茨海默病合并路易体痴呆认知测试均相对较好。精神状态检查会发现患者在一段时间保持清醒、思维连贯、定向力正常，而另一段时间内则变成意识模糊、缄默，这些波动是路易体痴呆的特征性表现。记忆提取相对于记忆贮存损害要严重，命名检查较视空间检查（如画钟和数字抄写）相对要好。

二、实验室检查

实验室检查不能提供诊断路易体痴呆的依据，但可以提示某些痴呆类型风险。常规的痴呆检查项目包括生化全套、血常规、甲状腺功能、血叶酸和维生素 B_{12} 水平，如有必要，可进行梅毒、莱姆氏病或 HIV 检测。脑脊液不作常规检测。近年来对路易体痴呆的脑脊液研究发现，阿尔茨海默病患者脑脊液 tau 高于路易体痴呆，阿尔茨海默病的路易体病变异型介于两者之间，路易体痴呆、阿尔茨海默病的路易体病变异型和阿尔茨海默病的脑脊液 Aβ 水平要高于正常，但三者之间无区别。

三、影像学检查

1. MRI　头颅 MRI 有助于鉴别血管性痴呆和路易体痴呆，血管性痴呆患者常常会有白质缺血性病变，而路易体痴呆患者则相对较少或无。T_1 加权冠状位扫描有助于评估内侧颞叶结构萎缩情况，路易体痴呆的内侧颞叶结构包括海马萎缩程度较阿尔茨海默病轻，但是较正常对照重；路易体痴呆的 Meynert 基底核（nucleus basalis of Meynert, NBM）和壳核萎缩较阿尔茨海默病更显著；路易体痴呆的扣带回中、后部,颞-枕叶上部及前额叶眶面的皮质萎缩,而阿尔茨海默病则是在海马旁回、扣带回膝部、颞极萎缩。

2. SPECT/PET　路易体痴呆患者 SPECT 或 PET 检查可以发现枕叶血流或代谢减低,而阿尔茨海默病患者则无;利用多巴胺转运分子作配体进行 SPECT 检查有利于鉴别路易体痴呆和阿尔茨海默病,诊断的灵敏度为 78% 且特异度为 90%。Lim 等对 14 例临床诊断为路易体痴呆和 10 例临床诊断为阿尔茨海默病的患者进行 SPECT 和 PET 检查,其中 SPECT 以 ^{123}I-beta-CIT 为示踪剂,PET 以 ^{18}F-FDG 为示踪剂,发现扣带回中后部相对完整,称为扣带回岛征,其对路易体痴呆有 100% 的特异性。CIT-SPECT 和 FDG-PET 均可用来辅助诊断路易体痴呆,但是 SPECT 的准确性更高。

以 Pit 复合物 B 为示踪剂进行 PET 检查临床诊断路易体痴呆患者,其淀粉样物分布与阿尔茨海默病类似,路易体痴呆的额叶、顶叶、楔前叶和扣带回后部可见淀粉样物沉积,而帕金森病合并痴呆患者的淀粉样物沉积较少。这些研究说明,淀粉样物沉积可能加重路易体痴呆的痴呆症状,但对于其疾病性质影响甚微,如果没有改善疾病的针对阿尔茨海默病和路易体痴呆的特异性治疗出现,以代谢影像的方法来提高诊断准确率并无必要。

四、脑电图检查

脑电图(electroencephalogram, EEG)检查是通过电极记录脑细胞群的自发性、节律性电活动,是一种对大脑功能变化进行检查的有效方法。2017 年国际路易体痴呆联盟的诊断标准中将路易体痴呆脑电图典型改变"显著的后头部慢波伴周期性 pre-α/θ 节律改变"作为支持性生物标志物单独提出。动态 EEG 资料显示路易体痴呆慢波活动是波动性的,考虑可能与其认知功能的波动和／或意识水平下降有关,调整 EEG 检查的时间窗,在其认知、意识水平波动期进行 EEG 描记或动态观察,可能会获得更多有价值的信息。此外,脑电图对痴呆还具有一定的鉴别作用。

五、^{123}I-间碘苄胍心肌显像

^{123}I-间碘苄胍(^{123}I-MIBG)为去甲肾上腺素类似物,通过交感神经末梢摄取和储存,对它的检测,可用来评估外周交感神经末梢功能,区分交感神经节前还是节后病变。路易体痴呆患者主要是心脏交感神经节后纤维的病变,故心肌交感节后纤维摄取 ^{123}I-间碘苄胍的能力下降;而阿尔茨海默病患者心肌摄取 ^{123}I-间碘苄胍的能力与正常对照相似,这有助于路易体痴呆与阿尔茨海默病的鉴别诊断。

六、基因检测

目前路易体痴呆尚没有明确的致病基因,但研究发现 SNCA 基因、GBA 基因的某些位点变异,以及 APOE 基因 ε4 等位基因型与路易体痴呆发病风险相关,其他基因也可进行相关研究与评估。此外,APP、PS1 和 PS2 等基因突变的筛查有助于路易体痴呆和阿尔茨海默病的鉴别诊断。

第四节　诊断与鉴别诊断

一、诊断

路易体痴呆诊断主要依据临床病史、症状、体征及辅助检查等。1996 年第一届路易体痴呆国际工作组会议制定了路易体痴呆的诊断标准,2005 年又对该标准进行了修订。2017 年,再次对 2005 年诊断标准进行了修订。新版路易体痴呆的诊断标准首次明确区分了临床特征与生物标志物,关注疾病的前驱临床表现,并对部分内容予以修改和完善。

(一)2005 年路易体痴呆临床诊断标准(第三次国际路易体痴呆联盟诊断标准)

1. 必要特征　诊断"很可能路易体痴呆"和"可能路易体痴呆"所必需的。痴呆定义为进行性认知减退,并且持续、显著地影响日常生活能力和社会工作的综合征。记忆障碍,可能不一定发生在疾病的早期阶段,但随着病情进展,它通常会变得明显。

2. 核心特征　如果符合 2 个则诊断为"很可能路易体痴呆",符合 1 个则诊断为"可能路易体痴呆"。

(1)主要是注意和觉醒水平的显著波动性认识功能障碍。

(2)反复生动的视幻觉。

（3）没有明显诱因的帕金森综合征。

3. 提示特征 如果有 1 个核心特征加≥1 个提示性特征可诊断"很可能的路易体痴呆"，如果≥2 个的提示特征可诊断为"可能路易体痴呆"，如果只有 1 个提示特征则不能诊断路易体痴呆。

（1）REM 睡眠行为障碍（RBD）（快速眼动期睡眠行为障碍）。

（2）对抗精神病药敏感。

（3）SPECT 或 PET 成像所示，在基底神经节中多巴胺转运体摄取低下。

4. 支持特征（通常存在但未证明诊断特异性） ①反复跌倒，晕厥；②一过性原因不明的意识障碍；③显著的自主神经紊乱（直立性低血压，尿失禁等）；④视幻觉以外的幻觉；⑤系统化妄想；⑥抑郁症状；⑦CT 或 MRI 颞叶内侧萎缩不明显；⑧SPECT/PET 枕叶脑血流减低；⑨^{123}I-MIBG 心肌闪烁显像减低；⑩EEG 慢波化和颞叶的短暂尖波。

5. 不支持路易体痴呆诊断的征象

（1）局部神经体征和大脑图像上存在明显的脑血管障碍。

（2）存在可以解释的部分或全部临床情况的其他躯体或脑部疾病。

（3）帕金森病在晚期才出现的认知功能障碍。

（二）2017 年国际路易体痴呆联盟诊断标准

1. 诊断的必要条件 出现痴呆，即出现进行性认知功能减退，且其严重程度足以影响患者的正常社会和职业功能以及日常生活活动能力。在早期阶段并不一定出现显著或持续的记忆功能障碍，但随着疾病进展会变得明显。注意力、执行功能和视觉功能的损害可能早期出现。

2. 核心临床特征（前 3 条可能早期出现且持续整个疾病病程）

（1）波动性认知功能障碍，伴有注意力和警觉性显著变化。

（2）反复出现的视幻觉，通常是十分详细且生动的。

（3）快速眼动期（REM）睡眠行为障碍，可能在认知功能下降之前出现。

（4）出现帕金森综合征核心症状的一种或多种，包括：运动迟缓、静止性震颤或肌强直。

3. 支持性临床特征 ①对抗精神病药物高度敏感；②姿势不稳；③反复摔倒；④晕厥或其他短

暂性意识丧失；⑤严重自主神经功能障碍（包括便秘、直立性低血压、尿失禁）；⑥嗜睡；⑦嗅觉减退；⑧幻觉；⑨妄想；⑩淡漠；⑪焦虑和抑郁。

4. 指示性生物标志物

（1）通过 SPECT/PET 显示的基底节多巴胺转运体摄取下降。

（2）^{123}I-MIBG 心肌扫描成像异常（摄取减低）。

（3）多导睡眠图证实快速眼动期肌肉弛缓消失。

5. 支持性生物标志物

（1）CT/MRI：扫描显示内侧颞叶结构相对保留。

（2）SPECT/PET：灌注成像 / 代谢扫描显示全脑普遍低灌注或低代谢，FDG-PET 成像显示枕叶活性下降，伴或不伴有扣带回岛征（指后扣带回活性异常增高）。

（3）EEG：出现显著的后部慢波伴 pre-α/θ 范围内周期性波动。

6. "很可能的路易体痴呆"诊断标准（有下列之一者即可诊断）

（1）出现≥2 项路易体痴呆的核心临床特征，伴或不伴有提示性生物标志物阳性。

（2）仅出现 1 项路易体痴呆核心临床特征，但伴有 1 项或 1 项以上的提示性生物标志物阳性。

注意：仅仅基于生物标志物并不能诊断为很可能的路易体痴呆。

7. "可能的路易体痴呆"诊断标准

（1）仅出现 1 项路易体痴呆的核心临床特征，提示性生物标志物阴性。

（2）出现 1 项或多项提示性生物标志物，但缺乏核心的临床特征。

8. 符合以下标准，则考虑路易体痴呆可能性较小。

（1）出现其他任何躯体疾病或脑部疾病，足以部分或全部解释患者的临床症状。在这种情况下，即使不能完全排除路易体痴呆诊断，也需要考虑混合性或多发性病变的可能性。

（2）在严重的痴呆患者中，其核心临床特征仅有帕金森综合征的症状，并且是作为首发症状出现。

注意：路易体痴呆是指痴呆在帕金森综合征之前或与之同时出现。而帕金森痴呆是指在已有帕金森病的患者中出现的痴呆。在需要对路易体痴呆和帕金森病痴呆进行严格区分的临床研究中，痴呆和帕金森综合征症状出现的"1年"原则仍然推荐使用。但在实际临床中，也可以采用路易体病这一通用术语来描述两者。

二、鉴别诊断

1. 阿尔茨海默病　主要表现为进行性认知功能减退，常因遗忘、虚构使幻觉描述含糊不清，精神行为异常，中晚期患者可有锥体外系症状，不易与路易体痴呆区分。以下的临床症状有助于区别路易体痴呆与阿尔茨海默病：路易体痴呆认知功能波动，伴有觉醒和注意变化，波动的证据为白天过度昏睡（有充分的夜间睡眠条件下），或者是白天的睡眠时间在2小时以上，长时间凝视远方，发作性的无序语言等；视幻觉内容具体生动，患者可形象描述和深信不疑。另外，顺行性遗忘是阿尔茨海默病突出的症状和体征，在疾病的早期就会出现，而路易体痴呆顺行性遗忘并不突出。McKeith等的研究认为，路易体痴呆在命名、短时或中时回忆、再认等认知测试中要好于阿尔茨海默病，而阿尔茨海默病在语言流利性、视知觉及执行功能方面要优于路易体痴呆。路易体痴呆患者的执行功能及视空间功能受损要比阿尔茨海默病重，如stroop色词试验和数字广度试验。T_1WI冠状位扫描有助于路易体痴呆与阿尔茨海默病鉴别，阿尔茨海默病可见颞叶内侧结构萎缩，路易体痴呆则不明显。

2. 帕金森病痴呆　路易体病（Lewy body disease，LBD）是一种疾病概念，其涵盖以路易小体存在为特征的所有疾病状态，包含了帕金森病、帕金森痴呆和路易体痴呆等。路易体痴呆是指痴呆症状发生在锥体外系症状出现之前或1年以内的痴呆，而帕金森病痴呆为帕金森病伴有痴呆，即在明确诊断为帕金森病后1年以上出现痴呆的疾患。路易体痴呆和帕金森病痴呆是认知障碍和运动障碍出现时间顺序不同的路易体病单个疾病谱，可以理解为是同一疾病的表现型不同，没有证据表明两者之间存在本质区别。2017年新的诊断标准继续沿用此"1年原则"，但是这个规则并没有充分的依据，只是为研究和诊断用的权宜而已。帕金森病痴呆与路易体痴呆在临床症状有些细微的差别可以帮助区分二者：与帕金森病痴呆患者相比，路易体痴呆出现幻觉和精神症状的情况更多；路易体痴呆

患者对抗精神病药物的不良反应也可能更为严重，并且帕金森病痴呆的患者对一些具有潜在致精神症状的抗帕金森病药物耐受性更好；帕金森病痴呆患者在发病早期运动症状具有更多的不对称性，而路易体痴呆患者早期帕金森病症状较帕金森病痴呆少，大多数路易体痴呆患者最终发展为以运动迟缓、姿势步态异常为特征的帕金森综合征，没有显著的震颤。但临床实际工作中，即使详细询问病史，有时也难于判断帕金森病痴呆和路易体痴呆时，因此可以应用路易体病作为诊断疾病名。胆碱酯酶抑制剂对于帕金森病痴呆和路易体痴呆的认知功能障碍的治疗效果类似。

3. 血管性痴呆　常有明确的卒中史及神经系统局灶体征，病情呈阶梯性进展，神经影像学提示梗死性或出血性病灶，易与路易体痴呆鉴别。

4. 克－雅病（CJD）　以痴呆及锥体外系受损为特征，病情进展较快，锥体外系体征多样，可有肌阵挛及癫痫发作，典型脑电图改变有助于诊断。

5. 进行性核上性麻痹（PSP）　出现眼球运动障碍前，进行性核上性麻痹与路易体痴呆较难鉴别，进行性核上性麻痹痴呆为皮质下痴呆，症状无波动性，视幻觉少见。

第五节　治疗与康复

一、药物治疗

虽然目前还没有针对路易体痴呆脑病理改变（α－突触核蛋白等相关病理）的根本性治疗，但可以治疗或缓解路易体痴呆的多种不同的临床症状。路易体痴呆患者存在多巴胺系统、胆碱能系统和五羟色胺系统等多系统障碍，可以应用相应药物修复受损的递质系统，从而缓解症状，减慢疾病进展。需治疗的主要症状包括认知功能、痴呆的行为和精神症状（behavioural and psychological symptoms of dementia，BPSD），如幻觉、抑郁、淡漠、睡眠障碍及相关的症状，锥体外系症状和自主神经功能障碍等。在复杂的多个临床症状的治疗中，对一种症状的治疗药物可能会加重另一种症状，所以应根据患者个体症状特点，给予适当药物治疗。

（一）认知功能的治疗

临床研究证实了某些胆碱酯酶抑制剂有临床

效果,特别是对认知功能障碍和幻觉。在路易体痴呆抗痴呆药物治疗中,如果治疗药物突然停止会出现神经、精神症状的反跳现象,所以建议胆碱酯酶抑制剂治疗有效的路易体痴呆患者不要轻易停药或换用其他胆碱酯酶抑制剂。治疗后患者的淡漠、焦虑、注意力差、幻觉、妄想、睡眠障碍和认知障碍均会不同程度改善。治疗过程中部分患者类似帕金森病的体征可能会一过性加重,尽管不影响整体疗效,但仍需谨慎观察,一旦出现严重运动症状,应考虑停药。为避免胆碱酯酶抑制剂的胆碱能样不良反应,如恶心、呕吐、食欲减退、腹泻和嗜睡等,建议采用药物剂量滴定法或与食物同服。胆碱酯酶抑制药物还会增加直立性低血压、跌倒和晕厥的风险,应当注意并加以防范。主要胆碱酯酶抑制剂有卡巴拉汀和多奈哌齐等。

1. 卡巴拉汀　每日2次,与早、晚餐同服。推荐起始剂量为1.5mg/次,每日2次;如患者服用至少4周以后对此剂量耐受良好,可将剂量增至3mg/次,每日2次;当患者继续服用至少4周以后对此剂量耐受良好,可逐渐增加剂量至4.5mg/次,以至6mg/次,每日2次。倘若治疗中出现副作用(如恶心、呕吐、腹痛或食欲减退等)或体重下降,应将每日剂量减至患者能够耐受的剂量为止。维持剂量:1.5~6mg/次,每日2次。获得最佳疗效的患者应维持其最高的且耐受良好的剂量。最高推荐剂量:6mg/次,每日2次。肾或肝功能减退患者服药不必调整剂量。贴剂:利斯的明透皮贴剂与胶囊有同样的治疗作用,且使用方便,治疗剂量稳定,较少胃肠道等副作用。

2. 多奈哌齐　初始治疗用量5mg/d,每日1次,于晚上睡前口服。5mg/d的剂量应至少维持1个月,以评价早期的临床反应和达到盐酸多奈哌齐稳态血药浓度。用5mg/d治疗1个月,并做出临床评估后,可以将本药的剂量增加到10mg/d,每日1次。推荐最大剂量为10mg/d,大于10mg/d的剂量未做过临床试验。停止治疗后,本药的疗效逐渐减退,中止治疗无反跳现象。在一些国家如日本已经作为指南推荐使用。肾功能及轻中度肝功能受损者盐酸多奈哌齐的消除不受影响,因此这些病人可使用相似剂量方案。

3. NMDA受体拮抗剂　盐酸美金刚研究显示路易体痴呆患者中存在显著的谷氨酸能过度激活。

一项纳入75例轻中度路易体痴呆患者的RCT研究显示,美金刚可显著改善患者总体临床状态和行为症状。对于路易体痴呆的认知功能障碍的RCT和开放实验等证明有效,美金刚的病例系列治疗报告有效。

(二)痴呆伴精神行为异常的治疗

1. 焦虑和抑郁　路易体痴呆抑郁症状很常见,部分病例在路易体痴呆主要症状出现前即有焦虑(27%的病例)和抑郁(59%的病例)的症状。关于该症状的临床合理治疗方案比较缺乏。目前5-羟色胺选择性重摄取抑制剂(serotonin selective reuptake inhibitor, SSRI)和5-羟色胺-去甲肾上腺素重摄取抑制剂(serotonin and noradrenalin reuptake inhibitor, SNRI)被推荐用于路易体痴呆抑郁症状的治疗。三环类抗抑郁药(tricyclic antidepressants, TCAs)虽然具有疗效,但它们的抗胆碱能特性加剧了路易体痴呆患者的认知功能障碍、直立性低血压和便秘,应避免使用。

SSRIs的治疗原则为小剂量起始,避免突然停药,禁与单胺氧化酶抑制剂(MAOI)和匹莫齐特联合使用。舍曲林:初始治疗剂量为12.5mg/d或25mg/d口服,可在至少一周的间隔内以12.5mg或25mg的剂量递增,每日最大剂量200mg。西酞普兰:初始治疗剂量为10mg/d或20mg/d口服,可以在至少一周的间隔内以10mg或20mg的剂量增加,每日最大剂量40mg。艾司西酞普兰:药物的相互作用较其他SSRIs类药物少,初始治疗剂量为5mg/d或10mg/d口服,可以在至少一周的间隔内以5mg或10mg的剂量增加,每日最大剂量20mg。

SNRIs治疗原则与SSRIs相似,文拉法辛为代表药物;与SSRIs相比,文拉法辛改善执行功能的效果更好,但文拉法辛可导致或加重REM睡眠行为障碍(RBD),如患者RBD症状严重,请避免使用。用法和剂量:起始剂量为37.5mg/d,治疗剂量为37.5~225mg/d,可以在至少一周的间隔内以37.5mg的剂量增加。快速释放剂型每日分2~3次服,缓释胶囊每粒75~150mg,日服1次。

安非他酮(多巴胺-去甲肾上腺素再摄取抑制剂)对执行功能的改善优于SSRIs类药物,禁与单胺氧化酶抑制剂联合使用。用法和剂量:起始剂量为100~150mg/d,最大剂量为450mg/d,可以在至少一周的间隔内以50~150mg的剂量增加。

2. 幻觉和妄想 路易体痴呆的视幻觉最为常见，也常常伴有谵妄，轻度患者无须治疗，如需药物治疗时，一般应选用胆碱酯酶抑制剂或非典型抗精神病药物。药物调整的第一步应该是逐步地减少可能加剧神经精神症状的药物，顺序如下：抗胆碱能药物，金刚烷胺，多巴胺激动剂、MAO-BI、COMT抑制剂和左旋多巴/卡比多巴。它们应该缓慢减少，以避免产生抗精神病药物的恶性综合征。第二步是引入或增加胆碱酯酶抑制剂（cholinesterase inhibiters，ChEI）。当需要应用非典型抗精神病药物时，临床上一般需用喹硫平、氯氮平和阿立哌唑等，虽然有非典型抗精神病药物治疗路易体痴呆的痴呆伴精神行为异常的有效性报告，但也有报告致患者的运动功能恶化和抗精神病药物超敏反应，并且长期大量应用非典型抗精神病药物也有潜在的副作用，增加心血管事件及卒中风险，所以非典型抗精神病药物应少量使用，密切观察可能的不良事件发生，并需要与照料者协商。避免使用具有强烈 D2 受体拮抗作用的非典型抗精神病药（例如奥氮平和利培酮）。喹硫平的用法和剂量：从每日 12.5mg 或 25mg 开始，可在至少 3 天的间隔内以 12.5~25mg 的增量增加，通常最大剂量为每日 400mg，应谨慎加量。氯氮平的用法和剂量：起始剂量为 6.25mg/ 次，每日 3 次，以至少 3 天的间隔增加 6.25~12.5mg，最大剂量 50mg/ 次，每日 3 次，可能导致粒细胞缺乏症，故使用过程中需常规监测血常规。

（三）帕金森综合征及其他神经精神症状的治疗

1. 帕金森病运动症状 对于路易体痴呆患者的帕金森病症状，建议使用左旋多巴单一疗法，大约有 50% 的病人症状会有所改善。该药应从小剂量开始，缓慢加量至能缓解 50% 以上症状所需剂量后维持。由于此类药物易于引起意识紊乱和精神症状，所以使用时应当小心，最好不用抗胆碱能药物。

2. 直立性低血压 对于直立性低血压的路易体痴呆患者，首先考虑非药物治疗，如使用长袜或腹带增加静脉压力、夜间采用头高位睡眠、从平卧位起身时应缓慢完成、保证足够的盐及液体的摄入、避免引起血压下降的药物及饮酒等；药物治疗可以给予屈昔多巴（droxidopa）、米多君（midodrine）和氟氢可的松等。

3. 胃肠道症状 对于便秘、胃肠蠕动障碍等，可以应用缓泻剂，如莫沙必利、多潘立酮。

4. 其他自主神经症状 其他自主神经症状与治疗帕金森病治疗的药物相同。

二、非药物治疗

目前还没有系统地评估路易体痴呆的非药物治疗的有效性，可能会改善症状和功能障碍。由于认知功能障碍、注意力下降和痴呆伴精神行为异常症状可以加速病情进展，改善其周围社会环境和生活环境可能减少痴呆伴精神行为异常，稳定病情，减慢进展。如果突然的精神症状恶化，应排除感染、脱水或代谢紊乱的可能性。

用眼镜调整视力、助听器等改善听力等可以减少幻觉和摔倒的机会。环境如防滑地板和阶梯，明亮的空间对预防滑倒是有益的。物理治疗（伸展，肌肉强化，平衡训练，运动计划，步行速度和平衡的训练，头等部位的保护）等提高步行速度和平衡可以降低损伤风险。对于直立性低血压者，应缓慢站起，如眼前黑暗感，可以缓慢坐卧，穿弹力袜也是有效的。一般来说，营养干预如服用纤维膳食可改善便秘。在未来，需要系统分析非药物治疗路易体痴呆的有效性。

三、预后

患者预后较差，病程 5~10 年，多死于并发症。

（纪 勇）

参 考 文 献

1. 纪勇. 阿尔茨海默病 200 年［J］. 中国现代神经疾病杂志, 2014, 14（3）: 156-160.

2. 中国微循环学会神经变性病专业委员会. 路易体痴呆诊治中国专家共识［J］. 中华老年医学杂志, 2015, 34（4）: 339-344.

3. BARKER W W, LUIS C A, KASHUBA A, et al. Relative frequencies of Alzheimer disease, Lewy body, vascular and frontotemporal dementia, and hippocampal sclerosis in the State of Florida Brain Bank［J］. Alzheimer Dis Assoc Disord, 2002, 16（4）: 203-212.

4. BYRNE E J, LENNOX G G, GODWIN-AUSTEN R B, et al. Dementia Associated with Cortical Lewy Bodies: Proposed Clinical Diagnostic Criteria[J]. Dement Geriatr Cogn Disord, 1991, 2: 283-284.

5. DICKSON D W, FEANY M B, YEN S H, et al. Cytoskeletal pathology in non-Alzheimer degenerative dementia: lesions in diffuse Lewy body disease, Pick's disease, and corticobasal degeneration[J]. J Neural Transm Suppl, 1996, 47: 31-46.

6. FERNANDEZ H H, TRIESCHMANN M E, BURKE M A, et al. Quetiapine for psychosis in Parkinson's disease Versus dementia with Lewy bodies[J]. J Clin Psychiatry, 2002, 63 (6): 513-515.

7. FERNÁNDEZ MARTÍNEZ M, CASTRO FLORES J, PÉREZ DE LAS HERAS S, et al. Prevalence of neuropsychiatric symptoms in elderly patients with dementia in Mungialde County (Basque Country, Spain)[J]. Dement Geriatr Cogn Disord, 2008, 25 (2): 103-108.

8. FUJIMI K, SASAKI K, NODA K, et al. Clinicopathological outline of dementia with Lewy bodies applying the revised criteria: the Hisayama study[J]. Brain Pathol, 2008, 18 (3): 317-325.

9. GALASKO D, SALMON D, GAMST A, et al. Prevalence of dementia in Chamorros on Guam: relationship to age, gender, education, and APOE[J]. Neurology, 2007, 68 (21): 1772-1781.

10. GIBB W R, ESIRI M M, LEES A J. Clinical and pathological features of diffuse cortical Lewy body disease (Lewy body dementia)[J]. Brain, 1987, 110 (Pt 5): 1131-1153.

11. HERRERA E, CARAMELLI P, SILVEIRA A S, et al. Nitrini R. Epidemiologic survey of dementia in a community-dwelling Brazilian population[J]. Alzheimer Dis Assoc Disord, 2002, 16 (2): 103-108.

12. HANSEN L, SALMON D, GALASKO D, et al. The Lewy body variant of Alzheimer's disease: a clinical and pathologic entity[J]. Neurology, 1990, 40 (1): 1.

13. IKEDA M, HOKOISHI K, MAKI N, et al. Increased prevalence of vascular dementia in Japan: a community-based epidemiological study[J]. Neurology, 2001, 57 (5): 839-844.

14. IWASAKI K, MARUYAMA M, TOMITA N, et al. Effects of the traditional Chinese herbal medicine Yi-Gan San for cholinesterase inhibitor-resistant visual hallucinations and neuropsychiatric symptoms in patients with dementia with Lewy bodies[J]. J Clin Psychiatry, 2005, 66 (12): 1612-1613.

15. JELLINGER K A. More frequent Lewy bodies but less frequent Alzheimer-type lesions in multiple system atrophy as compared to age-matched control brains[J]. Acta Neuropathol, 2007, 114 (3): 299-303.

16. JHOO J H, KIM K W, HUH Y, et al. Prevalence of dementia and its subtypes in an elderly urban Korean population: results from the Korean Longitudinal Study on Health and Aging (KLoSHA)[J]. Dement Geriatr Cogn Disord, 2008, 26 (3): 270-276.

17. KOSAKA K. Diffuse Lewy body disease in Japan[J]. J Neurol, 1990, 237 (3): 197-204.

18. LEWY F H. Die lehre vom tonus und der bewegung[J]. JAMA, 1923, 81 (11): 949.

19. LEWY F H. Historical introduction: the basal ganglia and their diseases[J]. Res Publ Ass Nerv Ment Dis, 1942, 21: 1-20.

20. MCKEITH I G, BOEVE B F, DICKSON D W, et al. Diagnosis and management of dementia with Lewy bodies: Fourth consensus report of the DLB Consortium[J]. Neurology, 2017, 89 (1): 88-100.

21. MCKEITH I G, DICKSON D W, LOWE J, et al. Diagnosis and management of dementia with Lewy bodies: third report of the DLB Consortium[J]. Neurology, 2005, 65 (12): 1863-1872.

22. MOLERO A E, PINO-RAMÍREZ G, MAESTRE G E. High prevalence of dementia in a Caribbean population[J]. Neuroepidemiology, 2007, 29 (1-2): 107-112.

23. MOLLOY S, MCKEITH I G, O'BRIEN J T, et al. The role of levodopa in the management of dementia with Lewy bodies[J]. J Neurol Neurosurg Psychiatry, 2005, 76 (9): 1200-1203.

24. MOLLOY S A, ROWAN E N, O'BRIEN J T, et al. Effect of levodopa on cognitive function in Parkinson's disease with and without dementia and dementia with Lewy bodies[J]. J Neurol Neurosurg Psychiatry, 2006, 77 (12): 1323-1328.

25. OKAZAKI H, LIPKIN L E, ARONSON S M. Diffuse intracytoplasmic inclusions (Lewy type) associated with progressive dementia and quadriparesis in flexion[J]. J Neuropathol Exp Neurol, 1961, 20: 237-244.

26. OLSON E J, BOEVE B F, SILBER M H. Rapid eye movement sleep behaviour disorder: demographic, clinical and laboratory findings in 93 cases[J]. Brain, 2000, 123 (Pt 2): 331-339.

27. PERRY R H, IRVING D, BLESSED G, et al. Senile dementia of Lewy body type. A clinically and neuropathologically distinct form of Lewy body dementia in the elderly[J]. J Neurol Sci, 1990, 95 (2): 119-139.

28. POPESCU A, LIPPA C F, LEE V M, et al. Lewy bodies in the amygdala: increase of alpha synuclein aggregates in neurodegenerative diseases with tau based inclusions[J].

Arch Neurol, 2004, 61 (12): 1915-1919.

29. RAHKONEN T, ELONIEMI-SULKAVA U, RISSANEN S, et al. Dementia with Lewy bodies according to the consensus criteria in a general population aged 75 years or older [J]. J Neurol Neurosurg Psychiatry, 2003, 74 (6): 720-724.

30. SAKAKIBARA R, UCHIYAMA T, YAMANISHI T, et al. Bladder and bowel dysfunction in Parkinson's disease [J]. J Neural Transm, 2008, 115 (3): 443-460.

31. SHULMAN J M, DE JAGER P L, FEANY M B. Parkinson's disease: genetics and pathogenesis [J]. Annu Rev Pathol, 2011, 6: 193-222.

32. STEVENS T, LIVINGSTON G, KITCHEN G, et al. Islington study of dementia subtypes in the community [J]. Br J Psychiatry, 2002, 180: 270-276.

33. SWEENEY P J, LLOYD M F, DAROFF R B. What's in a name? Dr. Lewy and the Lewy body [J]. Neurology, 1997, 49 (2): 629-630.

34. TOGNONI G, CERAVOLO R, NUCCIARONE B, et al. From mild cognitive impairment to dementia: a prevalence study in a district of Tuscany, Italy [J]. Acta Neurol Scand, 2005, 112 (2): 65-71.

35. VANN JONES S A, O'BRIEN J T. The prevalence and incidence of dementia with Lewy bodies: a systematic review of population and clinical studies [J]. Psychol Med, 2014, 44 (4): 673-683.

36. WALTER B L. Cardiovascular autonomic dysfunction in patients with movement disorders [J]. Cleve Clin J Med, 2008, 75 (Suppl 2): S54-58.

37. YAMADA T, HATTORI H, MIURA A, et al. Prevalence of Alzheimer's disease, vascular dementia and dementia with Lewy bodies in a Japanese population [J]. Psychiatry Clin Neurosci, 2001, 55 (1): 21-25.

38. YAMADA T, KADEKARU H, MATSUMOTO S, et al. Prevalence of dementia in the older Japanese-Brazilian population [J]. Psychiatry Clin Neurosci, 2002, 56 (1): 71-75.

39. YUE W, WANG X D, SHI Z, et al. The prevalence of dementia with Lewy bodies in a rural area of China [J]. Parkinsonism Relat Disord, 2016, 29: 72-77.

40. YUSUF A J, BAIYEWU O, SHEIKH T L, et al. Prevalence of dementia and dementia subtypes among community-dwelling elderly people in northern Nigeria [J]. Int Psychogeriatr, 2011, 23 (3): 379-386.

41. ZACCAI J, MCCRACKEN C, BRAYNE C. A systematic review of prevalence and incidence studies of dementia with Lewy bodies [J]. Age Ageing, 2005, 34 (6): 561-566.

第五章　中枢神经系统感染与痴呆

中枢神经系统感染（infection of central nervous system）是各种生物性病原体，包括病毒、细菌、衣原体、支原体、立克次体、真菌、螺旋体、原虫、蠕虫和朊蛋白等引起脑实质、脊髓、脑脊髓膜和血管急性或慢性炎症性（或非炎症）疾病。该类疾病临床表现多样，其中与痴呆相关的中枢神经系统感染性疾病是指累及脑实质、脑膜，引起痴呆临床症群的各类脑膜脑炎，常见的包括朊蛋白病、神经梅毒，其他有中枢神经系统病毒感染（单纯疱疹病毒性脑炎、艾滋病的中枢神经系统病变、进行性多灶性白质脑病、亚急性硬化性全脑炎等）、细菌性脑炎及脑脓肿、中枢神经系统结核病、中枢神经系统真菌感染、神经莱姆病、中枢神经系统寄生虫感染性疾病等。

第一节　朊蛋白病

朊蛋白病（prion diseases）是一组由变异的具有传染性的朊蛋白（prion protein，PrP）引起的可传染的中枢神经系统变性疾病，由于这组疾病的特征性病理改变是脑海绵状变性，又称海绵状脑病。朊蛋白病是一种人畜共患、中枢神经慢性非炎性致死性疾病。畜类朊蛋白病包括羊瘙痒病、传染性水貂脑病、麋鹿和骡鹿慢性消耗病及牛海绵状脑病等。已知的人类朊蛋白病包括克罗伊茨费尔特 - 雅各布病（Creutzfeldt-Jakob disease，简称克 - 雅病）、常染色体显性遗传朊蛋白病（Gerstmann-Straussler-Scheinker，GSS）、致死性家族型失眠症（fatal familial insomnia，FFI）、库鲁病（Kuru discase）、缺乏特征性病理改变的朊蛋白痴呆及朊蛋白痴呆伴痉挛性截瘫等。

人类 PrP 由位于 20 号染色体短臂的 *PRNP* 基因编码，由约 250 个氨基酸组成。正常健康人中枢神经系统也存在少量 PrP，PrP 在多种细胞均可表达，主要位于神经胶质细胞和神经元的突触，是保持神经系统信息传递不可缺少的重要物质。1982 年，Prusiner 教授研究发现朊蛋白病的病因是由一种具有感染性的朊蛋白（PrP^{SC}）引起。PrP^{SC} 由正常的朊蛋白（PrP^{C}）转化而来，即由 α 螺旋为主、对蛋白酶敏感、不具有感染能力的 PrP^{C} 转变成以 β 片层为主、对蛋白酶抵抗、具有感染能力的不溶性 PrP^{SC}。PrP^{SC} 传染扩增主要是通过少量 PrP^{SC} 与细胞 PrP^{C} 结合后，以 PrP^{SC} 为模板，使 PrP^{C} 发生明显构象改变而转变为 PrP^{SC}，以此呈指数增殖，使 PrP^{C} 全部或大部分转变成不溶性的 PrP^{SC}，最终导致细胞变性凋亡。PrP 不像病毒一样具有核酸，但具有类似常规病毒的一些典型特征如传染性、菌株特异性、致病力外，对一般的抗生素、抗病毒药物、抗真菌药物、紫外线、辐射和标准的高压灭菌等具有很强的抵抗力，且感染后不会产生特异性的抗体。

人类朊蛋白病既是传染病，也是遗传病。一方面 PrP^{SC} 作为致病因子，可经口或多种医疗操作等途径进行传播；另一方面为遗传的 *PrP* 基因突变所引起。

一、克 - 雅病

克 - 雅病（Creutzfeldt-Jakob disease，CJD）是人类最常见的朊蛋白病，主要累及大脑灰质、基底核和脊髓，又称为皮质 - 纹状体 - 脊髓变性（corticostriatal-spinal degeneration）、亚急性海绵状脑病（subacute spongiform encephalopathy）等。本病呈全球分布，发病率为 1/100 万，好发于 50~70 岁人群，男女均可发病，临床主要表现为进行性痴呆、肌阵挛、锥体束或锥体外系损害，数月至 1 年左右死亡。

（一）病理改变

克 - 雅病大体标本可见脑呈海绵状改变，皮质、基底节和脊髓萎缩变性；镜下可见神经元丢失、星形胶质细胞增生、海绵状变性，感染的脑组织可发现异常 PrP 淀粉样斑块。克 - 雅病的病理改变为海绵状变性，以丘脑最为明显，且海绵状区域出现的 PrP 阳性的淀粉样斑块与传统类型不同。

（二）发病机制

根据致病性朊蛋白结构不同分为四种亚型。

①散发性克-雅病（sporadic CJD, sCJD）：发病机制不清，可能是PrP构象异常所致。②家族性克-雅病（familiar CJD, fCJD）：患者自身的朊蛋白基因突变导致，基因突变位点有：T188K、E196K、E200K、196A、G114V、V203I等。其中在中国以T188K最为常见，为常染色体显性遗传。PrP^{SC}会促进PrP^{C}转化为越来越多的PrP^{SC}，致使神经细胞逐渐失去功能，导致神经细胞死亡，而引起中枢神经系统发生病变。③医源性克-雅病（itrogenic CJD, iCJD）：亦称为获得性朊蛋白病。PrP^{SC}污染的组织或器械在脑深部电极检查、中枢神经系统外科手术，以及角膜、硬脑膜移植和反复接受从垂体提取的生长激素或性激素肌肉注射等途径而感染。④变异型克-雅病（variant CJD, vCJD）：是牛海绵状脑病即疯牛病传播给人类所致。

（三）临床表现与分型

1. 散发性克-雅病 最常见，占克-雅病总发病人数的85%~90%，起病多为慢性或亚急性，缓慢进行性发展。主要临床表现为迅速进展性痴呆、小脑功能障碍、脊髓前角损害和锥体束损害等症状及体征。依据临床表现大体分为三个阶段：初期以精神与智力障碍为主，类似神经衰弱样或抑郁症表现，如情感低落、易疲劳、注意力降低、记忆减退、失眠、易激动等。中期以迅速进展性痴呆、肌阵挛、精神异常、锥体束征和锥体外系表现为常见。迅速进展性痴呆，具体包括认知障碍和精神行为异常，均属于大脑高级皮质功能受损。一旦出现记忆障碍，很多人在数周的时间里迅速出现进行性的智能下降和精神行为异常，表现为找不到家，人格改变等。这是区别于其他神经变性病引起认知障碍的主要特点。部分患者可以出现视觉症状且常常是首发症状。肌阵挛常被认为是此期特征性临床表现。晚期出现二便失禁、无动性缄默、昏迷或去皮质强直状态。多因压疮或肺部感染导致死亡。

2. 家族性克-雅病 占克-雅病总发病人数的5%~15%，以精神障碍起病并贯穿整个病程，随之出现运动症状，共济失调不明显。EEG呈现非特异性慢波，30%有阵发性三相波，无周期性。脑脊液14-3-3蛋白均呈阳性，约90%Tau蛋白增高。仅30%MRI大脑灰质或基底核呈高信号。

3. 医源性克-雅病 病情进展缓慢，大多有共济失调，罕见高级皮质功能障碍，EEG不呈现周期性同步放电或晚期出现，PrP^{SC}呈空泡周围性沉积。

4. 变异型克-雅病 临床表现为共济失调与行为改变，未发现肌阵挛和特征性EEG改变，病程较其他类型克-雅病长，可持续约22个月。

（四）检验与辅助检查

1. 实验室检查 血常规及生化检查无特异改变。脑脊液常规生化基本正常，11%的病例脑脊液细胞数轻微增高，蛋白轻度增高。

脑脊液中14-3-3脑蛋白的敏感度约96%，特异度约80%，提示测定14-3-3脑蛋白对克-雅病有很高的诊断价值。应注意CO中毒、病毒性脑炎、脑梗死及副肿瘤综合征等也可出现14-3-3脑蛋白阳性。

2. EEG 克-雅病的EEG改变被认为是临床诊断的重要依据，初期仅为广泛非特异性慢波；极期呈特异性周期性同步放电（periodic synchronous discharge, PSD），表现为间歇性或连续性中至高波幅尖慢波或棘慢波同步放电，每隔0.6~1.0秒发放1次，持续数秒或十余秒不等；晚期特异性周期性同步放电消失。敏感度约65%，特异度约80%。假阳性见于阿尔茨海默病、路易体病及血管性痴呆等。

3. 影像学检查 头颅CT早期无明显异常，中后期可出现脑萎缩性改变。头颅磁共振弥散加权成像（DWI）对克-雅病的早期诊断有很高的敏感性和特异性。早期患者即可在弥散加权成像上出现皮质和/或基底节区的异常高信号，皮质异常高信号被称为"花边征"；在疾病晚期可消失。

4. 基因检测及脑活检 利用患者全血进行*PRNP*基因序列检测，可对患者进行基因学诊断。脑活检发现脑灰质海绵状变性、神经元缺失、星型胶质细胞增生和PrP^{SC}等。

（五）诊断与鉴别诊断

1. 诊断 早期诊断较困难。

克-雅病诊断通常采用以下3条标准：①在2年内发生的进行性痴呆；②肌阵挛、视力障碍、小脑症状、无动性缄默四项中具有其中两项；③脑电图周期性同步放电的特征性改变。

具备以上3项可诊断为很可能克-雅病；仅具备①②两项，不具备第③项诊断为可能克-雅病；脑活检发现海绵状态和PrP^{SC}为确诊的克-雅病。可用脑蛋白检测代替脑电图特异性改变。

2. 鉴别诊断 克-雅病需注意与阿尔茨海默病、进行性核上性麻痹、橄榄体脑桥小脑萎缩、脑囊虫病、肌阵挛性癫痫、桥本氏脑病、颅内转移瘤等鉴别。

（六）治疗与预防

1. 治疗 目前克-雅病仍是无法治愈的致死性疾病。临床主要是对症和支持治疗，如痉挛性肌张力增高可用巴氯芬，肌阵挛可用氯硝西泮，痴呆可用美金刚、多奈哌齐等。

2. 预防 针对克-雅病传播的不同环节应采取适当的预防措施：消灭传染源，屠杀患病动物和可疑患病的动物，并对动物尸体进行妥善处理。对动物性饲料应进行严格处理，加强肉品检验，严禁疯牛、羊肉上市，以防致病性朊蛋白经口传播。对朊蛋白病患者的血液和血制品应实行严格的统一管理；限制或禁止在疫区居住过一定时间的人员献血。预防医源性传染，对致病性朊蛋白存在的脑、脊髓、眼组织、扁桃体等高危组织及其邻近组织进行医疗处理后，所用医疗器械（如头颅外科器械、口腔科器械、眼科器械等）必须进行特殊处理；对人工合成的生长激素、催乳素等激素的注射使用应进行详细筛查。

（七）预后

85%克-雅病患者于病后1年内死亡，病程迁延数年者较罕见。

二、其他朊蛋白病

1. 常染色体显性遗传朊蛋白病（Gerstmann-Straussler-Scheinker，GSS） 是异常的朊蛋白引起的一种罕见的常染色体显性遗传性家族性神经系统变性疾病，流行率仅千万分之一。病因为人类PrP基因 PRNP 突变所致，能引起常染色体显性遗传朊蛋白病特征性临床和病理综合征的突变有P102L、A117V、F198S 和 Q217R，其中 P102L 最为常见。病变部位以小脑为主，大脑皮质、纹状体、脑干、丘脑受累较轻。主要病理改变为小脑海绵样变性、神经元缺失、星形胶质细胞增生，以及散布整个皮质或区域性的抗人类朊蛋白抗体阳性的淀粉样斑块，少见海绵样变性，部分可见大脑皮质出现海绵状变性。好发于15~79岁，起病时表现为以小脑症状为主的共济失调和构音障碍，随后出现不同

程度的锥体系和锥体外系症状，晚期出现痴呆，常见步态不稳、失明、耳聋、肌阵挛、下肢肌肉无力萎缩和远端感觉减退、腱反射减低、记忆力下降等症状。同一家系不同个体痴呆的程度差异较大。脑电图为主要检查方法，在疾病晚期可出现慢波背景上 1~2Hz 周期性棘波、尖波或三相波。病程长短不一，为1~11年，通常死于继发感染。临床诊断较困难，无特效治疗。

2. 致死性家族型失眠症（fatal familial insomnia，FFI） 是罕见的常染色体显性遗传病。病因为人类PrP基因 PRNP 第178位密码子中的天冬氨酸被天冬酰胺替换所引起。病理改变主要表现为选择性丘脑变性、神经元明显缺失和神经胶质增生，但无海绵样变性或程度较轻微。病变与病程有关，病程短时出现古皮质病变，病程长者则发生新皮质病变，以额顶叶较为严重。致死性家族型失眠症目前在全世界范围内发现了数十个家系。发病年龄25~61岁，平均48岁，病程1~2年。典型的临床表现为难以治疗的失眠，正常的睡眠周期紊乱，长达数周甚至数月，伴随自主神经功能障碍，共济失调，内分泌功能紊乱，以及多种锥体和锥体外系症状和体征，难以集中注意力、记忆力减退，幻觉常见，但患者认知功能常正常，仅在疾病晚期出现智能障碍。脑电图为弥漫性慢波，睡眠期间表现为梭形波，快速眼动相异常，在觉醒期间表现为进行性扁平背景活动，不能用药物诱导出睡眠活动。根据典型临床表现和 PrP 基因 PRNP 检测诊断，脑活检发现丘脑神经元大量丧失可临床确诊。本病亦无特效治疗。

3. 库鲁病（Kurn disease） 是一种亚急性、进行性小脑和脑干退行性病，现已极罕见。1957年，在新几内亚东部高原土著人中发现的一种因食用Kuru患者的脑组织而在人与人之间传播的朊蛋白病。在Kuru病标本中含异常朊蛋白的淀粉样斑块，称为Kuru斑。其潜伏期4~30年或更长，通常较少累及大脑皮质，最早期临床表现为小脑性运动失调，一般为进行性，伴随细微的躯干、肢端和头部震颤。在病程第2~3个月，震颤粗大且程度加剧，并出现进行性共济失调和运动障碍。早期智力正常，后期则出现痴呆，脑脊液检查正常，脑电图可见无特异性的慢波。常在6~9个月内死亡。

第二节 神 经 梅 毒

神经梅毒（neurosyphilis）是苍白密螺旋体（treponema pallidum，TP）感染人体后出现的脑脊膜、血管或脑脊髓实质损害的一组临床综合征，是晚期（Ⅲ期）梅毒全身性损害的重要表现。部分梅毒患者早期未经正规治疗，在病程中没有明显的Ⅰ、Ⅱ期梅毒表现，直接出现神经梅毒的症状和体征。随着青霉素的使用，梅毒的发生率一度下降。而自 20 世纪 70 年代后发病率又呈上升趋势，特别是随着艾滋病和免疫力低下患者的增多，神经梅毒患者逐渐增加。

一、病理改变

神经梅毒早期病理改变是脑膜炎症，表现为脑膜血管周围淋巴细胞，单核细胞浸润。颅底脑膜炎可侵犯脑神经，容易出现Ⅲ，Ⅵ及Ⅷ对脑神经麻痹症状。炎症波及脑膜小动脉可引起动脉炎性闭塞及脑或脊髓局灶性缺血坏死。在脑膜炎后，炎症细胞进一步向脑皮质及皮质小血管迁移，导致皮质神经元缺失和胶质细胞增生，此时可在病人脑皮质中检测到梅毒螺旋体。梅毒性脊髓痨可见脊膜及小血管的炎症伴随后根和后索变性。视神经梅毒表现为视神经萎缩，视神经的营养血管炎性反应。

神经梅毒病理根据损害部位可分为间质型与主质型两类。间质型病理包括脑膜炎、增生性动脉内膜炎和梅毒样树胶肿。脑膜、脊膜和小动脉的淋巴细胞、浆细胞等炎性细胞浸润，脑膜、脊膜变厚，小动脉管腔狭窄甚至闭塞，引起脑软化、脊髓炎和神经炎。梅毒性树胶肿分布在大脑的硬膜和软膜处，镜下表现为小血管周围组织增生，中央区坏死，外周单核和上皮样细胞围绕。主型病理改变常见脑、脊髓神经元变性，数量减少，胶质细胞增生，大脑皮质、脊髓后索及后根萎缩，原发性视神经萎缩颇为常见。

二、发病机制

梅毒主要为苍白密螺旋体感染引起，早期损害皮肤和黏膜，晚期侵犯神经系统及心血管系统。大多数通过性接触传染，为后天性梅毒。少数病例是病原体由母体血液经胎盘和脐带进入胎儿体内，为先天性梅毒。约 10% 未经治疗的早期神经梅毒患者最终发展为神经梅毒。在感染 HIV 的人群中，约 15% 梅毒血清检查阳性。

神经梅毒早期表现是无症状性脑膜炎，约占梅毒感染 25%。感染后脑膜炎改变可导致蛛网膜粘连引起脑神经受累或循环受阻发生阻塞性脑积水；增生性动脉内膜炎可导致血管腔闭塞，脑组织缺血、软化，神经元的变性、坏死和神经纤维的脱髓鞘。

三、临床表现与分型

神经梅毒根据病理变化和临床表现不同分为：无症状型神经梅毒、脑膜神经梅毒、脑膜脊髓膜血管梅毒、脊髓痨和麻痹性神经梅毒五种。

1. 无症状型神经梅毒（asymptomatic neurosyphilis）瞳孔异常是唯一提示本病的特征。诊断主要依据血清和脑脊液检查梅毒相关抗体阳性，脑脊液白细胞数 $>5 \times 10^6$/L，头颅 MRI 可见脑膜强化。

2. 脑膜神经梅毒（meningeal syphilis） 可发生于梅毒感染任何时期，多见于梅毒感染 1 年后，急性脑膜炎表现为发热、头痛、呕吐、脑膜刺激征阳性。慢性脑膜炎时以颅底脑膜炎为主，易累及脑神经，表现为脑神经麻痹症状，如眼肌麻痹，面瘫和听力丧失。如脑脊液循环通路受阻可出现脑积水。脑脊液检查可出现压力增高，细胞数和蛋白增高。

3. 脑膜血管梅毒（meningovascular syphilis）梅毒感染可累及脑血管，引起脑梗死。发生于梅毒感染后数年。内囊和基底节区 Heubner 动脉，豆纹动脉等中小动脉容易受累及。临床表现为偏瘫，偏身感觉障碍，偏盲和失语。患者年龄通常比动脉粥样硬化患者更年轻。头颅 MRI 检查除显示脑梗死病灶外，可见脑膜强化。诊断主要依靠血和脑脊液梅毒检查阳性。

4. 脊髓痨（tabetic neurosyphilis） 梅毒螺旋体侵犯脊髓后索及后根引起神经元变性坏死的一组临床综合征。常表现为双下肢或全身疼痛，呈针刺样或闪电样，浅感觉障碍表现为肢体麻木、发冷、痛温觉减退，深感觉障碍表现为振动觉和关节位置觉减退，感觉性共济失调。神经系统查体可见腱反射消失，深浅感觉减退，感觉性共济失调和阿－罗氏瞳孔。自主神经障碍表现为性功能和二便障碍。神经营养障碍表现为出现足底穿孔，溃疡。Charcot 关节表现为髋、膝、踝关节炎，因感觉障碍失去对关节的保护作用,反复损伤后关节面变形,易骨折、脱位或半脱位。其他如阿罗瞳孔,内脏危象等。

5. 麻痹性神经梅毒(paretic neurosyphilis)也称麻痹性痴呆或梅毒性脑膜脑炎。一般发生于梅毒感染后 10~20 年,潜伏期很长。发病年龄以 35~45 岁多见。麻痹性痴呆的主要临床症状为进行性的记忆力减退等认知功能障碍。起病隐袭,早期表现常为性格改变、焦虑不安、易激动、情绪波动、人格改变等,常被忽略或误诊为焦虑抑郁等精神疾病。逐渐出现记忆力、计算力、认识力减退等认知障碍。可伴有各种妄想和幻觉,异常的情感反应,病程晚期发生严重的痴呆。如症状继续发展,最终发展为痴呆状态,痉挛性截瘫或去皮质状态。除认知下降这一核心症状外,20% 的麻痹性痴呆患者可合并癫痫发作。少部分病人可合并面舌部及肢体的抖动。部分患者可见阿 - 罗氏瞳孔,表现为瞳孔对光反射消失而辐辏反射存在。

四、检验与辅助检查

1. 实验室检查

(1)脑脊液检查:作为一种感染性疾病,脑脊液检查可见白细胞数和蛋白增高。CSF 白细胞数增高,通常在 $5 \times 10^6/L$ 以上,最高可达(100~300)$\times 10^6/L$,淋巴细胞为主,有少量浆细胞和单核细胞;蛋白含量增高(40~200mg/dl);葡萄糖含量减低或正常。

(2)病原学检查:在各种实验室检查中,血清学检查是首要的、最便捷的诊断梅毒的方法。临床检测常包括高效价血清 VDRL 反应(venereal disease research laboratory),荧光密螺旋体抗体吸收试验(FTA-ABS),快速血浆反应素试验(rapid plasma regain test, RPR)和梅毒螺旋体血凝试验(TPHA)。血清学实验阳性只表明以前接触过梅毒螺旋体,诊断神经梅毒需要进行脑脊液梅毒试验。

2. 影像学检查　头颅 CT 可见多发性大小不一的低密度灶。头颅 MRI 示 T_2WI 高信号病灶,为脑缺血坏死和脑树胶肿所致。颈内动脉及分支血管造影呈弥漫性不规则狭窄,狭窄动脉近端瘤样扩张,似串珠状或腊肠状,狭窄动脉远端小动脉梗死,呈枯树枝状。

五、诊断与鉴别诊断

1. 诊断　目前神经梅毒的诊断没有金标准,主要根据先天或后天梅毒感染病史,有神经系统受损的临床症状和体征,阿 - 罗瞳孔,脑脊液淋巴细胞增多,血清和脑脊液梅毒特异性试验阳性,综合分析,方可确诊。

2. 鉴别诊断　神经梅毒侵犯部位广泛,脑实质、脑脊髓膜、脊髓、周围神经以及脑血管均可受累,常需要与脑膜炎、脑炎、脑血管病、各种类型的痴呆、脊髓或周围神经疾病等鉴别。病史和病原学检查有助于鉴别诊断。

六、治疗

各种类型神经梅毒的治疗均首选青霉素。最低治疗血清浓度为 $0.03\mu g/ml$,最高疗效血清浓度为 $0.1\mu g/ml$。一般认为其治疗效果和病期长短有关,而和青霉素的剂量关系较小。

1. 青霉素的剂量和用法　综合目前国内外治疗神经梅毒应用青霉素的方案共有两种。

(1)水溶性普鲁卡因青霉素(普鲁卡因青霉素 G)90 万 U,每天肌肉注射 1 次,共 15~20 天。

(2)苄星青霉素(苄星青霉素 G)240 万 U,每周肌肉注射 1 次,共 3 周。曾有学者考虑上述剂量未能使脑脊液中白细胞增高恢复正常或认为组织中梅毒螺旋体毒力强而主张采用较大剂量如应用水剂普鲁卡因青霉素,每 12 小时肌肉注射 60 万 U 共 15~20 天,总量超过 2 000 万 U 为宜。

1998 年美国疾病控制与预防中心推荐治疗神经梅毒的青霉素用法是:①水溶性晶体青霉素 G,200 万 ~400 万 U,静脉滴注,每 4 小时 1 次,共 10~14 天;②普鲁卡因青霉素,240 万 U,肌肉注射,1 次 /d,同时口服丙磺舒(probenecid)500mg/ 次,4 次 /d,共 10~14 天。

另有学者认为上述治疗后可继续肌肉注射苄星青霉素(苄星青霉素 G)240 万 U,每周 1 次,共 3 周,疗效可能更好。

所有经过治疗的患者均应定期追踪观察。一般在治疗后第 1 年内,每 3 个月复查 1 次包括血清梅毒检测试验,如果恢复较好,以后改为每隔半年至 1 年复查 1 次。脑脊液检查一般每隔半年至 1 年检查 1 次,直至脑脊液和血清均已恢复正常,一般对患者至少随访 3 年之久。

2. 再治疗问题　在治疗后的追踪观察中,若发现上次治疗失败,当考虑再治疗。治疗失败主要表现在神经梅毒的感染仍处在活动状态,如发现临床症状继续发展,治疗后脑脊液细胞数仍然保持增高;治疗后已6个月,其脑脊液中细胞数仍未恢复至正常;血清或脑脊液VDRL的滴度不见下降或升高,均应进行再次治疗。

3. 吉-海氏反应(Jarish-Herxheimer reaction)是指采用青霉素治疗最初的24h之内,由于大量被杀死的梅毒螺旋体所释放出来的外毒素所引致的全身反应和梅毒损害的局部反应,此种反应在数小时之内可达症状的高峰。全身症状表现为高热、皮肤发红,约24h后可缓解。局部反应在神经梅毒的患者,可出现原来的视力障碍突然加重以及使麻痹性痴呆患者的精神症状如精神错乱和谵妄加重,并偶出现癫痫发作。吉-海氏反应可见于任何方式的驱梅治疗之初,特别易见于血清阳性的早期梅毒,神经梅毒似反而少见。为防止出现此种反应,可在应用青霉素前采用类固醇激素加以防止,但效果尚无定论。

4. 四环素和红霉素 对青霉素过敏的患者可采用红霉素或四环素治疗。此两药对初期梅毒疗效尚佳,但对晚期神经梅毒疗效不定。四环素剂量为口服500mg/次,每6小时1次,共服30天。红霉素的剂量和四环素相同。妊娠期妇女及儿童不宜采用四环素,因可影响牙齿和骨骼。

5. 对症治疗 有抽搐发作者应给予抗癫痫药物如卡马西平及安定类药物。膀胱障碍者宜无菌导尿处理尿潴留及定期冲洗膀胱。脊髓痨患者出现闪电样疼痛者,可服用止痛剂包括曲马多缓释片,但应防止成瘾。内脏危象可用阿托品控制。

七、预后

大多数神经梅毒经积极治疗和监测,均能得到较好转归。35%~40%的麻痹性痴呆神经梅毒患者不能独立生活,未进行治疗者可于3~4年死亡,脊髓梅毒预后不定,大多数患者可停止进展或改善,但部分病例治疗开始后病情仍在进展。

第三节 病毒感染性疾病

中枢神经系统病毒感染是指病毒进入中枢神经系统及相关组织引起的炎性或非炎性改变。根据病原学中病毒核酸特点,分为DNA病毒和RNA病毒。能够引起人类中枢神经系统感染具有代表性的病毒有:DNA病毒中的单纯疱疹病毒、水痘-带状疱疹病毒、巨细胞病毒等;RNA病毒中的脊髓灰质炎病毒、柯萨奇病毒等。病毒进入中枢神经系统可引起脑炎和/或脑膜炎综合征,也可形成潜伏状态和持续感染状态,造成复发性和慢性感染。其中出现痴呆临床症候群的主要见于单纯疱疹病毒性脑炎、艾滋病的中枢神经系统病变、进行性多灶性白质脑病、亚急性硬化性全脑炎等。

一、单纯疱疹病毒性脑炎

单纯疱疹病毒性脑炎(herpes simplex virus encephalitis,HSE)是单纯疱疹病毒(herpes simplex virus,HSV)引起的一种急性中枢神经系统病毒感染性病变,又称为急性坏死性脑炎或出血性脑炎,病死率高,存活者致残率亦高。单纯疱疹病毒最常侵犯大脑颞叶、额叶及边缘系统。单纯疱疹病毒性脑炎是世界范围最多见的致死性散发性脑炎。该病国外发病率为(0.1~0.4)/10万,占所有病毒性脑炎的20%~68%,所有脑炎的5%~15%,其中75%的单纯疱疹病毒性脑炎患者存在不同程度的认知功能障碍,记忆损害尤其突出。有资料表明单纯疱疹病毒性脑炎患者认知功能损害的风险是其他脑炎的2~6倍。

(一)病理改变

单纯疱疹病毒性脑炎病理改变的主要特点是脑组织出血性坏死,神经元和胶质细胞核内有Cowdry A型包涵体,内含疱疹病毒颗粒及抗原;此外还可见神经元变性、胶质细胞增生、血管周围淋巴细胞及浆细胞浸润和脑病灶周围的水肿等改变。

(二)发病机制

单纯疱疹病毒是双排扭曲的DNA病毒,具有嗜神经性。根据其抗原性的不同单纯疱疹病毒被分为两型:单纯疱疹病毒-1型(HSV-1)和单纯疱疹病毒-2型(HSV-2)。75%的病毒性脑炎是由HSV-1引起的。HSV-2感染可造成生殖系疾病和新生儿脑炎。

原发性或隐匿性单纯疱疹病毒-1型感染均可造成单纯疱疹病毒性脑炎,但以隐匿性感染后再激活多见。单纯疱疹病毒-1型通过口、鼻黏膜潜伏于三叉神经节,激活后沿颅中窝脑膜上三叉神经分支向额叶、颞叶、边缘系统播散,故单纯疱疹病毒性脑炎以侵及额颞叶、岛叶皮质、额下区和扣带回为特征。当隐匿感染后，病毒在三叉神经节潜伏下来，当机体的免疫功能下降，非特殊性刺激触发病毒使之活化，再活化的病毒沿三叉神经中枢支逆行向内到达邻近的脑基底部脑膜。病毒发挥神经毒性作用介导神经元细胞溶解凋亡、胶质细胞激活，致脑组织急性局灶性出血、水肿、炎性坏死，继发颅内高压，进一步加重脑组织缺血缺氧，影响神经介质水平和神经传导功能。

（三）临床表现

早期症状常为头痛及发热、口周疱疹，体温可高达40~41℃，持续1周左右，临床上50%有头痛、恶心、脑膜刺激征；约75%出现精神症状，如缄默、呆滞、言语错乱、幻觉、烦躁、偏执或行为异常；约85%有局灶性神经损害症状，如偏瘫、失语、偏身感觉障碍和共济失调等；约33%可出现部分性或全身性痫性发作；约32%出现脑神经功能障碍，如眼球协同功能障碍、外展神经麻痹等。多不被引起注意，至出现癫痫、记忆力减退时才引起注意；也有亚急性甚至慢性起病者，容易被误诊为其他疾病治疗，多数患者有意识障碍如意识模糊、嗜睡、谵妄及精神错乱、甚至昏迷等。重症患者可因广泛脑实质坏死和脑水肿引起颅内高压，甚至脑疝形成而死亡。

单纯疱疹病毒性脑炎患者伴有认知功能障碍的具体机制目前仍不完全清楚，有研究认为感染负荷（infection burden，IB）指数高的患者常常简易精神状态检查量表（mini mental state examination，MMSE）得分较低。额叶、颞叶和边缘叶具有复杂而重要的认知功能，而这里通常是单纯疱疹病毒性脑炎损伤的常见部位。额叶损害表现为记忆力（尤其为近期记忆力）减退，注意力不集中，自知力、判断力及定向力下降等。颞叶损害常致智力下降和记忆障碍。而海马参与记忆、学习等认知功能的形成。单纯疱疹病毒性脑炎患者中最常见的后遗症是严重的记忆障碍，最具破坏性的认知功能障碍是遗忘综合征，而执行功能、语言能力损害相对较轻。它包括影响情节和语义记忆的长期陈述性记忆，逆行性遗忘比顺行性遗忘更严重，提示与边缘系统受损有关。

（四）检验与辅助检查

1. 脑脊液（CSF）检查 腰穿初压正常或稍增高。CSF白细胞增多，以淋巴细胞比例升高为主，仅少数病例呈其他类型的细胞型反应；因单纯疱疹病毒性脑炎常有出血性坏死，CSF可有红细胞[（50~1 000）×10^6/L]，标本颜色也可黄变；蛋白多增高，通常<100mg/dl；糖及氯化物正常。有约5%~15%病例早期CSF检查可完全正常。

2. 脑电图 脑电图检查异常率为90%，74%有痫性波发放。脑电图检查异常程度反映了脑功能受损的程度，脑电图呈中、重度异常的患者多出现意识障碍。单纯疱疹病毒性脑炎早期即出现脑电图异常。经病理证实的患者2/3以上有脑电图异常，其表现为在弥漫性异常的背景上出现一侧或两侧颞叶或额叶为主的局灶性θ波和/或δ波；或表现为高度弥漫的高幅θ波和δ波，伴阵发性发放，偶有同步节律或三相波的出现。

3. 神经影像学检查 头颅CT可见一侧或两侧颞叶至岛叶低密度影，有占位效应，伴有出血时可见有高密度影。颅脑MRI检查显示颞额叶、基底节及岛叶，尤其一侧颞岛叶和眶额区等处T_1加权像轻度低信号、T_2加权像高信号，信号不均质，边缘欠规则，邻近脑回肿胀，脑沟变平，病变与豆状核之间常可见清晰边界，似"刀削"征。增强扫描后可有脑膜和脑回的强化。

4. 脑组织活检 电镜下发现坏死区及邻近神经元及少突胶质细胞核内的多数Cowdry A型嗜酸性包涵体及细胞内病毒颗粒，是诊断单纯疱疹病毒性脑炎的金标准。

（五）诊断与鉴别诊断

1. 诊断 主要依据：①临床征象符合脑炎表现；②脑电图异常，尤其额、颞叶有局灶性变化；③头颅CT或MRI扫描可显示额、颞叶异常病灶；④脑脊液中查不到细菌、真菌，常规及生化检查符合病毒性感染特点，如有大量红细胞则支持本病（需注意排除穿刺损伤）；⑤双份血清、脑脊液标本特异性抗体（IgG）检测，恢复期标本HSV-1抗体有4倍或4倍以上升高或降低者，以及脑脊液标本中HSV-1的IgM抗体阳性者；⑥脑组织活检标本发现病毒或细胞内、核内包涵体。

2. 鉴别诊断 需与带状疱疹病毒性脑炎、肠道病毒性脑炎、巨细胞病毒性脑炎、急性播散性脑脊髓炎相鉴别。

（六）治疗

早期诊断和治疗是降低本病死亡率的关键，主要包括抗病毒治疗,辅以免疫治疗和对症支持治疗。

1. 抗病毒治疗　①阿昔洛韦(无环鸟苷):有强力的抗 HSV 作用,血脑屏障透过率约为 50%,对正在复制的病毒有抑制其 DNA 作用,是目前治疗单纯疱疹病毒性脑炎有效的首选药物。常用剂量是 15~30mg/(kg·d),分 3 次静脉滴注,连续用 14~21 天。阿昔洛韦副作用有谵妄、震颤、皮疹、血尿及血清转氨酶暂时升高等,出现肾功能损害者须减量。②更昔洛韦:对阿昔洛韦耐药并有 DNA 聚合酶改变的 HSV 突变株对更昔洛韦亦敏感。常用剂量是 5~10mg/(kg·d),每 12 小时 1 次,静脉滴注,连续用 14~21 天。主要不良反应是肾功能损害和骨髓抑制,并与剂量相关,停药后可恢复。

2. 免疫治疗　对肾上腺皮质激素治疗本病尚有争议,但激素具有非特异性抗炎作用,能降低毛细血管的通透性,保护血脑屏障,解毒和消除脑水肿;还能稳定溶酶体系统,防止颅内病毒抗原与抗体反应时释放的有害物质。用法:地塞米松 10~15mg/ 次,每日 1 次,静脉滴注,连用 10~14 天,减量停药;或甲泼尼龙 800~1 000mg/ 次,每日 1 次,静脉滴注,连续使用 3~5 天后改用泼尼松口服 60mg/d,后逐渐减量。

3. 对症治疗　物理降温;抽搐、精神错乱、躁动不安及颅内压增高等症状,可分别给予抗惊厥、镇静、安定及脱水降颅压等对症处理;昏迷和重症患者需要保证其营养,从而维持患者水电解质达到平衡标准,保持患者呼吸道通畅,酌情少量输血、静脉高营养;颅内压增高患者应该使用有效措施降低其颅内压,还要提升护理力度,避免患者呼吸道出现感染、褥疮等现象。

(七)预后

预后取决于是否及时抗病毒治疗和疾病的严重程度。如未经抗病毒治疗、治疗不及时或治疗不充分和病情严重预后不良,病死率高达 60%~80%,发病数日内及时给与足量的抗病毒药物治疗,多数患者可治愈。约 10% 患者可能留有不同程度的智力障碍、癫痫、瘫痪等后遗症。目前虽然应用抗 HSV 药物等,死亡率仍为 20%~28%。约 10% 患者可遗留不同程度的瘫痪、认知障碍等。

二、艾滋病的中枢神经系统病变

艾滋病即获得性免疫缺陷综合征(acquired immunodeficiency syndrome, AIDS),是由人类免疫缺陷病毒 -1(HIV-1)感染所致。10%~27% 艾滋病患者出现神经系统损害综合征。根据起病快慢、病程长短、病毒侵犯神经系统部位及是否伴有其他病原体感染分为 3 类:HIV 原发性神经系统感染、机会性中枢神经系统感染、继发性中枢神经系统肿瘤。艾滋病的神经系统病变各个类型均可造成痴呆的临床症候群,如艾滋病痴呆综合征仅以痴呆作为突出的临床表现,在临床中应多予以重视及鉴别。

(一)发病机制

HIV-1 是一种有包膜的,含 RNA 依赖的 DNA 聚合酶的 RNA 反转录病毒。艾滋病的高危人群包括同性恋和混乱性交、药物依赖、血友病、多次输血和 HIV 感染的婴儿。HIV-1 感染后细胞免疫系统缺陷和中枢神经系统的直接感染是艾滋病神经系统损害的病因。HIV-1 进入血液后与细胞表面 CD4 受体结合,破坏 $CD4^+$ 淋巴细胞,引起机体严重的细胞免疫缺陷,导致机体对许多机会性致病菌和某些肿瘤的易感性增高,使 HIV 感染者继发脑弓形体病、新型隐球菌性脑膜炎、系统性淋巴瘤等中枢神经系统疾病。

(二)临床表现与分型

1. HIV 原发性神经系统感染

(1)HIV 急性原发性神经系统感染:包括:①急性可逆性脑病:表现为意识模糊、记忆力减退和情感障碍;②急性化脓性脑膜炎:表现为头痛、颈强、畏光和四肢关节疼痛,偶见皮肤斑丘疹,可有脑膜刺激征;③单发脑神经炎、急性上升性或横贯性脊髓炎、炎症性神经病。

(2)HIV 慢性原发性神经系统感染:包括:①艾滋病痴呆综合征:隐匿发展的皮质下痴呆,约见于 20% 的艾滋病患者。早期出现淡漠、性欲降低、思维减慢、注意力不集中和记忆力下降等;晚期出现严重痴呆、无动性缄默、运动不能、截瘫和尿失禁等。头颅 CT 或 MRI 示皮质萎缩、脑室扩大和白质改变等。②复发性或慢性脑膜炎:表现为慢性头痛和脑膜刺激征等。③慢性进展性脊髓病:胸髓后索及侧索病变明显,表现为进行性痉挛性截瘫,似亚急性联合变性。④周围神经病:以多发性神经病最常见。⑤肌病:炎性肌病最常见。

2. 机会性中枢神经系统感染　包括脑弓形体

病、真菌感染、病毒感染、细菌感染、寄生虫感染,具体临床表现可见于相应章节。

3. 继发性中枢神经系统肿瘤 原发性淋巴瘤是艾滋病最常见的一种肿瘤,如累及额叶、颞叶、海马等结构也可出现痴呆的临床表现。

（三）检验与辅助检查

血清及脑脊液检查可明确有无 HIV 感染;脑脊液病原学检查进一步明确有无继发性感染。头颅 MRI 可鉴别肿瘤。

（四）诊断与鉴别诊断

1. 诊断 根据流行病学资料、临床表现、免疫学和病毒学检查、头颅 MRI、肌电图等明确。

2. 鉴别诊断 需与应用皮质激素、血液或组织细胞恶性肿瘤引起的获得性免疫缺陷及其他病原微生物引发的脑膜炎、脑炎等进行鉴别。

（五）治疗

治疗原则:积极抗 HIV 治疗、增强患者免疫功能和处理机会性感染及肿瘤等神经系统并发症。

抗 HIV 治疗包括:①核苷反转录酶抑制剂:齐多夫定、拉米夫定等;②非核苷反转录酶抑制剂:奈韦拉平等;③蛋白酶抑制剂:印地那韦等。一般采用"鸡尾酒疗法",各类药物通过不同的组合增强疗效。

（六）预后

病情进展或因伴发机会性感染急剧恶化,半数艾滋病患者 1~3 年内死亡。

三、进行性多灶性白质脑病

进行性多灶性白质脑病(progressive multifocal leucoencephalopathy, PML)是一种由人类多瘤病毒中的 JC 病毒(又称乳头多瘤空泡病毒)引起的罕见亚急性致死性的脱髓鞘疾病。常发生于细胞免疫功能低下的患者,痴呆症状较突出。

病理改变以中枢神经系统脑白质内广泛多灶性部分融合的脱髓鞘病变为主。亚急性或慢性起病,常以人格改变和智能减退起病,其他神经系统症状和体征包括偏瘫、感觉异常、视野缺损、共济失调等。

脑电图显示非特异性的弥漫性或局灶性慢波;头颅 CT 示白质内多灶性低密度区,无增强效应;头颅 MRI 可见病灶部位 T_2 均质高信号,T_1 低信号或等信号。

进行性多灶性白质脑病缺乏有效的治疗方法,α-干扰素可试用于本病的治疗。病程通常持续数月,80% 的患者 9 个月内死亡。

四、亚急性硬化性全脑炎

亚急性硬化性全脑炎(subacute sclerosing panencephalitis, SSPE)是由麻疹缺陷病毒感染所致。SSPE 多见于 12 岁以下儿童,患儿 2 岁前常患过麻疹,经 6~8 年无症状期后隐匿起病,缓慢进展。临床分为:①早期:认知和行为改变,如健忘、学习成绩下降、淡漠、性格改变等;②运动障碍期:数周或数月后出现共济失调、肌阵挛、手足徐动、肌张力障碍、失语和失用症;③强直期:肢体肌强直,腱反射亢进,Babinski 征阳性,去皮质或去大脑强直。

脑电图可见 2~3 次 /s 慢波同步性暴发,肌阵挛期 5~8 秒出现一次。影像学主要示皮质萎缩,脑室扩大。

SSPE 缺乏有效的治疗方法,患者多在 1~3 年内死亡,偶有持续 10 年以上的病例。

第四节 细菌性脑炎及脑脓肿

细菌性脑炎(bacterial encephalitis)是指细菌性感染侵犯脑实质的脑炎病变,最常见的为肺炎支原体神经系统感染、单核细胞增多性李斯特菌脑膜脑炎、军团菌脑炎,其他如布鲁菌性脑炎、百日咳脑病、猫抓性脑炎、Whipple 病等。细菌性脑炎临床表现复杂多变,主要表现为发热、头痛、呕吐、视乳头水肿、局灶损害症状(偏瘫、共济失调等)、精神行为异常、意识障碍、癫痫发作等,其中痴呆临床症候群较为突出的为 Whipple 病。

惠普尔病(Whipple disease)是罕见的慢性多系统疾病,病原菌为 T. Whipplei,属于放线菌科。多发生于中年男性,典型临床表现为腹泻、体重下降和吸收障碍三联征。约 10%~50% 的患者出现中枢神经系统症状,提示预后不良。约 15% 的患者出现典型的痴呆、核上性眼肌麻痹及肌阵挛三主征。头颅影像学检查可完全正常或发现局限性异常病灶,有局部强化,但对诊断无特异性。脑脊液 PCR 检测检出 T. Whipplei 菌核酸对诊断有益。确诊主要根据小肠活检发现 PAS 阳性的巨噬细胞。治疗:头孢曲松或链霉素联合青霉素治疗 14 天后,甲氧苄啶－磺胺甲噁唑维持治疗 1~2 年。预后：8%~35% 患者在抗生素治疗后 1~4 年复发。

脑脓肿（cerebral abscess）是化脓性病原微生物侵入脑组织，引起局灶性化脓性炎症和形成脓腔。本病主要病原体是化脓性细菌，真菌、原虫如溶组织阿米巴原虫侵入脑组织也可引起脑脓肿。临床表现颅内占位性病变、局灶性神经功能缺失及癫痫发作等。局灶性神经功能缺失症状因脑脓肿部位而异，如脑脓肿位于颞叶内侧、额叶或多发皮质，则可出现痴呆的临床症候群。根据临床表现及影像学检查基本可明确诊断。治疗：包括脓肿手术治疗与药物治疗，及对症支持治疗等。预后：目前积极有效的治疗可明显改善预后，降低死亡率。

第五节　其他中枢神经系统感染性疾病

一、中枢神经系统结核病

包括结核性脑膜脑炎与中枢神经系统结核瘤，前者是结核分枝杆菌引起的脑脊髓膜和脑、脊髓的非化脓性炎症；后者是脑或脊髓实质的结核性占位病变，脑结核瘤占绝大多数。中枢神经系统结核病出现痴呆临床症群的不常见，如结核性脑膜脑炎致脑积水或脑实质损害严重时，可出现反应迟钝、记忆力下降、精神行为异常等痴呆症群，缺乏特异性。

二、中枢神经系统真菌感染

通常继发于全身性真菌感染，较细菌感染少见。中枢神经系统最常见的真菌感染是新型隐球菌性脑膜炎，因主要病理改变位于脑膜，脑实质少有炎症反应。仅少数患者出现精神症状如烦躁不安、人格改变，记忆下降，完整的痴呆临床症候群相对少见。

三、神经莱姆病

指蜱咬传播伯氏疏螺旋体感染引起神经系统症状体征。病变主要累及神经轴索，病理可见轴索损伤伴神经外膜血管周围淋巴细胞和浆细胞浸润。在伯氏疏螺旋体感染 1 年后，可出现Ⅲ期莱姆病，有明显的痴呆表现。诊断根据流行病学、临床表现、CSF 等，治疗主要是敏感抗生素治疗，及时治疗预后较好。

（张雅静　杨云　高睿　刘然　岳伟　纪勇）

参 考 文 献

1. 邓敏,江新姣,孙小玲.人类朊蛋白病研究进展[J].中华医院感染学杂志,2014,(21):5458-5460.

2. 樊尚荣,梁丽芬.2015 年美国疾病控制中心性传播疾病诊断和治疗指南（续）——梅毒的诊断和治疗指南[J].中国全科医学,2015(27):3260-3264.

3. 贾建平,陈生弟.神经病学[M].7 版.北京:人民卫生出版社,2014:246-248.

4. 王维治.神经病学[M].2 版.北京:人民卫生出版社,2013.

5. 张于思,段淑荣.成人单纯疱疹病毒性脑炎的诊断及治疗进展[J].医学综述,2020,26(22):4478-4482.

6. 中国疾病预防控制中心性病控制中心,中华医学会皮肤性病学分会性病学组,中国医师协会皮肤科医师分会性病亚专业委员会.梅毒、淋病和生殖道沙眼衣原体感染诊疗指南（2020 年）[J].中华皮肤科杂志,2020,53（3）:168-179.

7. 中华医学会感染病学分会.隐球菌性脑膜炎诊治专家共识[J].中华传染病杂志,2018,36（4）:193-199.

8. 中华医学会结核病学分会结核性脑膜炎专业委员会.2019 中国中枢神经系统结核病诊疗指南[J].中华传染病杂志,2020,38（7）:400-408.

9. AGARWAL A K, BANSAL S, NAND V. A Hospital Based Study on Estimation of Adenosine Deaminase Activity（ADA）in Cerebrospinal Fluid（CSF）in Various Types of Meningitis[J]. J Clin Diagn Res, 2014, 8（2）: 73-76.

10. CHOI S H, KIM Y S, BAE I G, et al. The possible role of cerebrospinal fluid adenosine deaminase activity in the diagnosis of tuberculous meningitis in adults[J]. Clin Neurol Neurosurg, 2002, 104（1）: 10-15.

11. FARINHA N J, RAZALI K A, HOLZEL H, et al. Tuberculosis of the central nervous system in children: a 20-year survey[J]. Journal of Infection, 2000, 41（1）: 61-68.

12. GEFFEN G, ISLES R, PREECE M, et al. Memory systems involved in professional skills: a case of dense amnesia due to herpes simplex viral encephalitis[J]. Neuropsychol Rehabil, 2008, 18（1）: 89-108.

13. GONZALEZ H, KORALNIK J, MARRA C M. Neurosyphilis[J]. Semin neurol, 2019, 39(4): 448-455.

14. HAEBERLE A M, RIBAUT-BARASSIN C, BOMBARDE G, et al. Synaptic prion protein immuno-reactivity in the rodent cerebellum[J]. Microsc Res Tech, 2000, 50(1): 66-75.

15. HOKKANEN L, LAUNES J. Neuropsychological sequelae of acute-onset sporadic viral encephalitis[J]. Neuropsychol Rehabil, 2007, 17(4-5): 450-477.

16. KATAN M, MOON Y P, PAIK M C, et al. Infectious burden and cognitive function: the Northern Manhattan Study[J]. Neurology, 2013, 80(13): 1209-1215.

17. LEONARD J M. Central Nervous System Tuberculosis[J]. Microbiol Spectr, 2017, 5(2).

18. LIBERSKI P P. Gerstmann-Sträussler-Scheinker disease[J]. Adv Exp Med Biol, 2012, 724: 128-137.

19. LIBERSKI P P, SIKORSKA B, BROWN P. Kuru: the first prion disease[J]. Adv Exp Med Biol, 2012, 724: 143-153.

20. LUGARESI E, PROVINI F. Fatal familial insomnia and agrypnia excitata[J]. Rev Neurol Dis, 2007, 4(3): 145-152.

21. MARAIS S, PEPPER D J, SCHUTZ C, et al. Presentation and outcome of tuberculous meningitis in a high HIV prevalence setting[J]. PLoS One, 2011, 6(5): e20077.

22. MOUILLET-RICHARD S, ERMONVAL M, CHEBASSIER C, et al. Signal transduction through prion protein[J]. Science, 2000, 289(5486): 1925-1928.

23. PONTE M L. Insights into the management of emerging infections: regulating variant Creutzfeldt-Jakob disease transfusion risk in the UK and the US[J]. PLoS Med, 2006, 3(10): e342.

24. PORTEGIES P, SOLOD L, CINQUE P, et al. Guidelines for the diagnosis and management of neurological complications of HIV infection[J]. Eur J Neurol, 2004, 11(5): 297-304.

25. SKELLY M J, BURGER A A, ADEKOLA O. Herpes simplex virus-1 encephalitis: a review of current disease management with three case reports[J]. Antivir Chem Chemother, 2012, 23(1): 13-18.

26. SOLOMON T, HART I J, BEECHING N J. Viral encephalitis: a clinician's guide[J]. Pract Neurol, 2007, 7(5): 288-305.

27. WANG H, RHOADS D D, APPLEBY B S. Human prion diseases[J]. Current opinion in infectious diseases, 2019, 32(3): 272-276.

28. WILKINSON R J, ROHLWINK U, MISRA U K, et al. Tuberculous meningitis[J]. Nat Rev Neurol, 2017, 13(10): 581-598.

第六章 代谢异常、中毒与痴呆

代谢异常、中毒是继发性痴呆或可逆性痴呆的原因之一。代谢异常包括甲状腺、甲状旁腺、肾上腺、垂体疾病以及胰岛细胞瘤等，代谢紊乱如低血糖综合征、电解质紊乱、肝衰竭、肾衰竭及 Wilson 病等。其中最常见的为甲状腺性脑病和低血糖综合征。这些疾病通过多种机制，最终导致神经元变性，出现痴呆的表现。区别于神经变性病引起的痴呆，代谢异常引起的痴呆多是可治疗的。但痴呆的临床表现本身可能并没有特异性，经常导致误诊或漏诊，此时患者同时存在的原发疾病的表象和阳性辅助检查结果可能对明确诊断和治疗有很大帮助，因此，在诊治痴呆患者时应仔细检查患者是否存在代谢异常。另外，各类生物毒素、代谢毒素、理化因素等对中枢神经系统造成的损害，也可出现痴呆的临床症候群。如肝脏病变时氨中毒可导致肝性脑病；肾衰竭时体内氮质代谢产物潴留可引起肾性脑病等。理化因素中毒所致痴呆如酒精性痴呆、重金属中毒、一氧化碳中毒、放射性脑病等。

第一节 甲状腺疾病与痴呆

一、甲状腺功能亢进性痴呆

甲状腺功能亢进症（hyperthyroidism，简称甲亢）系指由多种病因导致体内甲状腺激素分泌过多，引起以神经、循环、消化等系统兴奋性增高和代谢亢进为主要表现的临床综合征。临床上以毒性弥漫性甲状腺肿（diffuse toxic goiter），即Graves病（GD）最常见。甲状腺功能亢进性痴呆（hyperthyroid dementia）较甲状腺功能减退性痴呆少见但严重，在老年患者中相对多见，多表现为认知障碍和精神行为异常，抗甲状腺药物治疗能有效改善。

（一）发病机制

甲亢是典型的自身免疫性疾病，发病机制未完全阐明。可能是甲状腺激素大量释放，使神经元线粒体氧化过程加速，消耗大量能量，导致细胞缺氧及能量不足所致。

（二）临床表现

1. 约50%甲亢患者并发神经精神症状，表现为紧张、易激动、多虑、失眠、注意力不集中和记忆力减退等，严重者有智能减退、精神行为异常、癫痫发作，少数患者尤其老年人可出现反应迟钝。

2. 甲亢常并发震颤，手指伸直外展时易出现，轻微有节律。

（三）检验与辅助检查

1. 甲状腺功能 血游离甲状腺素（free thyroxine 4，FT4）、血游离三碘甲状腺原氨酸（free thyroxine 3，FT3）高于正常值；血促甲状腺激素（TSH）低于正常值。

2. EEG 40%~70% 的甲亢患者 EEG 见发作性快波、阵发性 β 波，亦有弥漫性慢波、棘波或棘慢波综合。

3. 脑功能成像 甲状腺功能亢进性痴呆的脑血流量变化可能是短暂的。在一例甲亢性痴呆患者的 SPECT 研究中，初始扫描显示双侧颞区弥漫性示踪物摄取缺陷。FDG-PET 显示甲亢性痴呆患者弥漫性多灶性脑低代谢。这些改变经抗甲亢治疗后均能恢复。

（四）诊断与鉴别诊断

目前尚无可循的临床诊断标准，结合甲亢的临床症候群、甲状腺功能与痴呆的临床症候群，抗甲亢治疗明显逆转痴呆症状，则可明确诊断。需与阿尔茨海默病、桥本脑病等相鉴别。

（五）治疗与预后

甲亢性痴呆患者经抗甲亢及对症治疗后逐渐恢复正常，几乎不遗留任何神经系统后遗症。

二、甲状腺功能减退性痴呆

甲状腺功能减退（hypothyroidism，简称甲减）是由于甲状腺激素合成或分泌不足所致的机体代谢功能降低的临床综合征，血清中促甲状腺激素（TSH）的含量增多，但甲状腺激素包括甲状腺素（T_4）、游离甲状腺素（FT_4）、三碘甲状原氨酸（T_3）、游离三碘甲状原氨酸（FT$_3$）在血清中的水平降低。甲减性痴呆（hypothyroidism dementia）主要表现为不同程度的神经精神症状，可能与脑细胞对氧和葡萄糖的代谢降低有关。轻者记忆减退、反应迟钝、精神抑郁、淡漠、轻度智能障碍等；重者步态不稳、共济失调、嗜睡、痴呆、精神错乱，甚至出现甲减性昏迷而死亡。脑电图变化与甲亢患者相反，表现为慢波化、α波减少或消失、低电压等。治疗：经甲状腺素治疗症状减轻或消失，预后良好。

三、桥本脑病

桥本脑病（Hashimoto encephalopathy，HE）是一种与桥本甲状腺炎有关的神经系统自身免疫性脑病。临床上桥本脑病患者的甲状腺功能可正常、亢进或低下，血抗甲状腺抗体增高，大部分患者类固醇治疗有效。由于对类固醇激素反应良好，故又称为类固醇反应性脑病（steroid-responsive encephalopathy）。

（一）病理改变

脑实质内动静脉、毛细血管周围、脑膜血管周围尤其是静脉为中心的淋巴细胞浸润，病灶主要在脑干部的脑膜血管。尸检可发现脑干静脉和小静脉淋巴细胞浸润及弥漫性神经胶质细胞增生。

（二）发病机制

本病病因尚不明，可能有以下机制参与：①自身免疫机制介导的血管炎引起微血管破坏导致脑水肿或脑部血流低灌注；②抗神经元抗体或者抗α-烯醇化酶抗体与甲状腺组织和中枢神经系统共有的抗原发生自身免疫反应而致病，抗甲状腺抗体在桥本脑病中所起的作用目前尚存争议，多数学者认为可能仅为免疫反应标记物；③促甲状腺激素释放激素（TRH）的毒性效应致病；④与遗传因素有关等。

（三）临床表现

多急性或亚急性起病，少数慢性起病，中年女性多见。根据发病类型可分为两型：①以局灶症状为主的卒中样发作型：呈复发—缓解形式，临床表现为锥体束症状如偏瘫、四肢瘫痪，也可出现失语、失用、失读、小脑性共济失调、感觉障碍等。②进行性痴呆及精神症状型：可有智能低下、记忆力下降、定向力下降等，呈进行性加重或呈波动性；精神症状明显，幻听、激越、易怒、抑郁、淡漠、行为异常等。

（四）检验与辅助检查

1. 甲状腺功能　甲状腺功能检查多为低下或正常，少数亢进。血抗甲状腺过氧化物酶抗体（抗TPO抗体）阳性，可高出正常几倍或几百倍；血抗甲状腺球蛋白（抗TGA抗体）可阳性也可阴性。

2. 脑脊液　可见蛋白正常或轻度升高，有部分实验室可完成脑脊液的抗甲状腺抗体检测，对疾病的早期诊断可提供帮助。

3. EEG　呈轻-重度全面慢波，还可见三相波、癫痫波等。

4. 影像学　头颅MRI显示非特异性的大脑皮质下白质区T$_2$WI、FLAIR高信号，随着病情好转，白质区高信号可消失。SPECT可出现脑灌注低下及低代谢改变。

（五）诊断与鉴别诊断

桥本脑病发病可为急性、亚急性或慢性，临床上以意识障碍、抽搐发作、肌阵挛、震颤、认知障碍为多见。结合甲状腺功能、抗甲状腺抗体、脑电图、影像学检查需考虑桥本脑病。但该病缺乏特异性临床表现、生物标志物及影像学改变，需与各种中毒、代谢性疾病、感染性疾病、自身免疫性疾病及神经退行性疾病鉴别。亚急性痴呆起病时需与阿尔茨海默病鉴别；脑电图出现三相波时需与CJD鉴别等。

（六）治疗与预后

目前糖皮质激素为首选治疗药物，给药后1~2天多数患者出现明显的效果。对于症状出现反复者可重复用药。极少数患者可自愈。常用的治疗方案：急性或亚急性发作时，可采用大剂量糖皮质激素的冲击疗法，如静滴甲强龙1g/d，连用3~7天，或口服泼尼松50~150mg/d，连用10~15天，序贯予以泼尼松减量至维持量或停用。对于反复复发、单用泼尼松无效或为避免副作用需减少泼尼松用量的患者，可考虑联合应用免疫抑制剂、静注免疫球蛋白或血浆置换疗法。如治疗合理及时，本病预后良好。

第二节 甲状旁腺功能异常与痴呆

目前尚没有证据表明甲状旁腺素（parathyroid hormone，PTH）与认知障碍或痴呆之间的因果关系。迄今为止，没有大样本的临床实验进行甲状旁腺素水平与痴呆发生相关性研究。鉴于甲状旁腺素异常可能增加认知障碍和痴呆的风险,进一步的研究是必要的。

一、甲状旁腺功能亢进症与痴呆

甲状旁腺功能亢进症(hyperparathyroidism)可分为原发性、继发性和三发性 3 种。原发性甲旁亢是由于甲状旁腺本身病变引起的甲状旁腺素(PTH)合成、分泌过多。继发性甲旁亢是由于各种原因所致的低钙血症,刺激甲状旁腺,使之增生肥大,分泌过多的甲状旁腺素,见于肾功能不全、骨质软化症和小肠吸收不良等。三发性甲旁亢是在继发性甲旁亢的基础上,由于腺体受到持久和强烈的刺激,部分增生组织转变为腺瘤,自主地分泌过多的甲状旁腺素,主要见于肾衰竭和长期补充中性磷后。

甲状旁腺功能亢进症主要的临床表现有高血钙、骨骼病变和泌尿系统问题,三组症状可单独出现或合并存在,一般进展缓慢。其中高钙血症累及中枢神经系统可表现为淡漠、消沉、性格改变、认知能力下降、烦躁、过敏、多疑多虑、失眠、情绪不稳定和突然衰老等。偶见明显的精神症状,幻觉、狂躁,严重者甚至昏迷。甲状旁腺功能亢进也会影响神经肌肉系统,出现易疲劳、四肢肌肉软弱,近端肌肉尤甚,重者发生肌肉萎缩。可伴有肌电图异常。认知能力下降主要表现在记忆力、注意力、执行能力、学习能力等多领域受损。原发性甲状旁腺功能亢进症的认知障碍与高钙血症有关。钙离子通过血脑屏障,可能导致脑细胞钙超载,通过破坏线粒体功能等途径降低细胞能量代谢,诱导细胞凋亡而发生痴呆。甲状旁腺激素也可通过血脑屏障,作用于人脑表面的甲状旁腺激素受体,调节脑血循环和细胞内钙水平。有症状或有并发症的原发性甲旁亢患者应手术治疗。术后患者的记忆力可明显改善,其他认知领域也会有所改善。继发性甲旁亢患者手术后认知改善不明显。

二、甲状旁腺功能减退症与痴呆

甲状旁腺功能减退症(hypoparathyroidism)是因甲状旁腺素产生减少而引起的钙、磷代谢异常。甲状旁腺功能减低的患者,会出现颅内的转移性钙化,当钙化累及皮质,尤其是额叶、颞叶皮质时,会引起认知功能减退。而且血钙降低可能影响细胞

通透性和细胞间的相互作用,从而干扰神经元的生长发育,特别是影响自由基代谢,这也会造成认知功能的减退。此外,甲状旁腺功能减退症累及中枢神经系统可以出现癫痫发作,其类型有大发作、小发作、精神运动性发作和癫痫持续状态。伴有肌张力增高、手颤抖。精神症状有兴奋、焦虑、恐惧、烦躁、欣快、忧郁、妄想、幻觉和谵妄等,65% 患者会出现认知功能受损,表现为认知测评多条目评分下降,主要表现在词语流利性、视觉及语言重复记忆、执行能力、注意力及视空间能力。脑电图示一般节律慢波、爆发性慢波以及有尖波、棘波、癫痫样放电改变。部分患者会出现转移性钙化,多见于脑基底节(苍白球、壳核和尾状核),常对称性分布。脑 CT 检查阳性率高,约 50% 左右。病情重者,小脑、齿状核、脑的额叶和顶叶等脑实质也可见散在钙化。经补充钙剂及维生素 D 治疗,认知损害仍很难恢复。

第三节 低血糖性脑病

低血糖综合征指由多种原因所引起的血糖浓度低于正常的一种临床现象。低血糖病因很多,最常见的为糖尿病患者应用降糖药物治疗,其他还包括胰岛素瘤、胰腺外肿瘤、胃肠手术后等使血糖过度利用;皮质醇等激素不足,糖原沉积症等酶缺乏病;肝硬化、肝癌等获得性肝病;重度营养不良、妊娠后期等营养底物不足;乙醇、心得安、水杨酸等其他因素使血糖生成不足等,均可导致低血糖。神经体液对胰岛素分泌及 / 或糖代谢调节欠稳定,或因迷走神经紧张性增高,使胃排空加速可引起功能性低血糖。

低血糖性脑病(hypoglycemic encephalopathy)指血糖低于 2.8mmol/L 时出现的一系列神经精神症状,包括头痛、烦躁、抽搐、嗜睡和昏迷。血糖低至 0.56mmol/L 时出现深昏迷。

一、病理改变

脑部的主要能量来源是血糖,较长时间的重度低血糖严重损害脑组织。脑组织缺糖的早期可出现充血,多发出血性瘀斑;由于脑神经细胞膜钠钾泵受损,钠离子大量进入脑细胞,继而出现脑水肿和脑组织点状坏死;晚期神经细胞坏死、消失,形成

脑组织软化灶。中枢神经系统各个部位对低血糖的敏感性不一致,大脑皮质、海马、小脑、尾状核及苍白球最敏感,其次是脑神经核、丘脑、下丘脑和脑干,脊髓的前角细胞及周围神经敏感性较低。

二、发病机制

低血糖脑病可能有如下机制:低血糖引起脑神经细胞膜钠钾泵受损,钠离子大量进入脑细胞,引起脑水肿;低血糖诱发神经元胞外谷氨酸水平增高,过度激化 non-NMDA 受体,导致周围髓鞘套和胶质细胞水肿;低血糖反射性引起交感神经兴奋,导致脑血管痉挛;原有脑动脉硬化引起神经功能损害,低血糖时发生失代偿;低血糖时大脑某些部位丧失血流自动调节等。低血糖引起痴呆的病理机制:低血糖导致神经细胞死亡;低血糖增加血小板聚集和纤维蛋白原的形成,最终导致微血管事件;低血糖会损害大脑皮质中对学习和记忆至关重要的区域的受体。研究显示,严重低血糖与痴呆之间是双向关系,低血糖可以损害认知功能,认知功能下降会增加低血糖风险,低血糖风险会进一步损害认知功能,导致一个恶性循环。

三、临床表现

1. 交感神经系统兴奋症状 面色苍白、心悸、肢冷、冷汗、手颤、腿软、周身乏力、头昏、眼花、饥饿感、恐慌与焦虑等,进食后缓解。

2. 脑部缺氧、缺糖症状 ①意识障碍:意识朦胧,定向力、识别力减退,嗜睡、头痛、淡漠、抑郁、行为异常等。②癫痫症状:可表现为肌张力增高,阵发性抽搐,发生癫痫或癫痫样发作,其发作多为大发作,或癫痫持续状态。③锥体束及锥体外系受累症状:锥体外系与锥体束征阳性,可表现有偏瘫、轻瘫、失语及单瘫等。锥体外系损害可累及苍白球、尾状核、壳核及小脑齿状核等脑组织结构,多表现为震颤、欣快及运动过度、扭转痉挛等。④小脑受累症状:可有共济失调、运动不协调、辨距不良、肌张力低及步态异常等,尤其是低血糖晚期常有共济失调及痴呆表现。⑤脑神经损害症状:表现为视力及视野异常、复视、眩晕、面神经麻痹、吞咽困难及声音嘶哑等。⑥周围神经损害症状:低血糖晚期常发生周围神经病变而致肌萎缩与感觉异常,临床上曾有低血糖患者发生肢体远端呈手套袜套型

感觉异常者。还可有周围性刺激与灼痛性改变等,低血糖性周围神经病变还可致足下垂、手足细动作失灵、不能写字、不能进食、不能行走、甚至卧床不起。低血糖可以影响认知功能,严重而长期的低血糖症可发生广泛的神经系统损害,增加发生痴呆的风险,并加速认知功能的下降。研究显示认知功能损害以记忆力和注意力为主。

四、检验与辅助检查

1. 血糖 多次检测空腹血糖及发作时血糖。空腹血糖正常值为 3.3~6.1mmol/L。

2. 血胰岛素 正常人的血胰岛素 / 血糖比值不低于 0.3。

3. EEG 呈弥漫性慢波,癫痫发作者出现棘慢波或尖慢波。

五、诊断与鉴别诊断

诊断包括低血糖脑病的诊断及病因诊断。Whipple 的低血糖综合征三项诊断标准为:禁食与用力后可诱发低血糖发作;临床低血糖症状可用葡萄糖迅速缓解;发作时成人与儿童血糖常低于 2.24~2.80mmol/L(40~50mg/dl),新生儿低于 1.68mmol/L(30mg/dl)。辅助检查包括:空腹血糖应多次检测血糖,低血糖水平为 3.36mmol/L(60ng/dl)。脑电图与缺氧相似,无特异性改变。其他辅助检查(X 线、CT、MRI、B 超、ECT 等)有助于明确病因。

六、治疗与预后

1. 急症处理

(1)升糖药物:①葡萄糖快速有效,首选制剂。轻者可口服适量葡萄糖水,重者需静脉注射 50% 葡萄糖液 40~100ml,必要时可重复应用至患者清醒,序贯予以 10% 葡萄糖液静滴,血糖维持在较高水平(11mmol/L 左右),并严密监测血糖。②胰升糖素:常用剂量为 0.5~1.0ml 皮下、肌肉或静脉注射,可根据情况重复给药。该药起效迅速,维持时间短,需同步进食或静脉给予葡萄糖,以防复发。③糖皮质激素:患者血糖已维持在 11mmol/L 水平但神志未清醒,可予以静脉滴注氢化可的松 100mg/ 次,每 4 小时 1 次,共 12 小时,有利于神志恢复。

(2)脑水肿的处理:经上述治疗后仍昏迷或

情况不佳者,可能伴有较重脑水肿,可予以20%甘露醇针脱水治疗。

2. 病因治疗　及时确定病因或诱因,对疾病预防和复发尤其重要。

3. 饮食调理　少量多餐,多进低糖、高蛋白和高脂饮食,以减少对胰岛素分泌的刺激作用,避免低血糖的发生。

低血糖脑病预后与病因及治疗时机有关,及早发现,及时处理,预后良好;如发现较迟,则可导致严重昏迷甚至危及生命。

第四节　肝性脑病

肝性脑病(hepatic encephalopathy)是由于严重的急性或者慢性肝病引起的中枢神经系统功能紊乱,以代谢紊乱为基础、意识行为改变或昏迷为主要临床表现的综合征。肝功能异常的患者,常合并出现认知能力下降、精神症状、运动障碍等神经精神异常综合征。

一、病理改变

急性病例的病理病变主要是弥漫性神经元变性坏死、胞体肿胀、尼氏小体消失、核浓缩或溶解等,以大脑皮质、基底节、中脑黑质、脑桥、小脑等部位较严重;同时伴有胶质细胞增生,核圆而大、空而透亮,染色质极细,形成所谓Alzheimer Ⅱ型细胞,部分学者认为此型细胞为肝功能损害时脑部病理的特殊表现。慢性病例的脑部病变表现为弥漫性片状大脑皮质坏死,皮髓质交界处出现腔隙。镜下可见神经元及髓鞘变性,弥漫性原浆型星形细胞增生,部分核内可见包涵体。

二、发病机制

肝性脑病的发病机制较为复杂,多数学者认为该病为多重综合因素所致,有如下学说:

1. 氨中毒学说　氨代谢紊乱引起氨中毒,是肝性脑病的重要发病机制。肝功能衰竭时,肝脏将氨合成尿素的能力下降;门-体分流存在时,肠道氨未经肝脏解毒直接进入体循环,导致血氨升高。血氨过高影响脑内三羧酸循环,降低高能磷酸化合物的水平。

2. 氨、硫醇和短链脂肪酸的协同毒性作用

严重肝病患者的血甲基硫醇浓度升高,伴脑病者增高更明显。短链脂肪酸在血浆和脑脊液也明显升高。三者对中枢神经系统的协同毒性作用可能在肝性脑病的发病机制中起到重要作用。

3. 假性神经递质学说　肝功能衰竭时,对食物中芳香族氨基酸(AAA)清除发生障碍,导致过多的AAA进入脑组织,经13-羟化酶作用分别形成β-羟酪胺和苯乙醇胺,两者的化学结构与去甲肾上腺素相似,但不能传导神经冲动,因此被称为假性神经递质(false neurochemical transmitter, FNT)。当FNT被脑细胞摄取并取代突触中的正常神经递质时,可导致神经传导障碍,兴奋冲动不能正常传至大脑皮质而产生异常的抑制,从而导致意识障碍。

4. 氨基酸代谢失衡学说　肝功能衰竭时,胰岛素肝内灭活减少,血中浓度增高,促使支链氨基酸(branched chain amino acid, BCAA)大量进入肌肉组织而被清除,致BCAA/AAA比值由正常的(3~3.5):1降至1:1或更低。BCAA减少导致脑中AAA增多,纠正氨基酸失衡能使肝脏对蛋白的耐受性增加,故而应用精氨酸、谷氨酸与门冬氨酸或其衍生物对实验性肝性脑病有逆转作用。

三、临床表现与分型

肝性脑病的临床表现多种多样,发病形式与原发肝病相关。

(一)临床类型

1. 急性型　①暴发型肝炎,发病急骤,患者经短期兴奋、躁动等谵妄状态后很快进入昏迷;②较严重的肝炎或肝硬化末期,在某些诱因下迅速发生昏迷。

2. 慢性型　大多数有诱因,常见的诱因包括进食高蛋白饮食、上消化道出血、过量利尿剂或镇静剂的使用、大量放腹水、电解质紊乱、手术及各种感染等。临床表现为间歇性的波动性意识和运动障碍,病程长达数月至数年,多表现定向力障碍。

(二)临床分级

SONIC的分级标准,即将轻微型肝性脑病和West-Haven分级1级的肝性脑病归为"隐匿性肝性脑病(cover hepatic encephalopathy, CHE)",其定义为有神经心理学和/或神经生理学异常,但无定向障碍、无扑翼样震颤的肝硬化患者。将有明显肝

性脑病临床表现的患者（West-Haven 分级标准中的 2、3 和 4 级肝性脑病）定义为"显性肝性脑病（overt hepatic encephalopathy, OHE）"。

轻微型肝性脑病（minimal hepatic encephalopathy, MHE），常无明显临床症状，只有通过神经心理测试才能发现异常。认知损伤主要表现在定向能力、注意与计算力、回忆能力。中华医学会消化病学分会调查显示，以数字连接试验（number connection test, NCT）及数字符号试验（digit-symbol test, DST）两者均异常为轻微型肝性脑病的诊断标准，结果显示轻微型肝性脑病在肝硬化患者的发生率为39.9%。轻微型肝性脑病的发生与病因无明显相关性，但是随着肝硬化失代偿程度的加重，其发生率增加，并且有轻微型肝性脑病病史的患者发展为肝性脑病的可能性大。轻微型肝性脑病严重影响患者的生活质量，表现为驾驶能力降低、高空作业受限等；并且有研究发现患者的抑郁及焦虑状态发生率也增加。显性肝性脑病（OHE）的患者，经治疗后，仍然会出现持续的神经 - 认知损伤，可能与神经元慢性损伤有关。经历过显性肝性脑病的患者，认知损伤主要出现在工作能力、视觉记忆能力、持续注意力方面。

四、检验与辅助检查

常用的辅助检查包括：①神经生理学检测：包括脑电图和脑诱发电位。只有在严重肝性脑病患者中才能检测出特征性三相波，故不能作为肝性脑病早期诊断的指标。以听觉诱发电位诊断肝性脑病的效能较高。不推荐用于早期肝性脑病诊断。②神经心理学测试：对于轻微型肝性脑病的患者，神经心理学测试能发现一系列异常，主要反映注意和处理速度功能的异常。维也纳第 11 届 WCOG 推荐使用肝性脑病心理学评分（psychometric hepatic encephalopathy score, PHES）诊断轻微型肝性脑病。PHES 包括 NCT-A、NCT-B、DST、轨迹描绘试验（line-tracing, LTT）和系列打点试验（serial dotting test, SDT）5 个子测试项目。目前国际上常用 NCT-A 和 DST 两项测试方法阳性即可诊断轻微型肝性脑病。由于 NCT-A 和 DST 受年龄和教育程度的影响，因此测试结果要参考相应年龄和教育程度的健康对照者的结果进行判断。

五、诊断与鉴别诊断

1. 诊断条件　①存在原发性肝病；②有肝性脑病的诱因；③明显肝功能损害表现；④神经精神改变；⑤扑翼样震颤和肝臭；⑥血氨增高；⑦脑电图明显异常。①~④为主要的诊断条件，⑤~⑥为重要的参考条件。

2. 鉴别诊断　主要与中枢神经系统疾病进行鉴别，也要与尿毒症、糖尿病昏迷、中毒等鉴别。

六、治疗

治疗主要包括：①去除诱因：大部分肝性脑病 / 轻微型肝性脑病有一定的诱发因素，而在诱发因素去除后，肝性脑病 / 轻微型肝性脑病常能自行缓解。②营养：为轻微型肝性脑病患者提供热量及蛋白质，结果显示合理的营养补充有助于改善轻微型肝性脑病。另外进食早餐可提高轻微型肝性脑病患者的注意力及操作能力。③乳果糖：口服乳果糖可显著改善肝硬化轻微型肝性脑病患者的智力测验结果（认知能力），并且提高患者的生活质量。乳果糖治疗肝性脑病的常用剂量是每次口服15~30ml，2~3 次 /d，以每天产生 2~3 次，pH<6 的软便为宜。当患者反应过于迟钝而无法口服时，可保留灌肠给药。④门冬氨酸 - 鸟氨酸（L-ornithine-L-aspartate, LOLA）：可以改善轻微型肝性脑病，在降低轻微型肝性脑病患者血氨、改善智力测验成绩及健康相关生活质量等方面，与乳果糖及益生菌同样有效。⑤其他有益的药物：微生态调剂，包括益生菌、益生元和合生元；支链氨基酸；调节神经递质的药物，如氟马西尼、纳洛酮、溴隐亭、左旋多巴与乙酰胆碱酶抑制剂等。合并有抑郁、焦虑的患者，选用 SSRIs 药物，可能有益于改善患者的认知功能。

第五节　肾性脑病

肾性脑病（renal encephalopathy）为肾衰竭的严重并发症，是急、慢性肾脏疾病所致肾衰竭引起的严重精神障碍的一组疾病。主要临床表现为精神症状、意识障碍、抽搐和不自主运动。临床症状具有波动性，个体差异大。

一、病理改变

外观可见脑膜轻度增厚,脑表面苍白,弥漫性脑水肿和白质瘢痕形成。神经元损害见于大脑皮质、皮质下核团、脑干、小脑甚至脊髓的神经核团。白质中可有小片脱髓鞘区域,胶质细胞增生并形成小胶质细胞结节。脑膜有轻度炎性反应。

二、发病机制

肾性脑病的发病机制尚未完全明确,目前认为肾衰竭时,神经系统并发症是多种因素综合作用所致。

1. 中分子物质积聚　实验数据证实中分子物质可导致神经系统并发症,但具体机制尚不明。

2. 尿毒症毒素　尿毒症毒素如胍类化合物(肌酐、胍等)具有神经毒性,其激活 N-甲基-D-天冬氨酸(NMDA)受体,抑制 γ-氨基丁酸(GABA)受体,影响中枢神经系统的功能;尿素引起肌阵挛发作,伴有脑干部分神经元异常电位发放。

3. 甲状旁腺素　肾衰竭时甲状旁腺功能亢进,甲状旁腺素(parathyroid hormone,PTH)水平增高,促进钙离子内流,导致细胞内钙超载神经元损伤;PTH 还可通过抑制线粒体的氧化磷酸化过程影响组织的能量代谢;影响脑内递质 GABA、去甲肾上腺素和乙酰胆碱的合成。

4. 维生素 D　维生素 D 参与神经元的保护和调控,促进神经元存活,通过减少自由基的形成抑制氧化,促进抗氧化物质的产生。肾衰竭患者维生素 D 缺乏,也是影响认知功能的原因。

5. 能量代谢异常　血脑屏障通透性增加,核苷酸代谢异常,ATP 酶受抑制,氧的摄取和利用障碍,均可导致神经系统损害。

三、临床表现与分型

1. 痴呆症状　多隐袭起病,早期出现轻度认知功能障碍,表现为淡漠、困倦、易疲劳、易激惹、注意力和感知力下降、记忆力减退等。肾功能恶化后,精神行为异常加重,欣快、抑郁和焦虑交替出现,并有定向力障碍,出现谵妄、幻觉和强迫状态。进一步加重可出现意识障碍。认知功能损伤主要以执行功能、延迟记忆和注意力为主,尤其是执行功能的损伤更加突出。早期肾功能不全时神经精神系统常缺乏特异性表现。中度肾功能不全患者学习能力较差,集中注意力和视觉注意力损伤显著。认知功能下降程度与肾功能的下降水平呈正相关(MMSE 评分和 MoCA 评分与 eGFR 呈正相关),也与维生素 D 的水平有关,维生素 D 水平降低与认知各领域受损有关。

2. 意识障碍　随肾功能不全进一步恶化,可出现不同程度的意识障碍,可有嗜睡、昏睡至昏迷,甚至出现去大脑强直状态。

3. 肌阵挛、癫痫　约 1/3 患者出现肌阵挛与癫痫发作。

4. 不自主运动　几乎所有意识障碍的肾衰竭患者可伴发扑翼样震颤,两侧肢体均可出现,表现为掌指关节和腕关节的快速、无节律的伸屈运动,背伸慢而掌屈快,类似鸟飞翔动作,为代谢性脑病具有的特征性症状。

四、诊断与鉴别诊断

急性或慢性肾功能不全的患者,出现神经精神症状,脑功能抑制与兴奋性症状混合出现,且无神经精神病史,应考虑肾性脑病的可能。需与高血压性脑病、透析治疗后神经系统并发症、肝性脑病及颅脑损伤时肾衰竭等疾病鉴别。

五、治疗

肾性脑病的患者根本的治疗是病因治疗,即肾功能的改善,包括透析疗法、肾移植等。肾功能不全患者要加强对其认知水平的早期筛查和诊断,并积极控制传统血管性及非血管性危险因素,一旦发现肾功能不全患者出现认知功能损伤,均应在早期进行规范和个体化的干预。常用的改善认知功能药物:胆碱酯酶抑制剂,轻中度肾功能不全患者无须调整用量,重度肾功能不全患者应减量;NMDA 受体拮抗剂,轻中度肾功能不全患者,可以使用,但需注意调整剂量,重度肾功能不全患者不宜使用。其他:促红细胞生成素纠正贫血,可能改善患者认知功能。补充维生素 D 可能有益于改善患者认知功能。

第六节　营养缺乏与痴呆

营养障碍与痴呆的关系不容忽视。营养障碍是痴呆发生的直接危险因素之一,也是多种慢性疾病如糖尿病、心血管病及肥胖等的危险因素，而这些慢性疾病通过血管病事件也参与了痴呆的发病过程。社区调查中痴呆患者有 20%~45% 有明显的营养不良和体重下降，看护病房的痴呆患者进食量不足的比例就更高了，而营养障碍又可能加重痴呆的进展。营养障碍与痴呆的关系十分复杂，受到多因素调控，其机制尚未完全明确。一些营养成分可能参与痴呆发生的主要病理生理通路，如淀粉样蛋白沉积、神经纤维变性、炎症和氧化应激、线粒体功能缺陷、神经元损伤和突触缺失等。营养障碍性痴呆不同于其他神经变性痴呆，具有可治疗性和可预防性，因此需要重视痴呆的营养障碍因素，争取早期诊断获得最佳治疗效果。

一、B 族维生素

目前与痴呆相关研究证据最多的营养素当属 B 族维生素，包括维生素 B_{12}、B_6、B_1、B_3（烟酸）、B_9（叶酸）等。B 族维生素在细胞代谢中起重要作用，不能内源性合成，只能通过饮食获得，对认知功能有保护作用。

（一）维生素 B_1

维生素 B_1 又称硫铵素，是一种水溶性维生素，主要通过食物摄入，健康成人体内硫铵素只有 2~3 周的贮存量，因此短期缺乏可快速出现临床症状。维生素 B_1 是葡萄糖代谢关键酶的辅助因子，缺乏造成糖代谢障碍，脑代谢减低产生与阿尔茨海默病病理生理改变类似的认知功能减退，神经元丢失等。还可影响磷脂类合成，出现神经系统脱髓鞘和轴索变性样改变。多个研究发现阿尔茨海默病小鼠模型中硫铵素缺乏能增加 Aβ 总量、增加脑内的 Aβ 聚集和老年斑的形成。进一步的机制研究显示，硫铵素缺乏通过增加 APP 蛋白剪切酶 BACE 的蛋白水平，产生更多的 Aβ，从而加速老年斑形成。然而目前尚没有充分证据表明补充硫铵素能改善阿尔茨海默病患者的认知功能。

韦尼克－科尔萨科夫综合征（Wernicke-Korsakoff syndrome）硫铵素缺乏引起的急性或亚急性脑病，病因包括慢性酒精中毒、恶性营养不良、妊娠剧吐、恶性肿瘤、长期非肠道营养等。Wernicke 脑病患者典型症状有眼外肌麻痹、共济失调、精神异常。Korsakoff 综合征以记忆障碍、定向障碍、虚构、淡漠等为特点，多伴有意识模糊。MRI 对早期诊断及鉴别诊断有重要价值，典型部位包括四脑室旁、中脑导水管周围、乳头体、丘脑等，也可累及延髓、小脑、红核、尾状核和大脑皮质等，急性期表现为 T_1WI 稍低信号，T_2WI、FLAIR 高信号，病变分布为对称性。确诊依靠血清硫铵素测定，但多数医院尚未开展此项检测。在疾病早期大剂量胃肠外给药是安全、经济并且有效的，早期给药症状有快速明显改善。然而很遗憾，有半数以上的患者在早期误诊失去了治疗机会。一旦确诊 Korsakoff 综合征预后很差，大约 80% 患者有认知障碍，难以胜任以往的重复性工作，即使大量硫铵素治疗也很难逆转，这种慢性的认知损害在 1 年内可以部分缓解，但大多数仍留有明显后遗症。因此临床工作中要考虑到维生素 B_1 缺乏，早期诊断至关重要。

（二）叶酸、维生素 B_{12} 与同型半胱氨酸

国内外很多研究发现同型半胱氨酸与阿尔茨海默病的发生发展有密切关系，高同型半胱氨酸血症是阿尔茨海默病的一个重要的、独立的危险因素。同型半胱氨酸的代谢途径依赖于叶酸、维生素 B_{12} 作为辅酶再甲基化，生成甲硫氨酸和 S- 腺苷甲硫氨酸，叶酸、维生素 B_{12} 缺乏导致同型半胱氨酸水平升高。高同型半胱氨酸血症可能是通过损伤血管内皮、神经细胞的氧化损伤、增强了 Aβ 和谷胱甘肽的神经毒性作用、促进神经原纤维缠结的形成，导致痴呆发生。但是维生素缺乏并非同型半胱氨酸增高的唯一原因，还有其他因素影响同型半胱氨酸水平如肾病、基因、生活方式等（饮酒、吸烟、肥胖等）。补充叶酸、维生素 B_{12} 可以降低血浆同型半胱氨酸水平，但能否降低阿尔茨海默病的发生率尚缺乏证据。

关于叶酸缺乏与痴呆的关系有大量流行病学调查，一些横断面研究和前瞻性队列研究支持叶酸缺乏与认知功能降低的关系，低水平叶酸与阿尔茨海默病发生相关。机制可能与叶酸参与乙酰胆碱代谢途径，叶酸缺乏导致乙酰胆碱水平降低，影响阿尔茨海默病的神经递质传导，增加氧化应激。但也有研究发现叶酸摄入与阿尔茨海默病发生没有相关性，食物中补充叶酸并不能降低阿尔茨海默病的风险。因此，在没有叶酸缺乏证据时并不提倡持续长期的叶酸补充。有流行病学研究和临床病例报道叶酸补充需要注意可耐受的上限，大剂量的叶酸摄取、体内超生理量的叶酸有可能

导致记忆下降。因此,目前尚需要大样本的前瞻性研究和机制研究进一步明确叶酸缺乏与痴呆的关系。

维生素 B_{12} 与叶酸在代谢上相互依赖,维生素 B_{12} 缺乏可导致四氢叶酸生成不足,间接造成DNA 合成障碍。代谢性维生素 B_{12} 缺乏很常见,在人群中 10%~40% 存在维生素 B_{12} 缺乏,治疗简单但经常被误诊,维生素 B_{12} 缺乏在老年人卒中和认知减退中有重要作用。维生素 B_{12} 缺乏常发生在恶性贫血、乳糜泻、胃肠手术、盲袢综合征、绦虫感染和严格素食者。维生素 B_{12} 缺乏与叶酸缺乏在临床表现上有很多重叠,主要是认知和精神障碍、脊髓亚急性联合变性和周围神经病。维生素 B_{12} 缺乏出现巨幼细胞贫血时诊断容易,但可无贫血单纯神经精神症状,表现为精神迟缓、记忆力减退、注意力下降和痴呆。化验检测血清维生素 B_{12} 是直接的诊断方法,但目前有研究发现维生素 B_{12} 检测敏感性差,不能完全识别维生素 B_{12} 的功能不足,可能造成漏诊。近年来已将维生素 B_{12} 代谢产物如 HCY、甲基丙二酸(methylmalonic academia, MMA)水平作为评估维生素 B_{12} 缺乏的重要指标。维生素 B_{12} 缺乏通过多种机制引起神经损害,一方面因为维生素 B_{12} 参与诸多重要物质的甲基化过程,其中包括多种神经递质和髓磷脂,其代谢障碍引起神经髓鞘脱失、神经组织异常脂肪酸聚集,导致认知功能障碍。另一方面认为维生素 B_{12} 缺乏通过和叶酸的相互作用导致高同型半胱氨酸血症,增加认知障碍风险。目前关于维生素 B_{12} 是痴呆的独立危险因素还是通过增加同型半胱氨酸水平起作用尚有争议,仍需要大量的更全面的流行病学研究、临床干预试验及动物试验来探讨。维生素 B_{12} 缺乏的治疗简单,早期补充是关键,当合并叶酸水平降低者,需同时补充叶酸。早期大剂量维生素 B_{12} 能缓解临床症状,包括认知功能的损害也是可逆的。因为早期识别和诊断是关键,目前临床痴呆诊断中都会首先考虑和检测维生素 B_{12} 的缺乏,这也是痴呆预防的重要方面。

此外,如烟酸缺乏引起的糙皮病,典型临床特征是皮炎、腹泻和痴呆。也可出现多发性神经病和脊髓后索受累。病因有恶性贫血、酒精中毒和神经性厌食等。补充烟酸后症状可快速恢复。

二、抗氧化剂和多不饱和脂肪酸

炎症和氧化损伤是痴呆发展的关键机制,氧化应激直接损伤细胞,导致突触和神经细胞死亡,抗氧化剂能通过限制毒性产物、降低自由基损伤来对抗神经变性。维生素 C 和维生素 E 是研究较多的抗氧化剂。

维生素 C 是水溶性维生素,主要靠食物摄入,在体内达到动态平衡。维生素 C 缺乏的原因有疾病、吸烟、不充分饮食摄入、怀孕、基因等。临床已知的与维生素 C 缺乏直接相关的是坏血病。西方流行病学调查显示 10%~15% 成人有亚临床的维生素 C 缺乏,这一比例在发展中国家更高,慢性维生素 C 缺乏与脑发育和神经变性疾病的关系逐渐引起重视。在动物试验中发现缺乏维生素 C 降低海马容量和神经元数量,引起空间认知能力降低。在阿尔茨海默病患者中维生素 C 水平低与认知功能下降有一定相关性,尤其在年龄相关的认知功能降低有重要作用。可能的机制是维生素 C 作为脑内重要的抗氧化剂,参与神经元成熟、髓鞘形成、调节脑内胆碱能、谷氨酰能等中枢神经系统信号转导;维生素 C 缺乏降低信号传导,增加淀粉样蛋白沉积,增加阿尔茨海默病患者的神经元损伤;同时也通过破坏血管完整性,增加斑块形成和卒中发生风险。维生素 E 也是一种抗氧化剂,同样在动物试验中也发现应用维生素 E 能减少 Aβ 聚集。一些随访研究发现补充维生素 C 或维生素 E 能降低痴呆的发生,但是证据尚不充分,仍需要长期大样本试验证据。而且剂量要严格掌握,过量服用维生素 E 会出现副作用,可考虑最小有效剂量的维生素 E 作为临床痴呆进展的治疗,但不提倡作为预防痴呆的常规药物。

还有一些营养素如 ω-3 多不饱和脂肪酸(polyunsaturated fatty acid, PUFA)有脑保护作用,可作为痴呆的预防药物。ω-3 不能在体内合成,从饮食中摄入,尤其深海鱼中含量高。地中海饮食能降低痴呆风险,其饮食结构就包括 ω-3、单不饱和脂肪酸、维生素 E 和类胡萝卜素等抗氧化剂。超过 22% 的大脑皮质和白质是由磷脂组成,脂肪酸的沉积调控神经细胞膜功能,参与血管、炎症和痴呆的淀粉样蛋白通路。因此,ω-3 多不饱和脂肪酸对血管性痴呆、阿尔茨海默病和混合型痴呆都有重要作用。动物实验发现 ω-3 减少 Aβ 蛋白沉积,增强神经元兴奋性和传导,但是在人群随访研究中高摄入 ω-3 与痴呆的发生无相关性,因此 ω-3 在预防痴呆中的作用还是有争议的。

三、维生素 D

维生素 D_3 是光照后在皮肤中生成的,老年人由于皮肤合成降低和饮食摄入减少,是维生素 D 缺乏的高危人群。此外,营养不良,各种全身疾病如出血、腹泻、肾病等都可引起包括维生素 D 等各种水溶性和脂溶性维生素缺乏。维生素 D 在钙和骨代谢,以及其他维持健康的代谢过程中起重要作用。维生素 D 受体在人脑中表达,包括在海马、前额叶、扣带回、基底前脑、尾状核壳核、下丘脑和小脑。维生素 D 信号参与脑发育,调控神经生长,参与淀粉样蛋白吞噬和清除的神经保护机制,还有血管保护作用。维生素 D 受体基因多态性也与认知减退、阿尔茨海默病、帕金森病和多发性硬化相关。维生素 D 缺乏与高血压、心肌梗死、脑卒中、糖尿病等发生率增加有关,而这些动脉硬化因素也与认知功能相关,血管事件参与了痴呆的发病过程。已有研究证实了维生素 D 缺乏与阿尔茨海默病的相关性,补充维生素 D 对痴呆有保护作用,当然还需要长期安慰剂对照试验确定补充维生素 D 的收益。

第七节　中毒与痴呆

一、一氧化碳中毒与痴呆

一氧化碳俗称煤气,为无色、无臭、无味、无刺激性的气体。凡含碳物质燃烧不完全时,均可产生一氧化碳气体,是生活性中毒最常见的原因。长期的随访观察,一氧化碳中毒会增加痴呆的发生率,一氧化碳中毒者痴呆的发生率较正常人群高 1.6 倍。

一氧化碳经呼吸道吸入后,立即与血红蛋白结合成碳氧血红蛋白。一氧化碳与血红蛋白亲和力较氧气大 200~300 倍,碳氧血红蛋白解离速度又仅为氧合血红蛋白的 1/3 600。一氧化碳使血红蛋白失去携氧能力,同时又阻止氧合血红蛋白释放氧导致组织缺氧。中枢神经系统对缺氧最为敏感,在

一氧化碳中毒时最先表现出神经系统的改变。急性一氧化碳中毒导致脑缺氧后,使脑细胞内各种氧化酶的活性丧失,细胞膜钠泵及钙泵的能量供应衰竭,细胞内钠离子聚积、钙离子超载,结果导致严重的细胞内水肿。脑血管内皮细胞肿胀,造成脑血液循环障碍,进一步加剧脑组织缺血、缺氧。由于酸性代谢产物增多,氧自由基生成,造成组织损伤和血脑屏障功能障碍,发生细胞间质水肿。缺氧和脑水肿后的脑血液循环障碍,可促使血栓形成、缺血性软化或广泛的脱髓鞘的改变,致使一部分急性一氧化碳中毒患者经过假愈期后,又出现多种神经精神症状的一氧化碳中毒后迟发性脑病。其中以苍白球、大脑白质受损较重,海马和小脑则较轻。

一氧化碳中毒后迟发性脑病是指急性一氧化碳中毒严重可导致昏迷,经急性期治疗后意识水平恢复,其中 10%~20% 的患者经过一段时间的假愈期(3~60 天)后出现痴呆、精神症状、锥体外系功能障碍等症状。一氧化碳中毒后迟发性脑病的临床表现主要为:①有明确的急性一氧化碳中毒病史;②有明确的假愈期,一般经过约 2~60 天的"假愈期",87% 的患者发生在中毒的 1 个月内;③表现为表情淡漠、反应迟钝、定向力障碍、记忆力减退、尿便失禁、行为异常、语无伦次,如同急性木僵型精神病,可出现局灶性脑损害,如帕金森综合征、假性延髓麻痹、运动性失语、皮质性失明和癫痫发作等。

脑电图对一氧化碳中毒后迟发性脑病的诊断敏感性较高,但特异性低,可以判断病情严重程度和预后,主要表现为弥漫性 δ 波或 θ 为主,掺杂少量 δ 波或 α 波。影像学方面,头 CT 可见脑白质密度减低、脑萎缩,头颅 MRI 典型表现为双侧脑室旁和半卵圆中心对称性点状、斑片状病灶,T_2 加权像高信号,T_1 加权像呈低信号,双侧丘脑、壳核弥漫性低信号,基底节区的缺血或坏死。躯体感觉诱发电位对病情严重程度的判断也有一定价值。

急性一氧化碳中毒应快速脱离中毒环境、积极纠正缺氧和防治脑水肿。对于急性一氧化碳中毒,昏迷或有昏迷史的患者,以及出现明显心血管系统症状、碳氧血红蛋白明显增高(25% 以上)者,应尽早进行高压氧治疗。高压氧治疗可提高血氧张力、血氧弥散率,增加有氧代谢,减少无氧酵解,促进脑细胞功能恢复和侧支循环建立。高压氧治

疗能否阻止一氧化碳中毒后痴呆的发生，仍存在争议。急性一氧化碳中毒后 2~4 小时即可出现脑水肿，24~48 小时达高峰，可持续多天，可以应用高渗脱水剂、利尿剂或糖皮质激素等药物，以防治脑水肿，促进脑血液循环。扩血管药物及脑细胞代谢活化剂有利于神经细胞蛋白质合成其呼吸链，并能消除自由基，改善记忆。一氧化碳中毒后迟发性脑病所致的痴呆，目前尚无特效药物治疗。

二、酒精性痴呆

酒精性痴呆是指长期大量饮酒后，酒精对神经组织的慢性毒性作用引起的认知功能障碍，是一种常见的痴呆类型，占所有痴呆类型的 10%~24%。相对于阿尔茨海默病和血管性痴呆，酒精性痴呆患者更加年轻化，更多为男性、社交孤立者、未婚者。

酒精性痴呆的主要病理改变是大脑皮质进行性萎缩，主要累及额叶、丘脑和小脑。酒精及其代谢产物对神经元的直接毒性作用是主要原因。其次，氧化应激、线粒体功能障碍等也在酒精性痴呆的发生发展中发挥作用。另外，硫铵素的缺乏会明显使病情恶化。

酒精性痴呆的临床特点为缓慢起病，早期表现为情感淡漠，注意力减退，逐渐出现智力、记忆力、认知功能的全面下降，常常伴有幻觉，以幻视、幻听多见。本病晚期多因伴有严重心脑血管疾病、电解质紊乱、多脏器衰竭等死亡。酒精性痴呆的辅助检查主要包括脑电图、头 CT、头 MRI、SPECT 和 PET。

酒精性痴呆的诊断依据主要包括：①长期大量饮酒病史；②临床表现为进行性加重的全面认知功能下降；③头 CT/MRI 是额叶为主的脑萎缩，功能磁共振成像显示额叶葡萄糖利用率降低，脑血流量减少。本病主要与 Wernicke-Korsakoff 综合征及其他类型痴呆鉴别。临床中，酒精性痴呆患者可以合并 Wernicke-Korsakoff 综合征，加重痴呆病情。Wernicke-Korsakoff 综合征是由于维生素 B_1 缺乏引起的，多为急性起病，主要临床表现为眼球运动障碍、眼震、共济失调、精神智能障碍。

酒精性痴呆患者在早期进行戒酒治疗后，可以改善认知功能。此外，补充维生素 B 族可以降低酒精的毒性。

（相　蕾　吴　昊　冀俊林　范　欣　王晓丹　冯丽莎　纪　勇）

参 考 文 献

1. 范常锋，李霞，张小红，等．韦尼克脑病的临床诊疗及预防［J］．中西医结合心脑血管病杂志，2019，17（13）：2075-2078．

2. 韩恩吉，王翠兰．实用痴呆学［M］．山东：山东科学技术出版社，2011：757-802．

3. 李琰．以轻度认知功能障碍为主要表现的甲状腺功能减退症临床分析［J］．中国实用神经疾病杂志，2015，18（6）：61-62．

4. 随力，任杰．甲状腺激素在脑学习和记忆功能中的作用［J］．中国药理学通报，2010，26（11）：1538-1540．

5. 张曦元，赵献明．亚临床甲减对老年高血压患者颈动脉粥样硬化的影响［J］．中国老年学杂志，2011，31（10）：1751-1753．

6. 张媛媛，王鲁宁，解恒革．原发甲状腺功能减退症患者认知功能损伤的研究［J］．中华内分泌代谢杂志，2012，27（12）：979-982．

7. 中华医学会肝病学分会．肝硬化肝性脑病诊疗指南［J］．中华肝脏病杂志，2018，26（10）：721-736．

8. 中华医学会骨质疏松和骨矿盐疾病分会．原发性甲状旁腺功能亢进症诊疗指南（讨论稿）［J］．中华全科医师杂

志，2006，5（8）：461-464．

9. ALZOUBI K H，GERGES N Z，ALEISA A M，et al. Levothyroxin restores hypothyroidism-induced impairment of hippocampus-dependent learning and memory：Behavior, electrophysiological, and molecular studies［J］. Hippocampus，2009，19（1）：66-78．

10. BAJAJ J S，SCHUBERT C M，HEUMAN D M，et al. Persistence of Cognitive Impairment after Resolution of Overt Hepatic Encephalopathy［J］. Gastroenterology，2010，138（7）：2332-2340．

11. BAJAJ J S，THACKER L R，HEUMAN D M，et al. Cognitive Performance as a Predictor of Hepatic Encephalopathy in Pretransplant Patients With Cirrhosis Receiving Psychoactive Medications：A Prospective Study［J］. Liver Transpl，2012，18（10）：1179-1187．

12. BENSENOR I M，LOTUFO P A，MENEZES P R，et al. Subclinical hyperthyroidism and dementia：The Sao Paulo Ageing & Health study（SPAH）［J］. BMC Public Health，2010，10：298．

13. CASTILLO-LANCELLOTTI C，MARGOZZINI P，

VALDIVIA G, et al. Serum folate, vitamin B12 and cognitive impairment in Chilean older adults [J]. Public Health Nutr, 2015, 18 (14): 2600-2608.

14. CHEN G H, WANG Y J, QIN S, et al. Age-related spatial cognitive impairment is correlated with increase in Synaptotagminl in dorsal hippocampus in SAMP 8 mice [J]. Neurobiol Aging, 2007, 28 (4): 611-618.

15. CHENG C, HUANG C L, TSAI C J, et al. Alcohol-Related Dementia: A Systemic Review of Epidemiological Studies [J]. Psychosomatics, 2017, 58 (4): 331-342.

16. CHENG Z, LIN J, QIAN Q. Role of Vitamin D in Cognitive Function in Chronic Kidney Disease [J]. Nutrients, 2016, 8 (5): 291.

17. CHUANG K I, HSIEH K L, CHEN C Y. Hypoglycemic encephalopathy mimicking acute ischemic stroke in clinical presentation and magnetic resonance imaging: a case report [J]. BMC Med Imaging, 2019, 19 (1): 11.

18. CORTÉS C, EUGENIN E, ALIAGA E, et al. Hypothyroidism in the adult rat causes incremental changes in brain-derived neurotrophic factor, neuronal and astrocyte apoptosis, gliosis and deterioration of postsynaptic density [J]. Thyroid, 2012, 22 (9): 951-963.

19. DAVID S, NATHANIEL E J. Neuronal changes induced by neonatal hypothyroidism: an ultrastructural study [J]. Am J Anat, 1983, 167 (3): 381-394.

20. DE NICOAL A F, LABOMBARDA F, DENISELLE M C, et al. Progesterone neuroprotection in traumatic CNS injury and motoneuron degeneration [J]. Front Neuroendocrinol, 2009, 30 (2): 173-187.

21. DERMAUT B, KUMAR S S, RADEMAKERS R, et al. Tau is central in the genetic Alzheimer frontotemporal dementia spectrum [J]. Trend s Genet, 2005, 21 (12): 664-672.

22. ETGEN T. Kidney disease as a determinant of cognitive decline and dementia [J]. Alzheimers Res Ther, 2015, 7 (1): 29.

23. FUKUI T, HASEGAWA Y, TAKENAKA H. Hyperthyroid dementia: clinicoradiological findings and response to treatment [J]. J Neurol Sci, 2001, 184 (1): 81-88.

24. FYLKESNESS S I, NYGAARD H A. Dementia and hypothyroidism [J]. Tidsskr Nor Laegeforen, 2000, 120 (8): 905-907.

25. HASEGAWA M, KIDA I, WADA H, et al. A volumetric analysis of the brain and hippocampus of rats rendered perinatal hypothyroid [J]. Neuroscience Letters, 2010, 479 (3): 240-244.

26. JOSHI Y B, PRATICÒ D. Vitamin E in aging, dementia, and Alzheimer's disease [J]. Biofactors, 2012, 38 (2): 90-97.

27. KIM H, KIM G, JANG W, et al. Association between intake of B vitamins and cognitive function in elderly Koreans with cognitive impairment [J]. Nutr J, 2014, 13 (1): 118.

28. KOIKE H, TAKAHASHI M, OHYAMA K, et al. Clinicopathologic features of folate-deficiency neuropathy [J]. Neurology, 2015, 84 (10): 1026-1033.

29. ISENBERG-GRZEDA E, ALICI Y, HATZOGLOU V, et al. Nonalcoholic Thiamine-Related Encephalopathy (Wernicke-Korsakoff Syndrome) Among Inpatients With Cancer: A Series of 18 Cases [J]. Psychosomatics, 2016, 57 (1): 71-81.

30. KUMAR G, KAUR D, AGGARWAL P, et al. Hypoparathyroidism presenting as cognitive dysfunction [J]. BMJ Case Rep, 2013, 2013: bcr2013009220.

31. LANGUREN G, MONTIEL T, JULIO-AMILPAS A, et al. Neuronal damage and cognitive impairment associated with hypoglycemia: An integrated view [J]. Neurochem Int, 2013, 63 (4): 331-343.

32. LASS P, SLAWEK J, DEREJKO M, et al. Neurological and psychiatric disorders in thyroid dysfunctions. The role of nuclear medicine: SPECT and PET imaging [J]. Minerva Endocrinol, 2008, 33 (2): 75-84.

33. LOURIDA I, THOMPSON-COON J, DICKENS C M, et al. Parathyroid hormone, cognitive function and dementia: a systematic review [J]. PLoS One, 2015, 10 (5): e0127574.

34. MENEILLY G S, TESSIER D M. Diabetes, Dementia and Hypoglycemia [J]. Can J Diabetes, 2016, 40 (1): 73-76.

35. MIZUNO Y, SAKURAI Y, SUGIMOTO I, et al. Delayed leukoencephalopathy after carbon monoxide poisoning presenting as subacute dementia [J]. Internal medicine, 2014, 53 (13): 1441-1445.

36. MONTAGNESE S, RUSSO F P, AMODIO P, et al. Hepatic encephalopathy 2018: A clinical practice guideline by the Italian Association for the Study of the Liver (AISF) [J]. Dig Liver Dis, 2019, 51 (2): 190-205.

37. MORRIS M S. The role of B vitamins in preventing and treating cognitive impairment and decline [J]. Adv Nutr, 2012, 3 (6): 801-812.

38. MORRIS M C, SCHNEIDER J A, TANGNEY C C. Thoughts on B-vitamins and dementia. J Alzheimers Dis, 2006, 9 (4): 429-433.

39. MORRISON J H, BAXTER M G. The ageing cortical synapse: hallmarks and implications for cognitive decline [J]. Nat Rev Neurosci, 2012, 13 (4): 240-250.

40. PLANEL E, MIYASAKA T, LAUNEY T, et al. Alterations in glucose metabolism induce hypothermia leading to tau hyperphosphorylation through differential inhibition of kinase and phosphatase activities: implications for Alzheimer's disease [J]. J Neurosci, 2004, 24 (10): 2401-2411.

41. SACHDEVA A, CHANDRA M, CHOUDHARY M, et al. Alcohol-Related Dementia and Neurocognitive Impairment: A Review Study[J]. Int J High Risk Behav Addict, 2016, 5(3): e27976.

42. SAMUELS M H, SCHUFF K G, CARLSON N E, et al. Health status, psychological symptoms, mood, and cognition in L-thyroxine-treated hypothyroid subjects[J]. Thyroid, 2007, 17(3): 249-258.

43. SCHLÖGL M, HOLICK M F. Vitamin D and neurocognitive function[J]. Clin Interv Aging, 2014, 9: 559-568.

44. SMITH J W, EVANS A T, COSTALL B, et al. Thyroid hormones, brain function and cognition: a brief review[J]. Neurosci Biobehav Rev, 2002, 26(1): 45-60.

45. HANSEN S N, TVEDEN-NYBORG P, LYKKESFELDT J. Does vitamin C deficiency affect cognitive development and function[J]. Nutrients, 2014, 6(9): 3818-3846.

46. TOFFANELLO E D, COIN A, PERISSINOTTO E, et al. Vitamin D deficiency predicts cognitive decline in older men and women: The Pro. V. A. Study[J]. Neurology, 2014, 83(24): 2292-2298.

47. TUNG-CHEN Y, JERUSALEM K. Dementia due to primary hyperparathyroidism: A lesson learned from delayed diagnosis[J]. Rev Esp Geriatr Gerontol, 2016, 51(3): 181-182.

48. YAFFE K, FALVEY C M, HAMILTON N, et al. Association between hypoglycemia and dementia in a biracial cohort of older adults with diabetes mellitus[J]. JAMA Intern Med, 2013, 173(14): 1300-1306.

49. ZHU Y, NING D, WANG F, et al. Effect of thyroxine on munc-18 and syntaxin-1 expression in dorsal hippocampus of adult-onset hypothyroid rats[J]. Eur J Histochem, 2012, 56(2): e22.

第七章　特发性正常压力脑积水

脑积水是指颅内蛛网膜下腔或脑室内的脑脊液异常积聚,使其一部分或全部异常扩大。单纯脑室扩大者称为脑内积水,单纯颅内蛛网膜下腔扩大者称为脑外积水。脑积水不是一种单一的疾病改变,而是诸多病理原因引起的脑脊液循环障碍。脑积水是由脑脊液循环障碍、脑脊液吸收障碍、脑脊液分泌过多和脑实质萎缩等原因造成。临床中最常见的是梗阻性病因,如脑室系统不同部位(室间孔、导水管、正中孔)的阻塞、脑室系统相邻部位的占位病变压迫和中枢神经系统先天畸形。脑积水按流体动力学分为交通性和梗阻性脑积水;按时限进展分为先天性和后天性脑积水,急性和慢性脑积水,进行性和静止性脑积水;按影像学分为单纯性、继发性和代偿性脑积水;按病理生理分为高压力性、正常压力性和脑萎缩性脑积水;按年龄分为儿童和成人脑积水。

正常压力脑积水(normal pressure hydrocephalus,NPH)是指临床表现为步态障碍、认知障碍和尿失禁三联征,患者病情表现为不同程度的进行性发展,影像学检查具有脑室扩大,脑脊液压力测定通常正常的一组临床综合征。1936 年 Riddoch 等报道了有认知障碍、步态不稳,但没有头痛、呕吐、视乳头水肿等典型颅内压增高表现的正常压力脑积水病例。1965 年 Adams 和 Hakim 等首先提出正常压力脑积水综合征的概念,报道了 3 例正常压力脑积水患者,其临床表现为认知障碍、行走困难和尿失禁三联征,且有脑室扩大,腰穿脑脊液压力在正常范围。正常压力脑积水临床分为两类。第一类是继发性正常压力脑积水(secondary normal pressure hydrocephalus,sNPH),常继发于有明确发病原因的颅脑创伤、蛛网膜下腔出血、颅内感染、脑炎等疾病;第二类是特发性正常压力脑积水(idiopathic secondary normal pressure hydrocephalus,iNPH),临床上无明确的病因,该病多见于成年人,在规范的术前评估下,脑脊液分流手术可使大部分患者的症状得到改善。本章节主要特指成人特发性正常压力脑积水。目前,国际上对于特发性正常压力脑积水的临床诊治主要依据美国 2005 年制定的相关指南,日本也分别于 2004 年及 2012 年先后提出了特发性正常压力脑积水诊治指南。2016年,我国推出了特发性正常压力脑积水专家共识,为我国特发性正常压力脑积水患者的临床规范化诊疗提供了参考和依据。

目前,中国尚缺乏特发性正常压力脑积水的流行病学资料。挪威的流行病学调查发现,特发性正常压力脑积水的发病率为 5.5/10 万,疑似患者的患病率为 21.9/10 万。瑞典的流行病学研究发现,特发性正常压力脑积水的患病率无性别差异,但随着年龄的增大患病率明显升高,在 70~79 岁、80 岁及以上的人群中,疑似特发性正常压力脑积水患者的患病率分别为 0.2%、5.9%。在日本 61 岁以上人群"基于 MRI 影像支持的可能特发性正常压力脑积水"的患病率平均为 1.1%。在特定的人群中,如在痴呆人群中,特发性正常压力脑积水的患病率为0.4%~0.9%;在 65 岁以上的人群中,特发性正常压力脑积水的总体患病率为 1.3%;在疑似帕金森综合征而就诊的人群中,患病率高达 19%。

第一节　病因及发病机制

特发性正常压力脑积水的病因及发病机制尚未完全明确,其中一个主要理论是颅内静脉系统顺应性降低,表现为脑脊液搏动性减弱和蛛网膜颗粒功能受损,从而影响了脑脊液的流动和吸收,导致脑室扩大、相应脑白质区域水肿、脑血流减少及代谢障碍进而产生一系列临床症状。引起该环节的因素包括蛛网膜纤维化、蛛网膜颗粒的炎性反应、室管膜细胞的异常增生及结构破坏等。但最近相关研究表明,该疾病可能是遗传因素、脑血管病危险因素和脑脊液动力障碍等共同作用的结果。

1. 渗透机制　特发性正常压力脑积水的发病机制可能与脑室内大分子的清除障碍有关。脑实质对水有高度的通透性,这种渗透性的分子基础包括允许水与离子通过特定的水通道蛋白 4

（aquaporin-4, AQP4）通道,允许水的自由移动而不改变离子环境。AQP4位于侧脑室内壁细胞和星形胶质细胞末端,这些星形胶质细胞广泛存在于脑组织内,特别是存在于接触脑膜周围白质及脑皮质下区域的微血管区域。大脑中AQP4的分布表明,随着水通过脑室及血管系统之间的脑实质,脑脊液的量可能会增加或减少。而蛋白质是不可透过血脑屏障的大分子。临床证据显示,在脑积水患者脑脊液中已检测到蛋白水平增高,如神经生长因子、S100蛋白、肿瘤坏死因子、tau蛋白、乳酸、硫酸酯和神经丝三联蛋白等。以上临床证据表明脑室内大分子清除障碍可能是脑积水的病理生理机制之一。动物实验研究也支持脑积水发病机制的渗透压学说,将蛋白质[重组人成纤维细胞生长因子-21因子（recombinant human fibroblast growth Factor-21, FGF21）、凝血酶]注射到实验动物的侧脑室中将会导致脑积水,而将高渗葡萄糖注入脑室以改变脑脊液的渗透梯度也会引起脑积水。脑积水的严重程度还与脑室渗透负压的增加成正比,提示脑室内的水量增加取决于脑室渗透压或脑室中大分子物质的数量。此外,中枢神经系统的结构特点也支持渗透压学说。神经管是由单细胞层管构成,水可自由通过,该管的扩张涉及神经管液渗透压的变化。有实验在研究小鸡胚胎神经管扩张的机制时发现,通过增加神经管液渗透压可导致脑积水。因此,当脑室内大分子的清除发生障碍时有可能会引起脑室内的渗透梯度或渗透压改变,这将会影响水通过脑实质及血管系统之间脑室的数量,进而可能导致脑脊液量的增加,最终导致脑室扩张,引起脑积水。而脑室内大分子的清除有可能是通过静脉系统或淋巴系统来完成,但具体的清除机制目前尚不明确。

2. 血管危险因素 研究发现,特发性正常压力脑积水患者的血管危险因素(如高血压、糖尿病、高脂血症)比例显著高于对照,约25%的特发性正常压力脑积水可通过血管危险因素解释其病因。血管危险因素导致的白质变性致使脑室旁局部缺血及脑顺应性降低是特发性正常压力脑积水另一重要发病机制。脑顺应性降低和颅内静脉功能不全会导致脑脊液吸收功能下降及脑室旁代谢降低,并且导致轴突退化。影像学研究发现,几乎有一半的特发性正常压力脑积水患者有多于2个

的脑微出血病灶,这表明脑微出血也可能参与特发性正常压力脑积水发病过程。

3. 遗传因素 有研究提示,特发性正常压力脑积水可能与遗传因素有关。特发性正常压力脑积水患者SFMBT1中内含子2拷贝数目丢失比健康老年人更为频繁。SFMBT1基因位于人类3p21.1染色体区域,编码含866个氨基酸残基的蛋白质。SFMBT1 mRNA在许多细胞和组织中均有表达,在大脑中,SFMBT1蛋白位于脉络丛上皮细胞、脑室内脑室细胞和血管的内皮细胞及肌肉细胞中,与脑脊液的分泌吸收及循环均密切相关。由此推断,SFMBT1基因突变可能影响中枢神经系统脑脊液的循环。近年来,研究发现,与散发型特发性正常压力脑积水相比,家族性特发性正常压力脑积水痴呆风险增加数倍,且这种风险与阿尔茨海默病（Alzheimer disease, AD）及APOEε4基因型无关。

4. 脑组织的黏弹性 有研究表明,特发性正常压力脑积水患者的脑组织黏弹性常数较健康人低。黏弹性常数降低后,脑组织对抗外力作用的变性能力降低,所以,在正常脑脊液压力的情况下脑室发生扩张。另外,黏弹性常数下降可能与脑组织的代谢及血流动力学变化有关。

第二节 临床表现与分型

特发性正常压力脑积水三联征的发生率尚无明确数据。既往研究提示,步态障碍的发生率最高（91%~100%）,其次为认知障碍（78%~98%）,尿失禁相对较少（60%~79%）;三联征发生率在病例组中约占51%~65%;步态障碍联合认知障碍、步态障碍联合尿失禁、认知障碍联合尿失禁的发生率分别为:19%~23%、2%~5%、3%~8.6%;步态障碍、认知障碍、尿失禁单独发生率分别为11%~12%、3%~4%、1%。

1. 步态障碍 步态障碍是特发性正常压力脑积水患者最常见的症状,也是多数患者的首发症状。特发性正常压力脑积水患者的步态障碍表现复杂多样,包括步幅高度降低、长度缩短、步频降低、行走时躯干摇摆、站立时脚距增宽和行走时脚趾外展等;在起步、狭窄空间中行走及转向时症状加重。在疾病早期,步态障碍症状较为轻微,难以察觉,常以"头晕"为主诉。随着疾病进展,步态障

碍会逐渐加重,患者需要辅助才能行走,甚至完全不能行走。

2. 认知障碍　患者早期可表现为记忆力下降(尤其是近事遗忘)、反应迟钝、注意力不集中、执行功能障碍和视空间功能障碍等。上述情况可有波动性或短期加重。随着病程发展,认知损害领域更广、程度加重,最终出现意志力丧失、无动性缄默等重度痴呆表现。部分患者可伴有焦虑、抑郁等精神症状,少数患者可出现妄想、偏执和幻觉等症状。

3. 尿失禁　特发性正常压力脑积水的膀胱功能障碍属于神经源性,并伴有逼尿肌功能过度活跃。疾病早期主要表现为尿急、尿频和夜尿增多等;晚期可出现完全性尿失禁,甚至大便失禁等症状。

4. 其他症状　少部分患者亦可出现头痛、眩晕、晕厥、睡眠时间延长、内分泌紊乱和嗅觉减退等非特异性表现。神经系统查体中,部分患者可出现运动迟缓、运动功能减退、过度强直、眉心反射、吸吮反射和掌颌反射等体征。

第三节　检验与辅助检查

一、实验室检查

血、尿常规和血生化常规正常。腰穿或脑室内压力≤200mmH$_2$O,脑脊液常规及生化检查正常。目前尚无特异性的标记物来界定特发性正常压力脑积水,有研究发现,淀粉样前体蛋白(amyloid precusor protein, APP)片段(Amyloid β$_{42}$, Aβ$_{42}$; soluble amyloid precusor protein α, sAPPα)、总微管相关蛋白(T-tau)、磷酸化微管相关蛋白(p-tau)、神经丝轻链蛋白和促炎细胞因子等标记物可用于特发性正常压力脑积水的诊断、与其他痴呆类型相鉴别及分流效果的预测,但目前仍无定论。

二、影像学检查

1. 头颅 CT　脑室扩大是特发性正常压力脑积水的重要诊断标准。Evan's 指数(两侧侧脑室前角的最大宽度与该层面颅内最大宽度的比值)>0.3;大脑侧裂池和基底池扩大;部分患者脑室旁白质可见低密度影。

2. 头颅 MRI　Evan's 指数 >0.3。MRI 冠状位呈现不成比例的蛛网膜下腔扩大型脑积水(dispropor-tionately enlarged subarachnoid-space hydrocephalus, DESH)征象,即侧裂池以上、中线两侧脑沟及蛛网膜下腔变窄而侧裂池、大脑凸面下部(侧裂池以下)及腹侧脑沟脑池增宽,脑脊液在蛛网膜下腔的上、下部不均匀分布。这一征象的出现,需高度怀疑特发性正常压力脑积水。海马体积缩小、海马旁裂扩大、冠状位测量胼胝体角度(冠状位扫描定位垂直于前后联合连线,测量层面通过后联合)变小(≤90°)、中脑导水管末梢扩张、中脑直径变小亦可帮助特发性正常压力脑积水的诊断。特发性正常压力脑积水患者脑室周围及深部脑白质损伤较同年龄段的正常老年人严重,但并非是诊断特发性正常压力脑积水的必须征象。

3. MRI 电影相位对比(phase-contrast MRI, PC-MRI)　该项技术在特发性正常压力脑积水中研究较多,但结论仍有争议。有研究采用 PC-MRI 观察中脑导水管脑脊液流动情况,发现特发性正常压力脑积水患者脑脊液通过导水管时呈高动力学状态,其最大流速和平均流量均明显大于阿尔茨海默病、轻度认知功能障碍患者和健康者。PC-MRI 对诊断具有较高的敏感性并可用于预测分流术的效果,但目前尚缺乏高级别证据。

4. MR 波谱(magnetic resonance spectrum, MRS)　有研究指出,特发性正常压力脑积水患者脑室乳酸盐代谢物含量高于正常对照或阿尔茨海默病。N-乙酰天门冬氨酸 / 胆碱值、N-乙酰天门冬氨酸 / 肌酐和 N-乙酰天门冬氨酸 / 胆碱可用于预测手术反应性,但仍需进一步证实。

5. 磁共振弥散张量成像(diffusion tensor imaging, DTI)　是当前唯一一种能有效观察和追踪脑白质纤维束的非侵入性检查方法。平均弥散率(mean diffusivity, MD)及各向异性分数(fractional anisotropy, FA)是其主要的扩散参数。研究发现,胼胝体、皮质脊髓束、海马结构和穹窿等结构的 FA 和 MD 值变化可作为特发性正常压力脑积水诊断和鉴别诊断有效工具。

6. 脑血流测定　如果单光子发射计算机断层显像(single photon emission computed tomography, SPECT)结合乙酰唑胺负荷试验检查,提示脑室周围灌注降低非乙酰唑胺的改变所致,这一发现有助于特发性正常压力脑积水的诊断及预测术后反应性。研究显示大多数特发性正常压力脑积水患者脑血流灌注量在额叶区域或整个脑部弥漫性减少；部分患者外侧裂和胼胝体周围区域血流灌注明显减少，这可能与侧脑室和外侧裂的扩大有关；而具有 DESH 征象的患者，由于顶叶、额叶中外侧和枕叶皮质密度增大，局部脑血流量则相对有所增加，这两点有助于与阿尔茨海默病鉴别。

7. 脑池造影术　研究发现，放射性同位素或 CT 脑池造影检查在脑积水患者中表现为脑室返流及大脑凸面核素活性存在时间延长。但由于该方法在特发性正常压力脑积水诊断及疗效预测上无肯定关系，且为有创检查，较少使用。

三、其他检查

1. 脑脊液动力学测试　是将生理盐水、乳酸林格氏液、人造脑脊液以恒定的速度（1.6~2.0ml/min）注射入脑脊液腔内，主要监测脑脊液流出的抵抗力（Rout）、脑脊液流出的传导力（Cout）等参数。Rout 值升高可作为判断术后的反应性，与 Tap 试验结合后可进一步提高预测率。目前，该方法在我国运用并不广泛，但风险收益分析提示该方法与脑脊液引流试验（Tap Test）和持续腰大池放液试验（ELD）两种方法相当。Rout 值异常升高亦可见于正常人。此外，对已有某种程度痴呆的老年者，行长时间的蛛网膜下腔压力 / 颅硬膜外压力监测，具有一定的创伤性；而且 Rout 及 Cout 测定缺乏标准化数值。因此，此方法为非强制性试验方法。

2. 颅内压（ICP）持续监测　ICP 一般持续监测 12~48 小时，应主要在夜间进行测定，大部分研究监测腰椎蛛网膜下腔压力，也有研究监测脑室内压力和硬膜外压力。监测指标主要包括基础压、压力波和脉冲压。有研究表明 B 波（振幅 >5mmHg，每分钟 0.5~2 次）的出现率越高，提示分流术后有效可能性越大，然而也有针对 B 波的研究得出了阴性结果。该方法在诊断及选择手术患者方面有一定价值指标，但对患者的侵入性较大，目前临床使用较少。

四、临床评估与辅助诊断试验

1. 病史采集和查体　病史采集应重点关注患者临床症状、疾病所处的阶段和日常生活能力的受损情况等。另外，既往史、合并症和家族史等信息也非常重要。系统的神经系统检查对鉴别特发性

正常压力脑积水和其他疾病具有十分重要的意义。

2. 步态障碍评估

（1）步宽：左右两足间的横向距离大于 1 个足长，为阳性。

（2）步距：前足跟到后脚趾的距离小于 1 个足长，为阳性。

（3）整体旋转 180° 所需步数：大于等于 3 步，为阳性。

（4）双足步态：如 8 步连贯步态测试中需要 ≥2 次的纠正，为阳性。

（5）10 米行走试验：所需大于 13 步和 / 或持续时间大于 10 秒，为阳性；放液试验或分流术后，单个参数改善 20% 以上，或 2 个参数均改善 10% 以上为有效。

（6）起立 - 步行计时测验（timed up and go test, TUGT）：受试者从椅子上站起，步行 3 米，转 180°，返回坐下所需的时间；放液试验或分流术后，所需时间减少 10% 以上为有效。

3. 认知障碍评估　简易精神状态检查表（MMSE）及蒙特利尔认知测验北京版（MoCA-BJ）可用于认知功能障碍的筛查，其中，MoCA-BJ 量表包含皮质下条目，可能有助于早期发现轻度认知功能障碍。新近一项欧洲多中心研究发现，Rey 听觉词汇学习测验（Rey auditory verbal learning test, RAVLT）可作为评估特发性正常压力脑积水认知功能障碍最敏感的工具；此外，连线测验、插孔测验、Stroop 测验、数字符号模拟测试和举词流畅性测验等可用于评估认知功能障碍的不同领域。同时进行情绪行为的评价，以建立综合的认知功能评价，有助于判定认知功能改善的程度。MMSE≤25 分提示存在认知障碍；放液试验或分流术后，MMSE 评分增加 10% 以上为有效。

4. 膀胱症状评估　患者 / 照料者可通过记录排尿频率、急迫性尿失禁和实际尿失禁发作次数来评估患者的膀胱症状。膀胱过动症问卷（OAB-q）或国际尿失禁咨询委员会尿失禁问卷简表（ICIQ-SF）可提供量化标准。

5. 综合评价　特发性正常压力脑积水分级评分（iNPHGS）可用于典型三联征的综合评估。日常生活能力（ADL）量表和改良的 Rankin 量表（mRS）可用于特发性正常压力脑积水患者的整体生活能力评估。查尔森合并症指数（CMI）及改良

老年疾病累计评分表（CIRS-G）可用于合并症的评估。放液试验或分流术后，iNPHGS中任意一项改善1分以上或mRS评分改善1分以上为有效。

6. 脑脊液引流试验（Tap test）　指通过腰椎穿刺放出30~50ml的脑脊液，脑脊液释放不足以达到以上标准时则腰椎穿刺终压0mmH$_2$O为终止，观察患者在放液试验前、后（4、8、24、72小时）步态的改变。常用的观察参数包括步态速度、步幅、以及旋转180°或360°所需的步数。由于该方法具有操作简便、创伤小、安全等优点，可作为特发性正常压力脑积水患者诊断的关键方法。但特异性较低，阴性者不排除分流有效的可能。

7. 持续腰大池放液试验（external lumbar drainage，ELD）　作为脑脊液Tap试验的另一种替代方案，即脑脊液以5~10ml/h的速度持续引流，每天排出脑脊液150~200ml，连续引流2~7天（多为3天），于4、8、24、72小时后观察患者的临床反应性。对于Tap试验阴性但高度怀疑特发性正常压力脑积水患者可以行ELD，可显著提高诊断敏感性和准确率。但患者需住院，可能发生感染、导管脱落、神经根刺激等并发症。

第四节　诊断与鉴别诊断

一、诊断

2016年中华医学会神经外科学分会、中华医学会神经病学分会和中国神经外科重症管理协作组共同制定了特发性正常压力脑积水的中国诊断共识。临床表现和影像学所见是诊断特发性正常压力脑积水的必备条件。并将特发性正常压力脑积水分为3个诊断级别：临床可疑、临床诊断和临床确诊。

1. 临床可疑

（1）成人缓慢起病并逐渐加重，症状可波动性加重或缓解；临床上有典型步态障碍、认知功能障碍和尿失禁三联征表现中的至少1种症状。

（2）影像学显示脑室增大（Evan's指数>0.3），并且无其他引起脑室增大的病因存在；脑室周围可有（或）无低密度（CT）或高信号（MRI T$_2$加权像）征象；冠状位影像显示"DESH"征。

（3）腰椎穿刺（侧卧位）或脑室内ICP监测证实ICP≤200mmH$_2$O，脑脊液常规和生化检查正常。

（4）临床、影像学和生化学检查排除可能引起上述临床表现的其他神经系统和非神经系统疾患存在。部分患者同时伴有帕金森病、阿尔茨海默病和缺血性脑血管病存在。

2. 临床诊断

（1）符合临床可疑特发性正常压力脑积水的诊断标准。

（2）同时符合下列标准之一者：

1）脑脊液放液试验测试后症状改善。

2）脑脊液持续引流测试后症状改善。

3. 临床确诊　临床可疑或者临床诊断患者，经过脑脊液分流手术外科干预后疗效明显改善的患者为确诊。

二、鉴别诊断

特发性正常压力脑积水的鉴别诊断主要是临床症状鉴别及影像鉴别。典型三联征除了见于特发性正常压力脑积水外，亦可见于帕金森病、路易体痴呆、皮质基底节综合征、进行性核上性眼肌麻痹、多系统萎缩、血管性痴呆、神经梅毒和药物副作用等多种疾病。

帕金森病与特发性正常压力脑积水鉴别比较困难，两者都是由于步幅减小导致的运动障碍型步态，但是特发性正常压力脑积水患者步态特点包括伴有足外旋与步高减低的宽基底步态、醉酒样手臂摇摆和躯干直立。另外，外源性暗示疗法仅仅轻度的改善特发性正常压力脑积水患者的步态，但是，此类疗法可以明显提高帕金森病患者的步频及步幅。特发性正常压力脑积水对于抗帕金森药物，如左旋多巴疗效欠佳，亦可作为一种有效地鉴别手段。

特发性正常压力脑积水认知损害多表现为注意力减退，思考速度、反应速度、信息处理速度减慢和言语记忆减退，而在轻型阿尔茨海默病患者中，额叶相关功能受累常常比较轻微。且特发性正常压力脑积水患者的认知损害一般不具有失语、失认与失用症。在阿尔茨海默病患者中，其回忆与再认记忆常受累，而在特发性正常压力脑积水患者中回忆不成比例的受累，而再认相对保留，这也可作为一种鉴别手段。分子影像学检查如PET/CT及脑脊液生物标记亦有助于阿尔茨海默病及特发性正常压力脑积水的鉴别。

与步态不稳与认知力下降一样，许多病因可以导致老年患者小便失禁，需要考虑特发性正常压力脑积水的可能性。小便失禁在男性患者可以是前列腺疾病，女性患者可以是压力性尿失禁或慢性尿路感染。

当见到一个脑室扩大的患者，鉴别特发性正常压力脑积水、继发性正常压力脑积水、梗阻性脑积水和脑萎缩是非常必要的。继发性正常压力脑积水除了见于一些急症，如急性蛛网膜下腔出血、头部外伤和急性脑膜炎等，亦可出现在一些慢性病，如结核性脑膜炎、真菌性脑膜炎和Paget病等，可通过脑脊液检测与此类疾病鉴别。梗阻性脑积水，绝大部分患者在成年时起病，亦有少部分患者隐匿起病，后经影像学检查偶然发现，但导水管是否狭窄可作为两者鉴别的一种手段。中线平面以上的大脑凸面脑沟和蛛网膜下腔变窄可作为区分特发性正常压力脑积水和脑萎缩的有效鉴别手段。

第五节　治疗与康复

一、药物治疗

目前仍无治疗特发性正常压力脑积水的有效药物。有研究指出，部分特发性正常压力脑积水患者应用小剂量乙酰唑胺（125~375mg/d），其影像学参数及步态障碍有所改善，但仍需临床试验加以证实。

特发性正常压力脑积水患者通常合并高血压、糖尿病等脑血管病危险因素，对于这部分患者，建议积极控制原发病，但能否获益仍不明确。对于合并帕金森病的患者，选择左旋多巴及其复合制剂等可能有助于改善部分锥体外系症状。对于合并阿尔茨海默病的患者，选择多奈哌齐、美金刚可能有助于改善部分认知症状。对于合并抑郁症的患者，可选择选择性五羟色胺再摄取抑制剂（selective serotonin reuptake inhibitor, SSRI）类抗抑郁药物，如帕罗西汀、舍曲林和西酞普兰等。

二、外科治疗

外科治疗是特发性正常压力脑积水的有效治疗措施，早期手术可明显改善患者病情及预后。

1. 预测手术效果的因素　2015年美国神经病学学会提出了用于预测分流手术效果的临床实践指南。该指南提出，Rout值升高（B级推荐）、ELD或多次Tap试验反应性良好（C级推荐）、MRI提示中央导水管流速增快（C级推荐）和SPECT乙酰唑胺负荷试验检查提示脑室周围灌注降低（C级推荐）的特发性正常压力脑积水患者，其分流反应性良好的概率增加。而年龄的增加并不会降低分流手术的成功率（C级推荐）。合并症大于等于3个、脑组织中存在中重度阿尔茨海默病病理表现、脑室周围的高信号（MRI）/低密度（CT）和放射性同位素在脑室滞留时间延长能否作为分流反应性的预测指标，仍证据不足。

临床症状亦可用于预测分流手术效果，临床早期出现步态障碍、症状持续时间小于6个月是分流效果良好的预测因子；而首发症状缺乏步态改变、早期出现认知障碍、中重度认知障碍和认知障碍持续两年以上是分流效果不良的预测因子。但仍需进一步证实。

2. 适应证及手术时机　考虑特发性正常压力脑积水症状呈持续进展，早期手术可明显改善患者病情及预后。因此，一经诊断为特发性正常压力脑积水，若无禁忌证，应尽早手术治疗。

3. 禁忌证　禁忌证包括：严重基础疾病不能耐受手术、不能临床纠正的凝血功能障碍、颅内感染、分流通道有感染灶和腹腔感染等。

4. 手术方式　主要包括脑室-腹腔分流术（ventriculo-peritoneal shunt, VPS）、脑室-心房分流术（ventriculo-atrial shunt, VAS）、腰大池-腹腔分流术（lumbar-cisternoperitoneal shunt, LPS）及内镜下第三脑室造瘘术（endoscopic third ventriculostomy, ETV）等。

（1）VPS该手术方式技术较成熟，并发症发生率较低，是目前特发性正常压力脑积水的主要治疗方法。优点在于对血管系统没有影响，但可能合并肠穿孔、分流管堵塞和移位等并发症。

（2）VAS因其心内膜炎、心脏穿孔、胸腔积液和肺动脉高压等严重并发症，目前较少使用。

（3）LPS因其分流效果不稳定，并发症发生率较高，在美国指南中，仅推荐用于癫痫患者或者用VPS相对禁忌的患者。然而，近年来LPS在日本运用逐渐增多。其优点为微创、完全的颅外分流装置、颅内并发症发生率相对较低。新近一项多中心前瞻性队列研究发现,LPS与VPS疗效相当。因此,LPS可作为特发性正常压力脑积水手术治疗的一种选择。

(4)ETV是梗阻性脑积水的主要术式,近年来在特发性正常压力脑积水的运用中逐渐增多。ETV优点是可减少分流术的堵管、感染等并发症的发生。研究发现,ETV治疗特发性正常压力脑积水的有效率为50%~93%,有学者认为,ETV与VPS疗效相当。因此,ETV可作为手术治疗的一种选择。

(5)分流装置选择:从最早应用于临床的简单压力差阀,先后出现了抗虹吸阀,流量限制性阀,可调压(程序性)阀及重力辅助性阀。

1)简单压力差阀:适用于对于长期卧床的患者。

2)抗虹吸阀:可降低硬膜下积液的发生率,但可能发生分流不足现象,一般不作为常规选择。

3)流量限制性阀:一般不作为手术治疗的常规选择。

4)可调压(程序性)阀:可作为首选方案,其可根据患者临床症状及影像学表现进行体外调压,避免了再次手术。

5)重力辅助性阀:可降低术后过度分流的概率,更适合体位经常变动的患者。

(6)分压调整目标:关于压力的设置目前尚无定论,有研究发现,初压设置为较低水平,与更好的预后有关,但并发症亦更多;亦有研究学者认为,初压应设置较高水平,并逐渐下降至个体化水平。新近一项多中心RCT研究发现,与恒定压力为120mmH$_2$O相比,初压设置为200mmH$_2$O并逐渐降至40mmH$_2$O并没有明显改善患者预后。国内初压设置则不统一,有学者建议将初压设定为术前脑脊液压力减去20mmH$_2$O。建议术后首次调整压力循序渐进,不宜过低,以初压力下调10~30mmH$_2$O为宜,后期需根据患者的临床表现、影像学变化等进行动态调节,以达到个体化治疗之目的。

5. 疗效评估 包括主观评估与客观评估双重评价治疗效果。手术治疗后1、3个月及半年要及时评估步态、认知功能、情绪行为、日常生活能力、尿便功能以及影像变化。之后如果没有症状变化可以每年定期复查评估。有症状变化时随时就诊,及时评估是否需要调压。建议针对临床三联征进

行具体量化评估,评估的方法建议同术前评估的策略和方法,以便实现疗效分析的客观及标准化。

6. 手术并发症及处理措施

(1)分类:脑脊液分流仍然有许多相关的并发症,可以分为以下几类:

1)手术操作相关(脑内血肿、分流管位置不正确或分流感染)。

2)分流装置相关(脱管、移位、分流阀故障、近端或远端分流管梗阻)。

3)分流系统工作原理相关(过度分流性头痛、硬膜下血肿或积液)。

4)其他并发症:颅内静脉血栓、癫痫等。

(2)处理措施

1)感染:术后常见的有颅内感染、切口感染、腹腔内感染和分流管皮下通道感染等。一旦有感染,应先拔出分流管,再进行抗感染治疗,可行脑室外引流或腰穿持续引流,在有效控制感染后,重新做分流术。

2)过度引流:分流过度引流是第1年最常见的并发症,可发生于高达1/3的患者中。过度引流可能无症状,或表现为持续性或体位性头痛;过度引流的放射学征象从硬膜下积液到硬膜下血肿不等。在治疗积液或血肿的同时,应更换高一级压力的分流泵(压力固定型分流管)或调高压力(可调压型分流管)。

3)引流不足:患者临床表现无明显改善,脑室无缩小。首先检测分流系统是否通畅,如果发现有阻塞,应更换分流管。如果分流管通畅,应调低设定压力(可调压型分流管)或更换低一级压力的分流泵(压力固定型分流管)。长期卧床可致引流不足,应鼓励患者半坐位或站立活动。

4)分流管阻塞:常见阻塞部位和原因为颅内分流管位置不佳(如靠近脉络丛、紧贴脑室壁)、分流泵内红细胞或脑组织积聚及腹腔内大网膜包绕分流管等。判定分流管阻塞的一般方法是按压头皮下分流泵储液囊,能快速回弹说明分流管通畅,不能回弹或回弹缓慢说明分流管脑室端阻塞。分流管腹腔端阻塞的判定比较困难,可以做腹部B超判定有无腹腔内包块,有包块提示大网膜包裹分流管。处理方法:做分流管调整术或更换分流管。

5)分流管断裂:常见断裂部位:分流管与泵连接处和皮下走行区。用手触摸和行X线片检

查,可判定分流管断裂部位。可用腹腔镜将滑入腹腔内的分流管取出。

6)其他少见并发症:包括分流管进入肠道、膀胱、阴道和胸腔等,头部分流管皮下积液(因硬膜切口过大和脑皮质薄),分流管处皮肤破溃、感染,颅内出血(分流管颅内盲穿所致)及帕金森反应(在正常压力脑积水分流术后偶见,多巴胺药物有效)。

三、预后

目前尚无自然史相关的数据资料,特发性正常压力脑积水患者在分流术后的改善率报道不尽相同。不同的患者分流术选择标准、术后评估,以及随访期间患者改善的状况不同可以导致患者术后症状改善率的不同。分流术后,约96%的患者主观改善。分流手术所能改善的症状中,步态不稳居首位,占58%~90%;认知障碍及小便失禁的改善率分别为29%~80%、20%~82.5%。在大多数术后随访1年或更久的病例队列研究中,最初改善患者中只有50%出现持续改善。在一项相对较大型的病例队列研究(纳入55例患者)中,60%以上的患者在6年的随访期间维持临床改善,尽管其中大量患者需要进行多次分流修正术。

(邢 岩)

参 考 文 献

1. 蒋鸿杰,张建民,傅伟明,等.特发性正常颅压脑积水诊疗规范的探讨[J].中华医学杂志,2016,96(21):1648-1651.

2. 李宇,李小凤.特发性正常压力脑积水的发病机制与临床特征[J].现代医药卫生,2017,33(18):2757-2759.

3. 邢永国,殷会咏,朱旭强,等.神经内镜下第三脑室底造瘘术治疗正常压力性脑积水的疗效观察[J].中华神经外科杂志,2015,31(3):286-288.

4. 赵澎,李储忠,桂松柏,等.应用神经内镜第三脑室底部造瘘术治疗特发性正常压力脑积水效果探讨[J].中华临床医师杂志,2011,5(17):5129-5131.

5. 中国医师协会神经外科医师分会.中国脑积水规范化治疗专家共识(2013版)[J].中华神经外科杂志,2013,29(6):634-637.

6. 中华医学会神经外科学分会,中华医学会神经病学分会,中国神经外科重症管理协作组.中国特发性正常压力脑积水诊治专家共识(2016)[J].中华医学杂志,2016,96(21):1635-1638.

7. ALPERIN N, OLIU C J, BAGCI A M, et al. Low-dose acetazolamide reverses periventricular white matter hyperintensities in iNPH[J]. Neurology, 2014, 82(15):1347-1351.

8. ARSLANTAS D, OZBABALIK D, METINTAS S, et al. Prevalence of dementia and associated risk factors in Middle Anatolia, Turkey[J]. J Clin Neurosci, 2009, 16(11):1455-1459.

9. BREAN A, EIDE P K. Assessment of idiopathic normal pressure patients in neurological practice: the role of lumbar infusion testing for referral of patients to neurosurgery[J]. Eur J Neurol, 2008, 15(6):605-612.

10. BREAN A, EIDE P K. Prevalence of probable idiopathic normal pressure hydrocephalus in a Norwegian population [J]. Acta Neurol Scand, 2008, 118(1):48-53.

11. BROGGI M, REDAELLI V, TRINGALI G, et al. Normal Pressure Hydrocephalus and Parkinsonism: Preliminary Data on Neurosurgical and Neurological Treatment[J]. World Neurosurg, 2016, 90:348-356.

12. CAGNIN A, SIMIONI M, TAGLIAPIETRA M, et al. A Simplified Callosal Angle Measure Best Differentiates Idiopathic-Normal Pressure Hydrocephalus from Neurodegenerative Dementia[J]. J Alzheimers Dis, 2015, 46(4):1033-1038.

13. FARAHMAND D, SAEHLE T, EIDE P K, et al. A double-blind randomized trial on the clinical effect of different shunt valve settings in idiopathic normal pressure hydrocephalus [J]. J Neurosurg, 2016, 124(2):359-367.

14. FERNÁNDEZ M, CASTRO-FLORES J, PEREZ-DE LAS HERAS S, et al. Prevalence of dementia in the elderly aged above 65 in a district in the Basque Country[J]. Rev Neurol, 2008, 46(2):89-96.

15. FORNER GINER J, SANZ-REQUENA R, FLOREZ N, et al. Quantitative phase-contrast MRI study of cerebrospinal fluid flow: a method for identifying patients with normal-pressure hydrocephalus[J]. Neurologia, 2014, 29(2):68-75.

16. GANGEMI M, MAIURI F, NADDEO M, et al. Endoscopic third ventriculostomy in idiopathic normal pressure hydrocephalus: an Italian multicenter study[J]. Neurosurgery, 2008, 63(1):62-67.

17. GASCON-BAYARRI J, RENE R, DEL BARRIO J L, et al. Prevalence of dementia subtypes in El Prat de Llobregat, Catalonia, Spain: the PRATICON study[J]. Neuroepidemiology, 2007, 28(4):224-234.

18. HALPERIN J J, KURLAN R, SCHWALB J M, et al. Practice guideline: Idiopathic normal pressure hydrocephalus: Response to shunting and predictors of response: Report of the Guideline Development, Dissemination, and Implementation Subcommittee of the American Academy of Neurology[J]. Neurology, 2015, 85(23): 2063-2071.

19. ISHII K, HASHIMOTO M, HAYASHIDA K, et al. A multicenter brain perfusion SPECT study evaluating idiopathic normal-pressure hydrocephalus on neurological improvement[J]. Dement Geriatr Cogn Disord, 2011, 32(1): 1-10.

20. JARAJ D, RABIEI K, MARLOW T, et al. Prevalence of idiopathic normal-pressure hydrocephalus[J]. Neurology, 2014, 82(16): 1449-1454.

21. KAZUI H, MIYAJIMA M, MORI E, et al. Lumboperitoneal shunt surgery for idiopathic normal pressure hydrocephalus (SINPHONI-2): an open-label randomised trial[J]. Lancet Neurol, 2015, 14(6): 585-594.

22. KNOPMAN D S, PETERSEN R C, CHA R H, et al. Incidence and causes of nondegenerative nonvascular dementia: a population-based study[J]. Arch Neurol, 2006, 63(2): 218-221.

23. LEMCKE J, STENGEL D, STOCKHAMMER F, et al. Nationwide Incidence of Normal Pressure Hydrocephalus (NPH) Assessed by Insurance Claim Data in Germany[J]. Open Neurol J, 2016, 10: 15-24.

24. LUETMER P H, HUSTON J, FRIEDMAN J A, et al. Measurement of cerebrospinal fluid flow at the cerebral aqueduct by use of phase-contrast magnetic resonance imaging: technique validation and utility in diagnosing idiopathic normal pressure hydrocephalus[J]. Neurosurgery, 2002, 50(3): 534-543.

25. MARMAROU A, BLACK P, BERGSNEIDER M, et al. Guidelines for management of idiopathic normal pressure hydrocephalus: progress to date[J]. Acta Neurochir Suppl, 2005, 95: 237-240.

26. MARMAROU A, YOUNG H F, AYGOK G A, et al. Diagnosis and management of idiopathic normal-pressure hydrocephalus: a prospective study in 151 patients[J]. J Neurosurg, 2005, 102(6): 987-997.

27. MARTÍN-LÁEZ R, CABALLERO-ARZAPALO H, LÓPEZ-MENÉNDEZ L Á, et al. Epidemiology of idiopathic normal pressure hydrocephalus: a systematic review of the literature[J]. World Neurosurg, 2015, 84(6): 2002-2009.

28. MCGIRR A, CUSIMANO M D. Familial aggregation of idiopathic normal pressure hydrocephalus: novel familial case and a family study of the NPH triad in an iNPH patient cohort[J]. J Neurol Sci, 2012, 321(1-2): 82-88.

29. MCGIRT M J, WOODWORTH G, COON A L, et al. Diagnosis, treatment, and analysis of long-term outcomes in idiopathic normal-pressure hydrocephalus[J]. Neurosurgery, 2005, 57(4): 699-705.

30. MIYAJIMA M, KAZUI H, MORI E, et al. One-year outcome in patients with idiopathic normal-pressure hydrocephalus: comparison of lumboperitoneal shunt to ventriculoperitoneal shunt[J]. J Neurosurg, 2016, 125(6): 1483-1492.

31. MOIL E, ISHIKAWA M, KATO T, et al. Guidelines for Management of Idiopathic Normal Pressure Hydrocephalus: Second Edition[J]. Neurol Med Chir, 2012, 52(11): 775-809.

32. MORI E. Progress in diagnostic measures for idiopathic normal pressure hydrocephalus: the role of clinical features, neuroimagings, and tap test[J]. Rinsho Shinkeigaku, 2010, 50(11): 960-962.

33. OLIVEIRA M F, REIS R C, TRINDADE E M, et al. Evidences in the treatment of idiopathic normal pressure hydrocephalus[J]. Rev Assoc Med Bras(1992), 2015, 61(3): 258-262.

34. PINTO F C, SAAD F, OLIVEIRA M F, et al. Role of endoscopic third ventriculostomy and ventriculoperitoneal shunt in idiopathic normal pressure hydrocephalus: preliminary results of a randomized clinical trial[J]. Neurosurgery, 2013, 72(5): 845-853.

35. PUJARI S, KHARKAR S, METELLUS P, et al. Normal pressure hydrocephalus: long-term outcome after shunt surgery[J]. J Neurol Neurosurg Psychiatry, 2008, 79(11): 1282-1286.

36. PYYKKÖ O T, LUMELA M, RUMMUKAINEN J, et al. Cerebrospinal fluid biomarker and brain biopsy findings in idiopathic normal pressure hydrocephalus[J]. PLoS One, 2014, 9(3): e91974.

37. SASAKI H, ISHII K, KONO A K, et al. Cerebral perfusion pattern of idiopathic normal pressure hydrocephalus studied by SPECT and statistical brain mapping[J]. Ann Nucl Med, 2007, 21(1): 39-45.

38. SAVOLAINEN S, LAAKSO M P, PALJÄRVI L, et al. MR imaging of the hippocampus in normal pressure hydrocephalus: correlations with cortical Alzheimer's disease confirmed by pathologic analysis[J]. AJNR Am J Neuroradiol, 2000, 21(2): 409-414.

39. TRENKWALDER C, SCHWARZ J, GEBHARD J, et al. Starnberg trial on epidemiology of Parkinsonism and hypertension in the elderly. Prevalence of Parkinson's disease and related disorders assessed by a door-to-door survey of inhabitants older than 65 years[J]. Arch

Neurol, 1995, 52(10): 1017–1022.

40. VANNESTE J A. Diagnosis and management of normal-pressure hydrocephalus[J]. J Neurol, 2000, 247(1): 5–14.

41. WALCHENBACH R, GEIGER E, THOMEER R T, et al. The value of temporary external lumbar CSF drainage in predicting the outcome of shunting on normal pressure hydrocephalus[J]. J Neurol Neurosurg Psychiatry, 2002, 72(4): 503–506.

42. WILLIAMS M A, RELKIN N R. Diagnosis and management of idiopathic normal-pressure hydrocephalus[J]. Neurol Clin Pract, 2013, 3(5): 375–385.

43. YAMADA S, KIMURA T, JINGAMI N, et al. Disability risk or unimproved symptoms following shunt surgery in patients with idiopathic normal-pressure hydrocephalus: post hoc analysis of SINPHONI-2[J]. J Neurosurg, 2017, 126(6): 2002–2009.

44. YAMADA S M, MASAHIRA N, KAWANISHI Y, et al. Preoperative acetazolamide SPECT is useful for predicting outcome of shunt operation in idiopathic normal pressure hydrocephalus patients[J]. Clin Nucl Med, 2013, 38(9): 671–676.

第三篇
帕金森病与运动障碍疾病

第一章　帕金森病

帕金森病（Parkinson disease，PD），又称震颤麻痹，是一种常见的神经系统变性疾病。1817年，英国医师James Parkinson在 *Shaking Palsy* 一文中最早对该病进行了系统描述，此后Marshall Hall报道了一例帕金森病病人的尸检结果，提出病变位于四叠体。Charcot（1877）详细描述了帕金森病患者的言语障碍、步态改变及认知损害等特点，提出帕金森病病人并非都会出现震颤，强调"震颤"作为疾病名称不妥，提议采用James Parkinson的名字来命名该病。Lewy（1912）发现帕金森病患者中脑黑质细胞有特殊的内含物，后被称为Lewy小体，认为是帕金森病的重要病理特征。Foix和Nicolesco（1925）发现帕金森病最常见和最严重的病变都集中在中脑黑质。Hornykiewicz（1963）发现帕金森病患者纹状体黑质部多巴胺（dopamine，DA）含量明显减少。进一步的定量分析发现，纹状体神经递质多巴胺减少80%（即黑质多巴胺能神经元丢失60%），帕金森病患者才会出现临床症状，其病程进展与进行性纹状体多巴胺减少相关。

帕金森病可发生于任何年龄，但最常见于中老年人，多见于50岁后发病，40岁之前发病罕见，男性稍多于女性。各国流行病学资料显示，帕金森病人群发病率及患病率随年龄增长而增加，50岁以上人群帕金森病患病率约为500/10万，60岁以上人群帕金森病患病率约为1 000/10万；白种人发病率高于黄种人，黄种人高于黑种人。个体一生中罹患帕金森病的平均风险约为2%，有阳性家族史个体的发病风险增至4%。欧洲的一项人群队列研究发现，65岁以上人群中，帕金森病总患病率约为1.8%，其中65~69岁为0.6%，85~89岁则增至2.6%。我国的帕金森病流行病学研究得出了类似的结论。1997—1998年在北京、西安及上海地区随机抽样选择29 454例年龄≥55岁的老年人群进行调查，结果显示，≥55岁人群中帕金森病患病率为1.07%，≥65岁人群中帕金森病患病率为1.7%，≥85岁人群中患病率为4.03%，与国外患病率水平相近。

帕金森病起病隐袭，发展缓慢，临床表现包括运动症状和非运动症状。其中，非运动症状如嗅觉缺失、快速眼动睡眠行为障碍（rapid eye movement sleep behavior disorder，RBD）、抑郁、便秘等常发生在运动症状之前（前驱期或运动前期）。基底核及其神经环路功能紊乱在帕金森病发病中发挥了重要作用。黑质-纹状体多巴胺能通路变性导致基底核输出过多，丘脑-皮质反馈活动过度抑制，使运动皮质的易化作用减弱，产生少动性疾病表现。目前，多数学者认同帕金森病并非单一因素所致，年龄老化、遗传及环境因素等多种机制在帕金森病发病中都发挥了重要作用。也正是由于目前病因不明、机制不清，且无法治愈，临床上以对症治疗为主，主要包括药物治疗、脑深部电刺激（deep brain stimulation，DBS）、康复训练、心理治疗和中医药治疗等。左旋多巴问世前，帕金森病死亡率是普通人群的3倍，之后逐渐降至同龄人的1.6倍，其死亡通常与伴随的非运动症状、运动减少以及跌倒风险增加有关。随着我国人口老龄化的加速，预计到2050年，我国帕金森病患者的人数将由现在的200万激增至近800万。由于帕金森病病程长、致残率高、治疗效果欠佳，未来我国将面临大量帕金森病患者带来的巨大挑战，积极探寻新的有效治疗措施迫在眉睫。

第一节　病因及发病机制

一、病理改变

（一）病理变化

帕金森病最常见和最严重的病变都集中在中脑黑质。大体解剖上主要表现为中脑黑质、脑桥蓝斑和迷走神经背核等处色素脱失。黑质神经元变性丢失主要见于致密带的腹外侧部。帕金森病的另一个病理特征是残存神经元中路易小体（Lewy body，LB）形成，1912年由德国学者Lewy发现并详细描述。病理学上，几乎所有帕金森病患者黑质和蓝斑都存在路易小体,但有些遗传性帕金森病患者(如 *Parkin*、*PINK1*、*DJ-1* 等致病基因突变所致的青少年型帕金森病)可能少见。路易小体是一种嗜酸性包涵体,HE 染色呈圆形,直径为 8~30μm,中央为一玻璃样变核心(可被 Masson trichrome 染成亮红色,但 Nissl 染色则不着色),细胞中可见多个大小不一的路易小体,黑质神经元最明显,蓝斑、迷走神经运动背核、丘脑、下丘脑等处亦可见。目前,关于路易小体内的确切化学成分仍未完全清楚,已经明确的是,α- 突触核蛋白(α-synuclein,α-syn)是其主要成分,可能还含有神经丝蛋白、泛素等数种蛋白成分。其中病理意义最突出的是 α- 突触核蛋白,它有单体、四聚体、寡聚体及纤维体等多种形式,其中寡聚体被认为是其主要毒性形式。疾病初期,路易小体将错误折叠、异常聚集、纤维化的蛋白包裹起来,所发挥的作用是毒性机制还是神经保护作用仍有争议。目前有学者观点认为答案是后者,但过量的毒性蛋白堆积会对细胞造成一系列病理性损害,最终导致神经元变性死亡。将胚胎中脑黑质细胞移植入晚期帕金森病患者脑内,10 年后尸检结果显示,胚胎干细胞亦出现了帕金森病患者典型的路易小体病理改变。α- 突触核蛋白在神经元之间的这种"自传播"模式(也称朊蛋白样传播)为帕金森病发病机制的研究开拓了新的思路。但 α- 突触核蛋白通过何种途径从病变细胞传至正常神经元的具体机制尚不明确,外泌体途径是目前的研究热点。

路易小体除了广泛分布于多个脑干和基底神经节的核团外(脑干型路易小体),也可见于大脑皮质(皮质型路易小体)。德国学者 Braak 于 2005 年基于中枢神经系统的路易小体并非始于黑质,而是最早出现于迷走神经运动背核、嗅神经等处,继而扩散至延髓 / 桥脑被盖和嗅球 / 嗅前核,中脑黑质以及边缘系统,最终累及大脑皮质的理论,将帕金森病的病理过程分为 6 期,也就是 Braak 分期(Braak stage)假说,这个假说已逐渐得到学界的认可。

(二)生化改变

帕金森病最显著的生化特征是脑内多巴胺含量减少,其在基底节中减少的程度与黑质多巴能神经元丢失的严重程度密切相关,当基底节中多巴胺含量减少到 80% 以下时才出现帕金森病

的临床症状。黑质的多巴胺能神经元自血液摄入左旋酪氨酸,经细胞内的酪氨酸羟化酶(tyrosine hydroxylase,TH)转化为左旋多巴,再经多巴脱羧酶(dopa decarboxylase,DDC)转化为多巴胺,作用于壳核、尾状核突触后神经元,最后被单胺氧化酶(monoamine oxidase,MAO)和儿茶酚 - 氧位 - 甲基转移酶(catechol-O-methyltransferase,COMT)分解为高香草酸而排出。多巴胺和乙酰胆碱是纹状体内两种最重要的神经递质,功能互相拮抗,维持两者间的平衡对基底节环路的正常功能具有重要意义。在神经变性过程中,酪氨酸羟化酶和多巴脱羧酶减少,多巴胺递质不足、乙酰胆碱功能相对亢进,最终导致多巴胺和乙酰胆碱两种神经递质失衡而出现锥体外系症状,主要表现为震颤、肌强直和运动减少等临床症状。帕金森病的运动症状是由多巴胺神经递质缺乏引起,应用左旋多巴制剂的替代疗法可以明显减轻症状。但其非运动症状,包括流涎、多汗、淡漠、抑郁、焦虑、幻觉、性功能障碍、疼痛、便秘等,使用左旋多巴疗效欠佳,可能与乙酰胆碱、去甲肾上腺素、5- 羟色胺、氨基丁酸、谷氨酸等神经递质紊乱有关。

二、发病机制

帕金森病病因与发病机制复杂,尚未完全阐明,可能与环境、遗传及年龄老化等多种因素交互作用有关。

(一)环境因素

1. 环境危险因素 1983 年美国旧金山医师 Langston 报道了一些年轻的海洛因成瘾者,在吸食自行合成的海洛因制剂后出现与帕金森病极其相似的临床症状;对死亡病例剖检发现,黑质有广泛的神经元损伤,与帕金森病的病理改变酷似。进一步研究发现,致病因子为自制毒品中的一种副产品,即 1- 甲基 -4- 苯基 -1,2,3,6- 四氢吡啶(MPTP)。给猕猴注射 MPTP 后也会出现类似于人类帕金森病的临床表现和病理变化,且对左旋多巴治疗反应较佳。为何本身无毒性的 MPTP 会引起猕猴出现帕金森病样表现呢?对其毒理研究发现,MPTP 在脑内经 B 型单胺氧化酶(MAO-B)作用转变为强毒性的 1- 甲基 -4- 苯基 - 吡啶离子(MPP^+),后者被多巴胺转运体(dopamine transporter,DAT)选择性摄入黑质多巴胺能神经元

内,特异性地结合并抑制线粒体呼吸链复合物I活性,使 ATP 生成减少,细胞膜电位不能维持,钙离子的内环境稳定性受到破坏,促进自由基生成和氧化应激反应,导致多巴胺能神经元变性、丢失。除 MPTP 外,鱼藤酮(rotenone)也可引发帕金森病相关临床症状。鱼藤酮为脂溶性,可穿过血 – 脑屏障,同样可抑制线粒体复合物I活性,导致大量自由基和凋亡诱导因子产生。有学者认为与 MPP⁺ 结构相似的工业或农业毒素,如除草剂(百草枯)、杀虫剂及其他吡啶类化合物也与帕金森病的发病相关,长期暴露于上述毒性环境者有着较高的帕金森病发病率。有研究报道铁剂和锰剂也可能参与了帕金森病的发病。

2. 环境保护因素 有些环境因素可降低帕金森病风险,如吸烟、饮茶、咖啡因摄入等。大量研究发现,吸烟者罹患帕金森病的风险降低,吸烟与帕金森病发病呈负相关,被认为是保护因素,可能与尼古丁刺激纹状体释放多巴胺有关;但吸烟有众多危害性,不能因为是帕金森病保护因素而提倡吸烟。咖啡因摄入与帕金森病风险中度降低有关,可能与其影响腺苷 A2A 受体有关。另外,血清高尿酸与帕金森病低风险相关,男性高尿酸血症可减缓帕金森病进展,可能与其具有抗氧化、抗炎症特性,进而发挥神经保护作用有关。非甾体抗炎药、钙通道阻滞剂及酒精使用也有可能降低帕金森病发病风险。

(二)遗传因素

1. 家族聚集现象 帕金森病具有明显的家族聚集现象。20 世纪初,Gowers 报道约15%的帕金森病患者有阳性家族史,其他研究者报道为3%~30%。Payami 研究发现帕金森病患者的一级亲属患帕金森病的风险是对照的 3.5 倍;Marder 对美国一社区进行回顾性调查发现帕金森病患者亲属发病率明显高于对照,其风险性是对照的2.3 倍。

2. 双生子研究 双生子研究是一种用于评估遗传因素、环境因素与疾病病因关系的经典研究方法。1983 年 Ward 等报道,先证者为帕金森病的43 对单卵孪生子和19 对双卵孪生子中各有 1 名显示与先证者具有相同的临床表现,发病一致率分别为2% 和5%,提示遗传因素不是主要的致病因素。Johnson 等发现单卵孪生对和双卵孪生对发

病一致率分别为 12% 和 5.3%。因发病一致率本身较低,对遗传因素的重要性无法作出判断。帕金森病患者的发病年龄差异相当大,忽视这种差异性就可能低估发病一致率。对上述孪生对的跟踪调查发现原先没有患病的一个单卵孪生子在其同胞先证者发病 26 年后出现了帕金森病的临床表现。Tanner 等对近 2 万名高加索男性孪生对进行帕金森病发病一致率的调查,发现 50 岁以后发病的双胞胎中,单卵孪生对和双卵孪生对的患病一致率几乎完全相同,但在 50 岁前发病的双胞胎中,单卵孪生对帕金森病患病一致率为 100%,显著高于双卵孪生对的患病一致率 17%,提示早发型帕金森病与遗传因素关系密切。

3. 帕金森病致病基因的定位和克隆 随着分子遗传学和分子生物学的发展,应用全基因组扫描、连锁分析、单体型分析和受累同胞对分析等技术,国外学者已定位了近 30 个家族性帕金森病的单基因致病基因位点,其中 23 个家族性帕金森病致病基因已克隆;这些致病基因呈不完全外显的常染色体显性或隐性遗传,虽然占比较少,但这些基因所编码的蛋白质的功能涉及线粒体、氧化应激、泛素 – 蛋白酶体系统、突触囊泡、转录调控等多个方面,提示它们在散发性帕金森病的发病中可能同样发挥了重要作用。

(1)常染色体显性遗传性帕金森病的致病基因主要包括 *SNCA* 基因(*PARK1/PARK4*)、*UCH–L1* 基因(*PARK5*)、*LRRK2* 基因(*PARK8*)、*GIGYF2* 基因(*PARK11*)和 *HTRA2/Omi* 基因(*PARK13*)。此外,*VPS35* 基因(*PARK17*)、*EIF4G1* 基因(*PARK18*)、*DNAJC13* 基因、*TMEM230* 基因(*PARK21*)和 *CHCHD2* 基因(*PARK22*),是近些年新发现的与常染色体显性遗传性帕金森病相关的致病基因。①*SNCA* 基因,编码 α– 突触核蛋白,是第一个被发现的与遗传性帕金森病相关的基因。其突变可能增高多巴胺能神经元细胞对神经毒素的敏感性,其 A53T 和 A39P 突变可加速 α– 突触核蛋白异常聚集,最终形成难溶的聚集体并在细胞内大量堆积,形成路易小体。②富亮氨酸重复序列激酶 2(*LRRK2*)基因,是目前帕金森病患者中突变频率最高的常染色体显性致病基因,参与轴突生长、突触形态发生、膜转运、自噬和蛋白质合成等过程,存在 GTP 酶和激酶相互作用位点,与晚发型帕金森病相关。③*HTRA2*

基因也与晚发型帕金森病相关。④泛素蛋白 C 末端羟化酶 –L1（*UCH–L1*）基因，定位于 4 号染色体短臂 4p14，为分裂多聚泛素体，参与泛素 – 蛋白酶体系统的（ubiquitin–proteasome system, UPS）的激活过程。⑤*VPS35* 基因，编码空泡分选蛋白 35，介导蛋白在细胞膜、高尔基体及溶酶体之间的转运，作为逆运复合体（retromer complex）的一部分，*VPS35* 突变会削弱细胞转运货物蛋白的能力。⑥*DNAJC13* 基因编码的伴侣蛋白，称为受体介导的内吞作用 8（REM–8），同 VPS35 蛋白类似，定位于内涵体周围，调节跨膜蛋白的转运。⑦*CHCHD2* 基因编码卷曲螺旋结构域蛋白 2，为线粒体蛋白，但其功能尚未研究清楚。

（2）常染色体隐性遗传性帕金森病的致病基因包括 *Parkin* 基因（*PARK2*）、*PINK1* 基因（*PARK6*）、*DJ–1* 基因（*PARK7*）、*ATP13A2* 基因（*PARK9*）、*PLA2G6* 基因（*PARK14*）、*FBXO7* 基因（*PARK15*）、*DNAJC6* 基因（*PARK9*）、*SYNJ1* 基因（*PARK9*）、*VPS13C* 基因（*PARK9*）等。①*Parkin* 基因编码 E3 连接酶，其突变常导致 Parkin 蛋白功能障碍，导致细胞内异常蛋白蓄积，是早发型常染色体隐性家族性帕金森病的主要病因之一。②*ATP13A2* 基因突变在亚洲人群中较为多见，与常染色体隐性遗传性早发型帕金森病相关，其突变引发的蛋白酶体通路功能障碍是导致神经退行性变的因素之一。③PINK1 蛋白具有线粒体定位区和丝 / 苏氨酸激酶区，可能聚集于线粒体内膜，与线粒体的融合、分裂密切相关；与 Parkin，DJ–1 和 Htra2 等之间存在相互作用，提示其在帕金森病发病中有重要作用。④DJ–1 蛋白保护细胞免受氧化应激损伤，突变后增加氧化应激反应对多巴胺能神经元的损害，与早发型帕金森病的发病有关。

（三）年龄因素

帕金森病主要发生于 50 岁以上的中老年人，40 岁以前很少发病，65 岁以上发病明显增多，提示年龄因素可能与发病有关。相关研究证实：随着年龄增长，黑质多巴胺能神经元数量逐渐减少，脑内多巴胺转运体和纹状体区的 D1 和 D2 受体密度逐年下降，酪氨酸羟化酶和多巴脱羧酶活力亦降低，纹状体内多巴胺递质水平逐渐下降。此外，老化还可引起神经营养因子与细胞炎性因子失衡。然而，罹患帕金森病的老年人毕竟是少数，说明单纯

生理性多巴胺能神经元老化尚不足以引起帕金森病。因此，年龄增长只是帕金森病发病的一个促发因素。

（四）氧化应激

氧化应激是帕金森病发病机制的研究热点。黑质多巴胺能神经元对氧化应激较敏感。尸检发现，脂质、DNA 和蛋白质的氧化成为黑质发生氧化应激的证据。自由基可使不饱和脂肪酸发生脂质过氧化，损伤蛋白质和 DNA，导致细胞变性死亡。在氧化的同时，黑质细胞内多巴胺氧化产物聚合形成神经黑色素，与铁结合通过 Fenton 反应可形成过量 OH^- 自由基，破坏细胞膜。帕金森病患者黑质部抗氧化物质（如还原型谷胱甘肽 GSH、谷胱甘肽过氧化物酶 GSH–PX 和超氧化物歧化酶 SOD）含量明显下降，且脂质过氧化增加，使黑质成为易受氧化应激侵袭的部位。值得注意的是，内源性尿酸具有抗氧化特性，可能具有延缓帕金森病发展的作用。在多巴胺能神经元中，变异的 α– 突触核蛋白导致囊泡数量减少，胞质内多巴胺浓度升高，使多巴胺依赖的氧化应激增强。DJ–1 抗氧化蛋白，参与氧化应激反应的途径是直接参与缓冲细胞质内的氧化还原状态，也可以通过转录及转录后水平或是与转录因子相互作用，通过调控基因表达来实现。DJ–1 具有抗氧化损伤和保护线粒体的作用，对氧化应激的敏感性与其表达水平密切相关，过表达会增强细胞的抗氧化能力从而避免细胞的死亡。DJ–1 的晶体结构具有氧化还原中心。氧化应激状态产生的活性氧化物可能会激活 DJ–1，因此 DJ–1 是介导氧化应激损伤的重要信号。

（五）线粒体功能缺陷

线粒体功能障碍（主要是呼吸链功能异常）导致 ATP 合成衰竭，也可以出现帕金森病的临床表现。因此，线粒体功能障碍是帕金森病研究中解释神经元损伤的一个重要机制。线粒体功能障碍可能是帕金森病发病机制之一的核心思想，可以追溯到 20 世纪 80 年代初期发现 MPTP 作用机制的时候。MPTP 穿过血脑屏障并进入神经胶质细胞中，被单胺氧化酶 B 氧化为神经毒素 MPP^+。MPP^+ 被多巴胺转运体选择性摄入黑质多巴胺能神经元，抑制线粒体内氧化呼吸链复合物 I 的活性，导致 ATP 生成减少，促进自由基产生和氧化应激反应。帕金森病患者的黑质中线粒体复合物 I 的缺陷已被

多次报道，最初人们认为该变化只限于中脑黑质区域，后来发现在患者额叶皮质和血小板中均存在。而杀虫剂鱼藤酮也是损伤多巴胺神经元线粒体复合物I的毒素之一。已发现 *Parkin* 和 *PINK1* 可帮助维持多巴胺神经元线粒体的功能完整，这两个基因的突变将导致帕金森病。线粒体功能障碍损害 ATP 的合成，从而损伤 ATP 依赖的泛素 – 蛋白酶体系统（UPS）。线粒体呼吸功能失调可导致活性氧自由基产生，自由基又反作用于氧化应激，导致氧化应激和亚硝基化应激增强，使线粒体功能进一步恶化。*PINK1* 基因编码的是线粒体丝氨酸/苏氨酸激酶成员，具有重要的抗氧化应激作用。*PINK1* 基因突变的果蝇模型中，可以明显地见到飞行能力受损以及线粒体功能障碍，包括 ATP 耗竭、复合体I功能受损、膜势能紊乱以及异常的线粒体形态。此外，*LRRK2* 以及 *SNCA* 基因的突变都会造成线粒体功能障碍从而导致疾病的发生。这些蛋白促进线粒体功能障碍的同时也促进氧化应激反应，影响蛋白酶体功能。研究发现 α- 突触核蛋白基因过表达促进 GT1-7 细胞内线粒体形态改变，如线粒体肿胀、嵴空泡化，在 PC12 细胞中引起线粒体去极化和诱发线粒体依赖的细胞死亡，而且表达 α- 突触核蛋白的细胞对于蛋白复合体I抑制剂鱼藤酮更加敏感。

（六）免疫及炎性机制

自从 Abramsky（1978）首次提出免疫异常参与了帕金森病的发生，McRac-Degueurce 报道帕金森病病人脑脊液中存在多巴胺能神经元抗体以来，免疫异常成为帕金森病研究的热点。小胶质细胞是脑组织主要的免疫细胞，在神经变性疾病的发生中不仅是简单的反应性增生，而且参与了整个病理过程。小胶质细胞激活后，可通过产生氧自由基等促炎因子，对神经元产生毒性作用。此外，中脑黑质是小胶质细胞分布最为密集的区域，帕金森病中小胶质细胞的激活有高度的区域性，仅存在于黑质致密部神经元胞体周围，决定了小胶质细胞的活化在帕金森病发病中的重要作用。活化的小胶质细胞可以释放营养因子，如脑源性神经营养因子（brain-derived neurotrophic factor，BDNF）和胶质源性神经营养因子（glia-derived neurotrophic factor，GDNF），可以清除细胞碎片，有利于神经元存活，但与此同时，小胶质细胞也可以释放活性氧、促炎性细胞因子，从而加速神经元的损伤。将帕金森病患者血 IgG 立体定向注入大鼠一侧黑质，黑质区酪氨酸羟化酶以及多巴胺能神经元明显减少，提示可能有免疫介导性黑质细胞损伤。在 MPTP 及鱼藤酮动物模型，利用小胶质细胞抑制剂和抗炎药物可以减轻和延缓多巴胺神经元的变性死亡。*PLA2G6* 基因编码的蛋白 iPLA2-β 的特异性分解产物二十二碳六烯酸（docosahexaenoic acid，DHA）在环氧化物水解酶（cyclo-oxygen-ase，COX）及脂氧合酶的作用下可产生消退素 D（Resolvins D，NPD1），后者具有抗炎和免疫调节的生物活性。而细胞内的炎性介质主要为花生四烯酸（arachidonic acid，AA），AA 是 cPLA2（PLA2 的一种）特异性的分解产物，其在环氧化物水解酶 COX 及脂氧合酶的作用下可产生前列腺素、白三烯类、血栓烷类、脂氧素等，从而导致细胞内炎症发生。因此，DHA 在脑内可能通过 NPD1 拮抗 AA 的炎性反应从而产生细胞保护作用。所以当 *PLA2G6* 基因发生突变时，iPLA2-β 功能下降可导致 DHA 的生成减少，大脑将失去其对细胞内炎症反应的拮抗保护作用，从而导致疾病的发生。

（七）泛素 – 蛋白酶体系统（UPS）功能异常

泛素 – 蛋白酶体系统（ubiquitin-proteasome system，UPS）负责胞质内膜和内质网分泌通路内异常蛋白的分解代谢，是降解胞内异常蛋白的基本生化通路，而 UPS 功能缺失将导致细胞中错误蛋白聚集并最终导致细胞死亡。该系统包括泛素（ubiquitin，Ub）、泛素激活酶（ubiquitin-activating enzyme，E1）、泛素结合酶（ubiquitin-conjugating enzyme，E2）、泛素连接酶（ubiquitin protein ligase，E3）、26S 蛋白酶体（proteasome）和去泛素化酶（deubiquitin enzymes，DUBs）。泛素 – 蛋白水解酶复合体通路（UPP）十分复杂，参与体内细胞的多种生命活动。目前研究证据表明帕金森病的发病机制主要与 UPP 通路的 3 个环节障碍有关：①底物蛋白泛素化障碍；②去泛素化作用障碍；③蛋白酶体功能改变。而帕金森病的遗传学机制主要参与了前两种环节障碍。*Parkin* 基因编码的 Parkin 蛋白具有 E3 泛素蛋白连接酶活性，其氨基端有 76 个氨基酸与泛素同源称为泛素结构域（Ub1），Parkin 蛋白能够选择性地被降解蛋白识别并将泛素连接到被降解的蛋白底物上。正常情况下 Parkin 蛋白的底物蛋白经泛素－蛋白水解酶复合体通路（UPP）途径降解掉，但 *Parkin* 基因突变造成 Ub1 中的第 42 位精氨酸改变，Parkin 不能与蛋白酶体结合，底物蛋白无法降解并在细胞内沉积并最终导致神经元死亡，从而引起常染色体隐性遗传性青少年型帕金森病（autosomal recessive juvenile Parkinson disease，AR-JP）。多巴胺转运体是 Parkin 蛋白底物之一，*Parkin* 基因突变导致 UPS 功能障碍，错误折叠的多巴胺转运体不能被有效地泛素化降解而在细胞内聚集，且错误折叠的多巴胺转运体与正确折叠的多巴胺转运体相互结合聚集，从而影响多巴胺转运体在细胞膜的表达及多巴胺的吸收和转运，参与疾病的发生。此外，底物蛋白在被水解前需将多聚链解离下来，去泛素化酶在这个过程中起重要作用。去泛素化蛋白包括泛素专一蛋白酶和 UCH 两大家族。而 UCH-L1 不仅具有泛素羧基末端水解酶活性，同时也具有一定的 E3 连接酶活性。当 UCH-L1 发生突变时，蛋白质的二级结构改变从而降低泛素羧基末端水解酶的活性，造成水解功能以及 E3 连接酶活性下降，引起泛素化的蛋白聚集，诱发帕金森病。

（八）自噬溶酶体通路（autophagy-lysosomal pathways，ALPs）异常

蛋白质积聚会产生细胞毒性导致多巴胺神经元死亡。研究发现路易小体中存在 α-突触核蛋白，而其错误的折叠或修饰会使蛋白结构破坏。多巴胺神经元通过 UPS 和自噬溶酶体途径修复或降解蛋白质。错误折叠或损伤的蛋白质会被修复或清除，否则其在细胞内堆积将产生细胞毒性。而细胞会首先通过分子伴侣介导的机制尝试进行修复。如果修复失败，则由 UPS 清除异常蛋白。一旦 UPS 系统无法清除，自噬溶酶体通路开始发挥作用清除蛋白。自噬被认为对清除 α-突触核蛋白等蛋白质起主要作用，*SNCA* 基因突变将影响 α-突触核蛋白经自噬溶酶体通路的降解，从而使其聚集。此外，其他帕金森病相关基因，如 *LRRK2*，*parkin* 和 *PINK1* 均参与细胞的自噬溶酶体通路。溶酶体相关基因如 β-葡萄糖脑苷脂酶（β-glucocerebrosidase，GBA）和溶酶体 ATP 酶（ATP13A2）的突变也与帕金森病相关。新的研究数据提供了相关分子机制联系的新证据，揭示了溶酶体损伤、α-突触核蛋白积聚和神经毒性之间的因果关系。第一，GBA 突变引起溶酶体功能降低，可导致 α-突触核蛋白积累，进而通过损害 GBA 从内质网－高尔基体到溶酶体的运输来进一步降低溶酶体的 GBA 活性，最终导致神经退行性疾病。第二，ATP13A2 基因的突变导致以溶酶体膜不稳定性为特征的溶酶体损伤，溶酶体酸化受损，溶酶体酶的加工减少，溶酶体底物降解减少，自噬体清除率降低，这些机制共同促进 α-突触核蛋白积聚和细胞死亡。

（九）兴奋毒性作用

在 MPTP 制备的帕金森病猴模型纹状体中兴奋性氨基酸（谷氨酸、天门冬氨酸）含量明显增高。谷氨酸作为哺乳动物中枢神经系统最重要的兴奋性神经递质，在多种神经变性疾病中起重要作用。过量的谷氨酸活化能引起神经兴奋毒性和氧化应激。动物实验发现，脑内注射微量谷氨酸可导致大片神经元坏死，谷氨酸活化 N-甲基-D-天冬氨酸受体（N-methyl-D-aspartic acid receptor，NMDAR），使得突触后膜去极化，引发钙离子广泛内流并在线粒体内快速堆积，导致线粒体功能紊乱改变细胞内生理环境，最终引起多巴胺能神经元损伤。此外，NMDAR 兴奋还可使一氧化氮合酶（NOS）活性增强，导致一氧化氮（NO）合成增加，并释放更多兴奋性氨基酸而加重神经元损伤。

由此可知，帕金森病并非单一因素所致，可能是遗传易感性、环境毒素和老化等因素交互作用的结果，通过氧化应激/线粒体功能障碍、免疫炎性作用、泛素－蛋白酶体系统功能紊乱及兴奋性氨基酸毒性等多种病理机制，最终导致多巴胺能神经元变性而致病。

第二节 临床表现与分型

帕金森病通常在 50~60 岁发病，60 岁后发病率增高，30 岁前发病者少见。男性稍多，男：女接近 3∶2，起病隐袭，进展缓慢。主要表现为运动迟缓、静止性震颤及肌强直，中晚期出现姿势步态异常。除运动症状外，多数患者伴有非运动症状，主要包括感觉障碍、睡眠障碍、自主神经功能障碍及精神障碍，且常常先于运动症状出现，是中晚期帕金森病患者加重运动功能损伤、降低生活质量的重要因素。多样化的运动及非运动症状表明疾病具

有明显的异质性。首发运动症状以静止性震颤最多见（60%~70%），其次为步态障碍（12%）、肌强直（10%）和运动迟缓（10%）。

一、运动症状

1. **静止性震颤** 以震颤为首发症状预示着病程进展缓慢，预后较好。多由一侧上肢远端开始，逐渐扩展到同侧下肢及对侧肢体，呈"N"字形顺序进展。先出现震颤的一侧始终比后出现的一侧为重，具有明显的不对称性。下颌、口唇及舌部通常最后受累，头部震颤少见。典型表现为规律性的手指屈曲与拇指作对掌运动，呈搓丸样动作，频率4~6Hz，静止时出现，紧张时加重，随意动作时减轻，睡眠后消失；常伴有交替旋前与旋后、屈曲与伸展动作。令患者活动一侧肢体如握拳或松拳，可使另一侧肢体震颤出现或加重，这有助于发现早期轻微震颤。少数患者尤其是70岁以上发病者可不出现震颤。部分患者可合并姿势性震颤。

2. **肌强直** 锥体外系病变导致屈肌与伸肌张力同时增高，关节做被动运动时，增高的肌张力始终保持一致，类似弯曲软铅管，称为"铅管样强直"。如与静止性震颤叠加，则在均匀阻力基础上出现断续停顿，如同转动齿轮一样，称为"齿轮样强直"。以颈肌、肘、腕、肩、膝、踝关节活动时显著。患侧常因四肢、躯干和颈部肌强直而呈特殊屈曲体姿，头部前倾，躯干俯屈，上肢肘关节屈曲，腕关节伸直，前臂内收，指间关节伸直，拇指对掌，髋、膝关节均略为弯曲。如令患者将双肘关节置于桌面，前臂垂直于桌面，两臂及腕关节肌肉尽量放松，正常人此时腕关节与前臂约呈90°屈曲，而帕金森病患者腕关节因肌强直可保持伸直，犹如树立的路标，称为"路标现象"。

3. **运动迟缓** 是帕金森病最具特征性的表现，包括运动速度和幅度的降低。有证据表明，患者运动幅度比速度受损更为严重。常表现为多种动作的缓慢，随意动作减少，包括始动困难、运动减慢及反应时间延长。如坐位或卧位时起立困难，起床、转身、系纽扣、解鞋带、洗脸刷牙、进餐等日常活动动作均动作缓慢。可出现面部表情肌活动减少，表现为面无表情，瞬目减少，双眼凝视，称为"面具脸"；书写时字越写越小，称为"写字过小征"，可能是对运动输出的异常反应或者视觉反馈变形所致的拮抗力量减弱所致；口舌咽腭部肌肉运动障碍，使讲话缓慢，声调低沉，严重时发音单调，吐词不清，使人难以听懂，还可出现吞咽唾液困难所致的流涎。由少动引起的构音障碍、重复语言、口吃被称为本病的"慌张语言"。

4. **姿势步态障碍** 中晚期患者因平衡功能减退而出现姿势步态不稳，容易跌倒。行走时患侧上肢自动摆臂动作减少，走路时患侧下肢拖曳。病情进展，逐步出现双上肢伴随动作消失，双足擦地行走，步态变小变慢，愈走愈快，不能及时停步或转弯，称为"慌张步态"，为帕金森病的特有体征。部分患者开始行走时出现启动障碍，或者行走过程中双足突然不能抬起好像被黏在地上一样，称为"冻结现象"，是帕金森病患者摔倒的常见原因。其他的姿势异常包括骨骼畸形，如过度的颈部前屈（"头下垂"或"脊柱侧凸"）及躯干前屈（驼背），疾病进展时，这些姿势障碍逐渐加重。严重者胸腰脊柱极度屈曲可成直角；头部前倾严重时，下颌几乎可触胸，已有部分患者表现为脊柱侧弯。晚期患者还可出现"爪形手"畸形，主要表现为手向尺侧偏斜，掌指关节屈曲，指间关节伸展（纹状体手）；同时也可出现"爪形脚"，表现为踇趾伸展，余脚趾屈曲（纹状体足）。

二、非运动症状

尽管帕金森病的临床表现以运动症状为主，但其非运动症状本身或者症状的波动比运动症状更加困扰患者的生活，不少非运动症状常先于运动症状出现。主要包括嗅觉减退、睡眠障碍、自主神经功能障碍及精神障碍。

1. **嗅觉减退** 通常不是患者自己的主诉症状，但在嗅觉检查中，多数可以检测到嗅觉减退。90%以上患者存在明显的嗅觉减退。嗅觉减退常可发生于帕金森病的超早期阶段，而且可能比其他的运动症状出现更早，甚至在出现运动症状10年之前就可有嗅觉减退，是帕金森病的重要早期特征。有研究显示，特发性嗅觉障碍可使帕金森病患病风险增加10%。近期研究发现，与纹状体多巴胺缺失相比，边缘叶旧皮质的胆碱能失神经支配是嗅觉减退的一个重要决定因素，且严重的嗅觉减退预示发生痴呆的风险增加。

2. **睡眠障碍** 帕金森病患者可以出现多种形

式的睡眠障碍,这是睡眠—觉醒调控关键结构变性、帕金森病自身运动与非运动症状的影响以及药物不良反应综合作用的结果,尽管每个患者睡眠障碍的主因不尽相同。帕金森病的睡眠障碍主要包括如下几种:

(1)失眠:是帕金森病患者睡眠障碍中最常见的表现。帕金森病的失眠发生率为30%~90%,主要表现为入睡困难、睡眠时间明显缩短、早醒以及睡眠的片段化,同时伴有记忆力减退、注意力不集中,影响工作和生活。研究发现,多巴胺能通路通过多种途径调节睡眠觉醒周期,多巴胺能神经元的死亡可严重影响到睡眠—觉醒周期节律。入睡困难常见原因包括抑郁焦虑水平升高、运动症状明显、认知功能减退、不宁腿综合征等。与年轻患者相比,老年患者更容易出现睡眠障碍,这与后者大脑功能减退、神经递质减少有关。

(2)异态睡眠:包括RBD和不宁腿综合征(restless legs syndrome,RLS)。①RBD指以在快速眼动(rapid eye movement,REM)睡眠期出现与梦境相关的暴力行为为特征的发作性疾病,包括梦魇、喊叫和肢体自发动作(打手势、抓踢等),可伤及自身或他人,同时伴有REM期肌电失张力现象消失。可见于30%的帕金森病患者,20%~38%的RBD患者可能发展为帕金森病,但很少发展为震颤型帕金森病。伴随RBD的帕金森病患者常存在更明显的自主神经功能障碍、步态障碍、认知障碍、嗅觉障碍、颜色辨别力及运动速度受损。功能影像学显示,特发性RBD患者纹状体内多巴胺转运体摄取减少。RBD同样可能是帕金森病的早期标志物,其确切的病理基础尚不清楚,可能与蓝斑下核及桥脚核等下位脑干病变有关。Boeve认为,脑桥背盖、延髓中部的神经元缺失可能是RBD形成的病理基础。位于下橄榄核"REM-ON"细胞的数量是维持REM睡眠和肌肉松弛的重要因素,这些细胞的慢性损伤均可能导致RBD的出现;②RLS指休息状态时,双下肢出现难以形容的感觉异常和不适,有活动双腿的强烈愿望,患者不断被迫敲打下肢或来回走动以减轻痛苦,常在安静休息时出现或加重。RLS在帕金森病中也很常见,24%的帕金森病患者伴有RLS。其病理生理学改变尚不明确。Earley等发现原发性RLS患者脑脊液中铁蛋白含量降低而转铁蛋白含量增高,提示其脑内铁含量降低。铁缺乏会严重影响多巴胺的代谢,这也是RLS对多巴胺能药物治疗应答的前提。苍白球DBS术能很好地改善帕金森病患者的腿部不适感,也证明基底节参与了RLS的发病。

(3)白天过度嗜睡(excessive daytime sleepiness,EDS):是神经精神功能紊乱的一种表现,主要表现为白天突然发生不可抑制的睡眠发作,可在静息甚至运动状态下发生。EDS的出现明显降低患者生活质量。据统计,29%~49%的帕金森病患者有EDS症状,与帕金森病的严重程度和认知功能减退有关。此外,治疗药物的副作用亦可引起EDS,其特点是夜间清醒、白天瞌睡。与左旋多巴相比,多巴胺受体激动剂更容易引起EDS。用抗抑郁药和苯二氮䓬类药物来增加夜间睡眠可能并不能减轻白天嗜睡症状。

3. 自主神经功能障碍

(1)顽固性便秘:是帕金森病患者最常见的自主神经功能紊乱症状,具有顽固性、反复性、波动性及难治性的特点。有证据表明,超过70%的帕金森病患者会出现便秘,最早可于运动症状前10~18年出现,可能与肠系膜神经丛的神经元变性导致胆碱能功能降低、胃肠蠕动减弱有关。研究显示,路易小体在运动症状出现之前就已存在于结肠,提示便秘是帕金森病重要的运动前期标志。此外,抗胆碱能药物如苯海索也可使胃肠蠕动减慢,加重便秘。多项大样本前瞻性研究发现,便秘患者发生帕金森病的风险是非便秘人群的2.7~4.0倍。

(2)直立性低血压(orthostatic hypotension,OH):超过30%~40%的帕金森病患者诉有OH,表现为突然站立时出现头晕、乏力、视物模糊、站立不稳,甚至晕厥跌倒等症状。强直型帕金森病患者较震颤为主型更为常见。传统观点认为,OH由多巴胺类药物治疗所致,但最近研究显示帕金森病相关的OH是由于心血管调节障碍引起,与神经调节障碍及神经节后的儿茶酚胺能神经相关,而与胆碱能神经无关。通过心肌间碘苄胍(metaiodobenzylguanidine,MIBG)显像发现,帕金森病患者的心脏交感神经支配减少。帕金森病患者合并OH可能与心血管系统的迷走神经功能障碍、交感神经反射异常及其他部位的交感神经功能失调有关。此外,OH的发生与年龄、病程、疾病严重程度及抗帕金森病药物等也有关联。

4. 精神行为障碍 约 50% 的帕金森病患者会在疾病发展过程中出现情绪障碍,主要为抑郁、焦虑及心境恶劣。抑郁、焦虑可能出现在病程的各个时期,甚至可出现在典型的运动症状之前。抑郁的典型症状为情绪低落,自觉无望、无助、无价值甚至伴随自杀想法或行动。焦虑以广泛焦虑障碍、惊恐障碍常见,表现为过分焦虑或担心,可以伴随心慌胸闷等症状。强直型患者伴发抑郁的比例高于震颤为主型患者,起病年龄越小情绪障碍发病率越高。情绪问题多为疾病本身的表现,患者可能同时伴有 5- 羟色胺递质功能减低。

5. 其他 交感神经功能障碍除导致直立性低血压外,还可引起卧位高血压;膀胱功能障碍引起尿频、尿失禁、尿不畅等下尿路症状;性功能障碍也很常见,可能与抑郁、自主神经功能障碍及睾酮水平下降有关;皮脂腺、汗腺分泌亢进引起皮脂溢、多汗;晚期可出现认知功能减退或痴呆、幻觉等,痴呆的发生率与患者的病程有关,20 年以上病程患者痴呆的发生率超过 80%。

三、临床分型

帕金森病的临床表现存在明显的异质性,不少学者尝试将患者根据其临床表现进一步分为不同亚型,迄今已提出几种不同的亚型分类,其中得到较多认可的是基于国际统一帕金森病评分量 表(unified Parkinson disease rating scale scores,UPDRS)的分型。根据 UPDRS 评分的亚项组合,可将帕金森病患者分为两型:震颤为主型(tremor dominate,TD)和姿势不稳 / 步态障碍型(postural instability/gait disorder,PIGD)。这种分型是由震颤分数均值与姿势不稳及步态障碍分数均值的比值(TD/PIGD)决定的,各运动症状分数可通过 UPDRS 计算。若比值≥1.5,判定为 TD,若比值≤1,则判定为 PIGD。TD 型早期主要症状为静止性震颤,易被误诊为原发性震颤,疾病进展较缓慢,功能缺损症状少,非运动症状及晚期异动症发生危险较低。而 PIGD 型进展较快,生活质量更差,体位不稳伴跌倒(postural instability with falling,PIF)和冻结步态(freezing of gait,FOG)是其突出特征。除了认知功能下降,抑郁焦虑、睡眠及嗅觉障碍等非运动症状在 PIGD 群体中发病率更高。早发型帕金森

病常以肌强直和肌张力障碍症状为主,也常伴发多巴胺诱导的运动并发症,因此早发型帕金森病多表现为 PIGD 型,而晚发型帕金森病多表现为 TD 型。目前对两种亚型的神经机制差异仍未完全阐明。有研究提示,与 TD 型相比,PIGD 型蓝斑核、黑质外侧部和内侧部神经元大量丢失,并且黑质出现大量神经胶质细胞增生,神经元黑色素沉积和神经轴突萎缩。结构磁共振研究发现 TD 型患者的小脑存在灰质萎缩,而 PIGD 型则有辅助运动区的灰质萎缩,尤其是涉及运动、认知、情绪等相关功能的区域。有学者认为,不同帕金森病亚型有不同的病因和发病机制。

帕金森病大部分在中老年起病,但仍有部分患者发病年龄较早,因此可将帕金森病按照发病年龄来分型。1981 年,Yokochi 等将 40 岁以前发病,具有帕金森综合征临床表现的病例称为"青少年型帕金森综合征(juvenile parkinsonism)"。1987 年,Quinn 等将发病年龄≤20 岁并伴有家族史,定义为"青少年型帕金森病或遗传性少年型帕金森病";将发病年龄 >20 岁称为青年型帕金森病(young onset Parkinson disease,YOPD)。因此,根据发病年龄分型,少年型、青年型及晚发型帕金森病(late onset Parkinson disease,LOPD)成为一个连续的年龄依赖的帕金森病症状谱,结合各自的临床特点,帕金森病的表型随年龄增长逐渐演化而趋于典型。2006 年,英国研究者 Schrag 等人根据年龄将帕金森病分层:帕金森病泛指各个年龄段发病的帕金森病;发病年龄≤40 岁(有研究者以 45 或 50 岁为界)的帕金森病(综合征)称为早发型帕金森病(综 合 征)(early-onset Parkinson disease,EOPD/EOP;early-onset Parkinsonism,EOP),其中包括两个亚型分别是发病年龄 <21 岁的少年型帕金森综合征和发病年龄≥21 岁的青年型帕金森病,前者多数伴随有阳性家族史,后者临床表现类似于典型的帕金森病,遗传因素也会有一定的影响。在美国,0~29 岁的 EOPD/EOP 年发病率为 0.8/10 万,30~49 岁 EOPD/EOP 年发病率上升至 3.0/10 万,EOPD/EOP 占所有帕金森病患者的 3%~5%,在日本该比例可上升至 10%。一般认为早发型帕金森病除具有迟发性帕金森病的相应临床症状外,多数还有其独特的临床特征:①帕金森病运动症状(运动迟缓、肌强直、静止性震颤)相对较轻,早期症状

常不典型；②局限性肌张力障碍常见，尤以足部肌张力障碍常见；③腱反射活跃或亢进常见；④症状波动常见，如晨轻暮重和睡眠后症状减轻等；⑤病程长，病情进展缓慢；⑥对多巴制剂治疗反应良好，

但由多巴制剂引起的运动障碍和症状波动常见。

此外，根据帕金森病患者的遗传变异情况，也可进行遗传分型（表3-1-1），具体各亚型临床表现如下：

表 3-1-1　帕金森病的遗传学分型

表型	OMIM	基因	遗传方式	位置	Lewy 小体	临床特点
PARK1/4	163890	SNCA	AD	4q22.1	有	早发；快速进展；痴呆；早期对左旋多巴反应良好
PARK2	602544	PRKN	AR	6q26	绝大多数无	早发；病程进展较慢；低剂量左旋多巴疗效良好；早期可出现严重的异动症和剂末现象
PARK5	191342	UCHL1	AD	4p13	有	病程进展缓慢；左旋多巴反应良好
PARK6	608309	PINK1	AR	1p36	有	早发；病程进展较慢；可有显著精神障碍；对左旋多巴治疗反应良好；可出现异动症
PARK7	602533	DJ-1	AR	1p36.23	有	早发；痴呆、精神症状常见；对左旋多巴治疗反应良好
PARK8	609007	LRRK2	AD	12q12	有	晚发；病程进展较慢；震颤多见；左旋多巴反应良好；可出现异动症或运动波动
PARK9	610513	ATP13A2	AR	1p36.13	无	早发；痴呆、精神症状常见；对左旋多巴治疗反应良好
PARK11	612003	GIGYF2	AD	2q37.1	不明	晚发；对多巴胺制剂反应好
PARK13	606441	HTRA2	AD	2p13.1	不明	对左旋多巴治疗反应良好
PARK14	603604	PLA2G6	AR	22q13.1	不明	多为青年起病，以非运动症状或认知功能减退为首发症状；病程进展快；对左旋多巴或受体激动剂有效；短期可出现运动并发症
PARK15	605648	FBXO7	AR	22q12.3	不明	早发；可合并锥体系受累表现；病程进展缓慢；对左旋多巴治疗反应良好；可出现异动症
PARK17	601501	VPS35	AD	16q11.2	不明	晚发；病情进展慢；多数对左旋多巴治疗反应良好；部分患者出现运动并发症
PARK18	600495	EIF4G1	AD	3q27.1	在2名携带突变患者尸检中发现	晚发；对左旋多巴治疗反应良好
PARK19	608375	DNAJC6	AR	1p31.3	不明	青少年起病；表现为非典型帕金森综合征；病情进展缓慢；对多巴胺治疗反应显著，但可出现左旋多巴诱导的视幻觉
PARK20	604297	SYNJ1	AR	21q22.1	不明	青少年起病；表现为非典型帕金森综合征；早期病情进展迅速；对左旋多巴或多巴受体激动剂效果不佳，中晚期可出现症状波动

表型	OMIM	基因	遗传方式	位置	Lewy 小体	临床特点
PARK21	614334	*DNAJC13*	AD	3q22.1	有	晚发；病情进展缓慢；对左旋多巴治疗反应良好
PARK22	616244	*CHCHD2*	AD	7p11.2	不明	典型帕金森样症状；病情进展慢；对左旋多巴治疗反应良好
PARK23	608879	*VPS13C*	AR	15q22.2	有	早发；典型的帕金森综合征；快速进展；痴呆；对左旋多巴治疗反应良好；部分可出现运动并发症
—	610509	*RIC3*	AD	11p15.4	不明	可出现 RLS 或 RBD 等非运动症状
—	617019	*TMEM230*	AD	20p13	有	晚发；大多数对左旋多巴治疗反应良好
—	609921	*LRP10*	AD	11p11.2	在 3 名携带突变患者尸检中发现	多数为晚发；典型帕金森病临床特征；存在认知功能损害
—	602632	*PODXL*	AR	7q32.3	不明	青少年起病，除运动障碍及"关"期肌张力障碍外无其他明显表现；对左旋多巴反应良好
—	617342	*PTRHD1*	AR	2p23.3	不明	早发；可有锥体系受损体征
—	300774	*RAB39B*	X-linked-AR	Xq28	有	早发型帕金森病，精神发育迟滞，智力障碍；病情进展慢；左旋多巴治疗效果不佳
—	313650	*TAF1*	X-linked-AR	Xq13.1	无	肌张力障碍 – 帕金森综合征

注：OMIM：在线《人类孟德尔遗传》；— ：暂无统一基因型编号。

（一）常染色体显性遗传致病基因所致的临床亚型

1. *SNCA* 基因　于 1997 年首次报道，是第一个与家族性帕金森病相关的致病基因，又称为 *PARK1/4*，呈常染色体显性方式遗传。其突变类型发病年龄较早，早期症状是额叶功能波动性损害，记忆功能障碍；运动症状中震颤较少见，肌强直较严重；非运动症状包括严重的直立性低血压、自主神经功能障碍、嗅觉减退等出现较早而显著；其他症状包括肌阵挛、癫痫、言语障碍、行为改变、锥体束征、认知功能下降、痴呆甚至缄默等；另外，三倍体重排突变患者的临床症状比二倍体重排突变患者更重；其病情进展较快，早期对左旋多巴反应良好，但随着疾病进展对左旋多巴反应减退。

2. *UCH–L1* 基因　1998 年在一个德国有 4 人患病的早发型帕金森病家系中被发现，又称为 *PARK5*。目前对 *UCH–L1* 基因的研究较少，呈常染色体显性遗传。其突变型发病年龄在 49~51 岁不等。运动症状以静止性震颤为主，然后逐渐出现强直、运动迟缓和姿势步态异常；同时在晚期逐渐出现嗅觉障碍和认知功能障碍；病程进展缓慢，左旋多巴治疗效果良好。

3. *LRRK2* 基因　通过 2002 年对一个日本的帕金森病家系进行全基因组关联分析，将致病基因定位于 12p11.2~q13.1，并命名为 *PARK8*。2004 年，有研究者对帕金森病家系经进一步分析确定该致病基因为 *LRRK2* 基因，为常染色体显性遗传家族性帕金森病最常见的致病基因，也是散发性帕金森病及迟发性帕金森病患者最为常见的致病基因。其突变类型发病年龄较晚；运动症状以静止性震颤为主，伴有运动迟缓、肌强直；患者可伴有嗅觉障碍、直立性低血压、行为异常等非运动症状，*LRRK2* 基因突变不会影响帕金森病患者的总体认知功能；其他症状包括肌张力障碍、肌萎缩等；对左旋多巴反应良好。临床进展较慢，与典型的晚发帕金森病患者在临床表现上非常相似。

4. *HTRA2* 基因　2005 年在一个德国帕金森病家系中发现 *HTRA2* 基因突变,命名为 *PARK13*;进一步尸检发现患者大脑路易小体内存在 HTRA2（high temperature requirement A, HTRA）分子。该基因突变型呈常染色体显性遗传。其突变型的帕金森病患者发病年龄在 30~77 岁之间,运动症状包括运动迟缓、静止性震颤和肌强直,对左旋多巴治疗反应良好。

5. *GIGYF2* 基因　2008 年在 123 名意大利和 126 名法国家族性帕金森病患者中首次报道 *GIGYF2* 基因突变,又称 *PARK11*。*GIGYF2* 主要是家族性帕金森病患者的危险因素,呈常染色体显性遗传。患者发病年龄介于 33~68 岁之间,发病年龄多在 60 岁以上。运动症状包括肌强直、以单侧为主的静止性震颤、姿势不稳、单侧少动 - 强直综合征等;非运动症状可表现为不宁腿综合征,痴呆及精神异常表现罕见;对多巴胺制剂反应好,随着疾病进展可出现运动并发症,和原发性帕金森病的临床特点无明显差异。

6. *EIF4G1* 基因　在 2011 年对一个法国的帕金森病家系进行基因组分析后确定存在 *EIF4G1* 基因突变,呈常染色体显性遗传。该基因突变的帕金森病患者发病年龄较晚,在 50~80 岁之间,平均发病年龄为 64 岁,运动症状包括运动迟缓、静止性震颤和肌强直,认知功能相对保留,对左旋多巴治疗反应良好。

7. *VPS35* 基因　2011 年在一个来自瑞士和澳大利亚患有帕金森综合征的家系中首次发现 *VPS35* 基因,是家族性帕金森病的罕见原因,呈常染色体显性遗传。其突变型平均发病年龄为 51 岁,运动症状以震颤最为常见,还可表现为运动迟缓、僵直、静止性震颤和姿势不稳;非运动症状包括精神障碍、抑郁、认知功能下降及痴呆;其他症状有肌肉痉挛;左旋多巴治疗效果良好。

8. *DNAJC13* 基因　于 2014 年首次报道,呈常染色体显性遗传,也可见于散发性帕金森病患者。其突变类型发病年龄较晚,平均发病年龄为 63.2 岁;运动症状包括运动迟缓、静止性震颤、肌强直等;部分患者在疾病晚期可出现痴呆;患者临床症状可以很轻以至于运动症状出现数年后都无须口服多巴胺能药物治疗,且病情进展较慢,大部分患者病程在 15 年以上,对左旋多巴反应良好,但部分

患者可出现运动并发症。

9. *CHCHD2* 基因　2015 年对常染色体显性遗传性帕金森病家系通过新一代测序技术首次确定 *CHCHD2* 基因突变,*CHCHD2* 基因为常染色体显性遗传的致病基因,同时也是散发性帕金森病的危险因素。其基因突变所致的帕金森病患者发病年龄多在 10~61 岁,主要表现为典型的帕金森样症状;运动症状包括运动迟缓、肌强直、静止性震颤,非运动症状包括直立性低血压、便秘、抑郁、嗅觉障碍、吞咽困难等;少数患者可合并帕金森非典型症状,如伴有巴宾斯基征阳性及反射亢进,此外电生理学检查可显示神经源性变性,PET 研究显示尾壳核多巴胺摄取轻度降低,壳核的多巴胺摄取明显降低。患者病情多呈缓慢进展,对左旋多巴反应良好,少数患者合并左旋多巴诱发的肌张力障碍。

10. *TMEM230* 基因　2016 年在来自北美和亚洲的帕金森病患者中发现具有 *TMEM230* 基因突变。*TMEM230* 基因突变和常染色体显性遗传性帕金森病相关。该基因突变型平均发病年龄在 48~85 岁,携带 *TMEM230* 基因突变的家族性帕金森病患者具有帕金森病临床特征比如震颤、运动迟缓、肌强直和姿势步态异常等症状,大多数病例中对左旋多巴治疗反应良好。

11. *RIC3* 基因　2016 年在印度南部的卡纳塔克邦州家系中首次发现 *RIC3* 基因突变,*RIC3* 基因突变呈常染色体显性遗传。该基因突变型发病年龄介于 26~68 岁,运动症状包括运动迟缓、肌强直、震颤及肌张力障碍;非运动症状表现为不宁腿综合征和快速眼动睡眠行为障碍。

12. *LRP10* 基因　2018 年在意大利的一个家系中通过 GWAS 研究发现 *LRP10* 基因突变与帕金森病发病相关,*LRP10* 基因突变呈常染色体显性遗传。该基因突变型发病年龄介于 46~73 岁,平均发病年龄 59.8 岁,运动症状包括运动迟缓、肌强直及震颤;非运动症状表现为认知功能损害,大部分患者对左旋多巴治疗反应良好。

（二）常染色体隐性遗传致病基因所致的临床亚型

1. *Parkin* 基因　1998 年在一个近亲结婚的常染色体隐性遗传早发型日本帕金森病家系中首次被克隆,定位在 6q25.2~q27,是早发型帕金森病的最常见致病基因,无论有无家族史,*Parkin* 基因

在早发型帕金森病患者均可出现,又称为 *PARK2*。其突变类型发病年龄较早,临床表现有晨轻暮重、睡眠后缓解的现象。运动症状多以震颤和运动迟缓为首发症状,肌张力障碍和对称性症状早发且多见,可伴有动作和姿势性震颤。非运动症状如痴呆、嗅觉障碍、自主神经功能异常、睡眠障碍较为少见。其他症状包括腱反射异常活跃、显著的精神症状、小脑症状、足部痛性肌张力障碍等。临床进展较慢,低剂量左旋多巴就会有良好的疗效,但早期可出现严重的异动症、剂末现象。

2. *PINK1* 基因　2001 年在对一个常染色体隐性遗传的意大利家系进行纯合子定位和连锁分析后,将该家系的致病基因定位于 1p35~36;2004 年结合新的家系病例将该范围进一步缩小,并采用筛选候选基因的方法克隆了 *PINK1* 基因,呈常染色体隐性遗传,又称为 *PARK6*。其突变类型发病年龄较早(平均发病年龄 <40 岁),运动症状多见姿势步态异常,少部分患者以肌张力障碍为首发症状。可有显著的精神障碍包括焦虑、情感障碍、精神行为异常等非运动症状,还可出现嗅觉减退、自主神经功能障碍,其认知功能相对保留。疾病进程相对缓慢,对左旋多巴治疗反应良好,可出现异动症。

3. *DJ-1* 基因　2001 年在对一个呈常染色体隐性遗传的帕金森病家系进行纯合子定位和单体型分析时,将致病基因定位于 1p36,2003 年克隆了该致病基因 *DJ-1*,命名为 *PARK7*。呈常染色体隐性遗传,在早发型帕金森病中所占比例 <1%,散发病例中少见。其突变类型发病年龄较早,运动症状包括静止性震颤、运动迟缓、肌强直、姿势步态异常等典型的帕金森病运动障碍。非运动症状如痴呆、精神症状较常见,早期在运动症状出现前即可表现为精神症状,如焦虑、惊恐发作。其他症状包括肌萎缩、肌张力障碍、早期认知功能下降、假性延髓麻痹等,甚至可合并肌萎缩侧索硬化症。对左旋多巴反应良好,可出现异动症或运动波动。

4. *ATP13A2* 基因　2001 年针对一个约旦常染色体隐性遗传型 Kufor-Rakeb Syndrome(KRS)家系进行连锁分析时,将致病基因定位于 1p36,2006 年克隆了该致病基因 *ATP13A2*,命名为 *PARK9*,呈常染色体隐性遗传。其突变类型发病年龄较早,一般于青少年发病,平均发病年龄 <20 岁,症状昼夜波动。运动症状包括运动迟缓、肌强直,但震颤罕见。非运动症状如认知功能减退、精神症状较常见。其他症状包括锥体束征、核上性凝视麻痹、轴索神经病、脑萎缩、小脑症状、面部 – 咽喉 – 手指轻微肌肉震颤、眼肌阵挛及视幻觉等。疾病进展较快,迅速发展至卧床,对左旋多巴反应良好。

5. *PLA2G6* 基因　2009 年首次在印度近亲结婚的肌张力障碍 – 帕金森综合征(dystonia-parkinsonism,DP)家系中克隆了其致病基因 *PLA2G6*,并命名为 *PARK14*,呈常染色体隐性遗传。其突变类型多为青年起病,以非运动症状或认知功能减退为首发,逐渐出现帕金森综合征表现。运动症状包括运动迟缓、震颤、肌强直、姿势步态异常。非运动症状包括认知功能障碍、自主神经功能障碍、精神心理障碍。其他症状包括肌张力障碍、共济失调、构音障碍、锥体束征及眼球活动异常等。疾病进展迅速,对左旋多巴或多巴胺受体激动剂有效,短期内可出现运动并发症。

6. *FBXO7* 基因　2009 年首次报道,是帕金森病少见致病基因,呈常染色体隐性遗传,又称为 *PARK15*,患者家族中多有近亲婚配。其突变类型发病年龄较早,平均发病年龄 16.4 岁。运动症状包括震颤、运动迟缓、姿势步态异常等症状,还可合并肢体痉挛、腱反射亢进、病理征阳性等锥体束受累表现。非运动症状包括认知功能减退、精神症状等。其他症状可出现眼睑痉挛、眼球运动异常、肌张力障碍、白内障、马蹄内翻足畸形等表现。疾病进展缓慢,对左旋多巴的反应较好,但可出现异动症。

7. *DNAJC6* 基因　2012 年首次报道了两个患有青年型帕金森病综合征的家系存在 *DNAJC6* 基因突变,又称为 *PARK19*,其基因突变和常染色体隐性遗传性帕金森病有关。患者平均发病年龄介于 10~18 岁,表现为非典型帕金森综合征,运动症状包括严重的肌强直、静止性震颤、肌张力障碍。非运动症状可表现认知功能恶化、锥体束征及精神发育迟滞。其他症状包括视幻觉、痫性发作等。病情进展迅速,10 年内患者发展到生活不能自理(坐轮椅),对左旋多巴的反应不佳或缺如。*DNAJC6* 基因突变也和早发型帕金森病相关,患者发病年龄在 21~42 岁出现症状,运动症状包括运动迟缓、肌强直、静止性震颤及姿势步态异常。非运动症状中无智力受损的表现,但可有精神症状。疾病进展缓慢,对多巴胺治疗反应显著,但可出现左旋多巴诱导的视幻觉。

8. *SYNJ1* 基因 2013 年首次在一个印度近亲结婚常染色体隐性遗传早发型帕金森病家系中克隆了其致病基因 *SYNJ1*,又称为 *PARK20*。*SYNJ1* 基因突变所致的帕金森病其发病年龄较早,介于12~28 岁,导致青少年非典型帕金森综合征。运动症状包括运动迟缓、肌强直、震颤、上肢不自主运动,部分患者伴有进展性肌张力障碍、严重的发声过弱。非运动症状包括进展性认知功能受损、抑郁。其他症状包括眼睑失用症、核上性垂直性凝视麻痹、痫性发作。患者早期病情进展异常迅速,对左旋多巴或多巴胺受体激动剂治疗效果不佳,中晚期可出现症状波动。MRI 显示脑皮质萎缩、四叠体板变薄、海马 T_2 高信号、黑质纹状体多巴胺缺乏、皮质代谢减退,部分患者 MRI 显示脑(脊)膜瘤压迫脑干,脑脊液分析显示与多巴胺合成障碍相关的迹象,包括高香草酸和四氢生物蝶呤降低。

9. *VPS13C* 基因 2016 年首次报道了三例散发性帕金森病患者携带有 *VPS13C* 基因突变,呈常染色体隐性遗传。该基因突变的帕金森病患者发病年龄介于 25~46 岁,临床表现为典型的帕金森病,包括非对称的强直 – 少动综合征,静止性震颤。疾病进展迅速,早期可出现严重的认知功能减退、自主神经功能障碍和肢体肌张力障碍,并且在发病后 15 年内可发展为卧床不起,其他临床表现还包括吞咽困难、反射亢进、肢体肌肉萎缩、锥体束征和痉挛性四肢瘫等。对左旋多巴反应良好,部分可出现运动并发症。

10. *PODXL* 基因 2016 年在印度北方家系中首次发现 *PODXL* 基因突变,呈常染色体隐性遗传。该基因突变型发病年龄介于 13~17 岁,运动症状包括运动障碍及关期肌张力障碍,此外无其他明显的临床表现,对左旋多巴反应良好。

11. *PTRHD1* 基因 2017 年在伊朗家系中首次发现 *PTRHD1* 基因突变,该基因突变呈常染色体隐性遗传。发病年龄介于 20~30 岁,运动症状包括肌强直、静止性和姿势性震颤、姿势步态异常、运动迟缓等。非运动症状表现为焦虑、嗜睡、性欲亢进、严重的智力减退、注意力缺陷等。神经系统检查可发现远端肌肉萎缩和无力、腱反射亢进、

Babinski 征阳性,可有轴索感觉运动性多发性神经病的证据。

(三)X 染色体遗传致病基因所致的临床亚型

1. *RAB39B* 基因 Wilson 等在 2014 年在一个来自澳大利亚帕金森病家系 3 名患者中首次发现了 X 染色体上 *RAB39B* 基因全缺失,该基因突变呈 X 连锁隐性遗传。其突变型发病年龄为 10~58 岁不等。运动症状有震颤、运动迟缓、肌强直、姿势步态异常,疾病后期可出现症状波动。非运动症状包括严重的智力障碍、精神发育迟滞。其他症状可有癫痫、身体发育迟缓等。病程进展缓慢,对左旋多巴治疗效果不佳。

2. *TAF1* 基因 *TAF1* 基因突变所致的 X 连锁肌张力障碍—帕金森综合征在 1976 年首次被描述,起初被认为是菲律宾班乃岛上的一种地方病,该基因突变呈 X 连锁隐性遗传。这种成人起病的运动障碍特点包括:突变型发病年龄在 30~40 岁,初始症状常表现为局灶性肌张力障碍,也有部分患者表现为帕金森病。肌张力障碍进行性加重,常在起病 4 年内发展为全身性,晚期患者可出现明显的帕金森病症状。非运动症状如认知障碍大多较轻,部分患者可出现执行功能障碍,约 14.3% 患者可出现抑郁。

第三节 检验与辅助检查

一、生化检查

帕金森病患者脑脊液(CSF)和尿中高香草酸(homovanillic acid, HVA)含量降低,CSF 中生长抑素含量降低。但在疾病早期,由于治疗或代偿机制,残存细胞可增加产物来维持多巴胺及其代谢产物的水平,故早期检测外周体液 HVA 的改变意义不大。尽管有证据提示,帕金森病患者血清中尿酸水平较低,但脑脊液研究尚未得到一致结果。黄嘌呤是尿酸的直接前体,帕金森病患者 HVA/ 黄嘌呤比率明显升高,且与疾病严重性相关。

二、生物标志物

在帕金森病的发病过程中,氧化应激与活性氧过度产生有关,也与集体清除活性氧和抗氧化能力的降低有关,而活性氧的产生和排除障碍将会导致

帕金森病和其他退行性疾病的发生。

帕金森病患者的血液、脑脊液、唾液、尿液、胃肠道、皮肤中均能检测出α-突触核蛋白。由于α-突触核蛋白是路易小体的主要组成成分,而路易小体又是帕金森病的病理改变的重要标志物,若在脑脊液、血浆或唾液等体液标本中检测到α-突触核蛋白,可为诊断帕金森病提供重要线索。应用酶联免疫吸附试验等方法检测发现,帕金森病患者脑脊液α-突触核蛋白水平低于正常对照组,而外周血α-突触核蛋白水平则高于正常对照组,帕金森病患者血浆中升高的α-突触核蛋白寡聚体水平有较高的特异性。由此推测,α-突触核蛋白可能有助于帕金森病的诊断与鉴别诊断。此外,帕金森病患者外周血淋巴细胞 20S-蛋白酶体活性明显下降,caspase-3、caspase-9 蛋白活性升高。采用蛋白组学等技术可检测血清、CSF 及唾液中 α-突触核蛋白、DJ-1、tau 等潜在的早期帕金森病生物标志物。其中脑脊液生化标志物包括 α-突触核蛋白和 DJ-1。Aβ 可能与帕金森病患者的认知损伤程度相关。tau、神经丝轻链可用来区分帕金森病与帕金森综合征。

三、遗传学分析

随着分子遗传学的发展,越来越多帕金森病的致病基因被定位与克隆,可以对相关基因进行遗传学分析,对于早期疾病的诊断与鉴别诊断有一定的帮助,特别是家族性帕金森病患者与早发型帕金森病患者价值更大。进行遗传学分析时,需要按照遗传类型优选检测手段。如呈常染色体隐性遗传早发型帕金森病患者,因突变多为 *Parkin*、*PINK1*、*DJ-1* 等基因突变所致,而中国人群主要突变类型为外显子重排突变,故遗传学分析时需要先应用定量 PCR 检测方式检测外显子重排突变,之后进行小片段变异检测分析。呈常染色体显性遗传的帕金森病患者,因中国患者多为 *SCA2*、*SCA3* 及 *SCA17* 基因的 CAG 动态突变所致,故先需要进行相关基因动态突变分析后,再进行帕金森病相关已知致病基因突变分析。

四、颅脑超声成像(transcranial sonography,TCS)

中脑黑质高回声(>20mm²)是帕金森病相对

特异性的表现。推测黑质铁及铁蛋白增加对超声波反射形成特定的图像起重要作用。TCS 价格相对低廉、无创、无放射性,且高回声信号不随病程进展而发生改变,对帕金森病的早期诊断有一定的优势,但由于其稳定的结构特征而不能用于监测疾病病程。

五、影像学检测

(一)结构影像学

帕金森病患者的 CT 检查通常无特征性异常,但可用来鉴别帕金森病和继发性帕金森综合征。典型帕金森病患者头颅 MRI 通常正常,但高场强(1.5T)的 T_2 加权成像黑质部位可出现短 T_2 信号,可能由于铁的过量沉积导致。应用 3T MRI 测量的异常质子横向弛豫率($R2^*$)与铁在黑质致密带沉积相一致,可能与运动症状的进展相关,可以作为检测疾病进展潜在的生物学标志物。

(二)功能影像学检测

利用放射性示踪剂,选择性对多巴胺能系统进行功能显像,对帕金森病的早期诊断意义深远。①多巴胺转运体功能显像:多巴胺转运体可评价多巴胺能神经纤维末梢(纹状体突触)的功能状态,是目前最敏感的帕金森病生物学标志物。纹状体突触前膜多巴胺转运体调控突触间隙中多巴胺的浓度,使多巴胺对突触前和突触后受体发生时间依赖性激动。有研究显示,纹状体 ^{18}F-dopa 或者 ^{123}β-CIT 的摄取率在帕金森病患者每年下降 4%~8%,而在正常人中仅改变了 0.8%(0%~2.5%),这表明帕金森病患者神经退行性变的速度是年龄匹配正常人的 8~10 倍。因此,应用 ^{11}C-β-CFT(图 3-1-1)、^{123}I-β-CIT PET 或 99mTc-TRO 多巴胺 SPECT 可检测多巴胺转运体含量,用于帕金森病早期和亚临床诊断。多巴胺转运体功能成像可以评估纹状体内突触前多巴胺能神经末梢的密度,以此反映黑质神经变性的程度,可用于鉴别如特发性震颤等突触前多巴胺能神经元未受损的疾病,但对于 PSP、MSA、DLB 和 CBD 等却无明显帮助。②多巴胺受体功能显像:纹状体多巴胺受体,主要是 D2 受体功能发生改变,所以临床上常用此受体显像来辅助诊断帕金森病。PET 和 SPECT 可动态观察多巴胺受体,SPECT 较简便经济,特异性 D2 受体标记物为 ^{123}I-IBZM,早期帕金

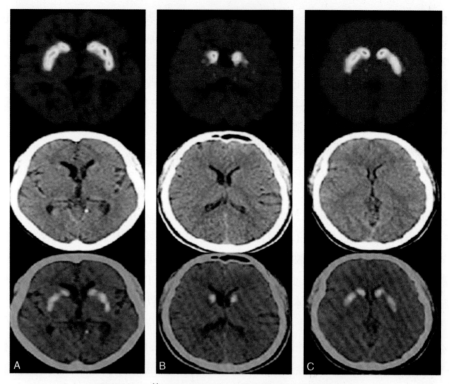

图 3-1-1 ^{11}C-β-CFT PET 检测多巴胺转运体显像

注：A：正常对照；B：*PLA2G6* 基因纯合突变患者（基底节区多巴胺转运体显像明显减少）；C：携带 *PLA2G6* 基因纯合突变症状前患者（右侧苍白球后部多巴胺转运体显像开始减少）

森病患者纹状体（尤其是壳核）D2 受体上调明显，与 ^{18}F-DOPA 的摄取呈负相关；应用 ^{11}C-雷氯必利对 D2 受体进行显像研究发现，在未治疗的帕金森病患者中纹状体 D2 受体保存完好，而在非典型帕金森综合征中，此受体密度减低；③神经递质功能显像：^{18}F-dopa 透过血-脑屏障入脑，多巴脱羧酶将 ^{18}F-dopa 转化为 ^{18}F-多巴胺，帕金森病患者纹状体区 ^{18}F-dopa 放射性聚集较正常人明显降低，提示多巴脱羧酶活性降低。④^{131}I-间碘苄胍心肌显像（^{131}I-MIBG）：可显示心脏酪氨酸羟化酶免疫反应性交感神经轴索数目减少，帕金森病患者心脏交感神经末梢放射性计数减少、密度降低。早期帕金森病患者 ^{131}I-MIBG 心肌摄取率即显著下降。⑤磁化传递影像研究表明帕金森病患者黑质和基底节的磁化传递比率（MTR）下降。此外，磁共振磷谱分析（^{31}P MRS）提示帕金森病患者可见异常的磷酸代谢，提示中脑纹状体神经元线粒体功能异常。血氧水平依赖的功能 MRI 可提供帕金森病患者脑部解剖连接和功能性连接的改变，监测疾病进展。

第四节 诊断与鉴别诊断

在英国帕金森病协会脑库（UKPDBB）诊断标准的基础上，参考国际运动障碍学会（MDS）2015 年推出的帕金森病临床诊断新标准文献，结合我国实际，于 2016 年我国更新了中国帕金森病诊断标准。联合嗅觉障碍、RBD、TCS 及功能影像学检查有助于临床前期帕金森病的发现。此标准将帕金森病的诊断分为两步：①明确是否患有帕金森综合征（Parkinsonism）；②明确帕金森综合征是否由帕金森病引起。

一、帕金森综合征的诊断标准

此标准基于 3 个核心运动症状，即必备运动迟缓和存在肌强直或静止性震颤中的 1 项或 2 项。对所有核心运动症状的检查必须按照 UPDRS 中所描述的方法进行。对 3 个核心运动症状的定义如下：①运动迟缓：即运动缓慢及在持续运动中运动幅度或速度的下降（或者逐渐出现迟疑、犹豫或暂停）。该项可通过 UPDRS-Ⅲ中手指敲击、手部运动、轮替运动、脚趾敲击和足部拍打来评定。在可以出现运动迟缓症状的各个部位（包括发声、面部、步态、中轴及四肢）中，肢体运动迟缓是确立帕金森综合征诊断所必需的；②肌强直：即当患者处于放松体位时，四肢及颈部主要关节被动运动时肌张力保持均匀一致的增高。强直特指"铅管样"抵抗，不伴"铅管样"抵抗而单独出现的"齿轮样"强直是不满足强直的最低判定标准的；③静止性震颤：即肢体处于完全静止状态下出现 4~6Hz 震颤（运动起始后被抑制）。单独的运动性和姿势性震颤不满足帕金森综合征的诊断标准。

二、帕金森病的诊断标准

帕金森病的临床诊断分为两类：临床确诊的帕金森病和临床很可能的帕金森病。

1. 临床确诊的帕金森病　①不存在绝对排除标准（absolute exclusion criteria）；②至少存在 2 条支持标准（supportive criteria）；③没有警示征象（red flags）。

2. 临床很可能的帕金森病　①不符合绝对排除标准；②如果出现警示征象则需要通过支持标准来抵消：出现 1 条警示征象，需要至少 1 条支持标准；出现 2 条警示征象，需要至少 2 条支持标准；如果出现 2 条以上警示征象，则诊断不能成立。

三、支持标准、绝对排除标准和警示征象

（一）支持标准

1. 患者对多巴胺能药物治疗的疗效明确且显著。在初始治疗期间，患者的功能可恢复正常或接近至正常水平。在没有明确记录的情况下，初始治疗的显著应答可定义为以下两种情况：①药物剂量增加时症状显著改善，剂量减少时症状显著加重。以上改变可通过客观评分（治疗后 UPDRS-Ⅲ评分改善超过 30%）或主观描述（患者或看护者提供的可靠且显著的病情改变）来确定。②存在明确且显著的"开/关"期症状波动，并在某种程度上包括可预测的"剂末现象"。

2. 出现左旋多巴诱导的异动症。

3. 临床体检记录的单个肢体的静止性震颤（既往或本次检查）。

4. 存在嗅觉减退或丧失，或头颅超声显示黑质异常高回声（>20mm^2），或心脏 MIGB 显像法显示心脏去交感神经支配。

（二）绝对排除标准

出现绝对排除标准中的任何 1 项即可排除帕金森病的诊断（但不应将有明确其他原因引起的症状算入其中，如外伤等）。

1. 存在明确的小脑异常，如小脑步态、小脑性共济失调，或者小脑性眼动异常（持续凝视诱发的眼震、巨大方波跳动或超节律扫视）。

2. 出现向下的垂直性核上性凝视麻痹，或者向下的垂直性扫视选择性减慢。

3. 发病后 5 年内，患者被诊断为高度怀疑的行为变异型额颞叶痴呆或原发性进行性失语。

4. 发病超过 3 年仍局限于下肢的帕金森综合征样症状。

5. 多巴胺受体拮抗剂或多巴胺耗竭剂治疗，其剂量和时程与药物诱导的帕金森综合征相一致。

6. 尽管病情为中等严重程度（即根据 MDS-UPDRS，评定肌强直或运动迟缓的计分大于 2 分），但患者对高剂量（不少于 600mg/d）左旋多巴治疗缺乏显著的治疗应答。

7. 存在明确的皮质复合感觉丧失（如在主要感觉器官完整的情况下出现皮肤书写觉和实体辨别觉损害），以及存在明确的肢体观念运动性失用或进行性失语。

8. 分子神经影像学检查突触前多巴胺能系统功能正常。

9. 存在明确可导致帕金森综合征或疑似与患者症状相关的其他疾病，或者基于全面诊断评估，由专业医师判断其可能为其他综合征，而非帕金森病。

（三）警示征象

1. 发病 5 年内出现快速进展的步态障碍，以至于需要经常使用轮椅。

2. 运动症状或体征在发病 5 年内或 5 年以上完全不进展，除非这种病情的稳定是与治疗相关。

3. 发病 5 年内出现延髓麻痹症状，表现为严重的发声困难、构音障碍（多数时间说话令人费解）或吞咽困难（需进食较软的食物，或鼻胃管、胃造瘘进食）。

4. 发病 5 年内出现吸气性呼吸功能障碍，即

在白天或夜间出现吸气性喘鸣或者频繁的吸气性叹息。

5. 发病 5 年内出现严重的自主神经功能障碍,包括:直立性低血压,即站立后 3 分钟内,收缩压下降至少 30mmHg(1mmHg=0.133kPa)或舒张压下降至少 20mmHg,并排除脱水、药物或其他可能解释自主神经功能障碍的疾病;发病 5 年内出现严重的尿潴留或尿失禁(不包括女性长期存在的低容量压力性尿失禁),且不是简单的功能性尿失禁(如不能及时如厕);对于男性患者,尿潴留必须不是由前列腺疾病所致,且需伴发勃起障碍。

6. 发病 3 年内由于平衡障碍导致反复(>1 次 / 年)跌倒。

7. 发病后 10 年内出现不成比例的颈部前倾或手足挛缩。

8. 发病 5 年内未出现任何常见的非运动症状,包括嗅觉减退、睡眠障碍(睡眠维持性失眠、日间过度嗜睡及快动眼期睡眠行为障碍)、自主神经功能障碍(便秘、日间尿急及症状性直立性低血压)、精神障碍(抑郁、焦虑及幻觉)。

9. 出现其他原因不能解释的锥体束征。

10. 起病或病程中表现为双侧对称性的帕金森综合征症状,没有任何侧别优势,且客观体检亦未观察到明显的侧别性。

四、帕金森病诊断的金标准

帕金森病诊断的金标准为病理诊断,但目前尚无公认的病理诊断标准。

五、帕金森病鉴别诊断

帕金森病需与其他原因引起的帕金森综合征(表 3-1-2)、震颤及抑郁症等相鉴别。

表 3-1-2　帕金森病与帕金森综合征分类

分类	疾病类型
原发性帕金森病	原发性帕金森病 早发型帕金森病
继发性帕金森综合征 (后天性、症状性)	感染:脑炎后、慢病毒感染 药物:神经安定剂(吩噻嗪类及丁酰苯类)、利血平、甲氧氯普胺、α- 甲基多巴、锂、氟桂利嗪、桂利嗪 毒物:MPTP 及其结构类似的杀虫剂和除草剂、一氧化碳、锰、汞、二硫化碳、甲醇、乙醇 血管性:多发性脑梗死、低血压性休克 外伤性:拳击性脑病 其他:甲状旁腺机能异常、甲状腺机能减退、肝脑变性、脑瘤、正常颅压性脑积水
遗传变性性帕金森综合征	常染色体显性遗传路易小体病、亨廷顿病、肝豆状核变性、苍白球黑质红核色素变性、脊髓小脑性共济失调、家族性基底节钙化、神经棘红细胞增多症
帕金森叠加综合征	进行性核上性麻痹、多系统萎缩、路易体痴呆、皮质基底节变性、帕金森综合征 – 痴呆 – 肌萎缩侧索硬化复合征

(一)继发性帕金森综合征

此类综合征的共同特点是有明确的病因,如感染、药物、中毒、血管性、外伤等。明确的致病因素、不同的疾病特征、且对左旋多巴治疗反应欠佳是鉴别诊断的关键。继发于甲型脑炎(即昏睡性脑炎)的帕金森综合征现已罕见。多种药物和毒物均可导致帕金森综合征,如能早期去除病因,部分是可逆的。职业拳击手头部遭受反复外伤可引起继发性帕金森综合征。老年人基底节区多发腔隙性脑梗死(如腔隙状态和 Binswanger 病)可引起血管性帕金森综合征。内脏器官功能障碍,如肝衰竭、甲状腺功能减退,也可引起帕金森综合征,但常伴随器官本身疾病的表现。

(二)帕金森叠加综合征及遗传变性性帕金森综合征

帕金森叠加综合征常以强直、少动为主,静止性震颤少见,对左旋多巴治疗不敏感。部分为遗传性,部分为散发性。除帕金森综合征表现外,各自常有其本身的疾病特征：如垂直性眼球凝视障碍（进行性核上性麻痹）；小脑性共济失调或自主神经功能障碍（多系统萎缩）；视幻觉伴波动性认知功能障碍（路易体痴呆）；锥体外系症状，伴发血清铜蓝蛋白降低、角膜色素环（即 K-F 环，肝豆状核变性）；儿童和青少年中缓慢进展的强直少动、锥体束征、痴呆及色素性视网膜炎（苍白球黑质红核色素变性）；皮质复合感觉缺失、失用失语及锥体束征（皮质基底节变性）；早期出现舞蹈样动作及精神障碍（亨廷顿病）。

（三）早期需与特发性震颤、抑郁症相鉴别

1/3 特发性震颤患者有家族史，在各年龄均可发病，除姿势性或动作性震颤外，无肌强直和运动迟缓，饮酒或用普萘洛尔后震颤可显著减轻。抑郁症患者可伴有表情贫乏、言语单调、随意动作减少，但无帕金森病其他表现，抗抑郁药治疗有效。部分甲状腺功能亢进及肾上腺功能亢进者可出现生理亢进性震颤，常表现为姿势性震颤，伴随食欲亢进、多汗、心率加快、神经兴奋性增高等甲亢表现，及满月脸、向心性肥胖、高血压和多血质等肾上腺功能亢进表现，无帕金森病的运动迟缓和肌强直，生化及彩超等检查可予鉴别。

第五节　治疗与康复

帕金森病的复杂性使得临床早期诊断充满挑战，而运动症状、非运动症状及中晚期运动并发症的出现，都严重影响了帕金森病患者的工作和日常生活质量。因此，对帕金森病的治疗，应采取全面综合的方法。主要包括药物治疗、手术治疗、中医康复疗法、心理疏导及照料护理。药物治疗是首选，手术治疗是对药物治疗不足的一种有效补充。疾病早期要重视合理用药。药物的选择，要充分考虑个体化治疗的原则，不仅考虑病情特点，还要考虑发病年龄、就业状况、经济能力、有无共病、患者意愿等因素。应遵从药物滴定的原则，小剂量开始，缓慢递增，力求以最小剂量有效控制临床症状，最大程度避免或减少远期运动并发症的发生。不同运动并发症类型的发生机制和治疗策略各不相同，明确其类型是采取合理治疗策略的前提。对晚期帕金森病患者的治疗要在症状波动和异动症中寻求平衡点，同时注意个体差异性，以免影响治疗

药物的选择。随着研究的深入，对帕金森病早期治疗的新观点及中晚期运动并发症治疗的新措施不断涌现。参考《中国帕金森病治疗指南（第四版）》，本节就帕金森病的治疗进行阐述。

一、药物治疗

（一）抗帕金森病治疗药物

1. 非多巴胺能靶点药物

（1）抗胆碱能药（anticholinergic agents）：抑制 ACh 活性，提高脑内多巴胺效应，调整纹状体多巴胺与胆碱能递质之间的平衡。临床常用的是苯海索。适用于伴有震颤的患者，对运动迟缓疗效较差。常用 1~2mg/ 次，3 次 /d，短期效果较好，但常见口干、便秘、雾视等不良反应，长期应用可出现认知功能减退，所以年龄≥60 岁的患者慎用。闭角型青光眼及前列腺肥大者禁用。

（2）金刚烷胺（amantadine）：促进神经末梢多巴胺释放，阻止再摄取，对强直、少动、震颤有效。金刚烷胺是唯一有证据显示能够有效抗异动的药物，这与其低亲和力、非选择性谷氨酸盐离子型受体拮抗作用相关。50~100mg/ 次，2~3 次 /d，末次应在下午 4 时前服用。服用后如出现意识模糊、下肢网状青斑、踝部水肿及心律失常需及时停用。肾功能不全、癫痫、严重胃溃疡、肝病患者慎用，哺乳期妇女禁用。

（3）其他药物：帕罗西汀及文拉法辛对帕金森病的抑郁、焦虑等情绪障碍有一定作用；氯氮平对 D4 受体和 5-HT2A 受体有高亲和力，对 D1/D2/D3 受体亲和力较低，不仅能改善异动症，也可尝试用于晚期的精神症状。胆碱酯酶抑制剂利斯的明可能对帕金森病患者出现的认知障碍有帮助。外周抗胆碱能药如索利那新对泌尿障碍的改善有一定疗效。褪黑素或氯硝西泮可帮助控制 RBD。此外，抗癫痫药物唑尼沙胺，可增加多巴胺合成，且对单胺氧化酶活性和谷氨酸释放有抑制作用，作为辅助用药可减少"关"期时间而不加重异动症。小剂量（100mg/d）沙芬酰胺作为多巴胺受体激动剂的辅助治疗可以改善帕金森病患者的运动症状，已获美国 FDA 批准上市；腺苷 A2A 拮抗剂伊曲茶碱可有效减少"关"期时间，且安全性和耐受性良好，但常增加"开"期异动时间，且这种效应具有剂量依赖性。

2. 多巴胺能靶点药物

（1）复方左旋多巴（苄丝肼左旋多巴/卡比多巴左旋多巴）：左旋多巴至今仍是治疗本病最基本、最有效的药物，对震颤、强直、运动迟缓等运动症状均有较好疗效。随着疾病的进展，所有帕金森病患者都需要左旋多巴的治疗。将 L-dopa 与外周 DDC 抑制剂按 4:1 制成复方左旋多巴制剂，可以减少其外周副作用，最大程度透过血脑屏障被多巴胺能神经元摄取而发挥疗效。以往多主张尽可能推迟左旋多巴的应用以减少异动症的发生，但新近证据表明，早期小剂量（<400mg/d）并不增加异动症的发生风险。国内市售的复方左旋多巴有标准片和控释片两种剂型。①标准片：多巴丝肼，小剂量开始，根据病情逐渐增量，以最低有效量维持。起始 62.5mg/次，2~4 次/d，餐前 1 小时或餐后 1.5 小时服用，根据需要逐渐加量至 125mg/次，3~4 次/d。②控释片：卡左双多巴控释片，口服后药物在胃内停留时间较长，通过弥散作用逐渐释放，在小肠 pH 较高的环境中逐渐被吸收。本品血药浓度稳定，且作用时间较长，有利于控制症状波动，但其生物利用度较低，起效缓慢，标准片转换为控释片时需增加每日剂量并提前服用。副作用有周围性和中枢性两类，前者主要为恶心、呕吐、低血压和心律失常（偶见）；后者有症状波动、异动症和精神障碍等。活动性消化道溃疡者慎用，闭角型青光眼、精神病患者禁用。长期使用左旋多巴时不能突然停药，以免发生撤药恶性综合征。

（2）多巴胺受体激动剂：因作用于 D2 受体而表现出抗帕金森病运动症状效应。这类长半衰期制剂能避免对纹状体突触后膜多巴胺受体产生"脉冲样"刺激，进而延长疗效减退的出现，降低其发生的风险。由于多巴胺受体激动剂起效较慢，建议加用后早期维持原左旋多巴的剂量直至症状改善，然后缓慢减少左旋多巴剂量。受体激动剂的使用可有效改善"关"期的严重程度，也能减少每天总的"关"期时间。多巴胺受体激动剂主要包括麦角类和非麦角类：麦角类可导致心脏瓣膜病变和肺胸膜纤维化，现已淡出市场；非麦角类激动剂则未发现此类不良反应而成为目前的主流。多巴胺受体激动剂的副作用与复方左旋多巴相似，不同之处是症状波动和异动症发生率低，而直立性低血压、幻觉及冲动控制障碍（impulse control disorder,

ICD，如病理性赌博、性欲亢进、暴饮暴食和强迫性消费）发生率较高，其中，ICD 可能与腹侧纹状体 D3 受体的优先激活、过度刺激脑的奖赏系统有关。因此，老年人、既往吸毒史以及强迫人格的帕金森病患者需慎用或禁用多巴胺受体激动剂。若已用一种多巴胺受体激动剂而出现疗效减退可尝试换用另一种多巴胺受体激动剂。目前国内上市的非麦角类多巴胺受体激动剂有：①吡贝地尔缓释片：选择性 D2/D3 受体激动剂，改善震颤作用明显，对强直少动也有效，起始剂量 50mg/次，1 次/d，1 周后加量至 50mg/次，2 次/d，有效剂量为 150mg/d，分 3 次口服，最大不超过 250mg/d。②普拉克索：为新一代选择性 D2/D3 受体激动剂，除对帕金森病运动症状有显著改善作用外，对其非运动症状如抑郁、RLS 都有较好效果，起始剂量 0.125mg/次，3 次/d，每周增加 0.375mg，有效剂量为 0.5~1.0mg/次，3 次/d，超过 1.5mg/d 时可出现嗜睡，最大剂量不超过 4.5mg/d。③罗匹尼罗缓释片：起始剂量为 2mg/次，1 次/d，1 周后加量至 4mg，1 次/d，最大剂量为 24mg/d。

（3）单胺氧化酶 B（MAO-B）抑制剂：抑制多巴胺分解，增加脑内多巴胺含量，延长多巴胺在脑内的活性半衰期，可能具有神经保护作用。主要有司来吉兰和雷沙吉兰，司来吉兰的用法为 2.5~5.0mg/次，2 次/d，宜在早晨中午服用，勿在晚上服用，以免引起失眠。其代谢产物，特别是在服药早期，可引起意识混沌、精神症状及异动症，胃溃疡者慎用，禁与选择性 5- 羟色胺再摄取抑制剂（SSRI）联用。雷沙吉兰已在我国批准上市，治疗剂量为 1mg/次，1 次/d，对帕金森病患者各期症状均有改善作用。

（4）儿茶酚 - 氧位 - 甲基转移酶（COMT）抑制剂：通过阻止 L-dopa 在脑内、脑外降解为 3- 氧 - 甲基多巴，延长 L-dopa 的半衰期和清除半衰期，在疾病中晚期左旋多巴疗效减退时可以添加 COMT 抑制剂。①恩他卡朋，100~200mg/次，需与复方左旋多巴联合应用，单独使用无效；②托卡朋，100mg/次，3 次/d，第一剂与左旋多巴同服，此后间隔 6 小时服用，可以单用，每日最大剂量为 600mg，副作用有腹泻、头痛、口干、腹痛及尿色变黄等。托卡朋偶有暴发性肝炎的报道，比较罕见，须严密监测肝功能，尤其是用药的前三个月。

3. 早期帕金森病药物治疗　帕金森病一旦发生必将随时间推移而渐进性加重。有证据显示，帕金森病发病早期病程进展较后期更快。因此，帕金森病一经诊断就应积极治疗。早期治疗分为非药物治疗和药物治疗。前者包括鼓励患者坚持工作，积极参加社会活动和医学体疗（关节活动、步行、平衡及语言锻炼、面部表情肌操练、太极拳等）。药物通过增加多巴胺浓度或激动多巴胺受体而达到控制症状的目的。目前尚无证据表明某种药物具有确切神经保护或疾病修饰作用。早期多以单药起始，如单用复方左旋多巴 / 非麦角类多巴胺受体激动剂 /MAO-B 抑制剂；也可采用优化的小剂量多种药物（体现多靶点）联合应用，如在应用复方左旋多巴基础上联合非麦角类多巴胺受体激动剂 /MAO-B 抑制剂 /COMT 抑制剂。若患者由于经济原因不能承受高价格的药物，则可首选金刚烷胺；对于震颤明显而其他抗帕金森病药物疗效欠佳的情况下，可选用抗胆碱能药，如苯海索。

4. 中晚期帕金森病药物治疗　中晚期帕金森病患者的临床表现极其复杂，其中既有疾病本身的进展，也有药物副作用或运动并发症的因素参与其中。运动并发症，包括症状波动和异动症，不仅严重损害患者运动功能、降低生活质量，同时亦是致残的重要原因，是中晚期帕金森病患者治疗中最为棘手的问题，一方面要继续力求改善疾病本身的运动症状及可能出现的非运动症状，另一方面要重视运动并发症的预防和控制。

（1）症状波动药物治疗：症状波动主要包括剂末恶化（end of dose deterioration）和开 - 关现象（on-off phenomenon）。

"剂末"恶化的特点是每次左旋多巴的药效维持时间逐渐缩短，治疗方法相对较多，比如：①缩短复方左旋多巴的服药间隔，增加服药频率，这是最常用的缓解"剂末"恶化的方法；②加用或换用卡左双多巴缓释片以延长左旋多巴的作用时间，更适宜在早期出现"剂末"恶化，尤其发生在夜间时为较佳选择；③加用长半衰期的多巴胺受体激动剂，如普拉克索、罗匹尼罗，若已用多巴胺受体激动剂而疗效减退可尝试换用另一种多巴胺受体激动剂；④加用对纹状体产生持续性多巴胺能刺激的COMT 抑制剂；⑤加用 MAO-B 抑制剂；⑥避免蛋白饮食对左旋多巴肠道吸收及通过血脑屏障的影响，宜在餐前 1h 或餐后 1.5h 服药；⑦脑深部电刺激术（DBS）手术可获裨益，常用刺激靶点包括苍白球内侧部（GPi）和丘脑底核（STN）。

开 - 关现象指患者不可预测、无规则的出现帕金森病症状，症状在突然缓解"开"期和加重"关"期间波动。由于左旋多巴疗效的突然消失，像关闭电灯开关一样，由此命名。"开"期常伴异动症，与左旋多巴血药浓度无关，"关"期通常出现帕金森病的症状。对开 - 关现象的处理较为困难，可以尝试口服多巴胺受体激动剂，或采用持续多巴胺刺激。目前较为成熟的治疗方式包括皮下注射阿扑吗啡（笔式或注射泵）和持续肠道微量泵控输注左旋多巴 / 卡比多巴凝胶（LCIG）。新型口服缓释型左旋多巴 IPX066 可减少中晚期帕金森病患者"关"期时间，2015 年获得 FDA 批准，已在美国上市。

（2）异动症药物治疗：异动症表现为头面部、四肢或躯干的不自主舞蹈样、投掷样及肌张力障碍样动作，以舞蹈样动作最常见。多在用药 5 年后出现，与左旋多巴剂量及病程长短相关，以年轻发病者为多。主要包括"剂峰"异动、双相异动和"关"期肌张力障碍三大类型。

"剂峰"异动发生率最高，处理方法为：①最常用的方法是适量减少每次左旋多巴的剂量，增加服药频率；②若单用左旋多巴，可减少剂量，同时加用长效多巴胺受体激动剂或 COMT 抑制剂；③若使用复方左旋多巴控释剂，则应换用常释剂，避免控释剂的累积效应；④加用金刚烷胺（C 级证据）；⑤加用非典型抗精神病药氯氮平；⑥联合其他可能具有抗异动作用的药物，如氟西汀、左乙拉西坦、普萘洛尔、丁螺环酮等。

双相异动症包括"剂初"异动和"剂末"异动，表现为"肌张力障碍 - 改善 - 肌张力障碍"，可能与 2 种以上多巴胺受体超敏有关。腿部是最容易出现双相异动的部位。双相异动的处理：①将左旋多巴控释剂换为常释剂，可有效缓解"剂初"异动；②加用长半衰期的多巴胺受体激动剂或延长左旋多巴血浆清除半衰期的 COMT 抑制剂，可以缓解"剂末"异动，也可能有助于改善"剂初"异动；③微泵持续输注多巴胺受体激动剂（如阿扑吗啡）或左旋多巴甲酯或乙酯可以同时改善异动症和症状波动；④脑深部电刺激术（DBS）手术，选择丘脑底核（STN），能改善患者的双相异动发作。

晨起肌张力障碍：表现为足趾或足的痛性肌痉挛，最常发生于左旋多巴血浆水平偏低时，特别是清晨，可能是病人经过一整夜药效耗尽后未及时补充药物引起。对晨起肌张力障碍的处理方法：①睡前加用复方左旋多巴控释片或长效多巴胺受体激动剂；②起床前服用复方左旋多巴常释剂。

5. 姿势平衡障碍药物治疗 姿势平衡障碍是帕金森病患者跌倒的最常见原因，也是中晚期患者亟须解决的问题。尽管目前对晚期帕金森病有很多的治疗手段，但对姿势不稳和步态异常的管理却手段有限。阿扑吗啡持续注射和 LCIG 可能在步态和姿势异常方面有改善作用，但是比起口服药物治疗可得到的获益并无优势。物理治疗、职业治疗和运动治疗作为晚期帕金森病系统治疗的一部分可对患者有所助益。太极拳、主动调整身体重心、踏步走、听口令可能有降低跌倒风险的作用。

（二）帕金森病非运动症状治疗药物

在疾病的中晚期，非多巴胺能神经递质，包括乙酰胆碱、谷氨酸、去甲肾上腺素、5-羟色胺、γ-氨基丁酸组胺等，广泛参与到非运动症状的发病中，使非运动症状治疗手段有限且疗效欠佳。帕金森病的非运动症状主要包括感觉障碍、精神障碍、自主神经功能障碍和睡眠障碍。部分非运动症状，如 RBD、便秘、嗅觉障碍，其至运动症状出现的潜伏期可达 10~20 年，成为运动前期重要的临床标志，这为疾病修饰治疗（如能实现）提供了潜在的时间窗。

1. 感觉障碍药物治疗 感觉障碍常见有嗅觉减退、疼痛、麻木，其中嗅觉减退最常见，且多于运动症状之前多年即可出现，但目前尚无有效措施改善嗅觉障碍。疼痛、麻木在中晚期帕金森病患者中较常见，由于其部位和性质缺乏特异性，大致可分为骨骼肌性疼痛、肌张力障碍性疼痛、放射性疼痛及中枢性疼痛。其中，骨骼肌性疼痛最常见，可以由本身疾病引起，也可由骨关节病变所致，如果抗帕金森病药物治疗"开"期疼痛或麻木减轻或消失，"关"期复现，则提示由帕金森病所致，可以调整治疗以延长"开"期；反之则可能有其他疾病或原因引起，可以选择相应的对症治疗措施。

2. 精神障碍药物治疗 精神障碍包括抑郁焦虑、错觉、幻觉、生动梦境、妄想、精神错乱、痴呆

等。典型的精神障碍多发生在进展期帕金森病，常出现在帕金森病诊断后的 10 年甚至更长时间后。尚不清楚帕金森病患者的抑郁焦虑与普通人群是否具有相同的解剖学和病理基础。多巴胺受体激动剂普拉克索、选择性 5-羟色胺再摄取抑制剂（selective serotonin reuptake inhibitors, SSRIs）帕罗西汀及 5-羟色胺去甲肾上腺素再摄取抑制剂（serotonin and norepinephrine reuptake inhibitors, SNRIs）文拉法辛对帕金森病的抑郁焦虑有确切疗效，尤其是普拉克索，还可改善运动症状。三环类抗抑郁剂（TCAs）如地昔帕明和去甲替林，重复经颅磁刺激（repetitive transcranial magnetic stimulation, rTMS）可能也有一定的效果；劳拉西泮和地西泮对缓解易激惹状态有效；若出现错觉幻觉等精神病性症状，则需依次逐步减少或停用以下抗帕金森病药物：抗胆碱能药物、金刚烷胺、MAO-B 抑制剂、多巴胺受体激动剂；若采取以上措施患者的症状仍然存在，可酌情将复方左旋多巴减量。如效果仍不理想，推荐选用氯氮平（B 级推荐）或喹硫平（C 级推荐），前者改善幻觉、谵妄及意识模糊等精神症状，且不阻断多巴胺能药效，可改善异动症，但需严密监测可能出现的粒细胞缺乏症和特异性药物不良反应；喹硫平作用稍弱，无须监测血细胞计数，不建议采用二者之外的其他非典型抗精神病药。匹莫范色林（pimavanserin），为 5-羟色胺 2A 型受体（5-HT2A）选择性反向激动剂，可减少阳性精神症状，因其高选择性且副作用少，可用于精神异常的治疗。对痴呆的治疗，可应用胆碱酯酶抑制剂，如多奈哌齐、利斯的明。

3. 自主神经功能障碍药物治疗 自主神经功能障碍最常见有顽固性便秘、泌尿障碍及直立性低血压等。增加饮水量、运动量、高纤维食物（如蔬菜、水果、纤维素）对部分便秘患者有效，停用抗胆碱能药物，必要时加用乳果糖或其他温和的导泻剂，也可加用聚乙二醇等促动力药。泌尿障碍的患者需减少晚餐后的摄水量，可试用索利那新等外周抗胆碱能药（在幻觉和认知功能障碍中需谨慎使用）。直立性低血压的患者需适当增加盐和水的摄入量，睡眠时抬高头位，穿弹力裤，缓慢改变体位，首选 α-肾上腺素能激动剂米多君。

4. 睡眠障碍药物治疗 睡眠障碍主要包括失眠、RBD、EDS 和 RLS。失眠主要表现为入睡困难、

睡眠维持困难、频繁觉醒,可尝试镇静安眠药;如果失眠与夜间帕金森病运动不能而导致翻身困难有关,可于睡前加用左旋多巴控释片、多巴胺受体激动剂或 COMT 抑制剂。RBD 患者可于睡前给予褪黑素 3~15mg 或氯硝西泮 0.25~2mg 治疗。EDS 可能与帕金森病的严重程度及认知功能障碍有关,患者需改善睡眠习惯,日间规律锻炼,莫达非尼可能有一定的作用。伴 RLS 的患者睡前加服多巴胺受体激动剂如普拉克索,或复方左旋多巴控释片有较好效果。

二、手术治疗

中晚期帕金森病患者常并发严重的运动波动及异动症,药物疗效较差,甚至可能加重运动并发症,此时可考虑手术治疗。手术虽可明显改善运动症状,但不能根治,术后仍需服用药物。

传统的外科治疗方法是对苍白球和丘脑的某些核团进行毁损,有较明显的近期疗效,可显著改善中晚期帕金森病患者的运动症状,但手术效果维持时间较短,且术后易造成明显的神经功能缺损,目前已淡出临床应用。在经济或其他原因不允许实施脑深部电刺激术(DBS)手术时,毁损术仍是可以考虑的选择。

脑深部电刺激术(DBS)在中晚期帕金森病患者的治疗中取得了良好效果,具有非破坏性、可控性、可调性、可同期进行双侧电极植入、副作用和并发症少等优点,已成为世界上帕金森病手术治疗的一个主要手段。目前常用的刺激靶点包括苍白球内侧部(GPi)和丘脑底核(STN)。帕金森病患者从发病至手术治疗的平均时间为 10~13 年,但对于早期帕金森病患者进行脑深部电刺激术的对照试验(EARLYSTIM trial)临床试验提示,相较最佳药物治疗方案,帕金森病病程早期(平均发病7.5 年,运动波动 <3 年)行脑深部电刺激术(DBS)可以更好地提高患者的生活质量。脑深部电刺激术(DBS)需严格掌握其适应证,主要包括:①诊断为原发性帕金森病;②服用复方左旋多巴曾有良好疗效;③疗效明显减退或出现严重的运动波动或异动症;④除外严重的认知功能障碍(痴呆)或精神疾病。满足适应证的早发型帕金森病患者行脑深部电刺激术(DBS)可能效果更佳。较术前"关"期状态,双侧 STN-DBS 可以改善帕金森病

患者 50%~60% 的 UPDRS-Ⅱ(日常生活能力)和 UPDRS-Ⅲ评分(运动功能),多巴胺能药物剂量平均减少 60%。脑深部电刺激术(DBS)较常见的不良反应包括意识混乱、脑出血和手术相关部位的感染及精神障碍(如淡漠、抑郁、冲动和狂热)。

三、基因治疗

帕金森病基因治疗的策略包括病毒载体介导的生长因子和多巴胺合成酶的表达。胶质源性神经营养因子(GDNF)对多巴胺能神经元具有神经保护和修复作用,能促进多巴胺能神经元的存活及其轴突损伤后的再生。一项开放标签临床试验提示,于帕金森病患者壳核立体定向注射 GDNF 可以改善患者的临床症状,但更大型的随机对照研究却未发现阳性结果。酶替代基因治疗是通过在纹状体表达多巴胺合成的关键酶来提高多巴胺含量,从而改善临床症状。目前常用的病毒载体为腺病毒和慢病毒。

四、干细胞治疗

将自体肾上腺髓质或异体胚胎中脑黑质细胞移植到患者纹状体,毁损区可以吸引移植的干细胞迁移、存活和分化,纠正多巴胺递质缺乏,可部分改善帕金森病患者的运动症状,但由于移植干细胞的存活率、致畸性,胚胎组织移植存在重要的伦理、技术、实践操作限制等问题,目前已很少采用。有研究显示,移植入帕金森病患者中脑黑质细胞的胚胎干细胞内出现了典型的路易小体病理改变,这使得干细胞移植技术重回研究视线。干细胞移植(如诱导性多能干细胞、胚胎干细胞、神经干细胞骨髓基质干细胞)在动物及临床试验都取得了一定的效果,若其联合基因治疗,将是未来治疗方法中较有前景的新疗法。

五、中医、康复及心理治疗

大多数帕金森病患者必须处理残留的运动障碍,这些障碍影响步态姿势平衡、言语和吞咽功能,通常对药物及脑深部电刺激术(DBS)反应不佳。中医或针灸等治疗作为辅助手段对改善这些症状也可起到一定的作用。康复或运动训练方法(如姿势功能训练、步态训练、牵伸训练、体位转移训练等)可以改善患者的步态姿势平衡障碍,减少摔倒

意外的发生；与伸展运动相比，太极拳、阻力训练明显改善患者的步态、平衡和运动功能；进行语言吞咽障碍训练可以有效防止误吸的发生。日常生活帮助，如在房间和卫生间设置扶手、防滑橡胶桌垫等。帕金森病患者多存在抑郁焦虑等心理障碍，有效的心理疏导可以帮助他们正确认识疾病、树立生活信心，可以达到更满意的治疗效果。

六、其他

鉴于病理性 α- 突触核蛋白的寡聚体或纤维体是其致病的主要形式，且其自传播的模式得到越来越多的认证，这促使了针对 α- 突触核蛋白免疫治疗的出现，主要包括：①通过含有 α- 突触核蛋白同源片段的疫苗主动免疫诱导抗体产生，加速 α- 突触核蛋白的清除，减弱其病理毒性；②通过针对 α- 突触核蛋白的单克隆抗体行被动免疫；

③其他以 α- 突触核蛋白为靶点的治疗研究，集中在细胞外 α- 突触核蛋白结合位点、α- 突触核蛋白聚集的抑制剂和 α- 突触核蛋白清除的增强剂等方面。

七、预后

帕金森病是慢性进展性疾病，尚无有效方法阻止疾病进展，疾病修饰疗法在一定程度上可以延缓疾病的发展，但目前的疾病修饰治疗措施仍难以找寻。抗帕金森病药物、DBS 在临床症状的控制中已取得显著疗效，干细胞及基因治疗应用前景广泛。早期帕金森病患者仍可坚持工作，中晚期帕金森病患者则因严重的运动迟缓、肌强直和全身僵硬而失能，甚至卧床不起，丧失生活能力。帕金森病患者常死于肺炎、褥疮及骨折等并发症。

（张国新　王　涛）

参 考 文 献

1. 王维治. 神经病学［M］. 2 版. 北京：人民卫生出版社，2013：1387.
2. 吴江. 神经病学［M］. 2 版. 北京：人民卫生出版社，2010：262.
3. 中国帕金森病脑深部电刺激疗法专家组. 中国帕金森病脑深部电刺激疗法专家共识［J］. 中华神经科杂志，2012，45（7）：541-543.
4. 中华医学会神经病学分会帕金森病及运动障碍学组，中国医师协会帕金森病及运动障碍专业委员会. 帕金森病前驱期诊断研究标准中国专家共识［J］. 中华老年医学杂志，2019，38（8）：825-831.
5. 中华医学会神经病学分会帕金森病及运动障碍学组，中国医师协会帕金森病及运动障碍专业委员会. 中国帕金森病及运动障碍疾病临床大数据库建设专家共识［J］. 中华神经医学杂志，2016，15（7）：649-653.
6. 中华医学会神经病学分会帕金森病及运动障碍学组，中国医师协会神经内科分会帕金森病及运动障碍学组. 帕金森病非运动症状管理专家共识（2020）［J］. 中华医学杂志，2020，100（27）：2084-2091.
7. 中华医学会神经病学分会帕金森病及运动障碍学组，中国医师协会神经内科医师分会帕金森病及运动障碍学组. 早发型帕金森病的诊断与治疗中国专家共识［J］. 中华神经医学杂志，2021，20（2）：109-116.
8. 中华医学会神经病学分会帕金森病及运动障碍学组，中国医师协会神经内科医师分会帕金森病及运动障碍学组. 中国帕金森病治疗指南（第四版）［J］. 中华神经科杂志，2020，53（12）：973-986.
9. 中华医学会神经病学分会帕金森病及运动障碍学组，中国医师协会神经内科医师分会帕金森病及运动障碍专业委员会. 中国帕金森病的诊断标准（2016 版）［J］. 中华神经科杂志，2016，49（4）：268-270.
10. 中华医学会神经病学分会睡眠障碍学组. 中国快速眼球运动睡眠期行为障碍诊断与治疗专家共识［J］. 中华神经科杂志，2017，50（8）：567-571.
11. 中华医学会神经外科学分会功能神经外科学组. 中国帕金森病脑深部电刺激疗法专家共识（第二版）［J］. 中华神经外科杂志，2020，36（4）：325-337.
12. 中华医学会神经外科学分会功能神经外科学组，中华医学会神经病学分会帕金森病与运动障碍学组. 帕金森病脑深部电刺激疗法术后程控中国专家共识［J］. 中华神经外科杂志，2016，32（12）：1192-1198.
13. ASCHERIO A，SCHWARZSCHILD M A. The epidemiology of Parkinson's disease：risk factors prevention［J］. Lancet Neurol，2016，15（12）：1257-1272.
14. BERARDELLI A，WENNING G K，ANTONINI A，et al. EFNS/MDS-ES/ENS［corrected］recommendations for the diagnosis of Parkinson's disease［J］. Eur J Neurol，2013，20（1）：16-34.
15. BERG D，POSTUMA R B，ADLER C H，et al. MDS research criteria for prodromal Parkinson's disease［J］. Mov Disord，2015，30（12）：1600-1611.
16. BERGSTRÖM A L，KALLUNKI P，FOG K，et al. Development

of Passive Immunotherapies for Synucleinopathies[J]. Mov Disord, 2016, 31(2): 203-213.

17. BRAAK H, DEL TREDICI K, RÜB U, et al. Staging of brain pathology related to sporadic Parkinson's disease [J]. Neurobiol Aging, 2003, 24(2): 197-211.

18. BRONSTEIN J M, TAGLIATI M, ALTERMAN R L, et al. Deep brain stimulation for Parkinson disease: an expert consensus and review of key issues[J]. Arch Neurol, 2011, 68(2): 165.

19. BROOKS D J, PAVESE N. Imaging biomarkers in Parkinson's disease[J]. Prog Neurobiol, 2011, 95(4): 614-628.

20. BURBULLA L F, SONG P, MAZZULLI J R, et al. Dopamine oxidation mediates mitochondrial and lysosomal dysfunction in Parkinson's disease[J]. Science, 2017, 357(6357): 1255-1261.

21. CONNOLLY B S, LANG A E. Pharmacological treatment of Parkinson disease: a review[J]. JAMA, 2014, 311(16): 1670-1683.

22. CORTI O, LESAGE S, BRICE A. What genetics tells us about the causes and mechanisms of Parkinson's disease [J]. Physiol Rev, 2011, 91(4): 1161-1218.

23. DEHAY B, VILA M, BEZARD E, et al. Alpha-synuclein propagation: New insights from animal models[J]. Mov Disord, 2016, 31(2): 161-168.

24. DENG H X, SHI Y, YANG Y, et al. Identification of TMEM230 mutations in familial Parkinson's disease[J]. Nat Genet, 2016, 48(7): 733-739.

25. DEUSCHL G, AGID Y. Subthalamic neurostimulation for Parkinson's disease with early fluctuations: balancing the risks and benefits[J]. Lancet Neurol, 2013, 12(10): 1025-1034.

26. DICKSON D W, BRAAK H, Duda J E, et al. Neuropathological assessment of Parkinson's disease: refining the diagnostic criteria[J]. Lancet Neurol, 2009, 8(12): 1150-1157.

27. DOHERTY K M, SILVEIRA-MORIYAMA L, PARKKINEN L, et al. Parkin disease: a clinicopathologic entity[J]. JAMA Neurol, 2013, 70(5): 571-579.

28. FASANO A, DANIELE A, ALBANESE A. Treatment of motor and non-motor features of Parkinson's disease with deep brain stimulation[J]. Lancet Neurol, 2012, 11(5): 429-442.

29. GOLDMAN S M, MAREK K, OTTMAN R, et al. Concordance for Parkinson's disease in twins: A 20-year update[J]. Ann Neurol, 2019, 85(4): 600-605.

30. GOLDMAN S M. Environmental toxins and Parkinson's disease[J]. Annu Rev Pharmacol Toxicol, 2014, 54: 141-164.

31. GUO J F, LI K, YU R L, et al. Polygenic Determinants of Parkinson's Disease in a China population[J]. Neurobiol Aging, 2015, 36(4): 1765.e1-e6.

32. GUO J F, XIAO B, LIAO B, et al. Mutation analysis of Parkin, PINK1, DJ-1 and ATP13A2 genes in Chinese patients with autosomal recessive early-onset Parkinsonism [J]. Mov Disord, 2008, 23(14): 2074-2079.

33. GUO J F, ZHANG L, LI K, et al. Coding mutations in NUS1 contribute to Parkinson's disease[J]. Proc Natl Acad Sci USA, 2018, 115(45): 11567-11572.

34. HEINZEL S, BERG D, GASSER T, et al. Update of the MDS research criteria for prodromal Parkinson's disease [J]. Mov Disord, 2019, 34(10): 1464-1470.

35. KALIA L V, BROTCHIE J M, FOX S H. Novel nondopaminergic targets for motor features of Parkinson's disease: review of recent trials[J]. Mov Disord, 2013, 28(2): 131-144.

36. KALIA L V, LANG A E, HAZRATI L N, et al. Clinical correlations with Lewy body pathology in LRRK2-related Parkinson disease[J]. JAMA Neurol, 2015, 72(1): 100-105.

37. KALIA L V, LANG A E. Parkinson's disease[J]. Lancet, 2015, 386(9996): 896-912.

38. LI J Y, ENGLUND E, HOLTON J L, et al. Lewy bodies in grafted neurons in subjects with Parkinson's disease suggest host-to-graft disease propagation[J]. Nat Med, 2008, 14(5): 501-503.

39. LITVAN I, GOLDMAN J G, TRöSTER A I, et al. Diagnostic criteria for mild cognitive impairment in Parkinson's disease: Movement Disorder Society Task Force guidelines[J]. Mov Disord, 2012, 27(3): 349-356.

40. MANDLER M, VALERA E, ROCKENSTEIN E, et al. Next-generation active immunization approach for synucleinopathies: implications for Parkinson's disease clinical trials[J]. Acta Neuropathol, 2014, 127(6): 861-879.

41. MATHEOUD D, SUGIURA A, BELLEMARE-PELLETIER A, et al. Parkinson's Disease-Related Proteins PINK1 and Parkin Repress Mitochondrial Antigen Presentation[J]. Cell, 2016, 166(2): 314-327.

42. NOYCE A J, BESTWICK J P, SILVEIRA-MORIYAMA L, et al. Meta-analysis of early nonmotor features and risk factors for Parkinson disease[J]. Ann Neurol, 2012, 72 (6): 893-901.

43. POLYMEROPOULOS M H, LAVEDAN C, LEROY E, et al. Mutation in the alpha-synuclein gene identified in families with Parkinson's disease[J]. Science, 1997, 276 (5321): 2045-2047.

44. POSTUMA R B, BERG D, STERN M, et al. MDS clinical diagnostic criteria for Parkinson's disease[J]. Mov Disord, 2015, 30(12): 1591-1601.

45. PRINGSHEIM T, JETTE N, FROLKIS A, et al. The prevalence of Parkinson's disease: a systematic review and meta-analysis[J]. Mov Disord, 2014, 29(13): 1583-1590.

46. RACETTE B A, SEARLES NIELSEN S, CRISWELL S R, et al. Dose-dependent progression of parkinsonism in manganese-exposed welders[J]. Neurology, 2017, 88(4): 344-351.

47. RANSOHOFF R M. How neuroinflammation contributes to neurodegeneration[J]. Science, 2016, 353(6301): 777-783.

48. SAMPSON T R, DEBELIUS J W, THRON T, et al. Gut Microbiota Regulate Motor Deficits and Neuroinflammation in a Model of Parkinson's Disease[J]. Cell, 2016, 167(6): 1469-1480.

49. SCHRAG A, SCHOTT J M. Epidemiological, clinical, and genetic characteristics of early-onset parkinsonism[J]. Lancet Neurol, 2006, 5(4): 355-363.

50. SCHUEPBACH W M, RAU J, KNUDSEN K, et al. Neurostimulation for Parkinson's disease with early motor complications[J]. N Engl J Med, 2013, 368(7): 610-622.

51. SHI C H, TANG B S, WANG L, et al. PLA2G6 gene mutation in autosomal recessive early-onset parkinsonism in a Chinese cohort[J]. Neurology, 2011, 77(1): 75-81.

52. SIDEROWF A, LANG A E. Premotor Parkinson's disease: concepts and definitions[J]. Mov Disord, 2012, 27(5): 608-616.

53. STANLEY F, JOSEPH J, MARK H. Principles and practice of movement disorders[M]. 2nd ed. New York: Elsevier Medicine, 2011.

54. TAN J, ZHANG T, JIANG L, et al. Regulation of intracellular manganese homeostasis by Kufor-Rakeb syndrome-associated ATP13A2 protein[J]. J Biol Chem, 2011, 286(34): 29654-29662

55. TANG B S, XIONG H, SUN P, et al. Association of PINK1 and DJ-1 confers digenic inheritance of early-onset Parkinson's disease[J]. Hum Mol Genet, 2006, 15(11): 1816-1825.

56. TOLOSA E, WENNING G, POEWE W. The diagnosis of Parkinson's disease[J]. Lancet Neurol, 2006, 5(1): 75-86.

57. WANG R, TAN J, CHEN T, et al. ATP13A2 facilitates HDAC6 recruitment to lysosome to promote autophagosome-lysosome fusion[J]. J Cell Biol, 2019, 218(1): 267-284.

58. WARREN OLANOW C, KIEBURTZ K, Rascol O, et al. Factors predictive of the development of Levodopa-induced dyskinesia and wearing-off in Parkinson's disease[J]. Mov Disord, 2013, 28(8): 1064-1071.

59. WEINTRAUB D, BURN D J. Parkinson's disease: the quintessential neuropsychiatric disorder[J]. Mov Disord, 2011, 26(6): 1022-1031.

60. WRASIDLO W, TSIGELNY I F, PRICE D L, et al. A de novo compound targeting alpha-synuclein improves deficits in models of Parkinson's disease[J]. Brain, 2016, 139(Pt 12): 3217-3236

61. XIONG H, WANG D, CHEN L, et al. Parkin, PINK1, and DJ-1 form a ubiquitin E3 ligase complex promoting unfolded protein degradation[J]. J Clin Invest, 2009, 119(3): 650-660.

62. XU Q, LI K, SUN Q Y, et al. Rare GCH1 heterozygous variants contributing to Parkinson's disease[J]. Brain, 2017, 140(7): e41.

63. ZHANG T, XUE L, LI L, et al. BNIP3 Protein Suppresses PINK1 Kinase Proteolytic Cleavage to Promote Mitophagy[J]. J Biol Chem, 2016, 291(41): 21616-21629.

64. ZhAO Y, QIN L, PAN H, et al. The role of genetics in Parkinson's disease: a large cohort study in Chinese mainland population[J]. Brain, 2020, 143(7): 2220-2234.

第二章　肌张力障碍疾病

肌张力障碍疾病（dystonia）是一类以肌张力障碍为唯一或突出临床特征的运动障碍疾病，具有较大的临床和遗传异质性，其主要的临床特征是不自主、持续性或间歇性肌肉收缩引起的运动和/或姿势异常，其运动呈模式化、扭曲样和重复性特点，常由随意运动诱发或加重，且伴随泛化的肌肉激活，可合并震颤。这一类疾病临床表现多样，严重程度各异，可起病于任何年龄阶段，并导致一定程度的残疾和生活质量下降。

随着对肌张力障碍的深入认识，肌张力障碍的命名和分类在不断地完善。1911年，德国学者 Hermann Oppenheim 首次提出"肌张力障碍"这一术语，并以"变形性肌张力障碍（dystonia musculorum deformans）"来描述肌张力变化的特征。以往的分类标准侧重于病因学，肌张力障碍根据起病年龄（早发型、晚发型）、症状分布（局灶型、节段型、多灶型、偏身型、全身型）以及病因（原发性或特发性、肌张力障碍叠加、遗传变性病、发作性肌张力障碍、继发性或症状性）进行临床分型。2013年，肌张力障碍国际专家共识委员会更新了肌张力障碍的分类标准，新标准以临床特征及病因学两大主线为基础，按临床特征分类为：起病年龄（婴幼儿期、儿童期、青少年期、成年早期、成年晚期）、症状分布（局灶型、节段型、多灶型、偏身型、全身型）、症状演变特点［包括疾病进程（稳定型、进展型）和变异性［持续型、日间波动型、动作（任务）特异型和发作型］］、伴随症状（单纯型、复合型、复杂型）；按照病因学分类为：神经系统病理性改变（有神经系统退行性病变证据、有结构性病变证据、无神经系统退行性病变或结构性病变证据）、遗传或获得性、特发性。

国外的流行病学调查显示，早发型肌张力障碍的患病率约为 7.6/10 万，患病率随着起病年龄增加而增加，成年起病局灶型肌张力障碍的患病率约为 16.43/10 万，且鉴于方法学的局限性，这一结果可能低于实际的肌张力障碍患病率。

第一节　病因及发病机制

一、病理改变

肌张力障碍尚无一致的、明确的病理改变。既往曾对原发性肌张力障碍患者的尸检标本进行了少量的病理研究，结果不尽相同。非特异性的病理改变包括壳核、尾状核及丘脑的神经元变性消失，基底节的脂质增多，以及小脑、感觉运动皮质等区域的灰质改变等。原发性肌张力障碍患者的病理研究发现蓝斑处存在大量神经原纤维缠结、轻微的神经元丢失和细胞外神经黑色素，黑质致密部、脑桥核、中缝背核等处也有少量的神经原纤维缠结。研究也发现 Meige 综合征的患者黑质致密部、蓝斑、中缝核和桥脑核团有中至重度神经元丢失，颈部肌张力障碍患者小脑的浦肯野细胞丢失和轴突肿胀。近几年，随着功能磁共振成像、磁共振弥散张量成像等多种神经影像学技术的应用，研究者发现肌张力障碍患者存在异常的感觉运动整合环路，包括皮质、基底节、丘脑、小脑的兴奋性异常和灰质容量改变以及脑区之间的白质纤维连接性改变。

此外，对于获得性肌张力障碍，其病理学特征随原发病不同而异，中枢神经系统不同损伤可导致不同表现的获得性肌张力障碍，如基底核损伤常与偏身型肌张力障碍相关，丘脑病变往往多导致手部肌张力障碍，而小脑/脑干损伤则常引起躯干部轴向型肌张力障碍。

二、病因

肌张力障碍的病因目前尚不完全清楚，包括遗传因素和继发因素等。

（一）遗传因素

德国学者 Hermann Oppenheim 最早提出遗传因素可能在肌张力障碍的发病中起到了重要的作用。随着分子遗传学的发展，尤其是高通量测序技术的广泛应用，越来越多的肌张力障碍相关致病基因被鉴定克隆,遗传因素在发病机制中的作用越来越受到关注。目前已有 20 余种原发性肌张力障碍的致病基因被定位和克隆,如导致单纯性肌张力障碍的致病基因 *TOR1A*、*HPCA*、*TUBB4A*、*THAP1*、*ANO3*、*GNAL*、*COL6A3*、*KMT2B* 等(表 3-2-1);导致复合性肌张力障碍(合并肌阵挛)的致病基因 *SGCE*、*CACNA1B*、*KCTD17* 等,且 *GCH1*、*TH* 基因突变也可表现为肌张力障碍合并肌阵挛,以及合并帕

金森症状的复合性肌张力障碍的致病基因 *TAF1*、*GCH1*、*TH*、*ATP1A3*、*PRKRA*、*SPR* 等(表 3-2-2);导致发作性肌张力障碍的致病基因 *PNKD*、*SLC2A1*、*PRRT2* 等(表 3-2-3)。此外,许多神经系统遗传变性病也可出现肌张力障碍的表现,如脊髓小脑性共济失调、脑组织铁沉积神经变性病、肝豆状核变性、亨廷顿病、遗传性痉挛性截瘫、线粒体疾病等。

表 3-2-1　单纯性肌张力障碍致病基因定位与克隆

类型	遗传方式	OMIM	致病基因 / 位点	编码蛋白
DYT1	AD	128100	*TOR1A*	Torsin-1A
DYT2	AR	224500	*HPCA*	Hippocalcin
DYT4	AD	128101	*TUBB4A*	Tubulin beta-4A chain
DYT6	AD	602629	*THAP1*	THAP domain-containing protein 1
DYT7	AD	602124	18p	—
DYT13	AD	607671	1p36.32~p36.13	—
DYT17	AR	612406	20p11.2~q13.12	—
DYT21	AD	614588	2q14.3~q21.3	—
DYT24	AD	615034	*ANO3*	Anoctamin-3
DYT25	AD	615073	*GNAL*	Guanine nucleotide-binding protein G (olf) subunit alpha
DYT27	AR	616411	*COL6A3*	Collagen alpha-3 (Ⅵ) chain
DYT28	AD/*de novo*	615073	*KMT2B*	Histone-lysine N-methyltransferase 2B

注:DYT:肌张力障碍;OMIM:Online Mendelian Inheritance in Man,在线人类孟德尔遗传数据库;AD:autosomal dominant,常染色体显性遗传;AR:autosomal recessive,常染色体隐性遗传;*de novo*:新生突变;—:未克隆。

表 3-2-2　复合性肌张力障碍致病基因定位与克隆

类型	遗传方式	OMIM	致病基因 / 位点	编码蛋白
肌阵挛症状				
DYT5a	AD	128230	*GCH1*	GTP cyclohydrolase 1
DYT5b	AR	605407	*TH*	Tyrosine hydroxylase
DYT11	AD	159900	*SGCE*	Epsilon-sarcoglycan
DYT15	AD	607488	18p11	—
DYT23	AD	614860	*CACNA1B*	Voltage-dependent N-type calcium channel subunit alpha-1B
DYT26	AD	616398	*KCTD17*	BTB/POZ domain-containing protein KCTD17
帕金森症状				
DYT3	XLR	314250	*TAF1*	Transcription initiation factor TFIID subunit 1
DYT5a	AD	128230	*GCH1*	GTP cyclohydrolase 1
DYT5b	AR	605407	*TH*	Tyrosine hydroxylase

类型	遗传方式	OMIM	致病基因 / 位点	编码蛋白
DYT12	AD	128235	*ATP1A3*	Sodium/potassium–transporting ATPase subunit alpha–3
DYT16	AR	612067	*PRKRA*	Interferon–inducible double–stranded RNA–dependent protein kinase activator A
Not assigned	AR	612716	*SPR*	Sepiapterin reductase

注：DYT：肌张力障碍；OMIM：Online Mendelian Inheritance in Man，在线人类孟德尔遗传数据库；AD：autosomal dominant，常染色体显性遗传；AR：autosomal recessive，常染色体隐性遗传；XLR：X–linked recessive，X 连锁隐性遗传；— ：未克隆。

表 3-2-3　发作性肌张力障碍致病基因定位与克隆

类型	遗传方式	OMIM	致病基因 / 位点	编码蛋白
DYT8	AD	118800	*PNKD*	Probable hydrolase PNKD
DYT9/ DYT18	AD	601042/ 612126	*SLC2A1*	Solute carrier family 2，facilitated glucose transporter member 1
DYT10	AD	128200	*PRRT2*	Proline–rich transmembrane protein 2
DYT19	AD	611031	16q13~q22.1	—
DYT20	AD	611147	2q31	—

注：DYT：肌张力障碍；OMIM：Online Mendelian Inheritance in Man，在线人类孟德尔遗传数据库；AD：autosomal dominant，常染色体显性遗传；— ：未克隆。

（二）获得性因素

获得性肌张力障碍中多数病因明确，获得性病因主要包括脑血管性疾病、外伤、感染、代谢性疾病、中枢神经系统脱髓鞘疾病、肿瘤、脑结构异常、中毒及药源性等，特别是如氯丙嗪、氟哌啶醇、甲氧氯普胺等抗多巴胺或多巴胺受体拮抗剂，服药早期患者可出现急性肌张力障碍表现，减量或停药后多可消失，若患者长期服用则可出现迟发性肌张力障碍，停药后部分为不可逆性。

三、发病机制

肌张力障碍的发病机制目前尚不完全清楚，除基底神经节外，其他脑区，如皮质、小脑、丘脑、脑干和脊髓等，也在其中发挥重要作用。潜在机制主要包括三大神经生理异常机制：神经交互抑制障碍，神经可塑性增加和感觉运动整合异常，可能涉及脑干、脊髓水平感觉运动回路神经联系可塑性的升高，基底节传出异常，感觉运动皮质系统多水平抑制机制的兴奋性降低以及丘系感觉传导路径加工异常等病理生理过程。目前众多的影像学、神经电生理、动物模型及临床研究均提示肌张力障碍是一种涉及基底节－小脑－丘脑－皮质环路（basal ganglia–cerebello–thalamo–cortical circuit）功能失衡的网络性疾病（network disorder）。

（一）神经交互抑制障碍

早期研究结果显示，肌张力障碍脑损伤影像学检查病变多位于基底节区，尤其是苍白球区域，提示存在基底神经节功能缺陷。在基底神经节功能环路中，皮质－纹状体传出主要依赖两个核团，苍白球内侧段（Gpi）和黑质网状部（substantia nigra pars reticulata，SNpr），通过直接通路和间接通路调节大脑皮质兴奋性。直接通路和间接通路间失衡是引发肌张力障碍的主要环节，其可减少 GPi 和 SNpr 对丘脑的抑制性传入，导致对丘脑的抑制作用减弱，进一步引起运动皮质的过度兴奋，导致肌肉的不自主过度收缩或运动的不协调。

（二）神经可塑性增加

突触可塑性的改变也可能在肌张力障碍的病理生理学中发挥重要作用。可塑性指神经系统发育过程中神经元对神经活动及环境改变所作出的结构和功能上的应答反应。研究者在肌张力障碍患者的运动皮质中发现对长时程增强（long–term potentiation，LTP）和长时程抑制（long–term depression，LTD）的显著反应，也可表现为皮质代表区域的扩大和变形。

（三）感觉运动整合异常

感觉运动整合异常是肌张力障碍的重要机制之一，感觉反馈功能的紊乱使中枢神经不能及时调整运动的异常。有研究提示肌张力障碍患者的感觉运动整合过程的抑制功能存在异常，感觉损害不仅局限于受累侧躯体，还可能累及无症状侧躯体对应的脑区。抑制功能损害可产生"感觉溢出"，导致中枢对感觉信号处理异常，影响正常的感觉运动整合环路，使得兴奋性感觉–运动信号失控，引发持续性肌肉痉挛。

此外，部分肌张力障碍可能存在某种特殊的发病机制，如抗精神病药与尾状核、壳核、苍白球等部位中的 D2 受体结合可能是引起急性肌张力障碍的部分原因。类似的，多潘立酮是作用于外周的多巴胺受体拮抗剂，但它可能部分进入中枢神经系统，导致急性肌张力障碍。

（四）遗传分子机制

肌张力障碍相关基因的不断增加，对于初步识别潜在的共有分子机制至关重要。一些致病基因通过影响突触前膜导致肌张力障碍，如 *GCH1*，*TH*，*SPR* 等，而 *GNAL*，*ADCY5* 等则主要通过影响纹状体神经元突触后膜多巴胺能通路参与疾病发生。*ANO3* 和 *HPCA* 等在调节纹状体神经元钙信号通路中发挥重要作用。

1. **异常内质网稳态和应激**　由 DYT1 致病基因 *TOR1A* 编码的 Torsin 1A 蛋白主要定位于内质网（ER），*TOR1A*–相关肌张力障碍致病突变常导致蛋白产物的异常定位和表达，并进一步引起内质网功能障碍，如减少内质网容积、增加内质网应激、异常折叠装配转运内质网蛋白等。虽然 *TOR1A* 诱导的内质网功能障碍与异常神经活动的关系并未十分清楚，但研究者发现真核翻译起始因子 2 亚基 α（eukaryotic translation initiation factor 2 subunit α，eIF2α）通路活性降低可能在上述过程中发挥核心作用。eIF2α 是内质网应激反应信号通路中的关键介质，也通过代谢型谷氨酸能受体的翻译调节参与神经元 LTP 的调节。因此，上述结果提示了 Torsin 1A 蛋白与内质网应激和异常突触可塑性之间的密切联系。此外，DYT16 致病基因 *PRKRA* 编码的激酶蛋白参与 eIF2α 通路调节，也进一步为 eIF2α 通路参与肌张力障碍发生机制提供有力

证据。

2. **基因转录的异常调节**　针对致病基因 *THAP1* 和 *KMT2B* 的一系列研究提示异常基因转录调节亦是肌张力障碍潜在致病机制之一。*THAP1* 基因编码 THAP1 蛋白（THAP domain-containing protein 1），是非典型锌指蛋白，其包含一段 DNA 结合域，可参与基因转录调节。*KMT2B* 基因编码组蛋白–赖氨酸 N–甲基转移酶 2B（histone-lysine N-methyltransferase 2B），其参与染色质可塑性和基因表达的表观遗传调控。有研究提示 *KMT2B*、*THAP1* 和 *TOR1A* 之间存在直接相互作用，并经体外试验证实 THAP1 蛋白与 *TOR1A* 启动子区结合抑制其表达，而 *THAP1* 相关肌张力障碍致病突变则影响了上述相互作用过程。此外，*KMT2B* 突变携带者的成纤维细胞中 *TOR1A* 和 *THAP1* 转录水平及 THAP1 蛋白表达水平均明显降低，提示 KMT2B 蛋白是部分单纯型肌张力障碍致病基因的上游调节因子。

此外，约半数多巴反应性肌张力障碍（DRD）的患者存在 *GCH-1* 基因突变，该基因突变导致 GCH-1 活性降低，GCH-1 是四氢蝶呤（BH4）合成的限速酶。四氢蝶呤是细胞中的一种重要辅酶，是单胺合成酶酪氨酸羟化酶和 5-羟色胺的色氨酸羟化酶（也称为苯丙氨酸羟化酶）的重要辅助因子，四氢蝶呤和这些酶的活性直接相关。其中，四氢蝶呤与酪氨酸羟化酶具有更高的亲和性，当 *GCH-1* 突变引起羟化酶活性变化时，酪氨酸及其下游递质，如多巴胺、去甲肾上腺素等的合成将明显受到影响。多巴反应性肌张力障碍也见于 *TH* 基因突变，该基因突变可直接影响儿茶酚胺类神经递质的生物合成。以上两种机制均引起酪氨酸羟化酶活性下降，从而导致酪氨酸代谢异常、多巴胺合成障碍、纹状体神经元内多巴胺水平降低，出现类似于帕金森病样的临床表现。

第二节　临床表现与分型

一、临床表现

肌张力障碍的临床表现取决于受累肌肉的部位、收缩强度和不同肌肉的组合，典型特征是不自主的扭曲样运动，在收缩的顶峰状态，表现为奇异

动作及因肢体远端和躯干肌肉缓慢、持久性收缩而呈现的特殊姿势。轻度的肌张力障碍可能仅表现为基本正常的动作或稍异常；稍重者则表现为动作有重复、扭曲，姿势异常或震颤、抖动；最严重时可呈现固定的姿势异常和随意运动不能。大部分患者的症状在数周至数月内较为稳定，也可在数月至数年内缓慢蔓延至其他肢体。

肌张力障碍的特征性表现：

1. 不自主运动可波及全身骨骼肌，但某些部位的肌肉更易受累，如头颈部的眼口轮匝肌、胸锁乳突肌、躯干肌肉、肢体的旋前肌、指腕屈肌、趾伸肌等。肢体受累部位常沿着其纵轴而扭曲，也可表现出肌强直样表现。

2. 肌张力障碍时不自主运动的速度可快可慢，可以不规则或有节律，但在收缩的顶峰状态有短时持续，呈现为一种奇异动作或特殊姿势。

3. 发作间歇时间不定，但异常运动的方向及模式几乎不变，受累的肌群较为恒定，肌力不受影响。

4. 肌张力障碍通常受随意运动或随意姿势的影响，大多数肌张力障碍在随意运动时触发或加重；也可由特定任务触发，如书写时发生的书写痉挛，钢琴或吉他演奏时的音乐家痉挛，打字时的打字员痉挛等；肌张力障碍在睡眠时减轻或消失，精神紧张、激动、疲劳而加重；可呈现进行性加重，晚期症状持续，受累肌群广泛，可呈固定扭曲痉挛畸形。

5. 肌张力障碍性震颤是一种自发的、重复性、节律性的模式化运动，常不恒定，由肌张力障碍性肌肉收缩导致，试图维持原有（正常）姿势时加重。这种不恒定的节律性与原发性或生理性震颤不同，但肌张力障碍性震颤有时可能与原发性震颤难以区分。

6. 姿势性震颤可能是肌张力障碍的一种临床表现（肌张力障碍性震颤），原发性肌张力障碍患者及其家族成员常伴有姿势性震颤；原发性震颤也是发生肌张力障碍的高危人群。

7. 感觉诡计常发生在疾病早期，可因某种感觉刺激而使症状意外改善，如患者自发性触摸受累肢体或邻近身体部分以减轻异常肌肉收缩，在痉挛性斜颈患者中更多见，这是其他不自主运动少有的特点。

二、临床分型

为了兼顾临床实用性和研究工作的开展，中华医学会神经病学分会帕金森病及运动障碍学组于2020年编写了《肌张力障碍诊断中国专家共识》，提出了肌张力障碍的分类标准，可依据发病年龄、症状分布以及病因等分型；2011年欧洲神经科学协会联盟（EFNS）亦提出按照病因、发病年龄、受累部位三方面进行分类；2013年，肌张力障碍国际专家共识委员会在2011年EFNS肌张力障碍指南基础上对肌张力障碍分类标准进行了更新，依据临床特征（包括发病年龄、症状分布、症状演变特点、相关症状）和病因两个主轴对肌张力障碍进行分类。上述分类方法旨在为所有肌张力障碍患者提供实用性的临床信息，以指导治疗及开展后续的研究。

肌张力障碍分型：

1. 根据发病年龄分型 ①早发型：≤26岁，一般先出现下肢或上肢的症状，常常进展累及身体其他部位；②晚发型：>26岁，症状常先累及颜面、咽颈或上肢肌肉，倾向于保持其局灶性或有限地累及邻近肌肉。

2. 根据症状分布分型 ①局灶型：单一部位肌群受累，如眼睑痉挛、书写痉挛、痉挛性构音障碍、痉挛性斜颈等；②节段型：2个或2个以上相邻部位肌群受累，如颅颈肌张力障碍（Meige综合征）、轴性肌张力障碍等；③多灶型：2个以上非相邻部位肌群受累；④全身型：下肢与其他任何节段型肌张力障碍的组合，如扭转痉挛；⑤偏身型：半侧身体受累，一般都是获得性肌张力障碍，常为对侧半球、尤其是基底节损害所致。

3. 根据病因分型 ①原发性或特发性：肌张力障碍是临床上仅有的异常表现，没有已知病因或其他遗传变性病，如DYT-1、DYT-2、DYT-4、DYT-6、DYT-7、DYT-13型肌张力障碍；②肌张力障碍叠加：肌张力障碍是主要的临床表现之一，但与其他的运动障碍疾病有关，没有神经变性病的证据，如DYT-3、DYT-5、DYT-11、DYT-12、DYT-14、DYI-15型肌张力障碍；③发作性肌张力障碍：表现为突然出现且反复发作的运动障碍，发作间期表现正常。依据诱发因素的不同分为3种主要形式：发作性运动诱发性运动障碍（PKD，DYT-9），由突然的动作诱发；发作性过度运动诱发性运动障碍（PED，DYT-10），由跑步、游泳等持续诱发；发作性非运动诱发性运动障碍（PNKD，DYT-8），可因饮用酒、茶、咖啡或饥饿、疲劳等诱发；④遗传变性：肌张力障碍是主要的临床表现之一，伴有一种遗传变性病的其他特征，如脊髓小脑性共济失调、脑组织铁沉积性神经变性病、肝豆状核变性、亨廷顿舞蹈病等；⑤继发性或症状性：肌张力障碍是已知其他神经系统疾病或损伤的一种症状，病因多样，如脑外伤后、颅内感染后、接触某些药物或化学毒物等。以下临床线索往往提示为继发性肌张力障碍：起病突然，病程早期进展迅速；持续性偏身型肌张力障碍；早期出现固定的姿势异常；除肌张力障碍外存在其他神经系统体征；早期出现显著的延髓功能障碍，如构音障碍和吞咽困难；混合性运动障碍，即肌张力障碍叠加帕金森症、肌强直、肌阵挛、舞蹈动作及其他运动；成人单个肢体的进展性肌张力障碍；成人发病的全身性肌张力障碍。

第三节　检验与辅助检查

一、基因检测

随着生物技术的发展，多种遗传性肌张力障碍的致病基因已被克隆，基因检测和有序的遗传咨询有助于明确诊断。

（一）单基因测序

单基因测序应用于检测某个基因的序列改变以及是否导致单个氨基酸的改变、框移或者翻译提前终止，常运用的技术是Sanger测序。这种方法适用于根据患者特定临床表现高度可疑的强效致病基因的直接测序检测。另外，Sanger测序也应用于目标变异的验证和亲本来源的验证。当单基因测序结果阴性，而该基因致病性仍高度可疑时，检测外显子水平上单基因内的微缺失和微重复就显得非常必要。

1. 对于30岁之前肢体首发的原发性肌张力障碍推荐进行 *TOR1A*（DYT1）基因检测；对30岁后发病且有早发性肌张力障碍亲属的患者也推荐进行 *TOR1A*（DYT1）相关检测。在肌张力障碍患者家族中，对无症状成员不积极推荐进行 *TOR1A* 基因检测。

2. *THAP1*（DYT6）基因检测推荐用于早发性肌张力障碍、颅颈部症状突出的家族性肌张力障碍，以及已除外 *TOR1A*（DYT1）基因突变的患者。

3. 对排除其他诊断的早发性肌张力障碍患者，推荐进行左旋多巴诊断性治疗；多巴反应性肌张力障碍最常见的突变为 *GCH-1*（DYT5a）基因突变，突变形式包括错义突变、无义突变、剪切突变、小片段和大片段缺失。如 *GCH-1* 基因突变检测阴性，可以进行 *TH*（DYT5b）基因以及 *Parkin* 基因检测。

4. 对于累及上肢或颈部的早发性肌阵挛，尤其是常染色体显性遗传且可被运动诱发的，应检测 *SGCE*（DYT11）基因。如果直接的 *SGCE* 基因测序结果阴性，则基因剂量研究可增加突变阳性检出率。

5. 对于球部症状明显的快速起病的肌张力障碍－帕金森综合征（RDP），推荐进行 *ATP1A3*（DYT12）基因检测。

6. 当患者临床诊断为发作性运动诱发性运动障碍时，应当首选对患者进行 *PRRT2*（DYT10）基因的突变筛查。

7. 对于具有发作性非运动诱发性运动障碍症候群的患者，推荐进行 *PNKD*（DYT8）基因的诊断性检测。

8. 对于发作性持续运动诱发的运动障碍，尤其是伴降低的脑脊液／血浆葡萄糖比例、癫痫发作或溶血性贫血等症状提示与GLUT1病变相关的患者，均应进行 *GLUT1* 基因突变的相关检测。

（二）基因芯片

当存在可变表现度、不完全外显以及缺乏家族病史信息的新生突变的情况时，单基因测序已明显不能满足临床应用。在临床分子诊断实践中，单基因测序正逐渐被基因芯片（panels）所取代。基因芯片可以同时检测疾病相关的多个基因上的变异。芯片检测的质量依赖于被检基因每个碱基的覆盖程度，同时，芯片的诊断率亦依赖于芯片包含的基因数目和进行检测的患者的临床表型。不同测序公司提供的基因芯片可能包含不同数目的基因。因此，能够同时检测多个已知致病基因的基因芯片可能是最具性价比的分子诊断方法。然而，同时发现的大量临床意义不明的变异也给病因的解读带来极大困扰。

（三）全外显子组测序 / 全基因组测序

全外显子组测序（whole-exome sequencing，WES）是一项检测评估全基因组范围内超过30 000个基因的编码区（exons）和剪接区域变异的技术，该技术不局限于患者表型相关的已知基因的检测。如果患者在进行了前述的几项基因检测项目后，得到阴性或者意义不明确的结果，而针对患者的综合临床资料，临床医师依然考虑遗传性病因可能性大时，WES检测就非常有必要了。目前，WES技术已成为遗传性肌张力障碍分子诊断中的强有力的检测工具。但是，WES技术仍然存在一些不足：①进行WES检测的费用依旧相对昂贵，检测周期较长（数月）；②测序所产生的大量数据需要具备遗传学和医学知识的专业人员进行分析与解读，同时数据中存在大量临床意义不明的变异，亦需要专业人员进行判读和后续验证；③WES技术并非基因检测的万能药，其不能检测未覆盖的内含子区和非编码区域的变异；同时，三核苷酸重复变异、甲基化异常以及大片段插入 / 缺失 / 重复变异等变异形式，WES技术亦不能有效检测。

全基因组测序（whole-genome sequencing，WGS）是一项检测评估全基因组序列变异的技术，与WES相比，覆盖了非编码区域。该技术目前还未应用于临床，其目前主要应用于研究领域。

二、生化检查

针对患者的临床表现，除完善常规的血生化检查外，还可能需进一步完善血清铜蓝蛋白检测、脑脊液分析（如蝶呤、多巴胺、血清素代谢物，血清和 / 或CSF葡萄糖比等）、溶酶体酶测定、长链脂肪酸检测、尿液代谢筛查（氨基酸）、甚至进行皮肤或组织活检，以利于明确和鉴别诊断。复合性肌张力障碍和以肌张力障碍为主要表现的遗传变性病中有时存在一些特定的生化改变，如表现为肌张力障碍的肝豆状核变性患者血清铜蓝蛋白降低、尿铜增加；丙酮酸脱氢酶缺陷所致的肌张力障碍患者脑脊液乳酸升高。

三、影像学检查

影像学检查主要用于鉴别诊断，原发性肌张力障碍在传统影像学检查上多数为阴性。MRI检查可发现获得性肌张力障碍的一些病因，如脑肿瘤、颅脑外伤等。成年起病的原发性肌张力障碍可合并震颤，易被误诊为帕金森病，多巴胺转运蛋白显像或PET显像有助于鉴别；同时，此法也可用于区分多巴反应性肌张力障碍和伴肌张力障碍的少年型帕金森病。针对原发性肌张力障碍患者，基于像素形态分析和弥散影像技术的检查则可显示出结构的异常，如^{18}F-FDG PET显示运动前区及豆状核代谢相对增高。

四、肌电图和经颅磁刺激

肌电图显示受累肌群主动肌和拮抗肌同时收缩，经颅磁刺激检查皮质兴奋性和一致性，这些检查有一定辅助诊断的作用。

五、量表评估

相关量表可用来评估肌张力障碍的严重程度和检测病情变化，同时，亦推荐对共存疾病进行综合评估。目前常用的量表包括：

（一）运动评估

应侧重于患者充分暴露于各种加重诱因时对不自主运动症状的评定，通常采用Burke-Fahn-Marsden肌张力障碍运动评分量表（Burke-Fahn-Marsden dystonia rating scale，BFMDRS）、总体肌张力障碍评分量表（global dystonia rating scale，GDS）、肌张力障碍评定量表（unified dystonia rating scale，UDRS）和西多伦多斜颈量表（Toronto Western Spasmodic torticollis rating scale，TWSTRS）等评定患者的肌张力障碍症状。

（二）认知评估

对认知功能进行评估时可采用简易精神状态检查量表（mini-mental state examination，MMSE）、蒙特利尔认知量表（Montreal cognitive assessment，MoCA）、韦氏成人智力量表（Wechsler adult intelligence scale，WAIS）等。

（三）精神评估

建议采用汉密尔顿焦虑量表（Hamilton anxiety scale，HAMA）、汉密尔顿抑郁量表（Hamilton depression scale，HAMD）和精神分裂症阳性和阴性症状量表（positive and negative syndrome scale，PANSS）等。

（四）其他非运动症状评估

肌张力障碍患者还需评估其骨骼固定畸形的情况、伤残程度、日常生活能力和疼痛强度量表

（visual analog scales，VAS）、生命质量（PDQ-39）等。

第四节　诊断与鉴别诊断

一、诊断

目前尚无公认的肌张力障碍诊断流程，肌张力障碍诊断主要依据临床病史、症状及体征、肌电图、基因检测、影像学以及其他临床检查做出综合判断。根据中华医学会神经病学分会帕金森病及运动障碍学组于 2020 年编写了《肌张力障碍诊断中国专家共识》，提出了肌张力障碍的分类标准，可依据临床特征（发病年龄、症状分布、时间模式、伴随症状）以及病因等分型；2011 年欧洲神经科学协会联盟（EFNS）亦提出按照病因、发病年龄、受累部位三方面进行分类；2013 年，肌张力障碍国际专家共识委员会在 2011 年 EFNS 肌张力障碍指南基础上对肌张力障碍分类标准进行了更新。肌张力障碍的诊断可分为 3 步：即首先明确不自主运动是否为肌张力障碍性运动，其次明确肌张力障碍是否为获得性，最后明确肌张力障碍是遗传性或特发性。

二、鉴别诊断

肌张力障碍的临床表现复杂多变，需要详细询问病史，观察症状，进行全面的神经系统体格检查，除鉴别不同病因的肌张力障碍外，还要注意与以下疾病进行鉴别：

（一）器质性假性肌张力障碍

一些器质性疾病如电解质紊乱的低钙血症、低镁血症继发的手足搐搦；局灶性肌张力障碍如眼睑痉挛需与抽动症，肌肉疾病如重症肌无力的上睑下垂等相鉴别；排除局部疾病引起的眼睑痉挛，如睑缘炎、角膜炎、结膜炎、虹膜炎和青光眼等；牙关紧闭或颞下颌关节病变应与口下颌肌张力障碍鉴别；颈椎骨关节畸形，外伤、疼痛或眩晕所致强迫头位、先天性颈肌力量不对称或第Ⅳ脑神经麻痹形成的代偿性姿势等应与痉挛性斜颈鉴别。其他需鉴别的还有僵人综合征、后颅窝肿瘤、脊髓空洞症、裂孔疝-斜颈综合征等所表现的不正常姿势或动作。

（二）获得性肌张力障碍

以下临床线索往往提示获得性肌张力障碍：①起病突然，病程早期进展迅速；②持续性偏身型肌张力障碍；③儿童期颅段起病；④成人起病的下肢或全身型肌张力障碍；⑤早期出现固定的姿势异常；⑥除肌张力障碍外存在其他神经系统体征；⑦早期出现语言功能障碍，如构音障碍、口吃；⑧混和性运动障碍伴神经系统异常，如痴呆、癫痫、视觉障碍、共济失调、肌无力、肌萎缩、反射消失、感觉缺失、自主神经功能障碍。

（三）功能性肌张力障碍

功能性肌张力障碍是功能性运动障碍的一种形式，诊断线索包括常与感觉不适同时出现、缺乏感觉诡计和动作特异性、假性无力、假性感觉症状、多重的躯体症状、自我伤害、古怪的运动或假性发作、明显的精神疾病、无人观察时好转、暗示下急性加重和应用心理治疗、强烈暗示、安慰剂或物理治疗可好转甚至痊愈。

第五节　治疗与康复

根据 2020 年中华医学会神经病学分会帕金森病及运动障碍学组《肌张力障碍治疗中国专家共识》，肌张力障碍的治疗策略及方法与其分类、分型密切相关，主要包括 4 个方面：支持和康复治疗、病因治疗、药物治疗和手术治疗。但总的来说，由于对肌张力障碍的病因和发病机制尚缺乏足够的了解，所以目前对肌张力障碍的治疗缺乏有效根治手段，对症治疗是目前肌张力障碍的治疗重点，以减少痉挛发作次数、缓解疼痛、减轻异常运动和姿势、预防肌肉关节挛缩和改善神经功能缺损等为治疗目标。患者的年龄、肌张力障碍解剖分布和药物潜在的副作用都是选择治疗方案重要的参考因素。

一、支持和康复治疗

支持和康复治疗包括心理治疗、家庭社会支持、健康教育、功能锻炼等，对所有肌张力障碍患者均适用，可作为临床治疗的基本内容。康复和功能锻炼是药物或手术治疗的一个重要补充，是一项需长期坚持的重要内容。颈部、上肢支架对局部肌张力障碍的患者有一定的疗效；多种固定疗法和约束运动治疗都已成功运用于脑卒中和其他颅脑损伤后肌张力障碍患者的康复治疗中；可选择或结合应用祖国传统医学、理疗、体疗、按摩及太极拳、气功等行之有效的方法；此外，经颅磁刺激（rTMS）是近年新兴的一种新型物理治疗方法，研究显示，重复经颅磁刺激可短暂改善书写痉挛和部分局灶型肌张力障碍，潜在的机制可能是 rTMS 增加了相关皮质的抑制，诱导运动皮质的突触可塑性。虽然这些研究取得了令人欣喜的结果，但 rTMS 的长期有效性仍有待进一步观察。

二、病因治疗

确定肌张力障碍的病因和 / 或诱因非常重要，如存在特殊病因和 / 或诱因就可针对性治疗。如由左旋多巴、甲氧氯普胺等药物诱发的肌张力障碍应及时停用相关药物；抗 N- 甲基 -D- 天冬氨酸（NMDA）受体脑炎导致的肌张力障碍应予免疫抑制治疗；病毒性脑炎导致的肌张力障碍予抗病毒治疗后明显好转；与代谢相关的疾病，如肝豆状核变性可采用 D- 青霉胺或硫酸锌驱铜治疗；对发作性肌张力障碍，应避免诱发因素，如游泳、跑步等持续性动作或者咖啡、酒精、疲劳等非运动因素；裂孔疝 - 斜颈综合征（Sandifer 综合征）在胃部手术及病因治疗后异常运动及斜颈可完全消失；遗传性肌张力障碍多与基因变异相关，其病因治疗如基因修补治疗或干细胞治疗的研究尚处于实验阶段。

三、药物治疗

药物治疗可控制肌张力障碍的症状，以减少痉挛次数、缓解疼痛。根据药物类型分为抗胆碱能药物、左旋多巴及多巴胺受体激动剂、多巴胺受体拮抗剂、肌松剂、肉毒毒素等；从治疗途径可以分为口服、鞘内注射（巴氯芬）和局部肌肉注射（肉毒毒素）等。根据患者肌张力障碍的病因分型和症状分布类型选择合适治疗药物和方法。下面将对各种药物的作用机制及注意事项进行详述。

1. 抗胆碱能药物　主要包括苯海索、普罗吩胺、苯扎托品等。抗胆碱能药物治疗肌张力障碍的机制是通过阻断乙酰胆碱对中枢神经系统的不良反应，对局灶型及全身型肌张力障碍，如眼睑痉挛、书写痉挛、痉挛性斜颈、扭转痉挛等均有效。除了上述肌张力障碍，抗胆碱能药物治疗获得性肌张力障碍同样有效，对长期使用抗精神病药物，如氯丙嗪、氟哌啶醇等导致的迟发性肌张力障碍的患者可

试用抗胆碱能药物。对甲氧氯普胺等引起的急性肌张力障碍，也主要使用抗胆碱能制剂。但是抗胆碱能药物可产生外周性及中枢性不良反应，其中，外周性不良反应，如口干、视物模糊、便秘、尿潴留等，中枢性副作用，如健忘、嗜睡、幻觉或行为异常等，都相当常见。儿童对于较大剂量的耐受性高于成人，因此，苯海索对儿童及青少年可能更为适宜，治疗效果也相对较好。老年人及有闭角型青光眼、前列腺增生者慎用。

2. 抗癫痫药　抗癫痫药治疗肌张力障碍的机制是此类药物作用于体内抑制性神经递质 γ- 氨基丁酸（GABA），诱导 GABA 受体偶联的氯离子通道加强开放，氯离子内流入细胞内的量增加，产生超极化而抑制突触后电位，减少中枢某些重要神经元放电，从而抑制神经中枢。抗癫痫药具有镇静催眠、抗惊厥和抗焦虑作用，起效快。由于发作性肌张力障碍目前被认为是一种离子通道病，故使用作用于离子通道的抗癫痫药治疗发作性肌张力障碍常常有效，常用药物为卡马西平。其他抗癫痫类治疗药物还包括苯二氮䓬类、苯妥英钠、地西泮、氯硝西泮等，其中氯硝西泮和地西泮对肌张力障碍有效，氯硝西泮对眼睑痉挛和肌阵挛 - 肌张力障碍综合征疗效显著。此类药物不良反应包括眩晕、困倦、乏力、记忆力减退、冷漠和嗜睡、精细运动不协调等，还可能引起皮疹、白细胞减少，久服会引起耐受和依赖。

3. 抗多巴胺能药物　研究发现，多巴胺耗竭剂（如丁苯那嗪）对部分肌张力障碍患者治疗有效。经典抗精神病药如匹莫齐特可以缓解肌张力障碍的症状。虽然有研究显示抗多巴胺能药物对肌张力障碍有效，但副作用限制了它的潜在临床效果，可能的不良反应包括镇静、帕金森病样症状、迟发性运动障碍等。

4. 多巴胺能药物　多巴反应性肌张力障碍患者使用左旋多巴替代治疗及多巴胺受体激动剂有很好的效果，其机制是多巴胺能药物能补充多巴反应性肌张力障碍患者缺乏的神经递质多巴胺。即使延迟使用左旋多巴治疗，该类患者对小剂量左旋多巴仍然有效。多巴反应性肌张力障碍患者长期对小剂量左旋多巴显效，且无症状波动、疗效减退等副作用。所以，对于儿童期或青少年期发病、表现为全身或节段型肌张力障碍、病因尚未明确的患

者,常规应用多巴胺能制剂进行诊断性治疗,以明确是否为多巴反应性肌张力障碍。

5. 肌松剂 巴氯芬为GABAβ受体激动剂,对部分口下颌等局灶或节段型肌张力障碍患者可能有效。大剂量使用常引起恶心、嗜睡等不良反应,突然停用大剂量巴氯芬还可能引起癫痫发作和精神症状。

(1)局部注射肉毒毒素:20世纪80年代末,引入肉毒毒素治疗之后,大多数的肌张力障碍患者得以改善姿势、功能和缓解疼痛。根据抗原不同,肉毒毒素分为A~H 8型,目前我国仅A型肉毒毒素应用于临床。A型肉毒毒素注射治疗肌张力障碍的机制是它可与胆碱能神经末梢的突触前膜受体结合,裂解N-乙基马来酰胺-敏感因子附着蛋白受体(soluble N-ethyl-maleimide-sensitive factor attachment protein receptor, SNARE)复合体的底物蛋白——突触小体相关蛋白25(SNAP-25),抑制乙酰胆碱的释放,发挥局部的化学性去神经支配作用,导致注射肌肉的麻痹、无力,迅速消除或缓解肌肉痉挛,使主动肌与拮抗肌运动相协调,从而改善肌肉异常或过度收缩相关的不自主运动和异常姿势,明显提高患者的生活质量。A型肉毒毒素是颅(不含口下颌)或颈肌张力障碍,如眼睑痉挛、偏侧面肌痉挛、颈部肌张力障碍等的一线治疗方法,书写痉挛的患者也可试用。由于局灶型或节段型肌张力障碍的症状相对局限,临床医师可以根据受累部位有针对性地选择受累肌肉进行治疗,避免全身用药带来的不良反应。肉毒毒素注射后3~14天起效,作用通常持续3~6个月,随神经末梢处的神经芽生,递质传递功能恢复,肉毒毒素的神经阻滞作用逐渐消失,此时,多数患者需要重复注射以维持疗效。但过度频繁注射易导致肉毒毒素耐药,因此建议尽量延长注射间期,至少一个月,并且用尽可能小的剂量。虽然肉毒毒素长期治疗局部肌张力障碍是安全、有效的,但也存在不良反应,主要包括无力、吞咽困难、颈部疼痛、注射部位疼痛等。肉毒毒素应用的禁忌证包括重症肌无力、Lambert-Eaton综合征、运动神经元病、妊娠等。

(2)鞘内注射巴氯芬:巴氯芬的作用机制如前所述。鞘内注射巴氯芬可选择应用于口服药物无效的、部分肌张力障碍持续状态和伴有疼痛、严重痉挛的全身型肌张力障碍的患者。手术本身风险不大,但需要更换给药泵和随访,存在的不良反应包括便秘、嗜睡、颈部和躯干控制力下降,还有和手术或装置相关的并发症,如感染、导管破裂、断开等。

四、手术治疗

(一)选择性痉挛肌肉切除术和周围神经切断术

既往针对颈部肌张力障碍,根据头颈部的异常姿势,确定参与痉挛的肌肉并手术切除。由于痉挛肌肉选择性切除术创伤大,疗效欠佳且易复发,目前已很少应用。选择性周围神经手术在肉毒毒素应用之前曾广泛用于治疗颈部肌张力障碍和眼睑痉挛患者,但由于手术复杂,并发症常见,在肉毒毒素推广以来,此类手术方式如今临床已应用不多。

(二)脑深部电刺激(deep brain stimulation, DBS)

目前,脑深部电刺激治疗(DBS)是药物治疗无效肌张力障碍患者的标准治疗方法。DBS可改善患者的重复运动、异常姿势,并对预防继发性肌肉挛缩、肌腱关节畸形亦有作用。DBS是通过立体定向精确定位技术在脑内核团放置电极改变大脑内部异常神经环路、降低肌张力障碍特有的皮质过度活动从而达到治疗的目的。电极放置的位置主要是苍白球内侧部(Gpi)、丘脑底核,大多数治疗靶点选择苍白球内侧部。与苍白球/丘脑毁损术相比,DBS具有不破坏原有大脑功能并可根据病人情况调整刺激参数的特点。此外,研究者发现单纯型肌张力障碍患者比复合型肌张力障碍患者对DBS的反应性更好;不同遗传背景患者DBS手术疗效存在差异,如携带*TOR1A*突变(*DYT1*)的患者可能比携带*THAP1*基因突变(*DYT6*)的患者具有更大的获益,从而提示基因突变很可能影响和预测DBS的治疗效果。

肌张力障碍患者DBS疗法的适应证主要包括:

1. 口服药物等非手术疗法无法有效改善致残性运动症状、日常生活能力和剧痛的单纯型(特发性或遗传性)全身型肌张力障碍、单纯型(特发性或遗传性)节段型肌张力障碍。

2. 口服药物和肉毒毒素等非手术疗法治疗无法有效改善致残性运动症状、日常生活能力的单纯型（特发性或遗传性）局灶型肌张力障碍（如口下颌肌张力障碍、颈部肌张力障碍、书写痉挛等）。

3. 对于诊断明确的 DYT1 全身型、节段型肌张力障碍可以首先考虑 DBS 手术。

4. 部分非手术治疗效果不佳的中重度获得性肌张力障碍，主要指药物相关的迟发性全身型、节段型、局灶型肌张力障碍。

5. 部分非手术治疗效果不佳，以肌张力障碍（全身型、节段型、局灶型）为突出表现，伴或不伴其他运动障碍疾病症状的神经系统变性疾病可以谨慎尝试 DBS，如：脑组织铁沉积神经变性病、棘红细胞增多症等。

术前需对患者的一般情况（诊断、年龄）、病程、病情严重程度、共存疾病等进行评估，并完善影像学检查和运动、认知、精神、非运动症状等的综合评估。一般手术耐受性良好，不良反应主要是相关器械和手术并发症，此外，还可能出现运动并发症，如帕金森样步态、运动迟缓等。

（三）射频毁损

在 DBS 应用以前，单侧或双侧丘脑或苍白球立体定向射频毁损一直是难治性肌张力障碍首选的外科治疗，目前已被 DBS 所替代。

（四）其他手术

眼睑痉挛的患者还可以考虑眼睑赘皮切除术、提上睑肌缩短术、额肌悬吊术和眼轮匝肌切除术，但尚无大规模的临床研究确定这些手术的长期有效性和安全性。

（徐　倩　唐北沙）

参 考 文 献

1. 国家卫生健康委罕见病诊疗与保障专家委员会.罕见病诊疗指南（2019版）[M].北京:人民卫生出版社,2019:604-613.
2. 黄晓凤,裴晨卉,梁战华.感觉运动整合与局灶性肌张力障碍[J].中华神经科杂志,2016,49(2):157-160.
3. 马俊,王琳,万新华.肌张力障碍基于临床特征分类的遗传学进展[J].中华神经科杂志,2018,51(10):839-845.
4. 肉毒毒素治疗应用专家组,中华医学会神经病学分会帕金森病及运动障碍学组.中国肉毒素治疗应用专家共识[J].中华神经科杂志,2018,51(10):779-786.
5. 中国医师协会神经外科医师分会功能神经外科专家委员会,中华医学会神经外科学分会功能神经外科学组,中国医师协会神经调控专业委员会.肌张力障碍脑深部电刺激疗法中国专家共识[J].中华神经外科杂志,2018,34(6):541-545.
6. 中华医学会神经病学分会,中华医学会神经病学分会帕金森病及运动障碍学组.肌张力障碍诊断中国专家共识[J].中华神经科杂志,2020,53(1):8-12.
7. 中华医学会神经病学分会帕金森病及运动障碍学组,中华医学会神经外科学分会功能神经外科学组,中国神经科学学会神经毒素分会,等.肌张力障碍治疗中国专家共识[J].中华神经外科杂志,2020,36(11):1096-1102.
8. 中华医学会神经病学分会帕金森病及运动障碍学组.肌张力障碍诊断与治疗指南[J].中华神经科杂志,2008,41(8):570-573.
9. ALBANESE A, ASMUS F, BHATIA K P, et al. EFNS guidelines on diagnosis and treatment of primary dystonias[J]. Eur J Neurol, 2011, 18(1):5-18.
10. ALBANESE A, BHATIA K, BRESSMAN S B, et al. Phenomenology and classification of dystonia: a consensus update[J]. Mov Disord, 2013, 28(7):863-873.
11. ALBANESE A, ROMITO L M, CALANDRELLA D. Therapeutic advances in dystonia[J]. Mov Disord, 2015, 30(11):1547-1556.
12. BALINT B, MENCACCI N E, VALENTE E M, et al. Dystonia[J]. Nat Rev Dis Primers, 2018, 4(1):25.
13. BHATIA K, DANIEL S E, MARSDEN C D. Orofacial dystonia and rest tremor in a patient with normal brain pathology[J]. Mov Disord, 1993, 8(3):361-362.
14. CAMARGOS S, SCHOLZ S, SIMÓN-SÁNCHEZ J, et al. DYT16, a novel young-onset dystonia-parkinsonism disorder: identification of a segregating mutation in the stress-response protein PRKRA[J]. Lancet Neurol, 2008, 7(3):207-215.
15. CHARLESWORTH G, ANGELOVA P R, BARTOLOME-ROBLEDO F, et al. Mutations in HPCA cause autosomal-recessive primary isolated dystonia[J]. Am J Hum Genet, 2015, 96(4):657-665.
16. CHARLESWORTH G, PLAGNOL V, HOLMSTRÖM K M, et al. Mutations in ANO3 cause dominant craniocervical dystonia: ion channel implicated in pathogenesis[J]. Am J Hum Genet, 2012, 91(6):1041-1050.
17. CHEN W J, LIN Y, XIONG Z Q, et al. Exome sequencing identifies truncating mutations in PRRT2 that cause paroxysmal kinesigenic dyskinesia[J]. Nat Genet, 2011,

43（12）：1252-1255.

18. DE CARVALHO AGUIAR P, SWEADNER K J, Penniston J T, et al. Mutations in the Na⁺/K⁺ -ATPase alpha3 gene ATP1A3 are associated with rapid-onset dystonia parkinsonism[J]. Neuron, 2004, 43（2）：169-175.

19. DRESSLER D, ALTENMUELLER E, BHIDAYASIRI R, et al. Strategies for treatment of dystonia[J]. J Neural Transm（Vienna）, 2016, 123（3）：251-258.

20. FUCHS T, GAVARINI S, SAUNDERS-PULLMAN R, et al. Mutations in the THAP1 gene are responsible for DYT6 primary torsion dystonia[J]. Nat Genet, 2009, 41（3）：286-288.

21. FUCHS T, SAUNDERS-PULLMAN R, MASUHO I, et al. Mutations in GNAL cause primary torsion dystonia[J]. Nat Genet, 2013, 45（1）：88-92.

22. GROEN J L, ANDRADE A, RITZ K, et al. CACNA1B mutation is linked to unique myoclonus-dystonia syndrome [J]. Hum Mol Genet, 2015, 24（4）：987-993.

23. HEIMER G, KERÄTÄR J M, RILEY L G, et al. MECR Mutations Cause Childhood-Onset Dystonia and Optic Atrophy, a Mitochondrial Fatty Acid Synthesis Disorder [J]. Am J Hum Genet, 2016, 99（6）：1229-1244.

24. HERSHESON J, MENCACCI N E, DAVIS M, et al. Mutations in the autoregulatory domain of β-tubulin 4a cause hereditary dystonia[J]. Ann Neurol, 2013, 73（4）：546-553.

25. ICHINOSE H, OHYE T, TAKAHASHI E, et al. Hereditary progressive dystonia with marked diurnal fluctuation caused by mutations in the GTP cyclohydrolase I gene[J]. Nat Genet, 1994, 8（3）：236-242.

26. JINNAH H A, ALTERMAN R, KLEIN C, et al. Deep brain stimulation for dystonia: a novel perspective on the value of genetic testing[J]. J Neural Transm（Vienna）, 2017, 124（4）：417-430.

27. KLEIN C, FAHN S. Translation of Oppenheim's 1911 paper on dystonia[J]. Mov Disord, 2013, 28（7）：851-862.

28. MENCACCI N E, RUBIO-AGUSTI I, ZDEBIK A, et al. A missense mutation in KCTD17 causes autosomal dominant myoclonus-dystonia[J]. Am J Hum Genet, 2015, 96（6）：938-947.

29. OPPENHEIM H. Über eine eigenartige Krampfkrankheit des kindlichen und jugendlichen Alters（Dysbasia lordotica progressiva, Dystonia musculorum deformans）[J]. Neurol Zentbl, 1911, 30：1090-1107.

30. O' RAWE J A, WU Y, DÖRFEL M J, et al. TAF1 Variants Are Associated with Dysmorphic Features, Intellectual Disability, and Neurological Manifestations[J]. Am J Hum Genet, 2015, 97（6）：922-932.

31. OZELIUS L J, HEWETT J W, PAGE C E, et al. The early-onset torsion dystonia gene（DYT1）encodes an ATP-binding protein[J]. Nat Genet, 1997, 17（1）：40-48.

32. RAINIER S, THOMAS D, TOKARZ D, et al. Myofibrillogenesis regulator 1 gene mutations cause paroxysmal dystonic choreoathetosis[J]. Arch Neurol, 2004, 61（7）：1025-1029.

33. STEEVES T D, DAY L, DYKEMAN J, et al. The prevalence of primary dystonia: a systematic review and meta-analysis[J]. Mov Disord, 2012, 27（14）：1789-1796.

34. TISCH S. Recent advances in understanding and managing dystonia[J]. F1000Res, 2018, 7：F1000.

35. VERBEEK M M, STEENBERGEN-SPANJERS G C, WILLEMSEN M A, et al. Mutations in the cyclic adenosine monophosphate response element of the tyrosine hydroxylase gene[J]. Ann Neurol, 2007, 62（4）：422-426.

36. WEBER Y G, KAMM C, SULS A, et al. Paroxysmal choreoathetosis/spasticity（DYT9）is caused by a GLUT1 defect[J]. Neurology, 2011, 77（10）：959-964.

37. XIAO J, UITTI R J, ZHAO Y, et al. Mutations in CIZ1 cause adult onset primary cervical dystonia[J]. Ann Neurol, 2012, 71（4）：458-469.

38. YOUNG S J, BERTUCCO M, SANGER T D. Cathodal transcranial direct current stimulation in children with dystonia: a sham-controlled study[J]. J Child Neurol, 2014, 29（2）：232-239.

39. ZECH M, BOESCH S, MAIER E M, et al. Haploinsufficiency of KMT2B, encoding the lysine-specific histone methyltransferase 2b, results in early-onset generalized dystonia[J]. Am J Hum Genet, 2016, 99（6）：1377-1387.

40. ZECH M, LAM D D, FRANCESCATTO L, et al. Recessive mutations in the α3（Ⅵ）collagen gene COL6A3 cause early-onset isolated dystonia[J]. Am J Hum Genet, 2015, 96（6）：883-893.

41. ZIMPRICH A, GRABOWSKI M, ASMUS F, et al. Mutations in the gene encoding epsilon-sarcoglycan cause myoclonus-dystonia syndrome[J]. Nat Genet, 2001, 29（1）：66-69.

42. ZWEIG R M, HEDREEN J C, JANKEL W R, et al. Pathology in brainstem regions of individuals with primary dystonia[J]. Neurology, 1988, 38（5）：702-706.

第三章　特发性震颤

特发性震颤（essential tremor, ET），也称为原发性震颤，是最常见的运动障碍疾病之一。特发性震颤的病理改变尚不明确，皮质 – 脑桥 – 小脑 – 丘脑 – 皮质环路的节律性震荡是病理生理学机制之一。临床主要表现为 4~12Hz 的动作性震颤，常累及上肢，也可累及上肢以外的部位；还可表现为一些非运动症状，如认知障碍、睡眠障碍、听力及嗅觉障碍等。流行病学调查显示人群中特发性震颤患病率约为 900/10 万，65 岁以上人群患病率约为 4 600/10 万。18 世纪首次使用"原发性震颤"术语描述了这类疾病，但也有用"老年性震颤（senile tremor）""良性震颤（benign tremor）""家族性震颤（familial tremor）"等术语来描述这类疾病。19 世纪以来主要用"原发性震颤"这一名词。特发性震颤的病因及发病机制目前尚不明确，除老化因素外，遗传因素、环境因素可能与特发性震颤的发病相关。

第一节　病因及发病机制

一、病理改变

特发性震颤虽然被认为是神经系统功能障碍疾病，但其病变部位与病理改变并不十分明确。有研究发现特发性震颤患者脑内存在着小脑浦肯野细胞丢失，树突肿胀，胶质细胞增生，黑质与蓝斑神经元丢失，脑干尤其是蓝斑部位有路易小体沉积。但也有研究发现与正常人相比，特发性震颤患者脑组织中路易小体含量并没有显著增加。最近研究发现特发性震颤患者小脑齿状核 GABA 受体水平下降，提示 GABA 可能与特发性震颤发病有关。根据特发性震颤临床表现，神经影像学及神经病理研究显示特发性震颤发病可能与小脑及其相关连接结构功能障碍有关。

二、发病机制

特发性震颤的病因及发病机制目前尚不十分明确。研究发现 17%~100%，平均约 50% 的特发性震颤患者有家族史，故遗传因素在特发性震颤发病中可能起着重要作用。此外，研究发现许多环境因素，如 β- 咔啉生物碱（β-carboline alkaloids）、骆驼蓬碱（harmine）、哈尔满（harmane，1- 甲基 –9H– 吡啶并［3，4–b］吲哚）、铅等可能是特发性震颤发病的危险因素，而锰、农药、有机溶剂等可能与特发性震颤发病无关。

（一）遗传因素

1. 特发性震颤患者存在家族聚集性，至少 50% 的特发性震颤患者有家族史，起病年龄越小，阳性家族史的比例越高；另有群体研究发现，患者的亲属发展为特发性震颤的可能性是正常对照人群的 5 倍，一级亲属比二级亲属更可能患病；此外，在特发性震颤家系里，部分患者可能存在帕金森样症状、肌张力障碍、偏头痛等表现。

2. 目前大多数研究显示家族性特发性震颤多为常染色体显性遗传，在某些家系中患者起病年龄逐代提前，提示存在遗传早现现象。

3. 至今已定位 / 克隆家族性特发性震颤致病基因 / 位点 10 余个，如 ETM1（3q13）、ETM2（2p22~25）、ETM3（6p23）、ETM4（*FUS*）、ETM5（*TENM4*）、ETM6（*NOTCH2NLC*）、*HTRA2*、*NOS3* 等；在散发性特发性震颤人群中，至少已发现 20 余个易感基因 / 位点，如 *LINGO1*、*SLC1A2*、*GABA*、*CTNNA3*、*STK32B*、*PPARGC1A* 等。

（1）ETM1（3q13）位点：1997 年，Gulcher JR 等首次将家族性特发性震颤致病基因定位于染色体 3q13（ETM1）上，目前 ETM1 的致病基因仍未鉴定克隆。

（2）ETM2（2p22~25）位点：1997 年，Higgins 等随后定位了另一个特发性震颤致病基因位点，位于染色体 2p22~25（ETM2）上，进一步研究将定位区间局限于 2p24.1。目前 *ETM2* 的致病基因仍未鉴定克隆。

（3）ETM3 位点：2006 年，Shatunov A 等定位了第三个特发性震颤致病基因位点，位于染色体

6p23（ETM3）上。目前 *ETM3* 的致病基因仍未鉴定克隆。

（4）ETM4（*FUS* 基因）：*FUS*（Fused in Sarcoma）基因，也称 *TLS*（translocated in liposarcoma）基因，其编码的 FUS 蛋白为一种 RNA/DNA 结合蛋白，参与多种 RNA 加工过程，如转录、剪接、运输等；既往研究认为 *FUS* 基因与家族性肌萎缩侧索硬化症（amyotrophic lateral sclerosis, ALS）和部分散发性 ALS 相关。2012 年 Merner 等通过特发性震颤家系的研究，首次提出 *FUS* 基因可能为家族性特发性震颤的致病基因。随后 Tan EK 等发现 *FUS* 基因 Met392lle 变异可增加新加坡华人特发性震颤的易感性；但在中国汉族特发性震颤患者和高加索特发性震颤患者中均未发现 *FUS* 基因与特发性震颤有相关性。目前 *FUS* 基因对于特发性震颤的致病性仍需进一步研究。

（5）*HTRA2* 基因：*HTRA2*（HTRA serine peptidase 2）基因编码一种位于线粒体膜间腔内的丝氨酸蛋白酶，既往研究发现 *HTRA2* 突变与帕金森病（Parkinson disease, PD）发病相关，其分子机制包括 *HTRA2* 突变导致线粒体功能失调及线粒体形态学改变、降低蛋白酶活性、增加机体对于毒性物质的敏感性等。2014 年 Unal GH 等首次发现 *HTRA2* p.G399S 突变与家族性特发性震颤相关。动物实验提示 *HTRA2* p.G399S 突变存在剂量效应，即该基因的杂合突变倾向于表现为程度更轻的运动障碍。以上机制也能部分解释上述家系研究中的发现：*HTRA2* p.G399S 杂合突变的特发性震颤患者在 70 岁左右发展成帕金森病，而 *HTRA2* p.G399S 纯合突变的特发性震颤患者在中年期发展成帕金森病；这对于了解特发性震颤与帕金森病发病机制之间的关系也有指导价值。

（6）ETM5（*TENM4* 基因）：TENM（teneurin transmembrane protein）蛋白家族（TENM1-TENM4）为主要表达于神经元的跨膜蛋白，其中 TENM4 是唯一表达于成年鼠小脑白质的成员，是中枢神经系统中少突胶质细胞成熟和小直径轴突的髓鞘形成的调控因子。2015 年 Hor H 等首次提出 *TENM4* 基因可能为家族性特发性震颤的致病基因。已有的研究证实 TENM4 主要是通过调节中枢神经系统的脱髓鞘和轴突导向的方式致病；该基因与特发性震颤的相关性仍需要进一步验证。

（7）*NOS3* 基因：*NOS3*（nitric oxide synthase 3）基因高度表达于神经元和内皮细胞中，NOS3 蛋白是将精氨酸转变为神经递质 NO 的三种酶之一，是表达在内皮细胞上主要的 NO 合酶异构体，在血管稳态中有重要作用。2016 年 Liu X 等首次发现 *NOS3* 基因可能为家族性特发性震颤的致病基因，但至今仍缺少其他人群验证及功能研究支持。

（8）ETM6（*NOTCH2NLC* 基因）：*NOTCH2NLC* 是位于 1q21.1 的人类特异性基因 *NOTCH2NL* 的 3 个同源基因（*NOTCH2NLA*, *NOTCH2NLB*, *NOTCH2NLC*）之一。2019 年我国研究者首先对两个 ET 家系应用连锁定位、单体型分析将其致病基因定位于染色体 1p13.3-q23.3，应用新测序技术发现区间内 *NOTCH2NLC* 基因 GGC 异常扩增与这两个 ET 家系存在共分离现象，进一步应用 RP-PCR、GC-PCR 在另外 195 个中国 ET 家系中发现 *NOTCH2NLC* 基因内 GGC 异常重复扩增与 9 个 ET 家系存在共分离，提示 *NOTCH2NLC* 基因内 GGC 异常重复扩增可能是 ET 新的致病基因。

（9）其他可能的致病基因：2016 年 Liu X 等在三个独立家系中分别鉴定出三个基因，为 *KCNS2*（KV9.2）、*HAPLN4*（BRAL2）和 *USP46*，这三个基因均高度表达在小脑浦肯野细胞中，且能影响 γ-氨基丁酸（GABA）能系统的功能，这与特发性震颤发病机制中小脑功能异常、伴随浦肯野细胞减少及 GABA 能下降的小脑退行性变相一致。2015 年 Bergareche A 等在一个西班牙特发性震颤大家系中克隆出 *SCN4A* 基因，其中两个 *SCN4A* 基因 p.Gly1537Ser 突变患者发展为癫痫，后期功能实验发现近阈电位高动能改变了离子通道的选择性，促进钾离子和氨离子的传导性，增加了震颤和癫痫的易感性；提示特发性震颤也可能属于神经系统离子通道疾病。

（10）*LINGO* 基因：*LINGO1*（leucine-rich repeat and Ig domain containing 1）基因编码蛋白是一种与 NOGO 受体复合体相互反应的信号传递分子，而且与神经再生有相关性。2009 年一项关于 452 名冰岛特发性震颤患者的全基因组关联研究首次提出 *LINGO1* 基因单核苷酸多态性 rs9652490 为特发性震颤的风险因素；之后针对北美、亚洲及欧洲人群的研究对 *LINGO1* 基因 rs9652490 和 rs11856808 多态性与特发性震颤的相关性进行分析,所得结果并不一致;国内有研究发现 *LINGO1* 基因 rs9652490 和 rs11856808 多态性与特发性震颤的发病无明显相关性。目前荟萃分析提示 rs11856808 多态性与散发性及家族性特发性震颤均有相关性,而 rs9652490 多态性只与家族性特发性震颤发病风险相关。上述研究表明 *LINGO1* 基因的多态性可能是特发性震颤发病的风险因素。

LINGO2 基因与 *LINGO1* 基因相似度大,已有不少研究发现其和特发性震颤之间存在相关性,如 rs7033345、rs10812774、rs141229 等均有相关病例对照研究验证,但仍需进一步证实。*LINGO* 家族其他成员,如 *LINGO3* 基因和 *LINGO4* 基因尚未发现与特发性震颤的发病相关。

(11) *SLC1A2* 基因: *SLC1A2* (Solute carrier family 1 member 2 gene)基因编码蛋白为大脑中主要的谷氨酸再摄取转运体,通过全基因组关联研究的方法,发现 *SLC1A2* 基因 rs3794087 单核苷酸多态性与特发性震颤发病风险有相关性。然而在随后开展的多项研究均未得到验证。*SLC1A2* 基因的荟萃分析研究提示 rs3794087 多态性与特发性震颤发病不相关。

(12) GABA 受体基因:有研究通过患者逝后脑组织活检的方式,将特发性震颤患者与正常对照、帕金森病患者相比,发现在小脑齿状核内特发性震颤患者的 GABA$_A$ 受体与 GABA$_B$ 受体均有减少,且与受体相关放射自显影法评价结果相似。此外,GABA$_B$ 受体的减少与疾病的进展亦有相关性。同时,基因敲除小鼠模型也支持该观点,然而目前已有的与 GABA 受体相关的四项研究得出的结论均为阴性,故还需更多的研究去探索这些基因在特发性震颤发病机制中的作用。

(13) 帕金森病相关基因:特发性震颤与帕金森病在流行病学、病因与发病机制、临床特征等方面存在多种相似性,而且有研究报道特发性震颤患者逝后脑活检发现脑干中路易小体的存在。目前已开展的帕金森病相关基因与特发性震颤发病风险相关性研究分析,如 *SNCA*、*MAPT*、*Parkin*、*LRRK2*、*GBA*、*FGF20*、*PITX3* 等基因均未得到一致肯定的结果。

(14) 重复扩张序列相关基因:1993 年,Kaneko K 等首次提出雄性激素受体基因(androgen receptor gene)的 CAG 重复扩张序列与特发性震颤有相关性;在 ETM2 位点的重复扩张序列检测分析也提示 CAG 三核苷酸重复序列与特发性震颤有相关性。但随后在意大利特发性震颤患者中检测 *hSKCa3* 基因与 *CACNL1A4* 基因的 CAG 重复扩张序列,及在欧美人群中检测 10 种常见的脊髓小脑性共济失调(spinocerebellar ataxia, SCA)相关基因,均未发现上述基因的重复扩张序列与特发性震颤发病有明显相关性。此外,在亚洲及欧美人群的研究提示,*FMR1* 基因 CGG 重复扩张序列可能不是特发性震颤的危险因素;在欧美人群的研究提示,*C9orf72* 基因的六核苷酸重复序列(GGGGCC)与特发性震颤也无明显相关性。虽然目前尚无明确的证据表明特发性震颤与重复扩张异常序列基因存在相关性,但这也可为特发性震颤相关位点检测提供新思路。

(15) 其他可能的易感基因:2016 年欧洲一项全基因组关联研究发现了三个新的易感基因: *CTNNA3*、*STK32B*、*PPARGC1A*。其他如 *ADH2*、*Cyp*、*GST*、*HNMT*、*MTHFR*、*PON1*、*COQ2* 等基因与特发性震颤的相关性研究,目前尚未有统一的结论,仍需要未来大样本数据的验证。

(二)环境因素

目前研究发现,β–咔啉生物碱(β–carboline alkaloids)、骆驼蓬碱(harmine)、哈尔满(harmane, 1–甲基 –9H– 吡啶并[3,4–b]吲哚)等化学物质会使动物产生类似于特发性震颤样的表型,较大剂量亦可导致人类产生震颤。特发性震颤患者血中哈尔满含量较对照组相比升高。铅暴露是特发性震颤的危险因素,特发性震颤患者血中铅的含量较正常人增高。上述发现需要更进一步研究验证。其他环境危险因素如农药、锰及有机溶剂等未发现与特发性震颤的相关性。

第二节 临床表现与分型

一、起病年龄

特发性震颤各年龄段均可发病,多见于 40 岁以上的中老年人。也有研究报道特发性震颤发病有 2 个年龄高峰期:30~40 岁及大于 65 岁。家族性比散发性患者起病早,多在 20 岁前起病。

二、临床特点

特发性震颤以动作性震颤为主要特征,震颤频率通常在4~12Hz,老年患者通常表现为相对较低的4~8Hz震颤,年轻患者通常为相对较高的8~12Hz震颤。多数发生于手和前臂,也可累及头颈部、下肢、咽喉,偶尔累及舌、面部、躯干等部位。研究表明,95%以上患者震颤可累及上肢,其他部位依次为头部(34%)、下肢(20%)、咽喉(12%)、面部(5%)、躯干(5%)。一般为双侧上肢对称起病,也可单侧上肢起病。震颤亦可同时累及多个部位(如前臂和头部)。震颤累及部位可逐步增多,一般在上肢受累后数年出现头部震颤,躯干和下肢通常最晚累及。

多种因素如焦虑、情绪波动、激动、疲劳、温度骤变、中枢神经系统刺激等均可加重震颤;日常活动如书写、倒水、进食等可加重震颤,静止时减轻或消失,多数患者饮酒后及睡眠时症状减轻。特发性震颤病程进展缓慢,但个体差异较大。随着病程的增加,部分患者病情可无进展,也有患者会出现震颤频率下降,而幅度增加,累及部位可逐步增多,最终导致较为严重的功能障碍。

特发性震颤患者还可表现出多种非运动症状,包括认知功能障碍、情感障碍、听力下降、嗅觉障碍、视觉障碍及睡眠障碍等。认知功能障碍主要表现为词语流畅性、形象记忆和短时记忆障碍,情感障碍主要包括抑郁、焦虑等。某些特发性震颤亚型常伴随其他类型运动障碍,如*HTRA2*基因突变的特发性震颤患者常可转化成帕金森病,*DRD3*基因Ser9Gly变异与迟发型运动障碍有关。

三、特发性震颤的临床变异型

(一)直立性震颤

目前关于直立性震颤是特发性震颤的一种变异型还是一个单独的震颤疾病仍然存在争议。直立性震颤在1984年由Heilman首次报道,是一种高频率震颤(13~18Hz),主要累及下肢和躯干,头部肌肉也可受累,主要表现为站立时出现震颤,行走、坐位或者仰卧位时消失。直立性震颤常合并姿势性震颤,在表型上与特发性震颤相同,而且大部分直立性震颤患者存在震颤家族史,这些特点都支持直立性震颤和特发性震颤存在相关性。但

是直立性震颤肌电图检查可显示两侧肢体及双侧肌群间的高度一致性,提示其震颤起源于相同位点。这一特点又与特发性震颤的震颤不同,特发性震颤的震颤没有这种双侧一致性,且震颤起源可能不止一个。直立性震颤常规抗特发性震颤药物效果差,有研究显示使用加巴喷丁、氯硝西泮可改善症状。

(二)原发性书写震颤

目前仍不明确原发性书写震颤是否是特发性震颤的一种临床变异型,或者是一种局灶性肌张力障碍。原发性书写震颤主要表现在写作时或者手腕处于写作姿势时出现的震颤,其震颤频率为5~8Hz。该亚型主要与局限性的肌张力障碍–书写痉挛相鉴别,肌电图可有助于鉴别诊断。

四、震颤临床分级

根据1996年美国国立卫生研究院原发性震颤研究小组提出的震颤分级标准:

0级:无震颤;

1级:轻微,震颤不易察觉;

2级:中度,震颤幅度<2cm,非致残;

3级:明显,震颤幅度在2~4cm,部分致残;

4级:严重,震颤幅度超过4cm,致残。

第三节　检验与辅助检查

辅助检查对特发性震颤的诊断价值有限,主要用于排除其他疾病引起的震颤。

一、甲状腺功能检查

主要用于排除甲状腺功能亢进引起的上肢高频精细的姿势性震颤。此外,甲亢所引起的震颤,常伴有其他系统性体征,如突眼、多汗及体重减轻等。

二、血清铜和血浆铜蓝蛋白检查

肝豆状核变性(Wilson病)患者亦可出现上肢近段扑翼样震颤以及粗大的小脑震颤,血清铜和血浆铜蓝蛋白阳性有助于与特发性震颤鉴别。

三、神经影像学检查

特发性震颤的影像学无明显异常。头部MRI

检查主要用于排除脑血管病、肿瘤、脱髓鞘疾病等引起的震颤。近年来影像学技术取得较大进展，对特发性震颤结构和功能影像学方面做了大量研究。基于体素的形态学分析（voxel-based morphometry，VBM）显示特发性震颤患者存在广泛性灰质和白质萎缩，与正常对照者相比，特发性震颤患者存在小脑等部位萎缩；血氧水平依赖功能磁共振成像（BOLD-fMRI）显示在静息状态下运动皮质连接性增加，小脑丘脑皮质运动通路的异常影响震颤的产生和传播，这可能与特发性震颤的运动相关症状有关；磁共振波谱（MRS）研究显示，与对照组相比，特发性震颤患者小脑皮质 N- 乙酰天冬氨酸（NAA）/ 肌酸（Cr）、NAA/ 胆碱（Cho）比值下降。PET 研究显示姿势性震颤时小脑血流量增加，灰质与下丘脑处于高代谢。特发性震颤患者颅内多巴胺功能影像学显像检查一般正常，有助于与帕金森病鉴别诊断。

四、基因诊断

目前已定位 / 克隆家族性特发性震颤致病基因 / 位点 10 余个，如 ETM1（3q13）、ETM2（2p22~25）、ETM3（6p23）、ETM4（*FUS*）、ETM5（*TENM4*）、ETM6（*NOTCH2NLC*）、*HTRA2*、*NOS3* 等；已发现 20 余个易感基因 / 位点，如 *LINGO1*、*SLC1A2*、*GABA*、*CTNNA3*、*STK32B*、*PPARGC1A* 等基因的多态位点与散发性特发性震颤发病风险相关。以上基因 / 位点可用于家族性特发性震颤和散发性特发性震颤患者的相关评估和研究。此外，*ATP7B*、*ATAXIN 1*、*ATAXIN 2*、*ATAXIN 3*、*CACNA1A*、*ATAXIN 7*、*TBP*、*FMR1*、*HTT*、*AR*、*SAMD12*、*C9orf72* 基因等的筛查有助于特发性震颤鉴别诊断。

五、震颤评分量表

1. 目前较为常用的震颤评分量表包括 Fahn-Tolosa-Marin 震颤评分表（FTMTRS）、TRG 震颤评分量表（TETRAS）等。

（1）FTMTRS：1993 年由 Fahn、Tolosa、Marin 等研发，包含三部分，分别就震颤部位及分级进行评定，就上肢进行书写及画圈进行评定，以及针对生活能力的评定。

（2）TETRAS：2012 年由美国震颤研究小组提出，包含两部分，分别为震颤部位及严重程度评定

和日常生活评定。

2. 特发性震颤的日常生活量表——QUEST 量表（quality of life in essential tremor questionnaire）：2005 年由 Troster 等人研发，从包括沟通、工作能力、兴趣爱好、日常生活和精神心理等五个方面对震颤的严重程度进行评估，每个条目分值 0~4 分，每个方面计分（100 分为满分）。研究表明，其可以很好地用于头部震颤对精神及工作能力影响的评估。

六、电生理评估

电生理是震颤客观的评估方法，主要是通过放置在目标肌肉的针极电极或表面电极记录肌电活动，通过分析肌电爆发的模式，记录在震颤过程中一对或多对同步发生运动的肌肉的肌电信号，分析震颤的频率、振幅、潜伏期以及震颤曲线的波形从而进行震颤的辅助诊断。

七、传感器评估

目前已经开发多种用于监测震颤的加速度传感器（如可穿戴设备），通过使用加速度传感器等把患者的震颤放大分析，记录震颤的振幅、频率等，用于动态监测患者震颤的严重程度及病情发展，为医生提供重要的参考价值。

第四节　诊断与鉴别诊断

一、诊断标准

根据《中国原发性震颤的诊断和治疗指南（2020）》的诊断标准：

1. 原发性震颤（ET）　临床诊断需要同时满足以下 3 点：

（1）双上肢动作性震颤，伴或不伴其他部位的震颤（如下肢、头部、口面部或声音）。

（2）不伴有其他神经系统体征，如肌张力障碍、共济失调、帕金森综合征等。

（3）病程超过 3 年。

2. ET 叠加　除具有以上 ET 的震颤特征外，还具有不确定临床意义的其他神经系统体征，如串联步态障碍、可疑肌张力障碍性姿势、轻度记忆障碍等。

二、鉴别诊断

特发性震颤主要与下列疾病相鉴别：生理性震颤、精神心理性震颤、帕金森病震颤、脊髓小脑性震颤、肌张力障碍性震颤、红核性震颤、原发性直立性震颤、肝豆状核变性性震颤、药源性震颤（如锂、抗抑郁药、止吐药等）、内科系统疾病（如甲状腺功能亢进、低血糖、肝性脑病等）引起的震颤等。

（一）与帕金森病的鉴别诊断

虽然帕金森病和特发性震颤被视为两种不同的疾病，但在临床特点、病理改变及神经影像学上有一定的相似性。如临床症状上，帕金森病患者可合并有动作性震颤，特发性震颤患者中约20%可存在静止性震颤，两者均可伴有认知障碍、嗅觉减退等非运动症状，亦可能具有相似的病理基础。遗传背景上已有数项证据表明 HTRA2 基因突变与帕金森病和特发性震颤发病有关，HTRA2 基因杂合突变的特发性震颤患者在70岁左右可能发展成帕金森病，而 HTRA2 基因纯合突变的特发性震颤患者在中年期发展成帕金森病。近年来多项研究表明特发性震颤和帕金森病可同时存在，有研究发现特发性震颤患者随访3.3年发现其进展为帕金森病的概率较正常对照增加4倍，也有研究显示在帕金森病患者亲属中患特发性震颤风险高于正常对照组，说明特发性震颤和帕金森病存在一定的关联性。

因而在疾病早期阶段，特发性震颤与帕金森病通常难以鉴别。有研究表明特发性震颤和帕金森病的误诊率在20%~30%之间。在临床上，我们可以通过以下几点鉴别：

遗传方面：约50%特发性震颤患者有家族史，家族性特发性震颤患者经常累及多代发病且有更强的家族史背景，而帕金森病患者约10%~15%有家族史。已有数十项研究针对特发性震颤与帕金森病相关基因的相关性分析，如 SNCA、MAPT、Parkin、LRRK2、GBA、FGF20、PITX3 基因等，均未得到一致肯定的结果。故今后仍需要大样本的病例对照研究。

临床特点：帕金森病患者主要表现为单侧起病的静止性震颤，部分伴有姿势性震颤，较少有运动性震颤，然而特发性震颤主要表现为双侧姿势性或动作性震颤。帕金森病相关震颤对左旋多巴治疗反应良好，而特发性震颤反应较差。此外，帕金森病通常存在运动迟缓、肌强直、姿势步态异常等症状，而在特发性震颤中相对少见。虽然帕金森病与特发性震颤均易累及上肢，但与特发性震颤相比，帕金森病较少以头部及发音障碍起病。书写也可以用来鉴别，帕金森病主要表现为典型的"小写征"，特发性震颤字迹主要表现为宽大且伴有规律的震颤频率。酒精可以使特发性震颤症状减轻，而对帕金森病患者无改善。

神经影像学检查：特发性震颤多巴胺转运体 SPECT/PET 显像通常正常，帕金森病患者多巴胺转运体 SPECT/PET 显像显示尾状核和壳核多巴胺转运体减少，其对帕金森病诊断的敏感性较高。

电生理检查：帕金森病患者震颤分析的震颤频率通常约为4~6Hz，震颤频率较稳定，且肌电图示主动肌和拮抗肌为交替性的活动。特发性震颤的震颤频率通常约为4~12Hz，震颤频率多变，一部分患者肌电图显示为主动肌和拮抗肌交替性活动，一部分患者为同步性活动。此外，46%~93%的帕金森病患者会合并姿势性震颤，而帕金森病患者的姿势性震颤不是在改变姿势后立即出现，而是在间隔数秒至十余秒的潜伏期后出现，重新出现的姿势性震颤频率与静止性震颤频率相似（约为4~7Hz），且对多巴胺能治疗反应良好，这种震颤被认为是静止性震颤在维持姿势时的"重置"，该现象被称为"重现震颤"（Re-emergent tremor），是鉴别帕金森病与特发性震颤的重要特征。

（二）脊髓小脑性震颤

主要为上肢和下肢的意向性震颤，震颤频率通常<5Hz，常伴有小脑的其他体征，如眼球震颤、共济失调等，而特发性震颤患者通常不伴有小脑症状。

（三）精神心理性震颤

多在有某些精神因素如焦虑、紧张、恐惧时出现，与特发性震颤相比，其频率较快（8~12Hz）但幅度较小，有相应的心理学特点，去除促发因素后症状即可消失。

（四）甲状腺功能亢进

甲状腺功能亢进引起上肢高频精细的姿势性震颤，常伴有其他系统性体征，如突眼、多汗及体重减轻等。

第五节　治疗与康复

一、治疗原则

特发性震颤的治疗分为药物治疗（口服药物及 A 型肉毒毒素）和手术治疗。其治疗原则为：①轻度震颤无须治疗；②轻到中度患者由于工作或社交需要，可选择事前半小时服药以间歇性减轻症状；③影响日常生活和工作的中到重度震颤，需要药物治疗；④药物难治性重症患者可考虑手术治疗；⑤头部或声音震颤患者可选择 A 型肉毒毒素注射治疗。

根据循证医学的 A、B、C 级推荐水平，结合我国的实际情况，将治疗特发性震颤的药物分为一线、二线和三线用药。其中一线药物有普萘洛尔、阿罗洛尔、扑米酮；二线药物有加巴喷丁、托吡酯、阿普唑仑、阿替洛尔、索他洛尔、氯硝西泮；三线用药有氯氮平、纳多洛尔、尼莫地平、A 型肉毒毒素。普萘洛尔、阿罗洛尔和扑米酮是治疗特发性震颤的首选初始用药，当单药治疗无效时可联合应用；A 型肉毒毒素多点肌肉注射可能对头部或声音震颤患者有效；手术治疗则适用于症状严重、药物难治性的患者。

二、药物治疗

（一）肾上腺素 β 受体阻滞剂

1. 普萘洛尔（propranolol）　是非选择性肾上腺素 β 受体阻滞剂，为经典的一线治疗药物。①用法：从小剂量开始（10mg/ 次，2 次 /d），逐渐加量（5mg/ 次）至 30~60mg/d 即可有症状改善，一般不超过 90mg/d；标准片每日口服 3 次，控释片每天 1 次，早晨服药。②疗效：能有效减小 50% 的肢体震颤幅度（频率并不降低），但对轴性震颤（如头部、声音等）的疗效欠佳。③不良反应：大多数副作用是相应的肾上腺素 β 受体阻滞作用，常见的有脉率降低和血压下降，但 60 次 /min 以上的心率基本都能耐受，用药期间应密切观察心率和血压变化，如心率 <60 次 /min 可考虑减量，<55 次 /min 则停药；其他少见副作用包括疲劳、恶心、腹泻、皮疹、阳痿和抑郁等。④不稳定性心功能不全、高度房室传导阻滞、哮喘、胰岛素依赖型糖尿病等相对禁忌。

2. 阿罗洛尔（arotinolol）　具有 α 受体及 β 受体阻断作用（其作用比大致为 1：8）。①用法：口服剂量从 10mg，每天 1 次开始，如疗效不充分，可加量至每天 2 次，10mg/ 次，最高剂量不超过 30mg/d。②疗效：可减少姿势性震颤和动作性震颤的幅度，疗效与普萘洛尔相似。与普萘洛尔相比，阿罗洛尔的 β 受体阻滞活性是其 4~5 倍，且不易通过血脑屏障，不会像普萘洛尔那样产生中枢神经系统副作用。因此对于无法耐受普萘洛尔的患者可考虑给予该药治疗。③不良反应：心动过缓、眩晕、低血压等。用药期间应密切观察心率和血压变化，如心率在 60 次 /min 以下或有明显低血压者应减量或停药。

3. 阿替洛尔（atenolol）　是选择性 β₁ 受体阻滞剂。①用法：50~150mg/d 可以缓解症状，适用于不能使用 β₂ 及非选择性受体阻滞剂的哮喘患者；②疗效：该类选择性 β₁ 受体阻滞剂的疗效逊于非选择性受体阻滞剂；③不良反应：头晕、恶心、咳嗽、口干、困倦等。

4. 索他洛尔（sotalol）　是非选择性 β 受体阻滞剂。①用法：80~240mg/d 可以缓解症状；②疗效：在肾上腺素能 β 受体阻滞剂中其疗效仅次于普萘洛尔和阿罗洛尔。

5. 纳多洛尔（nadolol）　是非选择性 β 受体阻滞剂，120~240mg/d，可能对震颤有效。

（二）抗癫痫药物

1. 扑米酮（pfimidone）　是常用的抗癫痫药物。①用法：一般每晚 12.5mg 开始，逐渐加量 25mg/ 次，有效剂量在 50~750mg/d（分 2~3 次服用），一般 250mg/d 疗效佳且耐受性好。为了减少嗜睡副作用，建议晚上睡前服药。②疗效：对于手部震颤疗效显著，可减小 50% 的震颤幅度。③不良反应：在用药早期，急性副作用（包括眩晕、恶心、呕吐、行走不稳、嗜睡、急性毒性反应等）的发生率相对较高，大部分不良反应几天后会逐渐减弱或达到耐受。

2. 加巴喷丁（gabapentin）　是 γ- 氨基丁酸的衍生物，属于新型的抗癫痫及抗神经痛药物。①用法：起始剂量 300mg/d，有效剂量为 1 200~3 600mg/d，分 3 次服用；②疗效：单药治疗可缓解症状，疗效可能与普萘洛尔相似，作为其他药物的添加治疗并不能进一步改善症状；③不良反应：困倦、恶心、头晕、行走不稳等。

3. 托吡酯（topiramate）　是新型抗癫痫药物,具有阻滞钠通道、增强γ-氨基丁酸活性的作用。①用法:起始剂量为25mg/d,以25mg/周的递增速度缓慢加量,分2次口服,常规治疗剂量为100~400mg/d;②疗效:略逊于前4种药物,但在一定程度上能改善各类震颤;③不良反应:食欲减退、体重减轻、恶心、感觉异常、认知功能损害等。

（三）苯二氮䓬类药物

1. 阿普唑仑（alprazolam）　是短效的苯二氮䓬类制剂。①用法:起始剂量为0.6mg/d,多数每天3次给药,有效治疗剂量为0.6~2.4mg/d;②疗效:减少25%~34%的震颤幅度,可用于不能耐受普萘洛尔、阿罗洛尔和扑米酮的老年患者;③不良反应:过度镇静、疲劳、反应迟钝等,长期使用可出现药物依赖性。

2. 氯硝西泮（clonazepam）　是苯二氮䓬类制剂。①用法:起始剂量为0.5mg/d,有效治疗剂量为1~6mg/d;②疗效:能有效减小动作性震颤幅度;③不良反应:头晕、行走不稳、过度镇静等,长期使用可出现药物依赖性。

（四）A型肉毒毒素

A型肉毒毒素在治疗头部、声音震颤方面更具优势,且同样可用于肢体震颤的治疗。单剂量40~400IU可改善头部震颤;选择尺、桡侧腕伸屈肌多点注射50~100IU药物可减小上肢的震颤幅度,手指无力、肢体僵硬感是最常见的副作用;0.6IU的软腭注射可治疗声音震颤,但可能出现声音嘶哑和吞咽困难等副作用。A型肉毒毒素治疗难治性震颤属对症治疗措施,通常1次注射疗效持续3~6个月,需重复注射以维持疗效。

（五）其他

钙离子拮抗剂尼莫地平（nimodipine）120mg/d或非经典抗精神病药物氯氮平（clozapine）25~75mg/d,对改善肢体震颤可能有效。氯氮平有致粒细胞减少和心律失常的副作用,仅在其他药物治疗无效的情况下才考虑应用,且使用期间要监测血常规和心电图。

三、重复经颅磁刺激（rTMS）

rTMS通过不同的频率和靶点以特定方式来调节神经环路。小脑为目前ET患者rTMS治疗的重要靶点,前运动辅助区（Pre-SMA）为rTMS治疗ET的另一靶点。研究显示,ET患者在接受以小脑为靶点的低频（≤1Hz）rTMS治疗5分钟后患者的震颤症状明显改善,但60分钟后症状改善消失,表明rTMS治疗的效果可能不持久。

四、手术治疗

ET手术治疗方法主要包括立体定向丘脑毁损术、脑深部电刺激术（DBS）和磁共振引导聚焦超声（MRgFUS）。双侧丘脑损毁术出现构音障碍和认知功能障碍概率较高,同时会增加术中及术后的风险,因此不建议用于临床治疗。DBS手术是药物难治性ET患者的首选手术治疗方法。ET患者DBS治疗的传统靶点为丘脑腹正中间（VIM）核,双侧VIM-DBS手术治疗比单侧VIM-DBS能更好地改善ET患者的总体震颤评分,但在改善患者上肢震颤及提高生活质量方面两者疗效类似。丘脑后下区（PSA）为ET患者DBS治疗的重要替代靶点。MRgFUS作为一种新型的微创消融治疗方法,通过定向毁损与震颤相关的特定靶点达到改善ET震颤症状的目的。MRgFUS侵入性较DBS手术更小,研究表明MRIgFUS治疗对ET患者震颤症状的改善具有较持久的疗效。

五、康复治疗

康复治疗已被证实具有神经保护和神经修复作用。研究表明,每周进行2~3次的抗阻训练,可显著改善ET患者的震颤症状。

（孙启英　严新翔　唐北沙）

参 考 文 献

1. 中华医学会神经病学分会帕金森病及运动障碍学组,中国医师协会神经内科医师分会帕金森病及运动障碍学组. 中国原发性震颤的诊断和治疗指南（2020）［J］. 中华神经科杂志,2020,53(12):987-995.

2. 中华医学会神经病学分会帕金森病及运动障碍学组. 原发性震颤的诊断和治疗指南［J］. 中华神经科杂志,2009,42(8):571-572.

3. BERGARECHE A, BEDNARZ M, SÁNCHEZ E, et al.

SCN4A pore mutation pathogenetically contributes to autosomal dominant essential tremor and may increase susceptibility to epilepsy[J]. Hum Mol Genet, 2015, 24 (24): 7111-7120.

4. BHATIA K P, BAIN P, BAJAJ N, et al. Consensus Statement on the classification of tremors. from the task force on tremor of the International Parkinson and Movement Disorder Society[J]. Mov Disord, 2018, 33 (1): 75-87.

5. CHAO Y X, NG E Y, FOO J N, et al. Mitochondrial serine protease HTRA2 gene mutation in Asians with coexistent essential tremor and Parkinson disease[J]. Neurogenetics, 2015, 16 (3): 241-242.

6. CLARK L N, YE X, LIU X, et al. Genetic analysis of FMR1 repeat expansion in essential tremor[J]. Neurosci Lett, 2015, 593: 114-117.

7. CLARK L N, YE X, LIU X, et al. Genetic analysis of ten common degenerative hereditary ataxia loci in patients with essential tremor[J]. Parkinsonism Relat Disord, 2015, 21 (8): 943-947.

8. DEJESUS-HERNANDEZ M, RAYAPROLU S, SOTO-ORTOLAZA A I, et al. Analysis of the C9orf72 repeat in Parkinson's disease, essential tremor and restless legs syndrome[J]. Parkinsonism Relat Disord, 2013, 19 (2): 198-201.

9. DENG H, LE W D, GUO Y, et al. Extended study of A265G variant of HS1BP3 in essential tremor and Parkinson disease [J]. Neurology, 2005, 65 (4): 651-652.

10. DENG H, XIE W J, LE W D, et al. Genetic analysis of the GABRA1 gene in patients with essential tremor[J]. Neurosci Lett, 2006, 401 (1-2): 16-19.

11. FERREIRA J J, MESTRE T A, LYONS K E, et al. MDS evidence-based review of treatments for essential tremor [J]. Mov Disord, 2019, 34 (7): 950-958.

12. GARCÍA-MARTÍN E, MARTÍNEZ C, ALONSO-NAVARRO H, et al. Gamma-aminobutyric acid (GABA) receptor rho (GABRR) polymorphisms and risk for essential tremor [J]. J Neurol, 2011, 258 (2): 203-211.

13. GARCÍA-MARTÍN E, MARTÍNEZ C, ALONSO-NAVARRO H, et al. Gamma-aminobutyric acid GABRA4, GABRE, and GABRQ receptor polymorphisms and risk for essential tremor[J]. Pharmacogenet Genomics, 2011, 21 (7): 436-439.

14. GARCÍA-MARTÍN E, MARTÍNEZ C, ALONSO-NAVARRO H, et al. No association of the SLC1A2 rs3794087 allele with risk for essential tremor in the Spanish population[J]. Pharmacogenet Genomics, 2013, 23 (11): 587-590.

15. GULCHER J R, JÓNSSON P, KONG A, et al. Mapping of a familial essential tremor gene, FET1, to chromosome 3q13[J]. Nat Genet, 1997, 17 (1): 84-87.

16. HICKS J E, KONIDARI I, SCOTT B L, et al. Linkage of familial essential tremor to chromosome 5q35[J]. Mov Disord, 2016, 31 (7): 1059-1062.

17. HIGGINS J J, LOMBARDI R Q, PUCILOWSKA J, et al. A variant in the HS1-BP3 gene is associated with familial essential tremor[J]. Neurology, 2005, 64 (3): 417-421.

18. HIGGINS J J, LOVELESS J M, JANKOVIC J, et al. Evidence that a gene for essential tremor maps to chromosome 2p in four families[J]. Mov Disord, 1998, 13 (6): 972-977.

19. HIGGINS J J, PHO L T, NEE L E. A gene (ETM) for essential tremor maps to chromosome 2p22-p25[J]. Mov Disord, 1997, 12 (6): 859-864.

20. HOR H, FRANCESCATTO L, BARTESAGHI L, et al. Missense mutations in TENM4, a regulator of axon guidance and central myelination, cause essential tremor [J]. Hum Mol Genet, 2015, 24 (20): 5677-5686.

21. JEANNETEAU F, FUNALOT B, JANKOVIC J, et al. A functional variant of the dopamine D3 receptor is associated with risk and age-at-onset of essential tremor[J]. Proc Natl Acad Sci U S A, 2006, 103 (28): 10753-10758.

22. JIMÉNEZ-JIMÉNEZ F J, ALONSO-NAVARRO H, GARCÍA-MARTÍN E, et al. SLC1A2 rs3794087 variant and risk for essential tremor: a systematic review and meta-analysis[J]. Pharmacogenet Genomics, 2015, 25 (11): 564-568.

23. JIMÉNEZ-JIMÉNEZ F J, GARCÍA-MARTÍN E, LORENZO-BETANCOR O, et al. LINGO1 and risk for essential tremor: results of a meta-analysis of rs9652490 and rs11856808[J]. J Neurol Sci, 2012, 317 (1-2): 52-57.

24. JONES J M, DATTA P, SRINIVASULA S M, et al. Loss of Omi mitochondrial protease activity causes the neuromuscular disorder of mnd2 mutant mice[J]. Nature, 2003, 425 (6959): 721-727.

25. KANEKO K, IGARASHI S, MIYATAKE T, et al. 'Essential tremor' and CAG repeats in the androgen receptor gene [J]. Neurology, 1993, 43 (8): 1618-1619.

26. KUHLENBÄUMER G, HOPFNER F, DEUSCHL G. Genetics of essential tremor: meta-analysis and review [J]. Neurology, 2014, 82 (11): 1000-1007.

27. KWIATKOWSKI T J, BOSCO D A, LECLERC A L, et al. Mutations in the FUS/TLS gene on chromosome 16 cause familial amyotrophic lateral sclerosis[J]. Science, 2009, 323 (5918): 1205-1208.

28. LIANG H, ZHENG W, XU H, et al. No evidence of association between the LINGO4 gene and essential tremor in Chinese Han patients[J]. Parkinsonism Relat Disord, 2012, 18 (3): 303-305.

29. LIU X, HERNANDEZ N, KISSELEV S, et al. Identification of candidate genes for familial early-onset essential tremor [J]. Eur J Hum Genet, 2016, 24 (7): 1009-1015.

30. LOUIS E D, FACTOR-LITVAK P, LIU X, et al. Elevated brain harmane (1-methyl-9H-pyrido[3,4-b]indole) in essential tremor cases vs. controls [J]. Neurotoxicology, 2013, 38 (7): 131-135.

31. LOUIS E D, FERREIRA J J. How common is the most common adult movement disorder? Update on the worldwide prevalence of essential tremor [J]. Mov Disord, 2010, 25 (5): 534-541.

32. LOUIS E D. Environmental epidemiology of essential tremor [J]. Neuroepidemiology, 2008, 31 (3): 139-149.

33. MERNER N D, GIRARD S L, CATOIRE H, et al. Exome sequencing identifies FUS mutations as a cause of essential tremor [J]. Am J Hum Genet, 2012, 91 (2): 313-319.

34. MÜLLER S H, GIRARD S L, HOPFNER F, et al. Genome-wide association study in essential tremor identifes three new loci [J]. Brain, 2016, 139 (Pt 12): 3163-3169.

35. NOVELLETTO A, GULLI R, CIOTTI P, et al. Linkage exclusion in Italian families with hereditary essential tremor [J]. Eur J Neurol, 2011, 18 (9): e118-120.

36. PARIS-ROBIDAS S, BROCHU E, SINTES M, et al. Defective dentate nucleus GABA receptors in essential tremor [J]. Brain, 2012, 135 (Pt 1): 105-116.

37. RAJPUT A, RAJPUT A H, RAJPUT M L, et al. Identification of FUS p.R377W in essential tremor [J]. Eur J Neurol, 2014, 21 (2): 361-363.

38. ROMERO J P, BENITO-LEON J, BERMEJO-PAREJA F. The NEDICES Study: Recent Advances in the Understanding of the Epidemiology of Essential Tremor [J]. Tremor Other Hyperkinet Mov (N Y), 2012, 2: tre-02-70-346-2.

39. SHATUNOV A, SAMBUUGHIN N, JANKOVIC J, et al. Genomewide scans in North American families reveal genetic linkage of essential tremor to a region on chromosome 6p23 [J]. Brain, 2006, 129 (Pt 9): 2318-2331.

40. STEFANSSON H, STEINBERG S, PETURSSON H, et al. Variant in the sequence of the LINGO1 gene confers risk of essential tremor [J]. Nat Genet, 2009, 41 (3): 277-279.

41. STRAUSS K M, MARTINS L M, PLUN-FAVREAU H, et al. Loss of function mutations in the gene encoding Omi/HtrA2 in Parkinson's disease [J]. Hum Mol Genet, 2005, 14 (15): 2099-2111.

42. SUN Q Y, XU Q, TIAN Y, et al. Expansion of GGC repeat in the human-specific NOTCH2NLC gene is associated with essential tremor [J]. Brain, 2020, 143 (1): 222-233.

43. SUZUKI N, FUKUSHI M, KOSAKI K, et al. Teneurin-4 is a novel regulator of oligodendrocyte differentiation and myelination of small-diameter axons in the CNS [J]. J Neurosci, 2012, 32 (34): 11586-11599.

44. THIER S, KUHLENBÄUMER G, LORENZ D, et al. GABA (A) receptor- and GABA transporter polymorphisms and risk for essential tremor [J]. Eur J Neurol, 2011, 18 (8): 1098-1100.

45. THIER S, LORENZ D, NOTHNAGEL M, et al. Polymorphisms in the glial glutamate transporter SLC1A2 are associated with essential tremor [J]. Neurology, 2012, 79 (3): 243-248.

46. UNAL GULSUNER H, GULSUNER S, MERCAN F N, et al. Mitochondrial serine protease HTRA2 p.G399S in a kindred with essential tremor and Parkinson disease [J]. Proc Natl Acad Sci U S A, 2014, 111 (51): 18285-18290.

47. VILARIÑO-GÜELL C, WIDER C, ROSS O A, et al. LINGO1 and LINGO2 variants are associated with essential tremor and Parkinson disease [J]. Neurogenetics, 2010, 11 (4): 401-408.

48. WU Y R, FOO J N, TAN L C, et al. Identification of a novel risk variant in the FUS gene in essential tremor [J]. Neurology, 2013, 81 (6): 541-544.

49. WU Y W, PRAKASH K M, RONG T Y, et al. Lingo2 variants associated with essential tremor and Parkinson's disease [J]. Hum Genet, 2011, 129 (6): 611-615.

50. YUAN L, SONG Z, DENG X, et al. Genetic analysis of FGF20 variants in Chinese Han patients with essential tremor [J]. Neurosci Lett, 2016, 620: 159-162.

51. ZHENG W, DENG X, LIANG H, et al. Genetic analysis of the fused in sarcoma gene in Chinese Han patients with essential tremor [J]. Neurobiol Aging, 2013, 34 (8): e3-e4.

52. ZOU Z Y, LIU M S, LI X G, et al. Mutations in FUS are the most frequent genetic cause in juvenile sporadic ALS patients of Chinese origin [J]. Amyotroph Lateral Scler Frontotemporal Degener, 2016, 17 (3-4): 249-252.

53. ZUO X, JIANG H, GUO J F, et al. Screening for two SNPs of LINGO1 gene in patients with essential tremor or sporadic Parkinson's disease in Chinese population [J]. Neurosci Lett, 2010, 481 (2): 69-72.

第四章 多系统萎缩

多系统萎缩(multiple system atrophy, MSA)是一种病因未明的神经变性病,主要累及基底核、小脑、脑干和脊髓等部位及锥体外系、小脑系、自主神经系和锥体系等环路。多系统萎缩成年起病,逐渐进展,以进行性自主神经功能障碍,伴帕金森样症状、小脑性共济失调症状及锥体束征为主要临床特征。少突胶质细胞包涵体(glial cytoplasmic inclusions, GCIs)形成是多系统萎缩主要的病理特征。

随着对多系统萎缩的深入认识,多系统萎缩的命名和分类在不断地完善。1900年,Dejerine和Thomas首次用橄榄体脑桥小脑萎缩(olivopontocerebellar atrophy, OPCA)的概念来描述临床表现为进行性进展的小脑性共济失调并伴有帕金森样症状的患者。1960年,Shy和Drager对一位伴有性功能障碍和膀胱功能障碍的特发性直立性低血压(idiopathic orthostatic hypotension, OH)的患者进行了临床病理研究,发现该患者存在脊髓、脑干及小脑萎缩,后来的研究者将类似表型的病例命名为夏伊-德尔格综合征(Shy-Drager syndrome, SDS)。在同一年,Van de Eecken等也在一组震颤麻痹患者中,发现了尾状核、壳核明显的细胞丢失的病理改变,后被命名为黑质纹状体变性(striatonigral degeneration, SND)。直到1969年,Graham和Oppenheimer首次提出"多系统萎缩"这一概念,它包含了OPCA、SDS和SND这三种亚型,特别强调了散发性病例特点。Gilman等(1999年、2008年)综合临床表现、病理特征等将多系统萎缩分为两种亚型:MSA-P型和MSA-C型,并逐渐被大家所接受。而OPCA、SDS和SND的术语逐渐被多系统萎缩这一概念所代替。MSA-P型和MSA-C型患者的分布亦存在明显的地域差异,北美人群中MSA-P型患者大约占60%,13%为MSA-C型,其余27%为混合型;而在日本人群中,MSA-C型患者比例较高,大约为83.8%,MSA-P型患者约为16.2%。

目前,多系统萎缩的诊断标准是采用Gilman等(2008年)制订的诊断标准,该标准将多系统萎缩分为:确诊的多系统萎缩(definite MSA)、很可能的多系统萎缩(probable MSA)和可能的多系统萎缩(possible MSA)。

多系统萎缩为罕见病,呈散发性,国外的流行病学调查显示,多系统萎缩年平均发病率预计0.6/10万,患病率约为(1.9~4.9)/10万;50岁以上人群年平均发病率预计为3/10万,患病率约为7.8/10万;但我国目前尚无确切的多系统萎缩流行病学资料。多系统萎缩男女患病比例大约为1.3:1。多系统萎缩平均发病年龄为54~60岁,MSA-C型患者平均发病年龄早于MSA-P型患者。多系统萎缩症状出现后的中位生存期为6~9年,最短生存期1年,最长生存期可达到18年;5年生存率及10年生存率分别为83.5%、39.9%。

第一节 病因及发病机制

一、病理改变

多系统萎缩主要的病理改变包括:纹状体(尾状核和豆状核)、黑质、蓝斑、Edinger-Westphal核、下橄榄核、迷走神经背核、脑桥核、小脑浦肯野细胞、脊髓中间外侧细胞柱、脊髓尾部Onuf核等部位神经元广泛丢失伴胶质细胞增生。病理大体标本显示脑桥重度萎缩。

多系统萎缩被认为是一种少突胶质细胞α-突触核蛋白(alpha-synuclein)病,其病理学特征是GCIs形成(图3-4-1),GCIs的主要成分是α-突触核蛋白,为纤维化α-突触核蛋白异常聚集而形成;GCIs中除了α-突触核蛋白之外,还包含tau蛋白、微管蛋白、泛素蛋白、转铁蛋白、微管结合蛋白、α-B晶状体蛋白等物质。GCIs在脑内广泛分布,如基底核、大脑皮质、网状结构、小脑等部位,病理性α-突触核蛋白聚集还可见于脊髓、周围神经系统中,外周神经主要累及交感神经节、皮肤神经纤维等。在帕金森病患者脑组织中也有α-突触核蛋白的聚集,但主要聚集在神经元及轴突中,而

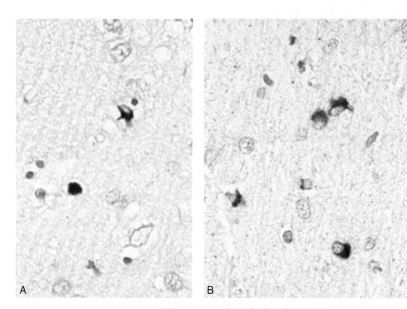

图 3-4-1　少突胶质细胞包涵体

注：A：嗜银染色；B：抗 α- 突触核蛋白免疫组化染色

多系统萎缩患者脑组织中的 α- 突触核蛋白主要聚集在少突胶质细胞胞质中，GCIs 主要分布于神经元严重丢失的区域，二者呈正相关，提示 GCIs 形成可能是神经元凋亡的重要因素之一。GCIs 的数量随着疾病的进展而增多，其密度与疾病的进展和严重程度密切相关。

神经元丢失也是多系统萎缩的病理表现之一，MSA-P 型患者主要表现为黑质 - 纹状体系统神经元丢失，而 MSA-C 型患者主要表现为橄榄 - 脑桥 - 小脑神经元丢失。另外，多系统萎缩患者还可出现髓鞘变性，以纹状体及橄榄、脑桥、小脑等部位为著，同时伴有髓磷脂碱性蛋白（myelin basic protein，MBP）含量减少及星形胶质细胞、小胶质细胞激活。大约 10%~22.7% 的多系统萎缩患者脑组织中会形成路易小体（Lewy body），而某些帕金森病患者脑组织中也可见 GCIs，提示多系统萎缩与帕金森病之间存在交互的病理表现，出现该现象的原因目前仍不清楚。

二、发病机制

多系统萎缩病因及发病机制尚未明确，研究发现 α- 突触核蛋白聚集、线粒体功能障碍、泛素 - 蛋白酶体功能障碍、自噬 - 溶酶体功能障碍等参与了多系统萎缩发病机制。也有研究发现，环境因素、遗传因素也可能与多系统萎缩发病相关。

1. 少突胶质细胞中 α- 突触核蛋白的来源

α- 突触核蛋白是由 SNCA 基因编码的、分子量约为 19kD 的神经突触蛋白，主要存在于神经突触末梢，在突触末梢囊泡转运、信号转导、神经元发育生成和重塑等过程中发挥重要作用。正常情况下少突胶质细胞并不表达 α- 突触核蛋白，但在多系统萎缩患者脑组织中却有异常 α- 突触核蛋白聚集，且这些 α- 突触核蛋白质通常都经过了翻译后修饰（如磷酸化修饰、氧化修饰等）。引起这一现象的原因可能是由于受累的少突胶质细胞中 α- 突触核蛋白表达上调或清除功能障碍，或少突胶质细胞主动地从神经元中摄取 α- 突触核蛋白。另外，多系统萎缩与帕金森病同属于 α- 突触核蛋白病，帕金森病患者脑组织中 α- 突触核蛋白的时空变化，以及移植后脑组织中出现 α- 突触核蛋白聚集，提示 α- 突触核蛋白可能会类似朊蛋白样在神经元中播散，这也可能是多系统萎缩患者脑组织中 α- 突触核蛋白异常聚集来源的机制之一。

2. 促进 α- 突触核蛋白聚集的因素　多系统萎缩患者脑组织中 α- 突触核蛋白聚集主要发生在少突胶质细胞中，而神经元中不明显，这可能是由于某种少突胶质细胞特异性物质促进 α- 突触核蛋白聚集所致。目前研究比较热门的是 P25α（tubulin polymerization promoting protein，TPPP），即促微管聚合蛋白 25，该蛋白是微管相互作用蛋白（microtubule associated proteins，MAPs）家族成员之一，最早在脑组织中发现，是一种特异的少突胶质细胞磷蛋白,其在少突胶质细胞的分化成熟中具有重要作用且与神经鞘磷脂功能维持密切相关。正常情况下,P25α主要存在于髓鞘,而在多系统萎缩患者中P25α可从髓鞘转移至少突胶质细胞中。在体外培养的少突胶质细胞中,P25α可促使α-突触核蛋白聚集,同时还伴随天冬氨酸蛋白水解酶3激活及细胞凋亡。因此,P25α可能是促进α-突触核蛋白聚集最主要的因素,P25α的易位还可导致MBP总体水平减少及其降解产物水平增高。

3. α-突触核蛋白与少突胶质细胞变性 在体外培养的少突胶质细胞中,α-突触核蛋白与P25α共表达后可产生细胞毒性作用,可能通过干扰Fas通路发挥作用;而且在多系统萎缩患者脑组织中Fas表达显著增多,这表明少突胶质细胞变性与α-突触核蛋白、P25α、Fas相关。在含有GCIs的少突胶质细胞中,线粒体促凋亡因子Omi/HtrA2(mitochondrial proapoptotic factor Omi/HtrA2)、X连锁凋亡抑制蛋白(X-linked inhibitor-of-apoptosis protein, XIAP)等含量也明显增多,两者相互作用促进少突胶质细胞变性。

4. 少突胶质细胞变性继发神经元死亡 少突胶质细胞中α-突触核蛋白异常聚集后继发神经元变性死亡的机制目前尚不清楚。少突胶质细胞能够维持神经元正常功能,除了在中枢神经系统轴突的髓鞘形成中具有重要作用外,还具有营养和保护轴突的作用,可分泌胶质细胞来源的神经营养因子(glial-derived neurotrophic factor, GDNF)、脑源性神经营养因子(brain-derived neurotrophic factor, BDNF)、胰岛素样生长因子-1(insulin-like growth factor 1, IGF-1),上述物质均参与神经元正常功能维持。多系统萎缩患者脑组织中GDNF明显降低,也说明了神经元失去了少突胶质细胞的营养和保护作用,从而变性死亡。

5. 线粒体功能障碍/氧化应激 与帕金森病、阿尔茨海默病等神经变性病相似,线粒体功能障碍/氧化应激在多系统萎缩发病过程中亦可能发挥了很大的作用。细胞氧化应激过程会产生大量活性氧簇(reactive oxygen species, ROS),主要包括超氧阴离子($O_2^{\cdot-}$)、羟自由基($OH^{\cdot}$)和过氧化氢(H_2O_2)等物质,同时也可降低抗氧化物质的活性。ROS物质清除障碍将导致其在细胞内水平异常增高,从而损害细胞内结构,如蛋白质、脂质及DNA等物质。

6. 遗传因素 多系统萎缩患者多为散发,甚至在最初的诊断标准中将家族史列为排除标准,但在不同的种族人群中,MSA-P型患者和MSA-C型患者的比例具有较大差异,且在以往报道的多系统萎缩患者中,其一级亲属神经系统疾病患病率高于正常人,这表明遗传因素可能在其发病机制中发挥作用。随着分子诊断与分子分型技术日新月异地发展,目前已经发现的与多系统萎缩相关的风险基因有:①SNCA基因:该基因主要编码α-突触核蛋白,而α-突触核蛋白的异常聚集是多系统萎缩的病理特征,研究发现SNCA基因的rs11931074、rs3857059、rs9822086与多系统萎缩的发病风险相关;②COQ2基因:该基因编码羟基聚戊烯基转移酶,该酶为辅酶Q10生物合成的限速酶,而辅酶Q10作为线粒体呼吸链电子传递链中重要的辅助因子,在细胞正常代谢中起非常重要的作用,研究发现COQ2基因的M78V-V393A、R337X/V393A、V343A与多系统萎缩的发病风险相关;③此外,还有SQSTM1基因(泛素结合蛋白基因)、SLC1A4基因(溶质转运家族1A4基因)、E1F4EBP1基因(真核细胞转录起始因子4E结合蛋白1基因)、IL-1A基因(白介素-1A基因)、GBA基因(葡糖脑苷脂酶基因)等与多系统萎缩可能相关。

7. 环境因素 目前仍没有明确某个单一的环境或职业因素与多系统萎缩发病有关,但是不同地域和人群中患病率存在较大的差别,说明环境在多系统萎缩发病中起一定作用。既往研究表明多系统萎缩患者的职业性暴露,如有机溶剂、农药、塑料单体或者重金属等相比于正常人更加频繁;同时,多系统萎缩患者饮酒量及鱼类海鲜的食用量明显高于正常人,较低水平的胆固醇和高密度脂蛋白可能会增加多系统萎缩的发病风险;服用降压药、维生素及食用肉类可能会降低多系统萎缩的发病风险。

第二节 临床表现与分型

多系统萎缩隐匿起病,进展迅速,各亚型临床表现相互交叉,复杂多样。临床主要表现为不同程度的自主神经功能障碍、帕金森样症状、小脑性共济失调和锥体束征等。早期出现严重的进展性的自主神经功能障碍是多系统萎缩的主要特征,部分多系统萎缩患者在运动症状出现前可出现性功能障碍、尿急、尿频、尿失禁或尿潴留、直立性低血压、吸气性喘鸣以及快动眼期睡眠行为障碍(rapid eye movement sleep behavior disorder, RBD)等非运动症状。多系统萎缩患者的运动和非运动症状呈进行性加重,特别是在发病初期进展更明显,约50%的患者在运动症状出现后的3年内行走需要帮助,60%的患者5年后需要借助轮椅,6~8年后患者通常完全卧床,而患者自主神经功能障碍进展越快预示着预后不良。基底核受累主要表现为MSA-P型,小脑受累主要表现为MSA-C型,出现行为改变如抑郁或执行能力障碍则可能为前额叶受累。

一、运动症状

可表现为帕金森样症状、小脑症状和锥体束症状等。

1. 以帕金森样症状为主要临床特征　表现为运动迟缓、肌强直及姿势平衡障碍,或可有不规则的姿势性及动作性震颤。与帕金森病相比,多系统萎缩患者震颤多为姿势性或动作性,通常伴有肌阵挛,"搓丸样"震颤少见,大约有1/3的MSA-P型患者会发生静止性震颤。起病时症状可不对称,姿势平衡障碍通常发生较早且进展较帕金森病患者快。多系统萎缩患者帕金森样症状对左旋多巴制剂治疗反应差,但部分患者早期可受益于左旋多巴制剂,主要为运动症状得到改善,较客观的依旧为UPDRS第三部分评分降低30%以上或统一多系统萎缩评价量表(UMSARS)第二部分分值降低,但值得注意的是左旋多巴疗效维持时间短暂。

2. 以小脑性共济失调症状为主要临床特征　表现为步态共济失调、肢体共济失调,伴小脑性构音障碍、爆破样语言障碍、小脑性眼动障碍,晚期可出现自发性诱发性眼震。步态共济失调为MSA-C型患者最常见的小脑症状,其发生率明显高于其他症状;体格检查可发现指鼻试验、跟膝胫试验、轮替试验、闭目难立征阳性。且MSA-C型患者进展速度较其他晚发型小脑共济失调更快,多于发病5年后丧失行走能力。

3. 延髓功能障碍　包括严重发音障碍、构音障碍和吞咽困难。约有50%以上的多系统萎缩患者有锥体束受累,可表现为腱反射亢进、病理反射阳性。

4. 姿势异常　16%~42%的多系统萎缩患者还可伴有姿势异常,如Pisa综合征(明显的躯干侧向弯曲)、严重的颈部前屈、手足肌张力障碍等。

二、自主神经功能障碍

自主神经功能障碍为MSA-P型和MSA-C型的共同临床表现,最常累及泌尿生殖系统和心血管系统,严重的自主神经功能异常为疾病快速进展及预后不良的预测因子。

1. 泌尿系统功能障碍　有55%~96%的多系统萎缩患者有泌尿系统功能障碍,多出现在临床早期,主要表现为尿频、尿急、尿失禁、夜尿频多、膀胱排空障碍等症状;尿失禁最常见且多在女性患者中较明显,而男性患者尿不尽感较明显。

2. 生殖系统功能障碍　男性患者主要表现为勃起功能障碍且为最早出现的症状,几乎累及所有男性患者,女性患者主要表现为生殖器敏感性降低。

3. 心血管系统障碍　主要表现为直立性低血压,约75%的多系统萎缩患者会出现直立性低血压,其通常发生在泌尿生殖系统功能障碍症状之后。临床主要表现为反复发作的晕厥、眩晕,可伴有乏力、冷汗、眼花、面色苍白、头颈痛等症状,与体位改变相关,平卧时症状可改善;约50%患者可伴有餐后低血压、仰卧位高血压或夜间高血压。

4. 排汗功能障碍　主要表现为自觉排汗减少、皮肤干燥、无汗、发热或夜间多汗。

5. 肠胃功能障碍　便秘是多系统萎缩患者常见的肠道功能障碍,表现为排便费力、排便无力,约57%的多系统萎缩患者有此症状。

6. 其他　瞳孔异常等亦可见于多系统萎缩患者中。

三、其他症状

1. 睡眠障碍　多系统萎缩患者中睡眠障碍十分常见,且是多系统萎缩早期出现的特征性症状之一,主要表现为RBD、睡眠减少和片段睡眠、睡眠呼吸暂停、白天过度嗜睡及不宁腿综合征等症状;其中,以RBD表现最常见且最具特征性,大约有2/3的多系统萎缩患者会出现该症状,RBD与夜间喘鸣均为多系统萎缩诊断的支持标准之一。RBD

特征性的表现为快速动眼睡眠期出现生动、恐怖性的梦境并伴有简单或复杂动作增多，其多在运动功能障碍前出现，可能是该病的前驱症状，但随着疾病的进展可能消失。引起多系统萎缩患者睡眠觉醒周期紊乱的因素是多方面的，例如睡眠调节中枢退行性变性、症状控制较差、情绪焦虑、不宁腿综合征等；睡眠障碍对多系统萎缩患者的生活质量、情绪等均有很大的影响，RBD患者发作时的动作行为障碍还可导致睡眠相关损伤，如坠床、骨折、擦伤，伤及床伴或自己。

2. 睡眠相关呼吸功能障碍　也是多系统萎缩的特征性临床表现之一，常与睡眠呼吸暂停同时存在。约有50%的患者出现白天或夜间吸气性喘鸣，尤其是在晚期患者中更多见。喘鸣主要是由于声带外展功能障碍导致喉部狭窄所致，为一种类似急性喉梗阻，刺耳且高调的呼吸音，与鼾音较易区别。喘鸣可出现在多系统萎缩患者的自主神经症状或运动症状之后，也可出现在多系统萎缩患者自主神经症状和运动症状之前，合并喘鸣或未合并喘鸣的多系统萎缩患者其他临床表现无明显差异，但前者更易发生声嘶及吞咽困难。喘鸣可引起致死性呼吸困难，患者可在睡梦中突然死亡，其为预后不良的危险因素之一，给患者带来严重的危害，患有喘鸣症状的多系统萎缩患者生存期低于无该症状的多系统萎缩患者。

3. 认知功能障碍　在既往的多系统萎缩诊断标准中，将中度认知功能障碍归为非支持标准，但研究发现，约有1/3的多系统萎缩患者可出现认知功能障碍，甚至可为其首发症状，如注意力缺陷、情绪失控、焦虑、抑郁及惊恐发作等，此外执行功能亦可受累。多系统萎缩患者出现认知功能障碍的原因尚不清楚，可能与皮质、皮质下灰质萎缩及神经元丢失有关。MSA-P型患者出现认知功能障碍时易被误诊为路易体痴呆（Lewy body dementia, DLB）。

4. 其他　此外，多系统萎缩患者还可出现流涎症状、雷诺现象、嗅觉障碍等症状。

四、临床分型

依据病理改变与临床表现特征，将多系统萎缩分为MSA-P型和MSA-C型。MSA-P型以帕金森样症状为主要临床表现，既往为SND；MSA-C型以小脑性共济失调症状为主要临床表现，既往为OPCA。值得注意的是，诊断为MSA-P型或MSA-C型主要是根据评估多系统萎缩患者当时的症状与体征做出的，多系统萎缩患者的运动症状会随着时间变化而变化。

第三节　检验与辅助检查

一、自主神经功能检查

自主神经功能损伤是多系统萎缩的主要表现，因此自主神经功能检查与评估对多系统萎缩的早期诊断、精准诊断及病情进展监测有非常重要的意义。

1. 膀胱功能评价　膀胱功能评价有助于发现神经源性膀胱功能障碍。尿动力学检查可发现膀胱逼尿肌过度活跃，逼尿肌-括约肌协同失调，膀胱松弛；膀胱超声检测残余尿量有助于膀胱排空障碍的诊断，残余尿量大于100ml有助于多系统萎缩的诊断。

2. 心血管反射评价　疑似多系统萎缩患者都应该行卧-立位血压检测，分别测量平卧位及由平卧位站立后的血压，站立3分钟内血压较平卧位时下降30/15mmHg为阳性；24小时动态血压监测有助于发现患者夜间高血压。此外，临床上还可以使用其他简便、无创且直观的检查方法，如Valsalva动作、倾斜实验、咽鼓管充气实验等。

3. 喘鸣的检查　电子喉镜检查有助于早期发现多系统萎缩患者的喘鸣、亚临床声带麻痹等，特别是在睡眠下的电子喉镜检查有助于发现多系统萎缩患者的夜间喘鸣。

4. 睡眠障碍评价　多导睡眠监测（polysomnography, PSG）可用来协助诊断RBD、睡眠呼吸暂停，可发现患者快速眼动期下颏肌强直肌电活动增加即失张力消失现象（REM sleep without atonia, RSWA）。

5. 肛门括约肌肌电图（EAS-EMG）检查　EAS-EMG检查可发现肛门括约肌神经源性受损改变，包括自发电位的出现、MUP波幅增高、运动单位动作电位时限延长、多项波比例增多、卫星电位比例增多等。EAS-EMG是一种评价多系统萎缩自主神经功能状况的客观检测手段，有助于多系统萎缩的早期识别和诊断。

6. 体温调节功能评价　发汗实验有助于发现多系统萎缩患者的排汗功能丧失；泌汗神经轴突反射定量检测可发现多系统萎缩患者皮肤节后交感神经纤维保留。

二、影像学检查

1. 结构影像学　头颅磁共振成像（magnetic resonance imaging，MRI）平扫主要表现为壳核、小脑中脚、脑桥等部位萎缩，小脑、大脑也可受累；MRI T_2 加权像可见壳核尾部低信号影伴外侧缘缝隙状高信号影（即"裂隙征"），脑桥十字形高信号影（即"十字征"）及小脑中脚高信号影，"十字征""裂隙征"是多系统萎缩的特征性影像学表现（图 3-4-2）。"十字征"主要是由于脑桥核和桥小脑纤维变性，胶质细胞含水量增多，但小脑上脚的纤维和锥体束正常，因此形成了典型的"十字征"；而"裂隙征"可能是因为壳核神经细胞丢失、胶质细胞增生使壳核萎缩，壳核和外囊间隙增宽所致。"十字征"可细分为以下 6 期：0 期，无改变；Ⅰ期，垂直高信号开始出现；Ⅱ期，清晰的垂直高信号出现；Ⅲ期，水平高信号继垂直高信号开始出现；Ⅳ期，水平高信号和垂直高信号均清晰可见；Ⅴ期，脑桥腹侧出现高信号影或萎缩。"裂隙征"可分为 4 期：0 期，无改变；Ⅰ期，裂隙状高信号位于一侧壳核；Ⅱ期，裂隙状高信号位于双侧壳核；Ⅲ期，裂隙状高信号位于双侧壳核，信号强度相同。

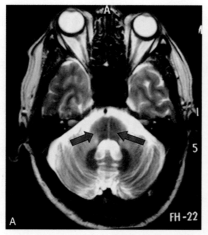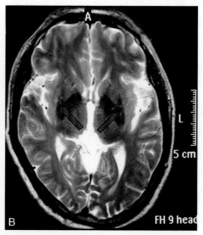

图 3-4-2　MSA 患者头部常规 MRI

注：A：脑桥十字征（箭头）；B：裂隙征（箭头）

2. 功能影像学

（1）fMRI 磁共振扩散加权成像（diffusion weighted imaging，DWI）：对多系统萎缩具有较高的特异性和敏感性，其 Trace（D）值（即弥散系数）可作为诊断多系统萎缩并区分其亚型的有效指标，如 MSA-P 型患者壳核区域 Trace（D）值明显升高，而 MSA-C 型患者小脑和小脑中脚区域 Trace（D）值明显增高。氢质子磁共振波谱（1H-proton magnetic resonance spectroscopy，H-MRS）、弥散张量成像（diffusion tensor imaging，DTI）、基于体素形态学测量（voxel-based morphometry，VBM）、磁敏感成像（susceptibility weighted imaging，SWI）等检查对于多系统萎缩的分型和鉴别诊断可能也具有一定的帮助。

（2）SPECT 或 PET-CT：SPECT/PET-CT 检查可进行基底核区多巴胺转运体成像、多巴胺受体成像，观察突触前、后黑质纹状体多巴胺能失神经改变，有助于多系统萎缩与帕金森病等相关疾病的鉴别。^{18}F-FDG PET-CT 检查可显示多系统萎缩患者脑干、基底节、丘脑、大脑皮质及小脑低代谢现象，有助于多系统萎缩诊断及鉴别诊断。

三、^{123}I- 间碘苄胍心肌显像

^{123}I- 间碘苄胍（^{123}I-MIBG）为去甲肾上腺素类似物，通过交感神经末梢摄取和储存，对它的检测，可用来评估外周交感神经末梢功能，区分交感神经节前还是节后病变。多系统萎缩患者主要是心脏交感神经节前纤维的病变，节后纤维相对完整，故心肌摄取 ^{123}I- 间碘苄胍的能力相对完整；而帕金森病患者主要为心脏交感神经节后纤维的受

损,故心肌摄取 ^{123}I- 间碘苄胍的能力降低,这有助于多系统萎缩与帕金森病的鉴别诊断。

四、经颅超声成像

经颅超声成像(transcranial B-mode sonography, TCS)能够无创性穿透颅骨,可观察黑质及豆状核的改变,是一种经济、无辐射,简单易行的检查方法。约有 90% 的帕金森病患者会出现黑质强回声,70%~90% 的多系统萎缩患者会出现豆状核强回声。TCS 可能有助于多系统萎缩的鉴别诊断。

五、量表评估

多系统萎缩严重影响患者的生活质量以及寿命,故可采用相关量表来评估和监测病情,目前常用的量表包括:统一多系统萎缩评价量表(UMSARS)、统一帕金森病评价量表(UPDRS)、Hoehn & Yahr 帕金森病分级、Schwab-England 日常生活能力评分量表(ADL)、国际协作共济失调评价量表(ICARS)、复合自主神经系统量表(COMPASS)、非运动症状评定量表(NMSS)、简易智能精神状态检查量表(MMSE)等,这些量表均有助于临床医生对患者的病情评估和监测。UMSARS 共分为四个部分,包括病史回顾(12 项)、运动功能评分(14 项)、自主神经功能和整体失能评分,能准确地评估多系统萎缩患者病情严重程度及进展情况。

六、基因检测

目前多系统萎缩尚没有明确的致病基因,但研究发现 SNCA 基因、COQ2 基因的多态位点与多系统萎缩发病风险相关,其他基因也可进行相关研究与评估。但是,FMR1、ATXN1、ATXN2、ATXN3、ATXN6、ATXN7、ATXN17 基因等的筛查有助于多系统萎缩鉴别诊断。

七、生化检验

研究表明多系统萎缩患者存在脂代谢等异常,因此,脂代谢、糖代谢、尿酸代谢、维生素及生长激素等的检测在一定程度上有助于多系统萎缩的诊断。

八、电生理检查

除了肌电图,特别是肛门括约肌-肌电图(EAS-EMG)可有助于多系统萎缩的诊断外,体感诱发电位(somatosensory evoked potential, SEP)、视觉诱发电位(visual evoked potential, VEP)、脑干诱发电位(brain stem evoked potential, BAEP)也有助于多系统萎缩的诊断。

第四节 诊断与鉴别诊断

一、诊断

多系统萎缩的诊断主要依据临床病史、症状、体征及辅助检查等。1998 年,Gilman 等制定了第一版多系统萎缩诊断标准;随着研究的进展,2008 年,Gilman 等发布了第二版多系统萎缩诊断标准,将多系统萎缩诊断分为三个等级。目前,主要是采用 Gilman 等的第二版标准。

1. 可能的多系统萎缩(possible MSA) 呈散发性、进展性,成年(30 岁以上)起病,并且具备以下特征:

(1)具有下面两项特征之一。

1)左旋多巴反应不良性帕金森综合征(运动迟缓,伴肌强直、震颤或姿势不稳)。

2)小脑功能障碍(步态共济失调,伴小脑性构音障碍、肢体共济失调或小脑性眼动障碍)。

(2)至少有一项以下自主神经功能不全的表现。

1)无其他病因可以解释的尿急、尿频或膀胱排空障碍,勃起功能障碍(男性)。

2)直立性低血压(但未达到"很可能的"多系统萎缩的诊断标准)。

(3)至少有一项下列表现。

1)可能的 MSA-P 型或 MSA-C 型:①巴宾斯基征阳性,伴腱反射活跃;②喘鸣。

2)可能的 MSA-P 型:①进展迅速的帕金森样症状;②对左旋多巴不敏感;③运动症状发作 3 年内出现姿势不稳;④小脑功能障碍;⑤运动症状发作 5 年内出现吞咽困难;⑥MRI 表现为壳核、小脑中脚、脑桥或小脑萎缩;⑦^{18}F FDG-PET 表现为壳核、脑干或小脑低代谢。

3）可能的 MSA-C 型：①帕金森样症状；②MRI 表现为壳核、小脑中脚、脑桥或小脑萎缩；③^{18}F FDG-PET 表现为壳核、脑干或小脑低代谢；④SPECT 或 PET 表现为黑质纹状体突触前多巴胺能神经元失神经改变。

2. 很可能的多系统萎缩（probable MSA） 呈散发性、进展性，成年（30 岁以上）起病，并且具备以下特征：

（1）具有下面两项特征之一：

1）左旋多巴反应不良性帕金森综合征（运动迟缓，伴肌强直、震颤或姿势不稳）。

2）小脑功能障碍（步态共济失调，伴小脑性构音障碍、肢体共济失调或小脑性眼动障碍）。

（2）至少有一项以下自主神经功能不全的表现：

1）尿失禁（不能控制膀胱排尿，男性合并勃起功能障碍）。

2）直立性低血压（站立 3 分钟收缩压下降 ≥30mmHg 和 / 或舒张压下降 ≥15mmHg）。

3. 确诊的多系统萎缩（definite MSA） 需经脑组织尸检病理学证实在少突胶质细胞胞浆内存在以 α- 突触核蛋白（alpha-synuclein）为主要成分的嗜酸性包涵体（GCIs），并伴有橄榄体脑桥小脑萎缩或黑质纹状体变性。

4. 支持诊断的临床特征 ①口面肌张力障碍；②不同程度的颈部前屈；③严重躯干前屈可伴 Pisa 综合征（属躯干肌张力障碍的一种类型，躯干向身体一侧强直性弯曲，伴轻度后旋，缺乏其他伴随的肌张力障碍症状）；④手或足挛缩；⑤吸气性叹息；⑥严重的发音困难（主要表现为发音的发展速度低于相应年龄水平，发音延迟或发音错误）；⑦严重的构音障碍（主要表现为咬字不清、说话含糊、声响、音调、速度、节律异常和鼻音过重等言语听觉特性的改变）；⑧新发或加重的打鼾；⑨手足冰冷；⑩强哭强笑；⑪肌阵挛样姿势性或动作性震颤。

5. 不支持诊断的临床特征 ①典型的"搓丸样"静止性震颤；②临床上显著的周围神经病变表现；③发病年龄大于 75 岁；④有共济失调或帕金森综合征家族史；⑤痴呆（符合 DSM-Ⅳ 诊断标准）；⑥白质损害提示为多发性硬化；⑦非药源性幻觉。

二、鉴别诊断

多系统萎缩临床表现复杂多样，早期缺乏特异性表现，故充分了解多系统萎缩临床特征，详细询问病史，全面而仔细的神经系统体格检查，必要的神经影像学等辅助检查，能避免误诊和漏诊，对患者的长期随访也是必须的。同时需要与以下几种疾病鉴别。

1. 老年性直立性低血压 此为单纯的自主神经功能障碍，通常无帕金森样症状、小脑共济失调症状及锥体束征等，多由低血容量性、排尿性、药物性等因素引起。

2. 帕金森病 MSA-P 型需要与帕金森病进行鉴别。MSA-P 型对左旋多巴疗效欠佳，早期出现严重的进展性自主神经功能障碍，病情发展较迅速等相关特征可与帕金森病进行鉴别，但临床上有时确实难以做出正确的鉴别诊断。

3. 进行性核上性眼肌麻痹（progressive supranuclear palsy, PSP） 多系统萎缩也需要与进行性核上性眼肌麻痹进行鉴别，进行性核上性眼肌麻痹患者的垂直性核上性眼肌麻痹、向后倾倒不稳的临床特征有助于与多系统萎缩的鉴别，神经影像学检查也有助于两者的鉴别诊断。

4. 皮质基底节变性（corticobasal degeneration, CBD） 多系统萎缩也应与皮质基底节变性相鉴别，皮质基底节变性的认知功能障碍及多系统萎缩的直立性低血压等临床特征有助于两者的鉴别。

5. 脊髓小脑性共济失调（spinocerebellar ataxia, SCAs） MSA-C 型需要与脊髓小脑性共济失调进行鉴别，特别是需要与特发性晚发型小脑性共济失调（late-onset idiopathic cerebellar ataxia, ILOCA）鉴别，后者有家族史，病情缓慢发展等相关特征可与 MSA-C 型鉴别，基因诊断也有助于与脊髓小脑性共济失调的鉴别。

6. 脆性 X 相关震颤 / 共济失调综合征（fragile X-associated tremor/ataxia syndrome, FXTAS） 脆性 X 相关震颤 / 共济失调综合征是由于 FMR1 基因前突变（premutation, PM）所致的一种罕见的神经变性病，它与多系统萎缩的临床表现有很大的重叠性，基因诊断有助于两者的鉴别。

7. 其他如酒精性小脑变性（alcoholic cerebellar degeneration, ACD）、副肿瘤性小脑变性（paraneoplasti-

ccerebellar degeneration，PCD）、维生素缺乏小脑性共济失调、中枢神经系统感染所致的共济失调等疾病也应列入鉴别诊断考虑之中。

第五节　治疗与康复

多系统萎缩患者病情进展较快，自主神经功能障碍出现较早的患者预后更差。该病目前尚无特效治疗，主要为对症治疗及康复理疗，但仍无法阻止病情进展。

一、药物治疗

1. 帕金森样症状　尽管多系统萎缩患者对左旋多巴制剂反应较差，但仍有部分多系统萎缩患者对左旋多巴制剂治疗有短时期的疗效反应，因此对多系统萎缩患者的帕金森样症状仍可以选择左旋多巴制剂。使用方法：按治疗帕金森病的原则，小剂量开始，逐渐增量。如果左旋多巴服用剂量达到 1g/d，连续使用 3 个月，帕金森样症状仍无明显改善，则认为对左旋多巴无反应。因为，服用左旋多巴时可加重直立性低血压，可改用屈昔多巴治疗。普拉克索、罗匹尼罗、罗替戈汀等多巴胺受体激动剂及雷沙吉兰、金刚烷胺也可用于多系统萎缩的帕金森样症状治疗。在使用左旋多巴制剂时，有可能出现左旋多巴诱导的口面部肌张力障碍，恶心和呕吐等表现。

2. 小脑性共济失调　目前尚无治疗或控制小脑性共济失调的有效药物，但多系统萎缩患者的意向性震颤可使用小剂量氯硝西泮或苯海索治疗，肢体痉挛状态可使用巴氯芬治疗。此外，神经保护剂、脑血管扩张剂、辅酶 Q 及维生素类对小脑性共济失调也可能有短暂的疗效。多系统萎缩患者的步态不稳，需注意防范其跌倒，必要时使用轮椅；对发音障碍、构音障碍和吞咽困难的多系统萎缩患者可进行功能锻炼与康复。

3. 泌尿生殖系统症状　多系统萎缩患者的泌尿生殖症状不但影响患者的生活质量，还容易导致患者泌尿系统感染，感染是多系统萎缩患者死亡常见的原因之一。抗胆碱能药物（如苯海索）能有效改善多系统萎缩患者逼尿肌痉挛症状及括约肌逼尿肌协同障碍，可用于尿频、尿急及尿失禁的患者，但这类药物可能会加重尿潴留。曲司氯铵和奥昔布宁都可用于治疗逼尿肌痉挛，二者疗效相近，但是前者安全性更高。夜间服用抗利尿药去氨加压素能有效减少夜尿和晨起性低血压。除了药物治疗外，多系统萎缩患者泌尿系统功能障碍在必要时可行清洁间断性导尿，当残余尿量 >100ml 时可留置导尿管，晚期患者如有尿路梗阻可行耻骨上膀胱造瘘。男性多系统萎缩患者的勃起功能障碍可用西地那非、伐他那非或他达那非治疗，但该类药物在治疗的同时可加重直立性低血压，故有直立性低血压的患者不适宜使用该类药物。

4. 直立性低血压　对于有直立性低血压的多系统萎缩患者，首先考虑非药物治疗，如使用长袜或腹带增加静脉压力、夜间采用头高位睡眠、从平卧位起身时应缓慢完成、保证足够的盐及液体的摄入、避免引起血压下降的药物及饮食饮酒等；药物治疗可考虑米多君、屈昔多巴、氟氢可的松、溴吡斯的明等。多系统萎缩患者要特别警惕夜间高血压，避免午后或傍晚使用升压药物，使用米多君时要进行血压监控。某些中成药制剂也可以用于直立性低血压的治疗。

5. 流涎　多系统萎缩患者的流涎症状可使用抗胆碱能制剂治疗，或局部注射肉毒毒素。

6. 睡眠障碍　临床上可尝试使用氯硝西泮等镇静催眠药物用于 RBD 的治疗，但这类药物也可能加重多系统萎缩患者睡眠呼吸暂停、喘鸣、认知功能障碍等症状，故有上述表现的患者请慎用。除氯硝西泮外，褪黑素也可试用于 RBD 的治疗。对 RBD 的非药物治疗也十分重要，如改善患者的睡眠环境、做好相关安全措施、使用 Posey 床上报警系统、进行相关知识培训等。多系统萎缩患者的不宁腿综合征（restless legs syndrome，RLS）治疗，A 级推荐普拉克索、罗匹尼罗、罗替戈汀和普瑞巴林。

7. 呼吸功能障碍　呼吸功能障碍在多系统萎缩患者中较常见，包括中枢性和阻塞性睡眠呼吸暂停、Cheyne-Stokes 呼吸、吸气叹息、夜间喘鸣、呼吸困难、低氧血症等。目前常选用持续气道正压通气（CPAP）或双气道正压通气缓解多系统萎缩患者夜间喘鸣，部分多系统萎缩患者甚至可将 CPAP 作为长期治疗。严重致命性喘鸣的患者，特别是日间喘鸣及声带麻痹者可行气管切开治疗。

8. 便秘及排便无力　多系统萎缩患者的便秘

治疗需采用综合策略,首先可采用非药物治疗,如加强运动、高液体及高纤维摄入等;其次,可按需使用泻药,如容积性泻剂聚卡波非钙和促胃肠动力药枸橼酸莫沙必利。多系统萎缩患者的排便无力,可服用一些中药缓泻剂,或按摩腹部、适当增加运动、做提肛运动训练等。

9. 其他症状 ①肌张力障碍:注射肉毒毒素是治疗局灶性肌张力障碍的首选;②抑郁症状:选择性5-羟色胺再摄取抑制剂(selective serotonin reuptake inhibitor,SSRIs)是目前最常用的药物。

10. 神经保护治疗 神经保护剂、脑血管扩张剂、辅酶Q10、维生素类对多系统萎缩患者也可能有短暂的疗效。

二、康复训练

医学康复训练、体能训练、语言功能训练、心理治疗等能够提高多系统萎缩患者的平衡能力及运动功能,提高其生活质量。干细胞治疗是未来的方向之一。

(江 泓 唐北沙)

参 考 文 献

1. 国家卫生健康委罕见病诊疗与保障专家委员会.罕见病诊疗指南(2019版)[M].北京:人民卫生出版社,2019:483-488.

2. 唐北沙,陈生弟,中华医学会神经病学分会帕金森病及运动障碍学组.多系统萎缩诊断标准中国专家共识[J].中华老年医学杂志,2017,36(10):1055-1060.

3. BENSIMON G, LUDOLPH A, AGID Y, et al. Riluzole treatment, survival and diagnostic criteria in Parkinson plus disorders: the NNIPPS study[J]. Brain, 2009, 132(Pt 1): 156-171.

4. BJORNSDOTTIR A, GUDMUNDSSON G, BLONDAL H, et al. Incidence and prevalence of multiple system atrophy: a nationwide study in Iceland[J]. J Neurol Neurosurg Psychiatry, 2013, 84(2): 136-140.

5. BROWN R G, LACOMBLEZ L, LANDWEHRMEYER B G, et al. Cognitive impairment in patients with multiple system atrophy and progressive supranuclear palsy[J]. Brain, 2010, 133(Pt 8): 2382-2393.

6. CALANDRA-BUONAURA G, ALFONSI E, VIGNATELLI L, et al. Dysphagia in multiple system atrophy consensus statement on diagnosis, prognosis and treatment[J]. Parkinsonism Relat Disord. 2021, 86: 124-132.

7. CORTELLI P, CALANDRA-BUONAURA G, BENARROCH E E, et al. Meissner WG. Stridor in multiple system atrophy: Consensus statement on diagnosis, prognosis and treatment[J]. Neurology. 2019, 93(14): 630-639.

8. DOPPLER K, WEIS J, KARL K, et al. Distinctive distribution of phospho-alpha-synuclein in dermal nerves in multiple system atrophy[J]. Mov Disord, 2015, 30(12): 1688-1692.

9. EICHHORN T E, OERTEL W H. Macrogol 3350/electrolyte improves constipation in Parkinson's disease and multiple system atrophy[J]. Mov Disord, 2001, 16(6): 1176-1177.

10. FANCIULLI A, GÖBEL G, NDAYISABA J P, et al. Supine hypertension in Parkinson's disease and multiple system atrophy[J]. Clin Auton Res, 2016, 26(2): 97-105.

11. GIBBONS C H, SCHMIDT P, BIAGGIONI I, et al. The recommendations of a consensus panel for the screening, diagnosis, and treatment of neurogenic orthostatic hypotension and associated supine hypertension[J]. J Neurol. 2017, 264(8): 1567-1582.

12. GILMAN S, LOW P A, QUINN N, et al. Consensus statement on the diagnosis of multiple system atrophy[J]. J Neurol Sci, 1999, 163(1): 94-98.

13. GILMAN S, WENNING G K, LOW P A, et al. Second consensus statement on the diagnosis of multiple system atrophy[J]. Neurology, 2008, 71(9): 670-676.

14. IRANZO A, MOLINUEVO J L, SANTAMARÍA J, et al. Rapid-eye-movement sleep behaviour disorder as an early marker for a neurodegenerative disorder: a descriptive study[J]. Lancet Neurol, 2006, 5(7): 572-577.

15. ITO T, SAKAKIBARA R, YASUDA K, et al.Incomplete emptying and urinary retention in multiple-system atrophy: when does it occur and how do we manage it[J]. Mov Disord, 2006, 21(6): 816-823.

16. JECMENICA-LUKIC M, POEWE W, TOLOSA E, et al. Premotor signs and symptoms of multiple system atrophy[J]. Lancet Neurol, 2012, 11(4): 361-368.

17. JELLINGER K A, SEPPI K, WENNING G K. Grading of neuropathology in multiple system atrophy: proposal for a novel scale[J]. Mov Disord, 2005, 20(Suppl 12): S29-S36.

18. JELLINGER K A. Neuropathology and pathophysiology of multiple system atrophy[J]. Neuropathol Appl Neurobiol, 2012, 38(4): 379-80.

19. KÖLLENSPERGER M, GESER F, NDAYISABA J P, et

al. Presentation, diagnosis, and management of multiple system atrophy in Europe: final analysis of the European multiple system atrophy registry[J].Mov Disord, 2010, 25(15): 2604–2612.

20. KRISMER F, WENNING G K. Multiple system atrophy: insights into a rare and debilitating movement disorder[J]. Nat Rev Neurol, 2017, 13(4): 232–243.

21. LEE E A, CHO H I, KIM S S, et al. Comparison of magnetic resonance imaging in subtypes of multiple system atrophy[J]. Parkinsonism Relat Disord, 2004, 10(6): 363–368.

22. LIN D J, HERMANN K L, Schmahmann J D. Multiple system atrophy of the cerebellar type: clinical state of the art[J]. Mov Disord, 2014, 29(3): 294–304.

23. LOW P A, ROBERTSON D, GILMAN S, et al. Efficacy and safety of rifampicin for multiple system atrophy: a randomised, double-blind, placebo-controlled trial[J]. Lancet Neurol, 2014, 13(3): 268–275.

24. MCCARTER S J, BOSWELL C L, ST LOUIS E K, et al. Treatment outcomes in REM sleep behavior disorder[J]. Sleep Med, 2013, 14(3): 237–242.

25. Multiple-System Atrophy Research Collaboration. Mutations in COQ2 in familial and sporadic multiple-system atrophy[J]. N Engl J Med, 2013, 369(3): 233–244.

26. ORIMO S, SUZUKI M, INABA A, et al. ^{123}I-MIBG myocardial scintigraphy for differentiating Parkinson's disease from other neurodegenerative parkinsonism: a systematic review and meta-analysis[J]. Parkinsonism Relat Disord, 2012, 18(5): 494–500.

27. POEWE W, KRISMER F. Neurodegenerative disease: Multiple system atrophy-new insight from prospective studies[J]. Nat Rev Neurol, 2015, 11(8): 430–431.

28. POEWE W, SEPPI K, FITZER-ATTAS C J, et al. Efficacy of rasagiline in patients with the parkinsonian variant of multiple system atrophy: a randomised, placebo-controlled trial[J]. Lancet Neurol, 2015, 14(2): 145–152.

29. SCHOLZ S W, HOULDEN H, SCHULTE C, et al. SNCA variants are associated with increased risk for multiple system atrophy[J]. Ann Neurol, 2009, 65(5): 610–614.

30. SCHRAG A, BEN-SHLOMO Y, QUINN N P. Prevalence of progressive supranuclear palsy and multiple system atrophy: a cross-sectional study[J]. Lancet, 1999, 354(9192): 1771–1775.

31. SCHRAG A, GESER F, STAMPFER-KOUNTCHEV M, et al. Health-related quality of life in multiple system atrophy[J]. Mov Disord, 2006, 21(6): 809–815.

32. SEPPI K, SCHOCKE M F, WENNING G K, et al. How to diagnose MSA early: the role of magnetic resonance imaging[J]. J Neural Transm(Vienna), 2005, 112(12): 1625–1634.

33. STANKOVIC I, QUINN N, VIGNATELLI L, et al. Movement Disorder Society Multiple System Atrophy Study Group. A critique of the second consensus criteria for multiple system atrophy[J]. Mov Disord, 2019, 34(7): 975–984.

34. TISON F, YEKHLEF F, CHRYSOSTOME V. Depression and self-reported depressive symptoms in multiple system atrophy compared to Parkinson's disease[J]. Mov Disord, 2006, 21(7): 1056–1057.

35. TROJANOWSKI J Q, REVESZ T, Neuropathology Working Group on MSA. Proposed neuropathological criteria for the post mortem diagnosis of multiple system atrophy[J]. Neuropathol Appl Neurobiol, 2007, 33(6): 615–620.

36. VAN DE WARRENBURG B P, VAN GAALEN J, BOESCH S, et al. EFNS/ENS Consensus on the diagnosis and management of chronic ataxias in adulthood[J]. Eur J Neurol, 2014, 21(4): 552–562.

37. VISCOMI P, JEFFREY J. Development of clinical practice guidelines for patient management of blood pressure instability in multiple system atrophy, Parkinson's disease, and other neurological disorders[J]. Can J Neurosci Nurs. 2010, 32(2): 6–19.

38. WALSH R R, KRISMER F, GALPERN W R, et al. Schlossmacher M, Schmahmann JD, Seppi K, Shih L, Siderowf A, Stebbins GT, Stefanova N, Tsuji S, Sutton S, Zhang J. Recommendations of the Global Multiple System Atrophy Research Roadmap Meeting[J]. Neurology, 2018, 90(2): 74–82.

39. WALTER U, ŠKOLOUDÍK D. Transcranial sonography (TCS) of brain parenchyma in movement disorders: quality standards, diagnostic applications and novel technologies [J]. Ultraschall Med, 2014, 35(4): 322–331.

40. WENNING G K, GESER F, KRISMER F, et al. The natural history of multiple system atrophy: a prospective European cohort study[J]. Lancet Neurol, 2013, 12(3): 264–274.

41. WENNING G K, TISON F, SEPPI K, et al. Development and validation of the Unified Multiple System Atrophy Rating Scale (UMSARS)[J]. Mov Disord, 2004, 19(12): 1391–1402.

42. ZANGE L, NOACK C, HAHN K, et al. Phosphorylated alpha-synuclein in skin nerve fibres differentiates Parkinson's disease from multiple system atrophy[J]. Brain, 2015, 138(Pt 8): 2310–2321.

第五章　进行性核上性麻痹

进行性核上性麻痹（progressive supranuclear palsy, PSP）是帕金森叠加综合征之一，又称Steele-Richardson-Olszewski综合征。1964年，Richardson、Steele和Olszewski共同报道了一组以姿势不稳、垂直性核上性凝视麻痹、假性延髓性麻痹、锥体外系症状和轻度痴呆为主要临床特征的病例，并将其命名为进行性核上性麻痹。神经病理学检查发现进行性核上性麻痹患者脑内脑干上丘、黑质、苍白球、丘脑底核、齿状核和额叶皮质中存在广泛的神经元变性，伴有4R tau异常聚集形成的神经原纤维缠结（neurofibrillary tangles, NFTs）或/和神经毡丝（neuropil threads, NTs）。根据临床表现，既往有研究者将进行性核上性麻痹分为进行性核上性麻痹理查森综合征型（PSP with Richardson syndrome, PSP-RS）、进行性核上性麻痹临床变异型（clinical variant of PSP, vPSP）、进行性核上性麻痹帕金森综合征型（PSP with predominant parkinsonism, PSP-P）、进行性核上性麻痹进展性冻结步态型（PSP with progressive gait freezing, PSP-PGF）等。

来自英国的一项针对PSP-RS的流行病学调查研究显示，进行性核上性麻痹理查森综合征型的患病率为5~7/10万，患病高峰年龄为70~74岁，该年龄段人群患病率约为18/10万。另一项来自日本的研究纳入了包括进行性核上性麻痹理查森综合征型在内的所有进行性核上性麻痹临床表型，结果表明进行性核上性麻痹患病率高达18/10万。男性略多于女性，平均发病年龄为66.4±12岁，平均病程为7.0±3.7年。

第一节　病因及发病机制

一、病理改变

进行性核上性麻痹病理检查可见：脑组织正常或轻度萎缩、脑组织重量正常或轻度减低、侧脑室和第三脑室轻度扩张；常伴有黑质、红核和蓝斑苍白及中脑、丘脑底核、苍白球、齿状核萎缩，大脑皮质萎缩不像阿尔茨海默病那样明显。

镜下进行性核上性麻痹主要病理表现为神经原纤维缠结（NFTs）（图3-5-1）、神经元变性、胶质细胞活化；NFTs是进行性核上性麻痹最重要的病理变化，存在于黑质、丘脑底核、Meynert基底核、苍白球、顶盖前区、中脑和脑桥被盖部，红核、纹状体、丘脑和下橄榄核中的神经原纤维缠结较少，皮质中也可发现NFTs。常规苏木素-伊红染色就可以看到NFTs，银染后更加明显；NFTs大部分为球状，少部分为火焰状。NFTs的主要成分是tau蛋白，但是，进行性核上性麻痹的NFTs由15nm直管组成，而阿尔茨海默病的NFTs由10~24nm双股螺旋丝组成；且进行性核上性麻痹的NFTs内泛素染色远低于阿尔茨海默病，提示两者NFTs形成的机制可能不同。另外，进行性核上性麻痹无老年斑（senile plaques, SP），可以与阿尔茨海默病相鉴别。

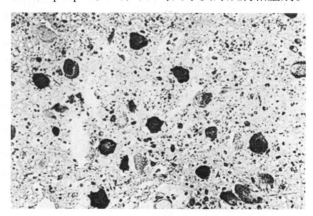

图3-5-1　进行性核上性麻痹神经原纤维缠结

进行性核上性麻痹的神经元缺失主要发生在脑干、小脑，神经元缺失的程度与NFTs的形成密切相关，NFTs越多的地方神经元缺失越严重，同时这些区域还存在星形胶质细胞和小胶质细胞活化。

在病理上，进行性核上性麻痹可大致分为三种类型：I型是经典型，病理改变主要特点是基底核区和脑干中有高密度的NFTs和NTs；II型又称为非经典型，病理改变的严重程度和分布位置与经典型不同；III型又称混合型，进行性核上性麻痹的典型病理表现和其他神经变性疾病或血管性疾病的病理改变同时存在。

二、发病机制

进行性核上性麻痹的病因尚不明确，目前唯一确定的危险因素是年龄老化。绝大部分进行性核上性麻痹呈散发性，也有家族性进行性核上性麻痹报道，家族性进行性核上性麻痹起病年龄较早，早期出现认知功能障碍，尚未找到明确的致病基因，但某些家族性进行性核上性麻痹患者存在 *MAPT* 基因突变（如 S285R，L284R，delN296 等）；对进行性核上性麻痹的 GWAS 研究提示：*MAPT* 基因 SNP 位点 rs8070723 和 rs242557、*MOBP* 基因 SNP 位点 rs1768208、*EIF2AK3* 基因 SNP 位点 rs7571971 以及 *STX6* 基因 SNP 位点 rs1411478 与进行性核上性麻痹发病风险相关。

有研究提示氧化应激紊乱、线粒体功能障碍和蛋白异常沉积可能参与了进行性核上性麻痹神经元损伤的发生与发展，如在小鼠模型中，tau 蛋白异常聚集和沉积参与了进行性核上性麻痹的发生。

环境因素也可能与进行性核上性麻痹相关，有研究发现饮用井水、工业金属污染（如铬酸盐等）与进行性核上性麻痹发病相关。

Tau 蛋白主要在中枢神经系统发挥组装并稳定微管（microtubules，MT）的生理作用，*MAPT* 基因正常表达时可以形成等量的 3R 和 4R 两种 tau 蛋白异构体，4R-tau/3R-tau 的比例升高与 tau 蛋白过度磷酸化相关；此外，tau 蛋白的过度乙酰化以及 O-GlcNAc 糖基化（O-GlcNAcylation）也参与了 tau 蛋白的异常聚集；病理性 tau 蛋白也可能以朊蛋白样形式在神经元之间进行传播，参与进行性核上性麻痹的发病。

第二节　临床表现与分型

一、临床表现

进行性核上性麻痹最常见的临床表现包括眼球运动障碍、姿势平衡障碍、帕金森综合征、肌张力障碍、认知与行为障碍、吞咽困难与构音困难等。

1. 眼球运动障碍　核上性眼肌麻痹是进行性核上性麻痹最主要的临床表现，如特征性垂直下视麻痹；进行性核上性麻痹患者常主诉视物模糊、复

视、眼部不适等，双眼向上凝视而不能与他人进行正常眼神接触，并最终丧失阅读能力；体格检查时，进行性核上性麻痹患者向下凝视障碍明显，也可以影响到向上凝视和水平凝视，包括扫视障碍。

有研究者提出进行性核上性麻痹眼肌麻痹的标准：患者下视角度小于 15°，而头眼反射正常，或者存在以下特点：①自主凝视延迟；②下视时视动性眼球震颤异常；③垂直性眼前庭反射抑制异常。

进行性核上性麻痹患者还常伴有其他类型的眼球和眼睑运动障碍，如眼球快速扫视功能受损、眼球震颤等，睑后退（下视时上睑不能随之下垂）和睁眼失用（不能启动睁眼动作）都是 PSP 特异性的临床表现。

值得注意的是，核上性眼肌麻痹经常并非进行性核上性麻痹的首发症状，甚至部分进行性核上性麻痹患者在发病 3~4 年后才会出现。

2. 姿势平衡障碍　进行性核上性麻痹患者早期出现姿势平衡障碍，肢体僵硬、宽基底步态、姿势反射丧失、容易跌倒，特别是向后跌倒；进行性核上性麻痹患者从出现临床症状到发生第一次跌倒的平均时间为 16.8 个月，远远短于帕金森病（108 个月）和多系统萎缩（42 个月）。

3. 帕金森综合征　进行性核上性麻痹患者可表现有运动迟缓、肢体僵硬、静止性震颤等帕金森样表现，但静止性震颤不典型、姿势平衡障碍出现较早而明显、对左旋多巴反应差。

4. 肌张力障碍　进行性核上性麻痹另一个重要表现是颈部肌张力障碍，颈部呈过伸状态，前后被动活动颈部时有橡皮样抵抗感，伴有躯干肌张力障碍时，整个身体呈过伸状态，加上步态障碍，经常向后跌倒；与帕金森病患者的颈部、躯干和肢体屈曲的姿势不同。进行性核上性麻痹肌张力障碍也可以表现为眼睑痉挛，导致不能按照指令睁眼或闭眼（睁眼、闭眼失用），称为"眼睑冻结"。

5. 假性延髓麻痹　不同程度的延髓麻痹症状可以是进行性核上性麻痹的早期表现，表现为构音障碍、吞咽困难和强哭强笑等，言语和吞咽症状通常在凝视麻痹之前出现。构音障碍的原因为痉挛性构音障碍，开始时语调变慢，症状逐渐加重，变得语意难以理解。大部分患者有吞咽困难，可在疾病的早期出现，逐渐加重；患者可出现流口水、吞咽固体和液体都有问题，晚期患者常被自己的口水窒

息,需要咳嗽以清除喉咙异物,甚至最终需要通过鼻胃管进食半流质。患者经常出现强哭强笑,导致明显的交流障碍,而其他的帕金森叠加综合征患者中这种现象较为少见。

6. 认知和行为异常　患者家属经常诉说患者失去主动交流能力,对周围环境漠不关心,决策困难,讲话减少,情绪反应迟钝和遗忘。检查时发现患者的情绪反应较为迟钝,但一般能做出正确的反应。少部分患者仅表现为认知功能障碍,因此常被误诊为阿尔茨海默病或其他种类的痴呆,需要病理诊断才能确诊。此外,患者自发语言减少、强哭强笑以及延髓麻痹症状,都会干扰对患者认知状况的评估。

Albert 等提出了一个新的名词叫皮质下痴呆(subcortical dementia),用以描述进行性核上性麻痹患者的认知功能障碍,其特点是思维迟缓、遗忘、人格改变和抑郁等。皮质下痴呆和阿尔茨海默病导致的痴呆不同,后者常伴有皮质功能障碍,如失用、失认等。进行性核上性麻痹患者表现为思维迟缓、前额叶功能缺损,导致认知和行为障碍,如注意力、抽象推理能力明显异常,而记忆力相对保留。患者也可出现额叶受损引起的摸索反射、强握反射等。额叶功能失调的另一个征象是"鼓掌征",表现为患者按指令尽可能快地连续鼓掌三次以后会持续鼓掌而不能停止,是进行性核上性麻痹患者较为典型的表现,但也见于部分其他帕金森综合征和额颞叶痴呆患者。

二、临床分型

如前所述,既往相当长时间里,Steele 等人所报道病例的临床特点一直被认为是进行性核上性麻痹唯一的临床表型。

1. 进行性核上性麻痹理查森型(PSP-Richardson syndrome, PSP-RS)　又称 Richardson 综合征或经典型进行性核上性麻痹,其特征性的临床表现为垂直核上性眼肌麻痹、严重的姿势不稳、频繁跌倒、假性延髓麻痹、中轴性肌张力增高和认知功能障碍等,对左旋多巴无反应。

2. 进行性核上性麻痹帕金森综合征型(PSP-Parkinsonism, PSP-P)　临床表现与帕金森病类似,临床早期很难与帕金森病鉴别,可非对称性或对称性起病,表现为动作迟缓、肌强直甚至静止性震颤等,早期可对左旋多巴治疗有反应,逐渐进展,最终出现核上性眼肌麻痹、姿势不稳、认知功能障碍等

RS 型表现。

3. 进行性核上性麻痹纯少动伴冻结步态型(PSP-pure akinesia with gait freezing, PSP-PAGF)典型特征是早期即出现起步踌躇、冻结步态,跌倒出现较晚,典型的 PSP 症状可能延迟出现甚至缺如。

4. 进行性核上性麻痹皮质基底节综合征型(PSP-corticobasal syndrome, PSP-CBS)　进行性核上性麻痹皮质基底节综合征型同时具有皮质和基底节受累的表现,多为不对称的肢体肌张力增高、动作迟缓、皮质感觉缺失、肌阵挛、观念运动性失用和异己肢现象。早期很难将其与皮质基底节变性(corticobasal degeneration, CBD)相鉴别,后期可以出现核上性凝视麻痹和跌倒。病理特征符合 PSP 的诊断,病程与 RS 型相当。

5. 进行性核上性麻痹非流利性变异型原发性进行性失语(PSP-non-fluent variant primary progressive aphasia, PSP-nfvPPA)　早期表现为自发性言语欠流利、言语音律障碍、错语、语法缺失及颊面部失用,后期可以出现典型进行性核上性麻痹症状。

6. 进行性核上性麻痹小脑共济失调型(PSP-cerebellar ataxia, PSP-C)　主要表现为小脑性共济失调,与 MSA-C 相比其发病年龄更晚,更多出现跌倒和凝视麻痹,同时无自主神经异常表现。

7. 进行性核上性麻痹行为变异型额颞叶痴呆(PSP-behavioral variant frontotemporal dementia, PSP-bvFTD)　在经尸检证实的进行性核上性麻痹中,有 5%~20% 以行为异常和认知功能障碍为主要临床表现,其与额颞叶痴呆很难鉴别。

第三节　检验与辅助检查

一、神经影像学检查

患者的 CT 和 MRI 典型表现包括轻度脑萎缩,中脑萎缩更为明显,中脑前后径缩短,中脑平均面积减小,在正中矢状位上,由于中脑背盖部萎缩,中脑上缘平坦、前后径变小,中脑导水管扩张,四叠体池增大,酷似蜂鸟,称为"蜂鸟征"。另外,患者中脑与脑桥的比值变小,横断位上由于中脑背盖部侧缘凹陷,像牵牛花的花瓣,称为"牵牛花征"。此外,正中矢状位 T_1WI MRI 可以通过计算帕金森综

合征指数（magnetic resonance parkinsonism index，MRPI）以及中脑和脑桥长轴的垂直线比值，对进行性核上性麻痹的影像诊断提供帮助。

二、PET/CT 检查

可见进行性核上性麻痹患者尾状核、壳核和前额叶皮质代谢减低，尾状核和壳核的前部和后部对 ^{18}F-DOPA 吸收均减少，而帕金森病患者仅表现为壳核后部 ^{18}F 多巴吸收减少。

三、电生理学检查

大部分进行性核上性麻痹患者存在睡眠障碍，电生理检查发现进行性核上性麻痹患者 REM 期睡眠所占比例明显减少，额叶脑电波变慢。

第四节　诊断与鉴别诊断

一、诊断

目前为止进行性核上性麻痹（PSP）缺乏可靠的生物诊断标志物，其诊断主要根据临床诊断，确诊需要依靠病理检查。一旦患者出现进行性核上性麻痹的典型症状，如认知功能障碍、核上性眼肌麻痹、颈部过伸、明显的姿势障碍、频繁跌倒等，诊断并不困难，但这些典型的临床症状可能需要很多年才能够完全出现，因此给早期诊断带来很多困难。

1996 年美国国立神经疾病与脑卒中研究所（NINDS）和进行性核上性麻痹学会（SPSP）提出了进行性核上性麻痹临床诊断标准，具有较高的特异性，但其灵敏度较低。

（一）2017 年国际运动障碍协会进行性核上性麻痹临床诊断标准

2017 年国际运动障碍协会提出了进行性核上性麻痹的最新诊断标准，该标准确定了 PSP 的四个核心功能域［眼运动功能障碍（O），姿势平衡障碍（P），运动障碍（A）和认知功能障碍（C）］作为诊断依据（表 3-5-1）。每个功能域提出 3 个特征性核心临床表现，并对核心临床表现进行分层，以 1 级（最高）、2 级（中）和 3 级（最低）来表明它们对于进行性核上性麻痹诊断的贡献。此外，提出了进行性核上性麻痹的临床和影像支持征象（表 3-5-2）。随后，根据四个核心功能域评分以及支持征象的不同组合决定不同程度的进行性核上性麻痹诊断确定性，即将进行性核上性麻痹的诊断分为提示的进行性核上性麻痹、可能的进行性核上性麻痹、很可能的进行性核上性麻痹和确诊的进行性核上性麻痹（表 3-5-3）。

表 3-5-1　进行性核上性麻痹的核心临床特征及症状分级

核心功能域	1级	2级	3级
眼球运动障碍（O）	O1：垂直核上性凝视麻痹	O2：垂直扫视变慢	O3：频繁的巨大方波急跳或睁眼失用症
姿势平衡障碍（P）	P1：3 年内反复发作的无故跌倒	P2：3 年内后拉试验有跌倒倾向	P3：3 年内后拉试验后退超过 2 步
运动障碍（A）	A1：3 年内进行性冻结步态	A2：帕金森综合征，少动-强直，中轴症状和左旋多巴抵抗	A3：帕金森综合征，震颤和/或不对称和/或左旋多巴有反应
认知功能障碍（C）	C1：言语/语言障碍，即非流利型/语法变异型原发性进行性失语或进行性语言失用	C2：额叶认知/行为表现	C3：皮质基底节综合征

表 3-5-2　进行性核上性麻痹的支持征象

支持征象	临床及影像学具体表现			
临床线索（clinical clues，CC）	CC1：左旋多巴抵抗	CC2：运动迟缓，痉挛性构音障碍	CC3：吞咽困难	CC4：恐光症
影像学表现（imaging findings，IF）	IF1：明显的中脑萎缩或低代谢	IF2：突触后纹状体多巴胺能变性		

表 3-5-3　进行性核上性麻痹的诊断标准

内容		确诊的 PSP	很可能的 PSP	可能的 PSP	提示 PSP
定义		确诊疾病的金标准	对 PSP 特异度高,但不是很敏感,适用于治疗和生物学研究	对 PSP 更敏感,但特异度稍低,适用于描述性流行病学研究和临床护理	提示 PSP,但没有达到可能的或很可能的 PSP 的诊断标准,适用于早期识别
组合	神经病理学诊断		(O1 或 O2)+(P1 或 P2)；(O1 或 O2)+A1；(O1 或 O2)+(A2 或 A3)；(O1 或 O2)+C2	O1；O2+P3；A1；(O1 或 O2)+C1；(O1 或 O2)+C3	O2 或 O3；P1 或 P2；O3+(P2 或 P3)；(A2 或 A3)+(O3,P1,P2,C1,C2,CC1,CC2,CC3,或 CC4)；C1；C2+(C3 或 P3)；C3
主要类型	任何临床表现		PSP 理查森综合征步态；PSP 合并突出的进行性冻结步态；PSP 合并突出的帕金森综合征；PSP 合并突出的额叶的表现	PSP 合并眼球运动障碍；PSP 合并理查森综合征步态；PSP 合并进行性冻结步态；PSP 合言语/语言功能障碍；PSP 合并 CBS	PSP 合并嗅觉功能障碍；PSP 合并姿势平衡障碍；PSP 合并理查森综合征合征；PSP 合并帕金森综合征；PSP 合并语/语言功能障碍；PSP 合并额叶表现；PSP 合并 CBS

注：PSP：进行性核上性麻痹；CBS：皮质基底节综合征。

（二）2016年中国进行性核上性麻痹临床诊断标准

1. 纳入条件

（1）隐匿起病，病程逐渐进展。

（2）发病年龄≥30岁。

（3）临床症状：临床症状为并列条件可以同时具有或单独存在。①姿势不稳：a. 病程第1年出现明显的反复跌倒；b. 1年后出现反复跌倒。②病程2年内出现：a. 垂直性核上性向下或向上扫视缓慢；b. 凝视麻痹。③病程2年后出现：a. 垂直性核上性向下或向上扫视缓慢；b. 凝视麻痹。

2. 支持条件

（1）中轴性肌强直或多巴抵抗的帕金森综合征。

（2）早期的吞咽困难或构音障碍。

（3）存在额叶认知功能障碍、冻结步态、非流利性失语或假性延髓麻痹等无法用排除条件中所列疾病解释的临床表现。

（4）头颅MRI正中矢状位T$_1$WI MRI：①表现为以中脑萎缩为主的特征性征象：中脑背盖上缘平坦及"蜂鸟征（humming bird sign）"（图3-5-2）；②磁共振帕金森综合征指数（magnetic resonance parkinsonism index，MRPI）（MRPI=脑桥与中脑的面积比值 × 小脑中脚 / 小脑上脚宽度比值）>13.55；③中脑和脑桥长轴的垂直线比值 <0.52 或中脑长轴垂直线 <9.35mm。

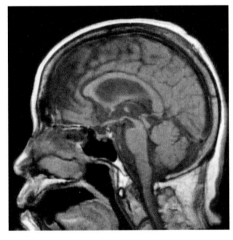

图3-5-2　蜂鸟征

（5）嗅觉检查和心脏间碘苄胍（MIBG）闪烁显像正常。

3. 排除条件

（1）有其他帕金森综合征病史。

（2）与多巴胺能药物无关的幻觉和妄想。

（3）严重不对称性帕金森症。

（4）采用多巴胺受体拮抗剂或多巴胺耗竭剂治疗，且剂量和时间过程与药物诱导的帕金森综合征一致。

（5）神经影像学有结构损害的依据（如基底核或脑干梗死、占位性病变等）。

（6）阿尔茨海默型皮质性痴呆。

（7）局限性额叶或颞叶萎缩。

（8）早期出现明显小脑共济失调。

（9）早期显著的自主神经功能障碍。

根据以上条件，可以作出如下诊断：

临床确诊的进行性核上性麻痹理查森型诊断标准：必备纳入条件中的（1）（2）（3）①a 和②b 及支持条件（4）中的两项；无排除条件。

很可能的进行性核上性麻痹理查森型诊断标准：必备纳入条件中的（1）（2）（3）①a 和 a 和支持条件中的（5）；无排除条件。

很可能的进行性核上性麻痹帕金森综合征型诊断标准：必备纳入条件中的（1）（2）（3）a 或 b 和支持条件中的（1）（5）；无排除条件。

可能的进行性核上性麻痹诊断标准：必备纳入条件中的（1）（2）（3）b 或 a，或 a 伴有支持条件中的（1）（2）（3）其中一项；无排除条件（1）~（6）。

二、鉴别诊断

1. 帕金森病　进行性核上性麻痹患者经常出现运动迟缓、肌张力增高、步态障碍和跌倒等症状，因此需要与帕金森病相鉴别。大部分进行性核上性麻痹患者与帕金森病的鉴别较为明确，有些患者起病后数年内仅仅有少动和肌强直症状，而没有眼肌麻痹，此时鉴别较为困难。所以对于左旋多巴应答不好的帕金森样表现的患者应怀疑进行性核上性麻痹的可能。但小部分进行性核上性麻痹患者对左旋多巴应答良好，使进行性核上性麻痹与帕金森病的鉴别更为困难。进行性核上性麻痹和帕金森病的症状特点鉴别要点如下（表3-5-4）。

2. 血管性进行性核上性麻痹　由血管因素导致的进行性核上性麻痹也是临床上常见的类型，较难与特发性进行性核上性麻痹相鉴别。一般血管性进行性核上性麻痹患者存在脑血管病危险因素和卒中病史，有卒中的影像学表现，症状往往不对称，伴皮质受累、假性延髓麻痹、痴呆、大小便失禁等。

表 3-5-4　进行性核上性麻痹与帕金森病的鉴别诊断

鉴别点	进行性核上性麻痹	帕金森病
症状对称性	症状双侧对称	不对称
步态障碍	早期出现	早期步态障碍较轻
跌倒	早期出现跌倒	病程晚期出现跌倒
姿势反射	早期出现姿势反射障碍	早期姿势反射正常
步态特点	宽基底步态	小步态
躯干	躯干直立	前倾前屈
上肢摆动	行走时上肢有摆动	行走时上肢摆动减少
面容	惊愕面容	表情僵硬
眨眼频率	眨眼频率 3~5 次 /min	眨眼频率 10~14 次 /min
震颤	静止性震颤少见	静止性震颤常见
肌强直	轴性强直较肢体明显	肢体强直比中轴更严重
手部姿势	无手部畸形	典型的手部姿势
对左旋多巴的反应	对左旋多巴应答差	对左旋多巴应答好
左旋多巴诱导的异动症	少见	常见

3. 早期进行性核上性麻痹　在出现典型的核上性麻痹之前做出诊断比较困难,很多其他疾病也可有类似进行性核上性麻痹的临床表现。进行性核上性麻痹患者以认知功能障碍为主要表现时需要与阿尔茨海默病、路易体痴呆和额颞叶痴呆等相鉴别;锥体外系症状需要与多系统萎缩、亨廷顿舞蹈症、肝豆状核变性和皮质基底节变性等相鉴别;延髓麻痹需要与运动神经元病等相鉴别。另外,有机溶剂中毒、副肿瘤综合征、中脑肿瘤等也可出现类似进行性核上性麻痹的临床表现。

第五节　治疗与康复

一、药物治疗

迄今为止并无有效的措施能够阻断进行性核上性麻痹的神经功能缺失和症状进展,目前临床上仅能对症治疗。

1. 帕金森样表现　可试用左旋多巴和多巴胺受体激动剂,部分进行性核上性麻痹患者可得到轻度缓解,但大部分患者疗效不佳,其原因可能是进行性核上性麻痹患者存在明显的多巴胺受体缺失,使左旋多巴不能发挥作用。

2. 认知功能障碍　与胆碱能通路功能障碍有关,且有证据表明进行性核上性麻痹患者对抗胆碱能药物的神经阻滞作用非常敏感;因此,有临床试验观察了胆碱酯酶抑制剂的疗效,发现毒扁豆碱能够轻度改善患者的认知功能障碍,而另一项研究发现多奈哌齐无显著疗效。

3. 情感障碍　可试用三环类抗抑郁药或选择性 5- 羟色胺再摄取抑制剂,一项小样本研究发现唑吡坦能够改善眼球随意扫视运动和运动功能,眼睑痉挛及其他形式的局灶性肌张力障碍可通过肉毒毒素注射治疗,进行性核上性麻痹晚期出现严重的吞咽困难可能需要插鼻胃管或进行胃造口术。

4. 神经康复治疗　能够改善进行性核上性麻痹患者的症状,提高生活质量。

5. 除以上对症治疗外,多种针对病因和发病机制的疗法正在进行临床试验,如抑制 tau 蛋白的过度磷酸化、阻断 tau 蛋白的异常聚集、保护线粒体功能、抗氧化治疗、神经保护治疗等。

二、预后

进行性核上性麻痹病情呈进行性进展,从发病到死亡的事件平均为 7~9 年,死因常为呼吸障碍、肺部感染等。发病年龄早、发病后早期出现跌倒、假性延髓麻痹和核上性眼肌麻痹的患者存活时间更短。

（张振涛　王　涛）

参 考 文 献

1. 贾建平，陈生弟. 神经病学［M］. 8 版. 北京：人民卫生出版社，2018.

2. 郁金泰，谭辰辰，谭兰. 进行性核上性麻痹诊断与治疗新进展及新诊断标准解读［J］. 中国现代神经疾病杂志 2018，18（1）：1-6.

3. 中华医学会神经病学分会帕金森病及运动障碍学组，中国医师协会神经内科医师分会帕金森病及运动障碍专业委员会. 中国进行性核上性麻痹临床诊断标准［J］. 中华神经科杂志，2016，49（4）：272-276.

4. BOXER A L, YU J T, GOLBE L I, et al. Advances in progressive supranuclear palsy：new diagnostic criteria, biomarkers, and therapeutic approaches［J］. Lancet Neurol, 2017, 16（7）：552-563.

5. BROWN J, LANTOS P, STRATTON M, et al. Familial progressive supranuclear palsy［J］. J Neurol Neurosurg Psychiatry, 1993, 56（5）：473-476.

6. DY S M, TAYLOR S L, CARR L H, et al. A framework for classifying patient safety practices：results from an expert consensus process［J］. BMJ Qual Saf, 2011, 20（7）：618-624.

7. FAHN S, JANKOVIC J, HALLETT M. Principles and Practice of Movement Disorders［M］. 2nd ed. New York：Elsevier Medicine, 2011.

8. HÖGLINGER G U, RESPONDEK G, STAMELOU M, et al. Clinical diagnosis of progressive supranuclear palsy：The movement disorder society criteria［J］. Mov Disord, 2017, 32（6）：853-864.

9. STAMELOU M. Sensitivity and specificity of diagnostic criteria for progressive supranuclear palsy［J］. Mov Disord, 2019, 34（8）：1087-1088.

10. TOLOSA E, DUVOISIN R, CRUZ-SANCHEZ F F. Progressive Supranuclear Palsy：Diagnosis, Pathology, and Therapy［M］. Austria：Springer Verlag Gmbh, 2003.

第六章　皮质基底节变性

皮质基底节变性（corticobasal degeneration, CBD）是一种罕见的、进展性神经退行性疾病，主要表现为进行性不对称性强直和失用。不同患者的临床特征差异较大，具有明显的异质性，可表现为主动运动减少、肌张力障碍、肌阵挛、震颤、异己肢（手）现象、运动性言语障碍、眼球运动异常、皮质性痴呆以及皮质性感觉障碍等。一般成人起病，发病年龄为 45~77.2 岁，平均 63.7 岁，平均病程约为 6~7 年，无明显性别差异，大部分患者无家族史。根据不同类型的症状体征，临床表现可分为 5 型，分别为皮质基底节综合征（corticobasal syndrome, CBS）、进行性核上性麻痹-理查森综合征（progressive supranuclear palsy–Richardson syndrome, PSP–RS）、额颞叶痴呆（frontotemporal dementia, FTD）、原发性进行性失语（primary progressive aphasia, PPA）和阿尔茨海默病样痴呆（AD–like dementia）。

1968 年，Rebeiz 等首次报道了 3 名皮质基底节变性病例，根据其临床和病理特征命名为伴有神经元色素缺失的皮质-齿状核-黑质变性（corticodentatonigral degeneration）。Rebeiz 等的报告中仅强调了进展性的运动障碍，早期表现为单侧自主运动及不自主运动的变慢，逐渐进展为全身性，但双侧症状仍表现为不对称。Rebeiz 等提出患者的认知始终保持完好。不过，其病例报告中对三个患者的认知损害均有记载。1989 年，Gibb 和 Marsden 将其命名为皮质基底节变性。也有学者将其描述为皮质基底神经节变性（cortico–basal–ganglionic degeneration）。2003 年 Doran 等建议将临床诊断的皮质基底节变性病例称为皮质基底节（变性）综合征（CBS），以强调其诊断基于临床表现，而皮质基底节变性专指病理上的特殊表现。随着对该病认识的加深，目前发现其认知损害尤其是失语和痴呆并不少见，甚至有可能是最常见的临床表现。

皮质基底节变性的流行病学资料甚少，现有的数据仅仅是对其发病率做了粗略估计。两个基于东欧和亚洲人群的流行病学研究表明，皮质基底节变性的患病率约为 4.9~7.3/10 万，发病率约为 0.02/10 万。

皮质基底节变性的病理改变和临床表现与多种神经退行性疾病有交叉，目前尚无完善的临床或影像学诊断标准，患者生前确诊率低，往往要靠病检才能确诊。现有的治疗手段尚不能有效控制症状，更无法延缓或逆转疾病进展。

第一节　病因及发病机制

一、病理改变

皮质基底节变性的病因和发病机制复杂，目前尚未完全阐明。其主要病理特征为局部皮质萎缩、神经元气球样变、黑质变性。脑萎缩以皮质和黑质为著，特别是中央沟前后的皮质不对称萎缩明显。主要包括额叶后部和顶叶皮质，颞叶和枕叶皮质损伤相对较轻。皮质运动和感觉支配区严重受累，皮质脊髓束继发变性。皮质萎缩通常不对称，症状严重一侧肢体的对侧皮质萎缩更明显。不过，以痴呆或失语为主要表现的患者，其额叶和颞叶受累更明显，且更对称。受累皮质内的正常结构破坏、细胞分层不清、神经元大量丢失、广泛的纤维性胶质增生。受累神经元以第 3、5 和 6 层皮质的中型和大型锥体细胞为主，表现为无色的气球样神经元（尼氏颗粒溶解和胞体肿大的神经元）。黑质也有明显萎缩，其外侧 2/3 区域内色素细胞丢失伴胶质增生。神经细胞的磷酸化神经丝染色和 tau 蛋白免疫染色阳性，tau 蛋白染色阳性神经元广泛存在于皮质、基底节、间脑和腹侧脑干的灰质和白质中。气球样变神经元被认为是皮质基底节变性和 Pick 病的特征性病理表现，不过，进行性核上性麻痹、阿尔茨海默病、额颞叶痴呆和克-雅病（CJD）中也可见到气球样变神经元。

二、发病机制

皮质基底节变性是 tau 蛋白病（tauopathy）

的一种。tau 蛋白病是 tau 蛋白异常沉积所导致的一大类神经变性病，其共同病理特征是过度磷酸化的 tau 蛋白在神经元和胶质细胞中沉积形成异常的神经丝性包涵体。过度磷酸化的 tau 蛋白不仅仅见于皮质基底节变性，也见于阿尔茨海默病、进行性核上性麻痹等其他神经退行性疾病。过度磷酸化的 tau 蛋白引起神经元损伤的分子机制尚不清楚，可能的发病机制有：

1. 基因突变　编码 tau 蛋白的基因为 *MAPT*，位于 17 号染色体（17q21.3）。Tau 是微管蛋白转化为组装前状态、进一步组装成微管及稳定微管的关键蛋白，对于构建和维持神经元的正常形态十分重要。tau 蛋白通过磷酸化和去磷酸化调节其生理功能。在成年人中枢神经系统，选择性剪切外显子 2、3 和 10 可产生 6 种 tau 蛋白异构体，其中 3 种有 3 个微管结合区域，称为 3R-tau；另外 3 种异构体有 4 个微管结合区域，称为 4R-tau。

tau 蛋白为磷蛋白，其生物活性由其磷酸化程度来调控，过磷酸化的 tau 蛋白可降低其稳定性及与微管结合的能力。*MAPT* 基因突变后，tau 蛋白过度磷酸化，与微管结合的能力大大降低，影响微管组装和稳定，促使微管崩解，破坏神经元正常的形态和功能。过度磷酸化的 tau 蛋白与正常 tau 蛋白相比，易于聚集成纤维缠结，形成病理性聚集，引起神经元及胶质细胞损伤。有确切的病例报道支持这一观点：在一个家族中，父亲患额颞叶痴呆、儿子患皮质基底节变性，研究发现其 *MAPT* 基因的外显子 10 均发生 P301S 突变；神经病理显示，父亲脑组织中大量神经纤维含有过度磷酸化 tau 蛋白；对此突变基因产生的 tau 蛋白分析发现，其促进微管组装的能力大大降低。此外，也有大量的动物实验研究支持这一观点：*MAPT* 基因外显子发生 G272V、P301L、V337M 和 R406W 突变后，tau 蛋白促进微管组装的能力明显降低；而且，这几个突变也可加速 tau 蛋白聚集纤维化。

除了使微管组装能力降低和造成 tau 蛋白易聚集纤维化外，基因突变还可通过改变脑内 3R-tau 和 4R-tau 的比例致病。*MAPT* 基因内含子及外显子 10 的部分编码区域突变后可在 mRNA 水平上增加外显子 10 被选择性剪切的概率，使含有外显子 10 的转录产物增多，不含外显子 10 的转录产物减少，进而改变脑内 3R-tau 和 4R-tau 的比

例，使可溶性 4R-tau 增多并聚集形成纤维样改变，引起神经元和胶质细胞损伤。在一个病理证实为额颞叶萎缩和皮质下变性的痴呆家族中，其患病成员 *MAPT* 外显子 10 均发生沉默突变（N296N），采用外显子捕获的方法，发现外显子 10 在 mRNA 水平上被选择性剪切的概率增加，含有外显子 10 的转录产物增多，4R-tau 的比例增加。目前已在神经变性病中发现 *MAPT* 基因外显子 10 的多种突变，其中 N279K、L284L、S305N、S305S 突变均可通过此机制引起病理作用。

2. 神经炎症机制　小胶质细胞是神经胶质细胞的一种，约占神经胶质细胞的 20%，其生理功能包括及时清除脑内衰老、损伤的神经元和感染性物质等，是中枢神经系统非常重要的免疫屏障。目前已有许多研究表明激活的小胶质细胞在多种神经退行性疾病中起到关键作用，如帕金森病、多发性硬化和阿尔茨海默病等。小胶质细胞可通过分泌炎症因子、补体蛋白、自由基及其他未经证实的毒性分子直接引起神经元损伤；也可以通过与星型胶质细胞相互作用间接引起神经元受损。对 5 名皮质基底节变性患者的观察发现，其激活的小胶质细胞和过度磷酸化 tau 蛋白在脑内分布是一致的，提示小胶质细胞和 tau 蛋白异常磷酸化高度相关。动物实验证实，在 tau 蛋白病小鼠模型中，小胶质细胞活化后通过分泌白介素 –1（IL-1）促进 p38MAPK 活化，进而增强 tau 蛋白过度磷酸化和聚集，这一过程也受小胶质细胞特定趋化因子受体（CX3XR1）调控。

3. 突触功能损伤　在疾病早期，tau 蛋白通过损伤突触功能发挥作用，此病理过程发生在神经元变性前。在神经元变性之前，在结构完好的树突棘内已聚集有过度磷酸化 tau 蛋白，通过降低突触 α- 氨基 -3- 羟基 -5- 甲基 -4- 异噁唑丙酸受体（AMPA）和 N- 甲基 -D- 天门冬氨酸受体（NMDA）的表达损伤突触功能，且这一机制与脯氨酸调控的 tau 蛋白磷酸化有关。此外，tau 蛋白通过作用于突触后的 fyn 激酶，影响其作用底物 NMDA 受体，引起下游的兴奋毒性作用。

4. 微管运输障碍　异常 tau 蛋白也参与了神经元变性的过程。在神经轴突内，运输物质的轨道主要由微管构成，tau 蛋白可以通过对驱动蛋白和动力蛋白不同程度的调节来平衡微管的运输。异

常 tau 蛋白可通过封锁微管轨道来降低囊泡和细胞器在神经元轴突的顺行运输,使突触处于"饥饿"状态,并增强氧化应激,引起神经元变性损伤。此外,tau 蛋白还可诱导丝状肌动蛋白的聚集及沉积。

第二节 临床表现与分型

皮质基底节变性是一种进行性神经退行性疾病,60~70 岁多发,病程 2~12.5 年不等,平均约为 6.6 年,无明显性别差异。多为散发性,家族性少见。最典型的临床亚型表现为进行性不对称的肌强直和失用,伴肌张力障碍和肌阵挛,即皮质基底节综合征(CBS);此外,还可表现为进行性核上性麻痹 – 理查德森综合征、额颞叶痴呆、原发性进行性失语和阿尔茨海默病样痴呆。但需要指出的是,除皮质基底节变性外,其他疾病也可以表现为皮质基底节综合征,如:阿尔茨海默病、进行性核上性麻痹、与 TDP-43 突变有关的额颞叶变性(FTLD-TDP)。皮质基底节变性患者在生前常常被误诊为阿尔茨海默病、帕金森病或进行性核上性麻痹等其他疾病,但随着病程的进展,诊断的准确性可逐步提高。

一、临床表现

1. 运动障碍 皮质基底节变性最典型的运动症状即为皮质基底节综合征,表现为不对称性的帕金森综合征,伴有肌张力障碍、肌阵挛、步态异常。左旋多巴治疗效果不佳,部分患者短期内可有轻度到中度的症状改善,但疗效难以长期维持。但也有少数病人表现为对称性的运动障碍。以认知障碍和行为改变为主要临床表现的病人早期较少伴有帕金森综合征。

(1)肌强直:是最常见的运动症状,可见于 85% 的病人。早期表现为受累肢体或手的灵活性减退或丧失,其后逐渐发展成运动迟缓,运动不能,多于 3~5 年因强直性无动而卧床。轴性强直也可见于大多数患者。

(2)运动迟缓或肢体笨拙:仅次于肢体强直,为第二常见运动症状。

(3)震颤:可为静止性震颤,亦可为姿势性或运动性震颤,速度较快(每分钟 6~8 次),节律不规则,激动、焦虑等情绪波动可使震颤加重,常逐渐演变成不规则反射性肌阵挛样急跳,最终发展成明显的刺激敏感性或动作性肌阵挛。

(4)步态异常:约 73% 患者病程中可出现步态异常,但仅有 1/3 患者以步态异常起病;病程晚期可出现姿势不稳和跌倒,当伴有不对称性运动障碍时,常常倒向患侧。相比之下,起病第一年即出现姿势障碍并跌倒者,常预示进行性核上性麻痹。

(5)肌张力障碍:约 59% 患者可出现肌张力障碍。部分患者受累肢体可呈一种特有的肌张力障碍姿势:肩内收、肘及腕关节屈曲及部分手指屈曲呈抓握状,有时伴一个或多个手指呈伸直状。重复性发作的小幅度肌阵挛常被误认为震颤。

(6)肌阵挛:约 49% 患者可出现肌阵挛,有时与肌张力障碍叠加。多限于一侧上肢或下肢,以上肢远端常见,出现意志性动作或给予感觉性刺激时症状明显,也可见于面部肌阵挛,可表现为局灶性肌阵挛、刺激敏感性肌阵挛和动作性肌阵挛。

2. 皮质高级功能异常 皮质基底节变性患者皮质受损可表现为失用、异己肢体现象、皮质感觉缺失、语言受损、认知障碍、行为改变、抑郁和幻觉等。

(1)失用(apraxia):是皮质受损的核心特征,半数患者可出现。多为运动性失用,亦可见观念性失用、观念运动性失用和结构性失用,但皮质基底节变性患者常合并肌张力障碍、运动迟缓和强直,可对失用评估造成很大干扰。也可表现为口 – 面失用症及眼睑张开不能性失用,需要注意的是,后者多是睑痉挛所致眼睑张开不能,而非真正的失用。

(2)异己肢现象(alien limb phenomena):是一种复杂的临床表现各异的现象,可见于 30% 的皮质基底节变性患者。以患肢不受患者意愿支配,或误把患肢当作外人肢体,或一侧肢体出现不能控制的激动性活动或一侧肢体作出与对侧目的相反的活动,以及可观察到的非意愿性肢体活动为主要临床特征。

(3)皮质感觉缺失:约 1/4 患者可出现。视觉忽略可见于皮质基底节变性,但也可见于阿尔茨海默病。最常见的是皮质感觉缺失和关节位置觉受损。亦可累及轻触觉和针刺觉。部分患者表现为受累肢体疼痛:疼痛剧烈,呈烧灼样,通常可演变成皮质性感觉缺失伴肢体强直和肌张力障碍。

（4）语言损害：半数患者可出现失语，多为原发性进行性失语（PPA），其中又以进行性非流利性失语（progressive non-fluent aphasia, PNFA）最为常见。表现为语言表达障碍、对话能力下降、语法错误、电报式用语，可伴有阅读和写作困难及命名障碍。失语的皮质基底节变性患者可进展为缄默症。除表现为失语外，皮质基底节变性患者还可伴有言语失用和构音障碍。

（5）认知损害：半数患者以认知损害为首发症状，70% 患者病程中可出现认知损害。表现为记忆缺失、执行功能受损、学习困难、视空间障碍、语言理解能力下降、说话不流畅、知觉组织困难（perceptual organization）及认知灵活性下降，情景记忆可相对保留，计算力受损相对少见。记忆受损的皮质基底节变性患者在临床上常常被误诊为阿尔茨海默病。

（6）行为改变：约半数患者可出现行为改变。表现为缄默、情感淡漠、注意力下降、行为异常或反社会行为、人格改变、冲动易怒、脱抑制和性欲旺盛。

（7）抑郁：约半数患者可有抑郁的临床表现。

（8）幻觉：仅少数患者出现幻觉，多与左旋多巴治疗相关；与左旋多巴无关的幻觉较为罕见。

3. 其他特征

（1）眼球运动异常：半数以上患者可出现眼球运动异常，皮质基底节变性病人可出现与进行性核上性麻痹相似的核上性垂直凝视麻痹，但出现时间较晚，一般在首发症状 3 年后。眼电图监测显示皮质基底节变性患者扫视潜伏期延长，扫视速度不受影响；而进行性核上性麻痹患者垂直和水平扫视速度降低，扫视潜伏期未有增加。

（2）反射亢进：上运动神经元异常所表现出的反射亢进可见于皮质基底节变性患者，但也可见于其他帕金森综合征疾病，这一特征没有鉴别意义。

二、临床分型

皮质基底节变性的临床表现涵盖了运动、感觉、行为、认知等多个方面，具有高度的异质性，不同临床症状的组合构成不同的临床亚型，可将皮质基底节变性分类为 5 种主要类型：①皮质基底节综合征；②进行性核上性麻痹 – 理查德森综合征；③额颞叶痴呆；④原发性进行性失语；⑤阿尔茨海默病样痴呆。

第三节　检验与辅助检查

一、实验室检查

1. 皮质基底节变性常规实验室化验包括血、尿与脑脊液常规，血铜、铜蓝蛋白及尿重金属水平等检查，一般为正常。

2. 脑脊液检查　9 种脑脊液生物标志物，包括神经丝轻链（NfL）、可溶性淀粉样前体蛋白代谢物 α 和 β（sAPPα, sAPPβ）、总 tau（T-tau）、磷酸化 tau（P-tau）、β- 淀粉样蛋白 42（Aβ42）、α- 突触核蛋白（α-syn）及两种神经炎症标志物（单核细胞趋化蛋白 -1 和 YKL-40），对皮质基底节变性与帕金森病和痴呆（包括阿尔茨海默病及额颞叶痴呆）患者的鉴别有所帮助，利于提高诊断的准确性，也可用作临床试验中疾病进展的标志物。脑脊液和血液中 NfL 增高与神经变性病高度相关，且与病变发生及进展相一致，可以作为监测皮质基底节变性等神经变性疾病进展、治疗反应的标志。皮质基底节变性患者脑脊液 Aβ42 水平轻微降低，生长抑素较正常水平显著减低，早中期患者脑脊液中 P-tau 水平增高。

二、电生理检查

1. 脑电图　早期可正常，但在疾病进展过程中，有非对称性慢波改变，这种非对称的慢波改变如果与影像学改变及典型的临床表现相吻合，则进一步支持本病诊断。在疾病晚期，EEG 多呈双侧慢波。

2. 震颤评估　皮质基底节变性患者震颤频率较 PD 快（6~8Hz），以动作性震颤为主，幅度变化不规则。

3. 诱发电位　体感诱发电位（SEPs）显示皮质丘脑电位形成障碍或缺失，潜伏期正常或稍延长。经颅磁刺激显示运动诱发电位（MEP）静息期明显变短。

4. 肌电图　肌阵挛亦可以在肌电图中观察到。Thompson 等报告可见明显的自发性肌阵挛，背景仅见少许连续性肌肉活动（与肌强直、肌张力障碍有关）。

三、结构影像学检查

结构影像学可以帮助排除其他具有皮质基底节综合征类似表现的疾病，如克－雅病、肿瘤、脓肿、梗塞等其他疾病或大脑皮质和基底神经节内特异性变性病。

1. CT、MRI 早期多正常，当疾病进展至非对称性额顶叶皮质萎缩或双侧皮质萎缩时，可在受累的皮质下白质出现异常信号。6~12 个月一次的动态 CT 或 MRI 检查对诊断帮助更大。

2. 基于体素的 MRI 形态学分析方法（VBM）和图像分割技术可以评估具有皮质基底节综合征表现的萎缩模式，且与病理诊断大致一致。VBM 提示额叶损害是皮质基底节变性的主要特点。当萎缩主要集中于前运动及辅助运动区时，提示潜在的皮质基底节变性或进行性核上性麻痹。利用 VBM 和图像分割技术可以鉴别具有皮质基底节综合征表现的各个亚型。

3. 弥散张量磁共振成像（DTI）早期表现为非流利性原发性进行性失语的患者，后期均出现皮质基底节综合征或进行性核上性麻痹的临床表现，其整个白质区中均有很明显弥散性改变，可将这种弥漫性白质病变作为这类 tau 蛋白病（皮质基底节变性及进行性核上性麻痹）的诊断标记，DTI 也有望作为皮质基底节变性／进行性核上性麻痹的特异性诊断标志物。

四、功能影像学检查

功能影像学成像可以帮助区分皮质基底节变性与其他非典型帕金森综合征。

1. PET

（1）18 位氟脱氧葡萄糖 PET（^{18}F-FDG-PET）：皮质基底节变性患者双侧额顶叶皮质和基底节区非对称性葡萄糖代谢降低，症状更严重肢体对侧大脑区域的改变更显著。

（2）Tau 蛋白 PET：示踪剂有 ^{11}C-PBB3、^{18}F-AV-1451、^{18}F-THK5351 等。^{11}C-PBB3 对检测非阿尔茨海默病（如皮质基底节变性）的 Tau 蛋白病较敏感，可用于检测广泛的 tau 蛋白包涵体。Tau 另一种配体 ^{18}F-AV-1451 则选择性地与阿尔茨海默病中成对的螺旋丝状 tau 结合，对其他非阿尔茨海默病（如皮质基底节变性）中纯 4R-tau 亲和力较低，辅助诊断阿尔茨海默病的特异性较高。^{18}F-THK5351 配体用于显示皮质基底节综合征患者脑部 tau 沉积，可作为临床评估 tau 负荷的工具，有望成为皮质基底节综合征中反映 tau 沉积的示踪剂。

（3）^{11}C-N- 甲基哌啶 -4- 基乙酸酯 PET：用于检测皮质基底节综合征患者的脑胆碱能缺陷。皮质基底节综合征患者的旁中央区、额叶、顶叶及枕叶皮质中乙酰胆碱酯酶活性中度降低，其 MMSE 评分与 PET 乙酰胆碱酯酶活性之间存在相关性，提示其认知衰退可能是胆碱能功能障碍所致。

2. SPECT 主要表现为受累肢体对侧额顶叶和丘脑区域脑血流显著下降。SPECT 提示皮质基底节综合征存在黑质纹状体多巴胺功能障碍，纹状体内 ^{18}F-DOPA 摄取减少（^{18}F-DOPA SPECT）。

3. 氢质子磁共振波谱成像（^{1}H-MRSI） 可见皮质基底节变性患者半卵圆中心区 N- 乙酰天冬氨酸（NA）/ 肌酸 - 磷酸肌酸（Cre）显著降低，豆状核及顶叶皮质的 NA/Cho（胆碱）显著降低，其中顶叶皮质区的 NA/Cho 在症状显著侧的对侧降低更为明显。利用此技术有助于评估神经元的损伤程度，但不能用于鉴别皮质基底节变性或 PSP。

4. MRI 表观扩散系数 ADC 皮质基底节综合征患者显著高于阿尔茨海默病患者和健康对照者，有助于与阿尔茨海默病鉴别。

五、神经心理学测验

1. 认知功能筛查 可采用简易精神状态检查量表（MMSE）、蒙特利尔认知评估量表（MoCA）、Addenbrooke's 认知功能检查量表（ACE-R）、智能筛查量表（CASI）、记忆与执行筛查量表（MES）等进行认知功能筛查。其中 ACE-R 有较高敏感性及特异性，包括注意、言语流畅性、语言、记忆及视空间 5 个认知功能区域的检查。

2. 运动评估 利用统一帕金森病评定量表（UPDRS-Ⅲ）、Hoehn 和 Yahr 量表（H&Y）可以对皮质基底节变性患者的运动功能进行评估。

3. 视空间能力 评估画钟测验（CDT）、立方体模拟测验、复杂图形测验（CFT）、视觉物体和空间感知觉量表（VOSP）可对患者的视空间能力进行测评。

4. 执行功能评估　可用连线测验（TMT）、Stroop 色词测验（CWT）。

5. 语言评估　包括词语流畅性测验（VFT）、Boston 命名测验（BNT）、名人面孔命名测验（FFT）、动作命名测验（ANT）、爱丁堡功能性交流能力检查法（EFCP）等。

6. 日常生活能力评定量表（ADL）　用于评估患者基本的日常生活能力，反映患者的失能和依赖程度。

7. 综合评估　临床痴呆评定量表（DRS）、Mattis 痴呆评定量表（DRS）及阿尔茨海默病评估量表（ADAS）可用于认知及非认知方面的综合性评价。

迄今为止，皮质基底节变性尚无确定可靠的早期生物学标记。结构和功能影像学主要用于排除其他疾病；而 tau 蛋白 PET 成像在皮质基底节变性诊断中的作用仍需要进一步的研究。

六、基因检测

对于临床表现不典型及影像学未见明显征象时，可进行基因检测以明确诊断及鉴别诊断。

第四节　诊断与鉴别诊断

一、诊断标准

目前认为皮质基底节变性是一个特定的疾病单元，当症状完全显现、运动障碍具有特征性改变时，能相对准确地诊断。然而，皮质基底节变性临床病理学和表型的明显异质性使得目前尚无公认的诊断标准，病理学诊断仍是金标准。不过，仅有少数患者能够在生前得到准确诊断。确立皮质基底节变性的诊断标准非常具有挑战性，国际上已发表的几个诊断标准可供参考。

1. Mayo 标准（Boeve BF，2003）

（1）核心特征：①隐匿起病及进展病程；②没有明确病因（如肿瘤、脑梗死等）。

（2）至少满足以下一种皮质功能障碍：①局灶性或非对称性观念运动性失用；②异己肢现象；③皮质感觉缺失；④结构性失用；⑤局灶性或非对称性肌阵挛；⑥言语失用或迟滞性失语。

（3）至少满足以下一种锥体外系症状：①局灶性或非对称性肢体肌强直或肌张力障碍；②左旋多巴治疗无效。

（4）支持表现：①神经心理测试显示程度不一的局部或单侧认知功能障碍，学习和记忆功能相对保留；②结构影像学 CT/MRI 呈局灶性或非对称性萎缩，额顶叶皮质最为明显；③功能影像学 SPECTCT/PET 呈局灶性或非对称性低灌注表现，主要在额顶叶皮质 +/- 基底神经节 +/- 丘脑区域。

2. 改良版 Cambridge 标准（Mathew，2012）

（1）强制标准：①隐匿起病且逐渐进展；②对左旋多巴治疗无持续应答。

（2）主要及次要标准：

1）运动特点：①主要标准：运动不能 - 强直综合征。②次要标准：局灶或节段性肌阵挛；非对称性肌张力障碍。

2）皮质运动感觉特点：①主要标准：肢体失用。②次要标准：异己肢现象；皮质感觉缺失或计算障碍。

3）认知特点：①主要标准：言语及语言表达损害。②次要标准：额叶执行功能障碍；视空间缺损。

注：①观察帕金森综合征对左旋多巴治疗的反应性应至少使用每次卡比多巴 25mg/ 左旋多巴 250mg，每日 3 次，至少持续 2 个月。当锥体外系特征不能显著改善或治疗效果短暂（即持续不到一年）时，被认为对左旋多巴的反应差。②对于皮质基底节综合征的诊断，患者应该满足所有强制性标准，两个主要标准和两个次要标准。

3. 阿姆斯特丹标准（Armstrong，2013）

Armstrong 通过从已发表的报告和脑库中选取了 267 例经非重叠病理证实的皮质基底节变性患者（早期或晚期），经过系统性的回顾性分析并结合专家共识，提出了皮质基底节变性的四种具有代表性的临床表型：皮质基底节综合征（corticobasal syndrome，CBS）、额叶行为 - 空间综合征（frontal behavioral-spatial syndrome，FBS）、非流利型或语法缺失型原发进展性失语（nonfluent/agrammatic variant of primary progressive aphasia，naPPA）以及进行性核上性麻痹综合征（progressive supranuclear palsy syndrome，PSPS）。根据皮质基底节变性的临床表型及特点建立起两种诊断标准（称阿姆斯特丹标准）。详见表 3-6-1、表 3-6-2。

表 3-6-1　与皮质基底节变性病理相关的临床表型（综合征）

综合征	特点
很可能 CBS	非对称性表现，并满足以下 a~c 中的 2 个运动症状和 d~f 中的 2 个皮质症状：a. 肌强直或运动障碍；b. 肢体肌张力障碍；c. 肢体肌阵挛；d. 口颊或肢体失用；e. 皮质觉缺失；f. 异己肢现象（不是简单的肢体抬起）口或肢体失用
可能 CBS	可以为对称性，并满足以下 a~c 中 1 个运动症状和 d~f 中 1 个皮层症状：a. 肢体强直或运动障碍；b. 肢体肌张力障碍；c. 肢体肌阵挛；d. 口颊或肢体失用；e. 皮质觉缺失；f. 异己肢现象（不是简单的肢体抬起）口或肢体失用
FBS	满足以下 a~c 中的 2 个症状：a. 执行功能障碍；b. 行为或人格改变；c. 视空间功能缺陷
naPPA	语法错误加以下 a~b 中的 1 个症状：a. 语法或句子理解障碍而单个词语理解相对保留；b. 言语产生困难（言语失用症）
PSPS	满足以下 a~e 中的 3 个症状：a. 轴性或对称性肢体强直或运动障碍；b. 姿势不稳或跌倒；c. 尿失禁；d. 行为改变；e. 核上性垂直凝视麻痹或垂直扫视速度下降

表 3-6-2　皮质基底节变性诊断标准

标准	很可能 CBD	可能 CBD
起病方式	隐匿起病且逐渐进展	隐匿起病且逐渐进展
症状至少持续时间	1 年	1 年
发病年龄	≥ 50 岁	无最小发病年龄限制
家族史（2 个或更多）	无	可有
可出现的临床表型	1）很可能 CBS，或 2）FBS 或 naPPA 加上至少 1 条 CBS 特征（a^a~f^a）	1）可能 CBS，或 2）FBS 或 naPPA，或 3）PSPS 加上至少 1 条 CBS 特征（b^a~f^a）
Tau 蛋白相关基因突变（如：MAPT）	无	可有

注：^a 指表 3-6-1 中 CBS 临床表现的有关项目。

4. 病理学诊断（Litvan I，2002）

Litvan I 等于 2002 年提出皮质基底节变性病理学诊断标准　局限性额、顶叶神经元丢失及胶质细胞增生；皮质神经元肿胀（气球样神经元）和染色脱失，可见 tau 蛋白染色阳性包涵体及大量神经纤维丝；黑质、基底节、红核、丘脑处等神经元丢失，色素脱失，皮质下胶质增生和海绵状改变。

二、鉴别诊断

1. 进行性核上性麻痹　进行性核上性麻痹的早期特征常为姿势不稳或跌倒，但特征性垂直凝视障碍通常见于疾病后期，因此缺乏该症状不能排除进行性核上性麻痹诊断。皮质基底节变性与进行性核上性麻痹都可出现强直、姿势不稳，其中进行性核上性麻痹强直主要累及躯干伸肌和肢体近端，多为对称性；很少出现皮质基底节变性患者中的失用、肌阵挛、皮质感觉缺失、异己肢征等临床表现；临床变异型进行性核上性麻痹如 PSP-CBS 型同时具有皮质及基底节受累表现，早期临床难以鉴别，后期可出现核上性凝视麻痹和跌倒，病理符合进行性核上性麻痹诊断。头颅 MRI（正中矢状位 T$_1$WI）表现为以中脑萎缩为主的特征性征象：中脑被盖上缘平坦及蜂鸟征。由于缺乏特异性生物标志物，且进行性核上性麻痹和皮质基底节变性的许多临床特征彼此重叠，鉴别诊断困难。

2. 帕金森病　皮质基底节变性的震颤多为姿势性和动作性，形式不规则，其震颤及强直多见于上肢，且对左旋多巴治疗反应差；常伴有皮质感觉缺失和失用；中晚期皮质基底节变性患者的 MRI 可见不对称性额顶叶皮质萎缩。相反，帕金森病多表现为 4~6Hz 的静止性震颤，其震颤既可见于上肢，也可见于下肢；部分帕金森病患者的 SWI 序列上可见"燕尾征"消失,根据这些特点可将帕金森病与皮质基底节变性区别。此外,帕金森病患者的非运动症状如嗅觉减退、便秘、快速眼动期睡眠行为障碍(RBD)等突触核蛋白病的特性也可帮助鉴别。

3. 阿尔茨海默病 阿尔茨海默病患者最突出的特点是早期出现近记忆损害,而皮质基底节变性患者的认知功能障碍多于病程中晚期出现,且学习和记忆相对保留。阿尔茨海默病患者的脑脊液 Aβ42 降低、tau 浓度升高、P-tau 升高或三者的组合更支持阿尔茨海默病诊断;阿尔茨海默病患者 MRI 示海马及顶叶萎缩也有助于和皮质基底节变性相鉴别;^{11}C-PIB-PET 阳性也高度提示阿尔茨海默病。

4. 路易体痴呆 路易体痴呆患者可有孤立性皮质功能障碍,如记忆缺失、失语、失用、皮质感觉缺失等,亦可有帕金森病样症状、眼球运动障碍等,需与皮质基底节变性相鉴别。对早期出现认知障碍的帕金森综合征,往往考虑路易体痴呆,其痴呆常早于帕金森综合征,并且常伴有幻觉及症状波动;视幻觉突出,皮质基底节变性患者幻觉少见;路易体痴呆患者 RBD 也较常见。

第五节 治疗与康复

目前尚无有效的方法能够延缓皮质基底节变性的进程,也没有获批用于控制皮质基底节变性症状的药物或治疗办法。现有的药物选择与使用主要基于对其他疾病的经验、病例分析或专家意见。针对皮质基底节变性的治疗主要取决于每位患者的临床症状,但通常疗效不佳。对于皮质基底节综合征患者目前主要是对症和支持治疗。

一、药物治疗

1. 多巴胺能治疗 用于改善运动症状。左旋多巴通常无效,可能对某些个体的运动迟缓或僵硬有轻-中度改善,但通常疗效有限,且作用短暂。其他多巴胺能药物,如多巴胺受体激动剂和单胺氧化酶 B 抑制剂,可有轻微临床改善;金刚烷胺可部分改善运动失调(如穿衣)。

2. 抗癫痫治疗 肌阵挛可用氯硝西泮和左乙拉西坦控制,但苯二氮䓬类药物可能引起较重的不良反应,应慎用。

3. 改善认知功能 有限的证据显示,乙酰胆碱酯酶抑制剂和 NMDA 受体拮抗剂可能对认知症状有效,尤其是对于潜在的病因为阿尔茨海默病的患者,但对于潜在 FTLD 病理的患者可能加重行为症状。

4. 肉毒毒素 可用于治疗肌张力障碍和痉挛,但无法恢复其运动功能。巴氯芬可用于治疗肌张力障碍,单用或与抗胆碱能药联合使用有助于减轻痉挛状态和肌张力障碍。

5. 抗抑郁药 如选择性 5- 羟色胺再摄取抑制剂对某些行为症状和抑郁有用。不建议在老年人中使用非典型抗精神病药物,大多数抗精神病药物会使病情恶化。

二、康复治疗

应注重皮质基底节变性患者的康复治疗,着重优化患者的生活质量,减轻症状并协助患者进行日常生活活动。

1. 物理治疗 包括运动治疗及物理治疗,应根据患者不同的功能障碍来制定相应的康复计划。如帮助患者实施主动/被动关节活动训练、肌肉力量和耐力训练;肌肉痉挛严重者应进行抗痉挛治疗。旨在维持平衡、姿势、协调和运动能力的康复计划等。经颅重复电刺激(低频)可能对病情有一定缓解。

2. 日常生活活动训练 日常生活活动分为3 个层次:个体、家庭和社会。训练目的是提高患者独立生活能力,具体训练目标应参照患者发病前后具体情况、本人主观康复意愿及客观上可能恢复的程度做出调整。在康复治疗一段时间后要及时再次评价。

3. 言语及吞咽治疗 言语功能的锻炼旨在克服沟通障碍;对吞咽困难的患者应优化口服摄入量,在保证营养的同时尽量减少吸入风险,吞咽困难严重者可采用鼻饲或经皮内镜胃造瘘术等。

4. 认知训练 根据患者认知的缺失特点,进行针对性的记忆力、注意力、计划、计算力、执行力训练。

患者应由神经病学家、康复治疗师、职业治疗师、言语和语言治疗师、营养师、眼科医生、心理学家等组成的多学科小组进行管理。家庭成员及护理者的关怀与支持也至关重要。

三、治疗新进展

皮质基底节变性疾病修复治疗的研究新进展主要针对 tau 蛋白。迄今开展的针对 tau 蛋白病的疾病修饰治疗临床试验几乎都以失败告终，包括使用微管稳定剂用于补偿 tau 蛋白功能丧失；抑制 tau 激酶作用从而减少 tau 蛋白的过度磷酸化；使用阻断蛋白质相互作用的制剂阻止 tau 蛋白原纤维的毒性聚集，并通过参与泛素－蛋白酶系统的靶向蛋白促进细胞内 tau 蛋白的降解。基于 tau 蛋白的疾病修饰治疗探索仍在继续，包括针

对 tau 蛋白功能丧失和 tau 蛋白毒性的治疗、tau 蛋白免疫治疗；以 tau 蛋白聚集和 tau 蛋白翻译后修饰为靶点的小分子制剂；反义寡核苷酸和剪接调节剂等，有望为皮质基底节变性的治疗提供新的方向。

四、预后

皮质基底节变性患者在患病的第 6~7 年出现非常典型的临床表现（平均发病年龄 63.7 岁），平均生存期为 6~7 年。吸入性肺炎或其他并发症如败血症、肺栓塞是常见的死因。

（王　涛）

参 考 文 献

1. 陈生弟. 神经变性疾病 [M]. 北京：人民军医出版社，2002.

2. 刘春风，陈生弟，陈海波，等. 皮质基底节变性诊断标准及治疗中国专家共识 [J]. 中国神经免疫学和神经病学杂志，2019，26（4）：240-245.

3. ALEXANDER S K, RITTMAN T, XUEREB J H, et al. Validation of the new consensus criteria for the diagnosis of corticobasal degeneration [J]. J Neurol Neurosurg Psychiatry, 2014, 85（8）：925-929.

4. ANDREADIS A, BROWN W M, KOSIK K S. Structure and novel exons of the human tau gene [J]. Biochemistry, 1992, 31（43）：10626-10633.

5. ARMSTRONG M J, LITVAN I, LANG A E, et al. Criteria for the diagnosis of corticobasal degeneration [J]. Neurology, 2013, 80（5）：496-503.

6. BACIOGLU M, MAIA L F, PREISCHE O, et al. Neurofilament Light Chain in Blood and CSF as Marker of Disease Progression in Mouse Models and in Neurodegenerative Diseases [J]. Neuron, 2016, 91（1）：56-66.

7. BERGERON C, DAVIS A, LANG A E. Corticobasal ganglionic degeneration and progressive supranuclear palsy presenting with cognitive decline [J]. Brain Pathol, 1998, 8（2）：355-365.

8. BHASKAR K, KONERTH M, KOKIKO-COCHRAN O N, et al. Regulation of tau pathology by the microglial fractalkine receptor [J]. Neuron, 2010, 68（1）：19-31.

9. BOEVE B F, LANG A E, LITVAN I. Corticobasal degeneration and its relationship to progressive supranuclear palsy and frontotemporal dementia [J]. Ann Neurol, 2003, 54（Suppl 5）：S15-S19.

10. BUGIANI O, MURRELL J R, GIACCONE G, et al. Frontotemporal

dementia and corticobasal degeneration in a family with a P301S mutation in tau [J]. J Neuropathol Exp Neurol, 1999, 58（6）：667-677.

11. DICKSON D W, BERGERON C, CHIN S S, et al. Office of Rare Diseases neuropathologic criteria for corticobasal degeneration [J]. J Neuropathol Exp Neurol, 2002, 61（11）：935-946.

12. DIXIT R, ROSS J L, GOLDMAN Y E, et al. Differential regulation of dynein and kinesin motor proteins by tau [J]. Science, 2008, 319（5866）：1086-1089.

13. FULGA T A, ELSON-SCHWAB I, KHURANA V, et al. Abnormal bundling and accumulation of F-actin mediates tau-induced neuronal degeneration in vivo [J]. Nat Cell Biol, 2007, 9（2）：139-148.

14. GIBB W R, LUTHERT P J, MARSDEN C D. Corticobasal degeneration [J]. Brain, 1989, 112（Pt 5）：1171-1192.

15. HASEGAWA M, SMITH M J, GOEDERT M. tau proteins with FTDP-17 mutations have a reduced ability to promote microtubule assembly [J]. FEBS Lett, 1998, 437（3）：207-210.

16. HIRANO S, SHINOTOH H, SHIMADA H, et al. Cholinergic imaging in corticobasal syndrome, progressive supranuclear palsy and frontotemporal dementia [J]. Brain, 2010, 133（Pt 7）：2058-2068.

17. HOOVER B R, REED M N, SU J, et al. tau mislocalization to dendritic spines mediates synaptic dysfunction independently of neurodegeneration [J]. Neuron, 2010, 68（6）：1067-1081.

18. ISHIZAWA K, DICKSON D W. Microglial activation parallels system degeneration in progressive supranuclear palsy and corticobasal degeneration [J]. J Neuropathol Exp Neurol,

2001, 60（6）: 647-657.

19. ITTNER L M, KE Y D, DELERUE F, et al. Dendritic function of tau mediates amyloid-beta toxicity in Alzheimer's disease mouse models［J］. Cell, 2010, 142（3）: 387-397.

20. KIKUCHI A, OKAMURA N, HASEGAWA T, et al. In vivo visualization of tau deposits in corticobasal syndrome by 18F-THK5351 PET［J］. Neurology, 2016, 87（22）: 2309-2316.

21. KOURI N, WHITWELL J L, JOSEPHS K A, et al. Corticobasal degeneration: a pathologically distinct 4R tauopathy［J］. Nat Rev Neurol, 2011, 7（5）: 263-272.

22. LAMB R, ROHRER J D, LEES A J, et al. Progressive Supranuclear Palsy and Corticobasal Degeneration: Pathophysiology and Treatment Options［J］. Curr Treat Options Neurol, 2016, 18（9）: 42.

23. LING H, O'SULLIVAN S S, HOLTON J L, et al. Does corticobasal degeneration exist? A clinicopathological re-evaluation［J］. Brain, 2010, 133（Pt 7）: 2045-2057.

24. LU C S, IKEDA A, TERADA K, et al. Electrophysiological studies of early stage corticobasal degeneration［J］. Mov Disord, 1998, 13（1）: 140-146.

25. MAGDALINOU N K, PATERSON R W, SCHOTT J M, et al. A panel of nine cerebrospinal fluid biomarkers may identify patients with atypical parkinsonian syndromes［J］. J Neurol Neurosurg Psychiatry, 2015, 86（11）: 1240-1247.

26. MAHAPATRA R K, EDWARDS M J, SCHOTT J M, et al. Corticobasal degeneration［J］. Lancet Neurol, 2004, 3（12）: 736-743.

27. MANDELKOW E M, STAMER K, VOGEL R, et al. Clogging of axons by tau, inhibition of axonal traffic and starvation of synapses［J］. Neurobiol Aging, 2003, 24（8）: 1079-1085.

28. MATHEW R, BAK T H, HODGES J R. Diagnostic criteria for corticobasal syndrome: a comparative study［J］. J Neurol Neurosurg Psychiatry, 2012, 83（4）: 405-410.

29. NACHARAJU P, LEWIS J, EASSON C, et al. Accelerated filament formation from tau protein with specific FTDP-17 missense mutations［J］. FEBS Lett, 1999, 447（2-3）: 195-199.

30. NIETHAMMER M, TANG C C, FEIGIN A, et al. A disease-specific metabolic brain network associated with corticobasal degeneration［J］. Brain, 2014, 137（Pt 11）: 3036-3046.

31. ONO M, SAHARA N, KUMATA K, et al. Distinct binding of PET ligands PBB3 and AV-1451 to tau fibril strains in neurodegenerative tauopathies［J］. Brain, 2017, 140（3）: 764-780.

32. ORR M E, SULLIVAN A C, FROST B. A Brief Overview of tauopathy: Causes, Consequences, and Therapeutic Strategies［J］. Trends Pharmacol Sci, 2017, 38（7）: 637-648.

33. OUCHI H, TOYOSHIMA Y, TADA M, et al. Pathology and sensitivity of current clinical criteria in corticobasal syndrome［J］. Mov Disord, 2014, 29（2）: 238-244.

34. REBEIZ J J, KOLODNY E H, RICHARDSON EP J R. Corticodentatonigral degeneration with neuronal achromasia［J］. Arch Neurol, 1968, 18（1）: 20-33.

35. RIZZO G, MARTINELLI P, MANNERS D, et al. Diffusion-weighted brain imaging study of patients with clinical diagnosis of corticobasal degeneration, progressive supranuclear palsy and Parkinson's disease［J］. Brain, 2008, 131（Pt 10）: 2690-2700.

36. SAJJADI S A, ACOSTA-CABRONERO J, PATTERSON K, et al. Diffusion tensor magnetic resonance imaging for single subject diagnosis in neurodegenerative diseases［J］. Brain, 2013, 136（Pt 7）: 2253-2261.

37. SCHOONENBOOM N S, REESINK F E, VERWEY N A, et al. Cerebrospinal fluid markers for differential dementia diagnosis in a large memory clinic cohort［J］. Neurology, 2012, 78（1）: 47-54.

38. SMITH R, SCHÖLL M, WIDNER H, et al. In vivo retention of 18F-AV-1451 in corticobasal syndrome［J］. Neurology, 2017, 89（8）: 845-853.

39. SPILLANTINI M G, YOSHIDA H, RIZZINI C, et al. A novel tau mutation（N296N）in familial dementia with swollen achromatic neurons and corticobasal inclusion bodies［J］. Ann Neurol, 2000, 48（6）: 939-943.

40. TEDESCHI G, LITVAN I, BONAVITA S, et al. Proton magnetic resonance spectroscopic imaging in progressive supranuclear palsy, Parkinson's disease and corticobasal degeneration［J］. Brain, 1997, 120（Pt 9）: 1541-1552.

41. TOGASAKI D M, TANNER C M. Epidemiologic aspects［J］. Adv Neurol, 2000, 82: 53-59.

42. WHITWELL J L, JACK C R, BOEVE B F, et al. Imaging correlates of pathology in corticobasal syndrome［J］. Neurology, 2010, 75（21）: 1879-1887.

43. WINTER Y, BEZDOLNYY Y, KATUNINA E, et al. Incidence of Parkinson's disease and atypical parkinsonism: Russian population-based study［J］. Mov Disord, 2010, 25（3）: 349-356.

44. WITMAN G B, CLEVELAND D W, WEINGARTEN M D, et al. Tubulin requires tau for growth onto microtubule initiating sites［J］. Proc Natl Acad Sci U S A, 1976, 73（11）: 4070-4074.

第七章 不宁腿综合征

不宁腿综合征(restless legs syndrome,RLS)又称不安腿综合征,是一种睡眠相关的运动障碍疾病。主要临床特征是在静息状态下或夜间睡眠时出现双下肢难以名状的感觉异常和不适感,有强烈的活动双下肢的愿望,睡眠中下肢频繁活动或躯干辗转反侧,症状于活动后缓解,停止后又再次出现。

该病最早是由 Thomas Willis 于 1685 年首先描述患者由于腿部不适导致睡眠困难,1945 年瑞典神经病学家 Karl Ekbom 第一次使用不宁腿综合征(RLS)这一诊断术语,并且详细描述了该病的临床表现,也被称为"Willis-Ekbom"病。由于不宁腿综合征导致患者睡眠片段化,可引起慢性、非心理性睡眠紊乱,且与多种疾病并存,因此近年来备受关注。为规范不宁腿综合征的临床诊断及多中心研究,于 1995 年成立了国际不宁腿综合征研究组(The International Restless Legs Syndrome Study Group,IRLSSG),制定不宁腿综合征诊断标准,并在 2003 年对该标准进行了修订。目前国际上都采用 IRLSSG 的诊断标准进行流行病学研究。

不宁腿综合征患病率差异较大。北美和欧洲人群中患病率为 0.6%~24%,亚洲及非裔美国人群患病率较欧洲白种人患病率低,韩国人群患病率为 0.9%~12.1%,日本人群患病率为 1.0%~11.0%,印度班加罗尔地区人群患病率为 2.1%,我国大陆地区患病率在 0.33%~18.8%,我国台湾地区人群患病率仅为 1.6%,导致差异的原因可能与遗传和环境因素有关。儿童和青少年病例并不罕见,在美国、英国、土耳其、中国其总体患病率为 2%~4%。各项研究普遍显示,不宁腿综合征可发生于任何年龄,其平均发病年龄在 30~40 岁之间,女性不宁腿综合征患病率是男性的 2 倍。不宁腿综合征的患病率随年龄增大而明显增加,直到老年后才趋于稳定或略有减少。

第一节 病因及发病机制

一、病理改变

不宁腿综合征患者的病理生理改变尚未完全阐明,目前认为可能跟多巴胺能系统异常或铁离子代谢等有关,主要包括以下三个方面:

1. **多巴胺能神经元的损害** 不宁腿综合征中枢神经系统病理变化主要见于非黑质纹状体系统多巴胺能神经元的损害,如间脑、视上核和视交叉多巴胺能神经元以及脊髓多巴胺能神经元的损伤。神经解剖学发现,不宁腿综合征主要损害间脑 A11 区、第三脑室旁 A14 区域以及与上行感觉信号调节有关的多巴胺能神经元,这些神经元的投射纤维在脊髓同侧下行,并沿途发出侧突与脊髓各级感受伤害性刺激的感觉神经元以及相关运动神经元联系。当多巴胺能神经元发生病理性损害时,A11 及 A14 区的多巴胺能神经元对感觉神经元传导的丘脑上行系统的感觉信号进行调节的能力减弱,从而导致不宁腿综合征感觉症状的发生。

2. **铁缺乏** 研究表明铁缺乏对不宁腿综合征具有重要的影响,几乎所有的不宁腿综合征患者脑内铁含量均下降,不宁腿综合征患者脑组织病理研究证实铁和铁蛋白染色减少,转铁蛋白染色增加,转铁蛋白受体减少,将 MRI 与 PET 扫描技术结合检查发现不宁腿综合征患者大脑中特别是 A9 区、A11 区及 A14 区铁含量明显减少,其大脑多巴胺能神经元铁转运和铁储备能力下降,且减少程度与不宁腿综合征的严重程度相关。而铁缺乏会导致缺氧和髓鞘减少,后者可能是不宁腿综合征患者脑白质减少的原因。总之,上述研究均证明不宁腿综合征患者存在铁储存和转运的异常。

3. **皮质兴奋性增高** 皮质兴奋性增高是不宁腿综合征患者可能存在的病理生理学假说。研究表明通过经颅磁刺激(TMS)对控制不宁腿综合征患者手部肌肉的运动皮质的兴奋性进行检测,结果一致地显示运动皮质的响应阈值降低和成对脉冲抑制减少。另外,皮质兴奋性也可以通过多巴胺治疗方式得到部分缓解。

二、发病机制

不宁腿综合征确切的发病机制尚不清楚,目前多认为与遗传因素、中枢多巴胺能系统功能失调、铁代谢异常和中枢神经系统递质紊乱等相关。

1. 遗传因素 不宁腿综合征具有明显的家族聚集现象,对不宁腿综合征家族史及双生子的研究均提示遗传因素在不宁腿综合征发病机制中存在重要作用。通过对不同的不宁腿综合征家系进行全基因组连锁分析,目前至少定位 8 个遗传易感位点(RLS1~RLS8)与不宁腿综合征的发病相关,它们分别定位于 12q12~q21、14q13~21、9p24~p22、2q33、20p13、19p13、16p12.1 和 2p14。目前通过 GWAS 分析认为与不宁腿综合征发病风险密切相关的候选基因有:*BTBD9*、*PTPRD*、*MEIS1*、*MAP2K5*、*SKOR1* 和 *TOX3*。研究发现 RLS/WED 风险等位基因 *BTBD9* 与不依赖于 RLS/WED 的 PLMS增加和外周铁储备减少(血清铁蛋白减少)密切相关,且 *BDBT9* 突变小鼠外周铁含量和小鼠腹侧中脑铁含量增加进一步表明了 *BDBT9* 在 RLS/WED中的作用。其他基因对不宁腿综合征的作用需要进一步研究。

2. 中枢多巴胺能系统功能失调 接受低剂量多巴胺能药物的患者不宁腿综合征症状改善,而接受多巴胺拮抗剂的患者不宁腿综合征症状恶化,且基底节在运动障碍疾病中发挥重要作用,表明多巴胺能系统在不宁腿综合征病理生理学中有重要作用。最初认为引起 RLS/PLMS 的主要病理生理改变可能是黑质纹状体环路中多巴胺能物质减少,上述假设主要基于以下几点:①当多巴胺能物质合成、释放达到最低点时,RLS/PLMS 的症状最严重;②铁是多巴胺合成限速酶的辅因子,如酪氨酸羟化酶;③饮食中铁缺乏时会影响基底节中突触多巴胺再摄取和信号转导。但是 SPECT 及 PET 检查并没有发现突触前末梢或突触后末梢促进多巴胺信号转导的物质发生明显的改变。目前认为多巴胺能系统在不宁腿综合征发生发展中的作用主要与受体表达改变、下行脊髓多巴胺能系统受损和中枢多巴胺能功能障碍有关。

研究显示,不宁腿综合征患者脑脊液中多巴胺代谢物 3-OMD 的水平异常增高,目前认为是由酪氨酸水解酶活性增加所致。单光子发射计算机断层扫描(SPECT)反映不宁腿综合征患者生化上可表现出总 DAT 无明显变化、膜结合 DAT 减少、纹状体多巴胺 D2R 结合减少、D1R 或多巴胺转运蛋白没有显著变化、纹状体和黑质中酪氨酸羟化酶活性显著增加,在 D2R 受损的情况下表现出代偿性多巴胺生成增多。

下行脊髓多巴胺能系统也被认为参与了不宁腿综合征的发病机制。该系统起源于背 - 后下丘脑的 A11 区域。多巴胺是一种儿茶酚胺能神经递质,一般认为主要在四个脑区合成,产生四种不同的轴突途径(黑质纹状体、中脑边缘、中皮质和管状细胞)。然而,在 A11 区域的背 - 后下丘脑中存在另一个小的间脑多巴胺能簇(在大鼠中总共约 300 个神经元,在小鼠中约为 130 个神经元)。A11 区域的神经元与局部下丘脑连接,投射到新皮质,即中缝背侧 5- 羟色胺能神经元,作为脊髓多巴胺的唯一来源主要通过背外侧索和广泛的侧支下行。虽然 A11 脊椎突起支配所有 Rexed 椎板,但它们主要集中支配浅感觉相关的背角和中间外侧核(IML),即交感神经节前通路的起源。因此,背角 A11 多巴胺的任何损伤都有可能导致感觉输入的去抑制,从而产生异常的内脏或肌肉感觉(即局灶性静坐不能或“肌肉不安”)。原发性不宁腿综合征患者可表现出针刺刺激的静态机械痛觉过敏,虽然睡眠损失本身可以引起相似的症状,但在不宁腿综合征患者中,这些症状可以通过长期多巴胺能治疗来缓解,不宁腿综合征患者可通过腿部运动或者类似于刮擦皮肤所完成的非痛编码低阈值肌肉本体感受器的激活可以通过“门控”机制抑制高阈值肌肉传入通路,从而减少局灶性失弛缓。上述临床表现支持多巴胺相关功能障碍的观点。且 A11 区域病变动物表现出的运动活动增加可被铁剥夺进一步加剧。因此有学者建议将具有 A11 区域病变的啮齿动物作为不宁腿综合征的动物模型。然而,目前研究显示不宁腿综合征中没有 A11区域神经元变性的证据,具体的机制有待进一步研究。

中枢多巴胺能功能障碍同样也被认为在不宁腿综合征中发挥重要作用。一项质子磁共振波谱的研究中发现不宁腿综合征患者内侧丘脑中 N-乙酰天冬氨酸、肌酐比和 N- 乙酰天冬氨酸浓度显著降低。内侧丘脑核是边缘系统的一部分，由多巴胺能传入神经调节，同时另一项研究发现丘脑回路中丘脑活动发生变化。因此，有人提出假设认为多巴胺能功能障碍有可能是先导致内侧疼痛系统受损，然后引起不宁腿综合征的不适感。

3. 铁代谢异常 RLS/WED 的严重程度随着外周血铁的减少而增加，并且其在缺铁性贫血患者中的患病率比一般人群高约 9 倍。所有铁稳态受损的病症都与 RLS/WED 风险增加有关（例如妊娠和终末期肾病）。同时，在这些情况下，积极治疗缺铁会降低 RLS/WED 的严重程度，但大多数 RLS/WED 患者血清铁蛋白正常，外周铁储存异常的表现很少，其病理生理学主要与中枢神经系统的铁状态相关。目前，铁代谢障碍在不宁腿综合征病理生理学中的作用已得到生物学、神经影像学和神经病理学研究的支持。不宁腿综合征患者脑 MRI 梯度回波成像研究显示黑质、丘脑、壳核、苍白球铁浓度下降。另外，不宁腿综合征脑组织的免疫组化染色结果显示重链铁蛋白含量显著下降，而重链铁蛋白是广泛存在的铁储存蛋白。生化研究表明铁是人体大多数细胞所必需的元素，参与大脑的许多功能，包括脑内多巴胺生成、突触密度、髓鞘合成、能量产生、去甲肾上腺素和 5- 羟色胺神经递质系统以及电子转移反应和神经递质合成与降解等过程，因此缺铁可以通过对细胞化学物质（比如脂质、碳水化合物、蛋白质和 DNA）的氧化和修饰而导致细胞的损伤。铁失衡与多种脑部疾病有关，包括阿尔茨海默病和帕金森病。铁是酪氨酸羟化酶的辅助因子，而酪氨酸羟化酶是合成多巴胺的限制性酶，因此黑质局部缺铁可能损害多巴胺能受体或转运体。脑脊液、磁共振成像、脑声像图和尸检的研究均证实，无论是在原发性或是在继发性不宁腿综合征中均存在广泛的中枢神经系统铁的缺乏，其中黑质和壳核部位铁的减少尤为明显。铁蛋白作为一种铁储备和结合蛋白，在不宁腿综合征患者中的含量降低，而全身铁缺乏、低铁蛋白状态与不宁腿综合征症状的严重程度密切相关。缺铁是继发性不宁腿综合征最常见的原因，许多可能导致机体缺铁的疾病都与不宁腿综合征的形成有关，包括失血、慢性质子泵抑制剂的使用、经常性的献血、胃部手术、妊

娠和肾衰竭，因此应对所有不宁腿综合征患者进行铁含量检查。在许多与铁缺乏相关的疾病和生理状态中也发现继发性不宁腿综合征，例如缺铁性贫血、妊娠、慢性肾衰竭、糖尿病、抑郁症、帕金森病、脑血管疾病、甲状腺功能障碍、多发性硬化、多发性神经病和心血管疾病。有相当比例的不宁腿综合征患者对口服和静脉内铁疗法有效。

在原发性不宁腿综合征中，中枢神经系统铁储存受损可能和血脑屏障对铁的通透性降低有关。尸检研究显示不宁腿综合征患者的脉络丛和脑微血管中铁调节蛋白的表达和功能的改变，脉络丛上皮细胞中细胞内铁和铁蛋白含量显著减少以及转铁蛋白受体表达水平显著上调。血脑屏障（blood-brain barriers, BBB）内皮细胞作为脑组织铁储存库与铁缺乏密切有关。不宁腿综合征患者的转运蛋白受体、铁蛋白、二价金属转运体蛋白 1 和脑内皮细胞中的铁转运蛋白改变，提示转铁蛋白向大脑输送的铁可能是由血脑屏障的内皮细胞所调节，并且这种铁运输在不宁腿综合征患者中受损。因此，不宁腿综合征中的脑铁缺乏可能是由血脑屏障障碍铁转运失调导致脑铁获取障碍而引起。同时研究发现低氧诱导因子（hypoxia inducible factor, HIF）可能也参与不宁腿综合征的病理生理过程中。HIF 是一种转录因子，在低氧下其能激活多种靶基因的转录，它是由 HIF-1α 和 HIF-1β 两个亚基组成。在不宁腿综合征者黑质中发现 HIF-1a 免疫反应性增加，该通路通过影响肠道铁的吸收和与转铁蛋白受体的相互作用来影响脑内铁含量。转铁蛋白受体基因含有 HIF 结合序列，HIF-1a 通过与该位点结合增加转铁蛋白受体 mRNA 的表达，这种失衡也可能会影响血脑屏障中铁的流动。

4. 中枢神经递质系统功能紊乱 早在 17 世纪人们首次发现阿片类药物可用于治疗不宁腿综合征，1993 年在一项羟考酮治疗不宁腿综合征和睡眠周期性肢动研究中证实了阿片类药物可改善患者症状和睡眠。当阿片类药物治疗过程中给予阿片类拮抗剂纳洛酮时，患者的运动和感觉症状和体征将再次出现。目前，美国睡眠医学会已将阿片类药物列为治疗不宁腿综合征的 Ⅱ 级推荐。此外，尸检研究显示不宁腿综合征患者丘脑中 β- 内啡肽、脑啡肽等内源性阿片类物质显著降低，应用外源性阿片类物质与内源性阿片受体竞争性结合

对本病治疗有效,且μ-阿片受体基因敲除不宁腿综合征模型小鼠表现为多动和缺铁。其他神经递质比如谷氨酸盐、腺苷和下丘脑分泌素,可能也参与本病的发病机制,有望成为药物靶向治疗的新位点。

5.其他 还有研究发现不宁腿综合征症状与外周性组织缺氧之间高度相关,病症初期多巴胺能治疗可逆转缺氧及缓解不宁腿综合征症状,这项研究为多巴胺治疗不宁腿综合征提供了一种可能的新机制。

对于不宁腿综合征的发病机制目前已提出多种假说,但尚无任一种或几种假说可解释全部病例,确切机制仍需进一步研究。

第二节 临床表现与分型

不宁腿综合征在任何年龄均可发生,中老年发病多见,男女比例约为1:2。本病呈慢性病程,可长达数十年,病程中波动明显,多为良性经过。原发性不宁腿综合征随年龄增长病情可加重或出现缓解后再复发。有时病情可受气候影响,温暖季节易加重。症状轻微者常无须药物治疗,而需要连续性的药物干预的患者年龄多大于50岁。继发性不宁腿综合征病情的进展及预后与原发疾病密切相关,有些女性患者妊娠分娩后症状消失,缺铁性贫血患者预后好,肿瘤所致者预后不佳。

一、感觉症状

不宁腿综合征的临床特点为患者常有小腿肌肉深部或骨内难以描述的不适感,夜间睡眠或安静时出现或加重,也常描述为蠕动感、蚁走感、烧灼感、触电感、沉胀感、牵拉感、紧箍感、撕裂感或酸痛等。以往曾认为主诉疼痛可排除不宁腿综合征诊断,但有研究提示许多不宁腿综合征患者将其感觉描述为疼痛。不适感或疼痛尤以膝踝关节间或腓肠肌明显,部分可累及上肢或身体其他部分如臀部、躯干,面部罕见,常为双侧、对称的,也可累及单侧。晚发型不宁腿综合征(年龄>45岁)则表现为不对称性感觉障碍,同时累及双下肢及身体其他部位的患者较仅累及双下肢的患者症状通常要重。感觉症状持续数秒或1分钟,反复发生,难以忍受,表现强迫性动作和不安,症状在安静时明显,长时间的坐、卧及夜间易发生,轻者在床上或椅子上伸展一下肢体即可缓解症状,重者需要来回踱步、揉搓下肢、伸屈肢体才能减轻症状,重新平躺或坐下后数分钟至1小时,症状常再次出现,但某些患者可仅有活动肢体愿望而无不适感。发病数年后1/3~1/2的患者可出现上肢症状,但仅累及上肢而下肢无症状者极罕见。随病情进展,髋部、躯干及面部也可受累。注意力高度集中时症状可减轻,冷水或热水浴对大多数患者有效。不宁腿综合征症状具有典型的昼夜规律,早晨6点至中午12点症状最轻,发作高峰在午夜与凌晨3点之间,症状在觉醒和睡眠的移形过程中最为严重,绝大多数患者有入睡困难、觉醒次数增多等。由于不宁腿综合征引起失眠,许多患者因夜间睡眠剥夺而出现日间困倦或嗜睡,对患者精神状态、认知功能及生活质量产生不良影响,罹患焦虑或/和抑郁的风险提高,患者会出现社会功能减退及难以完成工作。有时,这些感觉症状可能会产生误导:例如,患者可能会将位于膝关节区域的感觉异常误解为"关节炎",并且可能会向医生报告。接诊医生经过体检和详细问诊则会发现,这种"关节炎"仅在晚上出现,在休息一段时间后出现,并且随着行走而改善,这些特点与不宁腿综合征的诊断标准相符合。

二、运动症状

80%~90%的不宁腿综合征患者可出现睡眠周期性肢动,由高度刻板样的运动组成,形式多样,多表现为大趾节律性背伸及踝部背屈,偶有髋膝屈曲,类似巴宾斯基征。睡眠周期性肢动通常累及下肢,严重时可累及上肢,常表现为肘关节重复屈曲,运动的持续时间通常在1.5~2.5秒之间,周期在20~40秒之间。多为双侧,但不一定是同步的,可以一侧为主或交替性出现。清醒时出现周期性腿动,可伴有痉挛或抽搐。值得注意的是,临床医生对多导睡眠图结果的判读可能会使单纯具有睡眠周期性肢动的患者被误诊为不宁腿综合征,而错误地治疗这些患者。

三、自主神经功能障碍

不宁腿综合征患者出现自主神经症状几率比一般人群高,如血压升高、心率加快、失眠、流涎过多、便秘、早期腹胀、头晕目眩、热耐受不良、过敏等。

四、其他症状

此外,不宁腿综合征患者更易出现头痛,这可能继发于不宁腿综合征导致的睡眠障碍。头痛的性质与偏头痛类似,但也有紧张性头痛的某些特征。不宁腿综合征患者可于清晨醒来即出现头痛,头痛可很快消失,但也可持续一整天。不宁腿综合征和偏头痛之间有显著的相关性,研究发现紧张性偏头痛患者不宁腿综合征的患病率要显著高于无头痛的人群。患有不宁腿综合征的紧张性偏头痛人群头痛强度的评分比无不宁腿综合征的人群高。不宁腿综合征与头痛之间的发病机制目前尚不明确,多巴胺和铁调节异常、遗传因素可能和其中的机制有关。

约有31%不宁腿综合征患者出现夜食症,且年龄偏大,有较高的体质指数(body mass index, BMI)。

以上的症状在原发性和继发性不宁腿综合征患者中均可能出现。而相较于原发性不宁腿综合征,继发性不宁腿综合征的临床表现具有更大的差异,且与原发疾病的演变密切相关。如继发于妊娠的不宁腿综合征,在产前四周,患者症状会有一定缓解,产后4周大部分症状会消失。

在神经系统相关疾病中,不宁腿综合征和帕金森疾病之间的关系有争议,一些研究表明高达20%的帕金森病患者有不宁腿综合征症状,但是大量研究表明不宁腿综合征并不是帕金森病最终发展的危险因素。

同时,儿童中出现的不宁腿综合征常被认为是生长痛,约四分之一伴有睡眠障碍,同时这部分患儿还可伴有注意缺陷多动障碍。

原发性不宁腿综合征的患者在进行神经系统检查时一般无阳性体征,继发于其他神经系统疾病的患者体格检查多数也仅表现出原发疾病相关的体征。

五、临床分型

由前述部分可知,引起不宁腿综合征的原因错综复杂。目前按照疾病病因,不宁腿综合征分为原发性不宁腿综合征和继发性不宁腿综合征两大类(表3-7-1)。原发性不宁腿综合征被认为是特发性的不宁腿综合征,无特殊原因所致,多与遗传因

素有关。原发性不宁腿综合征通常在40~45岁之前缓慢发病,约65%的患者有家族史。原发性不宁腿综合征往往是渐进的,随着年龄的增长而病情加重。儿童的不宁腿综合征经常被误诊为生长发育的伴随症状。继发性不宁腿综合征多继发于特定疾病或与某些药物相关,通常在40岁后突然发病,并且可能从一开始症状就较为严重。继发性不宁腿综合征的病情随着原发疾病的演变而演变。

表 3-7-1 RLS 的分型

原发性 RLS	继发性 RLS
家族性 RLS 基因表型	妊娠
RLS1	血液透析
RLS2	尿毒症
RLS3	帕金森病
RLS4	糖尿病性周围神经病
RLS5	干燥综合征
RLS6	风湿性关节炎
RLS7	缺铁性贫血
RLS8	甲状腺功能亢进
其他原发性非家族性 RLS	卟啉病
	叶酸缺乏
	药物源性 RLS

不宁腿综合征表型在很大程度上取决于家族史和发病年龄。研究发现发病年龄<20岁的患者81%有阳性家族史,而在发病年龄>20岁的患者中仅有58%有阳性家族史。然而,散发性不宁腿综合征患者(发病年龄较大)与家族性不宁腿综合征(早发性不宁腿综合征)相比病情进展更快。

(一)原发性不宁腿综合征

在原发性不宁腿综合征中,多数患者有阳性家族史,这强烈提示该疾患与遗传因素相关。近年来,基因组学和蛋白质组学不断发展,一些致病基因相继被发现和定位。最早在加拿大,其后在美国,意大利,南蒂尔罗等地区的家系中先后发现了不同的基因表型。第一个遗传位点(即RLS1)是在一个加拿大家系中发现的,定位于12q22~q23.3,为常染色体隐性遗传。

此外,还有一些已知基因被发现与家族性不宁腿综合征有关,如 *BTBD9*、*MEIS1* 和 *MAP2K5*。定位于染色体 6p21 的 *BTB9D* 基因编码的蛋白是锌

指转移因子,参与细胞骨架调节、离子通道转运、蛋白泛素降解等过程,其突变与不宁腿综合征相关。同时,*MEISI*、*LBXCOR1* 基因可能是不宁腿综合征发生的独立危险因素。*MAP2K5* 基因属丝裂原激活蛋白激酶系统,*LBXCOR1* 基因作为 *MAP2K5* 的下游信号,其选择性表达在发育过程中的脊髓后角和黑质神经元,对神经元发育及在感觉通路形成中起作用。另有研究发现定位于染色体 9p23~p24 的 *PTPRD* (protein tyrosine phosphatase receptor type delta) 与德国和澳大利亚家族性不宁腿综合征相关联。最近一篇 meta 分析筛选出了 13 个新的不宁腿综合征相关位点,并验证了之前确定的 6 个风险基因座。其中,*MEIS1* 被确认为与不宁腿综合征最为相关。

(二)继发性不宁腿综合征

目前已报道的能够引起不宁腿综合征的疾病包括缺铁性贫血、肾衰竭、帕金森病、糖尿病、类风湿性关节炎和妊娠等。许多药物也可能引发该病,包括抗抑郁药、抗精神病药、抗组胺药和钙通道阻滞剂,因此继发性不宁腿综合征易误诊而耽误有效及时的对因治疗。继发性不宁腿综合征较原发性不宁腿综合征更不容忽视。对于提示某些内科严重病症的不宁腿综合征的延误诊断,最终可能导致极其严重的后果。甚至在某些疾病的严重阶段(如肾衰竭),不宁腿综合征的症状可能是患者就诊的唯一主诉。继发性不宁腿综合征至少占不宁腿综合征的 20%,且涉及的疾病谱非常广泛。对于老年不宁腿综合征的患者,尤其没有确切的家族史者,应当进行常规的血液学、血清铁蛋白、肾功能及肿瘤学等方面的筛查;同时也需要排除周围神经疾病,包括糖尿病性周围神经病、副肿瘤性周围神经病和尿毒症性周围神经病变。

部分继发性不宁腿综合征的患者,通过积极的对因、对症治疗后,其症状可以长时间好转甚至消失。如继发于妊娠的不宁腿综合征,在患者分娩结束后,多数患者症状会得到控制继而消失。

第三节　检验与辅助检查

一、生化检查

不宁腿综合征的诊断主要靠病史。当怀疑有继发性病因、神经检查有异常发现或对治疗反应差时,应考虑进行实验室检查。如完善血常规,检测血清铁、血清铁蛋白、叶酸、维生素 B_{12},可了解是否存在缺铁性贫血或巨幼红细胞性贫血,肌苷检测可了解是否存在肾衰竭;甲状腺功能检查可了解是否有甲状腺功能异常;随机血糖和 OGTT 实验明确是否存在糖尿病;免疫、风湿、狼疮全套检查明确是否存在风湿性关节炎、干燥综合征等。

二、影像学检查

针对不宁腿综合征脑和脊髓的 CT、MRI、SPECT 和 PET 等影像学研究已逐步开展起来。目前对不宁腿综合征的结构影像学研究多采用分辨率更高的磁共振成像(MRI),但各研究报道的结果并不一致,而对脑内铁代谢的 MRI 检测均得到了较一致的结果:不宁腿综合征患者和健康对照相比脑内铁水平降低;由于中枢多巴胺能系统的功能失调在不宁腿综合征发病中起着重要作用,因而 SPECT 和 PET 可被用于评估中枢神经系统的多巴胺能代谢,通过采用不同的配体,可以分别检测突触前的多巴胺转运体和突触后 D2 受体,从而分析不宁腿综合征患者突触前和突触后多巴胺能递质系统的相关改变。SPECT 未发现不宁腿综合征患者与对照之间纹状体多巴胺转运体结合的差异,且未用药的不宁腿综合征患者与以左旋多巴预处理的患者相比也无区别;PET 显示不宁腿综合征患者的黑质纹状体突触前膜的多巴胺功能下降,但下降程度小,且多项研究结果并未取得一致结论。

三、电生理检查

多导睡眠图(polysomnogram, PSG)是最多用来辅助诊断不宁腿综合征的技术方法。周期性肢动指数(periodic limb movement during sleep index, PLMSI)增高可支持不宁腿综合征诊断。82%~100% 的不宁腿综合征患者 PSG 睡眠中 PLMSI>5。然而,睡眠周期性肢动并非是诊断不宁腿综合征的必要条件,因此不宁腿综合征的诊断并非需要整夜的 PSG 监测。

近年来,其他神经电生理学方法也被陆续用于研究不宁腿综合征的病理生理学,包括常规脑电图(electroencephalogram, EEG)、肌电图(electromyography,

EMG）、神经传导速度（nerve conduction velocity, NCV）、体感诱发电位（somatosensory evoked potential, SEP）、定量感觉检测（quantitative sensory testing, QST）、脑干听觉诱发电位（brainstem auditory evoked potential, BAEP）和经颅磁刺激（transcranial magnetic stimulation, TMS）等。脑电图既可反映不宁腿综合征患者主观睡眠障碍程度与客观检查评估的睡眠质量之间的关系，也可反映清醒状态下脑电特征与临床症状之间的联系。虽然阳性发现不多，但肌电图仍然有助于不宁腿综合征与其他周围神经疾病之间的鉴别诊断。体感诱发电位、定量感觉检测及运动诱发电位则可估测不宁腿综合征患者感觉和运动通路的功能及其完整性，能够帮助发现潜在的病变。

四、量表评估

不宁腿综合征主要评价量表为国际不宁腿综合征研究评价量表（the international restless legs team rating scale, IRLS）（评分范围为0~40分，分数越高症状越重），疗效改善可用临床总体改善评价量表；不宁腿综合征对患者的生活质量影响很大，对患者与家人关系、性生活、社会活动、业余活动、日常活动、注意力、旅行、工作、睡眠及健康等均有影响，不宁腿综合征生活质量问卷（restless legs syndrome quality of life questionnaire, RLSQoL）是目前临床试验应用最为广泛的评估患者生活质量的量表，有较好重复测量信度；不宁腿综合征患者常存在明显的焦虑及抑郁等情绪障碍，可采用贝克焦虑量表（Beck anxiety inventory, BAI）及贝克抑郁量表（Beck depression inventory, BDI）进行评价；匹兹堡睡眠质量指数（Pittsburgh sleep quality index, PSQI）可评价患者的主观睡眠质量。

五、基因检测

目前不宁腿综合征尚没有明确的致病基因，研究虽发现 *MEIS1*、*BTBD9*、*MAP2K5/LBXCOR1*、*PTPRD*、*TOX3/BC034767* 等基因的多态位点与不宁腿综合征发病风险相关，基因检测的诊断价值仍未明确。

第四节　诊断与鉴别诊断

一、诊断

不宁腿综合征目前尚无确诊性实验室指标，诊断主要根据病史及临床症状。在确定了不宁腿综合征诊断后还需根据病史及相应的辅助检查结果明确其为原发性不宁腿综合征还是继发性不宁腿综合征。

美国睡眠障碍协会（American Sleep Disorder Association, ASDA, 1990）提出了不宁腿综合征临床诊断、病情及病程分级标准。1995年，以Walters为首的国际不宁腿综合征研究会对该标准进行修订，2003年Allen等又再次修订，提出了四项必要的诊断标准、三项支持性诊断标准和三项相关的临床特点。不宁腿综合征经历多次诊断标准的修改，最新的是2014年IRLSSG提出的不宁腿综合征诊断标准共识，该共识指出不宁腿综合征的必要诊断标准必须具备以下5项：

1. 活动双下肢的强烈愿望，常伴随着双下肢不适感，或不适感导致了活动欲望。

2. 强烈的活动欲望，以及任何伴随的不适感，出现于休息或不活动（如患者处于卧位或坐位）时，或于休息或不活动时加重。

3. 活动（如走动或伸展腿）过程中，强烈的活动欲望和伴随的不适感可得到部分或完全缓解。

4. 强烈的活动欲望和伴随的不适感于傍晚或夜间加重，或仅出现在傍晚或夜间。

5. 以上这些临床表现不能单纯由另一个疾病或现象解释，如肌痛、静脉瘀滞、下肢水肿、关节炎、下肢痉挛、体位不适及习惯性拍足。

此外，不宁腿综合征支持诊断证据有：

1. 不宁腿综合征阳性家族史。

2. 多巴胺能药物治疗有效。

3. 用多导睡眠图或腿部活动装置记录的清醒或睡眠期间的周期性肢体运动。

二、鉴别诊断

不宁腿综合征常需要和以下疾病相鉴别（表3-7-2）：

表 3-7-2　不宁腿综合征的鉴别诊断及其临床表现

鉴别诊断	静态感觉障碍：类型和部位	运动时加重	静止时加重	夜间加重	体格检查	进一步检查	治疗
多发性神经病	疼痛,感觉异常	否	否	否	感觉缺失重于运动症状	心电图	抗癫痫药,抗抑郁药,阿片类药物
小纤维神经病	下肢疼痛	否	否	否	痛觉和温觉敏感性降低,自主神经功能障碍症状	活检	抗癫痫药,抗抑郁药,阿片类药物
体位不适	上下肢感觉异常	是	否	否	正常	—	—
纤维肌瘤	脊柱、关节、肌肉疼痛	否	否	否	压力下肌肉疼痛	—	抗癫痫药,抗抑郁药,阿片类药物
骨关节炎	关节疼痛	否	否	否	疼痛;水肿	—	非甾体类药物
下肢慢性静脉功能不全	站立时下肢沉重感	是	是	否	静脉曲张;下肢水肿	下肢超声	护腿袜
外周动脉疾病	跛足,卧位疼痛	否	否	是（严重时）	脉搏减弱或不对称	下肢超声	手术
安定剂引起的静坐不能	运动倾向,无法静坐	是	是	否	远端 BP 降低	—	减少使用安定类药物
低血压继发的静坐不能	坐位时强烈想要运动	是	是	否	自主运动不能	—	护腿袜,甲氧胺福林
夜间肌肉痉挛	大腿,小腿,上肢	是	否	是	正常	电解质	—
脊髓病和神经根病	系统性神经性疼痛	否	否	否	—	影像学	止痛剂,外科治疗
疼痛腿和趾动综合征	下肢疼痛(上肢罕见)	否	否	否	外伤可能	心电图	抗癫痫药

1. 睡眠周期性肢动（periodic limb movements of sleep, PLMS）　睡眠周期性肢动并不等同于不宁腿综合征的诊断,因为睡眠周期性肢动是 PSG 在睡眠过程中记录到的改变,而不宁腿综合征是在清醒时静止状态的疾病。睡眠周期性肢动以周期性重复刻板样的肢体运动为特征,特别是踝关节背屈,有时为髋膝关节屈曲,主要出现在非快速动眼睡眠期,肌电脉冲持续时间为 0.5~10.0 秒。至少发生 4 个连续的动作,间隔时间为 5~90 秒（平均为 20~40 秒）。诊断以 PSG 双侧胫前肌浅表肌电图改变为标准,主要表现为 N1、N2 期时下肢出现短暂性肌电发放,同时可伴有睡眠的微觉醒。睡眠周期性肢动是不宁腿综合征最常见的临床表现（至少 80% 病例）,但睡眠周期性肢动也可发生在其他的内科疾病、神经科疾病或睡眠障碍,存在睡眠周期性肢动者中仅 30% 为不宁腿综合征,因而需要仔细鉴别。

2. 周围神经病变　如多发性神经病和神经根病,是应考虑的最重要的鉴别诊断。主要表现为疼痛,可伴异常感觉、神经传导速度降低。周围神经病可导致继发性不宁腿综合征的发生,但单纯的周围神经病导致的不适感难以通过活动减轻,因而患者也不会出现强烈的活动欲望。症状的发作也与夜间或休息无明显相关性,受累部位与所累及的周围神经有关,可通过检查 NCV 或 EMG 来鉴别。

3. 静坐不能　可为急性、慢性或者迟发性发作,与神经松弛剂戒断有关。主要表现为内心不安的主观感觉和强迫行走,后者可作为坐立不安的客观证据。患者可出现不同的运动表现,如交叉和不交叉腿的困难,不断改变坐姿,或摇摆整个身体,这些动作尽管可以短暂抑制但是仍然无法控制。白天可持续存在,夜间症状加重,患者没有想要通过运动缓解症状的欲望,相比之下,不宁腿综合征在肢体有局部感觉异常区域,夜晚加重,影响睡眠,无神经抑制剂药物服用史或相关锥体外系症状。

4. 疼痛腿和趾动综合征(painful legs and moving toes syndrome)　罕见,其特征为脚趾的自发性、无目的不自主的运动,包括弯曲、伸展、外展和内收时伴有疼痛(深处疼痛或牵扯),发生在脚部或小腿的较低部位。脚趾的活动不能缓解疼痛,睡眠时不加重,而不宁腿综合征发作持续时间相对较长,且不宁腿综合征的发作有明显的生物节律性,昼轻夜重,活动患肢可缓解症状。

5. 原发性肌阵挛　多在儿童期发病,少数在成年发病,可有或无家族聚集性。临床表现为突然、短暂及电击样肌肉痉挛,可为同步或不同步,对称或不对称的,也可为弥漫性或局灶性,有节律性或无节律性。然而其 EMG 脉冲宽度比在不宁腿综合征或睡眠周期性肢动中记录到的要短。该病没有强烈活动肢体的冲动,也不偏好在夜间或在静止状态时发病。有时候真正的肌阵挛运动在休息和不活跃的时候可能会在不宁腿综合征患者中出现,但是临床特征和 EMG 表现可以很容易从不宁腿综合征中区分原发性肌阵挛。

第五节　治疗与康复

不宁腿综合征是一种常见可治疗的慢性感觉运动障碍性疾病,并非所有的患者都需要药物治疗,应考虑充分补铁和最大化的非药物治疗方法,当症状影响到患者的生活质量、日间功能、社会功能或睡眠时,应开始进行药物治疗。对不宁腿综合征的治疗需个性化处理,根据患者的主要症状、严重性和耐受性而不同,原发性不宁腿综合征干预措施推荐级别见表 3-7-3。经验提示严重的不宁腿综合征一旦用药即需终生治疗,对严重的难治性患者可考虑联合用药。继发性不宁腿综合征应先针对病因处理。如血清铁蛋白浓度 <50~75μg/L 或转铁蛋白饱和度 <20% 可诊断铁缺乏,给予硫酸亚铁和维生素 C 口服,一般平均需要 4~6 周时间达到目标值:铁蛋白 >50μg/L 和转铁蛋白饱和度 >20%。治

不宁腿综合征的首要目标是要保证患者有足够的睡眠,一旦睡眠充足,发生在白天的诸多症状如疲劳、注意力不集中、抑郁等往往会自行缓解;次要目标是在容易诱发不宁腿综合征症状的情况时,如读书看报、看电视、进食、乘车或者飞机旅行、睡觉等,能够消除症状,提高患者的工作和生活质量。

一、药物治疗

不宁腿综合征一旦诊断明确,多巴胺能药物等治疗往往可以显著改善症状,改善睡眠和生活质量。现有治疗均只能缓解不宁腿综合征症状,无法治愈本病,根据患者的严重程度可选择不同的药物治疗(图 3-7-1)。

1. 铁剂　铁代谢异常在不宁腿综合征发病中的重要作用已得到认识,最新的 2018 年 IRLSSG 共识也强调了铁剂治疗在不宁腿综合征治疗中的重要性。开始治疗前,必须检查铁相关指标,推荐血清铁蛋白水平 ≤75μg/L 的患者均进行铁剂治疗,根据临床情况考虑口服或静脉铁剂治疗;对于血清铁蛋白水平 >75μg/L 的患者铁剂治疗可能没有效果。口服铁剂治疗首选硫酸亚铁 325mg/ 次,联合维生素 C 可加强吸收,每天 1 至 2 次。一般平均需要 4~6 周时间达到目标值:血清铁蛋白 >50μg/L 和转铁蛋白饱和度 >20%,但是这些指标往往变化很大。补铁后需要监测相关指标,以避免铁过量。静脉铁剂治疗对铁蛋白低且不能耐受口服铁剂治疗的患者有效。推荐血清铁蛋白水平 <300mg/L 和转铁蛋白饱和度 <45% 的患者使用 1 000mg/ 次的羧麦芽糖铁治疗中重度不宁腿综合征,而血清铁蛋白水平 >300mg/L 或转铁蛋白饱和度 >45% 的患者不应给予静脉铁治疗。在一个使用静脉注射右旋糖酐铁的开放式研究中,60% 的不宁腿综合征患者症状得到了完全的缓解,并且 3~36 个月的时间内没有接受任何药物治疗,睡眠周期性肢动也得了减轻。尽管静脉右旋糖酐铁会有 0.6% 和 0.7% 的概率出现过敏反应,但是右旋糖酐铁仍然优于其他的静脉制剂。此外,蔗糖铁是一种安全有效的可以在短期内减轻血液透析患者不宁腿综合征症状的方法。目前静脉铁制剂比如低分子右旋糖酐铁、蔗糖铁和葡萄糖酸铁发生过敏反应的风险较低。其他常见的副作用包括恶心、抽筋、腹胀和头痛,但一般症状轻微,很少具有临床意义。

表 3-7-3 原发性不宁腿综合征干预措施

药物	起始剂量（mg/d），治疗剂量（mg/d）	证据级别				症状恶化的风险 b	其他常见或重要的不良事件
		RLS症状	PLMI	主观睡眠衡量 a	精神症状		
罗匹尼罗	0.25, 0.25~4.0	B级	A级	B级	抑郁:C级;焦虑:B级	有	恶心,嗜睡,冲动控制障碍
普拉克索	0.125, 0.25~0.5	A级	B级	B级	抑郁:C级;焦虑:C级	有	（见罗匹尼罗）
罗替戈汀透皮贴剂	1.0, 1.0~3.0	A级	B级	B级	—	有	（见罗匹尼罗）;药物特异性:皮肤反应
卡麦角林	美国FDA未批准用于RLS	A级	B级	A级	—	有	（见罗匹尼罗）;药物特异性:心脏瓣膜病变
左旋多巴	美国FDA未批准用于RLS	C级	C级	C级	—	有	恶心
加巴喷丁酯	600, 600	A级	U级	A级	整体的情绪:A级	尚不清楚 c	嗜睡,眩晕
普瑞巴林	美国FDA未批准用于RLS	B级	B级	B级	U级	无	失平衡感,嗜睡
口服铁剂 d	美国FDA未批准用于RLS	B级	—	—	—	尚不清楚	便秘,恶心
静脉铁剂	美国FDA未批准用于RLS	B级	U级	U级	—	尚不清楚	与潜在危及生命的过敏反应有关
蔗糖铁	美国FDA未批准用于RLS	U级	U级	U级	—	尚不清楚	与潜在危及生命的过敏反应有关
缓释羟考酮/纳洛酮	美国FDA未批准用于RLS（欧洲批准使用）	C级（仅适用于对其他治疗无效的患者）	C级	C级	—	尚不清楚 c	便秘,恶心,镇静,抑郁;药物撤回
近红外分光光谱仪	—	C级	—	—	—	尚不清楚	—
充气加压	—	B级	—	—	—	尚不清楚	—
经颅磁刺激技术	—	C级	—	—	—	尚不清楚	—
震动刺激	—	C级不支持	C级	C级	—	无	—
经皮脊髓直流电刺激术	—	C剂不支持	—	—	—	尚不清楚	—

注: a 引用的证据等级是最高等级,需至少一次主观睡眠评级;对每名患者开展了主观睡眠评级,有时运用不同等级的证据进行衡量;2.4%临界值的界定是通过对 3 项研究的安慰剂症状恶化反应平均得出;

b 如果研究的任意时间点 >2.4%,则认为为有症状恶化风险;对多基于IV级开放式长期随访研究（很多主观睡眠评级;2.4%症状恶化风险,是因为相关研究的持续时间短于 12 周,因此无法反映症状恶化）;

c 症状恶化定为尚不清楚,是因为相关研究的持续时间短于 12 周。

d 除非患者出现铁缺乏时,才纳入口服铁性研究。

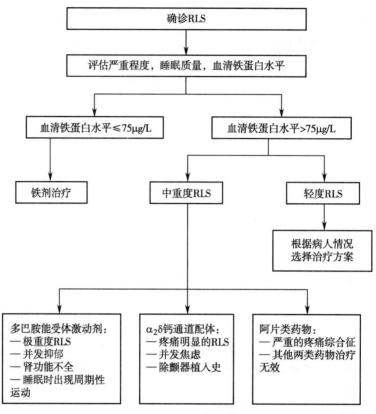

图 3-7-1　RLS 的治疗

2. 复方左旋多巴制剂　是最早的一种有效治疗药物,适用于轻度不宁腿综合征患者。对于偶有症状的不宁腿综合征患者,左旋多巴是非常有效的药物。治疗不宁腿综合征所用的左旋多巴剂量一般在 100~200mg/d,最大剂量通常不超过 300mg/d,晚上一次顿服。对于间歇性不宁腿综合征患者(仅仅出现在症状加剧诸如飞机飞行或长途驾驶等情况下或者发病一周少于 2 次),卡比多巴/左旋多巴可能是比较有效的治疗药物。卡比多巴/左旋多巴的半衰期是 1.5 小时,其缓释制剂可连续性扩散。它主要随尿液排出体外。恶心是最常见的副作用。第一次给药后很多患者疗效显著,患者依从性往往较高,但长期使用后容易出现不宁腿综合征"症状恶化"(augmentation)等副作用。症状恶化在应用左旋多巴时出现率高达 60%~80%。故不适用于每天都出现症状的患者,因此也限制了左旋多巴在不宁腿综合征一线治疗中的应用。

3. 多巴胺受体激动剂　疗效可达 70%~80%。包括麦角类与非麦角类。多巴胺受体激动剂(dopamine agonists,DAs)是最为广泛使用的药物。这类药物不仅可以缓解不宁腿综合征的基本症状,还可以改善睡眠周期性肢动。Cochrane 荟萃分析得出结论,非麦角类 DAs,如普拉克索、罗匹尼罗和罗替戈汀在治疗不宁腿综合征各个方面均有效。然而还没有对这三种 DAs 的直接对比研究。DAs 也可以显著改善睡眠周期性肢动,减少伴随睡眠周期性肢动的自主神经症。但来自长期研究的证据提出了关于加重不宁腿综合征症状的潜在问题——症状恶化。在一项研究中,仅有 25% 来自社区的患者使用 DAs 治疗后反应良好,没有症状恶化的情况。数据表明,DAs 长期治疗的成功率只有不到 50%。不宁腿综合征患者服用 DAs 后有 6%~17% 患者发生诸如病理性赌博、性欲亢进和强迫性购物等冲动控制障碍的情况。

(1)麦角类衍生物:溴隐亭曾最早用于治疗不宁腿综合征,平均剂量 7.5mg/d 可改善主观症状,减少睡眠周期性肢动数量。卡麦角林(cabergoline)常用剂量 0.5~2mg/d,一些患者需增至 4~5mg/d,其半衰期长(>65 小时),通常傍晚给药一次;起始剂量为 0.5mg/d,必要时每隔一周增加 0.5mg/d。麦角类衍生物均可出现胸膜肺纤维化、多瓣膜心脏病及缩窄性心包炎等严重副作用,需要定期监测心肺功能。培高利特(pergolide)、卡麦角林由于其上述副作用严重,已不再被推荐服用。

（2）非麦角类衍生物：

1）罗匹尼罗：是首个被美国和欧洲批准用于治疗不宁腿综合征的药物。罗匹尼罗是选择性DAs，对D2受体和D3受体均有激动。多项研究证明它在改善不宁腿综合征症状的疗效。罗匹尼罗的起始剂量为0.25mg/d，推荐睡前1~3小时服用药物。剂量可以在2天内提高至0.5mg/d，在1周结束时增加至1mg/d。最大推荐的剂量为4mg/d，平均有效剂量为2mg/d。一项对重度特发性不宁腿综合征患者进行的双盲、随机和对照的研究表明罗匹尼罗（平均1.8mg/d）对不宁腿综合征治疗的疗效可持续6个月。在一项开放式前瞻性临床试验中发现不宁腿综合征患者（基线IRLS量表总分≥24分）服用罗匹尼罗后有更好的疗效和耐受性，而且"症状恶化"的发病率和清晨症状的反弹率均较低。

2）普拉克索：被美国和欧洲批准用于治疗不宁腿综合征。普拉克索是非麦角类DAs，是多巴胺D2家族受体强力的激动剂，对D3受体亚型的亲和力最强，而对D2受体有着轻微的亲和力，和α1-肾上腺素受体的亲和力处于中等强度，与α2和β-肾上腺素受体、乙酰胆碱受体、D1受体和5-羟色胺（5-HT）受体的亲和力非常低。普拉克索主要从肾脏排泄，短效类的半衰期为8~12小时，长效缓释类可连续分泌长达24小时。普拉克索的起始剂量为0.125mg/d，每日服用1次，其有效剂量范围在0.25~1mg/d，平均0.5mg/d，最大推荐剂量为0.75mg/d，临睡前2~3小时顿服。普拉克索治疗不宁腿综合征起效迅速，可以在第一次给药后即获得显著疗效。普拉克索可以有效改善患者的临床总体印象量表、国际不宁腿综合征评估量表评分。一项长期服用普拉克索治疗不宁腿综合征的研究显示：仅仅40%完全有效，58%部分有效，2%完全无效。同时报道56%的不宁腿综合征患者存在白天嗜睡，其中10%在驾驶过程中出现不可抗拒的睡眠发作，10%发展为冲动控制障碍。平均16.5个月以后，42%的不宁腿综合征患者出现"症状恶化"的副作用。

3）罗替戈汀：是一个高选择性、可溶性的新型非麦角类DAs。可激动D1、D2和D3受体，其亲和力由大到小依次为D3、D2、D1。除了在PD中应用外，罗替戈汀也可治疗中重度不宁腿综合征。一项随机、双盲、安慰剂对照试验证明2mg/d和3mg/d罗替戈汀透皮贴剂缓解不宁腿综合征的疗效可持续超过6个月。罗替戈汀起始剂量应为1mg/d，剂量每周可增加1mg/d，最高的推荐剂量为3mg/d。一项进行了长达1.5年罗替戈汀治疗的回顾性研究发现8.2%的患者满足"症状恶化"的诊断标准，但没有一例患者因为"症状恶化"的情况提前退出实验。这项研究表明与其他DAs相比，罗替戈汀的"症状恶化"发生率较小。罗替戈汀透皮贴剂是DAs口服药物治疗中重度不宁腿综合征有效的替代方案。

4. α₂δ钙通道配体　包括加巴喷丁和普瑞巴林。加巴喷丁临床上主要用于治疗癫痫和疼痛，多项研究证实，加巴喷丁在治疗不宁腿综合征方面显示了很好的疗效，疗效与罗匹尼罗相当。有7个双盲研究评估了加巴喷丁酯在治疗不宁腿综合征中的疗效，所有研究表明其改善症状的平均剂量在600~1 200mg/d。研究报道服用加巴喷丁酯（1 200mg/d）后在第24周IRLS评分改善了15.5分，与安慰剂相比，积极治疗组复发率较低。加巴喷丁的半衰期是5~7小时，以原型从肾脏降解。如果是需要透析的肾衰竭患者合并不宁腿综合征，鉴于加巴喷丁需要从肾脏清除，治疗剂量要适当减少，对于接受血浆透析的患者，推荐剂量仅为20~300mg/d。患者服用加巴喷丁的耐受性较好，但在老龄患者要注意镇静、共济失调等副作用。另一项随机双盲研究对719名不宁腿综合征患者接受普瑞巴林长达52周的治疗后发现，与普拉克索相比普瑞巴林在第52周IRLS评分显著降低。300mg/d普瑞巴林"症状恶化"发生率显著低于0.5mg/d普拉克索，而300mg/d普瑞巴林和0.25mg/d普拉克索的"症状恶化"发生率没有显著差异。虽然在早期治疗阶段普瑞巴林和普拉克索相比，出现自杀意念、头晕、嗜睡和体重增加的风险较高，但是一旦耐受则出现"症状恶化"的风险较低，因此，普瑞巴林成为治疗不宁腿综合征一线药物的首选。

5. 阿片类药物　阿片类药物长期以来一直用于不宁腿综合征治疗。目前的数据表明对于接受其他治疗失败的不宁腿综合征患者，阿片类药物可显示出良好的疗效。阿片类药物可以治疗轻度间歇性不宁腿综合征和频发性不宁腿综合征（每天都发生）的症状。主要通过作用于内源性阿片受体起作用。一项随机双盲研究证明羟考酮在抑制不宁腿综合征症状上有效。另外一项双盲随机试验应用羟考酮/纳洛酮长效缓释剂对短期治疗重度不宁腿综合征有效，而且也没有症状恶化的病例。在应用羟考酮/纳洛酮长效缓释剂治疗组中73%的患者出现治疗相关的不良事件，而在双盲阶段安慰剂组有43%出现不良事件，在40周的开放式延伸研究中57%出现治疗相关不良事件。另外，丙氧芬也被发现治疗不宁腿综合征肢动症状具有疗效。还有研究报道至少75%患者接受美沙酮治疗后（平均15.6mg/d）不宁腿综合征症状得到了减轻，在2~10年内具有持续性治疗效果。一项10年回顾性的纵向研究对多巴胺受体激动剂和美沙酮治疗不宁腿综合征进行评估后发现服用美沙酮的患者没有出现终止治疗或出现"症状恶化"的情况。美沙酮最常见的副作用包括便秘、恶心、嗜睡、意识模糊、低血压、瞳孔缩小、尿潴留。在多巴胺能药物单独治疗不宁腿综合征疗效欠佳时阿片类药物常为优选药物，阿片类药物可与$\alpha_2\delta$钙通道配体、多巴胺受体激动剂联合使用。阿片类药物成瘾的风险较其他药物大，有药物滥用史的不宁腿综合征患者需慎用此类药物。

根据目前的研究结果，DAs和$\alpha_2\delta$钙通道配体都可以有效改善不宁腿综合征症状。但是由于患者接受多巴胺能治疗后出现"症状恶化"风险较高，因此最新的国际指南建议，尽可能选择$\alpha_2\delta$钙通道配体作为初始治疗。此外，长效DAs风险较低，可作为优选。在多巴胺能药物单独治疗不宁腿综合征患者疗效欠佳时，阿片类药物对不宁腿综合征具有一定疗效。相信未来，随着人们对不宁腿综合征发病机制研究的不断深入，将有更多针对发病机制中不同靶点的药物或非药物治疗方法涌现，但仍然需要对新药物展开更多的临床研究。

二、康复治疗

尽管康复治疗不能阻止疾病的进展，但可以改善部分功能，提高患者的日常生活质量，推迟用药或减少用药量。对于不宁腿综合征的症状可以考虑通过参加有氧运动和耐力训练来缓解。养成健康的作息时间，如避免白天打盹，每天在固定的时间睡觉，并在睡觉前1小时减少活动。还有触觉和温度刺激，包括按摩或洗热水澡，也可以暂时减轻不宁腿综合征症状。此外，比较有用的措施包括充气加压装置、针灸和近红外光。经皮脊髓直流电刺激术对原发性不宁腿综合征有短期的临床疗效。与此同时，高频重复经颅磁刺激技术能够明显改善不宁腿综合征的运动症状。

三、改善生活习惯

健康的生活方式有助于改善不宁腿综合征症状。睡眠时间规律，睡前放松，避免注视手机、电脑等电子屏幕等，避免剧烈运动，避免饮用酒精（尤其是白葡萄酒和香槟）、咖啡和尼古丁等，房间温度适宜，早睡以避免入睡时出现症状。当症状明显时，可进行易于专注的智力活动（如拼图、下棋等）。

综上所述，不宁腿综合征曾经一直是被忽视或误诊的疾病，但是研究人员的努力已经逐渐提高临床医生对该病的认识。在过去几十年里，我们在不宁腿综合征病因、发病机制、诊断和治疗等方面取得巨大的进步，尽管不宁腿综合征给社会带来的负担仍然是巨大的，但是我们不可否认的是随着精准医疗和人工智能时代的到来，我们将会为不宁腿综合征患者设计出更为个体化的、安全有效的治疗方案，同时计算机与医疗的结合，比如可穿戴设备、移动医疗、大数据等在医学领域的应用也将会为一些如不宁腿综合征等慢性疾病在远程医疗和病情监控等方面带来便利。

（郭纪锋　唐北沙）

参 考 文 献

1. 中国医师协会神经内科医师分会睡眠学组,中华医学会神经病学分会睡眠障碍学组,中国睡眠研究会睡眠障碍专业委员会.中国不宁腿综合征的诊断与治疗指南（2021版）[J].中华医学杂志,2021,101(13):908–

925.

2. ARAUJO S M, DE BRUIN V M, NEPOMUCENO L A, et al. Restless legs syndrome in end-stage renal disease: Clinical characteristics and associated comorbidities[J]. Sleep

Medicine, 2010, 11（8）: 785-790.

3. ALLEN R P, PICCHIETTI D L, AUERBACH M, et al. Evidence-based and consensus clinical practice guidelines for the iron treatment of restless legs syndrome/Willis-Ekbom disease in adults and children: an IRLSSG task force report［J］. Sleep Med, 2018, 41: 27-44.

4. ALLEN R P, PICCHIETTI D L, GARCIA-BORREGUERO D, et al. Restless legs syndrome/Willis-Ekbom disease diagnostic criteria: updated International Restless Legs Syndrome Study Group（IRLSSG）consensus criteria—history, rationale, description, and significance［J］. Sleep Med, 2014, 15（8）: 860-873.

5. ALLEN R P, BARKER P B, HORSKA A, et al. Thalamic glutamate/glutamine in restless legs syndrome: Increased and related to disturbed sleep［J］. Neurology, 2013, 80（22）: 2028-2034.

6. AQUINO C C, MESTRE T, LANG A E. Restless Genital Syndrome in Parkinson Disease［J］. JAMA Neurology, 2014, 71（12）: 1559.

7. AURORA R N, KRISTO D A, BISTA S R, et al. The Treatment of Restless Legs Syndrome and Periodic Limb Movement Disorder in Adults? An Update for 2012: Practice Parameters with an Evidence-Based Systematic Review and Meta-Analyses［J］. Sleep, 2012, 35（8）: 1039-1062.

8. BATOOL-ANWAR S, LI Y, DE VITO K, et al. Lifestyle Factors and Risk of Restless Legs Syndrome: Prospective Cohort Study［J］. Journal of Clinical Sleep Medicine, 2016, 12（2）: 187-194.

9. BENARROCH E E. ENDOGENOUS OPIOID SYSTEMS: Current concepts and clinical correlations［J］. Neurology, 2012, 79（8）: 807-814.

10. BUDHIRAJA P, BUDHIRAJA R, GOODWIN J L, et al. Incidence of Restless Legs Syndrome and Its Correlates［J］. Journal of Clinical Sleep Medicine, 2012, 8（2）: 119-124.

11. CERVENKA S. Support for dopaminergic hypoactivity in restless legs syndrome: a PET study on D2-receptor binding［J］. Brain, 2006, 129（8）: 2017-2028.

12. CONNOR J R, BOYER P J, MENZIES S L, et al. Neuropathological examination suggests impaired brain iron acquisition in restless legs syndrome［J］. Neurology, 2003, 61（3）: 304-309.

13. CONNOR J R, PATTON S M, OEXLE K, et al. Iron and restless legs syndrome: treatment, genetics and pathophysiology［J］. Sleep Medicine, 2017, 31: 61-70.

14. EARLEY C J. Latest guidelines and advances for treatment of restless legs syndrome［J］. J Clin Psychiatry, 2014, 75（4）: e08.

15. EARLEY C J, KUWABARA H, WONG D F, et al. The dopamine transporter is decreased in the striatum of subjects with restless legs syndrome［J］. Sleep, 2011, 34（3）: 341-347.

16. FERRÉ S, EARLEY C, GULYANI S, et al. In search of alternatives to dopaminergic ligands for the treatment of restless legs syndrome: iron, glutamate, and adenosine［J］. Sleep Medicine, 2017, 31: 86-92.

17. GARCIA-BORREGUERO D, CANO-PUMAREGA I. New concepts in the management of restless legs syndrome［J］. BMJ, 2017, 356: j104.

18. GARCIA-BORREGUERO D, FERINI-STRAMBI L, KOHNEN R, et al. European guidelines on management of restless legs syndrome: report of a joint task force by the European Federation of Neurological Societies, the European Neurological Society and the European Sleep Research Society［J］. Eur J Neurol, 2012, 19（11）: 1385-1396.

19. GARCIA-BORREGUERO D, KOHNEN R, SILBER M H, et al. The long-term treatment of restless legs syndrome/Willis-Ekbom disease: evidence-based guidelines and clinical consensus best practice guidance: a report from the International Restless Legs Syndrome Study Group［J］. Sleep Med, 2013, 14（7）: 675-684.

20. GARCIA-BORREGUERO D, SILBER M H, WINKELMAN J W, et al. Guidelines for the first-line treatment of restless legs syndrome/Willis-Ekbom disease, prevention and treatment of dopaminergic augmentation: a combined task force of the IRLSSG, EURLSSG, and the RLS-foundation［J］. Sleep Medicine, 2016, 21: 1-11.

21. GROVER A, CLARK-BILODEAU C, D AMBROSIO C M. Restless leg syndrome in pregnancy［J］. Obstetric Medicine, 2015, 8（3）: 121-125.

22. GUO S, HUANG J, JIANG H, et al. Restless Legs Syndrome: From Pathophysiology to Clinical Diagnosis and Management［J］. Frontiers in Aging Neuroscience, 2017, 9: 171.

23. HEIDE A C, WINKLER T, HELMS H J, et al. Effects of Transcutaneous Spinal Direct Current Stimulation in Idiopathic Restless Legs Patients［J］. Brain Stimulat, 2014, 7（5）: 636-642.

24. HÖGL B, GARCÍA-BORREGUERO D, KOHNEN R, et al. Progressive development of augmentation during long-term treatment with levodopa in restless legs syndrome: results of a prospective multi-center study［J］. J Neurol, 2010, 257（2）: 230-237.

25. HÖGL B, OERTEL W H, SCHOLLMAYER E, et al. Transdermal rotigotine for the perioperative management of restless legs syndrome［J］. BMC Neurol, 2012, 12（1）: 106.

26. ITO E, INOUE Y. The International Classification of Sleep Disorders, third edition. American Academy of Sleep Medicine. Includes bibliographies and index[J]. Nihon Rinsho, 2015, 73 (6): 916–923.

27. KHAN F H, AHLBERG C D, CHOW C A, et al. Iron, dopamine, genetics, and hormones in the pathophysiology of restless legs syndrome[J]. J Neurol, 2017, 264 (8): 1634–1641.

28. KOO B B. Restless Leg Syndrome Across the Globe[J]. Sleep Medicine Clinics, 2015, 10 (3): 189–205.

29. LECLAIR-VISONNEAU L, VECCHIERINI M F, SCHRöDER C, et al. French Consensus: How to diagnose restless legs syndrome[J]. Rev Neurol (Paris), 2018, 174 (7–8): 508–514.

30. LEU-SEMENESCU S, PETIAU C, CHARLEY MONACA C, et al. French consensus: Augmentation syndrome in restless legs syndrome[J]. Rev Neurol (Paris), 2018, 174 (7–8): 532–539.

31. LIMOUSIN N, FLAMAND M, SCHRöDER C, et al. French consensus: Treatment of newly diagnosed restless legs syndrome[J]. Rev Neurol (Paris), 2018, 174 (7–8): 515–521.

32. MARELLI S, GALBIATI A, RINALDI F, et al. Restless legs syndrome/Willis Ekbom disease: new diagnostic criteria according to different nosology[J]. Arch Ital Biol, 2015, 153 (2–3): 184–193.

33. MIN R M, KO UTZK Z, HAB NOV H, et al. Restless legs syndrome in pregnancy is connected with iron deficiency [J]. Sleep Medicine, 2015, 16 (5): 589–592.

34. MOORE H, WINKELMANN J, LIN L, et al. Periodic Leg Movements during Sleep Are Associated with Polymorphisms in BTBD9, TOX3/BC034767, MEIS1, MAP2K5/SKOR1, and PTPRD[J]. Sleep, 2014, 37 (9): 1535–1542.

35. PICCHIETTI D L, BRUNI O, DE WEERD A, et al. Pediatric restless legs syndrome diagnostic criteria: an update by the International Restless Legs Syndrome Study Group[J]. Sleep Med, 2013, 14 (12): 1253–1259.

36. PICCHIETTI D L, HENSLEY J G, BAINBRIDGE J L, et al. Consensus clinical practice guidelines for the diagnosis and treatment of restless legs syndrome/Willis–Ekbom disease during pregnancy and lactation[J]. Sleep Med Rev, 2015, 22: 64–77.

37. PONT-SUNYER C, HOTTER A, GAIG C, et al. The Onset of nonmotor symptoms in Parkinson's disease (The ONSET PD Study)[J]. Mov Disord, 2015, 30 (2): 229–237.

38. RYE D B, TROTTI L M. Restless legs syndrome and periodic leg movements of sleep[J]. Neurol Clin, 2012, 30 (4): 1137–1166.

39. RYE D B. The Molecular genetics of restless legs syndrome [J]. Sleep Med Clin, 2015, 10 (3): 227–233.

40. SALMINEN A V, RIMPILA V, POLO O. Peripheral hypoxia in restless legs syndrome (Willis–Ekbom disease) [J]. Neurology, 2014, 82 (21): 1856–1861.

41. SCHOLZ H, TRENKWALDER C, KOHNEN R, et al. Dopamine agonists for restless legs syndrome[J]. Coch Databas Syst Rev, 2011, (3): D6009.

42. SILBER M H, BECKER P M, EARLEY C, et al. Willis–Ekbom Disease Foundation revised consensus statement on the management of restless legs syndrome[J]. Mayo Clin Proc, 2013, 88 (9): 977–986.

43. TRENKWALDER C, ZIEGLGÄNSBERGER W, Ahmedzai S H, et al. Pain, opioids, and sleep: implications for restless legs syndrome treatment[J]. Sleep Med, 2017, 31: 78–85.

44. WARD R J, ZUCCA F A, DUYN J H, et al. The role of iron in brain ageing and neurodegenerative disorders[J]. Lancet Neurol, 2014, 13 (10): 1045–1060.

45. WIJEMANNE S, JANKOVIC J. Restless legs syndrome: clinical presentation diagnosis and treatment[J]. Sleep Med, 2015, 16 (6): 678–690.

46. WILT T J, MACDONALD R, OUELLETTE J, et al. Pharmacologic therapy for primary restless legs syndrome[J]. JAMA Intern Med, 2013, 173 (7): 496.

47. WINKELMAN J W, ARMSTRONG M J, ALLEN R P, et al. Practice guideline summary: Treatment of restless legs syndrome in adults: Table[J]. Neurology, 2016, 87 (24): 2585–2593.

48. WINKELMANN J, CZAMARA D, SCHORMAIR B, et al. Genome-Wide Association Study Identifies Novel Restless Legs Syndrome Susceptibility Loci on 2p14 and 16q12.1 [J]. PLoS Genet, 2011, 7 (7): e1002171.

49. XUE R, LIU G, MA S, et al. An epidemiologic study of restless legs syndrome among Chinese children and adolescents[J]. Neurol Sci, 2015, 36 (6): 971–976.

50. ZHANG J, LAM S P, LI S X, et al. Restless legs symptoms in adolescents: Epidemiology, heritability, and pubertal effects[J]. J Psychosom Res, 2014, 76 (2): 158–164.

第四篇
肌萎缩侧索硬化与其他运动神经元病

第一章　肌萎缩侧索硬化

运动神经元病（motor neuron disease, MND）是一组选择性上、下运动神经元受累的慢性进行性神经系统变性病，最常见的类型为肌萎缩侧索硬化（amyotrophic lateral sclerosis, ALS），于 1874 年首次由法国著名神经病学家让-马丁·夏尔科（Jean-Martin Charcot）描述。肌萎缩侧索硬化主要表现为肌无力、肌萎缩与锥体束征的不同组合，多数患者最终因呼吸肌麻痹而死亡，平均生存期为 27.5 个月。运动神经元病在美国又通称为"ALS"或"Lou Gehrig 病"，以患此病的美国著名棒球运动员的名字而命名；运动神经元病在英国等欧洲国家通常称为"MND"，在中国"运动神经元病（MND）"和"肌萎缩侧索硬化（ALS）"是同义词，是指同一种疾病，在临床工作及文献中经常交替使用。本书统一称肌萎缩侧索硬化。

肌萎缩侧索硬化是常见的神经变性病之一，其危险因素有老龄化因素、环境因素和遗传因素等。肌萎缩侧索硬化的主要病理改变为选择性侵犯皮质锥体细胞及锥体束，脑干后组运动神经元和 / 或脊髓前角细胞等；如受累部位主要在皮质锥体细胞及锥体束，称为原发性侧索硬化（primary lateral sclerosis, PLS），受累部位主要在脑干后组运动神经元，称为进行性延髓麻痹（progressive bulbar palsy, PBP），受累部位主要在脊髓前角细胞，称为进行性肌萎缩（progressive muscular atrophy, PMA），它们实际上属于同一临床综合征。随着科学技术的发展，对肌萎缩侧索硬化认识越来越深而广，肌萎缩侧索硬化具有很强的临床及遗传异质性，如临床有多种亚型，与额颞叶痴呆具有明显的重叠；肌萎缩侧索硬化的致病基因与额颞叶痴呆的致病基因也有相互重叠，不同致病基因突变可导致相似的临床表型，而同一基因突变可有多样的临床表现等。这些疾病属同一种临床病理谱，其潜在不同病因有可导致上下运动神经元变性的共有路径。

肌萎缩侧索硬化的发病率在欧洲和北美为每年 1.5/100 000~2.7/100 000，患病率为 2.7/100 000~7.4/100 000。肌萎缩侧索硬化的发病率随年龄增长而增加（每 10 年为一分组），尤其在 40 岁以后，峰值在 50~75 岁，随后又开始下降。在过去数十年间，肌萎缩侧索硬化的发病率和病死率缓慢增长，其部分原因可能与平均寿命的延长有关。一项根据全球流行病学数据的系统评价总结提出肌萎缩侧索硬化发病率在非洲裔、亚洲裔和拉丁裔人群中低于高加索人群。但是，由于在不同人群存在研究方法的差异，因此并不能得出确切结论。

肌萎缩侧索硬化分为散发性和家族性两类，散发性肌萎缩侧索硬化（sporadic ALS, SALS）占病例总数的 90%~95%，家族性肌萎缩侧索硬化（familial ALS, FALS）占病例总数的 5%~10%。肌萎缩侧索硬化的男女患病比为（1.2~1.5）∶1，但是在超过 70 岁的人群中男女患病率接近一致。

第一节　病因及发病机制

一、病理改变

肌萎缩侧索硬化以选择性运动神经元变性和死亡，神经胶质增生代替丢失的神经元为病理特征。大脑皮质运动区的锥体细胞（Betz"贝兹细胞"）消失导致皮质脊髓束的逆行性轴突变性及神经胶质增生，这种神经胶质增生可导致双侧大脑白质改变。脊髓可出现萎缩，前根变细，大的有髓运动神经纤维丢失；受累肌肉出现失神经萎缩、肌纤维群组化、肌肉内神经纤维萌芽等慢性失神经及神经再生迹象。其他病理学发现可包括额叶和 / 或颞叶皮质神经元丢失，该现象尤其见于肌萎缩侧索硬化伴额颞叶痴呆（ALS with frontotemporal dementia, ALS-FTD）病例，同时越来越多的遗传学研究也支持肌萎缩侧索硬化与额颞叶痴呆这两种疾病分子通路相似这一假说。非运动神经元丢失也有报道，如下行的额叶脑桥小脑束受损，脊髓非运动系统（如后柱）病变（有报道肌萎缩侧索硬化患者周围神经中有髓感觉神经纤维密度约下降 30%）。

（一）大体病理

脊髓变细，前根呈灰色，较后根变薄或萎缩，尤其以颈段和腰段更为明显，舌下神经也可萎缩，延髓的双侧锥体扁平。大脑通常变化不大，严重的病例可见中央前回（初级运动皮质）萎缩，如果合并痴呆，可见额颞叶萎缩。肌肉广泛萎缩，累及四肢肌肉、肢带肌、舌肌、肋间肌以及膈肌。

（二）镜下病理

1. 神经元和神经核变性、脱失、星形胶质细胞增生　肌萎缩侧索硬化主要的病理特征为脊髓前角运动神经元，脑干运动神经核（如三叉神经运动核、面神经核、疑核和舌下神经核），运动皮质的神经元变性、脱失，伴不同程度的星形胶质细胞增生。脊髓前角存活神经元的染色质和细胞质皱缩，细胞质中富含脂褐素颗粒，经常还可见轴突球体（axonal spheroid）。运动皮质主要是第Ⅲ层和第Ⅴ层的 Betz 细胞脱失，胶质细胞增生，病程较长的患者尤其明显，浅层皮质微空泡形成，皮质层的上层区域（第Ⅱ层和第Ⅲ层）可见星形胶质细胞簇，灰白质交界处星形胶质细胞增生，皮质下白质区域星形胶质细胞数量明显增多、体积明显增大。除上述部位受累外，丘脑、基底节区、齿状回和小脑也可见神经元丢失。然而，控制眼球运动的核团（动眼神经核、滑车神经核和外展神经核）、Clarke 柱，以及骶髓 Onuf 核一般不受累，除非是疾病晚期。

2. 锥体细胞　肌萎缩侧索硬化另一个病理特点是皮质运动区的锥体细胞呈现部分或完全消失，表现为皮质延髓束与皮质脊髓束的变性、脑干运动神经核和脊髓前角细胞的损害。锥体束的变性最早出现在脊髓比较低的部位，随着病程的推进，在高位脊髓与脑干内也可看到锥体束的变性。只有在病程异常延长的病例中可在内囊或中央白质内看到锥体束神经纤维的变性。位于下段脑干内的运动神经核发生变性，表现出神经细胞的消失与胶质细胞增生。舌下神经核、迷走神经核、面神经核及三叉神经核受累最为严重，而动眼神经核很少被累及。脊髓的前角细胞也表现出类似的变化，较大神经元的消失特别显著，可以看到程度不同的胶质细胞增生，但吞噬活动通常极为轻微。虽然整个脊髓都可以被累及，但颈段脊髓的病变通常较胸段与腰段脊髓更为严重。脊髓前根内大的神经纤维也发生变性，髓鞘与轴突都有消失。同时脊髓前根大的有髓纤维数目明显减少，周围神经轴索变性。在某些病例中还可以看到其他传导束发生变化，其中包括皮质的联系传导束、后纵束、红核脊髓束以及脑干与脊髓内多种其他传导束。肌肉表现为神经源性萎缩的典型特征，在亚急性与慢性病例中可看到肌肉内有神经纤维的芽生，可能是神经再生的证据。横纹肌呈神经源性萎缩，细胞核固缩，可见成群萎缩的肌纤维，散在的角形萎缩肌纤维，以及肌纤维群组化现象。在疾病晚期，肌肉萎缩通常伴间质纤维化和脂肪浸润。

3. 包涵体染色特点　残存的运动神经元 HE 染色下可见多种细胞质包涵体：线团样包涵体（skeinlike inclusion）、圆形透明包涵体（round hyaline body）、路易体样包涵体（Lewy body-like inclusion）、Bunina 小体（Bunina body）以及嗜碱性包涵体（basophilic inclusion），不同类型包涵体的免疫组化特征见表 4-1-1。肌萎缩侧索硬化病理上重要的发现是运动神经元中有呈泛素、p62 阳性的包涵体，如线团样包涵体、圆形透明包涵体、路易体样包涵体等，这些包涵体可存在于几乎所有肌萎缩侧索硬化患者的上、下运动神经元中。肌萎缩侧索硬化最常见的包涵体——线团样包涵体是由丝状物质聚集而成的细胞质内线团样结构，由 15~20nm 粗的丝集合成束；圆形透明包涵体和路易体样包涵体均为大而致密的球形、嗜酸性结构，直径可达 20μm，主要由不规则线样结构与核糖体样颗粒组成，中心为无定形物质或颗粒样电子致密物。Bunina 小体被认为是经典肌萎缩侧索硬化比较特异性的组织学标志，可见于约 88% 的肌萎缩侧索硬化患者；Bunina 小体是残存的下运动神经元内平均直径 2~5μm 的嗜酸性核周包涵体，泛素阴性而胱抑素 C 阳性，由包含小管和囊泡样结构的电子致密物和无定形物质组成，中央存在几个含细胞质成分的透明区域，可单独出现，或呈串珠样排列于细胞质中；Bunina 小体主要分布在脊髓前角细胞和脑干运动核神经元胞体中，树突偶见，但很少见于 Betz 细胞、动眼神经核和 Onuf 核的神经元。而存在于神经元胞质内的不规则形嗜碱性包涵体最早报道见于散发性少年型肌萎缩侧索硬化，不仅见于脊髓大的前角细胞和小的前角细胞，还见于脊髓中间外侧核、大脑皮质、基底节区和丘脑等区域的神经元中，含有嗜碱性包涵体的神经元一般不存在 Bunina 小体和线团样包涵体。

表 4-1-1 ALS 特征性包涵体的免疫组化特征

类型	SOD1	TDP-43	FUS	pTau	pNFP	泛素	α 共触蛋白	胱抑素 C
Bunina 小体	-	-	-	-	-	-	-	+
线团样包涵体	-	+	-	-	-	+	-	-
圆形透明包涵体	-/+	+/-	-	-	-	+	-	-
路易体样包涵体	+	+/-	-	-	+	+	-	-
嗜碱性包涵体	-	-	+	-	-	-	-	-

注：pNFP：磷酸化神经丝蛋白；pTau：磷酸化 tau，+ 代表阳性，- 阴性。

4. 髓鞘病理改变 肌萎缩侧索硬化一个特征性病理改变是锥体束变性，脊髓白质可见皮质脊髓束髓鞘染色缺失，尤其以脊髓腰骶段更为明显，脊髓后索和脊髓小脑束通常不受累，但某些特殊类型的家族性肌萎缩侧索硬化可累及后索。髓鞘染色的缺失可以上延到大脑半球，变性的锥体束中可见粗的有髓纤维脱失，伴泡沫巨噬细胞浸润和不同程度的星形胶质细胞增生。

（三）分子病理

TDP-43 是大多数肌萎缩侧索硬化神经元细胞质中泛素阳性包涵体的主要成分，但是在 *SOD1* 基因突变的肌萎缩侧索硬化，*FUS* 基因突变的肌萎缩侧索硬化中，尽管神经元细胞质内也存在泛素阳性包涵体，却不是 TDP-43 阳性包涵体，而是含有相应的突变的 SOD1 蛋白或者 FUS 蛋白。Neuman 根据运动神经元细胞质泛素阳性包涵体所含致病蛋白的不同，可以将肌萎缩侧索硬化分为三种不同的病理亚型，即 ALS-TDP、ALS-SOD1 和 ALS-FUS。不同肌萎缩侧索硬化神经元中聚集物的主要分子组成详见表 4-1-2。

表 4-1-2 ALS 神经元中聚集物的主要分子组成

类型	SOD1	TDP-43	FUS	OPTN	UBQLN2	C9orf72	泛素	p62
SALS	-	+	+/-	+	+	-	+	+
ALS-SOD1	+	-	-	+/-	+	+	+	+
ALS-TDP	-	+	+	+	+	-	+	+
ALS-FUS	-	+/-	+	+/-	+	-	+	+
ALS-OPTN	-	+	-	+/-	U	U	+	+
ALS-UBQLN2	-	+	-	+	+	U	+	+
ALS-C9orf72	-	+	-	+	+	-	+	+

注：+ 代表阳性，- 阴性，U 代表未知。

ALS-SOD1 主要有两类病理改变，一类存在神经丝包涵体（neurofilament conglomerate inclusion，NCI），如 SOD1 蛋白 p.A4V，p.I113T 等突变的肌萎缩侧索硬化；另一类存在泛素阳性包涵体，如 SOD1 蛋白 p.E110G，p.D101N 等突变的肌萎缩侧索硬化。

ALS-TDP 泛素化的 TDP-43 主要聚集在脊髓运动神经元、额叶皮质和海马神经元、神经胶质细胞的细胞质中并形成包涵体，而细胞核中基本不存在 TDP-43；这些 TDP-43 阳性的包涵体可呈颗粒状、线团样、圆形透明样和路易体样。Brettschneider 等进行病理研究后提出 ALS-TDP 可分为 5 个连续的病理阶段分期，1 期表现为在无颗粒运动皮质 Betz 细胞，第 Ⅴ、Ⅶ、Ⅹ～Ⅻ脑神经脑干运动核的神经元，以及脊髓前角 α 运动神经元细胞质中出现 TDP-43 蛋白异常聚集；2 期为前额叶皮质（额中回）、脑干网状结构、小脑前核和红核受累；3 期为前额叶（直回和眶回）、后中央后回和纹状体也出现 TDP-43 聚集；随着病情继续进展，4 期在颞叶前内侧部，包括海马都出现 TDP-43 的病理性改变，此期还可出现 Clarke 柱和 Onuf 核的受累；而在疾病极晚期（5 期），少数病例甚至可出现脑干动眼神经核的受累。ALS-TDP 脊髓神经元脱失及 TDP-43 蛋白病理性聚集最早出现、也是最严重的部位是脊髓下颈段和腰骶段背外侧柱。肌萎缩侧索硬化病程早期即可出现 TDP-43 病理性聚集的少突胶质细胞，主要位于脊髓前索和侧索的皮质脊髓束，脑桥的皮质延髓束和皮质脊髓束；而脊髓后索、内侧丘系、内侧纵束，和小脑上脚基本不受累，提示 TDP-43 病理性聚集可能沿轴突途径播散。

TDP-43 在锥体系统外的其他皮质下区域的病理性聚集与运动功能缺损以外的其他症状相关。肌萎缩侧索硬化伴痴呆患者在运动皮质以外的新皮质，如额颞叶皮质、海马结构、新纹状体和黑质，会出现 TDP-43 的聚集和神经元的脱失，病程中出现前额叶皮质神经元 TDP-43 的病理性聚集可能与肌萎缩侧索硬化患者执行功能障碍有关；基底前脑和下丘脑出现 TDP-43 的病理改变与肌萎缩侧索硬化患者能量代谢障碍、BMI 下降有明显相关性。

除 SOD1 基因和 FUS 基因突变外的其他所有肌萎缩侧索硬化类型几乎都可以出现 TDP-43 蛋白的病理性改变，而 TARDBP 基因突变的 ALS-TDP 与其他 ALS-TDP 从病理上很难区分。C9orf72 基因突变的 ALS-TDP 在额颞叶、海马 CA4 区和小脑的神经元存在更广泛的 TDP-43 蛋白聚集，还可见 TDP-43 阴性而 p62 和 UBQLN2 阳性的包涵体；TDP-43 染色阴性，C9orf72 阳性的神经元细胞质包涵体仅见于 SOD1 基因突变的肌萎缩侧索硬化。ANG 基因突变 ALS-TDP 运动神经元和神经胶质细胞也存在泛素、p62、TDP-43 阳性的细胞质包涵体，但却未发现 ANG 蛋白的异常分布。UBQLN2 基因突变的 ALS-FTD 患者脊髓运动神经元可见 UBQLN2、泛素、p62、TDP-43、FUS 和 OPTN 阳性而 SOD1 阴性的线团样包涵体，而 SOD1、FUS、TARDBP 基因突变 ALS-FTD 患者脊髓前角神经元也可见 UBQLN2 阳性的线团样包涵体。

某些 OPTN 基因突变的肌萎缩侧索硬化患者脊髓前角细胞、脑干运动核的运动神经元、运动皮质 Betz 细胞的细胞质中存在泛素、p62、TDP-43 阳性而 OPTN 阴性的线团样包涵体，并且出现高尔基体碎片（golgi apparatus fragmentation），脊髓前角细胞细胞质内存在少许 OPTN 阳性的嗜酸性包涵体，杏仁核和环回可见一些气球样变的 OPTN 阳性神经元，TDP-43/p62 免疫阳性胶质细胞的细胞质包涵体遍布于中枢神经系统。散发性肌萎缩侧索硬化患者中的泛素、TDP-43 阳性的圆形包涵体和线

团样包涵体的 OPTN 染色均为阳性，存在高尔基体碎片的脊髓前角细胞比例平均只有 30% 左右。其他基因突变的肌萎缩侧索硬化是否存在 OPTN 阳性包涵体存在争议，有的研究显示 C9orf72 基因突变的肌萎缩侧索硬化神经元中存在 OPTN 阳性细胞质包涵体，SOD1 基因突变肌萎缩侧索硬化的 SOD1 阳性路易体样包涵体 OPTN 染色呈阳性，FUS 基因突变肌萎缩侧索硬化的神经元细胞质中的 FUS 阳性嗜酸性包涵体 OPTN 染色也呈阳性。但也有研究 OPTN 阳性包涵体只存在于 34% 的 ALS-TDP，33% 的 FTLD-TDP 和 FTLD-TDP 伴肌萎缩侧索硬化而非所有的散发性肌萎缩侧索硬化，而且也不存在于 SOD1 基因突变的肌萎缩侧索硬化和 FUS 基因突变的肌萎缩侧索硬化。因此，OPTN 免疫阳性包涵体究竟存在于所有肌萎缩侧索硬化，或者只存在于 ALS-TDP 和 ALS-FUS，或者仅存在于 ALS-TDP 仍然有待进一步的病理研究。也有研究报道肌萎缩侧索硬化伴痴呆及其他神经变性疾病如阿尔茨海默病、帕金森病、克雅病、多系统萎缩、Pick 病、Huntington 病等也发现 OPTN 染色阳性。

ALS-FUS 病理特征为运动皮质，脑干和脊髓的神经元和胶质细胞的细胞质内出现 FUS 阳性包涵体。突变 FUS 蛋白从细胞核向细胞质异位的程度较 ALS-TDP 类型的轻，因此，ALS-FUS 神经元细胞核内仍存在一定程度的 FUS 免疫染色，有时可出现细胞核内 FUS 阳性包涵体。除锥体系统外，ALS-FUS 在新纹状体、黑质、丘脑和小脑齿状核也可出现病理性 FUS 蛋白的聚集。Mackenzie 等对 FUS 基因突变的肌萎缩侧索硬化的研究发现 ALS-FUS 可分为两种不同的病理类型：少年起病、病情进展迅速、生存期较短型，该类型的 ALS-FUS 病理特征为上、下运动神经元细胞质中嗜酸性包涵体伴泛素、p62、FUS 阳性而 TDP-43 阴性的致密圆形包涵体，FUS 阳性包涵体主要分布在运动皮质、舌下神经核和脊髓腹侧灰质，而脊髓背侧灰质、脑桥基底部核团、黑质和小脑齿状核相对较少，胶质细胞很少见 FUS 阳性包涵体；发病时间较晚，生存期较长型，该类型的 ALS-FUS 病理特征为缠结样 FUS 阳性神经元细胞质包涵体和胶质细胞细胞质包涵体，FUS 阳性包涵体主要聚集在基底节区，而上、下运动神经元中的包涵体数目较前一种类型少，FUS 阳性胶质细胞包涵体遍布运动皮质、延髓、

脊髓、基底节区和小脑齿状核。ALS-FUS 患者病程越长，FUS 阳性神经元细胞质包涵体和胶质细胞细胞质包涵体分布范围越广。FUS 阳性包涵体在胶质细胞细胞质内比神经元细胞质内出现更早，分布范围更广，提示胶质细胞细胞质包涵体可能反映更慢性的疾病过程。有些肌萎缩侧索硬化患者病理上可见 FUS 阳性的嗜酸性包涵体，但却未检测出 *FUS* 基因突变，非 *FUS* 基因突变的肌萎缩侧索硬化是否存在 FUS 阳性包涵体存在争议，有研究认为 FUS 阳性

包涵体不存在于 *SOD1* 基因突变肌萎缩侧索硬化及其他肌萎缩侧索硬化，但有的研究发现泛素、p62、FUS、TDP-43 阳性的包涵体可存在于除 *SOD1* 基因突变外所有的散发性和家族性肌萎缩侧索硬化。

二、发病机制

1. 肌萎缩侧索硬化病因　流行病学调查显示遗传、环境和衰老可能是肌萎缩侧索硬化的主要病因（图 4-1-1），但其确切的发病原因尚不清楚。

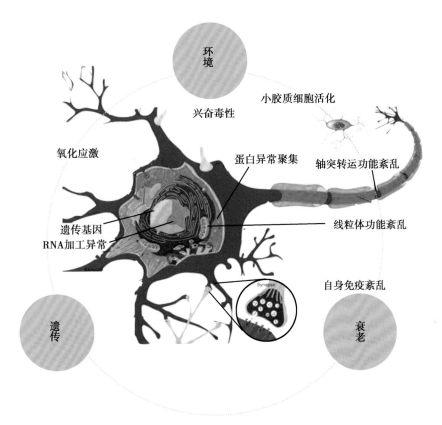

图 4-1-1　ALS 病因与发病机制示意

（1）遗传因素：1993 年，在部分家族性肌萎缩侧索硬化患者中发现铜（锌）超氧化物歧化酶（superoxide dismutase 1，*SOD1*）基因的突变，对该病的病因研究具有划时代意义。自 *SOD1* 被发现以来，目前已发现 40 多个比较明确的肌萎缩侧索硬化致病基因，已报道逾百种基因的功能异常或多态位点改变和肌萎缩侧索硬化发病相关，常见的肌萎缩侧索硬化致病基因包括 *SOD1*、*TARDBP*、*C9orf72*、*ANG*、*FUS*、*OPTN*、*TBK1*、*KIF5A* 及 *SETX* 基因等，尽管全基因组关联研究及候选基因研究已确定数个可能与肌萎缩侧索硬化相关的遗传易感性位点，然而，遗传变异在肌萎缩侧索硬化中的具

体作用机制仍未完全探明，需进一步的研究来证实和扩展这些发现。

（2）环境因素：越来越多的证据表明一些可能的危险因素，如吸烟、暴露于杀虫剂、创伤、病毒感染、高强度的体能消耗职业（如部队服役、特殊农业和工厂劳作、运动竞技、职业足球运动员等）、暴露于焊接或锡焊、暴露于有毒金属（如汞、铅和铝）、从事塑料制品加工、电击、早发型脱发、体脂减少及食用含神经毒性的食物（如苏铁科植物"拳叶苏铁"）等。

（3）衰老：40 岁之前发病的病例少见报道，但 40 岁以后，其发病率随年龄增长而明显增加，峰值

在 50~75 岁，随后又开始下降，以上提示老龄化可能是肌萎缩侧索硬化发病的一个重要因素。

2. 肌萎缩侧索硬化具体发病机制　参与肌萎缩侧索硬化的发病机制主要涉及兴奋性毒性、氧化应激、线粒体功能紊乱、轴突转运功能紊乱、小胶质细胞活化、蛋白异常聚集、自身免疫紊乱、RNA 加工异常和遗传等。但是，尚无证据支持以上任何单一的一种机制可以作为发病的主要原因。运动神经元的死亡是从一群前角细胞蔓延到另一群，合理的解释必须能够说明其对于前角细胞和皮质脊髓束的半选择易感性。尽管现在发现的突变主要是在家族性肌萎缩侧索硬化中确定的，但越来越多研究表明，在散发性肌萎缩侧索硬化的患者，这些突变也是可能的病因。也就是说，遗传因素在肌萎缩侧索硬化发病机制方面的作用，远比以前认为的要多。

（1）兴奋性毒性：谷氨酸是中枢神经系统中重要的兴奋性神经递质，正常情况下与突触后膜离子型 N- 甲基 -D- 天冬氨酸（N-methyl-D-aspartate，NMDA）受体和 α- 氨基 -3- 羟基 -5- 甲基 -4- 异噁唑丙氨酸（a-amino-3-hydroxy-5-methyl-4-isoxazolepropionic acid，AMPA）受体结合引起突触后膜兴奋。较早就有研究发现，在肌萎缩侧索硬化患者血浆中谷氨酸水平比正常人偏高，随后有研究发现在患者的脑脊液中谷氨酸及天冬氨酸的比值增高，实验小鼠脊髓中有显著的谷氨酸水平升高，因而提出谷氨酸兴奋毒性假说。

正常情况下，谷氨酸的释放和重吸收维持平衡，若此平衡打破，导致突触间隙中的谷氨酸过多蓄积及谷氨酸能神经元过度激活，进而导致突触后神经元及其周围组织的损伤。

谷氨酸增高的原因可能为：①兴奋性氨基酸转运体水平降低：在对肌萎缩侧索硬化患者中枢神经的检测中发现其兴奋性氨基酸转运体 2（excitatory amino acid transporter 2，EAAT2）水平降低，而突触间隙的谷氨酸主要是由 EAAT1 和 EAAT2 摄取，其表达降低导致谷氨酸在突触间隙中大量积累。②谷氨酸释放增加：有研究发现在肌萎缩侧索硬化转基因鼠模型中，突触前膜的突触蛋白I（synapsin I，Syn-I）磷酸化水平增加，磷酸化可增加突触前膜中待释放的谷氨酸囊泡的数量并促进囊泡融合，进而使谷氨酸释放增加。突触间隙中的谷氨酸，还可以

通过谷氨酸 - 谷氨酰胺循环进入突触前膜，使突触前膜中的谷氨酸增多。谷氨酸的过多蓄积可以激活非 NMDA 受体，引起钙离子内流，细胞可通过钙结合蛋白缓冲一过性增多的钙离子，而运动神经元中缺乏钙结合蛋白，只能通过线粒体缓冲增多的钙离子，从而使线粒体内的钙离子超载，钙离子超载使线粒体功能受损，引起 ATP 产生障碍，电子传递障碍并溢出生成自由基，自由基增加触发氧化应激，对生物体造成氧化应激损伤。钙离子内流可激活钙离子依赖性 NO 合酶（nNOS），nNOS 催化生成具有神经毒性的 NO，对神经细胞造成损伤。同时，谷氨酸转运体受氧化作用可使其转运谷氨酸的能力减退，使谷氨酸毒性进一步增加。

谷氨酸能神经元过度激活，这种情况下，患者谷氨酸水平正常，但 AMPA 受体亚基 GluR2 丢失，导致钙离子进入突触后神经元，引起突触后神经元的过度反应，可产生类似谷氨酸兴奋毒性的现象。

（2）氧化应激：氧化应激指的是由于体内氧自由基超量生成和 / 或细胞内抗氧化系统功能下降，最终导致氧自由基及相关氧化产物在组织间或细胞内聚积，从而产生对细胞的各种毒性作用，例如：氧化修饰糖、蛋白质、核酸和脂质，改变它们的结构和功能，导致核损伤、蛋白酶体抑制、线粒体损伤和内质网应激，进而影响细胞正常生理功能，最后导致细胞变性坏死。与其他系统相比，中枢神经系统更容易受到氧化应激损伤，主要有两方面：①运动神经需要支持骨骼肌，耗氧量高，且含有大量多不饱和脂肪酸和高浓度氧化还原活性的过渡金属；②运动神经含有的大量神经丝蛋白极易受到氧化损伤，并且所含抗氧化物相对不足。

约有 20% 的家族性肌萎缩侧索硬化是由于铜 / 锌超氧化物歧化酶编码基因（即 SOD1）突变引起的氧自由基过度积累所导致。在对肌萎缩侧索硬化患者的尸体检测中发现，脊髓和大脑运动皮质标本中羰基衍生物水平升高，而这类物质的产生与一些氨基酸的直接氧化有关，这说明神经系统中存在氨基酸的直接氧化。DeCoteau 等发现，静脉注射氧化铈纳米颗粒能改善肌萎缩侧索硬化转基因鼠的肌力并延长其寿命，而氧化铈纳米颗粒具有抗自由基的功能。也有文献报道，肌萎缩侧索硬化患者脊髓运动神经元中 3- 硝基酪氨酸水平升高，提示神经元中由过氧亚硝酸盐介导的酪氨酸硝化反应发

生异常。后来,在肌萎缩侧索硬化患者血浆及脑脊液中还检测到蛋白质、核酸及脂质的氧化标志物水平升高,因此推断氧化应激可能参与肌萎缩侧索硬化发病。

氧化应激与其他的神经毒性因素相互作用,如 *SOD1* 基因突变、谷氨酸兴奋性毒性作用、NO、钙离子超载、能量障碍、年龄相关的线粒体损伤等。虽然这些通路中的任何一个发生紊乱都可以导致运动神经元损害,但哪个起主导作用以及各通路之间是怎样相互作用的,成为人们关注的焦点。

(3)线粒体功能紊乱:线粒体是产生 ATP 的最基本单位,也是细胞内氧气消耗的主要场所,介导电子传递和氧化磷酸化的过程,电子传递过程中,除了电子最终结合氧分子产生水这一主要途径,还有部分会形成超氧化物,因而线粒体也有抗氧化的功能,对维持氧化和抗氧化平衡十分重要,并且还能调节内在细胞凋亡。研究显示,在肌萎缩侧索硬化患者中很早就发现有线粒体形态学宏观和微观的改变,如神经元中可有线粒体的聚集和增大,并且后来还发现有功能上的改变。有报道在肌萎缩侧索硬化患者中观察到有细胞色素 C 氧化酶单位 1 的缺失和线粒体 tRNA 的基因突变。有研究在散发性肌萎缩侧索硬化患者尸检中发现脊髓前角神经元中线粒体出现明显的异常,其柠檬酸合成减少,且氧化呼吸链复合体活性降低,骨骼肌及包含其中的神经出现线粒体异常聚集物。基于 *SOD1* 基因突变小鼠的研究也显示出了线粒体形态异常及电子传递链活性减弱,线粒体膜电位下降的状况。并且在未出现症状和病理变化的肌萎缩侧索硬化转基因鼠的运动神经元中发现了线粒体承载钙离子能力的下降,说明异常线粒体并不是在肌萎缩侧索硬化病程中产生的,而是参与了疾病发生发展过程。

1)线粒体的结构异常:研究者用电子显微镜观察到线粒体嵴及内膜存在结构异常,会影响细胞的正常功能甚至导致其退变死亡。线粒体的形态调节是其融合与分裂共同作用的结果,而在肌萎缩侧索硬化模型鼠的运动神经元中却发现,参与线粒体分裂的蛋白因子增多,而参与其融合的蛋白因子减少,这一发现也解释了在 *SOD1* 基因和 *TARDBP* 基因突变的两种转基因鼠运动神经元中出现大量线粒体碎片的来源。

2)线粒体功能异常:近年的很多研究表明肌萎缩侧索硬化中线粒体功能异常与蛋白异常沉积有关,这些异常沉积蛋白既包括肌萎缩侧索硬化相关基因(*SOD1*、*FUS* 等)突变的表达产物,也包括由于修饰和折叠错误产生的异常蛋白。线粒体内异常沉积蛋白与呼吸链复合体相互作用,影响其正常功能。发生错误折叠的 SOD1 异常沉积在线粒体中可作用于通道蛋白,进而干扰线粒体与胞质的离子和蛋白交换,从而影响线粒体功能。肌萎缩侧索硬化患者中线粒体功能障碍会导致神经元细胞能量代谢异常、氧化和抗氧化的平衡打破,造成神经元细胞的损伤甚至死亡,进而引发一系列病症。

以上揭示线粒体结构损伤及功能障碍可能与肌萎缩侧索硬化发病机制有关。

(4)轴突转运功能紊乱:神经元是人类最大的细胞之一,其总细胞体积的 99.9% 对应于轴突室。轴突蛋白合成的缺乏,以及神经细胞与轴突和突触结构域之间的距离太大导致神经元细胞特别容易受到与神经退行性疾病相关的突变的伤害。膜蛋白和脂质成分沿轴突的易位和传递过程统称为快速轴突转运,对轴突和突触的正常功能至关重要。轴突和突触的维持和功能所必需的物质是由微管为基础的分子马达从细胞体内的合成位点顺行运输的。传统的运动蛋白是大脑中主要的正端定向分子马达,参与到各种膜界细胞器(MBOs)的顺行轴突运输中,包括线粒体、突触泡和轴突前体等。神经细胞的维持和存活需要信号复合物和 MBOs 携带降解产物从突触末端和轴突返回到神经细胞体。逆行轴突转运是由多亚基运动蛋白复合物胞质动力蛋白(CDyn)完成的。

患病早期轴突和突触变性与轴突转运改变一致。有证据表明轴突转运的改变足以产生选择性神经退行性变,这些证据来自遗传学研究。具体来说,编码微管为基础的分子运动亚基的基因突变可能导致背部神经病变的死亡。例如,在传统运动蛋白和 CDyn 的不同亚基中,功能突变的缺失导致特定神经元亚型的选择性退化。通常认为轴突的长度与轴突转运缺陷的脆弱性增加有关。然而,影响相同运动蛋白的不同亚基的突变可能会导致显著不同的病理,这意味着复杂性的增加。例如,一些 CDyn 亚基的突变会导致运动神经元的退化,而另一些则会导致感觉神经元的病理变化或皮质和锥体外神经元的退化。运动蛋白突变导致特定神经元亚型选择性脆弱性的基础尚不清楚，但可能是由每个神经元亚型的功能专门化造成的。综上，神经元对轴突转运的独特依赖是确定无疑的。

在家族性肌萎缩侧索硬化小鼠中，与轴突转运相关的细胞骨架成分、线粒体和选定的 MBOs 均有损伤。轴突转运的缺陷在疾病的早期就被发现，这表明轴突转运的改变起了致病作用，而不是代表了终末期的影响。

（5）小胶质细胞活化：小胶质细胞占胶质细胞总数的 5%~20% 左右，功能是免疫活性和吞噬，并参与对中枢系统微环境的监测和免疫应答。有研究发现在肌萎缩侧索硬化患者的大脑和肌萎缩侧索硬化动物模型中出现大量激活的小胶质细胞。可能的致病原因有氧化应激作用和神经炎症等。①氧化应激作用，错误折叠的 SOD1 突变体可与 Rac1 结合，Rac1 是一种控制烟酰胺腺嘌呤二核苷磷酸（NADPH）氧化酶活化的小 GTP 酶，而 NADPH 氧化酶是一种产生超氧化物的复合物。②细胞炎性因子，小胶质细胞功能紊乱也被认为是导致 C9orf72 基因突变的肌萎缩侧索硬化亚型的潜在因素。C9orf72 基因编码的蛋白可能是一个或多个尚未鉴定的 G 蛋白的鸟嘌呤交换因子。其在小鼠中的失活可导致小胶质细胞异常和与年龄相关的神经炎症，进一步证明非细胞自主的、小胶质细胞介导的炎症可导致肌萎缩侧索硬化。

（6）蛋白异常聚集：病理蛋白聚集主要是包涵体，也是肌萎缩侧索硬化的一个主要特征。正常情况下，TDP-43 主要分布在细胞核内，在大多数含有 TDP-43 阳性细胞质包涵体的细胞中，核 TDP-43 染色缺失，TDP-43 的细胞质重分布是肌萎缩侧索硬化的早期致病事件。在动物实验中发现，TARDBP 基因为动物生存的必需基因，完全缺失此基因的胚胎不能存活，部分缺失则出现产后死亡。除此之外，还有在多达 85% 病例的运动神经元中可见含有半胱氨酸抑制素 C 的嗜酸性 Bunina 体，然而这些包涵体的意义目前尚不明确；同时，失调的蛋白质处理也会导致肌萎缩侧索硬化的发生，含缬氨酸蛋白（VCP）是一种进化保守的 AAA+ATP 酶，在细胞信号转导、蛋白稳态、细胞器生物发生和自噬等多个生物学过程中发挥重要作用，其作用是识别多聚体泛素化蛋白并介导其蛋白酶体降解。

在细胞模型中，识别出的错义突变导致蛋白降解途径的损伤。

（7）自身免疫紊乱

1）体液免疫紊乱：早期研究发现在肌萎缩侧索硬化患者的肾小球基底膜、系膜和血清中有免疫复合物沉积，脊髓前角细胞和大脑运动皮质中有 IgG 及 C3、C4 的沉积，脑脊液中的白介素 -6 水平增高，因此提出了肌萎缩侧索硬化的自身免疫机制学说。近年来的研究表明，肌萎缩侧索硬化患者血浆中存在异常的单克隆免疫球蛋白带，血清中 IgA、IgG 及 IgE 升高，患者血浆 IgG 及补体 C4 比正常对照组明显增高，且血清中循环免疫复合物的存在可使患者的发病年龄有所提前。肌萎缩侧索硬化患者脑脊液中存在免疫球蛋白寡克隆带，且脑脊液 IgG 指数和 IgG 合成率升高，同时还发现肌萎缩侧索硬化患者的血清和脑脊液中有抗神经元结构成分抗体，且脑脊液中抗神经元抗体高于血清，提示在这部分人的中枢神经系统内有自身免疫反应。另有发现肌萎缩侧索硬化患者血清和脑脊液内存在着微管蛋白自身抗体，用肌萎缩侧索硬化患者的血清培养神经元，结果发现神经元损伤并出现脱髓鞘，患者的血清可抑制运动神经末梢的生长。动物实验也支持这一观点，如用牛脊髓前角匀浆免疫豚鼠制成实验性自身免疫灰质病，表现为上、下运动神经元受损的症状类似人的肌萎缩侧索硬化表型，肌电图表现为失神经改变，血中测出高滴度的抗运动神经元抗体，脊髓和运动皮质可见运动神经元数目减少及散在脱髓鞘。

2）细胞免疫紊乱：近来研究表明，肌萎缩侧索硬化不仅与体液免疫有关，而且也存在细胞免疫异常。研究发现在肌萎缩侧索硬化患者血清中淋巴细胞明显减少，CD3、CD8、Leu7 阳性细胞减少，CD4/CD8 比例增加，脊髓白质和灰质中有 T 淋巴细胞浸润，活跃的小胶质细胞。应用免疫标志物研究发现，在肌萎缩侧索硬化患者中有大量 CD8 反应性 T 细胞及少量 CD4 阳性细胞沿着脑和脊髓实质的毛细血管分布。有人发现肌萎缩侧索硬化患者血清可溶性白细胞介素 -2 受体（SiI-2R）水平亦明显高于正常对照组，SiI-2R 是活化的 T 淋巴细胞膜上的白细胞介素 -2 受体，a 链由细胞膜脱落进入血液循环的成分，是 T 细胞被激活的标志。此外在对肌萎缩侧索硬化患者的肌肉活检中发现病变组织有人白细胞抗原 HLA-DR 的表达，亦说明 T 细胞与巨噬细胞呈激活状态。对肌萎缩侧索硬化患者的 IgG 亚型研究发现，T 细胞依赖性表达的 IgG1、IgG3 缺乏，而非 T 细胞依赖性表达的 IgG2、IgG4 基本正常。对肌萎缩侧索硬化患者尸检研究发现脊髓内 T 细胞受体 BV-2 转录子水平比对照组高，在患者脑脊液内存在丰富的 T 细胞受体 BV-2 阳性 T 细胞，这些均提示肌萎缩侧索硬化可能与 T 细胞免疫有关。

（8）RNA 加工异常：和肌萎缩侧索硬化发病相关的致病基因编码蛋白，如 TDP-43 和 FUS 都是 DNA 和 RNA 结合蛋白，主要位于细胞核内，不断往返于细胞核和细胞质间，涉及 RNA 加工过程的众多环节，包括转录调节、选择性剪接、mRNA 转运，以及 microRNA 的加工处理。ANG 蛋白，ANG 在缺氧的条件下表达增加并促进血管生成，同时具有 tRNA 特异的核糖核酸酶活性，可调节核糖体 RNA 的转录，并可通过抑制凋亡诱导因子进入细胞核而防止细胞死亡；SETX 蛋白是一种 DNA-RNA 解旋酶，可形成大的核糖核蛋白复合体，在应对氧化应激时维持修复 RNA 机制及 RNA 加工过程中发挥作用，因此，SETX 突变的致病机制可能也涉及 RNA 加工过程。

（9）遗传：尽管现代医学鼻祖威廉奥斯陆在 1890 年就报道存在家族性肌萎缩侧索硬化，但相当长一段时间医学界一直没有认识到该病有遗传因素参与，直到 20 世纪 90 年代随着分子遗传学的发展，遗传因素在肌萎缩侧索硬化发病中作用才逐渐得到重视。家族性肌萎缩侧索硬化约占所有肌萎缩侧索硬化病例的 5%~10%，家族性肌萎缩侧索硬化具有明显的临床和遗传异质性，主要呈常染色体显性遗传，也可呈常染色体隐性遗传和 X- 连锁遗传。

目前至少发现 40 多个比较明确的肌萎缩侧索硬化致病基因，ALS1~ALS25 的命名源于其发现顺序，而不是来自于任何特定的临床分类，遗传性肌萎缩侧索硬化中某些亚型的基因型 - 表型相关性显著高于其他疾病。除以上比较明确的致病基因外，研究发现了超过 100 多个基因或 SNPs 变异能增加肌萎缩侧索硬化易感性或对肌萎缩侧索硬化症状具有修饰作用，多种变异也可以相互作用导致肌萎缩侧索硬化易感性的增加。由于新

发突变（de novo mutation）、外显不全（incomplete penetrance）或家族史信息不足，貌似散发性肌萎缩侧索硬化的病例也不少见。

肌萎缩侧索硬化常染色体显性遗传致病基因主要有 SOD1、ALS3、SETX、FUS、ALS7、VAPB、ANG、TARDBP、FIG4、OPTN、ATXN2、VCP、CHMP2B、PFN1、DAO、NEFH、HNRNPA2B1 和 HNRNPA1 基因，最常见的是 C9orf72 基因和 SOD1 基因。肌萎缩侧索硬化常染色体隐性遗传常见的致病基因是 ALS2 基因和 SPG11 基因等。

C9orf72 基因内（GGGGCC）六核苷酸大片段异常重复扩增突变参与了典型的肌萎缩侧索硬化、额颞叶痴呆以及伴额颞叶痴呆的肌萎缩侧索硬化（FTD-ALS）的致病过程，这种六核苷酸大片段异常重复扩增突变是肌萎缩侧索硬化最常见的基因突变形式，但是其异常扩增突变的频率因地理区域而异，如在意大利、德国、比利时、英国和美国，家族性肌萎缩侧索硬化或额颞叶痴呆的 C9orf72 基因六核苷酸大片段异常重复扩增突变发生率高达 23.5%~47%，散发性肌萎缩侧索硬化的发生率高达 4.1%~21.0%；亚洲地区 C9orf72 基因六核苷酸大片段异常重复扩增突变的发生率比欧洲低，如在日本仅占家族性肌萎缩侧索硬化的 0~3.4% 和散发性肌萎缩侧索硬化的 0~0.4%，在中国大陆地区仅占家族性肌萎缩侧索硬化的 0~4.7% 和散发性肌萎缩侧索硬化的 0~0.3%，在中国台湾地区仅占家族性肌萎缩侧索硬化的 18% 和散发性肌萎缩侧索硬化的 2%。携带 C9orf72 基因六核苷酸大片段异常重复扩增突变的患者，可表现为肌萎缩侧索硬化、额颞叶痴呆或额颞叶痴呆 - 肌萎缩侧索硬化，痴呆可能在上运动神经元（upper motor neuron，UMN）和下运动神经元（lower motor neuron，LMN）体征出现之前、之后或同时发生，发病年龄更早。

第二节 临床表现与分型

目前普遍认为肌萎缩侧索硬化的发病高峰年龄为 50~75 岁，但 50 岁以下发病者也不少见，延髓起病者发病年龄较晚。多数研究显示，患者发病年龄越晚，预后越差，提示发病年龄是肌萎缩侧索硬化患者预后的重要预测因素之一。关于年龄与肌萎缩侧索硬化患者预后相关的原因，目前仍没有一

致的解释,因老年患者具有合并疾病多、就诊晚、误诊率高、用药物者比例小等特点,这些因素都有可能影响老年患者的生存期。

肌萎缩侧索硬化发病率存在男女性别差异,男性高于女性,男女发病比例为(1.2~1.5):1。近年来女性肌萎缩侧索硬化发病率有上升趋势。

多数研究显示肌萎缩侧索硬化患者自发病至死亡的中位生存时间为3~5年,但肌萎缩侧索硬化具有明显的临床异质性;部分患者进展非常迅速,病程小于12个月;部分患者进展则较为缓慢,病程可大于120个月甚至大于240个月。肌萎缩侧索硬化患者的生存时间受多种因素的影响,其中最为显著的为起病年龄、性别、起病部位、诊断延迟时间、诊断级别、治疗措施等。

一、临床特征

肌萎缩侧索硬化的初始临床症状可发生于身体任何节段,包括延髓、颈、胸或腰骶段;并可能表现为上运动神经元和/或下运动神经元的症状或体征。由于肌萎缩侧索硬化起病部位和节段(延髓、颈、胸或腰骶段)、扩散形式和速度、上运动神经元和/或下运动神经元受损的不同,提示肌萎缩侧索硬化有很强的临床异质性。肌萎缩侧索硬化从发病到第二个区域受累的时间间隔是存活时间的重要预测指标,复合型起病(两个区域同时起病)者,其平均(中位数)存活期(18个月),比球部起病者(26个月)更短。

非对称性肢体无力是肌萎缩侧索硬化最常见的表现(80%),上肢起病最常出现的症状为手无力,但也可以肩胛带肌开始;下肢起病最常以足背屈无力(足下垂)开始,而以近端骨盆带肌开始的较少见。肌萎缩侧索硬化约20%从延髓节段开始起病,表现为构音障碍、吞咽困难。肌萎缩侧索硬化较少见的起病类型包括呼吸肌无力(1%~3%)、四肢和延髓肌的广泛无力(1%~9%)、头下垂或躯干伸展无力伴肌肉萎缩、痛性痉挛等。

上运动神经元损害导致动作缓慢、不协调、强直,肌无力相对不明显。上肢表现为灵活性变差,下肢表现为痉挛步态,平衡能力差,可伴发自发性腿部屈肌痉挛和踝阵挛。延髓损伤表现为构音障碍、吞咽困难、假性延髓麻痹和喉痉挛等,其构音障碍也称为痉挛性构音障碍,表现为一种特征性的声音发紧伴言语迟钝;吞咽困难是由于咽喉部肌肉动作缓慢和不协调收缩所致,这种异常收缩可导致咳嗽和窒息;假性延髓麻痹可以是肌萎缩侧索硬化的一种早期表现,也可在肌萎缩侧索硬化的病程中发生;喉痉挛是喉部的一种短暂的(通常<30秒)反射性关闭,最常发生在对误吸食物碎屑或液体(包括唾液)发生反应时,表现为喉部挤压感,伴吸气困难和言语困难,有时可闻及喘鸣。延髓的上运动神经元损害还可表现为咬肌张力增加和张嘴困难,严重者被称为牙关紧闭症,表现为不自主的牙关紧闭并咬住舌和脸颊的两侧。中轴部上运动神经元功能障碍主要表现为肌肉僵硬和姿势不平衡等。

下运动神经元缺失会导致肌无力、肌肉萎缩及肌束颤动,痛性痉挛也很常见。上肢远端手部无力通常表现为操作小物件(如按钮、拉链和硬币)及书写困难,近端手臂无力导致抬臂困难从而使沐浴、穿衣、打扮和进食困难;下肢远端足和踝无力会导致绊跌,走路呈跨阈步态等,近端腿无力导致难以从椅子或地板上起身、爬楼梯困难,同时还会影响身体平衡;延髓部下运动神经元损害可导致舌、唇或腭无力引起吞咽困难、言语不清、声音嘶哑、鼻音等。

其他特殊部位的上、下运动神经元受损表现,如面上部肌肉无力可导致眼睑闭合不全,面下部肌肉无力可导致口唇关闭不严,导致流涎或垂涎(特别是在有相关吞咽困难的患者中更明显),咬肌无力可导致咀嚼困难,严重时可导致无法闭嘴,翼状肌无力可导致张嘴及颌左右移动困难,重度咬肌和翼状肌无力可能促成颞下颌关节离断;躯干和脊柱的肌无力可能会导致抬头、保持直立姿势及腹部隆起困难;膈肌无力可导致呼吸力量进行性减弱从而引起进行性呼吸困难,严重时可发展为休息时呼吸困难、谈话音量减弱、端坐呼吸及睡眠呼吸障碍。

位于动眼神经核、滑车神经核和展神经核的支配眼外肌的运动神经元一般在病程末期才会受损。部分选择长期机械通气的患者临床病程更长,在此病程中也会出现进行性眼能动性降低,最终可能发展为完全性闭锁状态,其特征为全身随意肌,包括眼外肌全部瘫痪,这类患者可能处于警觉和清醒状态,但完全无法进行交流。

认知功能障碍与额颞叶痴呆,肌萎缩侧索硬化与额、颞叶执行功能障碍之间存在确切的联系,后者可能出现在上运动神经元和/或下运动神经元功能障碍开始之前或之后。在既往报告中,肌萎缩侧索硬化患者主诉出现额颞部执行功能障碍的频率不同,介于28%~100%。有研究发现在35%~51%的肌萎缩侧索硬化患者中发现了认知功能受损的证据。尽管如此,大多数肌萎缩侧索硬化患者并无明显的痴呆,或即使出现痴呆,其认知功能受损通常也很轻微。也有研究报道符合额颞叶痴呆诊断标准的肌萎缩侧索硬化患者比例约为15%。伴额颞叶痴呆的肌萎缩侧索硬化患者可出现人格改变、判断能力受损及强迫行为,而诊断精神障碍疾病。

虽然自主神经症状不是肌萎缩侧索硬化的初始常见表现,但随着疾病进展部分肌萎缩侧索硬化患者也可出现自主神经症状,临床表现有便秘、尿急、尿频、多汗等。还可表现为帕金森病样症状和体征、核上性凝视麻痹等。20%~30%的肌萎缩侧索硬化患者可能出现感觉异常症状,但感觉检查通常正常。

二、临床分型

目前肌萎缩侧索硬化有多种分类方法,按照起病部位不同将肌萎缩侧索硬化分为:①肢体起病型肌萎缩侧索硬化(limb-onset ALS),占70%;②延髓起病型肌萎缩侧索硬化(bulbar-onset ALS),占25%;③呼吸起病型肌萎缩侧索硬化(respiratory-onset ALS),占5%。

根据上、下运动神经元受累的程度分为:①肌萎缩侧索硬化(ALS);②原发性侧索硬化(PLS);③进行性肌萎缩(PMA);④进行性延髓麻痹(PBP)。研究发现,以上各亚型之间生存期存在着差异,除生存期最长的原发性侧索硬化外,一般延髓起病型肌萎缩侧索硬化生存期较短,肢体起病型肌萎缩侧索硬化较长。

1. 肌萎缩侧索硬化(ALS)　肌萎缩侧索硬化是运动神经元疾病最常见的类型,其包含上运动神经元和下运动神经元受累的病理改变,临床检查早期就有上、下运动神经元同时受累的表现。该病曾被认为是单纯性运动障碍,但随着研究的不断发现,肌萎缩侧索硬化的非运动症状,如认知障碍也

是其临床谱重要的一部分。

2. 进行性肌萎缩(PMA)　进行性肌萎缩是一种进行性下运动神经元受累的运动神经元病,或认为是肌萎缩侧索硬化的一种特殊类型;进行性肌萎缩与典型的肌萎缩侧索硬化相比,生存期较长;部分进行性肌萎缩患者从不出现上运动神经元的临床体征,但也有部分进行性肌萎缩患者在临床病程后期会出现上运动神经元体征,也称为下运动神经元起病型肌萎缩侧索硬化。有研究发现,最初诊断为进行性肌萎缩的患者中约有22%出现了上运动神经元体征,上运动神经元受累通常发生在临床病程2年内;有尸检发现从未出现过上运动神经元损害体征的进行性肌萎缩患者也具有上运动神经元变性的病理改变及运动皮质区TDP-43阳性包涵体形成,这些与肌萎缩侧索硬化的病理改变类型一致。

3. 原发性侧索硬化(PLS)　原发性侧索硬化是一种进行性单纯上运动神经元受累的疾病,此型较为少见,多为40岁以后起病,4年内仅有上运动神经元受累而不出现下运动神经元受累的表现,可称为以上运动神经元受累为主要表现的肌萎缩侧索硬化(upper motor neuron dominant ALS, UMN-D-ALS)。与肌萎缩侧索硬化相比,原发性侧索硬化的临床特点为进展更缓慢、无明显体重下降,以及症状出现后最初4年内体格检查或肌电图结果均无下运动神经元受累的表现。然而,大多数原发性侧索硬化患者在其临床病程晚期确会出现下运动神经元体征,这组患者被称为上运动神经元起病型肌萎缩侧索硬化。一般来说,单纯原发性侧索硬化和以上运动神经元为主的肌萎缩侧索硬化比典型肌萎缩侧索硬化具有更良好的预后,与肌萎缩侧索硬化相比,原发性侧索硬化的生存期更长且病情进展更缓慢,以上运动神经元为主的肌萎缩侧索硬化患者的生存期介于原发性侧索硬化和典型肌萎缩侧索硬化之间。

4. 进行性延髓麻痹(PBP)　进行性延髓麻痹是一种累及头面部肌肉的进行性上、下运动神经元受累的疾病。该疾病受累部位可仅局限于延髓段,但更常见的是扩散累及其他节段的上运动神经元和下运动神经元,出现相应症状和体征。因此,该类型被称为延髓发病型肌萎缩侧索硬化。

5. 其他特殊类型,如连枷臂综合征(flail arm

syndrome, FAS)和连枷腿综合征(flail leg syndrome, FLS)为临床中少见类型,也有人认为是肌萎缩侧索硬化的变异型,与典型的肌萎缩侧索硬化相比,FAS和FLS患者具有较长的生存期。

连枷臂综合征是由Vulpian等于1886年首先描述,2002年被命名为连枷臂综合征。连枷臂综合征的典型表现为进行性非对称性双上肢近端为主的肌无力和萎缩,呈下运动神经元受累;没有或仅有其他节段轻度受累的表现,球部和下肢没有明显的功能受累,但在疾病后期可出现球部或下肢神经电生理异常表现。由于三角肌、冈上肌、冈下肌、胸锁乳突肌、小圆肌及手部肌肉萎缩,连枷臂综合征患者会出现双上肢肩部下沉以及旋前的特殊姿势。连枷臂综合征常始于近端,然后向远端扩散,扩散处手臂和手功能严重受损。连枷臂综合征也称为臂肌萎缩性双瘫。

连枷腿综合征是由Pierre Marie和Patrikios首次描述,也称为肌萎缩侧索硬化/运动神经元病的假性多发性神经炎变异型。连枷腿综合征典型表现为非对称性的下肢肌无力和萎缩,远端重于近端,易被误诊为周围神经病。

连枷臂综合征和连枷腿综合征多在疾病早期进展相对较快,之后病情相对稳定,疾病后期出现上运动神经元损害的体征。由于连枷臂综合征和连枷腿综合征具有相对良性的疾病进程,患者较典型肌萎缩侧索硬化具有更长生存期。因此,早期诊断、判断预后,这对于增加患者自信心非常重要。

根据典型定义,肌萎缩侧索硬化被认为是一种累及上运动神经元和下运动神经元的变性疾病,患者一般不具有运动系统以外的症状或体征。然而,最新的研究发现很多患者除具有肌萎缩侧索硬化的所有运动症状外,同时还具有其他疾病的特点,如额颞叶痴呆、自主神经功能不全、帕金森病样锥体外系表现、共济运动障碍、眼外肌麻痹、核上性凝视麻痹和/或感觉缺失,此类患者被称为肌萎缩侧索硬化叠加综合征。

三、疾病分期

肌萎缩侧索硬化是一种持续进展性疾病,其临床病程几乎一直呈线性进展,具有相对稳定的斜率。虽然个体进展的速率不同,但其病史应能反映

病情随着时间的变化。肌萎缩侧索硬化患者的症状可最初在起病节段内扩散,随后以相对可预测的形式扩散至其他区域。单侧手臂起病患者最常见的扩散模式(占60%~70%)顺序为对侧手臂、同侧腿、对侧腿、延髓肌;单侧腿起病患者最常见的扩散模式(占60%~70%)顺序为对侧腿、同侧手臂、对侧手臂、延髓肌;延髓起病患者最常见的扩散模式为扩散至一侧手臂,然后至对侧手臂。

肌萎缩侧索硬化的进行性病程最终会产生危及生命的两个方面:呼吸衰竭和/或吞咽困难。呼吸肌无力可能出现在疾病最初,但更常在进行性肢体和/或延髓肌无力数月或数年后出现,进行性神经肌肉呼吸衰竭是肌萎缩侧索硬化最常见的死亡原因。进行性吞咽困难可能为疾病的最初表现之一,但多在进行性肢体和/或其他延髓肌无力数月或数年后出现。吞咽困难会造成误吸食物、液体或分泌物并最终导致肺炎,还可能导致营养不良和脱水。

从确诊起计算,肌萎缩侧索硬化患者的中位生存期为3~5年,然而,约10%的肌萎缩侧索硬化患者可以存活10年或更长时间,生存期超过20年的情况也偶有报道,除疾病本身外,很大程度上和医生、患者及其家属所作出的治疗决策有关。

为了相对客观准确地判断肌萎缩侧索硬化的预后,通过对疾病发展情况进行划分可以判断药物临床试验的效果以及及时对不同阶段的患者进行有效的干预。目前已报道了两个分期方法。

英国Roche等根据病程中患者最近一次受累区域的不同,将肌萎缩侧索硬化分为5期(称为伦敦分期)(表4-1-3):1期为出现症状(第一个区域);2期A为诊断确定时,2期B为第二区域受累;3期为第三区域受累;4期A为患者需要经皮胃造瘘,4期B为患者需要无创通气;5期为死亡或进行机械通气。各期平均存活时间及5年生存率均不同。

意大利Chio等提出了肌萎缩侧索硬化米兰都灵功能分期(Milano Torino functional staging, ALS-MITOS),将患者功能分为4个域,通过每个域功能损害评分的总和来确定分期:0期为无功能丧失;1期为一个功能域丧失;2期为两个功能域丧失;3期为三个功能域丧失;4期为四个功能域丧失;5期为死亡或进行机械通气(表4-1-4)。

表 4-1-3 ALS 伦敦分期及不同分期的生存期

分期	最近一次记录的情况	球部发病的 ALS		肢体发病的 ALS	
		中位生存时间/个月	5 年生存率/%	中位生存时间/个月	5 年生存率/%
2A 期	诊断	19	20.5	59	49.9
2B 期	第二区域受累	19	17.5	28	29.0
3 期	第三区域受累	13	9.8	13	12.3
4A 期	需要经皮胃造瘘	9	6.4	6	4.2
4B 期	需要无创通气	3	5.9	8	6.0

表 4-1-4 ALS 米兰都灵功能分期评分表

ALSFRS 功能域 *	项目	项目评分及标准	功能域评分†
活动（行走/生活自理）†	行走	4 分：正常	0 分
		3 分：行走稍困难	
		2 分：需借助辅助工具或他人帮助下行走	
		1 分：只有行走动作但不能移动	1 分
		0 分：缺乏有目的腿部活动	
	或 穿衣及个人卫生	4 分：正常	0 分
		3 分：可独立并完全自己完成，但费力或效率低	
		2 分：需间歇协助或用替代方法	
		1 分：需要他人协助	1 分
		0 分：完全依赖他人	
吞咽	吞咽	4 分：正常饮食习惯	0 分
		3 分：饮食稍困难，偶有呛咳	
		2 分：饮食习惯变化	
		1 分：需要鼻饲辅助	1 分
		0 分：NPO（不能经口进食，完全肠外或肠内营养）	
交流†	言语	4 分：正常言语	0 分
		3 分：可察觉的言语欠清晰	
		2 分：复述后可理解	
		1 分：加入非语音性交流方式	1 分
		0 分：丧失语言功能	
	和 书写	4 分：正常	0 分
		3 分：慢或杂乱，所有字清晰可辨	
		2 分：非所有字都清晰可辨	
		1 分：能握住笔，但不能写字	1 分
		0 分：握不住笔	
呼吸†	呼吸困难	4 分：无呼吸困难	0 分
		3 分：行走时发生	
		2 分：吃饭、洗澡或穿戴时发生	
		1 分：休息时发生，坐或躺时均呼吸困难	1 分
		0 分：显著困难，考虑使用机械通气支持	
	或 呼吸功能不全	4 分：无吸功能不全	0 分
		3 分：间歇使用 NIPPV	
		2 分：夜间连续使用 NIPPV	
		1 分：日夜连续使用 NIPPV	1 分
		0 分：气管切开或插管，侵入性机械通气	

注：* 通过将功能评分相加确定分期，一个功能域 1 分；

† 当使用两项时，根据标明的两项评分或其中之一得出评分；

ALFSRS：ALS Functional Rating Scale，肌萎缩侧索硬化功能评分量表；ALS-MITOS：ALS-Milano Torino functional staging，肌萎缩侧索硬化米兰都灵功能分期；NIPPV：non-invasive positive pressure ventilation，无创正压通气；NPO：non-peros，禁食。

这两个分期系统各有优点。伦敦分期系统基于临床病程节点（如起病症状、诊断及后续进展等）；ALS-MITOS 分期系统基于功能评定量表（ALS functional rating scale，ALSFRS），结合了与患者功能相关的临床节点（如诊断，第二、三区域损害）或两个特定功能的丧失（需要经皮胃造瘘或无创呼吸机）。

四、分子分型

肌萎缩侧索硬化的分子分型主要是按照其致病基因和相关基因分型，包括常染色体显性遗传、常染色体隐性遗传、X 连锁显性遗传。

（一）常见的常染色体显性遗传亚型

1. ALS1 亚型为 *SOD1* 基因突变所致，约占家族性肌萎缩侧索硬化的 12%~20%，目前已报道有近 200 种 *SOD1* 基因突变。ALS1 的临床特点多样，如 A4V 错义突变是美国 FALS1 最常见的突变，约占 *SOD1* 基因突变患者的 41%，该亚型进展迅速，发病后的平均期望寿命为 1.5 年，UMN 不受累或受累程度轻微，但除运动神经元以外的其他系统病理异常更常见；I113T 突变是第二常见的突变类型，约占 *SOD1* 基因突变的 16%，该亚型临床病程多变，从发病到 2 年内死亡的快速进展型到可持续 20 年病情仍稳定的慢速进展型不等，UMN 和 LMN 均可受累，也有后索受累的表现；A4T 突变的严重程度与 A4V 突变类似，也具有明显的临床和遗传异质性，同一突变在不同家族中表型差异明显，甚至有报道在同一家族成员之间，起病时间和病程也存在明显差异；H46R 突变可导致缓慢进展型肌萎缩侧索硬化，平均病程长于 12 年，起病形式较统一，几乎所有患者均以远端腿部肌无力起病，延髓受累很少见、不影响高级智能等；A89V 突变相对罕见，发病年龄差异大并伴有痛性感觉性神经病的特点；G93C 突变导致的肌萎缩侧索硬化病情进展缓慢，平均生存时间将近 13 年，患者多只出现 LMN 表型而无延髓受累。*SOD1* 基因突变也可见于散发性肌萎缩侧索硬化，其中 I113T 和 D90A 突变最为常见。另外，还有常染色体隐性遗传的家族性肌萎缩侧索硬化罕见病例报道，如 *SOD1* 基因的 D90A 突变。

2. ALS3 亚型目前致病基因未克隆，该亚型平均发病年龄为 43 岁，平均期望寿命为 5 年，以腿部起病常见，UMN 和 LMN 体征均会出现，不累及运动神经元以外的其他系统。

3. ALS4 亚型是由于 *SETX* 基因突变引起，平均发病年龄为 10~19 岁，最常见的首发症状为肢体远端无力及萎缩，而近端无力出现较晚，可出现 UMN 体征，延髓受累不常见，临床病程进展缓慢，患者多在 40~50 岁才会进展到坐轮椅的程度，年龄较大患者可出现轻微的感觉异常。病理上，其特征为 UMN 和 LMN 受损，以及后根神经节和后索神经纤维损伤。*SETX* 基因的隐性突变形式也与常染色体隐性遗传共济失调和周围神经病变有关。*SETX* 基因编码的 senataxin 蛋白为一种 DNA 和 RNA 的解旋酶。

4. ALS6 亚型是由于 *FUS* 基因突变引起，*FUS* 基因也称为脂肪肉瘤易位基因（translocation in liposarcoma，TLS）。*FUS* 基因突变见于 3%~5% 的家族性肌萎缩侧索硬化病例，这一比例类似于或可能高于 *TARDBP* 基因突变，而低于 *SOD1* 基因或 *C9orf72* 基因突变。该亚型平均发病年龄 45 岁，平均生存时间为 33~41 个月，但症状持续时间变化较大，也有存活最长 18 年的报道。起病首发部位累及颈髓的较胸髓和腰髓常见，少数患者具有 FTD-ALS 或帕金森综合征的表型。病理改变发现脊髓中 LMN 严重受损，而脑干受损程度相对较轻。FUS/TLS 蛋白定位于细胞核内，在功能上与 TDP-43 蛋白类似，在细胞核内参与转录调节、RNA 剪接和运输；*FUS* 基因突变使蛋白的定位发生改变，由神经元的细胞核转移到细胞质中，使 RNA 的代谢受损。

5. ALS7 亚型目前致病基因未克隆，该亚型平均发病年龄约为 50 岁，平均期望寿命为 3 年，具有 UMN 和 LMN 体征。

6. ALS8 亚型是由于 *VAPB* 基因突变引起，临床特征为 20~50 岁起病，病程进展缓慢，伴有痛性痉挛、肌束颤动、LMN 性肌无力，而 UMN 表现不太常见，部分个体患者合并感觉缺失、姿势性震颤。目前在快速进展的典型严重肌萎缩侧索硬化或晚发型脊髓性肌萎缩的家系中，也发现有 *VAPB* 基因突变。

7. ALS9 亚型是由于 *ANG* 基因突变引起，该亚型临床特点为进行性进展的 UMN 和 LMN 病变，发病年龄和生存期差别很大，从延髓起病的患者约为 50%，部分患者早期可合并帕金森综合征表现，发病 5 年后再相继出现 UMN 和 LMN 表现及典型的额颞叶痴呆表现。*ANG* 基因突变可导致血管生成活性的功能丧失，血管生成素蛋白可促进组织血管形成，是血管内皮生长因子（vascular endothelial growth factor, VEGF）发挥活性时所必需的。

8. ALS10 亚型是由于 *TARDBP* 基因突变引起，该亚型具有发病年龄早、上肢起病和进展速度慢等临床特征，部分患者出现认知功能障碍或额颞叶痴呆表型。*TARDBP* 基因编码蛋白 TAR DNA 结合蛋白 43（TDP-43）是大多数肌萎缩侧索硬化神经元细胞质中泛素阳性包涵体的主要成分（*SOD1* 基因和 *FUS* 基因突变的肌萎缩侧索硬化除外）。

9. ALS11 亚型是由于 *FIG4* 基因突变引起，也是腓骨肌萎缩症 4J 型（Charcot-Marie-Tooth disease type 4J, CMT4J）的等位基因。该亚型临床表现为儿童早期至成年期起病，运动和感觉神经元同时受累。*FIG4* 基因编码的蛋白为一种磷酸肌醇 5-磷酸酯酶，该酶调节参与细胞膜膜泡运输的信号脂质。

10. ALS12 亚型是由于 *OPTN* 基因突变引起，该亚型发病年龄为 33~54 岁，病情进展缓慢。1%~2% 的家族性肌萎缩侧索硬化和 0~3.5% 的散发性肌萎缩侧索硬化有 *OPTN* 基因突变。

11. ALS13 亚型是由于 *ATXN2* 基因突变引起，*ATXN2* 基因内的 CAG 三核苷酸异常重复扩增是脊髓小脑性共济失调 2 型（spinocerebellar ataxia 2, SCA2）的致病基因，但越来越多的证据显示，*ATXN2* 基因的 CAG 三核苷酸中等长度的扩增与肌萎缩侧索硬化发病风险增加相关。

12. ALS14 亚型是由于缬酪肽蛋白（valosin-containing protein, VCP）基因突变引起，其突变占 1%~2% 家族性肌萎缩侧索硬化病例。*VCP* 基因突变也是一种常染色体显性遗传性家族性综合征部分病例的病因，该综合征包括包涵体肌病（inclusion body myopathy, IBM）、Paget 骨病（Paget disease of the bone, PDB）和包涵体肌病并 Paget 骨病额颞叶痴呆综合征（inclusion body myopathy associated with Paget disease of bone and frontotemporal dementia, IBMPFD）。越来越多的证据证实，IBMPFD 的疾病谱包括家族性肌萎缩侧索硬化。缬酪肽蛋白参与众多细胞功能，包括参与泛素依赖的蛋白质降解和细胞自噬通路。突变的

VCP 可能会通过影响细胞自噬导致 TDP-43 包涵体在受累细胞的细胞质内沉积而发挥作用。

13. ALS17 亚型是由于染色质修饰蛋白 2b（chromatin modifying protein 2b, *CHMP2B*）基因突变引起，也被称为第 3 号染色体相关性额颞叶痴呆（FTD3）。虽然 *CHMP2B* 基因突变主要与 FTD3 相关，但也与伴或不伴额颞叶痴呆的晚发型（60 岁~80 岁发病）延髓型肌萎缩侧索硬化相关。

14. ALS18 亚型是由于抑制蛋白 1（profilin 1, *PFN1*）基因突变引起，其临床特点为中年起病（平均 45 岁），累及四肢。PFN1 能调节肌动蛋白聚合和多种其他细胞功能，与野生型 PFN1 蛋白相比，突变型 PFN1 蛋白可降低结合肌动蛋白水平、抑制轴索生长，并且更容易形成细胞内聚集。

15. ALS19 亚型是由绒毛膜蛋白基因 ErB.4（chorion protein gene ErB.4, *ERBB4*）突变引起。ERBB4 是一种受体酪氨酸激酶，可以被神经调节素激活，导致 C 端自磷酸化。*ERBB4* 基因突变降低了自磷酸化水平。

16. ALS20 亚型是由非均相核核蛋白 A1（heterogeneous nuclear ribonucleoprotein A1, *HNRNPA1*）基因突变引起。*HNRNPA2B1* 和 *HNRNPA1* 基因突变导致 IBM 联合 PDB、FTD 及 ALS（IBMPFD/ALS）罕见遗传综合征。*HNRNPA2B1* 和 *HNRNPA1* 基因编码 RNA 结合蛋白，并在调节 RNA 功能中起重要作用，基因突变累及 hnRNPA2B1 和 hnRNPA1 蛋白的类朊病毒结构域，导致纤丝形成过量，并最终在细胞质内形成包涵体导致神经变性；同时有研究发现 hnRNPA2B1 和 hnRNPA1 在调节 RNA 代谢中也与 TDP-43 相互影响，*hnRNPA2B1* 和 *hnRNPA1* 的突变是否是影响了 TDP-43 的代谢途径从而导致肌萎缩侧索硬化的发病将有待于进一步的研究。

17. ALS21 亚型是由基质蛋白 3（matrin 3, *MATR3*）基因突变引起的。MATR3 是具有多种功能的核蛋白。它结合 DNA 和 RNA 以及一些 RNA 结合蛋白，包括 TDP-43。另外，它是核孔复合物的一部分，且可能参与 hnRNP 穿梭进出细胞核的过程。它可能还参与 RNA 的编辑。

18. ALS22 亚型是由微管蛋白 alpha-4A（tubulin alpha-4A, *TUBA4A*）基因突变引起的。微管是轴突必需的细胞骨架，由微管蛋白家族成员中的两个亚基 α 和 β 微管蛋白的多重拷贝所组成。编码

一种类型的微管蛋白（即微管蛋白 A4A，*TUBA4A*）的基因突变于 2014 年被发现。但与 *SOD1* 基因或 *C9orf72* 基因家族相比，*TUBA4A* 基因突变的外显率可能较低。主要致病机制为损害微管的聚合。

19. ALS23 亚型是由膜粘连蛋白 11 抗体（annexin A11，*ANXA11*）基因突变引起的。该基因编码膜联蛋白家族的成员，膜联蛋白是一组钙依赖的磷脂结合蛋白，主要定位于细胞核和胞质的囊泡样结构区域，和钙周期蛋白及磷脂相结合参与胞内运输和囊泡的转运过程，另外在肿瘤和免疫系统疾病中也发挥一定作用。该亚型患者发病年龄较晚，主要是在 67 岁左右发病，发病范围是 37~71 岁，80% 为球部起病，部分患者存在认知障碍。

20. ALS24 亚型是由非有丝分裂基因 a 相关激酶 1（never in mitosis gene a-related kinase 1，*NEK1*）基因突变引起，NEK1 与多种细胞功能有关，包括纤毛形成、DNA 损伤反应、微管稳定、神经元形态和轴突极性等。该亚型患者发病年龄范围是 60~80 岁，临床可累及球部和四肢，上肢比下肢严重，并且多不对称发展，病情进展较快，通常 2~5 年内死亡。

21. ALS25 亚型是由驱动蛋白重链 5A（kinesin heavy chain 5A，*KIF5A*）基因突变引起的，其发病机制可能与细胞内转运过程和细胞骨架缺陷有关。患者发病年龄比经典 ALS 要早，主要在 29~56 岁。临床表现有非对称的四肢无力和延髓症状、上运动神经元体征和情绪不稳。病情进展较慢，通常在 3~10 年死亡。

（二）常见的常染色体隐性遗传亚型

1. ALS2 亚型是由于 *ALS2* 基因突变引起，*ALS2* 基因编码的 Alsin 蛋白是一种 GTP 酶调节蛋白。临床表现为早发性肌萎缩侧索硬化，平均发病年龄在 10 岁以内，可出现面部、下肢和上肢的 UMN 症状与体征，病情进展非常缓慢，到 40 多岁时才会出现行走困难。

2. ALS5 亚型是由于 *SPG11* 基因突变引起，临床表现为发病年龄早，多在十几岁起病，LMN 体征和程度多于 UMN 体征，远端受累较近端明显，双臂受累较双腿明显，晚期可累及延髓。*SPG11* 基因的突变也是遗传性痉挛性截瘫并胼胝体发育不良的病因，然而，ALS5 患者存在延髓症状、UMN 受累和肌萎缩侧索硬化的病理学表现，而没有胼胝体变薄、眼部异常、认知障碍及精神异常等遗传性痉挛性截瘫并胼胝体发育不良的临床表型。

3. ALS16 亚型是由细胞内非阿片类受体 1（sigma nonopioid intracellular receptor 1，*SIGMAR1*）基因突变引起，其毒性功能的增加和功能的丧失涉及 ER 活性的改变、蛋白质稳态的缺乏以及 RNA 结合蛋白的失调。临床表现为发病年龄较早，常为青少年期起病。

（三）常见的 X 连锁显性遗传亚型

ALS15 亚型，由 *UBQLN2* 基因突变引起，发病年龄范围在 16~71 岁，男性发病较女性早，而平均病程在男女患者间无明显差异，约为 4 年，可伴有额颞叶痴呆表型。

（四）其他未明确排序分型的肌萎缩侧索硬化亚型

1. 由 D- 氨基酸氧化酶（D-amino acid oxidase，*DAO*）基因突变引起的典型成年发病家族性肌萎缩侧索硬化，其临床特征包括 UMN、LMN 和延髓受累体征，无认知功能障碍，死亡时的平均年龄为 44 岁（42~55 岁）。DAO 是一种催化 D- 丝氨酸氧化脱氨作用的黄素蛋白，D- 丝氨酸是在激活 N-甲基 -D- 天冬氨酸谷氨酸（N-methyl-D-aspartate，NMDA）受体亚型中的一种共激活因子，*DAO* 基因 R199W 突变可使 D- 氨基酸氧化酶活性丧失，从而通过增强 NMDA 受体激活的兴奋性毒性导致细胞死亡。

2. 神经丝重链（neurofilament heavy chain，*NEFH*）基因突变导致的家族性肌萎缩侧索硬化，其临床特征包括单肢肌萎缩、痴呆和延髓功能障碍等，约 1% 的散发性肌萎缩侧索硬化患者有 *NEFH* 基因突变。

3. FTD-ALS 相关的亚型包括 *C9orf72* 基因突变导致的 FTD-ALS1 亚型，*CHCHD10* 基因突变导致的 FTD-ALS2 亚型，*SQSTM1*（*p62*）基因突变导致的 FTD-ALS3 亚型，*TBK1* 基因突变导致的 FTD-ALS4 亚型，以及 *TIA1* 基因、*GRN* 基因、*CCNF* 基因突变导致的 FTD-ALS 亚型等。

综上所述，目前已经发现了许多与肌萎缩侧索硬化相关基因，说明遗传因素在肌萎缩侧索硬化发病机制中占有一定的作用；除 *SOD1* 基因和 *C9orf72* 基因外，上述的致病基因在总的肌萎缩侧索硬化中仅占很小的比例或为单个家系的报道，但全基因组关联研究（GWAS）提供了更多的与肌萎缩侧索硬化相关的遗传信息。

第三节 检验与辅助检查

目前,在肌萎缩侧索硬化的诊断过程中,实验室、电生理学和影像学检查是临床重要的辅助检查,基因检测现也已开始纳入肌萎缩侧索硬化的临床诊断过程中。欧洲神经病学联盟肌萎缩侧索硬化临床管理指南将患者所需做的检查按证据级别作出了推荐(表4-1-5)。

表 4-1-5 确定诊断 ALS 建议进行的相关检查

检测	证据级别	推荐的必需检测	在可疑病例中推荐的额外检测
临床化学			
血			
血细胞沉降率	IV	X	
C 反应蛋白	IV	X	
血常规	IV	X	
转氨酶及乳酸脱氢酶	IV	X	
甲状腺功能	IV	X	
维生素 B_{12} 及叶酸	IV	X	
血清蛋白电泳	IV	X	
血清免疫电泳	IV	X	
肌酸激酶	IV	X	
肌酐	IV	X	
电解质	IV	X	
糖	IV	X	
血管紧张素转移酶	IV		X
乳酸	IV		X
氨基己糖 A 及 B 检测	IV		X
抗 GM1 抗体	IV		X
抗 Hu 抗体,抗 MAG 抗体	IV		X
抗乙酰胆碱受体抗体	IV		X
血清学(莱姆病,包括 HIV 病毒)	IV		X
DNA 分析(SOD1,SMN,SBMA,TDP43,FUS)	IV		X
脑脊液			
细胞学	IV		X
细胞计数	IV		X
总蛋白浓度	IV		X
葡萄糖,乳酸	IV		X
蛋白电泳,包括 IgG 指数	IV		X
血清学(莱姆病,病毒)	IV		X
神经节苷脂抗体	IV		X
尿			
镉	IV		X

续表

检测	证据级别	推荐的必需 检测	在可疑病例中推荐的 额外检测
铅	IV		X
汞	IV		X
镁	IV		X
尿免疫电泳	IV		X
神经生理学			
肌电图	III	X	
神经传导速度	III	X	
经颅磁刺激（TMS）	IV		X
放射学诊断			
磁共振 /CT（头、颈、胸、腰）	IV	X	
胸片	IV	X	
乳腺钼靶	IV		X
活检			
肌肉	III		X
神经	IV		X
骨髓	IV		X
淋巴结	IV		X

注：X为建议进行相应检查。

一、实验室检查

在诊疗过程中,肌萎缩侧索硬化患者通常会进行血、尿和脑脊液的实验室检查。常规实验室检查通常包括:全血细胞计数和分类计数、电解质(包括钙和磷酸盐)、肝功能检查、甲状腺功能检查、肌酸激酶、红细胞沉降率、抗核抗体、类风湿因子、维生素 B_{12}、抗 GM1 抗体、血清蛋白免疫固定电泳,以及尿蛋白免疫固定电泳等。对于有可疑危险因素暴露史的患者还应进行重金属筛查。此外,还可根据患者临床表型选择更特异性的检查,如脑脊液检查。实验室检查有助于肌萎缩侧索硬化的诊断与鉴别诊断。

二、神经电生理学检查

尽管肌萎缩侧索硬化的诊断主要依靠临床表现,但感觉和运动神经传导检查及针电极肌电图检查也是运动神经元病评估的一个标准组成部分。当支持肌萎缩侧索硬化诊断的临床证据有限或相互矛盾时,进行电生理诊断检查是非常有必要的。

神经电生理学检查对肌萎缩侧索硬化的早期诊断具有重要临床价值,其中多区域检查能够发现临床无症状部位的下运动神经元损害。

（一）肌电图

针电极肌电图在肌萎缩侧索硬化的诊断中起重要作用。在选择受试肌肉时,一般需考虑延髓、颈髓、胸髓和腰骶髓 4 个区域的远、近端肌肉。肌萎缩侧索硬化的肌电图表现结合了急性和慢性失神经支配和神经再支配的特征,主要表现为:①进行性运动神经元损伤和自发性失神经支配放电表现,如束颤电位、纤颤电位和正锐波等;②慢性失神经再支配的表现,如运动单位电位（motor unit action potential, MUAP）波幅增高、时程增宽伴神经源性募集和干扰相减少。按照日本淡路岛（Awaji-shima）标准,认为有神经源性改变的肌肉中束颤电位等同于纤颤电位及正锐波,束颤电位可能也见于失神经支配的肌肉中,并且代表了非自主募集的运动单位自发性放电。当肌束颤动出现在肌肉表面时,肉眼可观察到。提示近期神经再支配的 MUAP 不稳定,被认为是持续性失神经支配及神经再支配的重要指征。应注意当同一肌肉表现为进行性失神经和慢性失神经共存时,对于诊断肌萎缩侧索硬化有更强的支持价值。而仅在某些肌肉有慢性失神经表现,而无纤颤电位或正锐波等进行性失神经表现时,则应慎重诊断肌萎缩侧索硬化。当进行性失神经表现明显,而慢性失神经不明显时,诊断也要慎重,需定期随访。在肌萎缩侧索硬化病程早期,肌电图检查可仅出现1个或2个区域的损害,此时对于临床怀疑肌萎缩侧索硬化者,需间隔3个月随访复查。然而,尽管肌电图出现3个或以上区域损害时,并非都可以诊断肌萎缩侧索硬化,电生理检查结果应密切结合临床进行分析,避免孤立地对肌电图结果进行解释。

(二)神经传导检查

神经传导检查主要是排除和肌萎缩侧索硬化临床表现相似的疾病,如周围神经病。运动传导在轻症及早期患者可以正常,但严重萎缩的和失神经支配的肌肉中复合运动动作电位(compound motor action potential, CMAP)的波幅可能减小。感觉神经传导一般正常,除非合并糖尿病或嵌压性周围神经病。

运动单位数量估算是一种以神经传导为基础的方法,其评估用于支配手部与足部小型肌肉的可用运动性轴突的数量。该技术目前已被应用于许多疾病,在肌萎缩侧索硬化中的应用最为成功,运动单位数量减少通常先于临床上无力的出现,且该测量结果的变化可用作临床试验中的结局测量的指标。

(三)电诊断标准

关于疑似肌萎缩侧索硬化患者,下运动神经元损伤的电诊断需遵循以下原则:一般而言,电生理诊断评估包括:在2个或以上肢体中进行多项运动和感觉传导检查,以及对3个肢体、中段胸脊髓旁区域及延髓支配区域的多块肌肉进行针电极肌电图检查。上下肢的运动传导速度应当是正常的。然而,运动神经传导速度的轻微减慢也可与运动神经的轴索损伤及其引起的CMAP波幅降低等有关。上下肢感觉电位的波幅和传导速度应该正常或保持与运动电位的波幅形成对比的关系(即受损程度较低)。被检查区域的多块肌肉中应当出现急性或进行性肌肉失神经支配的证据。根据日本淡路岛(Awaji-shima)共识标准,认为束颤电位提

示有慢性失神经支配证据的肌肉中的急性或进行性失神经支配。慢性失神经支配及神经再支配的证据应见于单个或多个肢体的多块肌肉中,并且也可能见于延髓所支配肌肉和胸部肌肉中。如果满足以上条件,则可证实下运动神经元病变的存在。但若要诊断肌萎缩侧索硬化,还必须存在上运动神经元病变的临床症状。

(四)重复神经刺激(repetitive nerve stimulation, RNS)

RNS是一种评估神经肌接头完整性的神经传导技术,它在一些疾病(如重症肌无力和Lambert-Eaton肌无力综合征)的诊断中发挥重要的作用。因此,如果在评估疑似运动神经元病时,可应用RNS来进行鉴别诊断以排除相应的疾病。但由于进行性失神经支配伴神经再支配的生理作用可导致波幅递减这一异常发现,所以对肌萎缩侧索硬化患者而言,RNS结果可能为正常,也可能为异常。在神经再支配的活动性神经侧支芽生(collateral sprouting)的情况下,在新形成的、不稳定的神经肌接头的神经传导可能为间歇性,这会导致RNS上的递减反应。

(五)单纤维肌电图

单纤维肌电图用于测量颤抖(一种对神经肌接头功能的评估)及纤维密度(一种针对失神经支配后神经再支配的电生理学评估)。颤抖测量可能会受到存在持续性神经再支配及新形成的不稳定神经肌肉接头的影响。纤维密度增加是一种非特异性表现,可见于任何已经经历过失神经支配和神经再支配的肌肉中,是由于神经侧支芽生增加了神经再支配的运动单位区域内肌纤维数量。

三、神经影像学检查

神经影像学检查可以排除结构性损害,有助于肌萎缩侧索硬化与其他疾病的鉴别。如颅底、脑干、颈椎、腰椎及脊髓或椎管结构性病变导致上和/或下运动神经元受累时,相应部位的影像学检查可以帮助鉴别诊断。有研究发现肌萎缩侧索硬化患者影像学可在T_2WI、液体衰减反转恢复序列(FLAIR)和质子密度加权序列均显示沿皮质脊髓通路、中央和额叶皮质明显高信号,但上述MRI特征并非肌萎缩侧索硬化特异性表现,它与疾病严重程度和上运动神经元体征存在的相关性较弱,而且

对预测疾病进展无明显意义。此外，DTI、静息功能磁共振成像（fMRI）和基于体素（VBM）等检查方法可能有助于肌萎缩侧索硬化的研究。在评估上运动神经元病变时，应使用 MRI 检查临床表现提示病变节段以上的所有节段，如当上运动神经元表现出现在腿部时，则应对脑部、颈椎和胸椎进行 MRI 检查。

神经肌肉超声检查检测肌束颤动有助于肌萎缩侧索硬化的诊断。超声检测在各种肌肉中检测出肌束颤动的比例较针极肌电图明显更高，这些肌肉包括舌肌（60% vs. 0）、肱二头肌（88% vs. 66%）和胫骨前肌（83% vs. 45%）。因此，通过采用肌电图联合超声检查所获得的信息检测出符合确诊或拟诊肌萎缩侧索硬化的 Awaji 诊断标准的患者比例较仅采用肌电图检查的比例稍高（79% vs.74%）。超声检查可识别出肌萎缩侧索硬化患者中的神经和肌肉萎缩，但由于这些表现也可见于许多其他神经疾病和肌病，所以认为它们不具有特异性。因此，神经肌肉超声检查在肌萎缩侧索硬化诊断中的实际效用需进行更多的研究。

四、基因学检测与遗传咨询

基因学检测与遗传咨询主要用于家族性肌萎缩侧索硬化患者的诊断，某些散发性肌萎缩侧索硬化的诊断，家族性肌萎缩侧索硬化家族中成员的风险评估，散发性肌萎缩侧索硬化的风险评估等。对家族性肌萎缩侧索硬化的基因学检测有助于精准的分子诊断与分型。基因学检查技术方法发展很快，包括肌萎缩侧索硬化相关致病基因的 panel 检测、新一代测序检测等，还包括多核苷酸重复的检测技术。

基因学检测策略是根据遗传模式、临床表型、常见基因突变和热点等信息进行的，如 *SOD1*、*C9orf72*、*TARDBP*、*FUS*、*FIG4*、*ANG*、*Alsin*（ALS2）、*VAPB*、*OPTN* 和 *SETX* 基因等。基因学检测结果必须按照 ACMG 指南解析判读。对于某些家族性肌萎缩侧索硬化基因学检测阴性时，要考虑存在新的肌萎缩侧索硬化致病基因的可能。

五、其他

（一）肌肉活检

肌肉活检不是肌萎缩侧索硬化诊断过程中的常规项目，但如果基于临床、电生理诊断或血清学方面怀疑存在肌病时，则可以进行该检查。肌萎缩侧索硬化患者的肌肉活检可见慢性失神经支配伴神经再支配的非特异性表现。失神经支配的纤维可能表现为皱缩、角形和深染色。纤维类型群组化是反映神经再支配的突出表现。肌细胞类型（快缩肌、慢缩肌或中速缩肌）由支配肌细胞的运动神经元所决定，且会导致特征性的染色强度。正常情况下，不同类型的肌纤维在肌肉中随机分布，产生了"棋盘格"外观，随着神经再支配的发生，邻近的纤维被相同运动神经元支配的可能性大，故导致相邻纤维群出现相同的染色特性。

（二）量表评测

目前应用于肌萎缩侧索硬化的量表有肌萎缩侧索硬化功能评分量表（ALS-FRS）及改良表、MRC 肌力评分量表、爱丁堡肌萎缩侧索硬化认知和行为筛查（ECAS）、肌萎缩侧索硬化认知行为筛查（ALS-CBS）、简易精神状态检查（MMSE）、日常生活能力量表（ADL）等，其中 ALS-FRS 量表是在肌萎缩侧索硬化严重程度量表（ALSSS）和统一的帕金森病评分量表（UPDRS）基础上设计，增加了更多的运动功能评分项目，其指标包括四个球部和呼吸功能指标、两个上肢功能指标（用餐具和穿衣）、两个下肢功能指标（走路和爬行）等组成，该量表简便、容易操作、应用广泛，其敏感度、可靠性和稳定性已经得到广泛确认，和已有的其他评估量表可比性和相关性高。爱丁堡肌萎缩侧索硬化认知和行为筛查（ECAS）是经过验证的量化认知行为改变程度和亚型的量表，该量表专门针对肌萎缩侧索硬化患者，其涵盖执行功能、语言、记忆、视空间、社会认知等多个领域，并包含询问照料者的行为和精神障碍问卷，该量表既可以靠说出，也可以靠写作来完成，是一套实用且灵敏的肌萎缩侧索硬化认知功能评价量表。

第四节　诊断与鉴别诊断

一、诊断

（一）肌萎缩侧索硬化临床诊断

肌萎缩侧索硬化患者临床主要表现为皮质、脑干和脊髓前角不同水平运动神经元损伤所致的临床表型,既有上运动神经元(UMN)受损的表现,又有下运动神经元(LMN)受损的表现;随着病程的进展,多个区域(延髓、脊髓、胸髓、腰髓)逐渐受累;并排除其他疾病。

（二）肌萎缩侧索硬化的诊断标准

1. El Escorial 诊断标准 诊断肌萎缩侧索硬化的 E1 Escorial 诊断标准,由世界神经病学联盟(World Federation of Neurology, WFN)运动神经元病(motor neuron diseases, MND)委员会,于20世纪80年代末期着手制定;1994年发表后,已被广泛接受。为了增加其敏感性,WFN于1998年对El Escorial 诊断标准进行了修订。为了应用该标准,将身体划分为球(面部、嘴部和咽喉部的肌肉)、颈(头后部和颈部、肩部和上背部以及上肢的肌肉)、胸(胸腹部以及脊柱中线部位的肌肉)、腰骶(下背部、腹股沟以及下肢的肌肉)4个区域或水平来认识(表4-1-6)。

表 4-1-6　四个区域中上、下运动神经元受累的临床症状及体征

	LMN 症状 （肌无力、肌萎缩、肌束震颤）	UMN 症候 （病理性反射阳性并扩展、肌阵挛等）
脑干	下颌、面部、腭、咽喉、舌	下颌反射、咽反射、掌颌反射阳性,肌张力增高
颈部	颈、臂、手、膈肌	上肢腱反射亢进、肌张力增高、肌阵挛、Hoffmann 征阳性
胸部	背部、腹部	腹壁反射消失、病理性胸壁反射
腰骶部	背部、腹部、腿、足	下肢腱反射亢进、肌张力增高、肌阵挛、病理征阳性

2. 2008年在日本淡路岛(Awaji-shima)举行了肌萎缩侧索硬化专家共识,旨在确定如何最好地使用和解释诊断肌萎缩侧索硬化的电生理数据,提出了 Awaji 标准。根据标准的推荐,在确认肢体各肌肉受累方面,慢性神经源性变化的电生理证据应视为等同于临床信息,该共识包括四个方面的主要内容:①在任何特定的身体区域,对肌萎缩侧索硬化中 LMN 病变的评估,临床与电生理二者异常的诊断意义等同。②必须找到慢性神经源性改变的肌电图特征,例如:a. 运动单位电位的波幅增高、时限增宽,通常伴相位数增加——通过定性和定量检测进行评估。b. 运动单位的募集减少——定义为数目减少的运动单位的快速发放。在有明显 UMN 异常临床特征的肢体,可能不出现快速发放。c. 在大多数肌萎缩侧索硬化病例,运用较窄范围的带通滤波(500Hz~5kHz),可发现不稳定且复杂的运动单位电位。③在肌萎缩侧索硬化患者力量尚正常、未萎缩的肌肉,通常可记录到纤颤电位和正锐波(提示活动性失神经)。④在肌萎缩侧索硬化患者,如果针肌电图显示慢性神经源性改变,束颤电位(波形复杂者更是如此)与纤颤电位-正锐波的临床意义同等。另外,当疑似肌萎缩侧索硬化的临床诊断时,在确认失神经方面,束颤电位应视为等同于纤颤电位和正锐波。强调了寻找束颤电位以及运动单位电位不稳定性的重要性。修订版 El Escorial 诊断标准中,有"临床拟诊 – 实验室支持的肌萎缩侧索硬化"(clinically probable laboratory-supported ALS)这一范畴,解释电生理数据方面的变化。神经电生理检测 UMN 异常的方法有其价值,其敏感性尚可,尤其是 UMN 病变的临床征象不肯定时,但这需要进一步研究。淡路岛共识再次肯定了 El Escorial 诊断标准推荐用于肌萎缩侧索硬化诊断的一般原则,尤其是认识到,神经传导检测和常规肌电图对于排除其他疾病的重要性。重要的是应记住当肌萎缩侧索硬化的临床诊断可疑时,可用临床神经生理学检测来协助诊断。因此,神经电生理检查结果所提示的,必须结合临床背景。

3. 2015年,世界神经病学联盟(WFN)再次修订 El Escorial 诊断标准,明确提出,如果基因检测发现肌萎缩侧索硬化相关基因的致病突变,即使患者仅存在1个区域上运动神经元或下运动神经元损害,也可诊断为肌萎缩侧索硬化。该次修订使肌萎缩侧索硬化的诊断标准从临床与电生理维度向分子生物学维度进行了拓展。且肌萎缩侧索硬化诊断最低要求:至少一个肢体/区域存在进行性 UMN+LMN 损害临床征象;1个区域存在 LMN 临床征象,和/或 EMG 证实存在2个区域(包括慢性

神经性损害和纤颤电位和 / 或正锐波)。

4. 2012 年,中华医学会神经病学分会根据我国临床特点及相关标准指南,推出了《中国肌萎缩侧索硬化诊断和治疗指南》。

5. 2020 年对 El Escorial 诊断标准进行了修订,提出了 ALS 新诊断标准,包括:①有病史记录或多次临床评估证实的进行性运动功能障碍,既往运动功能正常;②至少在 1 个身体区域存在上、下运动神经元功能障碍,或至少在 2 个身体区域存在下运动神经元功能障碍;③各项检查排除其他疾病。

上运动神经元功能障碍,至少有以下 1 种情况:①深部腱反射增强,包括临床有肌无力和肌萎缩,或泛化到邻近肌肉时的反射;②病理反射,包括霍夫曼征、巴宾斯基征、交叉内收反射或口鼻反射;③痉挛性肌张力增高(痉挛状态);④运动迟缓且不协调,不能归因于下运动神经元损伤的无力或帕金森样症状。

下运动神经元功能障碍,至少有以下一种情况:①临床检查有肌无力及肌萎缩。②肌电图异常:a. 慢性神经再生支配的证据,即时限增宽和 / 或波幅增大的巨大运动单位电位,伴多相波增加和运动单位不稳定(作为支持标准,但不是必需的);b. 进行性失神经支配的证据,包括纤颤电位,正锐波、束颤电位。

下运动神经元受累区域定义:临床检查或 / 和肌电图证实有由不同神经或神经根支配的两个肢体肌肉,或一个延髓支配的肌肉,或一个胸髓支配的肌肉存在异常。

身体区域包括延髓、颈髓、胸髓和腰骶髓支配区域。

二、鉴别诊断

如前所述,肌萎缩侧索硬化的诊断标准包括:存在上运动神经元和下运动神经元受损征象、疾病进行性发展及不能用其他病因解释。在实践中,当病史和体格检查提示肌萎缩侧索硬化、电生理诊断检查支持肌萎缩侧索硬化且神经影像学检查和实验室检查并不排除肌萎缩侧索硬化时,临床医生即可做出肌萎缩侧索硬化的诊断。目前尚无任何单项诊断性试验可确定或完全排除肌萎缩侧索硬化的诊断。诊断肌萎缩侧索硬化应该在排

除症状和征象可能归因于另一种疾病诊断的可能性。

(一)多灶性运动神经病

多灶性运动神经病(multifocal motor neuropathy, MMN),也被称为多灶性运动神经病伴传导阻滞,特征是通常出现在双臂的下运动神经元征象。多灶性运动神经病的典型临床表现为亚急性起病,有非对称性肌无力及下运动神经元受损的征象,引起臂部和手部肌无力,不伴相关的感觉缺失。多灶性运动神经病中的神经受累通常是不均匀的,部分神经不受累而另部分神经则严重受累。运动神经传导检查通常(但并不总是)显示出运动神经传导阻滞的证据。通常相同神经节段的感觉传导是正常的。30%~80% 的多灶性运动神经病患者会出现抗 GM1 抗体效价升高。静脉注射免疫球蛋白和其他类型的免疫抑制剂可改善临床症状来治疗。

(二)颈椎病

颈椎病可引起病变发生水平的下运动神经元受损征象联合此水平以下的上运动神经元受损征象。该疾病通常包括神经根或神经末梢感觉异常及括约肌功能障碍,但这些特征也可能不会出现。可通过颈部 MRI 来确定诊断。

(三)良性肌束颤动

多达 70% 的人会出现自发性肌束颤动,此类人群中较小一部分将会出现相对频繁的肌束颤动(可能分布广泛或相对局限),且可伴痛性痉挛。对有过度肌束颤动且体格检查和肌电图均正常的患者所进行的长期随访表明,该疾病实际上是良性的,且不会增加出现运动神经元病的风险。

(四)炎性肌病

炎性肌病包括多发性肌炎、皮肌炎和包涵体肌病。随意肌的无力和吞咽困难可能见于所有这些疾病中。多发性肌炎及皮肌炎通常表现为近端肌无力,包括颈部伸肌无力。包涵体肌病常表现为股四头肌无力和与固有的手部肌无力不成比例的手指屈肌无力。多发性肌炎及皮肌炎通常会导致肌酸激酶显著升高。为诊断这些疾病,通常需进行肌肉活检。该类肌病可见与常见肌病相符的电生理表现,但在疾病末期,运动单位的形态学及募集可与慢性失神经支配的特征性表现相似。

(五)脊髓灰质炎后综合征

脊髓灰质炎后综合征是一种在从病毒性脊髓

灰质炎中部分或完全临床恢复后数年发生的下运动神经元综合征。初期感染时受累节段可能会出现伴或不伴肌萎缩的进行性肌无力。不会出现上运动神经元征象。该疾病还可能包括肌肉或关节疼痛和广泛性乏力。

（六）单肢肌萎缩

单肢肌萎缩（又称局灶性肌萎缩）是一种临床上表现为青少年期起病的局灶性肌萎缩和肌无力疾病，最常见于单只手和手臂，罕见于单腿。平山病（认为其是单肢肌萎缩的一种类型）进展持续 1~5 年（持续 8 年进展的病例不常见），随后趋于稳定。O'Sullivan-McLeod 综合征（认为其是单肢肌萎缩的另一种类型）进展持续更长时间（25~40 年）。这两种疾病均主要见于男性，累及单侧上肢或双侧上肢（偶尔），伴肌无力［远端受累（90%）比近端受累（10%）更常见］。患者病情不会恢复，但由于这两种疾病不会进展为全身性运动神经元病，所以认为它们为良性。虽然通常为散发性，但也有上肢单肢肌萎缩家族性病例的报道。下肢单肢肌萎缩更为罕见，主要见于男性，伴肌无力（在腓肠肌、腓骨肌及腘绳肌），最常表现为非对称性，在股四头肌中更常见。此病进展持续数年，随后出现一个临床稳定期。

（七）遗传性痉挛性截瘫

遗传性痉挛性截瘫是遗传性神经系统变性病中的一类，其突出特征为双下肢出现进行性上运动神经元痉挛性肌无力，与肌萎缩侧索硬化及原发性侧索硬化中所见相似。然而，不同于这些疾病，遗传性痉挛性截瘫患者可能会出现尿频、尿急和高弓足、脊柱畸形等其他系统疾病或畸形；某些类型的遗传性痉挛性截瘫可能伴有小脑功能障碍、视神经萎缩及周围神经病等（SPG7 型），或伴有认知功能减退、上肢肌无力、构音障碍、眼球震颤及 MRI 示胼胝体变薄等（SPG11 型）。

（八）重症肌无力

重症肌无力偶可表现为延髓综合征，出现吞咽困难和构音障碍，而无其经典的上睑下垂或眼部运动障碍。这种表现可类似于延髓起病型肌萎缩侧索硬化。若患者不存在延髓上或下运动神经元的征象，而存在眼部受累或症状日间变化的病史，则倾向于考虑为重症肌无力。此外，肌无力更常表现为上睑下垂和眼部运动障碍，在这种情况下，此病

不太可能与延髓型肌萎缩侧索硬化相混淆。如果怀疑重症肌无力，则应对患者进行乙酰胆碱受体结合性抗体的检测。若乙酰胆碱受体抗体检测结果呈阴性，则应继续检测是否有 MuSK 抗体。在重症肌无力和有下运动神经元性面部肌无力的延髓起病型肌萎缩侧索硬化中，面部肌肉的 RNS 及单纤维肌电图检查可能会呈现阳性结果。在延髓起病型肌萎缩侧索硬化中，头颈部肌（如舌肌、咬肌或胸锁乳突肌）常显示出失神经支配和神经再支配的电生理学证据。

（九）甲状腺功能亢进症

尚无甲状腺功能亢进症与运动神经元病之间存在相关性的证据。然而，甲状腺毒症患者的临床特征可能包括与锥体束功能障碍相关的上运动神经元体征以及与周围神经病相关的下运动神经元体征，这些特征可能与肌萎缩侧索硬化的临床特征相重叠。

第五节　治疗与康复

肌萎缩侧索硬化是一种进行性进展的神经变性病，目前无法治愈，但近些年研究显示，多种综合措施能够提高肌萎缩侧索硬化的存活率。除延缓疾病进展和延长寿命外，减轻肌萎缩侧索硬化伴随症状方面的治疗也取得了实质性的进展，如经皮内镜胃造口术（PEG）、无创正压机械通气（NIPPV）、增加患者活动范围的辅助装置、使用计算机帮助患者交流等。医生应当在疾病早期开始就对症治疗进行讨论，这些干预不仅可以提高肌萎缩侧索硬化患者的生活质量，而且可以帮助肌萎缩侧索硬化患者学会如何面对疾病。医生要同情和尊重肌萎缩侧索硬化患者并帮助肌萎缩侧索硬化患者面对这种无情的疾病。

迄今为止，有几个较大的肌萎缩侧索硬化实践指南发布并用于临床，如 1999 年、2009 年美国神经病学学院（AAN）制定的肌萎缩侧索硬化临床实践指南及 2012 年欧盟神经病学联盟（EFNS）推荐的临床实践指南。这些指南的内容基本汇聚了肌萎缩侧索硬化研究领域最富证据的研究结果，参与编写的作者也都是极有贡献的著名专家，对临床具有重要的指导意义。2016 年，英国国家卫生与保健优化研究所（NICE）发布了新的运动神经元病

（MND）评估和管理指南，该指南是在 2010 年发布的指南基础上进行的更新，提出对 MND 患者全部诊治过程（从诊断直到临终关怀各个阶段）进行阶段化管理，更强调多学科团队的评估、与患者及家属的沟通以及根据患者的需求来提供服务；更多地体现了以患者为中心、综合治疗的原则，是一份人性化的指南。我国在 2012 年推出了《中国肌萎缩侧索硬化诊断和治疗指南》，该指南指出：尽管目前延缓肌萎缩侧索硬化进展的药物研发缓慢，但早期的评估和及时的对症支持治疗将极大地改善患者的生存质量。

一、肌萎缩侧索硬化治疗的综合管理理念

及时告知患者及家属肌萎缩侧索硬化的诊断是临床医生的一项艰巨任务，医生告知时应该有足够时间，确保不匆忙并一定要面对面告知，提醒患者尽管得这种病是个坏消息，但肌萎缩侧索硬化的并发症是可治疗的，允许肌萎缩侧索硬化患者及其家属提问，加强医患沟通。

与肌萎缩侧索硬化患者及家属讨论诊断的同时也要讨论症状的治疗方法与治疗方案。肌萎缩侧索硬化患者整个疾病过程中会出现多系统的损害，如神经系统、呼吸系统、消化系统、精神系统等，需要多学科团队合作统一管理。多学科的管理体系应该包括专业的医务人员、社会工作者以及肌萎缩侧索硬化患者的照料者，团队主要成员应该包括：神经内科专家、呼吸科专家、消化科专家、专业护士、营养师、理疗科医师、职业治疗师、言语和语言治疗师等。应该对肌萎缩侧索硬化患者及其照料者给予全方位的交流和照料，需要每 2~3 个月对患者的症状进行全面评估，如体重、饮食、营养或水分摄入、进食和吞咽情况、肌肉问题（力弱、僵硬、痛性痉挛）、运动功能（运动能力、日常生活能力等）、流涎问题、语言和交流障碍、咳嗽、呼吸功能、疼痛、认知及心理支持需求、社会照料需求、终末期照料需求等。肌萎缩侧索硬化治疗康复中心应该配备一定的设备，如呼吸机、胃管、矫正设备、轮椅等。肌萎缩侧索硬化专病门诊有助于患者的医疗服务，而多学科团队已经成功用于各国的肌萎缩侧索硬化专病门诊并证明对提高患者的生存质量，延长存活期等方面有显著效果。

二、药物治疗

（一）减缓肌萎缩侧索硬化疾病进展的药物治疗

利鲁唑（riluzole）是一种对肌萎缩侧索硬化患者生存情况有作用的药物。利鲁唑有益的证据来自 2 项有里程碑意义的临床试验：1994 年法国一项前瞻性双盲安慰剂对照试验显示利鲁唑（100mg/d）组患者 12 个月时的生存率明显高于对照组（74% vs. 58%）；在延髓起病的肌萎缩侧索硬化患者亚组中，利鲁唑组的 12 个月时的生存优势甚至更大（73% vs. 35%）。另一项随访研究显示利鲁唑治疗组（100mg/d）的主要结局（未行气管造口术的生存率）明显高于对照组（57% vs. 50%；校正 $RR=0.65$，$95\%CI$：0.50~0.85）。根据上述数据，推荐肌萎缩侧索硬化患者使用利鲁唑 50mg/ 次，每日 2 次。

利鲁唑通过 3 种不同机制减少谷氨酸诱导的兴奋性毒性：①抑制谷氨酸的释放；②非竞争性阻滞 N- 甲基 -D- 门冬氨酸（N-Methyl-D-aspartate，NMDA）受体介导的反应；③直接作用于电压依赖性钠离子通道。然而，利鲁唑对肌萎缩侧索硬化的确切作用机制目前尚不十分清楚。

2009 年美国神经病学学院（American Academy of Neurology，AAN）推荐采用利鲁唑减缓肌萎缩侧索硬化患者的疾病进展，有以下临床特征的肌萎缩侧索硬化患者最可能从利鲁唑治疗中获益：根据 EL Escorial 标准确诊或拟诊肌萎缩侧索硬化的患者并已排除进行性肌肉萎缩的其他原因；症状出现不到 5 年；肺活量（vital capacity，VC）高于预期值的 60%；未行气管造口术。

利鲁唑的药理作用可能会受到 CYP1A2 抑制剂（如茶碱和咖啡因）的影响，CYP1A2 抑制剂可能降低利鲁唑的清除速率。利鲁唑的耐受性良好，最严重的不良反应是胃肠道反应和肝脏反应，中性粒细胞减少极罕见；最常见的不良反应是无力、头晕、胃肠道障碍和肝酶活性升高。

依达拉奉（edaravone）：一项依达拉奉治疗肌萎缩侧索硬化的安全性和有效性的随机、双盲、安慰剂对照试验表明依达拉奉与安慰剂相比，少数患者 ALSFRS-R 评分下降幅度小。应用依达拉奉治疗的肌萎缩侧索硬化患者符合以下条件：根据

El Escorial 修订标准为明确或可能的肌萎缩侧索硬化，年龄在 20~75 岁，病程 2 年内，在所有 12 项 ALSFRS-R 中至少每项有 2 分（即 ALSFRSR 至少大于 24 分），用力肺活量为 80% 或更高（即 FVC 大于 80%）。60mg 静脉注射依达拉奉，每日 1 次，6 个疗程（第 1 个疗程用药 14 天，休息 14 天，然后第 2~6 个疗程用药方法为：用药 5 天，休息 2 天，再用药 5 天，休息 16 天），总治疗时间为 24 周。依达拉奉与利鲁唑两者的作用机制并不相同，可以协同用药。

（二）其他药物治疗

虽然已显示有多种药物在临床前的体外和体内肌萎缩侧索硬化模型中有前景，但均未能在人体试验中显示出有效性。这些药物包括除利鲁唑之外的谷氨酸拮抗剂、神经营养因子、抗细胞凋亡药物、抗氧化剂和免疫调节药物。临床试验发现以下药物没有益处：头孢曲松、塞来昔布、睫状神经营养因子、泛癸利酮、肌酸、普拉克索、加巴喷丁、拉莫三嗪、锂剂、米诺环素、重组胰岛素样生长因子 I 型（insulin-like growth factor type I, IGF-I）、他仑帕奈（talampanel）、TCH346、托吡酯、丙戊酸、维拉帕米、维生素 E、乙酰半胱氨酸等。

三、营养评估和管理

肌萎缩侧索硬化患者常出现营养不良，其发生率约为 16%~53%。研究表明肌萎缩侧索硬化患者第一次营养评估时，有 53% 体重指数（body mass index, BMI）低于 20kg/m^2，55% 体重比平时下降大于 15%；体重下降超过 10% 或 BMI 值低于 18.5kg/m^2 可定义为营养不良，并且是肌萎缩侧索硬化预后不良的预测因素。因此，在肌萎缩侧索硬化诊断后的整个病程中进行营养评估和管理，对延长患者存活时间、改善症状、提高生活质量有重要影响。肌萎缩侧索硬化营养评估和管理多学科团队，包括神经内科、营养科、消化内科、康复科专家。

肌萎缩侧索硬化常见蛋白质 - 能量营养不良，病因是多方面的，如肌肉萎缩、吞咽困难、高代谢都与其相关。①肌肉萎缩：运动神经元的丢失、神经肌肉连接的中断、神经信号通路的抑制都导致肌肉失神经支配、体积减少、功能丧失；上臂无力导致难以持勺，颈肌无力导致抬头困难，呼吸肌无力导致呼吸障碍，都影响患者进食；部分肌萎缩侧索硬化患者存在高脂血症，应注意他汀类药物可以抑制辅酶 Q10 的合成，出现肌酶升高加重病情进展。②吞咽困难：进展型肌萎缩侧索硬化吞咽困难发生率达 81%，延髓型肌萎缩侧索硬化发病时吞咽困难发生率约为 45%；唇舌力量减弱，影响食物的咀嚼和吞咽；软腭无力，吞咽时不能紧闭咽峡，导致鼻漏气；咽部肌肉无力导致缺乏协调、环咽肌痉挛、食物梗阻，增加了吸入性肺炎的风险；由于吞咽困难，害怕咳嗽和窒息，进食时间长，进食减少。③高代谢：约 60% 肌萎缩侧索硬化患者静息时能量消耗增加 10%，原因尚未完全明确；高代谢状态可能与呼吸肌无力、线粒体功能失常、自主神经系统激活、肌肉震颤、细胞因子增多相关；感染如吸入性肺炎也导致高代谢，导致恶病质。

（一）营养评估

肌萎缩侧索硬化营养评估应该在疾病诊断时就开始，一般每 3 个月评估一次或更多。营养评估内容应包括日常饮食情况、身高、体重、BMI、量表评估、生化指标甚至仪器检测的评估。①体重与体重指数：建议患者每月称量体重 1 次，体重减轻 5%~10% 提示营养不良，超过 10% 为严重营养不良；体重指数又称体质量指数，计算公式为 BMI= 体重 /（身高^2），单位：kg/m^2，BMI 是临床评价体重和营养最常用的指标，BMI<18.5kg/m^2 可认为营养不良；但 BMI 不能发现脂肪量（fat mass, FM）和去脂体重（fat-free mass, FFM）的改变。②脂肪量（FM）和去脂体重（FFM）脂肪量即体内脂肪的重量，去脂体重为除脂肪以外身体其他成分的重量，肌肉是其中的主要部分。皮褶厚度、上臂围的测量可推断 FM 和 FFM；疾病早期握力测量可直接评估肌力和 FFM；生物电阻测量法（bioelectrial impedance analysis, BIA）是一种简单、低价、非侵入性的床旁 FFM 评估技术；间接测热法（indirect calorimetry）是一种简单、非侵入性的能量消耗评估，临床也有一定应用；双能 X 线吸收测量法（dual-energy x-ray absorptiometry）提供可靠的身体成分数据，是测定 FFM 和 FM 的金标准。③NRS2002 评分：NRS2002 又称营养风险筛查评分简表，是 2002 年欧洲肠外肠内营养学会（ESPEN）发表的新的营养评定工具，NRS2002 采用评分的方法评估营养状况，总评分为疾病严重程度评分、营养状态受损评分、年龄评分 3 项评分总和，NRS≥3 分可作为

营养不良风险的标准。④生化分析：可定期检测患者的血脂、白蛋白、淋巴细胞计数、维生素等，白蛋白是评价患者营养的重要指标，其他指标也可部分反映患者的营养状况。⑤吞咽功能评估：吞咽功能评估包括洼田饮水试验（water swallowing test, WST）、唾液分泌量和多种量表评估。仪器评估包括吞咽造影和电子显微喉镜等，可提供可视化的手段；ALSFRS-R评分，与吞咽功能密切相关的内容包括语言、唾液分泌、吞咽、书写、切割食物、使用餐具等，分值越低，功能损害越严重；绝大部分临床研究都采用ALSFRS-R评分及其线性变化率作指标，可预测患者生存时间和疾病的进展；EAT-10评分（eating assessment tool, EAT-10），又称饮食评估工具，是吞咽困难程度的自评量表，可用于筛查有吞咽障碍的患者，包含10个与日常生活吞咽相关的条目，每项评分分4级，0分为无障碍，4分为严重障碍，一般总分大于3分以上认为吞咽功能异常；FOIS评分（functional oral intake scale, FOIS），又称功能性经口摄食量表，可根据患者的经口进食情况间接判定患者的吞咽功能，依次分为7级，4级以下需依赖管饲进食；这一方法主要是根据患者的进食状况间接作出评估，局限是不能直接判定患者吞咽障碍所属时期及吞咽障碍的程度；PAS评分（penetration-aspiration scale, PAS），又称误吸计分量表，配合标准化电视X线的吞咽造影检查能准确记录误吸的程度，根据误吸严重程度从低到高分8级；洼田饮水试验，患者取坐位，以水杯盛温水30ml，嘱患者如往常一样饮用，注意观察患者饮水经过，并记录所用时间，据此把吞咽功能分成5级。洼田饮水试验是临床最常用的吞咽功能检查，能筛查出大部分吞咽障碍患者，但常会漏诊无症状误吸的患者，配合EAT-10评分可以提高诊断的敏感性；吞咽造影，患者取直立或坐位，在标准化电视X线透视下观察其吞咽液体、稠糊状等不同性状的由钡剂或碘水包裹的食团，通过侧位及前后位成像对吞咽的不同阶段进行评估，显示吞咽的动态过程，了解患者吞咽功能和解剖结构有无异常，配合PAS评分，是目前诊断吞咽障碍的金标准；电子显微喉镜，可提供吞咽过程、解剖结构、咽部活动和感觉障碍等信息，能检测腭、声壁的功能，吞咽后食物残留情况，还可评估饮食调节、体位调节等治疗措施的效果。

（二）营养管理

肌萎缩侧索硬化代谢和营养的管理需要多学科合作，包括营养监测、饮食咨询、吞咽困难管理以及肠内营养管理等；肌萎缩侧索硬化早期无吞咽困难或吞咽障碍尚未影响日常进食，需每月监测进食量是否满足营养要求，食物应富含热量，研究表明高热量饮食可能对延缓病情有帮助，有益的食物成分包括ω-3脂肪酸、β胡萝卜素、膳食纤维、乙酰左旋肉碱、支链氨基酸、维生素E、大豆多肽、硒、谷胱甘肽等，减少进食脂肪和谷氨酸盐。

当肌萎缩侧索硬化患者出现吞咽困难时，应建议患者改变食物种类，少食多餐，进食软食，接受吞咽训练；上肢无力导致的进食困难，可改变进食姿势，使用特别餐具如质量轻、手柄长的餐具或可移动的臂架等；饮水呛咳严重可用凝固粉使液体变黏稠以减少误吸。

这些辅助措施仍不能保证足够的营养时，应考虑管饲及肠内营养支持，如通过鼻腔到胃的鼻胃管或到空肠的鼻空肠管、手术胃肠造瘘口置管如经皮内镜下胃造瘘（percutaneous endoscopic gastrostomy, PEG），及经皮放射引导胃造瘘（radiologically inserted gastrostomy, RIG），极少数需进行肠外营养（parenteral nutrition, PN）如静脉补液。肠外营养的适应证是对肠内营养不耐受或不能插胃管。

鼻胃管能较好地解决短期内存在吞咽困难的营养问题，但患者痛苦较大，长期使用会导致鼻、食管黏膜糜烂，吸入性肺炎的发生率也较高，不适合长期在家中肠内营养的患者。PEG最早1980年提出，是内镜引导下经皮穿刺留置胃饲管，达到人工肠内营养的目的，PEG无须全身麻醉，操作快捷，痛苦少，是长期维持营养最好的方法，PEG置管后为患者提供维持营养和给药的便利途径，患者仍可经口进食进水，充分认识这一点并告知患者非常重要，可提高患者对PEG的接受程度。对于PEG时机的选择，原则上宜早不宜迟，但尚无统一标准，治疗应该个体化，需要医师和患者、家属充分沟通，当患者出现吞咽明显困难、体重下降、脱水或存在呛咳误吸风险时，应尽早行PEG。一般认为快速的体重下降是PEG置放的关键指征，通常体重下降超过平时的10%或BMI<18.5kg/m²时要考虑PEG。AAN指南提出行PEG前必须检查肺功能，FVC>50%手术风险低，FVC<30%不建议接受手

术;2012 年版《中国肌萎缩侧索硬化诊断和治疗指南》也建议 PEG 应在 FVC 降至预计值 50% 以前尽早进行。早期行 PEG 可延长寿命 6~24 个月,可能是由于营养改善的结果;但是,有研究发现在快速进展型肌萎缩侧索硬化中,营养保障也不一定能改善生存。RIG 可替代 PEG。

(三)肠内营养

肌萎缩侧索硬化尚无专用营养公式,可使用标准大分子聚合物配方,每天提供 25~30kcal/kg 热量,0.8~1.2g/kg 蛋白,富含纤维的膳食可以预防便秘;然而,考虑到肌萎缩侧索硬化患者复杂的代谢异常,标准或富含纤维饮食可能不能为肌萎缩侧索硬化患者带来足够营养,理论上,一个满足肌萎缩侧索硬化营养需要的肠内营养公式应包括:①高热量密度,可缩短灌注时间,避免液体超负荷;②增加脂质,减少碳水化合物,以减少二氧化碳的产生;③最佳的 ω-6/ω-3 脂肪酸比例(2:1 到 2.5:1),可调节炎症状态;④有限的铁含量,防止铁超载;⑤高抗氧化剂含量来抵消氧化损伤;⑥高纤维以防便秘。

四、呼吸评估和管理

呼吸功能障碍是肌萎缩侧索硬化患者的常见症状,可以出现在大部分患者疾病的过程中,它是肌萎缩侧索硬化患者生存期及生存质量的重要因素,也是最主要的死因,流行病学调查及尸检证实 70% 以上肌萎缩侧索硬化患者死于呼吸衰竭。肌萎缩侧索硬化呼吸功能障碍主要是由于支配呼吸肌的下运动神经元受累,膈肌和肋间肌无力、萎缩,肺通气不足所致,膈肌无力是其中关键环节;尸检病理检查显示大部分呼吸功能障碍的肌萎缩侧索硬化患者 C_3~C_5 腹内侧核支配膈肌的运动神经元选择性受累。fMRI 研究提示额叶皮质运动区、基底节等部位也可能参与自主呼吸的功能整合。另外,多导睡眠监测(polysomnography,PSG)研究提示肌萎缩侧索硬化患者睡眠期间低通气可以出现在膈肌功能保留时,这种在快速眼动睡眠(rapid eye movement,REM)和非快速眼动睡眠期的低通气可能反映了脑干呼吸中枢的异常。

肌萎缩侧索硬化患者早期的呼吸功能障碍容易被忽视,患者早期可出现体重下降、食欲减退、音量和音调低下、咳嗽无力、口中分泌物难以清除、活动时气促、运动耐力下降;随着疾病进展,出现静息时呼吸困难、端坐呼吸、夜间阵发性呼吸困难,咳嗽受累明显,黏液栓形成风险加大,肺不张等。夜间低氧血症患者出现噩梦、夜尿、夜间频繁觉醒和白天嗜睡,清晨头痛可能意味着高碳酸血症,轻度的低氧血症和高碳酸血症也可影响认知。此外,肌萎缩侧索硬化患者静脉血栓形成和肺栓塞风险增加。

下列体征提示存在呼吸功能不全:呼吸频率加快、辅助呼吸肌参与呼吸、胸式呼吸减弱、吸气时腹部矛盾运动、端坐呼吸、咳嗽无力、心动过速、出汗、难以清除口中分泌物及体重下降。

(一)呼吸功能评估

肌萎缩侧索硬化患者呼吸功能评估应该在疾病诊断时就开始,一般每 3 个月评估一次。目前常用的呼吸功能评价指标有肺活量、呼吸肌力、经鼻吸气压、膈肌肌电图等。①肺活量:肌萎缩侧索硬化患者早期呼吸功能障碍无确切标准,用力肺活量(forced vital capacity,FVC)仍是最常用的指标,FVC 是指深吸气至肺总量位后,以最大力量、最快的速度能呼出的全部气量,FVC<50% 预计值提示预后不良;多年来 FVC<50% 在临床及试验研究中被广泛用作决策的主要指标,AAN 和 EFNS 的肌萎缩侧索硬化治疗指南均将其列为无创通气(non-invasive ventilation,NIV)的使用指征。肺活量(vital capacity,VC)测定的变异指标包括慢肺活量(slow vital capacity,SVC),在进展的肌萎缩侧索硬化病例中可以更准确反映膈肌功能,SVC 与 FVC 相似,但只需以最大力量呼气,无须最快的速度,SVC 也可作为临床试验的结局指标;在仰卧位时,膈肌是最主要的吸气肌,仰卧位 FVC(supine FVC,sFVC)可能较立位 FVC 更好地评估膈肌肌力;然而,FVC 不是评价肌萎缩侧索硬化呼吸肌力的理想指标,首先是 FVC 对轻、中度呼吸肌力下降敏感性不高,其次是延髓性麻痹或面肌无力患者可出现漏气导致结果不准确。②呼吸肌力:最大吸气压(maximum inspiratory pressure,MIP)和最大呼气压(maximum expiratory pressure,MEP)也是常用于评价呼吸肌力的指标,其中 MIP 可以反映患者呼吸肌收缩引起的胸腔压变化,MIP<30% 预计值时易出现呼吸衰竭;有学者认为 FVC、MIP 和 MEP 是预测肌萎缩侧索硬化患者 1 年生存率的最佳指标,

然而,呼吸肌力检查在延髓性麻痹或面肌无力患者也很难实行。③经鼻吸气压:经鼻吸气压(sniff nasal inspiratory pressure,SNIP)可避免上述缺点,对轻至中度呼吸肌力下降敏感,较 FVC 和 MIP 更早提示呼吸肌疲劳,SNIP 与 PSG 的呼吸暂停及低通气指数也有较好相关性,SNIP<40cm H_2O 为夜间低氧血症的重要预测指标,也可预测 1 年内肌萎缩侧索硬化患者的死亡风险;SNIP 可避免因面肌无力导致的误差,较 FVC、MIP 在晚期或延髓性麻痹患者中完成情况更好。④多导睡眠监测和血氧饱和度:夜间缺氧是呼吸功能障碍的重要指标,睡眠研究发现睡眠阶段和血氧饱和度相关,可记录和描述呼吸暂停发作;目前有证据表明 REM 期的低通气和膈肌力弱有关,REM 睡眠在肌萎缩侧索硬化患者中可缩短或缺失,导致睡眠中断和白天疲劳。非睡眠夜间氧饱和度监测也可识别早期呼吸功能下降,持续 1 分钟的夜间外周氧饱和度低于 90% 较 FVC 或 MIP 对夜间通气不足的判断更为敏感及可靠,但呼吸功能障碍的金标准是清晨动脉血气分析。⑤膈肌肌电图:膈肌肌电图(diaphragm electromyogram,DEMG)反映膈肌电生理活动,可早期发现膈肌失神经支配,对肌萎缩侧索硬化呼吸功能下降进行监测,但为侵袭性操作,研究表明膈肌运动单位的波幅是肌萎缩侧索硬化患者低通气的预测因素,与 FVC 和 SNIP 呈负相关。

其他呼吸功能评估还包括咳嗽峰值流速(peak cough expiratory flow,PCF),可评估排痰能力,膈肌超声可观察膈肌活动,跨膈压测定可评估膈肌肌力等。

(二)呼吸功能管理

一旦确诊肌萎缩侧索硬化就应警惕呼吸衰竭的发生。尽量寻找患者呼吸功能障碍的早期症状,如出现应立即开始分阶段治疗:首先,考虑采用简单的措施减轻呼吸困难,防止肺部感染;其次,使用无创通气缓解呼吸困难;最后,考虑使用有创通气。①减轻呼吸困难的办法,呼吸功能障碍轻微的患者可建议睡眠时半坐卧位,可通过改变食物质地、学习吞咽技巧、使用吸痰机等减少误吸风险;唾液过分黏稠需要保持充足的水分,可用黏液溶解剂如乙酰半胱氨酸 200~400mg/ 次,每天 3 次,或者异丙托溴铵、茶碱等雾化吸入;PCF 下降的患者可予吸痰和咳嗽辅助设备;唾液过多可用阿米替林、东莨菪

碱或东莨菪碱贴片治疗;有呼吸衰竭早期证据的患者应避免在无其他通气设备情况下吸氧,因为氧疗会抑制呼吸中枢,加重高碳酸血症风险;伴随其他呼吸疾病如慢性阻塞性肺疾病的患者也可能需要氧疗,最好请呼吸内科医生会诊;有效的营养支持对呼吸功能间接起保护作用。②无创通气:当 FVC 开始下降,需要考虑 NIV,多个研究证实 NIV 可延长生存 7~36 个月;2012 年《中国肌萎缩侧索硬化诊断和治疗指南》中开始 NIV 治疗的指征包括:端坐呼吸,或 SNIP<40cm H_2O,或 MIP<60cm H_2O,或夜间血氧饱和度降低(持续 1 分钟以上低于 90%),或 FVC<70%;NIV 对于轻中度球部功能损害患者可增加生存率和提高生活质量,但没有证据表明可提高重度延髓功能障碍患者生存率;肌萎缩侧索硬化患者常用的 NIV 为双水平正压通气设备(Bi-level PAP,BiPAP),BiPAP 的基本原理为通过面罩或鼻罩对有自发呼吸的患者提供吸气、呼气双水平的压力支持,BiPAP 可设置多种通气模式,肌萎缩侧索硬化患者常用 S 模式(spontaneous,自主呼吸模式)或 S/T 模式(spontaneous/timed,自主、时间控制呼吸模式)。这两种模式都需要患者有自发呼吸,S/T 模式与 S 模式不同之处在于如设定时间内患者没有自主呼吸,可以提供机器触发的控制呼吸。BiPAP 预设吸气压力(IPAP)、呼气压力(EPAP)和呼吸频率。一般开始时参数相对低,IPAP 8~10cmH_2O,EPAP 3~5cmH_2O,随后 IPAP 逐渐升高;开始呼吸频率一般为 6~8 次 /min,可以避免因机器引发过多呼吸带来的不适,少部分患者无法耐受 NIV,此时可尝试换用不同类型的面罩,小剂量劳拉西泮也可能有助放松。依赖 NIV 的肌萎缩侧索硬化患者必须有一个备用电源。此外,还有新型的 BiPAP 可提供智能化的压力模式,根据目标潮气量自动调节 IPAP,理论上优于普通 BiPAP,但尚需临床试验支持。③便携式呼吸机:便携式呼吸机(portable ventilators)既可连接无创通气设备,也可连接有创通气设备,与 BiPAP 相比,便携式呼吸机设置步骤比较复杂,可以更精细控制气流引发呼吸、吸气时间和呼气时间,可以内置电池,使患者活动范围更大,但无证据显示与 BiPAP 比谁优谁劣。便携式呼吸机通常有容量控制和压力控制两种模式。④咳嗽辅助设备:肌萎缩侧索硬化患者 PCF<2.7L/s 时应给予机械辅助排痰治疗,

包括无创面罩式咳痰机、呼吸堆栈和人工辅助咳嗽、高频胸壁振荡等，使血氧维持94%以上；呼吸堆栈和人工辅助咳嗽设备简易，无创面罩式咳痰机比人工辅助咳嗽高效，能提高更多PCF。⑤膈肌起搏：膈肌起搏（diaphragm pacer，DP）是在腹腔镜直视下定位隔膜的起搏点，经皮把电极植入控制单元，刺激该点引起膈肌的最大收缩。膈肌起搏的目的是保持膈肌肌力，延迟气管切开时间，通过调节隔膜还可以恢复协调呼吸，但DP尚不可以代替NIV。⑥机械通气：当肌萎缩侧索硬化病情进展，NIV不能维持血氧饱和度>90%，二氧化碳分压>50mmHg，或分泌物过多无法排出时，可以选择有创呼吸机辅助呼吸；每天使用NIV时间大于12小时或患者不耐受NIV，FVC<50%，呼吸困难症状持续，也可考虑有创通气；在采用有创呼吸机辅助呼吸后，通常难以脱机，患者机械通气后可能会完全丧失语言交流能力，包括眼动，而变成"闭锁"状态，医生必须尽早和肌萎缩侧索硬化患者及家属商量是否接受机械通气，尽量避免计划外的急诊气管插管。

总之，建议肌萎缩侧索硬化患者应该每3个月评估一次肺功能，不但有利于评估病情进展，更有助于选择合适的治疗手段；评估应包括肺活量（FVC或者SVC），最大吸气压和最大呼气压，有条件的单位应评估sFVC和SNIP。一旦确诊肌萎缩侧索硬化就应警惕呼吸功能障碍的发生，症状轻的肌萎缩侧索硬化患者可予药物、咳嗽辅助设备等治疗，预防肺部感染；无创通气可延长生存期，应积极向患者推荐使用；有创通气理论上可无限延长患者寿命，但考虑经济、生活质量等因素，应在与患者及家属充分沟通后选择。

五、肌萎缩侧索硬化的症状治疗

（一）肌肉症状

对肌肉痉挛患者，可以考虑将奎宁作为一线治疗药物；如无效或不耐受，可考虑巴氯芬作为二线治疗药物；如仍无效或不耐受，可考虑应用替扎尼定、丹曲林或加巴喷丁。针对肌肉萎缩，建议制订有计划的、个体化的运动方案，运动锻炼包括肌肉本身的锻炼和关节活动度的锻炼，可维持关节活动、预防挛缩、减少僵硬及不适，并改善患者总体功能及生活质量。肌萎缩侧索硬化患者可试用阻力运动方案，主动辅助运动方案或被动运动方案；如果患者需要矫正器械来治疗其肌肉问题，应立即转诊评估是否可行矫正术治疗。

（二）流涎问题

流涎症状不是智能受损的征象，需评估患者口腔内唾液的量和黏度，以及呼吸功能、吞咽功能、饮食情况、姿势和口腔护理情况并提供患者有关吞咽、饮食、姿势、体位、口腔护理等方面的建议；药物治疗可考虑试验性采用抗毒蕈碱类药物作为一线治疗药物；如患者伴有认知功能障碍，可考虑将格隆溴铵作为一线治疗药物，因其中枢神经系统不良反应较少；如一线治疗药物无效、不耐受或有禁忌证，可考虑转诊行肉毒毒素注射治疗；如患者症状顽固、唾液黏稠，除采取上述措施之外，可考虑进行加湿、雾化以及羧甲基半胱氨酸治疗。

（三）日常活动能力

应预计和评估肌萎缩侧索硬化患者日常生活能力的变化情况并制订方案，建议评估患者日常生活能力，包括自理能力、穿衣、洗漱、家务、购物、做饭、进食和饮水、从事目前工作和日常活动的能力等，避免摔倒，需要调整家庭环境布局，辅助技术与用具的需求调查等；及时提供满足患者需要的辅助设备，以便患者能参加日常活动并保证生活质量。

（四）语言交流能力

除了额叶皮质受损者，大多肌萎缩侧索硬化患者语言功能本身保留完整，但由于延髓麻痹致多数患者在晚期都会出现语言交流的困难，如语言能力受损、口头表达减少、找词困难等。语言交流障碍极大地影响了患者的生存质量，也给临床医生的处理造成困难，早期得到语言康复医生指导是非常重要的。语言交流障碍处理措施包括鼓励患者减慢讲话速度，让患者最好用单词或者短句交流，将词汇写到卡片上交流，键盘打字交流等；局部使用冰块或巴氯芬能帮助患者减轻舌肌痉挛，必要时可考虑行软腭修复及软腭抬高手术等。建议语言康复医生定期（3~6个月1次）评估患者的语言交流功能，提供适当的辅助交流工具（指示板、计算机语言合成器等），以提高患者的生活质量。

（五）情绪管理

大多数肌萎缩侧索硬化患者有抑郁及焦虑情绪，可表现为幻灭、绝望、愤怒、易激惹及失眠等，甚至对家属、朋友、医务工作者也产生对立情绪；抗抑郁药物有阿米替林、舍曲林、氟西汀及帕罗西汀等，抗失眠药物有阿普唑仑、佐匹克隆等。

（六）疼痛管理

45%~64%的肌萎缩侧索硬化患者会因肌肉痉挛、关节僵硬、皮肤压迫出现疼痛，处理措施包括摆正姿势使患者处于放松的体位，理疗，药物可用肌松剂（氯硝西泮、巴氯芬、乙哌立松等）、非激素类抗炎药及阿片制剂等。

（七）睡眠管理

肌萎缩侧索硬化患者睡眠障碍发生率高，如入睡困难、早醒、失眠等，要注意低氧和情绪问题引起的睡眠障碍，对呼吸有影响的睡眠药物慎用，进行心理疏导药物治疗。

六、病情告知、姑息治疗和终末期照料

一旦确诊肌萎缩侧索硬化，应及时而恰当的告知患者及家属真实的诊断和预后，在制定照料计划时就应纳入姑息治疗方案和临终关怀计划，目的是最大限度保持患者或家属的生活质量，缓解症状，提供所需的情感心理和精神支持。晚期的姑息治疗及临终关怀计划：姑息治疗的目的是通过科学的减轻症状、提供心理及精神支持提高患者及家属的生存质量；临终关怀计划目的是实现无痛苦死亡，如患者拒绝机械通气，应该向患者和家属提供保证有效控制终末期症状，可予阿片类药物或苯二氮䓬类缓解呼吸困难症状，可予吗啡缓解肌肉挛缩性疼痛，可予苯二氮䓬类药物缓解焦虑等。

七、阶段化管理办法

在肌萎缩侧索硬化病程的不同阶段，患者所面临的问题有所不同，应根据患者具体情况，给予针对性的指导和治疗，选择适当的药物和辅助设施，提高生活质量，加强护理，预防各种并发症。

NICE指南推荐以修订的ALSFRS-R所得分数为基础进行阶段化管理。该量表对肌萎缩侧索硬化全面的功能进行评估，共12个项目：延髓功能（言语、流涎、吞咽）、上肢肌力（书写、餐具使用、穿衣洗漱）、躯干功能（床上翻身）、下肢肌力（走路、爬楼梯）、呼吸功能（呼吸困难、端坐呼吸、使用呼吸机）。每个子项目评分与发病前比较完全一样得4分，与发病前比较完全不同得0分，根据受损程度轻重得1~3分，满分48分。根据评估所得分数

将患者的病情发展分成四个阶段，每个阶段有适合的管理方法。

第一阶段：ALSFRS-R得分为40~48分。与发病前相比，患者身体有一个以上的部位出现轻微变化，但是大部分的日常生活不受影响。管理方法：①通过医院专家对病情进行诊断，确诊肌萎缩侧索硬化的时期；②确诊肌萎缩侧索硬化后，拿到诊断证明，到医疗保险部门登记，获得医疗等方面的支持；③确定医疗团队和治疗方向，并对患者的身体功能进行定期评估；④确诊的肌萎缩侧索硬化的患者要对病情发展有准备，对工作、学习等正在进行的事情，要重新进行规划；⑤对于生活方面的事情，需重新做好自己的定位，做到力所能及；⑥始终保证一定的运动量，但应避免过度，保持良好的饮食习惯；⑦参与到自身的管理中，通过与其他患者见面，获得精神上的支持。

第二阶段：ALSFRS-R得分为30~39分。与发病前比，身体有几个部位出现变化，有些事情靠自己的力量很难完成，需要他人的帮助。管理方法：①根据患者的状态，到相关残联及民政部门定残疾级数，并进行残疾人登记。②通过与医疗团队的商谈，维持可能的治疗或者转为维持性治疗。③对身体功能进行定期的评估，特别是积极地进行呼吸运动，定期测肺活量很重要。④保持一定的运动，根据身体状况的变化，注意运动量，运动方法。⑤吞咽困难出现时，需要改变吃饭的方式，吃饭时可将头偏向一边，要保持一定的体重。⑥延髓性麻痹进一步加重影响言语功能，需要提前学习替代的沟通交流方法。⑦根据身体的状况，可选择购买交流辅助器等相关辅具使用：a. 刷牙困难：牙刷手握的部分用防水海绵等材料包裹后再手握更方便，或者使用电动牙刷（手抓的地方要大，而且要很薄，用刮舌器清洁口腔）；b. 手的力量减弱，进食困难：使用勺子和叉子，如果手腕的力量减弱，将勺子插在手臂辅助器上使用；使用深度较深的碗吃饭，避免舀食物时食物掉落在碗的外面；肩关节活动功能减弱时，可升高餐桌或者用书垫高，尽可能地减少胳膊和口之间的距离；c. 穿衣服困难：扣纽扣出现困难时在原来使用纽扣的地方换成尼龙搭扣；拉链困难时，用圈或者用钓鱼线把圈固定在拉链的下面，这样方便拉链上下；建议穿没有扣子和拉链的轻薄的上衣，穿用吸汗性和伸缩性较好的材质（全

棉）衣物；建议不穿有扣子和拉链的裤子，在裤腰上使用宽松的松紧带，如果使用松紧带的裤子穿脱裤子出现困难的时候，可选择系绳子样式裤腰的裤子；建议穿没有鞋带、轻便的鞋，选择尼龙搭扣的鞋或者鞋口伸缩性较好的鞋子；如果直接穿鞋出现困难，可使用长的鞋拔子。d. 上厕所困难：坐马桶和站起变得困难的时候，建议使用马桶增高器，并在墙上安装安全保护装置；大小便后，擦拭出现困难时，建议使用智能马桶；选择宽松的内衣和系绳子式裤腰的裤子，方便在厕所穿脱。

第三阶段：ALSFRS-R 得分为 20 分 ~29 分。与发病前比，身体大部分的部位发生变化，大部分日常生活需要依靠他人的帮助完成。管理方法：①和医疗团队讨论是否行胃造瘘术，是否使用呼吸机以

及其他治疗方法；②根据患者的身体状态，坚持适量的运动和保证一定的营养支持；③灵活使用替代的沟通交流法，如头控电脑，眼控电脑等；患者自身的要求、感情和想法必须准确表达出来；④采用减轻家庭护理负担的放置方法。

第四阶段：ALSFRS-R 得分为 19 分及以下。大部分的生活在轮椅和床上度过，所有的日常生活需要依靠他人的帮助完成。管理方法：①通过和医疗团队的定期商谈，保证维持治疗；②根据患者的身体状态，运动和营养支持变得重要；③重视胃造瘘的护理和呼吸机的消毒，眼控计算机沟通交流管理；④聘请家庭护理人员，提供家庭医疗服务。

（ 党静霞　杜宝新　卢祖能
邹漳钰　邢岩　李晓光 ）

参 考 文 献

1. 李晓光. 肌萎缩侧索硬化（渐冻人）手册［M］. 北京：中国协和医科大学出版社，2013：294.

2. 李晓光，刘明生，崔丽英. 肌萎缩侧索硬化的临床分型、分期及病情评估［J］. 协和医学杂志，2018：9（1）：69-74.

3. 中华医学会神经病学分会肌电图与临床神经电生理学组，中华医学会神经病学分会神经肌肉病学组. 中国肌萎缩侧索硬化诊断和治疗指南［J］. 中华神经科杂志，2012，45（7）：531-533.

4. AL-CHALABI A, VAN DEN BERG L H, VELDINK J. Gene discovery in amyotrophic lateral sclerosis: implications for clinical management［J］. Nat Rev Neurol, 2017, 13（2）: 96-104.

5. AJROUD-DRISS S, SIDDIQUE T. Sporadic and hereditary amyotrophic lateral sclerosis（ALS）［J］. Biochim Biophys Acta, 2015, 1852（4）: 679-684.

6. AL-CHALABI A, HARDIMAN O. The epidemiology of ALS: a conspiracy of genes, environment and time［J］. Nat Rev Neurol, 2013, 9（11）: 617-628.

7. ANDERSEN PM, ABRAHAMSB S, BORASIO GD, et al. EFNS guidelines on the Clinical Management of Amyotrophic Lateral Sclerosis（MALS）--revised report of an EFNS task force［J］. Eur J Neurol, 2012, 19（3）: 360-375.

8. BRETTSCHNEIDER J, DEL TREDICI K, TOLEDO J B, et al. Stages of pTDP-43 pathology in amyotrophic lateral sclerosis［J］. Ann Neurol, 2013, 74（1）: 20-38.

9. BROOKS BR. El Escorial World Federation of Neurology criteria for the diagnosis of amyotrophic lateral sclerosis［J］. J Neurol Sci, 1994, 124（Suppl）: 96-107.

10. BROOKS B R, MILLER R G, SWASH M, et al. El Escorial revisited: Revised criteria for the diagnosis of amyotrophic lateral sclerosis［J］. Amyotroph Lateral Scler Other Motor Neuron Disord, 2000, 1（5）: 293-299.

11. BROWN R H, AL-CHALABI A. Amyotrophic Lateral Sclerosis［J］. N Engl J Med, 2017, 377（16）: 162-172.

12. CAPOZZO R, QUARANTA V N, PELLEGRINI F, et al. Sniff nasal inspiratory pressure as a prognostic factor of tracheostomy or death in amyotrophic lateral sclerosis［J］. J Neurol, 2015, 262（3）: 593-603.

13. CHIÒ A, HAMMOND E R, MORA G, et al. Development and evaluation of a clinical staging system for amyotrophic lateral sclerosis［J］. J Neurol Neurosurg Psychiatry, 2015, 86（1）: 38-44.

14. CORCIA P, COURATIER P, BLASCO H, et al. Genetics of amyotrophic lateral sclerosis［J］. Rev Neurol, 2017, 173（5）: 254-262.

15. CYKOWSKI M D, TAKEI H, SCHULZ P E, et al. TDP-43 pathology in the basal forebrain and hypothalamus of patients with amyotrophic lateral sclerosis［J］. Acta Neuropathol Commun, 2014, 2: 171.

16. DAVIDSON Y, ROBINSON A C, LIU X, et al. Neurodegeneration in frontotemporal lobar degeneration and motor neurone disease associated with expansions in C9orf72 is linked to TDP-43 pathology and not associated with aggregated forms of dipeptide repeat proteins［J］. Neuropathol Appl Neurobiol, 2016, 42（3）: 242-254.

17. DE CARVALHO M, DENGLER R, EISEN A, et al.

Electrodiagnostic criteria for diagnosis of ALS[J]. Clin Neurophysiol, 2008, 119(3): 497-503.

18. FERRAIUOLO L, KIRBY J, GRIERSON A J, et al. Molecular pathways of motor neuron injury in amyotrophic lateral sclerosis[J]. Nat Rev Neurol, 2011, 7(11): 616-630.

19. FITZGERALD K C, O'REILLY E J, FALCONE G J, et al. Dietary omega-3 polyunsaturated fatty acid intake and risk for amyotrophic lateral sclerosis[J]. JAMA Neurol, 2014, 71(9): 1102-1110.

20. FITZGERALD K C, O'REILLY E J, FONDELL E, et al. Intakes of vitamin C and carotenoids and risk of amyotrophic lateral sclerosis: pooled results from 5 cohort studies[J]. Ann Neurol, 2013, 73(2): 236-245.

21. GALLO V, WARK P A, JENAB M, et al. Prediagnostic body fat and risk of death from amyotrophic lateral sclerosis: the EPIC cohort[J]. Neurology, 2013, 80(9): 829-838.

22. GHASEMI M, BROWN R H. Genetics of Amyotrophic Lateral Sclerosis[J]. Cold Spring Harb Perspect Med, 2018, 8(5): a024125.

23. HONDA H, HAMASAKI H, WAKAMIYA T, et al. Loss of hnRNPA1 in ALS spinal cord motor neurons with TDP-43-positive inclusions[J]. Neuropathology, 2015, 35(1): 37-43.

24. KAUR S J, MCKEOWN S R, RASHID S. Mutant SOD1 mediated pathogenesis of amyotrophic lateral sclerosis[J]. Gene, 2016, 577(2): 109-118.

25. KONDRUP J, ALLISON S P, ELIA M, et al. ESPEN guidelines for nutrition screening 2002[J]. Clin Nutr, 2003, 22(4): 415-421.

26. KÜFFNER R, ZACH N, NOREL R, et al. Crowdsourced analysis of clinical trial data to predict amyotrophic lateral sclerosis progression[J]. Nat Biotechnol, 2015, 33(1): 51-57.

27. LUDOLPH A, DRORY V, HARDIMAN O, et al. A revision of the El Escorial criteria-2015[J]. Amyotroph Lateral Scler Frontotemporal Degener, 2015, 16(5-6): 291-292.

28. MEDINAS D B, VALENZUELA V, HETZ C. Proteostasis Disturbance in Amyotrophic Lateral Sclerosis[J]. Hum Mol Genet, 2017, 26(R2): R91-R104.

29. MIKI Y, MORI F, SEINO Y, et al. Colocalization of Bunina bodies and TDP-43 inclusions in a case of sporadic amyotrophic lateral sclerosis with Lewy body-like hyaline inclusions[J]. Neuropathology, 2018, 38(5): 521-528.

30. MILLER R G, JACKSON C E, KASARSKIS E J, et al. Practice parameter update: the care of the patient with amyotrophic lateral sclerosis: drug, nutritional, and respiratory therapies (an evidence-based review): report of the Quality Standards Subcommittee of the American Academy of Neurology[J]. Neurology, 2009, 73(15): 1218-1226.

31. MILLER R G, MITCHELL J D, MOORE D H. Riluzole for amyotrophic lateral sclerosis(ALS)/motor neuron disease(MND)[J]. Cochrane Database Syst Rev, 2012, 2012(3): CD001447.

32. ONDERS R P, ELMO M, KAPLAN C, et al. Final analysis of the pilot trial of diaphragm pacing in amyotrophic lateral sclerosis with long-term follow-up: diaphragm pacing positively affects diaphragm respiration[J]. Am J Surg, 2014, 207(3): 393-397.

33. RADEMAKERS R, VAN BLITTERSWIJK M. Motor neuron disease in 2012: Novel causal genes and disease modifiers[J]. Nat Rev Neurol, 2013, 9(2): 63-64.

34. RADUNOVIC A, ANNANE D, RAFIQ M K, et al. Mechanical ventilation for amyotrophic lateral sclerosis/motor neuron disease[J]. Cochrane Database Syst Rev, 2013,(3): CD004427.

35. ROCHE J C, ROJAS-GARCIA R, SCOTT K M, et al. A proposed staging system for amyotrophic lateral sclerosis[J]. Brain, 2012, 135(Pt 3): 847-852.

36. ROFES L, ARREOLA V, MUKHERJEE R, et al. Sensitivity and specificity of the Eating Assessment Tool and the Volume-Viscosity Swallow Test for clinical evaluation of oropharyngeal dysphagia[J]. Neurogastroenterol Motil, 2014, 26(9): 1256-1265.

37. SALVIONI C C, STANICH P, ALMEIDA C S, et al. Nutritional care in motor neurone disease/amyotrophic lateral sclerosis[J]. Arq Neuropsiquiatr, 2014, 72(2): 157-163.

38. SHEFNER J M, AL-CHALABI A, BAKER M R, et al. A Proposal for New Diagnostic Criteria for ALS[J]. Clin Neurophysiol, 2020, 131(8): 1975-1978.

39. SABERI S, STAUFFER J E, SCHULTE D J, et al. Neuropathology of amyotrophic lateral sclerosis and its variants[J]. Neurol Clin, 2015, 33(4): 855-876.

40. SQUIRES N, HUMBERSTONE M, WILLS A, et al. The use of botulinum toxin injections to manage drooling in amyotrophic lateral sclerosis/motor neurone disease: a systematic review[J]. Dysphagia, 2014, 29(4): 500-508.

41. SWINNEN B, ROBBERECHT W. The phenotypic variability of amyotrophic lateral sclerosis[J]. Nat Rev Neurol, 2014, 10(11): 661-670.

42. TAYLOR J P, BROWN R H, CLEVELAND D W. Decoding als: from genes to mechanism[J]. Nature, 2016, 539(7628): 197-206.

43. TRAMACERE I, DALLA BELLA E, CHIÒ A, et al. The MITOS system predicts long-term survival in amyotrophic

lateral sclerosis[J]. J Neurol Neurosurg Psychiatry, 2015, 86(11): 1180-1185.

44. TURNER M R, SWASH M. The expanding syndrome of amyotrophic lateral sclerosis: a clinical and molecular odyssey[J]. J Neurol Neurosurg Psychiatry, 2015, 86(6): 667-673.

45. WHARTON S B, VERBER N S, WAGNER B E, et al. Combined FUS+ Basophilic Inclusion Body Disease and Atypical Tauopathy Presenting with an ALS/MND-plus Phenotype[J]. Neuropathol Appl Neurobiol, 2019, 45(6): 586-596.

46. WILLS A M, HUBBARD J, MACKLIN E A, et al. Hypercaloric enteral nutrition in patients with amyotrophic lateral sclerosis: a randomised, double-blind, placebo-controlled phase 2 trial[J]. Lancet, 2014, 383(9934): 2065-2072.

47. ZUFIRÍA M, GIL-BEA F J, FERNÁNDEZ-TORRÓN R, et al. ALS: a bucket of genes, environment, metabolism and unknown ingredients[J]. Prog Neurobiol, 2016, 142: 104-129.

第二章　肯尼迪病

脊髓延髓性肌萎缩（spinal and bulbar muscular atrophy, SBMA），又名肯尼迪病（Kennedy disease），是一种见于成年男性并可致多系统受累的疾病，主要累及神经肌肉系统，特征表现是缓慢进展的下运动神经元受损所致的四肢近端、面部及延髓肌无力。此外，可伴有感觉神经病、雄激素缺乏所致的性功能减退及男性乳房发育、血糖升高及血脂异常。最早由 Kennedy 于 1968 年系统性描述此病而得名，此病较罕见，患病率约为 1/40 000，绝大多数见于 30~50 岁男性，有家族聚集现象，呈 X 连锁隐性遗传。1991 年 KH Fishbeck 等发现该病是由雄激素受体（androgen receptor, AR）基因第一外显子三核苷酸重复序列——胞嘧啶 - 腺嘌呤 - 鸟嘌呤（cytosine-adenine-guanine, CAG）异常扩增所致。正常人群 CAG 重复个数多波动在 9~34 次（平均 <20 次），而肯尼迪病患者则超过 38 次（在 38~60 次变化）。此突变基因编码的多聚谷氨酸化雄激素受体发生亚细胞定位改变，从细胞质转移至胞核，并发生错误折叠而形成多聚蛋白体沉积在核内，多个研究已发现肯尼迪病患者神经元中有雄激素受体突变所形成的核内蛋白聚集体，以及脑干和脊髓内下运动神经元丢失和骨骼肌的神经源性 / 肌源性损害。

肯尼迪病具体的发病机制未明，目前的研究表明，主要与转录障碍、胞内转运障碍、线粒体功能障碍造成的下运动神经元及骨骼肌受损相关。肯尼迪病目前的治疗手段主要为对症支持治疗，但已有多项临床实验针对突变的雄激素受体进行靶向治疗，旨在促进突变雄激素受体的蛋白或编码 RNA 的降解。

早在 20 世纪初，Hiroshi Kawahara 就对表现为缓慢进展性延髓麻痹的两位兄弟进行了临床描述。然而直到 1968 年，William Kennedy 等才对一个表现为 X 连锁隐性遗传的家系患者进行了系统性描述，这也是肯尼迪病命名的由来。而后 Anita Harding 则指出，肯尼迪病的临床症状均为晚发型，并且异卵双生的女性携带者没有表型，很多患者也没有明确的家族史。近来，很多研究对肯尼迪病的临床病理学进行了深入的研究，指出肯尼迪病患者的神经肌肉退变主要累积延髓和脊髓的下运动神经元及其所支配的延髓肌和肢体近端肌。

第一节　病因及发病机制

一、病理改变

肯尼迪病的主要病理改变为脊髓前角细胞和脑干运动神经元的变性，并有核内包涵体形成。此外，背根神经节神经元亦可受累。异常雄激素受体蛋白对骨骼肌可能亦存在直接毒理作用，肌肉活检多表现为神经源合并肌源性改变，并可见三种肌纤维（1 型，2a 和 2b 型）的进行性萎缩及脂肪浸润。

二、发病机制

肯尼迪病的致病基因位于 X 染色体长臂近着丝点区 11.12 区间（Xq$^{11.12}$），所编码的蛋白为雄激素受体蛋白。KH Fishbeck 等对肯尼迪病患者的 DNA 进行测序后发现他们均有雄激素受体基因 1 号外显子 CAG/ 多聚谷氨酸序列的异常扩增，在正常人群中，这个 CAG 重复次数多波动在 9~34 次（平均 <20 次），而肯尼迪病患者则超过 38 次（在 38~60 次变化）。肯尼迪病也是目前发现的 9 种多聚谷氨酸疾病之一，其他包括有亨廷顿病（Huntington's disease）、齿状核红核苍白球路易体萎缩症（dentatorubral-pallidoluysian atrophy），以及 6 种常染色显性遗传脊髓小脑性共济失调（spinocerebellar ataxia, SCA）：SCA1、SCA2、SCA3、SCA6、SCA7、SCA17。而值得指出的是，多聚谷氨酸序列异常扩增与神经退行性病变的因果关系最早即是在肯尼迪病中发现的。

多聚谷氨酸疾病作为同一类型的疾病具有一些重要的共同特征，比如，这些疾病均为慢性起病（典型病例多于中晚年起病）缓慢进展的神经变性病；病因均为相关致病基因（每种疾病均有不同的致病基因）编码区域异常扩增的 CAG 序列；这些基因在全身广泛表达，但突变只选择性的造成特定的细胞种类发生退行性改变；异常扩增的谷氨酸序列在遗传传递的过程中不稳定，其序列扩增数常发生改变，且 CAG 重复数与起病年龄和疾病严重程度呈负相关；每一种突变蛋白均因错误折叠导致清除受阻，最终形成对细胞具有毒性的聚集体而引起神经元退变，正常蛋白功能的缺失与疾病的发生有关，而与蛋白正常功能无关的异常蛋白聚集所致的细胞功能障碍和死亡也是疾病发生发展的重要因素。其他 8 种多聚谷氨酸疾病均为常染色体显性遗传，而肯尼迪病是唯一的 X 连锁隐性遗传疾病，这也提示了该疾病所致的病理及临床改变绝大多数只在男性中可见。

（一）多聚谷氨酸化的雄激素受体

雄激素受体是一种类固醇激素类核受体，主要包括有 3 个功能域：N 末端结构域——与转录调控序列结合、位于中间的 DNA 结合域，以及 C 末端的配体结合域。在 DNA 结合域和配体结合域之间有一较短的绞链区相连，此区有双向的核定位序列。一旦雄激素受体的配体结合域与睾酮或二氢睾酮相结合，其配体结合域与热休克蛋白（Hsp）90/Hsp70 分子伴侣复合物相结合的部分则从稳定结合构象转变为动态解离构象，而与配体结合受体的亚细胞定位也从细胞质转移至细胞核内，发生同源二聚体化并与 DNA 的转录调节域结合，调节雄激素所调控基因的转录表达。雄激素受体 N 末端 CAG/ 谷氨酸序列长度的改变主要影响受体与配体结合后被激活的转录调节功能，短的 CAG/ 谷氨酸序列长度使受体转录活性增高，反之长的 CAG/ 谷氨酸序列长度使受体转录活性下降。在肯尼迪病的患者中，病理性扩增的 CAG/ 谷氨酸序列导致不同程度的受体功能丧失及相应的雄激素不敏感的临床表现。值得指出的是：在人类，雄激素受体功能完全丧失只引起睾丸雌性化而不引起神经肌肉退行性病变，这也提示多聚谷氨酸化的雄激素受体所导致的毒性是由受体正常功能丧失之外其他的病理机制所介导的。

多聚谷氨酸化的雄激素受体产生细胞毒性的基本条件是配体与受体相结合，只有结合了配体的受体才会发生亚细胞定位的改变，从细胞质向细胞核转移，并发生去折叠化改变。在体外，多聚谷氨酸化的雄激素受体不能被及时折叠、清除而以"扩增片段长度依赖性"形式形成聚集物，从而可以推测在体内环境中，CAG 的异常扩增长度超过一定的"阈值"则可导致发病。多聚谷氨酸化的雄激素受体最开始形成可溶性的蛋白寡聚体，与其他多聚谷氨酸疾病类似，这也是肯尼迪病病理改变的基础。进一步，寡聚体蛋白相互结合在下运动神经元和多种非神经元细胞内形成非可溶性核内聚集体，在人和动物组织中，用特异性抗体对雄激素受体蛋白 N 端抗原表位或泛素进行识别均可观察到这些聚集体结构，不同于可溶性寡聚体的是，核内聚集体把可溶性寡聚体隔绝在不溶性"隔间"中，使其无法游离产生毒性效应，而具有细胞保护作用。研究推测，可溶性寡聚体发生泛素化，但在与泛素化酶、分子伴侣蛋白、蛋白酶体相互作用和转运的过程中超过系统处理的负荷或"逃离"了细胞蛋白质量控制的关卡，从而形成了这些多聚体。

野生型和突变后的多聚谷氨酸化雄激素受体均可与热休克蛋白（Hsp）90/Hsp70 分子伴侣复合物相结合，受体与配体结合、细胞质至细胞核转移、降解均受后者的调控，Hsp90、Hsp70 以及它们的共同分子伴侣蛋白形成多蛋白复合物来发挥作用。与经典模型中单个的分子伴侣蛋白与其底物相互作用帮助其折叠这一过程不同的是，Hsp90/Hsp70 分子伴侣复合物作用于天然构象（或接近于天然构象）已折叠的蛋白帮助其打开并稳定配体结合域。并且 Hsp90 和 Hsp70 均对其作用蛋白的稳定性起着相反的调控作用，Hsp90 可以稳定其作用蛋白，当 Hsp90 的循环利用被特异性抑制剂打断时，其作用蛋白则会通过泛素 – 蛋白酶体系统快速降解，而 Hsp70 的作用恰好与其相反，Hsp70 与 Hsp40 一起促进多种可以引起蛋白聚集物形成的关键蛋白（进一步导致成年发病的神经退行性疾病）的降解。

Hsp90/Hsp70 分子伴侣复合物对底物蛋白配体结合域的调节起着至关重要的作用，疏水性的配体结合域必须先开放，才能让配体（如类固醇激素）结合至结合域内部的作用蛋白。没有 Hsp90/Hsp70 分子伴侣复合物作用时，配体结合域处于时而开放时而关闭的动态改变状态，当其开放时，结合域内部疏水性氨基酸残基暴露，持续性开放则会引起蛋白去折叠化。所以，受体蛋白配体结合域开放的程度决定了配体的结合程度及蛋白功能,而配体结合域的构象不稳定性是受体的固有特点。在此模型中,Hsp90/Hsp70分子伴侣复合物对受体蛋白配体结合域的进行调节,但当配体结合域开放过度从而使Hsp90无法与其结合发生相互作用时,蛋白则会发生去折叠化改变。一旦发生去折叠化改变,则会马上被E3泛素酶(如carboxyl-terminus of Hsc70-interacting protein,CHIP)识别而发生泛素化。在肯尼迪病中,多聚谷氨酸化的雄激素受体发生激素依赖性去折叠化改变,也是其细胞毒性产生的基础。

(二)细胞自主性毒性

肯尼迪病的小鼠模型表现出非常明显的雄激素依赖性毒性,手术阉割可以明显减轻雄性鼠的疾病表型,而给予外源性的睾酮则会促进雌性鼠的疾病进展。相似的雄激素依赖性毒性效应也可见于表达多聚谷氨酸化雄激素受体的果蝇模型和细胞模型。将雄激素受体的核定位序列突变可使肯尼迪病转基因鼠模型表型改善,这也提示突变雄激素受体在胞核内聚集是基本致病机制。但在培养的原代神经元细胞模型中,蛋白聚集体形成和细胞毒性与突变蛋白的核定位并无必然关联,而只当雄激素诱发蛋白去折叠化改变时出现。

已有很多证据表明肯尼迪病中有多种细胞传导通路及功能改变,包括转录异常,线粒体功能障碍,顺向/逆向轴突转运障碍,分别为突变的雄激素受体与多种转录因子异常结合、引起线粒体膜去极化改变以及干扰神经元胞浆运输而产生。

第二节　临床表现与分型

一、运动症状

在多种神经退行性疾病中,肯尼迪病最显著的特征是性别选择性(其他特征见表4-2-1)。患者多在18~64岁时起病,但最常见的起病年龄是40~50岁。首发症状包括无力、震颤和痛性痉挛等。下运动神经元病典型表现包括面部及四肢的肌萎缩、肌束颤动、腱反射减低。疾病初期临床表现可类似于肌萎缩侧索硬化症,但患者不会出现上运动神经元受累的表现。肌萎缩和自发性肌束颤

动常为对称性,首先累积双下肢近端肌群,随着疾病进展,延髓肌(图4-2-1)、面肌和双上肢近端肌群也会逐渐受累,但常常因面、颈、舌部肌束颤动以及双侧面肌、咬肌无力萎缩易被发现,且认为是其最早出现的肌无力和肌束颤动表现。可伴舌肌萎缩、纤颤和鼻音亢进。持续性肌肉痛性痉挛、血清肌酶升高以及震颤提示疾病进展。进一步可出现构音欠清和吞咽障碍,呼吸无力不常见(即使在进展期或晚期),其中构音及吞咽障碍的中位起病年龄为50岁左右。骨骼肌损害表现为混合性的神经源性和肌源性损害。

表 4-2-1　肯尼迪病的临床特征

主要临床特征	其他特征
神经系统	肌酸磷酸激酶升高
下肢肌肉无力和萎缩	高脂血症
上肢肌肉无力和萎缩	糖尿病
球肌无力(构音障碍和吞咽困难)	非酒精性脂肪肝
肌束颤动(舌及口周肌弥漫性)	肌电图/神经传导速度提示急性和慢性弥漫性失神经(前角细胞丢失),低波幅(感觉神经病)
震颤	
肌肉痉挛	
腱反射减弱或消失	
感觉症状(麻木和刺痛)	
非神经系统	
男子女性型乳房	
睾丸萎缩	
生育能力下降	
勃起功能障碍	

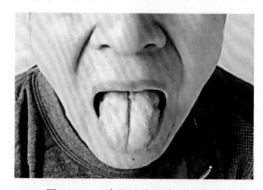

图 4-2-1　肯尼迪病患者舌肌萎缩

二、非运动症状

1. 感觉障碍　除运动神经及肌肉病损以外,患者还可因背根神经节的变性导致肢体远端的感觉障碍,表现为麻木或针刺样感觉,常提示疾病晚

期。自主神经功能障碍虽然不考虑为肯尼迪病的累及范围,但有多项证据表明部分患者有自主神经系统功能障碍的亚临床表现。

2. 中枢神经系统受累 也有研究报道肯尼迪病患者有中枢神经系统受累。其中额叶皮质灰质体积下降、脑白质萎缩均有报道,这也可以解释患者的临床表型如精神行为异常等症状。另有PET研究发现肯尼迪病患者额叶葡萄糖代谢水平降低。

这些研究表明,肯尼迪病患者中可能存在亚临床运动神经元受损。

3. 雄激素不敏感 患者另一特征性临床表现为雄激素不敏感,如男性乳房发育(图4-2-2)、睾丸萎缩、少精症、勃起功能障碍和生育能力下降,成年期开始出现并持续存在。因其雄激素受体功能欠佳,肯尼迪病患者雄激素性脱发的风险会明显降低。

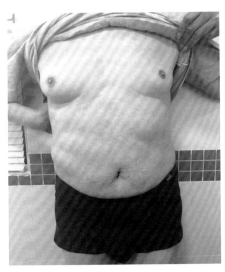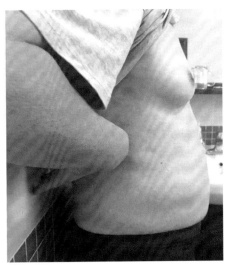

图4-2-2 肯尼迪病患者(男性)乳房增大

4. 睡眠障碍 部分肯尼迪病患者有睡眠障碍,主要表现为阻塞性睡眠呼吸暂停(obstructive sleep apnea),患者的睡眠质量较对照组明显下降,近期研究还发现,约22%的肯尼迪病患者在睡眠中有周期性肢体运动症状。

5. 其他 有研究发现,12%的肯尼迪病患者心电图可发现有Brugada样改变,并在两位猝死患者中记录到了非症状性Brugada综合征心电图,表现为多于1个的右心导联ST段马鞍形抬高,但并没有发现患者有结构性心脏病的表现。这些结果提示在肯尼迪病患者中心电图是必需的检查,并且建议进行非常规的V7~V9导联检查,还应特别重视V1/V2/Ⅱ/Ⅲ导联ST段改变。出现心电图异常的患者需要及时在心血管内科就诊,并避免出现高热、低钾血症等病理生理情况,谨慎应用抗心律失常药物。

肯尼迪病患者中也存在代谢障碍。数个临床研究发现患者的总胆固醇、LDL、甘油三酯水平常增高,糖尿病也可能是其共病,均提示患者存在部分性代谢综合征。近来有研究发现肯尼迪病患者

的非酒精性脂肪肝患病率增高,其病因不明,且治疗棘手,因为治疗需要应用他汀类药物,而他汀类药物容易发生肌肉毒性,肯尼迪病患者本来就存在较严重的肌肉病变,他汀类的应用使其发生肌肉毒性的风险明显增高。

近期研究中报道,>40%的肯尼迪病患者有中重度尿路症状(urinary tract symptoms, LUTS),并不伴有前列腺肥大。出现此症状的具体机制不明,有研究认为是长期低雄激素水平造成雄激素超敏而导致的膀胱颈梗阻加重。

三、基因型-表型关联

该病进展缓慢,有研究发现该病起病后每年肌力下降仅为2%左右。大部分肯尼迪病患者预期寿命较常人无异。由于球部受累,很多患者易出现吸入性肺炎。少部分患者会因呼吸肌无力而出现呼吸困难。构音障碍、吞咽困难和肺炎的起病时间与CAG重复数相关。不仅如此,CAG重复数与细胞核内的异常雄激素受体蛋白包涵体沉积量呈正相关,且在疾病的发生发展过程中起到重要作用。

有研究发现，CAG 重复数与起病年龄和疾病严重程度呈负相关。

第三节 检验与辅助检查

很多患者可出现血清肌酸肌酶升高，多波动在900~1 400U/L，转氨酶也可轻度升高。糖耐量减低及低密度脂蛋白升高亦很常见。多数患者会出现总睾酮、游离睾酮和双氢睾酮的升高，但少数患者游离睾酮和双氢睾酮亦会降低。

神经传导速度所示的典型的神经电生理表现为感觉神经波幅降低（SNAP）、复合运动动作电位（CMAP）降低（感觉神经损害重于运动神经，下肢重于上肢）、神经传导速度减慢（常见于腓肠神经）和广泛神经源性损害；针极肌电图则表现为被检肌肉高波幅长时程的运动单位电位伴募集减少的慢性神经源性损害（可累及延髓、颈、胸、腰 4 个区域），而纤颤电位正锐波和束颤电位等损害少见。肌肉活检不是疾病诊断的必要检查，可表现为神经源性合并肌源性损害，可见肌纤维大小不等，萎缩肌纤维成群/组化分布，肌纤维核内移、部分肥大、肌纤维变性及再生未见。

肯尼迪病是一种 X 连锁隐性遗传病，确诊需基因检查。基因检测到雄激素受体基因 1 号外显子 CAG/ 多聚谷氨酸序列的异常扩增，正常人群多波动在 9~34 次（平均 <20 次），肯尼迪病患者则超过 38 次（在 38~60 次变化）。

多数肯尼病患者有阳性家族史，但大约有 1/3的患者家族史追溯困难，主要与该病的遗传方式有关。该病为 X 连锁隐性遗传，患者父母均是无症状人群，主要由无症状的女性携带者进行突变基因传递，如患者的母亲、姐妹或女儿，因此对上述携带者进行围产期基因咨询非常重要且很有临床意义。

第四节 诊断与鉴别诊断

一、诊断

成年男性发生的慢性进展性神经退行性疾病，特征表现为延髓肌和肢体近端肌肉的肌无力、肌萎缩、自发性肌束颤动，没有上运动神经元受损的症状和体征，常常伴有不同程度雄激素不敏感的症状和体征，如男性乳房发育，睾丸萎缩，勃起功能障碍，生育能力下降等则需考虑此病，如有阳性家族史则更加支持。其余较有意义的辅助检查包括80% 以上患者有血清肌酶（CK）增高（为正常 3~4 倍），肝酶增高、高胆固醇血症、血脂异常、糖尿病也多见，肌电图和神经传导速度也常有神经源性合并肌源性损害。近来有研究表明在症状出现前很多病人出现血清肌酐下降，可能是临床前肯尼迪病一个有意义的生物标志物。肯尼迪病是一种 X 连锁隐性遗传病，基因检测是诊断该病的金标准。如检测到雄激素受体基因 1 号外显子中 CAG/ 谷氨酸序列发生动态扩增突变则可确诊此病。

二、鉴别诊断

典型临床特征加基因检测阳性结果，诊断该病并不困难。但若对该病了解不深刻，很易误诊及漏诊。有研究发现，从起病至临床确诊该病的平均时限为 5.5 年。肯尼迪病患者常会被误诊为肌萎缩侧索硬化（amyotrophic lateral sclerosis，ALS）。构音障碍、吞咽困难和进行性肢体无力亦是 ALS 的常见临床特征，但 ALS 与肯尼迪病患者在病史及查体上会有明显差异。ALS 患者会有上下运动神经元受损的体征，如腱反射亢进和痉挛，具有不对称性，且临床进展更快，但在 ALS 起病早期上运动神经元受损症状不明显时难以鉴别。与 ALS 另一鉴别要点为肯尼迪病患者感觉神经动作电位（SNAP）幅度明显降低，而 ALS 不累及感觉神经元。

其他需要与之鉴别的遗传性疾病还包括脊肌萎缩症（spinal muscular atrophy，SMA）Ⅳ型、远端型遗传性运动神经病（distal hereditary motor neuropathies，dHMNs）。非遗传性疾病中，感染性疾病（主要为脊髓灰质炎病毒感染后综合征）、脊髓病损（如脊髓动静脉畸形）、副肿瘤综合征，以及毒物损伤（如慢性铅中毒）等均需与此病鉴别。此外，肯尼迪病的肌病表现还需与进行性肌萎缩（progressive muscular atrophy，PMA）、重症肌无力、多发性肌炎、代谢性肌病相鉴别。

第五节 治疗与康复

肯尼迪病进展较慢，患者在疾病晚期常能保持较好的运动功能。需要坐轮椅的中位年龄为 60 岁左右。部分患者早期可有构音障碍，并进展为吞咽障碍的延髓肌无力症状，但其生存期并无显著性影响。肯尼迪病患者一般有正常的生存年限，但窒息和吸入性肺炎的发生率显著增高。相较于其他类型的运动神经元病（如 ALS），其疾病进展很慢。

一、药物治疗

目前绝大多数针对肯尼迪病治疗的药物临床试验的目的均在于降低雄激素受体的配体水平，但至今为止，仍然没有试验显示其治疗对及疾病有显著性改善。

雄激素阻断治疗，通过降低雄激素水平，进而减少突变雄激素受体蛋白配体依赖性的核内转移。亮丙瑞林，一种促性腺激素释放激素类似物，可部分激动垂体的促性激素释放激素受体，通过干扰对此类受体的脉冲样刺激而引起其去敏感化，导致黄体生成素（LH）和卵泡刺激素（FSH）释放减少，从而使性腺功能减低并明显降低雄激素水平，在转基因小鼠模型中取得良好疗效，但在肯尼迪病患者中应用并未显示 ALS 功能评分量表 ALS FRS-R 的改善与对照组有显著性差异。但近来又有长时期的二期临床试验研究结果提示其可改善患者的吞咽功能以及明显减少患者吸入性肺炎的发生，尤其是病程不满 10 年者。度他雄胺，一种 5α 还原酶抑制剂，阻止睾酮向更具生理活性的双氢睾酮转化，动物试验研究发现其可以选择性减少双氢睾酮对运动神经元的毒性作用，随后一个随机双盲对照队列，经过 2 年的随访研究，发现治疗组和安慰剂组在肌力改善方面并无显著性差异。并且上述试验中，患者因阻断雄激素作用可能出现某些症状加重。

其他药物，如双氯醇胺是一种 β2 肾上腺素受体激动剂，常用于治疗哮喘，但同时它也可促进合成代谢，增加骨骼肌容量并减少体脂，可明显改善肌力及呼吸功能。

其他正处于动物模型研究阶段的药物试验主要针对减少突变雄激素受体基因 mRNA 的表达，可通过反义寡核苷酸药物进行 RNA 干扰来实现。此技术具有精确的靶向选择性，有望用于多种病理蛋白聚集的神经退行性疾病。这些小分子 RNA 通常由 8~50 个核苷酸序列组成，可部分或完全通过碱基互补配对与 RNA 靶向结合，与反义寡核苷酸结合后的 RNA 可通过 RNA 酶 H 降解，从而使 RNA 不能正常翻译表达。很多临床前试验已在转基因小鼠模型中证实可减少异常突变蛋白的积聚。这些小分子 RNA 不能通过血脑屏障，皮下给药可以选择性减少基因在外周的表达，有效控制多聚谷氨酸化雄激素受体在骨骼肌表达所造成的毒性。

二、康复训练

肯尼迪病患者长期管理的主要目标是维持运动功能和预防并发症。存在构音及吞咽障碍的患者需进行客观评估（如 X 线钡餐），进食行为指导可降低其误吸风险。呼吸困难虽不常见，但对主诉气短的患者需评估肺功能。对于晚期行动困难者，辅助器具可改善其活动能力。

（谢曼青　李晓光）

参 考 文 献

1. 国家卫生健康委罕见病诊疗与保障专家委员会. 罕见病诊疗指南（2019 版）[M]. 北京：人民卫生出版社，2019：699-703.

2. 谢曼青，李晓光，崔丽英，等. 肯尼迪病基因诊断及临床特点[J]. 中华医学杂志，2010，90（35）：2498-2500.

3. ADACHI H, KATSUNO M, MINAMIYAMA M, et al. Widespread nuclear and cytoplasmic accumulation of mutant androgen receptor in SBMA patients[J]. Brain, 2005, 128（Pt3）：659-670.

4. ARAKI A, KATSUNO M, SUZUKI K, et al. Brugada syndrome in spinal and bulbar muscular atrophy[J].

Neurology, 2014, 82（20）：1813-1821.

5. ATSUTA N, WATANABE H, ITO M, et al. Natural history of spinal and bulbar muscular atrophy（SBMA）：a study of 223 Japanese patients[J]. Brain, 2006, 129（Pt 6）：1446-1455.

6. BENNETT C F, SWAYZE E E. RNA targeting therapeutics: molecular mechanisms of antisense oligonucleotides as a therapeutic platform[J]. Annu Rev Pharmacol Toxicol, 2010, 50（1）：259-293.

7. DI ROSA E, SORARÙ G, KLEINBUB J R, et al. Theory of mind, empathy and neuropsychological functioning in

X-linked Spinal and Bulbar Muscular Atrophy: a controlled study of 20 patients [J]. J Neurol, 2014, 262 (2): 394-401.

8. DIAS F A, MUNHOZ R P, RASKIN S, et al. Tremor in X-linked recessive spinal and bulbar muscular atrophy (Kennedy's disease)[J]. Clinics, 2011, 66 (6): 955-957.

9. FERNÁNDEZ-RHODES L E, KOKKINIS A D, WHITE M J, et al. Efficacy and safety of dutasteride in patients with spinal and bulbar muscular atrophy: a randomised placebo-controlled trial [J]. The Lancet Neurol, 2011, 10 (2): 140-147.

10. FISCHBECK K H, IONASESCU V, RITTER A W, et al. Localization of the gene for X-linked spinal muscular atrophy [J]. Neurology, 1986, 36 (12): 1595-1598.

11. GRUNSEICH C, RINALDI C, FISCHBECK K H. Spinal and bulbar muscular atrophy: pathogenesis and clinical management [J]. Oral Dis, 2014, 20 (1): 6-9.

12. HIJIKATA Y, HASHIZUME A, YAMADA S, et al. Biomarker-based analysis of preclinical progression in spinal and bulbar muscular atrophy [J]. Neurology, 2018, 90 (17): e1501-e1509.

13. KATSUNO M, ADACHI H, KUME A, et al. Testosterone reduction prevents phenotypic expression in a transgenic mouse model of spinal and bulbar muscular atrophy [J]. Neuron, 2002 (5), 35: 843-854.

14. KATSUNO M, BANNO H, SUZUKI K, et al. Efficacy and safety of leuprorelin in patients with spinal and bulbar muscular atrophy (JASMITT study): a multicentre, randomised, double-blind, placebo-controlled trial [J]. Lancet Neurol, 2010, 9 (9): 875-884.

15. KENNEDY W R, ALTER M, SUNG J H. Progressive proximal spinal and bulbar muscular atrophy of late onset. A sex-linked recessive trait [J]. Neurology, 1998, 50 (3): 583-593.

16. LA SPADA A R, WILSON E M, LUBAHN D B, et al. Androgen receptor gene mutations in X-linked spinal and bulbar muscular atrophy [J]. Nature, 1991, 352 (6330): 77-79.

17. MHATRE A N, TRIFIRO M A, KAUFMAN M, et al. Reduced transcriptional regulatory competence of the androgen receptor in X-linked spinal and bulbar muscular atrophy [J]. Nat Genet, 1993, 5 (2): 184-188.

18. MORFINI G, PIGINO G, SZEBENYI G, et al. JNK mediates pathogenic effects of polyglutamine-expanded androgen receptor on fast axonal transport [J]. Nat Neurosci, 2006, 9 (7): 907-916.

19. NEDELSKY N B, PENNUTO M, SMITH R B, et al. Native functions of the androgen receptor are essential to pathogenesis in a Drosophila model of spinobulbar muscular atrophy [J]. Neuron, 2010, 67 (6): 936-952.

20. ORR H T, ZOGHBI H Y. Trinucleotide repeat disorders [J]. Annu Rev Neurosci, 2007, 30: 575-621.

21. PRADAT P F, BERNARD E, CORCIA P, et al. The French national protocol for Kennedy's disease (SBMA): consensus diagnostic and management recommendations [J]. Orphanet J Rare Dis, 2020, 15 (1): 90.

22. RHODES L E, FREEMAN B K, AUH S, et al. Clinical features of spinal and bulbar muscular atrophy [J]. Brain, 2009, 132 (Pt 12): 3242-3251.

23. ROCCHI A, PENNUTO M. New routes to therapy for spinal and bulbar muscular atrophy [J]. J Mol Neurosci, 2013, 50 (3): 514-523.

24. ROSENBOHM A, HIRSCH S, VOLK A E, et al. The metabolic and endocrine characteristics in spinal and bulbar muscular atrophy [J]. J Neurol, 2018, 265 (5): 1026-1036.

25. SINCLAIR R, GREENLAND K J, EGMOND S V, et al. Men with Kennedy disease have a reduced risk of androgenetic alopecia [J]. Br J Dermatol, 2007, 157 (2): 290-294.

26. SORARÙ G, D'ASCENZO C, POLO A, et al. Spinal and bulbar muscular atrophy: skeletal muscle pathology in male patients and heterozygous females [J]. J Neurol Sci, 2008, 264 (1-2): 100-105.

27. TAKEYAMA K, ITO S, YAMAMOTO A, et al. Androgen dependent neurodegeneration by polyglutamine-expanded human androgen receptor in Drosophila [J]. Neuron, 2002, 35 (5): 855-864.

28. WANG C, CHEN W, MIAO D, et al. Mitochondrial dysfunction in Kennedy's disease: a new pharmacological target [J]. Ann Transl Med, 2015, 3 (5): 66.

29. WEYDT P, SAGNELLI A, ROSENBOHM A, et al. Clinical Trials in Spinal and Bulbar Muscular Atrophy-Past, Present, and Future [J]. J Mol Neurosci, 2016, 58 (3): 379-387.

30. YU Z, DADGAR N, ALBERTELLI M, et al. Androgen dependent pathology demonstrates myopathic contribution to the Kennedy disease phenotype in a mouse knock-in model [J]. J Clin Invest, 2006, 116 (10): 2663-2672.

第三章 脊髓性肌萎缩症

脊髓性肌萎缩症（spinal muscular atrophy，SMA）是一组最常见于婴幼儿时期的神经遗传病，为常染色体隐性遗传，位于 5q13 的运动神经元存活 1 基因（survival motor neuron 1，SMN1）是其主要致病基因。脊髓性肌萎缩症发病率约为 1/10 000，携带率约为 1/50。主要临床表现为近端肢体进行性、对称性肌无力和肌萎缩，严重时可累及呼吸肌导致呼吸困难而死亡。最显著的病理特征为脊髓前角 α 运动神经元选择性变性。近年来，随着第二代测序技术的发展以及对疾病的深入研究，大量非 5q 型脊髓性肌萎缩症相关的致病基因也相继被发现。其可呈常染色体隐性、显性和 X 连锁隐性等不同遗传方式。脊髓性肌萎缩症的诊断主要依赖于临床表现、家族遗传史、实验室检查及基因检测。目前本病尚无有效的治疗手段，但近年来，在治疗研究方面取得了较大的进展，主要体现在小分子化合物、反义核酸、基因治疗和干细胞治疗等，产前诊断和对基因携带者的筛查仍然为最有效预防措施。

第一节 病因及发病机制

一、病理改变

目前，肌肉活检已经不再是脊髓性肌萎缩症诊断所需的必要条件，即使是在 SMN1 缺失或突变检测阴性的患者中，也应该优先选择创伤更小的肌电图等检查来寻找去神经支配的证据。虽然肌肉活检并不能准确区分脊髓性肌萎缩症各个亚型，但肌肉病理组织形态学的某些特点与疾病的严重程度相关，因此进行肌肉活检依然具有很大的临床意义。脊髓性肌萎缩症最显著的病理特征为脊髓灰质前角 α 运动神经元选择性变性，上运动神经元和皮质脊髓束通常不受累。脊髓性肌萎缩症各型共同的特征性病理改变为 I 型、II 型肌纤维束性萎缩，I 型纤维代偿性肥大，肌纤维呈同型肌群化改变，反映了前角细胞受损引起失神经及神经再支配现象。尽管脊髓性肌萎缩症各型患者均可出现明显的肌萎缩，但肌

萎缩情况并不完全相同。SMA III 型患者的肌肉病理以肌纤维呈角形萎缩、束性萎缩和同型肌群化（fiber type grouping）为特点。I 型及 II 型肌纤维均可见于萎缩或非萎缩肌束，萎缩肌束大小不一，非萎缩肌束则通常由 30~200 条同型肌纤维组成，其中 I 型肌纤维较 II 型更常见。相反，SMA I 型和 II 型患者的肌肉活检显示存在着大组分布的圆形萎缩肌纤维，而非角形肌纤维，常累及整个肌束，亦可见萎缩纤维与肥大纤维或正常纤维散在分布。不同于 SMA III 型具有典型的同型肌群化，脊 SMA I 型和 II 型患者的两种肌纤维均可受累，二者呈"棋盘状"散在分布于肌束中。SMA IV 型与 III 型的病理特点类似。间质中可见脂肪及结缔组织增生，结缔组织内血管增生，管腔闭塞，无炎性细胞浸润。

二、发病机制

1990 年，研究者利用连锁分析的方法将脊髓性肌萎缩症的致病基因定位于 5q13 区域，随后在酵母人工染色体上对其进行克隆后发现该区域结构复杂，存在大量重复序列、微卫星序列以及假基因簇，导致其结构不稳定，易引起基因的缺失、突变和重排。5q13 区域复杂的基因结构使得早期致病基因的克隆困难重重。1994 年，研究人员观察到一些脊髓性肌萎缩症患者多拷贝微卫星序列的缺失与脊髓性肌萎缩症的病情呈明显的连锁不平衡。Melki 等发现脊髓性肌萎缩症患者端粒侧一个 11kb 小片段的缺失，从而进一步缩小了致病基因的候选区域。

1995 年，运动神经元存活基因（survival motor neuron，SMN）被证实为脊髓性肌萎缩症的致病基因。人类有两种高度同源拷贝的 SMN 等位基因（图 4-3-1），分别为端粒侧 SMN1（SMN^T，telomeric）和着丝粒侧 SMN2（SMN^C，centromeric），两者仅有 5 个碱基的差异，但这 5 个碱基的差异并不产生 SMN1 和 SMN2 编码氨基酸的差异。人类通常只有 1 个 SMN1 拷贝，但 SMN2 的拷贝数为 0~5 个。二者长度均为 20kb，包含 9 个外显子和 8 个内含子。SMN1 基因编码了一个相对分子质量 38kD、包

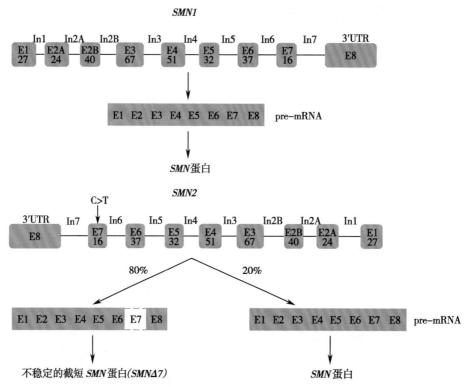

图 4-3-1　SMN 基因的示意

注：人类 SMN1 基因和 SMN2 基因示意图以及其产生的前体 mRNA。E 代表外显子，In 代表内含子，方框下方数字代表该外显子编码的氨基酸数

含 294 个氨基酸的蛋白，被称为 SMN 蛋白。SMN 蛋白是一个高度保守的蛋白质，在人类全身组织中都有表达，特别是运动神经元细胞。SMN 基因亦存在于许多动物中，啮齿类动物只有 1 拷贝，被称作 Smn 基因，位于 13 号染色体上，其与 SMN1 基因有 85% 的同源性，而灵长类动物在进化过程中 SMN 基因发生了复制，表现为多拷贝 SMN。值得一提的是，SMN2 基因为人类所特有。大部分脊髓性肌萎缩症患者表现为 SMN1 基因的突变，其中 SMN1 基因的纯合缺失占到了 95% 以上，其余则表现为 SMN1 基因的微小突变，包括微小缺失、剪接突变、错义突变等多种形式。

迄今为止，尚无 SMN1 与 SMN2 基因同时缺失的报道，脊髓性肌萎缩症患者至少保留了 1 拷贝的 SMN2。SMN2 基因对疾病主要起修饰作用，SMN 基因在 7 号外显子（Exon7+6）的位置有一个碱基转变（C>T），该碱基变异使得转录出的 pre-mRNA 易发生 7 号外显子的剪接跳跃，产生截短的 SMN（SMNΔ7）蛋白。研究表明，这种 SMNΔ7 蛋白不稳定、极易降解。但并不是所有 SMN2 转录时外显子 7 的剪接都被跳跃，小部分来源 SMN2 转录

的 mRNA 包含 7 号外显子，能够产生完整的 SMN 蛋白。有研究证明 SMN2 的 mRNA 剪接效率会影响疾病的严重程度，SMN2 基因产生完整转录本的比例从 10% 到 50% 不等，产生完整转录本的比例越高，症状越轻。此外，SMN2 拷贝数与产生全长 SMN 蛋白的量相关（图 4-3-2），同样影响着疾病的严重程度。Ⅰ、Ⅱ型的脊髓性肌萎缩症病人通常只有 2 个拷贝数的 SMN2 基因。而Ⅲ、Ⅳ型的病人则有 3 个或 3 个以上的 SMN2 拷贝。有研究发现 SMN1 基因纯合缺失，但拥有 5 拷贝 SMN2 基因的个体可表型正常，表明 5 拷贝的 SMN2 基因产生的 SMN 蛋白可以弥补 SMN1 基因功能的缺失。在动物实验方面，Smn 基因纯合缺失的小鼠胚胎无法正常发育，但通过插入不同拷贝数的人类 SMN2 基因，Smn 基因纯合缺失的小鼠（Smn⁻ᐟ⁻/SMN2⁺ᐟ⁺）能够顺利出生。插入 SMN2 基因拷贝数低的小鼠出生后会有后肢颤抖、反射消失、体重偏低以及严重的肌无力等与脊髓性肌萎缩症相近的症状，并多在出生后不久死亡，而插入 SMN2 基因拷贝数高的小鼠并没有表现出明显的症状，与普通小鼠的寿命无异。

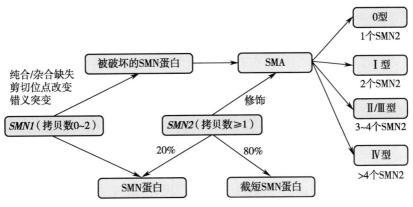

图 4-3-2　SMA 的发病机制示意

注：其中 *SMN1* 基因的突变是脊髓性肌萎缩症的主要病因，*SMN2* 基因对疾病主要起修饰作用：*SMN2* 的拷贝数越多，症状越轻。SMA 患者至少有 1 个 *SMN2* 基因；在 SMA 携带者中，约 1%SMA 携带者没有携带 *SMN2* 基因；18% 携带者有 1 个 *SMN2* 基因；47% 携带者有 2 个 *SMN2* 基因；31% 携带者有 3 个 *SMN2* 基因；3% 携带者有 4 个 *SMN2* 基因。在正常人群中，有 9% 的人没有 *SMN2* 基因，42% 的人有 1 个 *SMN2* 基因，46% 的人有 2 个 *SMN2* 基因，3% 的人有 3 个 *SMN2* 基因。在 *SMN1* 基因中也存在有拷贝数变异的情况，82%~96% 的正常人在两条染色体上各有一个 *SMN1* 基因，而 4%~18% 的正常人一条染色体上存在有 2 个 *SMN1* 基因

Cartegni 和 Kranier 于 2002 年提出了外显子剪接增强子假说，即在 *SMN1* 基因中有一个外显子剪接增强子序列（Exonic Splicing Enhancer，ESE），其转录的前体 mRNA 在 Exon7+6 的位置有一个胞嘧啶核苷酸（C），能够被选择性剪接因子 SF2/ASF（splicing factor 2 or alternative splicing factor）所识别。随后 U2 型核内小核糖核蛋白（U2 class of small nuclear ribonuclear protein，U2 snRNP）与 SF2/ASF 相互作用可去除 6 号内含子，完成剪接，使之形成完整的 SMN mRNA。其他的剪接因子（如 Tra2）同样通过 ESE 确定剪接位点。而 *SMN2* 基因 7 号外显子的碱基转变（C>T）干扰了 ESE 的功能，阻碍 SMN 基因前体 mRNA 的正常剪接，使其产生不完整的 SMN 蛋白。若重构 *SMN2* 的 SF2/ASF 依赖的外显子剪接增强子序列（将 Exon7+6 的位置的 T 替换为 C），可得到包含 7 号外显子的完整 mRNA 终产物。Kashima 与 Manley 提出了另外一种外显子剪接沉默子假说，*SMN2* 基因 Exon7+6 的位置碱基的改变（C>T）产生了一个外显子剪接沉默子序列（exonic splicing suppressor，ESS），使其转录的 mRNA 易与核内不均一核糖核蛋白 A1（heterogeneous nuclear ribonuclear protein A1，hnRNP A1）相结合。hnRNP A1 是一种剪接抑制蛋白，可以通过占位效应阻止 snRNP 复合物的形成或使其结构不稳，而导致剪接失败，*SMN2* 最终转录产物 7 号外显子缺失，产生截短 SMN Δ7 蛋白。采用诱导突变或 RNA 干扰来破坏 ESS 功能，可以特异性地修复 *SMN2* 的剪接功能而不影响 *SMN1*。此外，*SMN2* 基因内含子 7+100 的位置碱基的改变（A>G）可成为 hnRNP A1 的又一个结合位点，更进一步增加了剪接跳跃的概率。还有一种综合了以上两种假说的观点，在剪接加工过程中，hnRNP A1 会与 SF2/ASF 竞争与前体 mRNA 的结合位点，在 *SMN2* 基因中，由于碱基的差异，剪接抑制作用更占上风，从而发生 7 号外显子跳跃。

除 *SMN2* 的剪接效率和拷贝数外，其他修饰基因也会影响到脊髓性肌萎缩症的严重程度。曾报道过几个罕见的脊髓性肌萎缩症家系，先证者兄弟姐妹都为 *SMN1* 基因纯合缺失，并且 *SMN2* 基因的拷贝数相同，但他们症状严重程度却差异很大，甚至可完全健康。这表明在 5q13 区域外存在 SMN 基因的调节基因。在一些罕见的脊髓性肌萎缩症家系中，有些女性和她患病的兄弟同为 *SMN1* 缺失且 *SMN2* 拷贝数相同却没有任何症状，研究发现，她们 *PLS3* 基因的表达量高于与她们的患病兄弟。*PLS3* 基因位于 X 染色体，其编码产物是一个钙离

子依赖的肌动蛋白连接蛋白。在脊髓性肌萎缩症小鼠模型上得到证实发现，通过转基因等手段使 *PLS3* 基因过表达，小鼠的病情可得到很大的改善，如小鼠的体重恢复，运动能力提高。并且，在脊髓性肌萎缩症小鼠上 *PLS3* 基因能延缓轴突的凋亡，从而在一定程度上抵消了脊髓性肌萎缩症患者神经肌肉接头的不良连接。上述家系女性成员的运动神经元细胞（由多能干细胞 iPSC 诱导）与淋巴细胞 *PLS3* 基因表达量明显高于其患病的兄弟，然而在成纤维细胞中其表达的水平却相同，从而说明其表达具有组织特异性。

SMN 蛋白普遍存在于人体的各种组织细胞，特异分布在脑、肾脏、肝脏中，尤其在脊髓的运动神经元中高表达。SMN 蛋白的表达从胚胎期、出生早期至成年期呈进行性下降，但脊髓前角运动神经元中的表达量是稳定的。SMN 蛋白能够和多种 Gemin 蛋白形成 SMN 复合体。Gemin 蛋白的具体功能目前尚不清楚，但研究发现脊髓性肌萎缩症患者细胞中 Gemin 蛋白的含量较正常对照组大幅下降。

在真核细胞中，剪接体是进行 pre-mRNA 剪接时形成的多组分复合物，其大小约为 60S，主要是由小分子的核 RNA 和蛋白质组成，snRNPs 是剪接体的重要组成部分。SMN 复合体在 snRNPs 的合成中发挥了重要的作用，能够识别 snRNA 序列，并协助完成 snRNP 的装配，之后又在 snRNP 重回细胞核的转运过程中发挥关键作用。snRNP 的装配活动水平在胚胎期和产后发育期较高，在肌源性和神经源性的细胞分化后才略有降低。有缺陷的 SMN 复合体（含 SMNΔ7 蛋白）会抑制 snRNP 的产生，snRNP 不足导致了脊髓性肌萎缩症患者运动神经元的变性。一项对蛙和斑马鱼胚胎模型的实验研究表明，破坏 snRNP 的生物合成能够诱发类似脊髓性肌萎缩症的运动神经元变性。另一项针对小鼠的实验表明，Smn$^{-/-}$/SMN2$^{+/+}$ 小鼠脑部和脊髓中 snRNP 的功能活性仅为正常组的 1/10。

SMN 蛋白广泛存在于神经细胞轴突内的核糖核酸蛋白颗粒。采用活细胞荧光显微镜可以观察到这些颗粒在神经元和轴突间的双向转运。SMN 蛋白还能影响 hnRNP 与 3' 端非编码区的 β- 肌动蛋白 mRNA 的相互作用。低浓度的 SMN 蛋白会导致 β- 肌动蛋白 mRNA 活性降低，同时神经

轴突中核糖核酸蛋白颗粒减少，这表明 SMN 蛋白可能参与了含有 β- 肌动蛋白的核糖核酸蛋白复合物的转运。在一项对脊髓性肌萎缩症斑马鱼模型的研究中发现，β- 肌动蛋白的不足会阻碍神经元的轴突发育，产生病理缺陷。组装抑制蛋白（Profilin）是一种通常与肌球蛋白 1∶1 结合的蛋白质，可抑制肌球蛋白的聚合。SMN 蛋白与 Profilin Ⅱa 共同分布在神经元轴突上，突变后的 SMN 蛋白无法与 Profilin Ⅱa 相互作用，落单的 Profilin Ⅱa 与肌球蛋白结合，阻碍了神经轴突的生长。几个研究小组在果蝇的脊髓性肌萎缩症疾病模型上将 SMN 蛋白的作用位点定位于神经肌肉接头和骨骼肌。以上研究表明，运动神经元的存活需要 SMN 蛋白来维持其正常的轴突转运和保持神经肌肉接头的完整性。

脊髓性肌萎缩症动物模型的建立有助于我们了解疾病的机制，为疾病的治疗铺平道路。由于 *Smn* 基因纯合缺失会导致小鼠胚胎无法发育，Smn 纯合缺失的小鼠（Smn$^{-/-}$）模型构建之初遇到了很大的困难。中国台湾地区的研究者将 *SMN2* 基因插入了 Smn$^{-/-}$ 小鼠的基因内，使之胚胎能完成发育。这种小鼠被广泛地用于脊髓性肌萎缩症疾病的机制研究和治疗方法的探索。该小鼠根据表型严重程度被分成 3 种类型，1 型小鼠病情最为严重，表现出了体重减轻、毛发脱落等现象，并在 10 天左右死亡；2 型小鼠的病情较 1 型轻，运动能力较差和体重减轻，大部分的 2 型小鼠在第二到第四周死亡；3 型小鼠和正常小鼠无异，只是鼠尾较短。此外，更多的 *SMN* 基因的修饰基因被导入到脊髓性肌萎缩症小鼠体内，使得小鼠模型更好能够拟合脊髓性肌萎缩症的病情。

第二节　临床表现与分型

一、临床表现

在 19 世纪 90 年代，Werdnig 和 Hoffmann 首次描述了一种严重的婴幼儿期起病致死性神经源性肌肉疾病，病理特征为脊髓前角运动神经元变性，临床表现为近端肢体进行性、对称性肌无力和肌萎缩。随后百余年来的研究表明，脊髓性肌萎缩症临床表型变异较大，发病年龄从出生至数十岁，运动

障碍从抬头不能至可独立行走,生存时间从数月至成年等。主要临床表现为进行性、对称性、肢体近端为主的广泛性弛缓性麻痹与肌萎缩,一般双下肢先受累且较重,肌肉弛缓婴儿多表现为卧位时双下肢呈蛙腿体位;髋外展、膝屈曲的特殊体位,幼儿及少年多表现为步态异常、不能行走,大部分都有腱反射减低或消失,面部肌肉受累较少,但常伴有球部肌肉无力,肋间肌无力,膈肌相对松弛,导致典型的“钟形”胸部和反常的呼吸模式,儿童期发病球部和呼吸系统表现不明显。肌肉萎缩可累及四肢、颈、躯干及胸部肌肉。智力发育及感觉均正常。患者多在儿童时期发病,有家族遗传史,呼吸道感染所引起的呼吸衰竭则是患者首要的死亡原因。

二、临床分型

根据发病年龄和患者的运动功能水平,脊髓性肌萎缩症可分为 3 种临床表型,SMA Ⅰ 型,亦称严重型,出生后 6 个月内发病,患儿无法坐立。

除近端肢体肌肉受累,还可以累及呼吸肌及舌咽肌。通常在 2 岁前因呼吸困难或喂养困难导致死亡;SMA Ⅱ 型,又称中间型,于出生后 6~18 个月内发病,患儿能坐但无法站立和行走,生存期超过 4 岁,主要视呼吸系统并发症发生情况而定。Ⅰ 型和 Ⅱ 型统称 Werdnig-Hoffman 病;SMA Ⅲ 型(Kugelburg-Welander 病),一般于出生 18 个月后发病,患儿能够独立行走,病情进展缓慢,可生存至成年。

随着对疾病认识的深入,不断有学者提出更加细化的分类建议,Hausmanowa-Petrusewicz 及 Barois 等建议将 SMA Ⅰ 型分为 Ⅰa、Ⅰb 两型,Dubowitz 等建议将 SMA Ⅰ 型分为 Ⅰ1、Ⅰ2、Ⅰ3 型,Zerres 建议将 SMA Ⅲ 型分为 Ⅲa、Ⅲb 型。2007 年,Russman 等将 5q 型脊髓性肌萎缩症分为 5 类,并指出患者的预期寿命与其运动功能水平的关系较发病时间更为密切,而其症状呈进行性改变,建议在进行分类前应随访观察一段时间。此外,各型与 *SMN2* 拷贝数变异的相关性也值得注意(表 4-3-1)。

表 4-3-1　SMA 的分类

分类	发病年龄	运动功能水平	预期寿命	SMN2 拷贝数
0	胎儿期	需要呼吸支持	<1 个月	1
Ⅰ	<6 个月	不能独坐	<2 岁	2
Ⅱ	<18 个月	能坐,不能独站	>2 岁	3,4
Ⅲ	>18 个月	能站能走	成年	—
Ⅲa	18 个月~3 岁	能站能走	成年	3,4
Ⅲb	>3 岁	能站能走	成年	4
Ⅳ	>21 岁	能站能走	成年	4~8

1. SMA0 型　SMA0 型患儿的肌无力可发生在胚胎期,母亲在妊娠后期感觉胎动减少、变弱或消失。婴儿出生后哭声微弱,吸吮无力,呼吸及吞咽困难,四肢肌张力极低,自主运动丧失。严重病例出生时可见反射消失,全身性肌无力,甚至面肌瘫痪,房间隔缺损,踝及腕关节挛缩或髋关节脱位。病情进行性加重,呼吸衰竭是早期最主要的并发症,通常可存活数周,多在生后 6 个月内死亡。

2. SMA Ⅰ 型　SMA Ⅰ 型患者发病特点是出生时正常,在正常发育数月后(通常在出生后 6 个月内)出现进行性肢体软弱无力,以四肢近端肌群为主,躯干肌、骨盆肌和肩胛带肌也不同程度地受累,

手指、脚趾和面肌仍活动正常。数月后肌无力和肌张力减低逐渐进展,可扩展至除眼肌以外所有的骨骼肌,常发生肋间肌麻痹并伴一定程度的胸廓塌陷,呈反向性呼吸运动(当腹部鼓起时胸廓回缩)。吸吮及吞咽无力,哭泣声低,呼吸表浅,翻身及抬头困难,不能独坐,双腿不能站立,呈特殊姿势:手臂外展、肘部弯曲,下肢呈蛙腿状,髋关节外旋外展,髋、膝关节屈曲。肌张力减低合并肌无力是本病突出的临床特点。此外可见腱反射消失,肌肉容量减少,但因脂肪组织覆盖很难评估。触觉及痛觉正常,情感发育及社会适应能力与年龄相符。病变局限于脊髓前角细胞,偶累及延髓运动神经核出现舌

肌萎缩和肌束震颤,眼球运动正常,括约肌功能正常。约95%的患儿在出生后18个月内死于呼吸衰竭。

3. SMA Ⅱ型 SMA Ⅱ型的患者起病年龄较Ⅰ型略晚,常于出生后6~18个月起病,临床症状较SMA Ⅰ型轻。婴儿早期正常,6个月后出现运动发育迟缓,虽然能独坐但不能独自站立及行走。多数病例表现为以肢体近端为主的肌无力,可见肌束震颤,下肢重于上肢,骨盆带肌无力引起走路摇摆。约1/3的病例可累及面肌,呼吸肌、吞咽肌、眼外肌和括约肌一般不受累,50%以上的病例可见舌肌纤颤及腱反射减弱或消失。患儿常有骨和关节的发育畸形,如进行性脊柱侧凸、关节挛缩和颞下颌关节强直等。由于脊柱侧凸畸形和肋间肌无力,限制性呼吸功能障碍也是常见的并发症之一。本型患者具有相对良性病程,特别是1岁后起病的病例,患儿多数可活到儿童期或少年期,个别活到成年,认知功能正常,多死于呼吸并发症。

4. SMA Ⅲ型 SMA Ⅲ型患者多数在幼儿期至青春期发病,约1/3在2岁前发病,1/2的病例在3~18岁发病,5岁前起病者尤多,以青少年男性居多。患者可以独自站立,在一定年龄前可以独立行走。本病起病隐匿,早期症状为肢体近端肌无力,下肢尤其大腿和髋部肌无力和肌萎缩明显,通常自股四头肌和髋部屈肌开始,起病时两侧症状对称,患儿登楼及从蹲位站立困难,表现为腹部前挺、走路摇摆、呈鸭步等,逐渐累及肩胛肌及上肢肌群,双上肢无力,举臂困难,最后肢体远端肌肉也受累。脑神经支配肌群通常不受累,眼外肌正常,可出现软腭肌无力。检查可见腱反射减弱及消失、Gower征阳性,部分病例可有脊柱侧凸、弓形足及翼状肩胛等,仅半数病例有肌束震颤,未见明显的呼吸功能障碍,无感觉障碍,智力正常。

5. SMA Ⅳ型 SMA Ⅳ型的发病和进展均较隐匿,起病年龄多在17~30岁。主要表现为缓慢发生进行性肢体近端肌无力、肌萎缩和肌束震颤。表现为较良性病程,早期可出现痛性肌痉挛,先于肌无力前数年出现。近端肌无力常从下肢开始,逐渐波及肩胛带肌、面肌及延髓支配肌肉,下面部及舌肌可见肌束颤动,数年后出现吞咽困难及口吃等。约50%的病例合并某些内分泌功能障碍,如男性乳房女性化及原发性睾丸病变等。本型预后良好,症状最轻,常终身保持行走能力,预期寿命未受明显影响。

脊髓性肌萎缩症的临床表型变异较大且无特异性,仅依靠临床表现难以与其他类型运动神经元病及肌营养不良症相鉴别,因此还需要进行相关辅助检查,脊髓性肌萎缩症的辅助检查主要为血清肌酶检测、电生理学检查、肌肉活检病理检查。脊髓性肌萎缩症患者的血清肌酸激酶(creatine kinase,CK)水平多于正常值范围或仅轻度升高,其中以Ⅲ型患者血清肌酸激酶水平最高。脊髓性肌萎缩症患者肌电图主要表现为神经源性损害,表现为纤颤电位和复合运动单位动作电位波幅、时限增加及干扰相减少,可反映各种类型脊髓性肌萎缩症的严重程度和进展情况。肌肉组织活检其病理特征呈现失神经支配和神经再支配现象,存在大组分布的圆形萎缩肌纤维,常累及整个肌束(束性萎缩),亦可见肥大纤维散在分布于萎缩肌纤维之中;ATP酶染色可见Ⅰ型和Ⅱ型纤维同时受累。

过去脊髓性肌萎缩症的诊断确立主要依靠电生理学检查及肌肉活检病理检查。然而,两种方法均为有创性操作,仅能提示存在神经元的损害。目前肌肉活检已不作为确诊脊髓性肌萎缩症的常规检查项目。由于脊髓性肌萎缩症临床表现及辅助检查均无明显特异性,对脊髓性肌萎缩症的临床确诊更多依赖于基因检测。

第三节 检验与辅助检查

一、实验室检验检查

脊髓性肌萎缩症患者的实验室检查多无特异性改变。血清CK水平多于正常值范围或仅轻度升高。Zhang曾对一组脊髓性肌萎缩症患者的血清CK水平进行分析,55例患者平均为(244.16±256.63)U/L,呈轻度升高,其中以Ⅲ型患者血清CK水平最高。脊髓性肌萎缩症患者肌电图主要表现为失神经病变,可见正锐波、纤颤电位和偶发的束颤电位,复合运动单位动作电位表现为波幅增高、时限增加及募集相减少。Ping等的研究发现部分患者CMAP及SNAP波幅下降,这可能与脱髓鞘或严重的脊髓前角细胞变性继发轴突丢失有关。运动单位数目估计(motor unit number estimation,

MUNE）在脊髓性肌萎缩症患者中常常减少，这一指标有助于更好地了解运动单位的丢失和代偿，反映各种类型脊髓性肌萎缩症的严重程度和进展情况。磁共振成像（magnetic resonance imaging，MRI）在不同类型的脊髓性肌萎缩症患者中表现为选择性的肌肉萎缩改变，肌肉体积大小被认为与疾病严重程度密切相关，选择性的脊髓灰质变性和白质完整性的保留也可被观察到。

二、基因检测

1. 连锁分析（linkage analysis）　连锁分析技术最早被用于脊髓性肌萎缩症的基因诊断。5q13区域内有许多与脊髓性肌萎缩症基因紧密连锁并具有高度多态性的DNA标记，排列顺序从着丝粒侧至端粒侧分别为：D5S679、D5S680、D5S125、D5S681、D5S435、D5S629、D5S823，以及D5S1556/D5F150、D5S149（SMN1）、D5S557、D5S610、D5S351、5'-MAPlB、3'-MAPlB、D5S112、D5S127和D5S539。因为连锁分析具有无须知道基因突变性质和位置的优势，所以其最早被用于脊髓性肌萎缩症的基因诊断，但由于其操作方法较为烦琐，现已逐渐被其他检测方法所取代。

2. SMN1 纯合缺失检测　SMN1 以纯合突变为主，大约95%的脊髓性肌萎缩症患者SMN1纯合缺失或由SMN1转化为SMN2导致全长SMN蛋白产生不足，故临床上常通过检测SMN1基因的纯合缺失来诊断脊髓性肌萎缩症。

（1）聚合酶链反应－单链构象多态（PCR-SSCP）技术：可用于检测SMN1第7、8号外显子缺失。SMN1基因和SMN2基因在第7、8号外显子分别有数个单碱基的差异，利用PCR-SSCP可区别单碱基的差异，从而确定SMN1基因第7、8号外显子缺失情况。PCR-SSCP技术操作步骤相对烦琐，实验结果会受温度及实验室环境的影响，较容易出现假阳性或假阴性结果，因此目前临床检测较少采用此方法。但是PCR-SSCP技术可用于检测杂合缺失患者SMN1基因内的微小突变。

（2）聚合酶链反应－限制性酶切片段长度多态（PCR-RFLP）检测技术：这是一种用于检测SMN1基因纯合缺失的检测技术。分别对SMN第7、8号外显子进行PCR扩增，在第7号外显子中，限制性核酸内切酶DraI消化PCR扩增产物，

SMN1片段上无该酶切位点，不能被切割；SMN2片段由于采用错配引物，从而构建了一个DraI位点，所以可以被酶切消化。同样，在8号外显子中，由于SMN2片段存在DdeI位点，酶切后可以获得2条片段，SMN1无此位点，因此无法被切割，故琼脂糖凝胶电泳时只有一条带。当SMN1呈纯合缺失时，琼脂糖凝胶电泳结果可显示SMN1电泳条带缺失，凝胶上有两条较浅的条带。PCR-RFLP操作方法简便，结果清晰可靠，比较容易判断，因此目前在临床检测上较为常用。PCR-RFLP的缺点是，由于酶切不完全可能会产生的假阴性结果，并且无法检测到SMN1杂合缺失患者的微小突变。

3. SMN1 基因微小突变的检测　约5%的脊髓性肌萎缩症患者表现为SMN1杂合缺失，因为SMN1与SMN2基因仅有数个碱基的差异，分离SMN1基因难度较大，因此临床上较少对SMN1基因进行微小突变检测。对于SMN1基因微小突变检测的主要困难是对SMN1拷贝数的分析和对SMN1基因的分离（SMN1拷贝数分析将在SMN基因定量分析中介绍）。分离SMN1基因主要是通过SMN1与SMN2基因序列之间的差异。Clermont等采用长程PCR（long-range PCR）技术分离获得SMN1基因，并进行了微小突变检测，在该基因6号外显子上发现了5个微小突变。迄今为止，报道的SMN1微小突变已有50余种，突变类型包括错义、移码、无义和剪接位点突变等，这些突变较常见于SMN1基因第3、6号外显子中。

4. SMN 基因的定量分析　SMN基因定量分析方法常用于对患者与携带者进行SMN1基因拷贝数分析，以及对患者的SMN2基因进行拷贝数分析，从而进一步分析基因型与临床表型之间的关系。

（1）变性高效液相色谱（DHPLC）法：DHPLC作为一种自动、快捷、高通量基因突变和多态性筛查的技术，DHPLC近年来已经在临床上得到广泛应用。如果存在基因突变或多态时，DNA在变性、逐步地降温退火后，杂合型与野生型PCR扩增产物在形成同源双链的同时也错配成异源双链。在部分变性条件下，发生错配的异源双链DNA分子更易解链为单链DNA，与DNA洗脱柱的结合能力下降，比其他同源双链DNA分子更易被洗脱剂洗脱下来，从而与同源的双链DNA分离。应用

DHPLC 技术也可对 *SMN1* 和 *SMN2* 基因的拷贝数进行检测,在正常对照者中可见 *SMN1*/*SMN2* 异源双链、*SMN2* 同源双链以及 *SMN1* 同源双链 3 个色谱峰,根据峰高度和峰面积计算 *SMN1*、*SMN2* 的拷贝数。通过设计内参照物可以使得 *SMN1* 的拷贝数目分析结果更加准确。DHPLC 技术的缺点为分辨力易受 PCR 引物、反应条件,以及检测时柱温的选择、洗脱剂等诸多因素的影响,结果稳定性欠佳。

（2）实时荧光定量 PCR（real-time PCR）检测:real-time PCR 在 PCR 的反应体系中加入了荧光基团,利用荧光信号的累积来实时监测扩增产物的量变情况。在 PCR 扩增反应到平台期前,靶序列的扩增以相对固定的指数形式增加。起始目的基因拷贝数目越多,达到平台期所需的循环数越少。以循环数为横坐标、以一系列标准 DNA 分子的起始拷贝数的对数值为纵坐标绘制坐标图,未知样本中的基因拷贝数通过与这种标准曲线相对照而进行定量分析。临床研究人员曾先后应用实时荧光定量 PCR 检测技术对 *SMN1* 和 *SMN2* 基因拷贝数目进行分析,并探讨 *SMN2* 基因拷贝数与临床表型之间的关系,取得了较好的效果。实时荧光定量 PCR 检测技术要求对基因组 DNA 精确定量的要求较高且要求各组的 DNA 纯度一致,才能保证扩增效率一致,结果才可靠。

（3）多重连接依赖性探针扩增（MLPA）技术:MLPA 为 Schouten 等在 2002 年创立的一项灵敏度较高的相对定量检测技术,利用了简单的杂交（hybridization）、连接（ligation）及 PCR 扩增（PCR amplication）反应,于单一反应管内同时检测最多可达 40 种不同的核苷酸序列的拷贝数的变化。荷兰脊髓性肌萎缩症检测试剂盒（SALSA MLPA KIT P021）可同时检测 *SMN1* 基因第 7 和 8 号外显子,*SMN2* 基因第 7 和 8 号外显子,*SMN1*/*SMN2* 基因的第 1、4、6 与 8 号外显子,所得结果经和参考值比对后,能够分别获得 *SMN1*、*SMN2* 和 *SMN1*/*SMN2* 基因的拷贝数;另外,可提供 21 种位于不同染色体上的内参照探针,因此对于拷贝数目的计算更加的准确可靠。该检测试剂盒还包含针对 *NAIP* 和 *GTF2H2* 基因的探针,可同时对多种基因进行分析,有利于基因型与临床表型之间相关性的研究。MLPA 法对基因组 DNA 定量的要求不如实时荧光定量 PCR 严格,众多内参照物与目的基因均采用同一对引物即可扩增,从而保证了目的基因与内参基因扩增效率的一致性。

（4）其他定量检测方法:Kao 等亦选择 *KRIT1* 与 *CYBB* 基因作为内参照物,与目的基因 *SMN* 基因的 7 号外显子进行竞争性 PCR,扩增产物经毛细管电泳分离后,根据 *SMN* 基因与内参基因峰面积比值计算相对 *SMN* 基因的总拷贝数。PCR 扩增产物经过纯化后再以基质辅助激光解吸电离飞行时间质谱法（MALDI-TOFMS）分离 *SMN1* 及 *SMN2*,检测 *SMN1* 与 *SMN2* 基因占总 *SMN* 基因拷贝数的相对比值,即可得出 *SMN1* 与 *SMN2* 拷贝数。Wang 等采用类似的方法研究 *SMN* 基因拷贝数。但是他们通过优化毛细管电泳分离的条件,使毛细管电泳能够因一个核苷酸差异而分离获得 *SMN1* 和 *SMN2* 基因,再根据 *SMN1* 和 *SMN2* 与参照峰高比值,计算 *SMN1* 及 *SMN2* 基因的拷贝数。而 MALDI-TOFMS 及毛细管电泳分离法仅根据单个核苷酸差异而分离 *SMN1* 和 *SMN2*,因此操作难度比较大,精确度也较低。

第四节　诊断与鉴别诊断

一、诊断

近年来脊髓性肌萎缩症的诊断流程没有太大变化,主要在基因检测相关的检测技术方面取得了较大的进展,为遗传背景的研究提供了更准确精细可靠的信息,具体诊断流程见图 4-3-3。

在没有家族史的情况下,一般是由于患者的临床症状,即典型的脊髓性肌萎缩症临床表现,考虑诊断脊髓性肌萎缩症的可能。脊髓性肌萎缩症的诊断依赖高度可靠的分子基因检测技术,所以脊髓性肌萎缩症患者首先应该进行基因检测,检测是否有 *SMN1* 基因纯合缺失。

脊髓性肌萎缩症基因检测的金标准是使用多重连接依赖性探针扩增（MLPA）技术、定量聚合酶链反应（qPCR）等进行定量分析,若检测结果提示纯合 *SMN1* 缺失,可以确诊脊髓性肌萎缩症。如果检测结果不是 *SMN1* 纯合缺失,重复对患者进行体查,观察其临床表现,并进行神经电生理检查及其他临床生化检测。在脊髓性肌萎缩症患者中,血清肌酸激酶水平通常正常或仅轻度升高,但明显异常

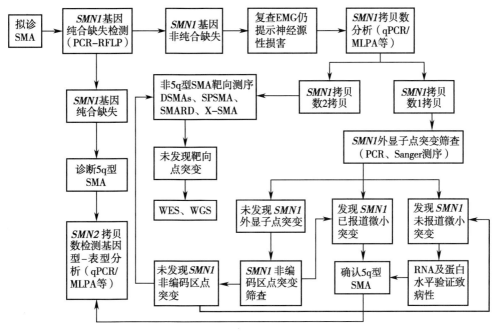

图 4-3-3　SMA 诊断流程

注：SMA：脊髓性肌萎缩症；PCR-RFLP：聚合酶链反应 - 限制性片段长度多态性；EMG：肌电图；qPCR：实时荧光定量 PCR；MLPA：多重连接依赖性探针扩增技术；DSMAs：远端型 SMA；SPSMA：SMA 伴肩胛腓骨肌萎缩；SMARD：SMA 伴呼吸窘迫；X-SMA：X 连锁型 SMA；WES：全外显子测序；WGS：全基因组测序

升高时，也不能排除脊髓性肌萎缩症。Ⅰ型和Ⅱ型儿童通常不需要做肌电图检查，肌电图检查可以帮助不典型慢性表型的脊髓性肌萎缩症的诊断及鉴别诊断。如肌电图未提示神经源性损害，不考虑诊断为脊髓性肌萎缩症，可行肌肉或神经活检或其他遗传性神经病特殊基因检测明确诊断；如肌电图示神经源性损害但临床表现不符合典型脊髓性肌萎缩症，考虑其他运动神经元病可能；如肌电图正常，不考虑诊断为脊髓性肌萎缩症，行大脑和脊髓的影像学检测如 MRI 等，同时筛查代谢相关疾病可能。

如果临床表现为典型脊髓性肌萎缩症，肌酸激酶水平正常且肌电图示神经源性损害，对患者 SMN1 拷贝数进行检测。如果两个 SMN1 拷贝都在，不考虑诊断为 SMA；如果只有一个 SMN1 拷贝，对 SMN1 基因进行测序，寻找其他的可能的点突变，如果确定有其他 SMN1 突变，仍可诊断为 5q 型脊髓性肌萎缩症。

二、鉴别诊断

Ⅰ型和Ⅱ型脊髓性肌萎缩症与Ⅲ型脊髓性肌萎缩症发病年龄相差较大，故鉴别诊断应该分别讨论。儿童脊髓性肌萎缩症应与重症肌无力、脑性瘫痪迟缓型、肌营养不良等相鉴别；成人型脊髓性肌萎缩症应与肌萎缩侧索硬化、腓骨肌萎缩症等鉴别。

1. 重症肌无力　新生儿型重症肌无力患儿母体血液中抗 ACh 受体抗体通过胎盘到达胎儿体内，出生后即表现吮吸困难、啼哭无力、四肢运动减少。多数患儿于 2~6 周内症状逐渐好转，且胆碱酯酶抑制剂治疗有效。

2. 脑性瘫痪迟缓型　患者有出生时缺氧和宫内窘迫史，多伴有智力发育迟滞，查体示肌张力降低，肌力存在，反射亢进，Babinski 征阳性，感觉正常，病情进展为非进行性。

3. 杜氏肌营养不良　呈 X 连锁隐性遗传，在幼儿期发病，表现为走路年龄推迟，行走缓慢、易跌，跌倒后不易爬起。多数伴小腿肌肥大，初期肥大肌肌力相对较强。臀中肌受累致骨盆左右上下摇动；跟腱挛缩而足跟不能着地；腰大肌受累致腹部前凸，脑后仰，呈"鸭型"步态。半数以上可伴心脏损害，心电图异常，生化检测常见血清肌酸激酶（CK）增高，肌电图示肌源性损害，可做肌肉活检确诊。

4. 肌萎缩侧索硬化　临床主要特征是四肢进

行性肌无力肌萎缩或吞咽困难、构音障碍,常见中年起病,病情进展快。临床生化检测无特异性指标,肌电图示神经源性损害,肌肉活检示神经源性损害,为排除性诊断,基因检测可确诊。

5. 腓骨肌萎缩症　临床主要特征是四肢远端进行性的肌无力和萎缩伴感觉障碍。典型的腓骨肌萎缩症双下肢呈倒立酒瓶状或称"鹤立腿",伴有高弓足、爪形趾、马蹄内翻畸形等,行走时表现特殊的跨越步态,四肢末梢可出现手套状袜状深浅感觉障碍和一系列自主神经与营养代谢障碍。肌电图示运动神经传导速度减慢,肌肉活检可见神经源性肌萎缩,神经活检示周围神经脱髓鞘。

第五节　治疗与康复

近年来在脊髓性肌萎缩症治疗研究方面取得了较大的进展,主要体现在小分子化合物、反义核酸、基因治疗和干细胞治疗等方面。

一、药物治疗

1. 小分子化合物　*SMN1* 基因与 *SMN2* 基因高度同源,二者仅存在 5 个碱基的差别。但 *SMN1* 基因主要产生全长 SMN 蛋白,而 *SMN2* 基因仅产生极少(约 10%)的全长 SMN 蛋白,主要是由于 *SMN2* 基因的 7 号外显子在剪接过程中被跳跃,产生 7 号外显子缺失的转录本及截短蛋白(SMN Δ7 蛋白)。这种截短蛋白很不稳定,容易被降解。对脊髓性肌萎缩症患者而言,*SMN2* 基因产生的少量全长 SMN 蛋白不足以弥补因 *SMN1* 基因缺失而造成的 SMN 蛋白缺乏,从而导致脊髓前角运动神经元变性。因此,如何提高全长 SMN 蛋白表达量,成为本病治疗的主要研究方向。先后有多种小分子化合物被证实能够调节 *SMN* 基因 7 号外显子的剪接,这些小分子化合物大致分为两类,一类是以组蛋白去乙酰化酶抑制剂为主的传统小分子化合物,另一类是新型的小分子化合物。

由于组蛋白去乙酰化酶能够促进 DNA 与组蛋白紧密结合,抑制转录,若要增强 *SMN2* 基因的转录和翻译,DNA 解螺旋的过程十分重要。2001 年,Chang 等人发现组蛋白去乙酰化酶抑制剂(histone deacetylase inhibitor, HDACI)丁酸钠对脊髓性肌萎缩症小鼠治疗有效,随后,丁酸钠的衍生物苯丁酸,也被证实能够在脊髓性肌萎缩症患者来源的成纤维细胞水平上显著提高全长 SMN 转录水平。由此,HDACI 逐渐成为治疗脊髓性肌萎缩症的热门药物,其中丙戊酸钠最受关注。Sumner 等人证实在 I 型脊髓性肌萎缩症患者成纤维细胞水平,丙戊酸钠能够提升其全长 SMN 蛋白表达量。Tsai 等人对Ⅲ型脊髓性肌萎缩症小鼠给予丙戊酸钠治疗,发现小鼠脊髓中的 SMN 蛋白水平增高,形态完整的神经肌接头数量增多,肌萎缩症状也得到了缓解。但遗憾的是,丙戊酸钠的Ⅱ期和Ⅲ期临床试验均表明,它无法改善脊髓性肌萎缩症患者的肌力。除 HDACI 以外,其他的小分子化合物也受到了关注。2002 年,Kinali 团队提出,一种非组蛋白去乙酰化酶抑制剂沙丁胺醇,能显著改善患者的肌力、用力肺活量和体重。Ⅱ期临床试验也显示,沙丁胺醇能显著改善Ⅱ型脊髓性肌萎缩症患者的肌力、肌容积和运动功能。2008 年,另一种小分子化合物羟基脲也被证实使患者的肌力得到轻度的改善,但是,临床试验却未能显著改善患者的肌力和运动功能。上述传统小分子化合物虽然在细胞及动物水平显示出部分疗效,但除沙丁胺醇之外,其临床疗效均不稳定,不能明显改善脊髓性肌萎缩症患者的病情,缺乏临床应用前景。

近年来,国际上一些知名医药企业也着力于脊髓性肌萎缩症的新型小分子化合物的研究和开发。喹唑啉及其衍生物能够提高 SMN2 的启动子活性,并抑制核糖核酸清除酶 DcpS,从而提高 SMN 全长蛋白的表达。Matthew 等发现,通过口服给药,喹唑啉可以提高 SMN Δ7 小鼠神经系统中的全长 SMN 蛋白水平,减少运动神经元的缺失,使小鼠生存期延长了 21%~30%。Meerbeke 等对 SMN Δ7 小鼠静脉注射喹唑啉衍生物(RG3039)治疗后,小鼠体内的组蛋白去乙酰化水平被抑制了 20% 以上,神经系统中的 SMN 蛋白表达量提高了 30%~40%,I 型囊泡膜谷氨酸转运体数量增多了 50%,下后锯肌和最长肌的神经肌接头数目增加了 20%,ChAT^{Cre+}Smn^{Res} 脊髓性肌萎缩症小鼠的中位生存期提高了 66%。不仅如此,Gogliotti 等人应用 RG3039 对 2B/– 脊髓性肌萎缩症小鼠进行早期干预,其中位生存期可被延长 6 倍(>112 天),目前 RG3039 已经进入 I 期临床试验。2014 年,有研究从 HEK293H 细胞系中筛选出了三种改善 *SMN2* 基因 7 号外显子剪接功能的药物，分别命名为 SMN-C1、SMN-C2 和 SMN-C3。在脊髓性肌萎缩症患者成纤维细胞和多能干细胞水平，这三种化合物能够选择性地提高全长 *SMN2* 的 mRNA 水平。此外，对 SMNΔ7 小鼠进行腹腔内注射了三种化合物，其大脑和股四头肌 SMN 的蛋白水平分别提高 150% 和 90%。尤其是 SMN-C3，仅需口服治疗即可提升 SMNΔ7 小鼠的平均寿命至 150 天以上。2015 年，有研究发现，*SMN2* 产生不稳定 SMN 蛋白的机制是由于 *SMN2* 的前体 mRNA 和 U1 小核内核糖核酸蛋白（U1 snRNP）结合不紧密所致，并证明新型哒嗪类化合物能使 *SMN2* 的前体 mRNA 和 U1 snRNP 紧密结合，从而增加全长 SMN 蛋白量。这类新型哒嗪类化合物优势在于可口服给药，已进入临床试验阶段。

2. 神经保护剂治疗　目前神经保护剂治疗如利鲁唑、奥利索西等也进入了临床试验，但结果尚未完全明确（NCT00774423、NCT01302600）。利鲁唑能改善运动神经元突触结构，但仅能轻度延长 I 型脊髓性肌萎缩症患者生存期。奥利索西虽然能延缓患者的运动障碍，但却不能延长其生存期。胰岛素样生长因子 -1（IGF-1）与反式剪接 RNA（tsRNA）合用能够改善脊髓性肌萎缩症小鼠的表型。此外，IPLEX（rhIGF-1 和 rhIGFBP-3）是 IGF-1 的衍生药物，能减缓脊髓性肌萎缩症小鼠的运动神经元变性，改善运动功能。

二、基因治疗

1. 反义寡核苷酸　对比分析 *SMN1* 和 *SMN2* 基因 7 号外显子的结构，发现 *SMN2* 基因 7 号外显子（Exon7+6）C>T 的突变使 ESE 变成 ESS，导致 *SMN2* 的前体 RNA 在剪接过程中发生 7 号外显子跳跃，产生截短 mRNA，翻译产生不稳定的 SMN 蛋白。另外，在 *SMN2* 基因的 7 号内含子中，存在着与 hnRNP A1 相关的内含子剪接沉默子（intronic splicing silencer，ISS）。其中，ISS-N1 位于 *SMN2* 基因 7 号内含子第 10~24 位碱基，包含 hnRNP A1/A2 结合位点，被认为是重要的剪接抑制元件。由此，通过靶向设计针对 ISS 位点的反义核苷酸（antisense oligonucleotide，ASO），可阻止 hnRNP A1/A2 与沉默子结合，使 7 号外显子在剪接

过程中得以保存。天然的 ASO 在血清和细胞中不稳定，易被降解，且利用率低。为提高 ASO 稳定性和利用率，需要对 ASO 进行相应的化学修饰。目前主要有三种修饰方式：2'-O 甲基硫代磷酸修饰（2'-O-methyl，2'-OMe）、2'-O 甲氧基硫代磷酸修饰（2'-O-methoxyethyl，MOE）和二胺吗啉基修饰（phosphorodiamidate morpholino，PMO）。通过修饰后的 ASO 的稳定性和利用率提高明显。

2012 年，Hua 等在脊髓性肌萎缩症小鼠水平通过大剂量皮下注射针对 *SMN2* 基因 ISS-N1 位点导入相应 MOE 修饰的 ASO（ASO-10-27）沉默 ISS 位点，发现可增加脊髓性肌萎缩症小鼠（Smn⁻/⁻；SMN2⁺/⁰）运动神经元中 SMN 蛋白的表达量，使 I 型脊髓性肌萎缩症小鼠的平均寿命延长至 248 天（未治疗的 I 型小鼠的寿命原为 10 天以内）。此外，Porensky 等人通过侧脑室注射 2'-OMePS 修饰的 ASO，使 SMAΔ7 小鼠的生存期延长了 8 倍。另外，Zhou 等人发现面静脉注射 PMO 修饰的 ASO 效率更高，可使 I 型脊髓性肌萎缩症小鼠寿命延长 25 倍。研究者们还在脊髓性肌萎缩症的猕猴模型脑脊液中注射 ISIS-SMNRx（即 ASO-10-27），免疫组化结果显示未见脊髓前角运动神经元变性。目前，MOE 修饰的 ASO 鞘内注射治疗已经面向早发型脊髓性肌萎缩症婴幼儿和晚发型脊髓性肌萎缩症儿童开展Ⅲ期临床试验（NCT02193074、NCT02193074）。2016 年 12 月，nusinersen 作为一种反义核苷酸成为全球首个获美国 FDA 批准治疗脊髓性肌萎缩症的药物。临床实验表明，其对脊髓性肌萎缩症患儿的病情有较大的改善。但是由于 nusinersen 的治疗费用较为昂贵（第一年的治疗费用就高达 75 万美元），所以其在脊髓性肌萎缩症治疗普及上还有相当长的一段路要走。

除 ISS-N1 位点是公认的治疗靶点以外，研究者还发现体外使用 MOE 修饰的 ASO 对 *SMN2* 基因 7 号外显子的 ESS 区域进行封闭，也可产生更多全长 SMN mRNA 和蛋白。此外，7 号内含子中还存在另一个调控 *SMN2* 基因剪接的区域，ISS-N2（+275~+297），研究者也利用 ASO 对该序列进行修复，使 7 号外显子在剪接过程中得以保存。另外，*SMN2* 基因 6 号内含子和 7 号内含子中分别存在 Element 1 区域（-112~-68）和 Element 2 区域（+59~+124），研究证明这两个区域也对 SMN2 的剪

切起着重要作用。2016 年, Osman 等人研究发现, 用一组改造后的 morpholino 修饰的 ASO(E1[MOv10] 和 E1[MOv11]) 封闭 element 1 区域, 能更多地提高全长 SMN 蛋白并延长小鼠生存期。其中, 出生后早期侧脑室注射 E1MOv11 能使 SMNΔ7 小鼠的寿命延长至 120 天以上。Miyaso 团队发现 element 2 参与 RNA- 蛋白复合体的形成, 封闭 element 2 区域反式作用因子, 能抑制 7 号外显子进行正常剪接, 从而抑制全长 SMN 蛋白表达量。

在 ASO 治疗的启示下, 一类剪接转换的寡核苷酸(splice-switching oligonucleotides, SSOs) 与其类似, 并较易通过血脑屏障。研究者们采用改进的 SSOs, 即 Pip6a-PMO 修饰的肽寡核苷酸, 低剂量全身给药即可显著延长脊髓性肌萎缩症小鼠平均寿命至 456 天。

2. 基因增补　脊髓性肌萎缩症最本质的治疗方案是提高 SMN 蛋白表达量, 最直接的治疗方式就是导入正常的 SMN cDNA。常用的基因治疗的载体包含慢病毒、腺病毒、腺相关病毒(adeno-associated virus, AAV)、逆转录病毒等。AAV 病毒由于安全性高、免疫原性低、性质稳定、感染细胞广谱等优点, 成为体内基因治疗的优选载体之一。

Passini 等分别采用带有完整 SMN cDNA 的 8 型腺相关病毒(AAV8)和 9 型自补重组双链腺相关病毒(self-complement adeno-associated virus 9, scAAV9)对脊髓性肌萎缩症小鼠进行侧脑室注射, 发现 scAAV9 使脊髓性肌萎缩症小鼠的中位生存期延长至 157 天, 而 AAV8 只能使其延长至 50 天。随后, Dominguez 团队通过静脉注射 scAAV9-SMN, 对出生早期(多为出生后 1 天)的脊髓性肌萎缩症小鼠进行干预, 经过治疗的脊髓性肌萎缩症小鼠的中位生存时间可延长至 199 天。Foust 团队和 Valori 团队的研究也显示, 经静脉注射 scAAV9-SMN 治疗的脊髓性肌萎缩症小鼠的神经肌接头形态、运动功能和生存期都得到了不同程度的改善。另外, Benkhelifa-Ziyya 等尝试应用 scAAV9-SMN 对脊髓性肌萎缩症小鼠的腓肠肌进行注射, 发现治疗后的小鼠运动神经元可广泛表达在脊髓内, 中位生存期可提高 1 倍。除了静脉注射和肌肉注射外, Passini 团队应用鞘内注射 5×10^3 颗粒数的 scAAV-SMN, 使脊髓性肌萎缩症小鼠的 SMN 蛋白表达量提高了 70%~170%, 生存期延长至 153 天。

Duque 等在体积更大的哺乳类动物体内尝试鞘内注射带有干扰 RNA 的 AAV9(scAAV9-shRNA), 对 SMN1 基因进行敲减, 成功创建了脊髓性肌萎缩症猪模型, 而后再运用 scAAV9-SMN 改善其症状和病理情况, 并发现复合肌肉动作电位可得到显著改善, 表明症状后的干预也同样有效。除此之外, Meyer 等尝试通过腰椎穿刺术来进行治疗, 以较低剂量在猕猴的脑脊液中注入 scAAV9-SMN, 该方法剂量相较于静脉注射低了 10 倍, 安全性有了较明显的提高。scAAV9-SMN 在腰段、胸段、颈段运动神经元的感染率分别达到 73%、53%、29%, 感染效率高于脊髓性肌萎缩症小鼠。如今, 静脉注射 scAAV9-SMN 治疗 SMA I 型患者已经投入 I 期临床试验(NCT02122952), 其疗效和安全性有待进一步评估。

三、干细胞移植

干细胞具有分化为多种功能细胞的潜能, 这种特点为许多遗传性疾病的治疗提供了新策略。2008 年, Corti 等人通过分离正常小鼠脊髓内表达绿色荧光的神经干细胞, 移植入脊髓性肌萎缩症小鼠中, 可观察到脊髓性肌萎缩症小鼠的生存期平均延长了 5.12 天, 发生运动障碍的时间推迟了 8 天。脊髓性肌萎缩症患者病理上可见运动神经元变性改变, 若能将干细胞定向分化为正常的运动神经元或运动神经元前体细胞(hMNPs), 再将其移植入患者脊髓内, 其治疗效果可能会更加理想。由此, Wyatt 等尝试用人胚胎干细胞分化来的运动神经元前体细胞注入脊髓性肌萎缩症小鼠模型中, 观察到细胞成功存活并顺利分化为运动神经元, hMNP 能分泌 NGF 和 NT-3 等神经生长因子, 促进运动神经元的生长。2012 年, Corti 等人还将脊髓性肌萎缩症患者皮肤成纤维细胞通过诱导成诱导型多能干细胞(induced pluripotent stem cell, iPSC), 然后通过单链寡核苷酸基因修复, 使 SMN2 基因转变为 SMN1 基因, 通过细胞重编程将其诱导分化为 SMN-iPSC 运动神经元, 将这类修正的运动神经元移入脊髓性肌萎缩症小鼠脊髓内, 运动神经元的数量得到了提高, 中位生存期也延长了 7 天左右。干细胞治疗脊髓性肌萎缩症的临床试验仍在进行中, 其安全性和有效性仍需评估。

四、对症与康复治疗

1. 康复训练　目前普遍认为积极主动的康复训练,包括定期进行物理治疗、矫形器的使用,适量锻炼可能会减缓疾病的进展。根据欧洲 SMA Care Group 于 2018 年提出的共识,脊髓性肌萎缩症患者的康复应当包括拉伸、体态、运动功能和胸部理疗四个方面,每个方面的具体康复目标则应当根据病人的病情程度而定。

（1）不能稳坐型:不能稳坐型患者的康复目标主要是改善运动功能,减少损伤和增加不同接触部位的耐受性。不能稳坐型患者的拉伸主要依赖于康复器具的使用,其中:胸椎支架可以用于稳定体位和促进功能恢复,头颈支架可用于减少头部竖立时窒息的风险,四肢的矫形器可有助于关节拉伸,防止挛缩并辅助运动功能的恢复。对于这部分患者,建议使用枕头或者滚轴以保证每周一定时间的仰卧位姿势,同时建议使用带有倾斜/倚靠选项的婴儿车或者是电动轮椅可以提高患儿维持体态和翻身能力。有条件的患者推荐定制特定的轮椅及睡眠系统。

胸部理疗是不能稳坐型患者康复训练重要的组成部分。无论是预防肺部疾病还是在疾病期间或围手术期,实施胸部理疗对促进气道清除和改善通气都十分重要。常见的人工胸部理疗包括冲击、振动和定位以促进体位引流。

（2）稳坐型:稳坐型患者康复训练的主要目标是预防挛缩和脊柱侧弯,维持、恢复或促进运动功能和活动能力。这部分病人的拉伸可以选择由矫形器辅助或者直接选择手法拉伸,但不管是哪种拉伸方法都需要由专业的物理治疗师进行或者监督。在日常的拉伸训练中,患儿的家长或陪护也应当主动需求指导。具体有效伸展的时长取决于病人关节挛缩的情况和康复的目标。此外,建议患者使用胸腰椎骶管矫形器来改善姿势并使用头颈支撑以减少头部竖立时窒息的风险。静态、动态和功能性矫形器常用于固定体位和辅助站立和行走。在矫形器辅助下站立对促进下肢伸展很重要,同时也有助于促进身体功能恢复和骨骼健康,以及脊柱和躯干的姿势的矫正。建议所有患者都配置一台带有自定义的姿势系统的电动轮椅,并且在 2 岁以前就可以开始对患者在动力轮椅上的活动性进行评估。

选择轻便的手动轮椅或动力辅助轮可以促进患者康复训练的意愿。家长应当鼓励患者多进行锻炼,因为它可以维持和改善患者的运动功能,包括:力量、活动范围、耐力、平衡。

最后,和不能稳坐型一样,无论是基于预防还是处于疾病或围手术期,胸部理疗都十分重要。

（3）能走型:能走型患者康复的主要目标是维持、恢复或促进运动功能、活动能力和足够的关节活动范围,提高平衡和耐力。能走型患者主要使用下肢矫形器来保持膝关节和踝关节的功能并防止变形挛缩,由于胸椎支架可能会影响到患者走路,因此只建议患者在静坐调整体态时使用胸椎支架。在运动功能方面,能走型患者的康复内容和稳坐型患者的目标基本类似,但需注意加强平衡功能的练习。在长途旅行中,仍建议能走路型的患者使用电动/手动轮椅。

2. 营养支持治疗　营养支持治疗是脊髓性肌萎缩症患者对症治疗的主要方面,由于延髓肌肉的无力和萎缩,患儿进食困难导致能量摄取不足,呼吸功的增加又可能会增加能量消耗和诉求。此外,球部肌肉的无力还会增加患者误吸性肺炎的风险,因此,正确的评估患儿的吞咽功能,给予足够的营养支持在病人的长期管理上十分重要。

（1）不能稳坐型:诊断明确后应尽快完善全面改良钡吞荧光检查,以评估吞咽功能,若吞咽功能评估欠佳,可以先放置短期鼻胃管或鼻肠管,长期推荐放置胃造瘘管。出现反酸、便秘、腹胀等胃肠蠕动问题时,推荐使用促胃肠蠕动药和益生菌。不建议长期禁食,以免出现代谢性酸中毒、脂肪酸代谢异常和高血糖/低血糖。急性发作时应在 6 小时内通过静脉注射和胃肠道提供营养。

（2）稳坐型:除了进行全面改良钡吞荧光检查对吞咽功能评估,稳坐型患者每 3~6 个月应当重复评估一次吞咽功能并记录身高和体重进行营养评估。由于缺少运动,稳坐型患者很容易发胖。有专家提出,使用体重指数（BMI）会低估患者的肥胖程度,对于这部分患者 BMI 指数≥25 就应当定义为肥胖。所以,稳坐型患者的 BMI 应当保持在一个较低的水平。

（3）能走型:吞咽困难在这一型里比较罕见,对于这部分病人来讲,最大的风险是肥胖及超重的风险,因为肥胖及超重会减少运动能力并引起肥胖共病。由于 *SMN* 和破骨细胞刺激因子有相互作用,因此脊髓性肌萎缩症病人骨质疏松和骨折的风险较高,应当注意维生素 D 的摄取。

　　总的来说,脊髓性肌萎缩症的治疗手段较前有了比较大的突破。小分子化合物、反义核酸、基因增补、干细胞移植等治疗方法能在不同程度上改善脊髓性肌萎缩症细胞或小鼠的表型,部分方法在临床实验上也显示较好的疗效,但也存在给药方式困难、价格昂贵等问题,离临床推广应用尚有一定距离。治疗研究的探索仍有很大空间。目前在临床上,应用基因筛查、产前诊断等方法,尽可能做到早期确诊,进行产前诊断和筛查,防止脊髓性肌萎缩症患儿的出生仍然是防治本病最重要的手段。对于已确诊的患者,可在患者与其家庭经济能力所能允许的情况下予以新药治疗,配合康复锻炼,控制患者症状,延缓疾病进展。相信在不久的将来,本病的治疗将取得更大的突破。

（陈万金）

参 考 文 献

1. 北京医学会医学遗传学分会,北京罕见病诊疗与保障学会.脊髓性肌萎缩症遗传学诊断专家共识[J].中华医学杂志,2020,100(40):3130-3140.

2. 国家卫生健康委罕见病诊疗与保障专家委员会.罕见病诊疗指南(2019版)[M].北京:人民卫生出版社,2019:704-709.

3. 胡珏,周文斌,李静,等.成人型近端脊髓性肌萎缩症的临床和肌肉病理学研究[J].中国神经免疫学和神经病学杂志,2005,12(3):157-159.

4. 潘建延,谭虎,周妙金,等.脊髓性肌萎缩症的临床实践指南[J].中华医学遗传学杂志,2020,37(3):263-268.

5. 王柠,何瑾,陈万金.脊髓性肌萎缩症临床诊断研究进展[J].中国现代神经疾病杂志,2012,12(3):252-256.

6. 赵淼,陆瑛倩,王柠,等.儿童型脊髓性肌萎缩症治疗研究进展[J].中国现代神经疾病杂志,2018,18(4):284-289.

7. ARNOLD E S, FISCHBECK K H. Spinal muscular atrophy [J]. Handb Clin Neurol, 2018, 148: 591-601.

8. ARNOLD W D, KASSAR D, KISSEL J T. Spinal muscular atrophy: diagnosis and management in a new therapeutic era [J]. Muscle Nerve, 2015, 51(2): 157-167.

9. BUTCHBACH M E, SINGH J, THORSTEINSDÓTTIR, M, et al. Effects of 2, 4-diaminoquinazoline derivatives on SMN expression and phenotype in a mouse model for spinal muscular atrophy [J]. Hum Mol Genet, 2010, 19(3): 454-467.

10. CHANG J G, HSIEH-LI H M, JONG Y J, et al. Treatment of spinal muscular atrophy by sodium butyrate [J]. Proc Natl Acad Sci U S A, 2001, 98(17): 9808-9813.

11. CHEN T H, CHANG J G, YANG Y H, et al. Randomized, double-blind, placebo-controlled trial of hydroxyurea in spinal muscular atrophy [J]. Neurology, 2010, 75(24): 2190-2197.

12. CLERMONT O, BURLET P, BENIT P, et al. Molecular analysis of SMA patients without homozygous SMN1 deletions using a new strategy for identification of SMN1 subtle mutations [J]. Hum Mutat, 2004, 24(5): 417-427.

13. CROOKE S T, WITZTUM J L, BENNETT C F, et al. RNA-Targeted Therapeutics [J]. Cell Metab, 2018, 27(4): 714-739.

14. D'AMICO A, MERCURI E, TIZIANO F D, et al. Spinal muscular atrophy [J]. Orphanet J Rare Dis, 2011, 6: 71.

15. DURMUS H, YILMAZ R, GULSEN-PARMAN Y, et al. Muscle magnetic resonance imaging in spinal muscular atrophy type 3: Selective and progressive involvement [J]. Muscle Nerve, 2017, 55(5): 651-656.

16. FELDKÖTTER M, SCHWARZER V, WIRTH R, et al. Quantitative analyses of SMN1 and SMN2 based on real-time Light Cycler PCR: fast and highly reliable carrier testing and prediction of severity of spinal muscular atrophy [J]. Am J Hum Genet, 2002, 70(2): 358-368.

17. FINKEL R S, MCDERMOTT M P, KAUFMANN P, et al. Observational study of spinal muscular atrophy type I and implications for clinical trials [J]. Neurology, 2014, 83(9): 810-817.

18. FINKEL R S, MERCURI E, MEYER O H, et al. Diagnosis and management of spinal muscular atrophy: Part 2: Pulmonary and acute care; medications, supplements and immunizations; other organ systems; and ethics [J]. Neuromuscul Disord, 2018, 28(3): 197-207.

19. GOGLIOTTI R G, CARDONA H, SINGH J, et al. The DcpS inhibitor RG3039 improves survival, function and motor unit pathologies in two SMA mouse models [J]. Hum Mol Genet, 2013, 22(20): 4084-4101.

20. GROEN E J N, TALBOT K, GILLINGWATER T H. Advances in therapy for spinal muscular atrophy: promises

and challenges[J]. Nat Rev Neurol, 2018, 14（4）: 214–224.

21. HAMMOND S M, HAZELL G, SHABANPOOR F, et al. Systemic peptide–mediated oligonucleotide therapy improves long–term survival in spinal muscular atrophy [J]. Proc Natl Acad Sci U S A, 2016, 113（39）: 10962–10967.

22. HAVENS M A, HASTINGS M L. Splice–switching antisense oligonucleotides as therapeutic drugs[J]. Nucleic Acids Res, 2016, 44（14）: 6549–6563.

23. HUA Y, SAHASHI K, RIGO F, et al. Peripheral SMN restoration is essential for long–term rescue of a severe spinal muscular atrophy mouse model[J]. Nature, 2011, 478（7367）: 123–126.

24. KANG P B, GOOCH C L, MCDERMOTT M P, et al. The motor neuron response to SMN1 deficiency in spinal muscular atrophy[J]. Muscle Nerve, 2014, 49（5）: 636–644.

25. KAO H Y, SU Y N, LIAO H K, et al. Determination of SMN1/SMN2 gene dosage by a quantitative genotyping platform combining capillary electrophoresis and MALDI–TOF mass spectrometry[J]. Clin Chem, 2006, 52（3）: 361–369.

26. LORSON C L, HAHNEN E, ANDROPHY E J, et al. A single nucleotide in the SMN gene regulates splicing and is responsible for spinal muscular atrophy[J]. Proc Natl Acad Sci U S A, 1999, 96（11）: 6307–6311.

27. LUNN M R, WANG C H. Spinal muscular atrophy[J]. Lancet, 2008, 371（9630）: 2120–2133.

28. MAKHORTOVA N R, HAYHURST M, CERQUEIRA A, et al. A screen for regulators of survival of motor neuron protein levels[J]. Nature chemical biology, 2011, 7（8）: 544–552.

29. MERCURI E, FINKEL R S, MUNTONI F, et al. Diagnosis and management of spinal muscular atrophy: Part 1: Recommendations for diagnosis, rehabilitation, orthopedic and nutritional care[J]. Neuromuscu Disord, 2018, 28（2）: 103–115.

30. MESSINA S. New Directions for SMA Therapy[J]. J Clin Med, 2018, 7（9）: 251.

31. NARYSHKIN N A, WEETALL M, DAKKA A, et al. Motor neuron disease: SMN2 splicing modifiers improve motor function and longevity in mice with spinal muscular atrophy [J]. Science, 2014, 345（6197）: 688–693.

32. OGINO S, WILSON R B. Genetic testing and risk assessment for spinal muscular atrophy（SMA）[J]. Hum Genet, 2002, 111（6）: 477–500.

33. PALACINO J, SWALLEY S E, SONG C, et al. SMN2 splice modulators enhance U1–pre–mRNA association and

rescue SMA mice[J]. Nat Chem Biol, 2015, 11（7）: 511–517.

34. PEARN J. Classification of spinal muscular atrophies[J]. Lancet, 1980, 1（8174）: 919–922.

35. QUERIN G, EL MENDILI M M, LENGLET T, et al. The spinal and cerebral profile of adult spinal–muscular atrophy: A multimodal imaging study[J]. Neuroimage Clin, 2019, 21: 101618.

36. RAO V K, KAPP D, SCHROTH M. Gene Therapy for Spinal Muscular Atrophy: An Emerging Treatment Option for a Devastating Disease[J]. J Manag Care Spec Pharm, 2018, 24（Suppl 12）: S3–S16.

37. RUHNO C, MCGOVERN V L, AVENARIUS M R, et al. Complete sequencing of the SMN2 gene in SMA patients detects SMN gene deletion junctions and variants in SMN2 that modify the SMA phenotype[J]. Hum Genet, 2019, 138（3）: 241–256.

38. SCHEFFER H, COBBEN J M, MATTHIJS G, et al. Best practice guidelines for molecular analysis in spinal muscular atrophy[J]. Eur J Hum Genet, 2001, 9（7）: 484–491.

39. SCHOUTEN J P, MCELGUNN C J, WAAIJER R, et al. Relative quantification of 40 nucleic acid sequences by multiplex ligation dependent probe amplification[J]. Nucleic Acids Res, 2002, 30（12）: e57.

40. SPROULE D M, MONTGOMERY M J, PUNYANITYA M, et al. Thigh muscle volume measured by magnetic resonance imaging is stable over a 6–month interval in spinal muscular atrophy[J]. J Child Neurol, 2011, 26（10）: 1252–1259.

41. SUMNER C J. Therapeutics development for spinal muscular atrophy[J]. NeuroRx, 2006, 3（2）: 235–245.

42. SUMNER C J, HUYNH T N, MARKOWITZ J A, et al. Valproic acid increases SMN levels in spinal muscular atrophy patient cells[J]. Ann Neurol, 2003, 54（5）: 647–654.

43. THOMAS N H, DUBOWITZ V. The natural history of type I（severe）spinal muscular atrophy[J]. Neuromuscul Disord, 1994, 4（5–6）: 497–502.

44. TIZIANO F D, LOMASTRO R, PINTO A M, et al. Salbutamol increases survival motor neuron（SMN）transcript levels in leucocytes of spinal muscular atrophy（SMA）patients: relevance for clinical trial design[J]. J Med Genet, 2010, 47（12）: 856–858.

45. VAN DER STEEGE G, GROOTSCHOLTEN P M, VAN DER VLIES P, et al. PCR–based DNA test to confirm the clinical diagnosis of autosomal recessive spinal muscular atrophy[J]. Lancet, 1995, 345（8955）: 985–986.

46. VAN MEERBEKE J P, GIBBS R M, PLASTERER H L, et

al. The DcpS inhibitor RG3039 improves motor function in SMA mice[J]. Hum Mol Genet, 2013, 22 (20) : 4074-4083.

47. VON GONTARD A, ZERRES K, BACKES M, et al. Intelligence and cognitive function in children and adolescents with spinal muscular atrophy[J]. Neuromuscul Disord, 2002, 12 (2): 130-136.

48. WANG C H, FINKEL R S, BERTINI E S, et al. Consensus statement for standard of care in spinal muscular atrophy [J]. J Child Neurol, 2007, 22 (8): 1027-1049.

49. YUAN P, JIANG L. Clinical characteristics of three subtypes of spinal muscular atrophy in children[J]. Brain Dev, 2015, 37 (5): 537-541.

50. ZERRES K, RUDNIK-SCHÖNEBORN S, FORREST E, et al. A collaborative study on the natural history of childhood and juvenile onset proximal spinal muscular atrophy (type Ⅱ and Ⅲ SMA) : 569 patients[J]. J Neurol Sci, 1997, 146 (5): 67-72.

51. ZHANG Y, HUANG J J, WANG Z Q, et al. Value of muscle enzyme measurement in evaluating different neuromuscular diseases[J]. Clin Chim Acta, 2012, 413 (3-4): 520-524.

第四章　平山病

平山病（Hirayama disease）又称青年上肢远端肌萎缩症、颈椎屈曲性脊髓病和单肢肌萎缩症，是日本学者平山惠造在 1959 年首次报告的一种青少年时期起病的远端上肢肌萎缩疾病，具有良性自限性过程。多从单侧上肢起病，表现为不对称的双上肢远端局限性无力或肌萎缩，进展数年（1~5 年）后多病情自然静止，留下不同程度上肢和手的功能障碍。本病在亚洲（主要包括日本、中国、印度）报道较多，多呈散发性，亦可见于意大利和瑞典等欧洲国家。

第一节　病因及发病机制

平山病的病因及发病机制尚无定论，目前有脊髓动力学说、脊髓生长发育学说、颈椎慢性损伤学说、运动神经元病学说等。也有研究认为与种族遗传和免疫机制等因素有关。

一、脊髓动力学说

为目前平山病致病机制的主流学说。脊髓前角细胞主要接受脊髓前动脉终末支沟动脉供血，容易发生缺血性损伤，导致相应节段肌群萎缩。研究观察平山病患者影像学发现屈颈时颈髓 MRI 显示脊髓易位前置变平、下颈段脊髓局灶性萎缩、颈椎曲度变直等异常影像学变化，推测其发病机制为长期的维持屈颈姿势导致前置易位的硬脊膜从后方推压颈脊髓，引起下段颈髓不对称性受压变扁，导致下段颈椎脊髓前动脉供血微循环失调，造成下颈髓前角运动细胞慢性缺血坏死。也有报道称平山病常见于体育运动过度者，部分患者曾经或目前正从事重体力劳动，推测高强度体力劳动也可使下颈段脊髓反复或持续前屈引起慢性外伤。然而，颈椎动力位血管造影发现在屈颈过程中颈脊髓前动脉未出现血流动力学异常。

二、脊髓生长发育学说

Toma 等研究了平山病患者生长曲线后提出平山病可能是脊柱与脊髓和/或硬脊膜之间的生长发育不平衡所致：生长发育高峰时，脊髓和/或硬膜明显短于脊柱椎体。屈颈时，硬脊膜前移压迫前方脊髓，硬脊膜后壁与椎管后壁剥离，形成新月形真空腔，供应颈脊髓节段的血流被迫流入这一区域，从而造成相应区域的缺血性损伤。成年以后，硬膜的移位减轻或消失，提示发育期脊髓受到的动态压迫具有病理性意义。平山惠造在他报道的首例平山病尸检病理中观察到了脊髓前后径的变扁，以及颈 5 到胸 1 节段，尤其是颈 7 和颈 8 前角的坏死性改变，为这一学说提供了依据。

三、运动神经元病学说

有学者认为平山病类似于运动神经元病的一种亚型，该理论在肌电图、影像学和电生理学等方面可得到证实，但该学说目前仍有较大的争议。

四、免疫机制学说

研究发现部分平山病患者下颈段脊髓，局部组织发生 IgE 介导的血小板聚集，诱发反复慢性循环障碍，导致脊髓前角细胞缺血性改变，因此推测 IgE 介导的特异性反应机制可能参与平山病的发病。亦有研究显示，血浆置换疗法可以缓解部分患者肌无力症状，进一步证实免疫机制参与平山病的发病。

五、遗传因素学说

有研究发现，平山病患者超氧化物歧化酶（SOD1）基因突变，导致天冬氨酸被丙氨酸取代而致病，但该学说并未得到广泛证实，因此平山病的遗传因素学说尚处于初步研究阶段。

第二节　临床表现与分型

平山病多见于青春期男性（14~24 岁），男女发病比例约为（7~31.5）:1，生长发育高峰开始后隐匿性起病，缓慢进展，在发病后 1~5 年进入稳定期，但部分病例在一段平台期后又会再次出现进展,少数病例长期进展(病程 >10 年甚至 30 年)。临床多以单侧上肢远端肌肉无力和萎缩为首发症状,10% 累及单侧近端或双侧,主要累及 C_7、C_8 和 T_1 节段脊髓支配的手和前臂尺侧肌肉(尤其是骨间肌和小鱼际肌),肱桡肌和肩胛带肌肉往往不受影响。前臂呈现"斜坡样"改变,并伴有前臂伸展时手指震颤,出现"寒冷麻痹""反分裂手综合征"。约 20%~25.9% 的平山病患者存在主观的感觉异常,尤其是上肢不适、感觉异常等。受累肢体腱反射正常或偶可低下,无锥体束征、括约肌功能障碍等。多无脑神经、脑干及感觉系统客观受累的证据。

主要症状如下:

1. 斜坡征 上肢肌肉萎缩多见于手部及前臂尺侧,可呈现完全尺侧肌肉萎缩。

2. 寒冷麻痹 原有症状随着温度的降低而出现明显加重的情况。

3. 震颤 患者伸直手指时,会出现不自主的手指震颤的表现(contractile fasciculation)。

4. 反分裂手综合征 肌肉萎缩常见于小鱼际肌,与 ALS 患者骨间肌萎缩相反。

第三节 检验与辅助检查

一、影像学检查

颈段 MRI 可以正常,也可以发现相应节段下颈髓萎缩(图 4-4-1A)。屈颈位的 MRI 为目前诊断平山病的"金标准"。典型表现为:①局限性下段颈髓和上胸髓(C_5~T_1)变细、萎缩,尤以 C_6 显著。②脊髓局限性受压变扁。③颈椎曲度减小、变直。④下段颈椎硬脊膜囊后壁与相应椎板缺少附着。⑤下段颈椎硬脊膜囊向前移位。⑥硬脊膜外间隙增宽,可见新月形异常信号影,内多有血管流空信号,增强扫描后可见明显强化。⑦非压迫性脊髓内信号改变。平山病患者颈段 MR 中可出现"失连接现象"(loss of attachment),即过屈位时,椎管前壁比中立位平均增长 1.5cm,椎管后壁平均增长 5cm(图 4-4-1B)。部分患者颈椎 MRI 显示的髓内 T_2WI 线样高信号(矢状位)和脊髓前角对称性 T_2WI 高信号(横断面),即"蛇眼征",提示脊髓前角细胞局限性、缺血性改变,系神经细胞缺血性坏死后形成的不可逆性囊性空洞病变。

二、神经电生理检查

平山病患者运动神经传导速度(MCV)和感觉神经传导速度(SCV)可以正常。少数患者存在尺神经 MCV 减慢,或远端运动潜伏期延长。尺神经复合肌肉动作电位(CMAP)波幅 / 正中神经复合肌肉动作电位波幅比例(ADM/APB)的比值可作为平山病鉴别诊断指标之一:正常人比值为 1.15 ± 0.23;ADM/APB<0.6 倾向于平山病;ADM/APB>1.7 倾向于 ALS。F 波异常率不等,以尺神经 F

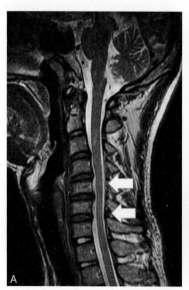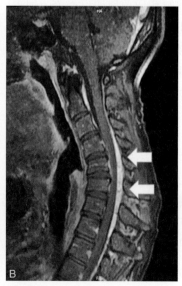

图 4-4-1 平山病患者颈部 MRI 检查

注:A:正常位,颈椎正常位置,椎管前壁及椎管后壁正常;B:过屈位,过屈位时,椎管前壁及椎管后壁间隙增宽

波异常更为多见。针极肌电图主要表现为由 $C_8 \sim T_1$ 节段所支配的第一骨间肌、拇短展肌和小指展肌神经源性损害改变：包括电静息出现正尖波、纤颤电位等自发电位，以及收缩时运动单位数目减少、巨大电位（运动单位动作电位时限延长 20%~35%，波幅升高约 150%，多相波增加 25%~40%）；其中自发电位可以用来判断平山病的病程是否仍然处于进展阶段。5%~10% 的患者神经损害范围可扩散至 $C_5 \sim C_6$ 节段所支配的肱二头肌、肱桡肌及三角肌。

第四节 诊断与鉴别诊断

一、诊断

平山病的诊断主要根据临床病史、症状、体征以及辅助检查做出。临床诊断的主要要点如下：

1. 青少年期隐匿起病，多为良性自限性病程。

2. 以单侧上肢起病，以不对称的双侧上肢远端局限性无力或肌萎缩为主要症状，包括"斜坡样征""震颤""寒冷麻痹""反分裂手综合征"等特点。

3. 无客观感觉障碍，无脑干，自主神经功能障碍。

4. 辅助检查示屈颈位 MR 下颈髓硬脊膜后壁向前移位压迫脊髓，硬脊膜与椎管后壁剥离，硬脊膜外腔内见新月形异常信号影，内多有血管流空信号，增强扫描后可见明显强化。

5. 肌电图表现多为由 $C_8 \sim T_1$ 节段所支配肌肉神经源性损害改变，伴有或不伴有运动神经传导速度异常。少数患者神经损伤范围可扩展至 $C_5 \sim C_6$ 节段。

二、鉴别诊断

平山病需与以下几种疾病鉴别：

1. 运动神经元病，好发于中老年男性，累及范围较广泛，包括颈段、胸段、腰骶段、脑神经段上下运动神经元。病情发展较迅速。电生理提示包括颈段、胸段、腰骶段、脑神经段中三个节段以上的多数肌肉呈现慢性及急性失神经共存等表现，ADM/APB 常大于 1.7。屈颈位 MR 无平山病典型表现。累及单节段的早期运动神经元病难以与平山病鉴别，需 3~6 个月随访复查肌电图。

2. 神经根型颈椎病，发病年龄较平山病晚，多数累及 $C_5 \sim C_7$ 支配近端肌，合并 MRI 提示严重退变、骨化等。

3. 周围神经卡压多表现为单神经分布区功能受累。电生理异常表现为运动传导以波幅下降最明显，感觉传导可正常。

第五节 治疗与康复

平山病尚无特效治疗，根据脊髓动力学说目前主要治疗方法如下：

1. 保守治疗 佩戴颈托，避免颈椎屈曲、长期保持颈椎中立位直至平山病起病 2~5 年后病情静止为止。

2. 手术治疗

（1）前路手术：固定颈椎屈曲时，颈脊髓前移最为明显的区域，从而起到避免其屈曲致病的作用。

（2）后路手术：硬膜成形术，扩展颈脊髓后方硬膜，从而避免屈曲时对颈脊髓产生压迫。

（李志军 张 旻）

参 考 文 献

1. 复旦大学附属华山医院骨科，北京大学第三医院骨科，《中华骨科杂志》编辑部. 平山病临床诊疗规范国际指南［J］.中华骨科杂志，2019，39（8）：452–457.

2. AGUNDEZ M, ROUCO I, BARCENA J, et al. Hirayama disease：Is surgery an option？［J］. Neurologia, 2015, 30（8）：502–509.

3. BOELMANS K, KAUFMANN J, SCHMELZER S, et al.

Hirayama disease is a pure spinal motor neuron disorder–a combined DTI and transcranial magnetic stimulation study ［J］. J Neurol, 2013, 260（2）：540–548.

4. CERAMI C, VALENTINO F, PICCOLI F, et al. A cervical myelopathy with a Hirayama disease–like phenotype［J］. Neurol Sci, 2008, 29（6）：451–454.

5. ELSHEIKH B, KISSEL J T, CHRISTOFORIDIS G, et al.

Spinal angiography and epidural venography in juvenile muscular atrophy of the distal arm "Hirayama disease" [J]. Muscle Nerve, 2009, 40 (2): 206–212.

6.　FOSTER E, TSANG B K, KAM A, et al. Hirayama disease [J]. J Clin Neurosci, 2015, 22 (6): 951–954.

7.　HASHIMOTO M, YOSHIOKA M, SAKIMOTO Y, et al. A 20–year–old female with Hirayama disease complicated with dysplasia of the cervical vertebrae and degeneration of intervertebral discs [J]. BMJ Case Rep, 2012, 2012: bcr2012006885.

8.　HASSAN K M, SAHNI H. Nosology of juvenile muscular atrophy of distal upper extremity: from monomelic amyotrophy to Hirayama disease–Indian perspective [J]. Biomed Res Int, 2013, 2013: 478516.

9.　HIRAYAMA K, TOKUMARU Y. Cervical dural sac and spinal cord in juvenile muscular atrophy of distal upper extremity [J]. Neurology, 2000, 54 (10): 1922–1926.

10.　JIN X, JIANG J Y, LU F Z, et al. Electrophysiological differences between Hirayama disease, amyotrophic lateral sclerosis and cervical spondylotic amyotrophy [J]. BMC Musculoskelet Disord, 2014, 15: 349.

11.　LIN M S, KUNG W M, CHIU W T, et al. Hirayama disease [J]. J Neurosurg Spine, 2010, 12 (6): 629–634.

12.　TOMA S, SHIOZAWA Z. Amyotrophic cervical myelopathy in adolescence [J]. J Neurol Neurosurg Psychiatry, 1995, 58 (1): 56–64.

13.　YANG G, YANG X, ZHANG M, et al. Hirayama disease in children from mainland of China [J]. J Child Neurol, 2014, 29 (4): 509–513.

第五章　脊髓空洞症

脊髓空洞症（syringomyelia）是一种缓慢进展的脊髓退行性疾病，1827 年 Ollivierd Angers 首先提出该病，其特点是脊髓内形成囊肿（cyst）样改变，这种囊肿可位于脊髓实质内或中央管，随时间由内向外不断扩大，压迫并损伤脊髓神经组织，导致四肢力量逐渐减弱，背部、肩部、手臂及腿部僵硬，并出现慢性疼痛；也可出现痛、温感觉消失，膀胱及括约肌功能丧失等表现。大部分患者病程持续数月至数年，呈缓慢进展，也可能因咳嗽、头部撞击或者精神紧张等导致急性发作。脊髓空洞症根据病因可大致分为两型，一类是特发性，即未发现明显病因的脊髓空洞症；另一类则是继发性，其中因枕骨大孔梗阻所致最多见，包括有 Chiari-I 型畸形和颅底凹陷症，也称之为发育相关性脊髓空洞症，而因其他脊髓疾病如感染（脊髓结核、真菌感染、手术后脊髓膜炎，或蛛网膜下腔出血后形成的无菌性炎症）、外伤、肿瘤（如髓内成血管细胞瘤）或脊髓软化（椎间盘突出致脊髓压迫、脊髓梗死和血肿）导致的，则为获得性脊髓空洞症。此病在临床上，以上肢肌萎缩和节段性分离性感觉丧失为特征，病理上脊髓中央部分有空洞形成，最常见于颈段，可向上延伸至延髓及脑桥或向下延伸至胸段甚至腰段。

脊髓空洞症属少见病，流行病学调查资料较少，大多数涉及不同种族和地域人群的研究结果显示脊髓空洞症的发病率为 8.4/100 000~9.0/100 000。大多数患者于 20~50 岁发病。脊髓空洞症中有 40%~80.5% 患者伴随有症状的 Chiari-I 型畸形。而且，因 Chiari-I 型畸形和颅底凹陷症所致的脊髓空洞症则有家族聚集性，提示遗传因素在此型脊髓空洞症中的重要作用。

第一节　病因及发病机制

一、病理改变

脊髓空洞的病灶多位于第 2 颈髓与第 9 胸髓之间，但也可向下延伸至脊髓圆锥或向上延伸至延髓［也即"延髓空洞症（syringobulbia）"］，还可延至脑桥与中脑，腰段以下空洞症少见，脊髓末端较少见的小空洞常为脊柱裂所并发。在脊髓横断面上，空洞腔占据脊髓髓质，破坏前后连合结构，累及后角、前角背侧甚至腹侧，随着空洞腔进一步延展，后索腹侧也可受累。脊髓同一平面可存在多个空洞腔，这些腔体可以相互隔开也可相互连通。脊髓空洞可位于脊髓实质内不与中央管相通，空洞也可为脊髓中央管局灶性扩张（也即"脊髓积水"），空洞内部充满液体，空洞壁光滑，为增生的胶质细胞和趋于变性的神经纤维，大体标本上颜色灰白，与之相邻的神经纤维发生水肿。空洞部位的脊髓呈梭形膨大，软脊膜血管减少。

二、发病机制

脊髓空洞症的病因可分为两大类：先天性畸形和继发性损伤。先天性畸形中最常见的病因则是神经管缺损（脊髓脊膜突出和脊髓栓系综合征）以及各种 Chiari 畸形，其他先天性脊髓发育异常，如 Klippel-Feil 综合征导致脊髓中央管狭窄所致脑脊液流动障碍等病因则较少见。继发性损伤的病因则多种多样，主要包括有：脑积水（导致小脑扁桃体下移，"模拟"Chiari-I 型畸形），感染（感染后脊膜炎所致蛛网膜疤痕形成），免疫损伤（如横贯性脊髓炎、多发性硬化等），外伤（外伤及手术损伤所致脊髓中心部坏死，渗出液和坏死产物积聚使渗透压增高、液体潴留、髓内压力升高、蛛网膜疤痕形成），髓外肿瘤和蛛网膜囊肿，以及椎管狭窄症（特别是颈椎椎管狭窄，多见于成年人）。

脊髓空洞症的发生机制目前尚无定论，但均认为与各种原因所致的脑脊液流体动力学异常密切相关。1958 年，Gardner 和 Angel 提出"流体动力学理论"（hydrodynamic theory），认为后脑下疝所致枕大孔区梗阻阻碍了脑脊液通过第四脑室侧孔的正常流出，转而直接冲击脊髓中央管使其不断扩大，并破坏中央管周围灰质而形成空洞，并且这种冲击节律与心脏搏动同步,也成为"水锤效应"("water hammer" effect)。1969年,Williams发现枕大孔区梗阻的病人在做Valsalva动作时枕骨大孔内外的压力差可达100mmHg,随即提出颅-脊压力分离理论:认为枕大区梗阻时,脑室系统和硬膜下腔出现压力分离,脊髓下端对上端脑脊液产生抽吸(suck)效应,腔内液体被挤压冲击和弹开中央管及周围实质产生"晃荡"(slosh)效应,经过多年反复作用形成空洞。近来此理论在动态MRI研究中得到了部分证实,并模拟出经过一年累计四百二十万次冲击即可形成空洞的尾部。2006年,Greitz则提出脊髓空洞中的液体为细胞外液而非脑脊液,认为静脉压及脊髓蛛网膜下腔压力反复一过性升高,并在脊髓中形成了一条"低压带"并使得细胞外压力相较于细胞内明显下降,从而促使细胞外液进一步生成以及空洞形成。近年来Netsky等学者用动物试验证实了上颈髓缺血,水肿及脑脊液循环障碍是脊髓空洞形成和发展的重要因素,早期及时逆转缺血和水肿有助于预防脊髓空洞的形成。

第二节 临床表现与分型

脊髓空洞症患者中男性多于女性,平均发病年龄29岁,以20~40岁发病者居多,平均病程6年,继发于脊髓外伤者可以表现为急性起病,原发者均为缓慢起病,渐进性加重。由于空洞累及脊髓的部位不同,临床表现复杂多变,常以肢体感觉障碍、无力、肌萎缩及疼痛为首发症状及主要症状,常伴有尿便障碍、言语不清、饮水呛咳及吞咽困难等症状。由于脊髓空洞症最常见于下颈段脊髓,尤其是颈膨大后角基底部,早期当空洞仅侵及中央灰质和脊髓前连合时,破坏在此交叉的脊髓丘脑束,后索未受损,出现节段性分离性感觉障碍,症状往往是同侧上肢支配区的痛、温觉障碍而触觉及振动觉保留,上肢感觉缺失可呈"披肩"样分布,患者局部皮肤被烫伤而无知觉,病人就诊时多伴有许多相应的肢体伤痕或慢性皮肤溃疡;当空洞伸展导致后索受破坏,则出现受损平面以下深感觉丧失;部分患者还可出现位置不确定的节段性非根性神经痛(与P物质释放失调有关)。运动障碍主要表现为肌无力与萎缩,因为脊髓空洞所在节段(主要为颈膨大

处)脊髓前角细胞(下运动神经元)丢失,手部精细运动受损,并逐渐进展为手部固有肌萎缩,甚至"爪形手"畸形;如若累及脊髓前角细胞腹侧核团(发出轴突支配椎旁肌肉),则会表现为慢性进展性的脊柱侧弯;当空洞伸展至脊髓侧索累及皮质脊髓束时(上运动神经元受损),表现为下肢的痉挛性瘫痪。空洞发生在延髓(即延髓空洞症)较少见,特征性的症状和体征是单侧性面部疼痛、面部痛温觉丧失(麻木)、舌肌萎缩无力、软腭和声带麻痹及眼震,较少见的症状有复视、阵发性眩晕、三叉神经痛、持续性呃逆等。脊髓颈段和上胸段的空洞还可有Horner综合征表现。自主神经障碍较常见,如皮肤营养障碍表现为皮肤角化、汗毛减少、血管舒缩障碍等。

另外,并发于Chairi-I畸形的脊髓空洞症患者,常有枕部的头痛,咳嗽、后颈部肌肉张力增高、打喷嚏可诱发或使其加重、颈部疼痛、步态平衡障碍、眩晕、声音嘶哑、吞咽障碍以及鼾症等睡眠障碍也可见。

第三节 检验与辅助检查

脊髓空洞症的辅助检查主要为影像学检查。MRI平扫/增强检查为首选,可清楚的在横断面和矢状位上显示脊髓空洞的位置、大小以及囊腔的范围,矢状位T_1WI可示脊髓中央低信号的梭状扩张,T_2WI上空洞内液体呈均匀一致高信号(图4-5-1);在Chairi-I型畸形患者可以显示小脑扁桃体下疝的分级和脑脊液返流对小脑的压迫和形成的间隙。MRI还可帮助排除其他囊肿性病灶及脊髓肿瘤,显示蛛网膜胶质形成等继发性因素。MRI增强扫描如有软脑膜强化则提示脊髓感染性疾病。MRI还可用于脊髓空洞症患者的随访,记录疾病的自然病程、进展及手术治疗疗效。

动态MRI或心搏门控CINE MRI流体研究可无创性分析脑脊液的流体力学,诊断枕骨大孔区脑脊液的流速/液流障碍(在小脑扁桃体下疝<5mm者更为准确),观察静止状态下与每个心动周期相关的空洞壁随脑脊液冲击的动态变化以及空洞中的液体流动,评估手术后脑脊液流动的变化和客观疗效。

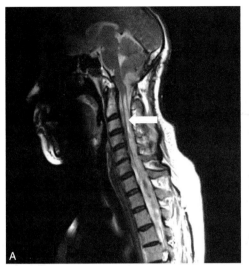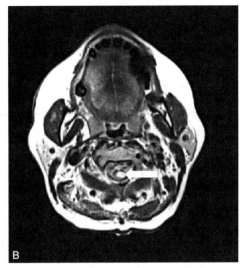

图 4-5-1　MRI 在矢状位和横断面上显示脊髓空洞

注：A：矢状位 T_1WI 可示脊髓中央低信号的梭状扩张；B：T_2WI 上空洞内液体呈均匀一致高信号

高分辨 CT 椎管内碘水造影术一般只用于患者不能进行 MRI 检测的情况（如人工关节植入，安装心脏起搏器等），延迟 CT 扫描可以显示造影剂渗入脊髓空洞腔内，但 CT 脊髓造影术对脑脊液阻塞显像不敏感，检出率低。

腰穿脑脊液常规及动力学检查无特征性改变，有脑脊液流动梗阻者可出现脑脊液蛋白增高。

肌电图检测对于脊髓空洞症没有诊断意义，但可帮助鉴别周围神经病变导致的下运动神经元瘫痪。

第四节　诊断与鉴别诊断

一、诊断

根据隐匿起病缓慢进展的病程，临床表现有特征性的节段性分离性感觉障碍，上肢发生下运动神经元性运动障碍，下肢发生上运动神经元性运动障碍以及空洞累及脊髓不同节段表现出的特征性症状体征，结合影像学表现，多可明确诊断。临床上，根据脊髓空洞的临床症状体征、MRI 影像学表现及尸检总结的 Milhorat 分类，可将其分别诊断为如下几型：

1. 交通性中央管扩张　即交通性脊髓空洞症，多见于年轻人，常见原因包括脑膜炎和脑出血后脑积水，后脑复合畸形如 Chiari-Ⅱ 型畸形及脑膨出，Dandy-walker 囊肿等，均可导致第四脑室出口堵塞导致所有脑室扩张及脑积水。组织学检查发现此型为单纯性中央管扩大，管壁完全或部分覆以室管膜。神经系统查体多有脊髓空洞症特征性感觉及运动障碍，MRI 可见脊髓中央管扩张，所有脑室均扩张以及脑积水。

2. 非交通性中央管扩张　即非交通性脊髓空洞症，因脑脊液通道在枕骨大孔或之下受阻所致。常见原因包括 Chiari-Ⅰ 型畸形、颅底凹陷症、脊髓蛛网膜炎、脊髓外压迫、脊髓栓系、获得性小脑扁桃体下疝等。组织学检查发现大片空洞壁无室管膜覆盖、中央周围实质辍裂以及空洞隔的形成。相对于交通性脊髓空洞症，非交通性脊髓空洞症更容易扩散入周围实质，以脊髓背外侧多见，并可穿破软脑膜与脊髓蛛网膜下腔交通。神经系统查体可发现与 MRI 表现对应的体征。

3. 原发实质空洞　首发于脊髓实质的管状空洞，与中央管和第四脑室不相通。与引起脊髓损伤的原发病有关，常见原因包括创伤、缺血/梗死、自发性髓内出血等。这种实质内空洞、脑脊液的充盈及空洞的扩大机制还不很清楚，认为脊髓损伤导致局部脑脊液循环受阻，同时产生蛛网膜炎，脑脊液从蛛网膜下腔通过组织间隙进入脊髓形成脊髓空洞。组织学检查发现空洞壁被覆胶质组织，病灶表现为不同程度的坏死、噬神经现象和沃勒变性，创伤或出血引起的空洞壁常见血铁质沉积的巨噬细胞。

4. 萎缩性空洞　脊髓萎缩和退行性改变可导致脊髓内微囊腔、裂缝形成和中央管局部扩大。空洞常局限于脊髓软化处,一般不会扩展,也不需要手术治疗。

5. 肿瘤性空洞　髓内肿瘤如星型细胞瘤、室管膜瘤等形成的囊性退化空洞,内含蛋白质液体,与脑脊液不同,空洞被覆肿瘤和周围紧密的胶质组织。空洞从肿瘤一极为中心上下扩展,增强MRI有助于诊断,解除脑脊液通路梗阻后信号恢复正常。

二、鉴别诊断

1. 颈椎病　轻型或不典型脊髓空洞症早期可表现为颈肩部疼痛及上肢麻木,易被误诊为颈椎病。当疾病早期即出现由下往上发展的传导束型感觉障碍或者锥体束征时,应考虑颈椎病。颈椎磁共振检查有利于鉴别。

2. 运动神经元病　无感觉障碍者的脊髓空洞症易被误诊为运动神经元病,后者往往进展更快,上下肢均受累,肌电图检查可以帮助鉴别,临床上疑为脊髓病变者应行MRI检查,早诊断、早治疗。

3. 脊髓肿瘤　脊髓髓外与髓内肿瘤都可以造成局限性肌萎缩以及节段性感觉障碍,肿瘤组织分泌出蛋白性液体积聚并使脊髓的直径加宽,压迫脊柱后柱侧突及出现相应神经系统症状可以类似脊髓空洞症,尤其是位于下颈髓部位有时难以鉴别。但脊髓肿瘤病程进展较快,根痛常见,营养障碍少见。早期脑脊液中蛋白有所增高,可以与本病相区别。对疑难病例CT、MRI可鉴别。

第五节　治疗与康复

脊髓空洞症无特效疗法,一般治疗可用神经营养制剂,目前趋向于采取手术治疗。

一、药物治疗

肌松剂、止痛药等常用于对症治疗,神经营养药、改善微循环药物以及间断配合高压氧治疗可能有一定作用。值得指出的是运用预防性药物,如目前对后脑畸形出生缺陷的研究显示或许可以从胚胎时期开始预防性治疗而防止出生缺陷的产生,已有证据显示妊娠期饮食补充叶酸能减少某些神经管发育缺陷的产生,减少成年后发展为脊髓空洞症的概率。

二、手术治疗

现行手术主要目的是消除引起脊髓空洞的原因及引流空洞内异常灌流的液体。较大空洞伴椎管梗阻可行上颈段椎板切除减压术,合并枕颈区畸形及小脑扁桃体下疝可行枕骨下减压术,手术矫治颅骨和神经组织畸形,张力性空洞可行脊髓切开及空洞-蛛网膜下腔分流术。具体手术方式存在较多争议,主要依据空洞的类型、临床表现,结合MRI检查进行选择。

三、康复治疗

避免引起静脉压升高的剧烈动作,适当锻炼如弯曲躯干胸部靠近大腿的动作可减少空洞扩大的风险。痛觉消失者应防止外伤、烫伤或冻伤,防止关节挛缩、辅助按摩等。中药、针灸及辅助运动穿戴设备等也有助于神经系统功能恢复及改善。

脊髓空洞症的预后主要取决于产生脊髓空洞的潜在原因及治疗方式。35%~50% 未经治疗的脊髓空洞症患者可病情稳定、空洞无扩展、长期存活。手术对大多数病情进展的患者近期疗效可起到稳定或改善症状的作用,延迟治疗常导致脊髓不可逆损伤。手术治疗远期疗效尚不肯定,远期疗效不论手术方式及空洞类型(蛛网膜囊肿及肿瘤引起者除外)可能均会随时间的推移而下降。

(黄　光)

参 考 文 献

1. 许建强，栾文忠. 脊髓空洞症的分类及手术治疗［J］. 中国临床神经外科杂志. 2012, 17（9）：574-576.

2. ANCOT F, LEMAY P, KNOWLER S P, et al. A genome-wide association study identifies candidate loci associated to syringomyelia secondary to Chiari-like malformation in Cavalier King Charles Spaniels［J］. BMC Genet, 2018, 19（1）：16.

3. ATTAL N, PARKER F, TADIÉ M, et al. Effects of surgery on the sensory deficits of syringomyelia and predictors of outcome：a long-term prospective study［J］. J Neurol Neurosurg Psychiatry, 2004, 75（7）：1025-1030.

4. BRICKELL K L, ANDERSON N E, CHARLESTON A J, et al. Ethnic differences in syringomyelia in New Zealand［J］. J Neurol Neurosurg Psychiatry, 2006, 77（8）：989-991.

5. GARVEY G P, WASADE V S, MURPHY K E, et al. Anesthetic and obstetric management of syringomyelia during labor and delivery：A case series and systematic review［J］. Anesth Analg, 2017, 125（3）：913-924.

6. GHALY R F, CANDIDO K D, SAUER R, et al. Anesthetic management during Cesarean section in a woman with residual Arnold-Chiari malformation Type I, cervical kyphosis, and syringomyelia［J］. Surg Neurol Int, 2012, 3：26.

7. GREITZ D. Unraveling the riddle of syringomyelia［J］. Neurosurg Rev, 2006, 29（4）：251-263.

8. HONEY C M, MARTIN K W, HERAN M K S. Syringomyelia Fluid Dynamics and Cord Motion Revealed by Serendipitous Null Point Artifacts during Cine MRI［J］. AJNR Am J Neuroradiol, 2017, 38（9）：1845-1847.

9. MA J, YOU C, CHEN H, et al. Cerebellar tonsillectomy with suboccipital decompression and duraplasty by small incision for Chiari I malformation（with syringomyelia）：long term follow-up of 76 surgically treated cases［J］. Turk Neurosurg, 2012, 22（3）：274-279.

10. MAHARAJ M M, PHAN K, MOBBS R. Spontaneous regression of post-traumatic syringomyelia：A case report and literature review［J］. J Clinic Neurosci, 2017, 44：249-253.

11. MAUER U M, FREUDE G, DANZ B, et al. Cardiacgated phasecontrast magnetic resonance imaging of cerebrospinal fluid flow in the diagnosis of idiopathic syringomyelia［J］. Neurosurgery, 2008, 63（6）：1139-1144.

12. MILHORAT T H. Classification of syringomyelia［J］. Neurosurg Focus, 2000, 8（3）：e1.

13. MILHORAT T H, CHOU M W, TRINIDAD E M, et al. Chiari I malformation redefined：clinical and radiographic findings for 364 symptomatic patients［J］. Neurosurgery, 1999, 44（5）：1005-1017.

14. TAKAMURA Y, TAKESHIMA Y, MATSUOKA R, et al. Thoracic ossification of ligamentum flavum manifesting holocord syringomyelia：case report［J］. Acta Neurochir, 2018, 160（4）：881-884.

15. THOTAKURA A K, MARABATHINA N R. Acquired Chiari I malformation with syringomyelia secondary to colloid cyst with hydrocephalus-Case report and review of literature［J］. World Neurosurg, 2017, 108（995）：e1-e4.

16. WEIER K, NAEGELIN Y, THOENI A, et al. Noncommunicating syringomyelia：a feature of spinal cord involvement in multiple sclerosis［J］. Brain, 2008, 131（Pt 7）：1776-1782.

17. WILLIAMS B. On the pathogenesis of syringomyelia：a review［J］. J R Soc Med, 1980, 73（11）：798-806.

18. YAMASHITA T, HIRAMATSU H, KITAHAMA Y, et al. Disproportionately large communicating fourth ventricle associated with syringomyelia and intradural arachnoid cyst in the spinal cord reated with additional shunting［J］. Neurol Med Chir（Tokyo）, 2012, 52（4）：231-234.

第六章　脊髓亚急性联合变性

Lichihein 在 1887 年首次报道了脊髓亚急性联合变性（subacute combined degeneration，SCD）病例，1948 年 Hodgkin 证实了脊髓亚急性联合变性的发生与钴胺素（VitB$_{12}$）缺乏有关。人体对 VitB$_{12}$ 的摄入、吸收、结合、转运或代谢出现障碍而导致其在体内含量不足，引起中枢和周围神经系统变性，以脊髓后索与侧索及周围神经病变为主。脊髓亚急性联合变性主要有如下特点：亚急性起病；表现为贫血、脊髓侧索和后索及周围神经损伤症状；血清 VitB$_{12}$ 水平降低（低于 200pg/ml）；肌电图显示感觉、运动性神经病，运动纤维受累可为轴索型，也可以为脱髓鞘型；VitB$_{12}$ 试验性治疗有效。

脊髓亚急性联合变性在中老年中发病多见，国外的流行病学调查男女患病率之比为 1：1.5，白种人随年龄增长，发病率有所增加，65 岁以后为发病高峰期，可能与老年人因长期素食、服用某些药物、胃肠道疾病、糖尿病、甲状腺疾病等有关，这些因素均影响食物中 VitB$_{12}$ 吸收。而国内文献报道的发病年龄为 44~71 岁，男女患病率之比为（1.6~4.3）：1，发病多与甲状腺疾病、胃部疾病、吸烟、长期素食、糖尿病、大量饮酒等相关。此外，一些老年人患有长期慢性疾病，也是导致脊髓亚急性联合变性的重要病因。有文献报道，一些少见病因如氧化亚氮（俗称笑气）吸入、维生素 E 缺乏、铜元素缺乏等也可导致脊髓亚急性联合变性样改变。

第一节　病因及发病机制

一、病理

病理学改变表现为脊髓侧索及后索弥漫不均匀的海绵状空泡形成，多累及颈髓和 / 或胸髓，早期大体标本可见脊髓肿胀，后期脊髓萎缩变硬，还可累及脑白质（大脑半球、脑干、小脑、胼胝体等），但脑白质病变较少见。脊髓侧索及后索双侧对称性髓鞘丢失及变性，病变时间较长可见致密的胶质增生。大纤维首先被累及，髓鞘病变重于轴索。周围神经病理表现为髓鞘丢失及轴突变性。

二、发病机制

绝大多数的脊髓亚急性联合变性是由 VitB$_{12}$ 缺乏所致，正常人体内 VitB$_{12}$ 完全来源于食物，胃黏膜内因子（胃壁细胞产生）能加速 VitB$_{12}$ 在回肠末端黏膜吸收，若摄入（素食者）、吸收（消化道疾病、胃肠道切除术、胃壁细胞抗体或内因子抗体产生）、代谢过程中任一环节障碍均可引起 VitB$_{12}$ 缺乏。在中枢神经系统中，髓鞘的形成和结构稳定性与甲基维生素 B$_{12}$（MeB$_{12}$）以及腺苷维生素 B$_{12}$（AdoB$_{12}$）密切相关。MeB$_{12}$ 作为必要的辅助因子，参与同型半胱氨酸的甲基化反应生成蛋氨酸和四氢叶酸，为中枢神经系统众多甲基化反应提供甲基来源；AdoB$_{12}$ 则催化甲基丙二酰辅酶 A 转变为琥珀酰辅酶 A，参与脂肪酸合成。这些反应可以促进合成神经细胞内核酸和蛋白，进一步影响髓鞘、突触内线粒体和核糖体膜的形成，以及髓鞘主要成分卵磷脂的合成，因此 VitB$_{12}$ 数量异常可导致不同程度的髓鞘功能损害。在脊髓亚急性联合变性的发病过程中，MeB$_{12}$ 缺乏导致髓鞘甲基化障碍而 AdoB$_{12}$ 缺乏阻碍合成正常脂肪酸，支链脂肪酸增加，神经髓鞘的正常合成受阻碍，髓鞘结构的稳定性下降，引起髓鞘内神经纤维及轴索的继发损害，最终可导致神经细胞死亡。然而近来研究指出，脊髓亚急性联合变性病理学严重程度与组织液或脑脊液中甲基丙二酸和同型半胱氨酸的进行性增加不一致。中枢神经系统中 VitB$_{12}$ 可反向调节肿瘤坏死因子 -α（TNF-α）和表皮生长因子（EGF）合成，并不依赖其作为辅酶的功能。同时 TNF-α 和 EGF 水平失衡可能导致恶性贫血。脑室内应用腺苷蛋氨酸（S-adenosyl-L-methionine）及转化生长因子 β1 可恢复中枢神经系统的正常甲基化水平，减少脑脊液中可溶性 CD40 及其配体（sCD40、SCD40L）二联体水平可以阻止脊髓髓鞘溶解。

第二节　临床表现与分型

一、全身症状

脊髓亚急性联合变性多于中年后隐匿起病,缓慢进展。多数患者在神经系统症状之前可出现血液、胃肠道等方面广泛的病变,如贫血、舌炎,以及倦怠、腹泻等非特异症状。巨细胞性贫血可表现为最早的症状,而神经系统症状出现较晚,然而不适当的叶酸治疗及一氧化二氮麻醉等可导致较早出现神经症状。在一些病例中,血液系统异常与神经系统症状之间无相关性,神经系统症状可能在血液系统异常以前出现,并且非贫血患者中神经病变病程可能更长。

二、神经系统

脊髓病损主要影响颈髓及胸髓后索,其次是侧索,继续发展可累及前索,周围神经也常受累。首发症状通常是后索受损逐渐出现双脚感觉异常、动作笨拙、步态不稳和脚踩棉花感,在黑暗中或闭眼时行走困难,神经系统体查时可发现双下肢本体感觉(即振动觉、位置觉)障碍,双下肢远端更加明显,以及闭眼 Romberg 征阳性,睁眼可部分纠正(感觉性共济失调)。部分患者可有莱尔米特征(Lhermitte sign)阳性,表现为部分患者屈颈时出现由颈后至脊背部向下肢和足底放射样的触电感。侧索受累常较晚出现,表现为双下肢无力、肢体僵硬和痉挛步态。随着疾病进展,上肢亦可受累。周围神经受累常见,多早期出现,表现为四肢肢体末端如手指、脚趾感觉异常、刺痛、麻木及烧灼感等,呈对称性分布,少数可有手套-袜套样感觉减退,感觉障碍通常从双下肢开始,逐渐缓慢发展向上延伸至躯干及上肢。根据锥体束和周围神经运动纤维的不同程度受损,腱反射可以增高,也可以减低或消失,病理征常为阳性。少数患者有大、小便障碍及勃起功能障碍等自主神经症状。急性精神症状也可出现,但发生率较低,当大脑白质广泛受累,可能有精神症状表现为易怒、淡漠、嗜睡、抑郁、妄想等,也可有认知功能减退、痴呆等,视神经受累可表现为视力下降、视神经萎缩及中央暗点等症状。

三、其他少见症状

直立性低血压与 $VitB_{12}$ 缺乏引起的交感神经节后纤维功能障碍有关。还可出现支气管痉挛及心律失常等自主神经症状。有报道脊髓亚急性联合变性患者可出现横贯性脊髓损伤,有明显感觉平面和直肠膀胱功能障碍。

第三节　检验与辅助检查

一、生化及血液学检查

通常检测血清 $VitB_{12}$ 浓度可确定是否有 $VitB_{12}$ 缺乏,但一些患者的血清 $VitB_{12}$ 浓度仅有轻微改变甚至正常,最近有研究认为,血清 $VitB_{12}$ 及甲基丙二酸测定是判断 $VitB_{12}$ 缺乏最适合的 2 个生化指标。另一个反映 $VitB_{12}$ 早期缺乏的生化指标是完全转钴胺素蛋白(结合 $VitB_{12}$ 之后的转钴胺素蛋白),但是仍需要进一步的研究来决定是否单独应用完全转钴胺素蛋白就能诊断 $VitB_{12}$ 缺乏。进一步可检查抗壁细胞抗体、抗内因子抗体、胃蛋白酶原及胃泌素,注射组胺作胃液分析、Schiling 试验(口服放射性核素 ^{57}Co 标记的 $VitB_{12}$ 并检测其尿中排泄量)等明确 $VitB_{12}$ 缺乏病因。周围血象及骨髓穿刺涂片检查可提示巨幼红细胞性贫血。少数患者腰穿脑脊液生化检验科有微量白蛋白轻度升高。

二、MRI 检查

MRI 特征性表现为颈胸髓后索或侧索 T_2 像高信号,脑部病变可出现在延髓、脑桥、中脑及小脑脚,以及脑室周围白质高信号。增强后病灶无强化或轻度强化,这与疾病的病程有关,当髓鞘脱失、胶质增生导致血脑屏障破坏时,可以出现强化。

三、电生理检查

神经电生理检查能够为早期不典型亚临床病变提供客观依据,对仅有主观感觉障碍而缺乏客观体征的患者,还可以进一步鉴别周围神经脱髓鞘和轴索变性两种病理类型,具有极高的敏感性。脊髓亚急性联合变性患者周围神经损害的发生率较高,以下肢神经损害为主,感觉神经较运动神经更易受累,尤其在神经传导速度上,表明脊髓亚急性联合变性周围神经损害是以神经脱髓鞘改变为主,可同时伴有神经轴索的损害。运动神经中腓总神经较其他神经更易受累;感觉神经中胫神经较其他神经更易受累。近些年有学者应用接触性热痛诱发电位来研究周围神经,可早期发现周围神经痛觉障碍。

第四节　诊断与鉴别诊断

一、诊断

隐匿起病,缓慢进展,多数患者于中年后起病[我国60岁以前发病的患者占72.5%,平均发病年龄为(51.3 ± 13.3)岁],有胃肠道手术史(胃大部切、回肠切除等)、大量酗酒合并萎缩性胃炎等病史,有脊髓后索、侧索或周围神经受损症状体征,实验室检查可发现有恶性贫血(欧美报道脊髓亚急性联合变性患者合并恶性贫血的比例为66%~78%,我国大多数报道32%~50%,明显低于国外报道)、血清$VitB_{12}$水平降低(低于200pg/ml)即可确诊。当血清中$VitB_{12}$水平降低时,MeB_{12}和$AdoB_{12}$与同型半胱氨酸和甲基丙二酰辅酶A共同参与的催化反应活性下降,造成同型半胱氨酸和甲基丙二酸浓度异常增高,给予$VitB_{12}$治疗后,甲基丙二酸可降至正常,此为$VitB_{12}$诊断性试验。脊髓后索病变典型者,部分患者MRI可表现类似"八字征"征象,神经电生理检查特异性不高,可发现周围近端神经传导阻滞的脱髓鞘性神经病伴或不伴轴索损伤(下肢为主,感觉神经受累更明显),均支持诊断。

二、鉴别诊断

(一)临床表现鉴别

患者从发病到明确临床诊断平均历时23.8个月(2个月至9年)。脊髓亚急性联合变性通常与脊髓压迫及颈椎间盘突出鉴别,脊髓压迫症多有神经根痛和感觉障碍平面,脑脊液动力学呈部分或完全梗阻,脑脊液蛋白升高,脊髓MRI或椎管造影可资鉴别,颈椎间盘突出症中脊髓型可表现为脊髓受压症状,表现为病变水平以下肌力减弱、腱反射亢进、触觉和深感觉障碍,颈椎脊柱脊髓MRI可发现

明显颈椎退行性病变及脊髓受压征象。此外,脊髓亚急性联合变性还应与非恶性贫血型联合系统变性(combined systemic degeneration of non-pernicious anemia type)、铜缺乏性脊髓病(copper deficiency myelopathy, CDM)相鉴别,非恶性贫血型联合系统变性是一种累及脊髓后索和侧索的内生性脊髓疾病,与恶性贫血无关,与亚急性联合变性主要鉴别点在于皮质脊髓束损害在整个病程中出现早且明显,具体病因病理目前不明,铜缺乏性脊髓病与脊髓亚急性联合变性不仅具有相似临床表现,而且具有相同影像学表现的疾病,这是由包含铜和$VitB_{12}$代谢共同途径的甲基化循环障碍,从而引起髓鞘合成障碍,并且最终导致相似的临床表现,患者也多有上消化道手术史、锌过量、营养吸收不良等病史,实验室检查可有血清铜和铜蓝蛋白水平明显降低予以鉴别。

(二)影像学鉴别

需要与脊髓型多发性硬化、脊髓梗死、感染性脊髓炎和恶性肿瘤等相鉴别。脊髓亚急性联合变性表现为后索多节段连续性病变,而其他脱髓鞘疾病的脊髓病变比较分散,在长度上常常少于2个椎体,并且可通过血$VitB_{12}$水平测定及腰椎穿刺鉴别。

第五节　治疗与康复

一、药物治疗

$VitB_{12}$补充是治疗脊髓亚急性联合变性一种有效的手段,疾病诊断时间及病程在治疗反应及预后上起重要的作用,应及早开始予以大剂量$VitB_{12}$治疗,避免不可逆性神经损伤。早期胃肠外$VitB_{12}$治疗可以扭转神经症状,长期持续的精神神经症状常常是不可逆的。Vasconcelos随访的脊髓亚急性联合变性患者,经过$VitB_{12}$治疗后,86%临床症状体征较前改善,其中14%临床症状体征完全恢复。$VitB_{12}$缺乏的经典治疗方法是肌肉注射氰钴$VitB_{12}$,也可应用羟钴$VitB_{12}$。第1~2周每天肌内注射$VitB_{12}$ 0.5~1.0mg,之后每周肌内注射$VitB_{12}$ 1.0mg,并持续4周,症状改善后可每个月肌内注射1次,在部分患者需终身用药,对周围神经受损患者合用$VitB_1$效果更好。最近有报道肠道内应用

水晶氰钴维生素亦是一种治疗 VitB$_{12}$ 吸收障碍和恶性贫血的有效措施，并且可以避免连续数月注射引起的不便。

伴有恶性贫血者，需叶酸与 VitB$_{12}$ 共同使用，叶酸用量为 5~10mg/ 次，每天 3 次，需注意单独使用叶酸易加重其神经精神症状。小细胞低色素性贫血者可进行补铁治疗。游离胃酸缺乏患者可于饭前服用稀盐酸合剂或胃蛋白酶合剂。

二、康复训练

病程各个时期均应加强运动障碍肢体的功能锻炼，针灸、理疗及康复治疗可一定程度缓解运动障碍的症状。

（黄　光）

参 考 文 献

1. 李鹏鹏,赵斌,赵晓峰,等. 脊髓亚急性联合变性临床研究进展［J］. 中华临床医师杂志,2016,10（1）：121-123.

2. ALHAZMI A, ALMALKI A, GHAZALA S. Skin Hyperpigmentation as the Presenting Symptom of Subacute Combined Degeneration of the Spinal Cord［J］. Case Rep Neurol Med, 2017, 2017：7140908.

3. CHEN H J, HUANG C S. Nitrous Oxide-induced Subacute Combined Degeneration Presenting with Dystonia and Pseudoathetosis：A Case Report［J］. Acta Neurol Taiwan, 2016, 25（2）：50-55.

4. LIN R J, CHEN H F, CHANG Y C, et al. Subacute combined degeneration caused by nitrous oxide intoxication：case reports［J］. Acta neurologica Taiwanica, 2011, 20（2）：129-137.

5. MINN Y K, KIM S M, KIM S H, et al. Sequential involvement of the nervous system in subacute combined degeneration［J］. Yonsei Med J, 2012, 53（2）：276-278.

6. PANDEY S, V HOLLA V, RIZVI I, et al. Can vitamin B$_{12}$ deficiency manifest with acute posterolateral or posterior cord syndrome［J］. Spinal Cord Ser Cases, 2016, 2：16006.

7. ROESSLER F C, WOLFF S. Rapid healing of a patient with dramatic subacute combined degeneration of spinal cord：a case report［J］. BMC Res Notes, 2017, 10（1）：18.

8. TIAN C. Hyperintense signal on spinal cord diffusion-weighted imaging in a patient with subacute combined degeneration［J］. Neurol India, 2011, 59（3）：429-431.

9. WAZIR S M, GHOBRIAL I. Copper deficiency, a new triad：anemia, leucopenia, and myeloneuropathy［J］. J Community Hosp Intern Med Perspect, 2017, 7（4）：265-268.

10. YUAN J L, WANG S K, JIANG T, et al. Nitrous oxide induced subacute combined degeneration with longitudinally extensive myelopathy with inverted V-sign on spinal MRI：a case report and literature review［J］. BMC Neurol, 2017, 17（1）：222.

第五篇
遗传性神经变性病

第一章　遗传性共济失调

遗传性共济失调（hereditary ataxia, HA）占神经系统遗传病的 10%~15%，不同病种的患病率在不同国家、地区和民族间有较大差异，比如西方国家报道弗里德赖希共济失调（Friedreich ataxia, FRDA）较多见，但在西欧以外的地区很少见；齿状核红核苍白球路易体萎缩症（dentatorubral-pallidoluysian atrophy, DRPLA）在欧美很少见，而在日本占脊髓小脑变性的 1/3，我国近年来仅有很少的家系报道。中国汉族人群中最常见的遗传性共济失调为常染色体显性遗传脊髓小脑性共济失调 3 型（spinocerebellar ataxia 3, SCA3），又称马查多约瑟夫病（Machado-Joseph disease, MJD）约占常染色体显性遗传小脑性共济失调（autosomal dominant cerebellar ataxia, ADCA）的半数以上，其他亚型，如 SCA1、SCA2、SCA6、SCA7 较少见，SCA8、SCA12、SCA17 和 SCA35 则极为罕见。常染色体隐性遗传脊髓小脑性共济失调相比国外更为少见，国内仅有少数病例报道。

遗传性共济失调的遗传方式以常染色体显性遗传（autosomal dominant, AD）为主，部分可呈常染色体隐性遗传（autosomal recessive, AR），极少数为 X-连锁遗传（X-linked）和线粒体遗传（mitochondrial）；散发病例亦不少见。按遗传方式可分为：①常染色体显性遗传小脑性共济失调（autosomal dominant cerebellar ataxia, ADCA）：包括脊髓小脑性共济失调（spinocerebellar ataxia, SCA）和发作性共济失调（episodic ataxia, EA），SCA 还包括齿状核红核苍白球路易体萎缩（DRPLA）；②常染色体隐性遗传小脑性共济失调（autosomal recessive cerebellar ataxia, ARCA）：包括以共济失调为主要特征的类型，如 FRDA、共济失调性毛细血管扩张症（ataxia telangiectasia, AT）等，和以其他临床表现为主要特征同时伴有共济失调的类型，如 Joubert 综合征等；③X-连锁遗传小脑性共济失调：包括肾上腺脑白质营养不良（adrenoleukodystrophy, ALD）、脆性 X 相关震颤/共济失调综合征（fragile X-associated tremor/ataxia syndrome, FXTAS）等；④线粒体遗传小脑性共济失调：包括肌阵挛性癫痫伴破碎红纤维综合征（myoclonic epilepsy with ragged red muscle fibers, MERRF）、线粒体脑肌病伴乳酸血症和卒中样发作综合征（mitochondrial myopathy, encephalopathy, lactic acidosis and stroke-like episodes, MELAS）。

遗传性共济失调虽然临床症状复杂，交错重叠，具有高度的遗传异质性且分类困难，但具有世代相传的遗传背景，共济失调的临床表现及脊髓、小脑、脑干损害为主的病理改变三大特征。其发病年龄多在 20~40 岁，但也有婴幼儿及老年发病者。除了脊髓、小脑和脑干及其传导纤维是主要病变部位外，脑神经、脊神经、交感神经、丘脑、下丘脑、基底节、大脑皮质等均可受累。还可伴有其他系统异常，如骨骼、眼、前庭、耳蜗、心脏、内分泌及皮肤病变等。主要临床表现有共济失调、辨距不良、构音障碍、眼球震颤、眼肌麻痹、锥体束征、锥体外系征等；还可伴有非神经系统表现，如骨骼变形、突眼、内分泌失调、心肌肥厚及传导阻滞等。大部分遗传性共济失调的病因和发病机制尚未阐明，三核苷酸动态突变、线粒体功能缺陷、DNA 修复功能缺陷、酶缺乏、生化缺陷等可能与发病有关。近来的研究证实多聚谷氨酰胺（polyglutamine, polyQ）的毒性作用是引起这类遗传性神经变性病的共同机制。常染色体显性遗传小脑性共济失调（ADCA）是一大类具有高度临床和遗传异质性的神经变性病，近年来大部分亚型的基因已被克隆，其中三核苷酸重复序列动态突变，即致病基因编码区三核苷酸（CAG 等）重复序列的拷贝数逐代增多的突变为最常见致病原因，根据其临床表型和致病基因（或位点）可分为各种不同的亚型。

第一节　病因及发病机制

一、病理改变

遗传性共济失调像其他神经系统变性病一样，病变主要选择性累及某一区域的神经元，往往是对称性改变，逐渐发展。遗传性共济失调的病理表现多种多样,各亚型间的病理改变有重叠,常见的病理改变可表现为:神经细胞萎缩或消失;细胞质或细胞核内包涵体(intranuclear inclusions, INIs)形成,蛋白质样沉积;轴索球(axonal spheroids)形成,特别是小脑浦肯野细胞(purkinje cell)轴索肿胀;神经轴索变性和脱髓鞘;跨神经元变性(transneuronal degeneration);胶质细胞增生;无炎性细胞等。

1. 小脑病理改变 肉眼可见小脑萎缩,小脑半球或/和蚓部沟回变宽,小脑重量减轻。镜下见小脑皮质浦肯野(purkinje)细胞脱失,颗粒细胞脱失,少见篮状细胞脱失,可伴有 Bergmarm 胶质细胞增生,齿状核神经细胞也有脱失;小脑白质纤维脱髓鞘,三对小脑脚也可受累,特别是中、下小脑脚纤维脱髓鞘、萎缩。ADCA Ⅲ型中小脑蚓部萎缩较明显,浦肯野(purkinje)细胞严重脱失,齿状核细胞也有脱失。ADCA Ⅰ型中各型 SCA 小脑病理改变轻重不一。

2. 脑干病理改变 肉眼可见脑干变小、萎缩,而以脑桥及下橄榄核萎缩明显。镜下见橄榄核细胞、舌下神经核细胞、黑质细胞脱失,胶质细胞增生;脑桥核、弓状核和外侧网状核细胞也可受累、变性脱失;橄榄小脑束、桥小脑束、桥横束纤维脱髓鞘或/和轴索变性,小脑脚(特别是中、下小脑脚)受累明显。脑干的病理改变主要见于 ADCA Ⅰ型。

3. 脊髓病理改变 肉眼可见脊髓的颈段和上胸段萎缩明显。镜下见皮质脊髓束、后索、脊髓小脑束纤维脱髓鞘或/和轴索变性,Clarke 柱细胞消失,胶质细胞增生,脊髓前角细胞、脊髓后根神经节细胞及其离心和向心纤维也受累。

4. 其他神经系统病理改变 基底节病变主要见于 ADCA Ⅰ型,特别是 SCA3/MJD 型。神经系统变性部位为:苍白球、丘脑底核、黑质等,而新纹状体(尾状核与壳核)病损较轻。病理改变为黑质神经细胞脱失,胶质细胞增生及神经纤维轴索变性和/或髓鞘脱失等。某些遗传性共济失调病例可伴有大脑皮质、丘脑、脑神经运动核团等处神经细胞脱失,视神经纤维脱髓鞘,视网膜细胞变性,色素脱失等。少数遗传性共济失调病例可伴有非神经系统受损的病理改变。如共济失调性毛细血管扩张症(AT)患者有免疫系统受损,胸腺缺失或发育不全等。

二、发病机制

迄今为止,ADCA 致病基因位点已发现约49个,其中40个已被克隆(参见 http://neuromuscular.wustl.Edu/ataxia/domatax.html),根据不同分子机制可将显性遗传性共济失调分为几个亚组。这些分子机制包括多聚谷氨酰胺、离子通道功能障碍,信号转导分子突变以及非编码重复等。其中,多聚谷氨酰胺型共济失调具有遗传早现的特点,即在连续世代中,发现其症状一代比一代严重,而发病时间一代早于一代的现象,这是由于 CAG 动态突变的不稳定性导致重复次数增加造成的。此外,SCA可与其他神经系统疾病存在关联,如 ATXN2 基因中间长度的 polyQ 扩增(27~33 谷氨酰胺)与肌萎缩侧索硬化(ALS)密切相关,ataxin-2 蛋白作为TARDNA 结合蛋白 43(TAR DNA-binding protein 43, TDP-43)毒性的调节物,在 ALS 动物和细胞模型中被视作与发病机制密切相关的蛋白。ataxin-2蛋白和 TDP-43 关联复杂,取决于 RNA。

在遗传性共济失调中,多聚谷氨酰胺型共济失调如 SCA1、SCA2、SCA3、SCA6、SCA7、SCA17 以及DRPLA,均系由谷氨酰胺编码区 CAG 异常重复所致。SCA8 很可能由非编码 CTG 重复异常扩增,并在反义链相应区域 CAG 重复扩增导致多聚谷氨酰胺蛋白的产生。多聚谷氨酰胺蛋白如何引起共济失调尚不明确,目前对于发病机制的研究有多种假说,目前较公认的机制如下:

1. 毒性蛋白片段假说 蛋白错误折叠是发病的中心环节,但关于蛋白错误折叠、聚集以及神经元核内包涵体形成三者的关系还不清楚。蛋白的错误折叠可导致相应功能障碍;积累的突变蛋白形成不可溶的聚集体是多聚谷氨酰胺疾病的共同特征,其中在 SCA1、SCA7 和 SCA17 为核内聚集,在 SCA2 和 SCA6 为胞质中聚集,在亨廷顿病(Huntington disease, HD)、DRPLA、脊髓延髓肌萎缩症(spinal and bulbar muscular atrophy, SBMA)和SCA3 聚集同时出现于核内和胞质。突变蛋白聚集形成包涵体,其中还包括分子伴侣和泛素蛋白酶体系统的组分,说明扩展的谷氨酰胺链改变了蛋白的构象并启动了细胞防御机制以抵抗蛋白的异常折叠。研究显示,SCA7 易感细胞群的病变程度与ataxin-7 蛋白形成的核内包涵体数量成反比,说明包涵体在疾病发生过程中起保护作用,目前这一观点已得到越来越多的支持。

2. 基因转录和表达失调假说 突变型蛋白可能通过与转录调节因子发生异常的蛋白-蛋白、RNA-蛋白相互作用而抑制基因的转录和表达。在大多数多聚谷氨酰胺病(PolyQ病)的发病过程中突变蛋白的核定位至关重要,而且在某些疾病模型中转录的改变先于表型的出现,这两点说明转录的异常调节在发病中起重要作用。这些异常的调节作用可能由几种机制介导。多聚谷氨酰胺蛋白可与数个转录调节因子相互作用,包括CAMP反应元件结合蛋白-连接蛋白(cyclic AMP response element-binding protein-binding protein,CREBBP)、TAFⅡ130(TBP相关因子)、SP1转录因子和p53,这些分子中有些也存在于PolyQs的包涵体中。在某些PolyQ病模型中包涵体内不含有CBP,且转录的改变发生于包涵体出现之前,提示多聚谷氨酰胺毒性的另一种模式,即蛋白的可溶性非聚集形式的毒性作用。有些PolyQ病致病基因的编码蛋白本身就与转录相关,SCA17的基因编码TBP、SBMA的基因编码雄激素受体、HD的基因编码huntington蛋白可能通过与包含核内共抑制蛋白的复合体相互作用发挥转录共抑制子(co-repressor)的功能,atrophin1、ataxin-3蛋白和ataxin-1蛋白也具有转录调节的功能。染色质的调节可能为多聚谷氨酰胺介导转录调节的另一环节。研究发现CREB结合蛋白(CREB-binding protein,CBP)在核内可与含有异常扩展多聚谷氨酰胺(polyQ)肽链的蛋白发生相互作用。CBP是一种核蛋白辅助因子,通过与转录因子CREB结合影响目的基因的转录。它具有乙酰基转移酶的活性,可使核内多种蛋白发生乙酰化。组蛋白去乙酰酶抑制剂(histone deacetylase inhibitors,HDACI)可在培养细胞和动物模型中减少突变多聚谷氨酰胺蛋白的毒性。

3. 细胞内蛋白稳态破坏假说(细胞蛋白水解代谢通路异常)分子伴侣通路、泛素-蛋白酶体降解通路(ubiquitin-dependent proteolysis pathway,UPP)、自噬/溶酶体通路、苏素化修饰通路、磷酸化修饰通路、组蛋白乙酰化修饰通路等破坏造成蛋白错误折叠和聚集引起蛋白稳态的持久破坏。免疫组化与细胞化学研究表明,核内包涵体(INIs)呈现出明显的泛素化,说明细胞内主要的蛋白质降解系统——泛素-蛋白降解通路(UPP)可能参与了PolyQ病的发病过程。

4. 钙超载、轴突运输障碍、神经元信号异常和线粒体功能障碍假说 亨廷顿病(HD)中异常的huntington蛋白可通过几种机制的协同而影响钙的信号传导,其中包括对于线粒体的作用;huntington的减少以及异常表达,ataxin-3蛋白的扩展多聚谷氨酰胺片段均可阻碍轴突的转运;兴奋性中毒等亦有报道,尽管细胞信号转导在大多数脊髓小脑性共济失调中起作用,信号转导分子突变起直接作用的是SCA11,SCA12,SCA14和SCA23。

5. 代谢异常假说 如维生素E缺乏的共济失调(ataxia with vitamin E deficiency,AVED)由于血液及组织中维生素E浓度下降而致病,植烷酸沉积症(Refsum disease,RD)由于植烷酸聚集于血液及组织中而致病。

6. 突变蛋白中非polyQ结构域的作用目前已经比较明确,突变蛋白整体的异常功能在发病机制中非常重要。多聚谷氨酰胺结构域之外的调节,如ataxin-1蛋白的一个重要的丝氨酸的磷酸化对于突变蛋白毒性的产生起至关重要的作用。野生型ataxin-3蛋白具有泛素蛋白酶活性,可抑制多聚谷氨酰胺介导的神经元变性,而野生型和突变型ataxin-7可通过与STAGA/TFTC复合体相互作用影响转录。多聚谷氨酰胺蛋白具有各自特异的功能,而这些功能在蛋白内多聚谷氨酰胺链扩展突变后将受到影响。

7. 非编码RNA毒性 SCA8、SCA10、SCA31和SCA36很可能由该种机制所致,包括以下几种假说:转录水平改变或反义转录的产生;mRNA异常拼接及形成;细胞内信号通路改变,如异常信号级联反应及蛋白质控通道异常等。

第二节 临床表现与分型

遗传性共济失调通常在30~40岁隐袭起病,缓慢进展,具有高度的临床异质性。遗传性共济失调特征的临床表现为运动障碍、认知功能改变和精神障碍等。不断进展的共济运动障碍是遗传性共济失调的主要临床特征,其中步态异常是遗传性共济失调最常见也通常是首发的症状。除共济运动障碍外,患者还会有锥体系和锥体外系受损、大脑皮质受损以及脑神经病变的表现。部分亚型可能会表现出神经系统之外的表现,比如心脏病变,骨骼畸形,代谢异常和皮肤病变等。

一、神经系统运动障碍表现

遗传性共济失调的运动障碍表现包括共济运动障碍、锥体系和锥体外系受损表现等。

1. 共济运动障碍表现 步态障碍是遗传性共济失调最为常见、也多为首发的症状,表现为醉酒样或剪刀步态,道路不平时行走不稳更加明显。随着病情的进展,可出现起坐不稳或不能,直至卧床。

构音障碍主要表现为发音生硬(爆发性言语)、缓慢、单调而含糊,构音不清,音量强弱不等,或时断时续,呈呐吃语言或吟诗样语言;病情进展至晚期时,几乎所有患者均出现运动失调性构音障碍。

吞咽困难和饮水呛咳是由于脑干神经核团受损所致,随着病情的进展,临床表现逐渐明显且多见。

书写障碍是上肢共济失调的代表症状,患者常继下肢共济失调症状后随病情进展而发生,表现为字线不规则、字行间距不等,字越写越大,称为"书写过大症",严重者无法书写。

眼球震颤可表现为水平性、垂直性、旋转性或混合性眼球震颤,部分患者可出现不协调性眼震、周期交替性眼震或分离性眼震等;眼球运动障碍多见于核上性眼肌麻痹,或注视麻痹、眼球急动缓慢、上视困难等。

2. 锥体束和锥体外系受损表现 锥体束受损常表现为躯干及肢体肌张力增高、腱反射活跃或亢进、髌踝阵挛、Babinski 征阳性等,行走时呈明显的痉挛步态。

由于锥体外系受损,可伴发帕金森样表现,如运动迟缓、肌强直,或出现面舌肌搐颤、手足徐动症、扭转痉挛、舞蹈样动作等;除锥体外系受损外,表现静止性震颤,小脑受损可表现为运动性震颤、姿势性震颤或意向性震颤。

二、神经系统非运动障碍表现

1. 大脑皮质受损表现遗传性共济失调患者可伴发癫痫、认知功能障碍(注意力、记忆力受损,任务执行功能下降等)、肌阵挛、精神行为异常(其中抑郁、睡眠障碍、精神行为异常、偏执倾向是临床常见的精神障碍)。

2. 其他脑神经病变视神经及视网膜病变,包括原发性视神经萎缩、视网膜色素变性等,患者多伴有视力、视野及瞳孔改变(可见于常染色体显性遗传性共济失调Ⅱ型、弗里德赖希共济失调(FRDA)、共济失调-毛细血管扩张症(AT)、植烷酸贮积病(RD)等亚型);可伴发听力障碍及嗅觉异常。

三、非神经系统表现

部分遗传性共济失调患者可伴有心脏病变、骨骼畸形、皮肤病变和代谢异常等表现。

1. 心脏病变表现为心肌肥厚、房室传导阻滞等。

2. 代谢异常表现为糖代谢异常、脂肪酸代谢异常、磷脂代谢异常、脂蛋白代谢异常、维生素代谢异常等。

3. 骨骼畸形为常见体征,主要表现为脊柱侧弯或后侧凸,少数患者还可发生"爪形手"或隐性脊柱裂等畸形;尤其是弗里德赖希共济失调(FRDA)患者,以弓形足及脊柱弯曲最常见。

4. 皮肤病变多见于眼球结膜、面颈部皮肤毛细血管扩张、皮肤鱼鳞症、牛奶咖啡色素斑等表现,常见于共济失调-毛细血管扩张症(AT)或植烷酸贮积病(RD)患者。

四、基因分型

根据遗传性共济失调各亚型的遗传方式、致病基因和突变形式不同,可对其进行基因分型。不同的基因分型,应采用不同的基因检测技术进行基因诊断,各亚型基因分型如下:

1. 常染色体显性遗传性共济失调

(1)进行性共济失调:呈进行性病程的常染色体显性遗传性共济失调与多聚谷氨酰胺异常重复扩增(polyglutamine expansion)、非编码区多核苷酸序列异常重复扩增(non-coding expansion)、常规突变(conventional mutation)的脊髓小脑性共济失调(SCA)有关(表5-1-1)。SCA是常染色体显性遗传小脑性共济失调(ADCA)的主要类型,各亚型的症状相似,交替重叠,其共同临床表现是:一般在30~40岁隐袭起病,缓慢进展,但也有儿童期及70岁起病者。首发症状多为下肢共济失调,走路摇晃、突然跌倒、发音困难;继而出现双手笨拙、意向性震颤、眼震、眼慢扫视运动、痴呆和远端肌萎缩;检查可见肌张力障碍、腱反射亢进、病理反射

表 5-1-1 常染色体显性遗传性共济失调基因分型

SCA 亚型	基因位点/ 基因名称	突变形式	基因功能	临床表现
编码区 CAG 三核苷酸重复扩增突变				
SCA1	*ATXN1*/6p22	CAG 重复	调节 Notch 信号通路,可能参与 RNA 代谢	扫视过度,腱反射亢进,执行功能障碍,运动诱发电位传导时间延长
SCA2	*ATXN2*/12q24	CAG 重复	参与表皮生长因子受体的运输	慢眼动,腱反射减弱,肌阵挛或动作性震颤,蹒跚步态,帕金森综合征
SCA3/MJD	*ATXN3*/14q32	CAG 重复	参与泛素-蛋白酶体降解系统	凝视诱发眼震,眼睑后退(凸眼征),面舌肌束颤,痉挛,周围神经病;小于 35 岁发病:共济失调+痉挛;大于 45 岁发病:共济失调+周围神经病
SCA6	*CACNA1A*/19p13	CAG 重复	电压依赖性钙离子通道	纯小脑共济失调,发病较晚,某些患者的阴性家族史可归因于此,多不影响寿命,可伴有偏瘫型头痛,部分家系患者表现为发作性共济失调
SCA7	*ATXN7*/3p21	CAG 重复	调节转录、参与稳定细胞骨架	视网膜色素变性引起视力下降,可出现听力下降
SCA17	*TBP*/6q27	CAG 重复	调节 DNA 转录	智力减退,锥体外系表现如舞蹈症
DRPLA	*ATN1*/12p13	CAG 重复	调节 DNA 转录	不同程度的痴呆、语言障碍、共济失调、癫痫和不自主运动(包括舞蹈样动作、震颤和肌阵挛等)
非编码区多核苷酸重复扩增突变				
SCA8	*ATXN8*, *ATXN8OS*/13q21	CTG 重复	—	不完全外显,共济失调,构音障碍,眼动异常表现为平滑跟踪障碍和水平性眼震,腱反射亢进,锥体束征,可伴有深感觉减退,成年起病患者发病较慢,早发患者可出现肌阵挛癫痫和智力发育迟滞
SCA10	*ATXN10*/22q13	ATTCT 重复	促进神经细胞生长、发育	复杂部分性发作癫痫,可出现全面性发作
SCA12	*PPP2R2B*/5q31	CAG 重复	PP2A 受体	头部和上肢震颤,共济失调和构音障碍,慢眼动,平滑跟踪分裂,眼震,腱反射减弱,可伴有动作减少,轴性肌张力障碍,面肌束颤,多发周围神经病等
SCA31	*BEAN*/16q22	TGGAA 重复	与泛素连接酶 NEDD4 有关	纯小脑性共济失调,肌张力降低,水平凝视有眼震
SCA36	*NOP56*/20p13	GGCCTG 重复	参与 60S 核糖体生成	成年起病,步态共济失调,眼球运动异常,舌肌震颤,并伴有上运动神经元的症状
SCA37	*DAB1*/1 p32	ATTTC 插入	参与神经发育	早期出现眼球垂直运动异常是该型典型临床症状,并多伴随眼球水平运动异常,成年期开始逐渐出现步态不稳,走路易跌和构音障碍,影像学检查可有小脑萎缩

续表

SCA 亚型	基因位点 / 基因名称	突变形式	基因功能	临床表现
非多核苷酸重复扩增突变				
SCA5	*SPTBN2*/11q13	点突变, 框内缺失	参与谷氨酸盐信号系统	轻度面肌纤维颤搐, 凝视诱发眼震, 平滑跟踪异常, 腱反射亢进, 意向性震颤
SCA11	*TTBK2*/15q14	移码突变	调节 tau 蛋白	纯小脑共济失调, 腱反射亢进, 病程较轻
SCA13	*KCNC3*/19q13.33	点突变	电压依赖性钾离子通道	发病早 (儿童期起病), 智能衰退
SCA14	*PRKCG*/19q13.42	点突变	钾离子通道	早发病例伴有肌阵挛, 认知功能衰退
SCA15/16/29	*ITPR1*/3p26	点突变, 缺失突变	细胞内钙离子通道	纯小脑共济失调, 头部和手震颤, 肌阵挛
SCA19/22	*KCND3*/3p26	点突变, 移码突变	钾离子通道	轻度认知功能障碍, 肌阵挛, 纯小脑症状, 进展慢, 腱反射减弱
SCA21	*TMEM240*/1p36	点突变	—	锥体外系表现
SCA23	*PDYN*/20p13	点突变	κ- 阿片受体	感觉减退, 锥体束征
SCA26	*EEF2*/19p13	点突变	参与蛋白质翻译	纯小脑症状
SCA27	*FGF14*/13q33	点突变, 移码突变	钾离子通道	震颤, 运动障碍, 发作性精神异常
SCA28	*AFG3L2*/18p11	点突变	调节线粒体活性	眼肌麻痹
SCA34	*ELOVL4*/6q14	点突变	参与脂代谢	在儿童期多伴有红细胞增多症和皮肤角化病, 而在 40 岁或 50 岁左右才开始出现小脑共济失调症状
SCA38	*ELOVL5*/6p12	点突变	参与脂代谢	成年期缓慢逐渐加重的步态共济失调并伴有眼球震颤
SCA40	*CCDC88C*/14q32	点突变	参与 Wnt 信号通路	为共济失调, 伴有宽基底步态, 辨距不良, 意向性震颤, 轮替运动障碍, 腱反射亢进
SCA41	*TRPC3*/4q27	点突变	钙离子通道	共济失调症状为主
SCA42	*CACNA1G*/17q21	点突变	钙离子通道	共济失调症状为主, 伴或不伴有痉挛状态, 肌纤维颤搐
相关致病基因已定位				
SCA4	16q22.1	—	—	小脑共济失调, 感觉神经病, 锥体束征
SCA18	7q22-q32	—	—	肌肉萎缩, 感觉减退
SCA20	11p13-q11	拷贝数变异	—	上颚震颤, 发音困难
SCA25	2p21-p13	—	—	感觉神经病, 严重小脑萎缩
SCA30	4q34.3-q35.1	—	—	共济失调, 蹒跚步态, 伴有轻中度的构音障碍; 病情较轻, 进展慢
SCA32	7q32	—	—	可有共济失调并伴有多种精神障碍, 男性可出现精子缺乏症

阳性、痉挛步态和音叉振动觉减退、本体感觉丧失。SCA 有遗传早现现象，即在同一 SCA 家系中发病年龄逐代提前，症状逐代加重，是 SCA 非常突出的表现。一般起病 10~20 年后患者不能行走。除了上述共同的症状和体征外，各亚型也具各自的特点。

（2）发作性共济失调：目前共发现 7 种发作性共济失调亚型，其中 4 种致病基因明确，即钾通道基因 *KCNA1*（EA1 型）、钙通道基因 *CACNA1A*（EA2 型）和 *CACNB4*（EA5 型）、谷氨酸转运蛋白基因 *SLC1A3*（EA6 型）。其中 SCA2、SCA6 型和家族性偏瘫性偏头痛为等位基因疾病（表 5-1-2）。发作性共济失调（EAs）也属于 ADCA，主要表现为

步态不稳，常伴有眼球震颤或构音障碍，且每次发作只有一段时间，比如持续数分钟至数小时，在某些亚型里还可出现肌纤维颤搐、眩晕以及听力减退等症状。在疾病晚期还可能出现进展性共济失调及小脑萎缩。另外，EAs 各亚型具有各自的特点。

2. 常染色体隐性遗传性共济失调　常染色体隐性遗传性共济失调为一组病因各异的临床罕见疾病，一般为早发性共济失调，涉及不同的致病基因（表 5-1-3）。弗里德赖希共济失调（FRDA）是常染色体隐性遗传性共济失调（ARCA）中最常见的类型，也称少年脊髓型共济失调，少年期缓慢起病，男女均受累，症状进行性加重，其共同临床表现

表 5-1-2　发作性共济失调基因分型

名称	基因/基因定位	基因功能	表型特点
EA1	*KCNA1*/12p13	电压依赖性钾离子通道	共济失调步态，肌纤维颤搐，运动或惊跳时诱发，每次发作持续数秒钟至数分钟，不伴有眩晕
EA2	*CACNA1A*/19p13	电压依赖性钙离子通道	共济失调步态，眼球震颤，姿势改变时诱发，每次发作持续数分钟至数小时，眩晕，晚期可表现为持续性共济失调
EA3	1q42	Unknown	成年发病，眩晕，耳鸣
EA4	—	—	成年发病，有小脑病理学证据
EA5	*CACNB4*/2q22	电压依赖性钙离子通道	幼年至青春期发病，眼震，共济失调
EA6	*SLC1A3*/5p13	钠离子依赖氨基酸转运体，调节氨基酸代谢	癫痫，偏头痛，幼年发病
EA7	19q13	Unknown	眩晕，乏力，癫痫，幼年至青春期发病
EA8	*UBR4*/1p36	参与蛋白质泛素化及降解过程	爱尔兰家系，共济失调步态，乏力，言语含混不清，每次发作数分钟至数小时，由疲劳、压力等诱发
EA 伴新生儿癫痫	*SCN2A*/2q24	钙离子通道蛋白	新生儿癫痫，晚发性偶发性共济失调，孤独症，肌张力减退，肌张力障碍
CAPOS 综合征	*ATP1A3*/19q13	Na+/K+ATP 酶	小脑性共济失调，反射消失，弓形足，视神经萎缩，感觉神经性听力下降，交替性偏瘫

表 5-1-3　常染色体隐性遗传性共济失调基因分型

名称	基因/基因定位	基因功能	表型特点
第一部分　相对常见和/或可治疗类型			
常染色体隐性遗传脊髓小脑性共济失调 10 型（SCAR10）	*ANO10*/3p22	抑制钙激活氯通道活性，参与铁离子运输	下跳性眼球震颤，肌束震颤，肌肉强直
共济失调伴眼动失用症 1 型（AOA1）	*APTX*/9p21.1	参与 DNA 单链修复	眼球运动不能，手足徐动，轻微智力障碍，低蛋白血症
共济失调-毛细血管扩张症（AT）	*ATM*/11q22	参与 DNA 损伤修复	毛细血管扩张，免疫缺陷，癌症，染色体不稳定性，甲胎蛋白升高

续表

名称	基因/基因定位	基因功能	表型特点
婴儿型脊髓小脑性共济失调（IOSCA）	TWNK/10q24.31	参与线粒体 DNA 代谢	周围神经病,手足徐动症,视神经萎缩,耳聋,眼肌麻痹
脑腱黄瘤病（CTX）	CYP27A1/2q35	参与维生素 D3 生物合成	肌腱增厚,意识下降,肌张力障碍,脑白质病变,白内障
弗里德赖希共济失调（FRDA）	FXN/9q21.11	促进亚铁离子氧化,参与血红蛋白合成	反射减退,感觉减退,心肌病
植烷酸贮积病（RD）	PHYH/10p13	参与脂肪酸代谢	神经病变,耳聋,鱼鳞病,视网膜病变
Boucher-Neuhauser 综合征	PNPLA6/19p13	神经病靶酯酶,促进胞内甘油磷酰胆碱的生成	视野缺失,青春期延迟,肌肉强直
常染色体隐性遗传性痉挛性共济失调 Charlevoix-Saguenay 型（ARSACS）	SACS/13q12.12	调节 Hsp70 分子伴侣机制,与其他 ataxia 相关蛋白形成相关	肌肉强直,周围神经病,视网膜纹
共济失调伴眼动失用症 2 型（AOA2）	SETX/9q34.13	参与 RNA 代谢、DNA 修复、转录和 RNA 加工	轴突性感觉运动神经病,眼球运动不能
Marinesco-Sjogren 综合征	SIL1/5q31	内质网内蛋白折叠与运输	智力障碍,白内障,肌张力下降,肌病
Brown-Vialetto-Van Laere 综合征	SLC52A2/8q24.3	核黄素转运	视神经萎缩,听力下降
儿童期起病共济失调伴视盲、耳聋			视力下降,听力下降,周围神经病
常染色体隐性遗传脊髓小脑性共济失调 20 型（SCAR20）	SNX14/6q14	参与突触传递和维持神经元兴奋性	特殊面容,意识缺失,听力下降,癫痫,脊柱侧凸
常染色体隐性遗传脊髓小脑性共济失调 8 型（SCAR8）	SYNE1/6q25	细胞骨架	上/下运动神经元疾病
共济失调伴维生素 E 缺乏（AVED）	TTPA/8q12.3	维生素 E 代谢	与 FA 相似,头部不自主运动（28%）
Wolfram 综合征	WFS1		青少年糖尿病,视神经萎缩,听力下降

第二部分 少见类型

名称	基因/基因定位	基因功能	表型特点
类植烷酸沉积症（PHARC）	ABHD12/20p11.21	脂质代谢	多发性神经病变,听力下降,共济失调,视网膜病变,白内障
婴儿型小脑-视网膜变性（ICRD）	ACO2/22q13..2	参与线粒体三羧酸循环	肌张力下降,癫痫,智力障碍,视网膜病变
常染色体隐性遗传脊髓小脑性共济失调 9 型（SCAR9）	COQ8A/1q42.13	辅酶 Q 的合成	轻度精神运动发育迟缓,癫痫,血浆乳酸增高
Cayman 共济失调	ATCAY/19p13	可能参与神经递质代谢	精神运动发育迟缓
常染色体隐性遗传脊髓小脑性共济失调 25 型（SCAR25）	ATG5/6q21	参与自噬小泡的形成	发育迟滞,非进行性

续表

名称	基因 / 基因定位	基因功能	表型特点
小脑性共济失调、精神发育迟滞和平衡不良综合征4型（CAMRQ4）	*ATP8A2*/13q12	参与磷脂转运	智力障碍
常染色体隐性遗传脊髓小脑性共济失调16型（SCAR16）	*STUB1*（*CHIP*）/16p13	参与蛋白酶体降解	青春期发病性共济失调并小脑萎缩，神经肌电图异常，意识受损
白质脑病伴共济失调（LKPAT）	*CLCN2*/3q27	电压门控氯通道	肌肉强直，视网膜病变
常染色体隐性遗传脊髓小脑性共济失调17型（SCAR17）	*CWF19L1*/10q24.31	未知	发育迟滞，意识受损
脊髓后索性共济失调伴视网膜色素变性（AXPC1）	*FLVCR1*/1q31	参与亚铁血红蛋白代谢	脊髓后柱共济失调，视网膜色素变性
Ramsay Hunt综合征	*GOSR2*/17q21	蛋白质转运	肌阵挛性癫痫
常染色体隐性遗传脊髓小脑性共济失调18型（SCAR18）	*GRID2*/4q22	谷氨酸受体	语言和意识发育迟滞，视网膜病变
常染色体隐性遗传脊髓小脑性共济失调13型（SCAR13）	*GRM1*/6q24	G蛋白偶联受体	发育迟滞，智力缺陷，小型脑
SeSAME综合征	*KCNJ10*/1q23.2	可能在神经胶质细胞中起钾缓冲作用	耳聋，智力障碍，电解质失衡
常染色体隐性遗传脊髓小脑性共济失调15型（SCAR15）	*RUBCN*/3q29	调节自噬、囊泡运输和内涵体成熟	癫痫，意识缺陷
小脑发育不良伴囊肿（CDC）	*LAMA1*/18p11	参与胚胎发育中细胞粘连，迁移及分化	小脑囊肿，视网膜病变
常染色体隐性遗传脊髓小脑性共济失调2型（SCAR2）	*PMPCA*/9q34	线粒体蛋白质修饰	意识受损，偶发性肌张力降低，偶发性肌肉强直，轻微至严重性残疾
共济失调伴眼动失用症4型（AOA4）	*PNKP*/19q13	DNA损伤修复	肌张力降低，眼球运动不能，多发性神经病变
线粒体隐性共济失调综合征（MIRAS）	*POLG*/15q25	线粒体DNA修复和复制	神经病变，感觉性共济失调，肌病，进行性眼外肌麻痹
胰腺、小脑发育不全（PACA）	*PTF1A*/10p12.2	转录因子	新生儿糖尿病，小脑发育不全，异常面部特征
Gordon Holmes综合征	*RNF216*/7p22	参与泛素－蛋白酶体降解系统	痴呆，低促性腺素性功能减退症，舞蹈样运动
Lichtenstein-Knorr综合征	*SLC9A1*/1p36	调节胞内pH，维持稳态	严重感觉神经性耳聋
脑桥小脑发育不全	*SLC25A46*/5q22	参与线粒体动力学	先天的，致命的，呼吸暂停
常染色体隐性遗传脊髓小脑性共济失调14型（SCAR14）	*SPTBN2*/11q13	参与谷氨酸盐信号系统	意识缺陷
常染色体隐性遗传脊髓小脑性共济失调11型（SCAR11）	*SYT14*/1q32	参与囊泡的转运和分泌	精神运动性发育迟缓
脊髓小脑性共济失调伴轴索神经病（SCAN1）	*TDP1*/14q31	核酸外切酶活性	轴索性感觉运动神经病变

续表

名称	基因 / 基因定位	基因功能	表型特点
常染色体隐性遗传脊髓小脑性共济失调 7 型（SCAR7）	*TPP1*/11p15	溶酶体丝氨酸蛋白酶？	反射亢进，发育迟滞，MRI 示弥漫性小脑萎缩
常染色体隐性遗传脊髓小脑性共济失调 24 型（SCAR24）	*UBA5*（*UFM1*）/3q22	泛素折叠	白内障
VLDLR 相关小脑发育不全（CAMRQ1）	*VLDLR*/9p24	参与脂质代谢	智力障碍，脑回简化
小脑性共济失调伴智力障碍	*VWA3B*/2q11	参与转录、DNA 修复和核糖体运输	肌肉强直
常染色体隐性遗传脊髓小脑性共济失调 5 型（SCAR5）	*WDR73*/15q25	可能与有丝分裂相关	视神经萎缩，皮肤异常
常染色体隐性遗传脊髓小脑性共济失调 12 型（SCAR12）	*WWOX*/16q23	参与细胞凋亡	癫痫，智力障碍，肌肉强直

注：1. 第一部分列出的是相对常见（已报道家系 >5 个，如 FA，AOA1，AOA2 及 AT）或可治疗的（如 CTX，Refsum syndrome 及 AVED）或在某个种群中较多见（如 ARSACS in French-Canadians）的常染色体隐性遗传共济失调。2. 第二部分列出的是相对少见的常染色体隐性遗传共济失调（已报道家系 1~5 个）。

有：通常 8~15 岁隐袭起病，偶见婴儿和 50 岁以后起病者。首发症状为双下肢共济失调，行走不稳、步态蹒跚、左右摇晃、易于跌倒；继而发展到双上肢共济失调，动作笨拙、辨距不良、取物不准和意向性震颤；常有言语不清或爆发性语言、心慌气短、心绞痛、心力衰竭、视听力减退、反应迟钝。查体可见水平眼震，垂直性和旋转性眼震较少，双下肢肌无力，肌张力低，跟膝胫试验和闭目难立征阳性，下肢音叉振动觉和关节位置觉减退是早期体征；后期可有巴彬斯基征、肌萎缩，偶有括约肌功能障碍。约 85% 的患者有心律失常、心脏杂音、下肢水肿，10%~20% 的患者伴有糖尿病，25% 的患者有视神经萎缩，75% 的患者有上胸段脊柱畸形（图 5-1-1），50% 的患者有弓形足（图 5-1-2）、马蹄内翻足（图 5-1-3）。通常起病 15

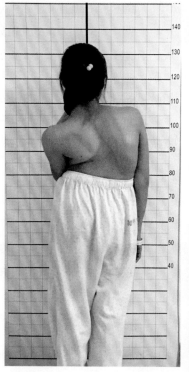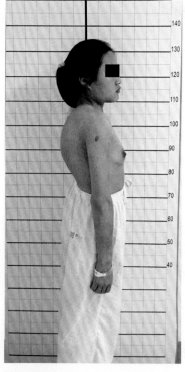

图 5-1-1　脊柱侧弯

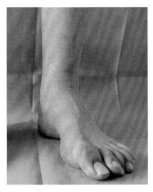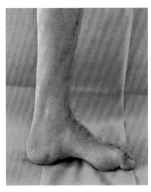

图 5-1-2 弓形足

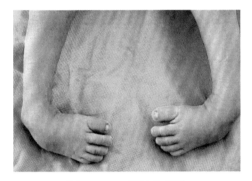

图 5-1-3 马蹄内翻足

年后不能行走,多于 40~50 岁死于感染或心脏病。常染色体隐性遗传性共济失调其他亚型也具各自的特点而构成不同的疾病。

3. X 连锁遗传性共济失调 由 Xq27.3 的 *FMR1* 基因内 CGG 三核苷酸序列重复异常扩增所致,重复次数 55~200 次者称为前突变(premutation),具有不完全外显率,重复次数 >200 次则导致脆性 X 综合征(表 5-1-4)。

4. 线粒体遗传共济失调 小脑性共济失调主要是某种线粒体综合征的一部分,依据其临床典型表现、组织病理学、呼吸链酶活性降低和线粒体 DNA 突变即可明确诊断,除某些热点基因突变外,一般的实验室很难常规进行全线粒体 DNA 突变分析。

5. 其他遗传性痉挛性共济失调 主要表现为痉挛状态和小脑性共济失调,其遗传方式为常染色体显性 / 隐性遗传,各亚型均具有自己特征性的基因型及临床表型(表 5-1-5)。

6. Harding 分类和改良 Harding 分类 Harding 根据共济失调的病因、遗传学和临床特征将遗传性共济失调分为先天性共济失调、遗传性共济失调综合征伴有已知代谢障碍和不明原因的共济失调(表 5-1-6)。改良 Harding 分类,常染色体显性遗传小脑性共济失调(ADCA)按照临床表现又分为 ADCA Ⅰ 型、ADCA Ⅱ 型和 ADCA Ⅲ 型(表 5-1-7)。

表 5-1-4 X 连锁遗传性共济失调

名称	基因 / 基因定位	基因功能	表型特点	其他
X 连锁铁粒母细胞贫血与共济失调(XLSA/A)	*ABCB7*/Xq13.3	胞内亚铁血红蛋白运输	幼年早期发病,无症状性贫血	女性携带者可能含有铁幼粒红细胞
X 连锁共济失调 1 型(SCAX1)	*ATP2B3*/Xq28	跨膜钙离子运输	幼年起病,肌张力降低	
X 连锁脑发育不全伴小头畸形	*CASK*/Xp11.4	参与突触跨膜蛋白锚定和离子通道转运	意识缺失,头小畸形,肌张力降低,视神经发育不良	生长迟滞
脆性 X 相关震颤 / 共济失调综合征(FXTAS)	*FMR1*/Xq27.3	mRNA 代谢	成年发病	最常见的 X 连锁共济失调
X 连锁智力低下伴小脑发育不全和面部特征综合征	*OPHN1*/Xq12	胞内信号转导	婴儿期发病,肌张力降低,发育迟滞,癫痫	
Christianson 型症候性 X 连锁智力低下综合征	*SLC9A6*/Xq26.3	胞内离子交换,参与钙稳态	婴儿期发病,智力障碍,癫痫	女性携带者的 MR 可能与 Angelman 综合征相似
X 连锁脊髓小脑性共济失调 5 型(SCAX5)	Xq25-q27.1	未知	婴儿期发病,小脑发育不全	挪威血统

表 5-1-5 痉挛性遗传性共济失调基因分型

名称	基因	基因功能	表型特点
SPAX1(AD)	*VAMP1*/12p13	囊泡运输	进行性腿部痉挛,共济失调步态
SPAX2(AR)	*KIF1C*/17p13.2	囊泡运输	常伴有幼年起病的震颤与辨距不良
SPAX3(AR)	*MARS2*/2q33.1	线粒体 tRNA 合成	脑室周围白质改变
SPAX4(AR)	*MTPAP*/10p11.23	线粒体 mRNA 代谢	视神经萎缩
SPAX5(AR)	*AFG3L2*/18p11	ATP 依赖蛋白酶,参与轴突和神经元发育	常伴有周围神经病变及癫痫
SPG7(AR)	*SPG7*/16q24.3	线粒体金属蛋白酶	前庭功能障碍,小脑萎缩

表 5-1-6 遗传性共济失调分类

Ⅰ. 先天性共济失调(婴幼儿期发病)
  1. 先天性共济失调伴精神发育迟缓
  2. 先天性共济失调伴过度换气,不正常运动,精神发育迟缓(Joubert 综合征)
  3. 先天性共济失调精神发育迟缓伴无虹膜(Gillespie 综合征)
  4. 平衡失调综合征

Ⅱ. 遗传性共济失调综合征伴有已知代谢障碍
  1. 间歇性共济失调伴高氨血症
    (1)尿素循环酶缺乏症
    (2)Hartnup 病
    (3)氨基尿酸症
    (4)乳酸丙酮酸代谢障碍
    (5)Leigh 综合征
    (6)各种羧化酶缺乏症
  2. 进行性共济失调
    (1)氨基乙糖苷酯酶缺乏
    (2)鞘磷脂沉积症
    (3)胆固醇沉积症(脑 – 腱黄瘤病)
    (4)白质营养不良(异染性晚发性球状细胞病、肾上腺白质神经肌病)
    (5)线粒体脑肌病
    (6)无 / 低 β 脂蛋白血症
    (7)单纯性维生素 E 缺乏
    (8)部分性次黄嘌呤 – 鸟嘌呤磷酸核糖基转移酶(HPRT)缺乏
    (9)肝豆状核变性(Wilson disease)
    (10)蜡样脂褐质沉积病
    (11)唾液酸苷累积病(sialidosis)
    (12)X 连锁共济失调
    (13)鱼鳞痣
    (14)芳基硫酸酯酶 C 缺乏
    (15)植烷酸贮积病(RD)
  3. DNA 修复缺陷病
    (1)共济失调伴毛细血管扩张症(ataxia telangiectasia)
    (2)着色性干皮病(xeroderma pigmentosum)
    (3)Cockanye 综合征

Ⅲ. 不明原因的共济失调
  1. 早发性共济失调(常在 20 岁以前发病)
    (1)弗里德赖希共济失调(FRDA)
    (2)早发性小脑共济失调伴有生殖器官功能不良、耳聋、精神发育障碍(包括 Behr 综合征)视神经萎缩,白内障和视网膜色素变性
    (3)共济失调 – 白内障 – 侏儒 – 智力缺陷综合征(Marinesco–Sjogren syndrome)

续表

（4）Ramsay-Hunt 综合征

（5）X 连锁隐性脊髓小脑共济失调

2. 迟发性小脑共济失调（常在 20 岁后发病）

（1）马查多 - 约瑟夫病（Machado-Joseph disease，MJD）

（2）橄榄体脑桥小脑萎缩（OPCA）

（3）单纯性小脑共济失调

表 5-1-7　改良的常染色体显性遗传性小脑性共济失调 Harding 分类

ADCA 类型	ADCA I	ADCA II	ADCA III
临床表现	小脑症状伴有眼肌麻痹、锥体束征、锥体外系征、认知障碍和周围神经病	小脑症状伴有视网膜色素变性	纯小脑症状
神经病理	小脑萎缩变性以及基底核、大脑皮质、视神经、脑桥、延髓、脊神经和周围神经变性	小脑和视网膜萎缩变性	小脑萎缩变性
基因分型	SCA1、SCA2、SCA3、SCA4、SCA8、SCA12、SCA17、SCA27、SCA28 等	SCA7	SCA5、SCA6、SCA10、SCA11、SCA14、SCA15、SCA22、SCA26 等

第三节　检验与辅助检查

1. 常规影像学检查　CT 或 MRI 检查显示小脑或脑干不同程度萎缩，有些亚型尚可见脊髓变细、萎缩。SCA 患者 CT 或 MRI 示小脑和脑干萎缩（图 5-1-4），尤其是脑桥和小脑中脚萎缩。

2. 功能影像学检查　遗传性共济失调患者呈现以小脑、脑干和基底节为主的局部脑血流量（rCBF）、脑局部氧代谢率（CMRO2）和葡萄糖代谢率显著降低。

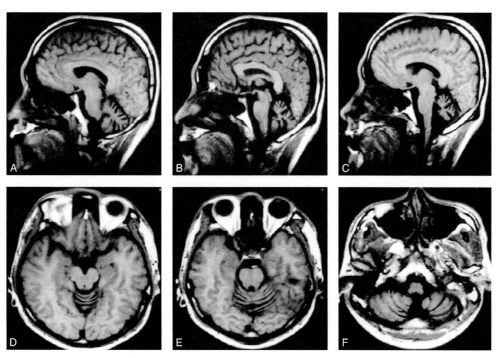

图 5-1-4　SCA 患者 MRI

注：A：T_1WI 序列旁矢状面：右小脑及大脑半球脑沟增宽、变深；B：T_1WI 示：小脑体积变小，蚓部体积缩小更明显，脑干萎缩，脑桥腹侧弧度稍变平，但脑干尚保持正常形态，邻近脑池扩大；C：T_1WI 序列正中矢状面：小脑蚓部体积缩小，小脑延髓池扩大，脑干形态正常，脑桥腹侧弧度存在；D：T_1WI 序列显示中脑黑质未见异常信号，第四脑室扩大；E~F：T_1WI 示小脑沟增宽，小脑变细

3. 血清学检测 血清化合物检测多无明显异常,一些特殊类型的遗传性共济失调患者可表现有血清葡萄糖、脂质、维生素 E 或血涂片异常。脑脊液检查正常。

4. 神经电生理学检查 可发现部分脊髓小脑性共济失调患者体感诱发电位和听觉诱发电位、眼球运动检测及眼震电图的异常。SCA 患者的脑干诱发电位可异常,肌电图示周围神经损害。

5. 基因检测 有许多遗传性共济失调患者实验室检查并无特殊异常,唯有依赖于详尽的临床资料所提供的线索,选择基因突变和连锁分析方法是确诊的唯一手段。选择基因检测项目的主要依据是家族史、临床表型、疾病类型在人群中所占的比例。鉴于我国目前尚缺乏相应的临床和基因分析的流行病学数据,因此基因检测主要依据家族史和特征性表型进行选择。

第四节 诊断与鉴别诊断

一、诊断

遗传性共济失调的诊断主要依据临床病史、症状及体征、遗传史、辅助检查等作出。典型的遗传家族史是确诊的重要依据,对于家族史不详的病例(如上一代去世早),需要排除 AD 模式;大部分 ARCA 可能没有近亲婚配及同胞患病,可根据发病年龄和病程特点判断。

1. 诊断遗传性共济失调的一般顺序:首先需确认患者的主要临床特征是共济失调,并收集家族史资料;其次排除非遗传性病因,并检测有无特定的生化指标异常,最后进行基因学检测。

2. 具体诊断方法为:

(1)确认共济失调综合征并确定其遗传学特点。

(2)眼震、吟诗样语言、辨距不良、震颤和步态共济失调等为小脑主要体征,同时可伴痴呆、锥体束征,以及脊髓、周围神经损害体征。根据临床表现确定为进行性共济失调后还应详细收集家族史,根据家族遗传学特点确定其遗传类型。

(3)排除非遗传性病因。

(4)许多神经系统获得性疾病亦可导致进行性平衡障碍,但无家族史可鉴别。对于家族史不能

确定的患者,必须逐一排除非遗传性病因。详见鉴别诊断。

(5)确定特殊的生化指标异常:某些遗传性共济失调伴特异性生化指标异常,若血液化合物检测比基因突变分析容易或治疗试验可行,则应优先选择血液化合物检查。一些特殊类型的遗传性共济失调患者可表现有血清葡萄糖、脂质、维生素 E 或血涂片异常。例如:①共济失调伴肌阵挛或肌阵挛癫痫:包括线粒体脑肌病、蜡样脂质褐质沉积病(ceroid lipofuscinosis)、唾液酸沉积症(sialidosis)等;②肝豆状核变性:有些肝豆状核变性患者小脑体征十分显著,血清铜蓝蛋白检测有助于诊断;③β 脂蛋白缺乏症:与维生素 E 吸收障碍有关,但随着年龄的增长其症状可逐渐减弱。光学显微镜下常可发现棘红细胞,且血清中不能检测到 β 脂蛋白;④脑腱黄瘤病:年轻人好发,主要表现为痉挛 – 共济失调综合征、动脉粥样硬化、白内障;腱黄瘤的存在和血清高胆甾烷醇水平有助于诊断颅内可能存在的黄瘤,鹅脱氧胆酸和普伐他汀对患者治疗有效。

(6)相关辅助检查:①常规影像学检查:CT 或 MRI 检查显示小脑或脑干不同程度萎缩,有些亚型尚可见脊髓变细、萎缩;②血清学检测:血清化合物检测多无明显异常,一些特殊类型的遗传性共济失调患者可表现有血清葡萄糖、脂质、维生素 E 或血涂片异常;③功能影像学检查:遗传性共济失调患者呈现以小脑、脑干和基底节为主的局部脑血流量(rCBF)、脑局部氧代谢率(CMRO2)和葡萄糖代谢率显著降低;④神经电生理学检查:可发现部分脊髓小脑性共济失调患者体感诱发电位和听觉诱发电位、眼球运动检测及眼震电图的异常。

(7)综上所述:根据缓慢发生、进展性、对称性共济失调,典型的遗传家族史结合辅助检查(血清学检测、神经电生理学检查、影像学检查等)的支持证据即可做出诊断。

二、鉴别诊断

1. 遗传性共济失调应与其他遗传性及非遗传性的共济失调相鉴别。

2. 在其他遗传性因素所致的共济失调中,需要通过基因诊断与遗传性痉挛性截瘫(hereditary

spastic paraplegia, HSP）复杂型相鉴别。

3. 非遗传性共济失调的疾病 包括：

（1）变性性共济失调：①多系统萎缩；②原发性晚发小脑共济失调；其中 MSA-C 型以往称为橄榄体 - 脑桥小脑萎缩（olivopontocerebellar atrophy），是鉴别的重点。

（2）获得性共济失调与遗传性共济失调可从疾病的发病年龄及进展速度进行区分，包括：①脑卒中（脑梗死、脑出血）；②中毒：酒精、药物（抗癫痫药物、锂盐、抗肿瘤药物、环孢素、灭滴灵）、重金属、有机溶剂；③免疫介导性：多发性硬化、抗谷氨酸脱羧酶（GAD65）抗体相关小脑性共济失调、谷蛋白共济失调、Miller-Fisher 综合征、系统性红斑狼疮、干燥综合征、Cogan 综合征、甲状腺炎、副肿瘤综合征；④感染 / 感染后疾病（脓肿、小脑炎）；⑤创伤；⑥新生性疾病（小脑肿瘤、转移性肿瘤）；⑦内分泌异常（甲状腺功能减退）；⑧结构性疾病（Chiari 畸形、发育异常）（表 5-1-8）。

表 5-1-8 遗传性共济失调与其他因素所致共济失调的鉴别

疾病	病因	诊断方式	临床表现	影像学
遗传性共济失调	遗传性共济失调致病基因突变	基因诊断	共济运动障碍	头部 MRI 可发现小脑萎缩
遗传性痉挛性截瘫	遗传性痉挛性截瘫致病基因突变	基因诊断		
多系统萎缩	原因未明	排除遗传及其他获得性因素		
散发性成年起病型共济失调	原因未明	排除遗传及其他获得性因素		
中毒性共济失调	酒精、药物、重金属等药物	排除遗传因素，有中毒性证据		
免疫介导性共济失调	免疫异常	排除遗传因素，有免疫异常证据		
感染 / 感染后疾病	感染	排除遗传因素，有感染证据		

第五节 治疗与康复

迄今对遗传性脊髓小脑性共济失调缺乏有效的治疗、预防和阻止神经元变性或推迟发病年龄的方法，遗传性共济失调的临床治疗仍以经验性对症治疗为主，主要目标是减轻症状、缓解病情进展，维持日常生活自理能力。另外，根据最新的发病机制研究成果开展了多种药物的临床试验，发现了一些潜在的靶向治疗途径。

一、药物治疗

尽管缺乏特效治疗方法，但是对不同的亚型给予对症治疗，可帮助树立患者的自信，改善症状，延缓病程进展。

（一）运动障碍的治疗

1. 共济失调症状 5- 羟色胺 1A（5-HT1A）受体激动药丁螺环酮可部分改善轻度小脑共济失调症状，坦度螺酮（tandospirone）治疗 SCA3 型部分有效。应用左旋 5- 羟色胺（5-HT）前体治疗小脑共济失调，疗效尚不明确。D- 环丝氨酸（NMDA 受体变构激活药）可用于治疗共济失调，能够部分改善躯体共济失调和构音障碍，而对四肢共济失调和眼球运动障碍效果不明显。支链氨基酸如亮氨酸、异亮氨酸等能够显著改善脊髓小脑性共济失调患者的小脑症状，尤其对 SCA6 型患者疗效显著，而且中等剂量更为有效，但具体机制尚未阐明。组蛋白去乙酰化酶抑制药亦具有一定治疗作用。此外，非药物治疗也可作为辅助治疗方法，例如：步态不稳可通过持续性神经肌肉锻炼加以改善；共济失调伴骨骼畸形可行择期矫形手术。此外，可尝试施行小脑血管搭桥手术通过改善小脑供血而减轻患者共济失调症状，但疗效不十分明显；经颅磁刺激（TMS）为神经刺激技术（NST），可明显改善患者躯干共济失调症状，增加小脑血流量；慢性丘脑刺激（chronic thalamic stimulation）能够部分改善 SCA2 型患者的临床震颤症状。

2. 锥体外系及痉挛症状 左旋多巴（levodopa）

可通过血－脑脊液屏障进入中枢神经系统，经多巴脱羧酶作用转化为多巴胺从而改善肌强直、运动减少等症状；苯海索（trihexyphenidyl）对中枢神经系统胆碱受体有阻断作用，可改善肌强直、运动减少等症状；毒扁豆碱（physostigmine）则具有抗胆碱酯酶作用；某些遗传性共济失调患者的中枢神经系统可通过补充丙酮酸脱氢酶，而改善脑组织乙酰胆碱的合成；乙哌立松（myonal）能够抑制脊髓内多突触、单突触反射传递，抑制脊髓 γ- 运动神经元的自发性冲动，具有松弛肌张力之作用。共济失调伴肌阵挛的患者可首选氯硝西泮，伴肌痉挛者适用巴氯芬，主要作用于 γ- 氨基丁酸 B 型受体。新型抗癫痫药物加巴喷丁（gabapentin）可改善患者的小脑症状，对肌痉挛和神经损伤后的疼痛效果也有较好疗效。对于有肌张力障碍表现的患者可通过注射肉毒毒素治疗。

3. 其他症状　抗癫痫药物卡马西平可较好地控制患者的癫痫发作症状。目前，对于患者所伴随的构音障碍症状尚无有效的对症治疗药物，可通过言语矫正训练进行改善。

（二）认知功能及精神障碍的治疗

1. 认知功能障碍　目前尚无有效的药物治疗，对患者早期的心理治疗策略包括认知行为干预治疗，有助于症状出现后的积极应对。心理治疗主要采取认知治疗，以改变患者非理性信念，改善认知曲解及负性思维，唤起患者的正性情感，使其发挥自身能动性。除此之外，还应加强情感关怀，当患者出现对事物不感兴趣、自我评价过低时，应给予积极的关爱，帮助其重树信心。尽量使患者摆脱单调的生活方式，积极主动与患者沟通，同时可采取团体治疗方法，定期举行病友交流会，让患者之间互相交流、鼓励。

2. 抑郁症　伴发抑郁症的患者可首选选择性 5- 羟色胺再摄取抑制剂（SSRI），包括帕罗西汀、舍曲林、西酞普兰等；米氮平也有一定效果；喹硫平常用于并发幻觉者。伴有躁狂的患者，可选用心境稳定药物如丙戊酸钠、碳酸锂；表现有强迫症状、易激惹的患者，应提供情感支持，同时辅以选择性血清再吸收抑制剂类抗抑郁药物。

（三）神经保护治疗

1. 扩张血管和改善循环

（1）烟酸（nicotinic acid）：具有较强的周围血管扩张作用，而且进入体内的烟酸可转变为烟酰胺，后者是辅酶Ⅰ和辅酶Ⅱ的组成部分，参与体内生物氧化过程。

（2）维生素 E 烟酸酯（Vit E nicotinate）：可直接作用于血管壁舒张周围血管，促进脑组织血液循环。

（3）环扁桃酯（cyclandelate）：具有直接扩张血管平滑肌，使血管扩张、增加局部脑血流量的作用。

（4）己酮可可碱（pentoxifylline）：可扩张外周血管，改善血液循环。

2. 神经元活化药　此类药物均具有提高神经元活性、延缓遗传性共济失调进展之作用。

（1）胞磷胆碱（citicoline）：为核苷衍生物，可改善脑组织代谢，促进神经功能恢复。

（2）吡硫醇（pyritinol）：为维生素 B_6 衍生物，能够促进脑组织葡萄糖及氨基酸代谢，改善脑血流量。

（3）吡拉西坦（piracetam）：是一种 γ- 氨基丁酸衍生物，可直接作用于脑组织，具有保护和修复神经元作用。

（4）阿米三嗪萝巴新：具有抗缺氧、改善脑代谢和微循环的作用，从而增强神经元功能。

（5）辅酶 Q10（coenzyme Q10）：可促进神经元代谢和呼吸功能，促进氧化磷酸化，具有抗氧化、保护生物膜结构完整性的功效。

3. 维生素类　此类药物对维持神经元正常代谢过程和改善功能有一定作用。尽管大多数遗传性共济失调患者可能并不缺乏维生素，但维生素具有保护神经元的作用，于改善患者病情有益。

（1）维生素 B_1（Vit B_1）：参与体内葡萄糖代谢过程中的丙酮酸和 α- 酮戊二酸氧化脱羧反应，缺乏时氧化还原反应受阻，形成酮酸并使乳酸堆积，进而影响能量代谢。

（2）烟酰胺（nicotinamide）：为辅酶Ⅰ和辅酶Ⅱ的组成成分，为许多脱氢酶之辅酶，缺乏时可影响细胞的呼吸代谢。

（3）维生素 B_6（Vit B_6）：经代谢后可转变为具有生理活性的磷酸吡哆醛和磷酸吡哆胺，后者为某些氨基酸的氨基转移酶和脱羧酶的辅酶，参与体内的多种代谢过程。

（4）维生素 B_{12}（Vit B_{12}）：作为辅酶参与体内

许多物质的代谢过程,如在同型半胱氨酸形成蛋氨酸的过程中起甲基传递作用、胸腺嘧啶核苷酸合成中的四氢叶酸代谢、三羧酸循环代谢和巯基酶代谢等,因此具有神经元保护作用。

（5）维生素 C（Vit C）：参与氨基酸代谢和神经递质的合成,多巴胺、去甲肾上腺素和 5- 羟色胺在体内的代谢过程中均需羟化酶的羟化作用,而羟化作用则需要维生素 C 的辅助。

（6）维生素 E（Vit E）：能够增强细胞抗氧化作用,参与脱氧核糖核酸酶、核糖核酸酶、芳香基硫酸酯酶等的代谢,对巯基酶具有保护作用。补充维生素 E 有益于伴选择性维生素 E 缺乏性共济失调、β 脂蛋白缺乏症患者。

4. 临床药物试验 近年来随着对这类疾病分子机制的深入探讨,发现了一些可能的发病环节及治疗靶点,包括抑制突变基因表达、促进分子伴侣作用、抑制蛋白水解、抑制突变蛋白聚集、稳定线粒体、抑制胱天蛋白酶（caspase）、抑制组蛋白脱乙酰、调节转录等,随之开展了一系列临床药物试验。

（1）作用于电压门控钙离子通道药物：SCA6 的发病机制是由于 P/Q 型电压门控钙通道 α1A 亚单位异常,发作性共济失调 Ⅱ 型和家族性偏瘫性偏头痛同样是由于钙离子通道异常所致。因此,乙酰唑胺和钙通道阻滞剂对偏头痛有预防作用,对 SCA6 的治疗也是有益的。但用乙酰唑胺（250~500mg/d）治疗一年后,其疗效逐渐减弱。由于加巴喷丁及普瑞巴林可与神经电压门控钙离子通道 α2δ 亚单位相互作用,有学者提出将其用于 SCA6 的治疗,这有待于进一步的临床试验证实。

（2）组蛋白去乙酰酶抑制剂：研究表明目的基因的转录下调与 SCA1 这一类 PolyQ 疾病的发病机制有关。组蛋白乙酰化是启动目的基因转录的关键步骤。polyQ 蛋白的核内异常聚集可能减弱了组蛋白乙酰化的水平,从而引起目的基因的转录异常而致病。组蛋白去乙酰酶抑制剂可在培养细胞和动物模型中减少突变多聚谷氨酰胺蛋白的毒性,为 PolyQ 疾病的治疗提供了一个新的靶点。目前已有多种药物被用于治疗研究,如丙戊酸盐、丁酸钠、丁酸苯酯等,其中丁酸苯酯治疗 HD 已进入 Ⅱ 期临床试验阶段。

（3）锂盐：该药是有效治疗双相情感障碍的药物。近来研究证实,锂盐对包括 HD、AD、SCA

在内的神经变性疾病也有治疗作用。锂盐主要通过抑制糖原合成酶激酶 -3（glycogen synthase kinase-3, GSK-3）,从而增加 HSP70、HSP27 热休克蛋白及 β- 连环蛋白（β-catenin）的量而发挥作用。HSP70 与 HSP27 可抑制 polyQ 的聚集,也可抑制其毒性。另外,锂盐还可通过抑制 p53 与 Bax,增强 Bcl-2 的表达等多种机制保护神经细胞。目前在 SCA1 小鼠、HD 果蝇等动物模型试验中皆显示出良好的效果。

丙戊酸钠在这方面具有与锂盐类似的作用,该药物是一种被广泛使用的抗惊厥药物,在胃肠道内分解为丙戊酸（VPA）,对糖原合成酶激酶 -3 具有拮抗效应,同时增强 β- 连环蛋白的作用,还可降低兴奋性氨基酸的毒性。

（4）作用于谷氨酸递质系统药物：N- 甲基 -D 天冬氨酸（N-methyl-d-aspartate, NMDA）受体是离子型的谷氨酸受体。研究发现,该受体的拮抗剂如苯环利定、地佐环平可造成人与动物的共济失调。因此,有学者推测 D- 环丝氨酸（NMDA 受体变构激活剂）可用于共济失调的治疗。Ogawa 等报道该药能较好地改善躯体共济失调和构音障碍,而对四肢共济失调和眼球运动障碍效果不明显。

Mori 等报道治疗氨基酸如亮氨酸、异亮氨酸等能显著地改善 SCA 患者的小脑症状,特别是 SCA6 患者尤为明显,具体机制尚不明确。

（5）作用于多巴胺（DA）系统药物：公认的黑质 - 纹状体多巴胺系统起始于中脑 DA 能神经元,特别是黑质致密部,这也是 SCA,特别是 SCA3 的重要病理部位。DA 是锥体外系的重要神经递质,二羟基苯乙酸（DOPAC）和高香草酸（HVA）分别为 DA 的中间代谢产物和最终代谢产物。脑脊液中 DA、DOPAC 与 HVA 含量变化反映了中枢 DA 能系统的活动状态,已有报道认为 SCA3 患者这些指标的含量均较对照组明显降低,但服用多巴胺类药物治疗却无明显效果。

（6）5- 羟色胺补充疗法：5- 羟色胺（5-HT）是小脑重要的神经递质,增加 5-HT 的生成、减少丢失和增加回吸收量都有助于共济失调的改善。5-HT 能神经元有下行的纤维投射到脊髓和小脑,实验证实脊髓小脑变性存在 5-HT 的异常。研究者尝试了多种 5-HT 补充疗法,如左旋羟色氨酸（5-HT 前体）,5-HT 受体 5-HT1A 和 5-HT3 受体激动剂,以及 5-HT 再摄取抑制剂,如氟西汀和盐酸文拉法辛,但临床试验显示仅有 5-HT1A 受体激动剂对共济失调有效,其他疗效不肯定。

（7）抗氧化治疗:氧化应激是神经系统变性病发病和加重的重要诱因之一,遗传性脊髓小脑共济失调也不例外,中枢神经系统具有高耗氧率和丰富的脂质含量,以及与其他器官相比抗氧化物酶相对缺乏的特点,易受氧化应激损伤。维生素 E 是有效的自由基清除剂,其抗氧化作用主要是消除脂肪及脂肪酸自动氧化过程中产生的自由基。辅酶 Q10 是组成呼吸链的必需成分,是电子传递链中的递氢体,为线粒体合成 ATP 的必要成分,可清除自由基并与维生素 E 协同在体内起抗氧化作用,是目前国内外广泛使用的抗氧化剂。

（8）线粒体保护剂:线粒体异常已被公认为神经系统变性病普遍存在的现象,线粒体保护药物丁苯酞可能有一定作用。

二、非药物治疗

1. 理疗、康复及功能锻炼、改善生活环境、加强与患者交流、日常护理,以及对患者自我防护的行为训练。在疾病的早期阶段的物理康复治疗,对延长行走能力、保持平衡、维持上肢的共济运动、改善患者的说话和吞咽功能等,都有实用价值。根据不同年龄和病情严重程度,采取不同的措施,个体化处理,以取得最佳康复效果。其中包括:运动、平衡训练,水疗,矫正器具治疗,保暖治疗。

2. 经颅磁刺激(transcranial magnetic stimulation, TMS),TMS 是神经刺激技术的一种,有报道该技术能显著改善患者躯干的共济失调,并增加小脑的血流量。

三、展望

1. 干细胞移植　干细胞移植研究者将孕 13~15 天的野生型小鼠的小脑细胞悬液注入 SCA1 转基因小鼠的小脑核团内,供体细胞可在受体脑内存活,移植后小鼠的平衡能力、协调能力和运动能力得到部分改善。

2. RNA 干扰技术(RNA interference, RNAi)RNAi 指用含有 20 多个核苷酸的短双链 RNA 代替传统反义核苷酸,进行转录后基因沉默。国外研究者应用短链干扰 RNA(siRNA)成功地抑制了体外培养细胞株中 ATXN3 基因的表达。将携带短链发夹 RNA(short hairpin RNA, shRNA)的重组腺病毒相关病毒注入 SCA1 小鼠小脑内,发现小鼠的运动协调能力得到明显改善,且浦肯野细胞核内包涵体被清除。

3. 其他　最新研究发现在 SCA3/MJD、SCA2 等细胞及动物模型中反义寡核苷酸(antisense oligonucleotides, ASOs)均可产生一定程度的治疗作用,有效地减少致病蛋白的沉积;有研究者通过 mirtrons 介导的基因敲除 - 替代在 SCA7 模型中实现了等位基因特异性沉默;这些源源不断的致力于基因治疗的研究为遗传性共济失调乃至遗传神经变性病的针对病因治疗带来了新希望。

四、预后

因目前尚无有效的治疗方法,对症治疗只能延缓但不能阻止病程的进展,故预后不良。遗传咨询和产前诊断可减少患儿的出生。

五、小结

遗传性共济失调是一大类具有高度遗传和临床异质性的神经系统退行性疾病。参照诊断流程,结合阳性家族史、典型临床表现和基因检测阳性结果,可以明确诊断。目前,药物治疗主要以对症治疗为主,应注重个体化治疗,同时辅助非药物干预手段,包括日常护理、社会心理支持等。但上述方法和措施尚不能阻止疾病进展,且药物治疗也缺乏足够的循证医学依据。期待国内外学者在临床和基础研究领域开展进一步合作,以期早日攻克遗传性共济失调这一顽疾,造福于广大患者和社会。

（王俊岭　沈璐）

参 考 文 献

1. 国家卫生健康委罕见病诊疗与保障专家委员会. 罕见病诊疗指南（2019 版）[M]. 北京: 人民卫生出版社, 2019: 259–264.

2. 刘焯霖, 梁秀龄, 张成. 神经遗传病学 [M]. 3 版. 北京: 人民卫生出版社, 2012: 194–285.

3. 王俊岭, 沈璐, 雷立芳, 等. 中国大陆脊髓小脑性共济失调家系和散发病例的最新基因突变分析 [J]. 中南大学学报（医学版）, 2011, 36（6）: 482–489.

4. 王新德, 梁秀龄. 神经病学: 神经系统遗传性疾病 [M]. 北京: 人民军医出版社, 2001: 8–23.

5. 谢秋幼, 梁秀龄, 李洵桦, 等. 脊髓小脑性共济失调的分子遗传学诊断与临床应用 [J]. 中华医学遗传学杂志, 2005, 22（1）: 71–73.

6. 中华医学会神经病学分会神经遗传学组. 遗传性共济失调诊断与治疗专家共识 [J]. 中华神经科杂志, 2015, 48（6）: 459–463.

7. HARDING AE. The inherited ataxias [J]. Adv Neurol, 1988, 48: 37–46.

8. ANHEIM M, TRANCHANT C, KOENIG M. The autosomal recessive cerebellar ataxias [J]. N Engl J Med, 2012, 366（7）: 636–646.

9. ESPINÓS-ARMERO C, GONZÁLEZ-CABO P, PALAU-MARTÍNEZ F. Autosomal recessive cerebellar ataxias. Their classification, genetic features and pathophysiology [J]. Rev Neurol, 2005, 41（7）: 409–422.

10. CHEN Z, WANG P, WANG C, et al. Updated frequency analysis of spinocerebellar ataxia in China [J]. Brain, 2018, 141（4）: e22.

11. COOPER J M, KORLIPARA L V, HART P E, et al. Coenzyme Q10 and vitamin E deficiency in Friedreich's ataxia: predictor of efficacy of vitamin E and coenzyme Q10 therapy [J]. Eur J Neurol, 2008, 15（12）: 1371–1379.

12. DURR A. Autosomal dominant cerebellar ataxias: polyglutamine expansions and beyond [J]. Lancet Neurol, 2010, 9（9）: 885–894.

13. ELAN D L, STEPHAN A M, LEWIS P R. Merritt's neurology [M]. 13th ed. [S. l.]: Wolters Kluwer, 2016.

14. PALAU F, ESPINOS C. Autosomal recessive cerebellar ataxias [J]. Orphanet J Rare Dis, 2006, 1: 47.

15. FOGEL B L, PERLMAN S. Clinical features and molecular genetics of autosomal recessive cerebellar ataxias [J]. Lancet Neurol, 2007, 6（3）: 245–257.

16. GAN S R, ZHAO K, WU Z Y, et al. Chinese patients with Machado-Joseph disease presenting with complicated hereditary spastic paraplegia [J]. Eur J Neurol, 2009, 16（8）: 953–956.

17. GAN S R, SHI S S, WU J J, et al. High frequency of Machado-Joseph disease identified in Southeastern Chinese kindreds with spinocerebellar ataxia [J]. BMC Med Genet, 2010, 11: 47.

18. GASSER T, FINSTERER J, BAETS J, et al. EFNS guidelines on the molecular diagnosis of ataxias and spastic paraplegias [J]. Eur J Neurol, 2010, 17（2）: 179–188.

19. GAZULLA J, ERREA J M, BENAVENTE I, et al. Treatment of ataxia in cortical cerebellar atrophy with the GABAergic drug gabapentin. A preliminary study [J]. Eur Neurol, 2004, 52（1）: 7–11.

20. GOTTESFELD J M. Small molecules affecting transcription in Friedreich ataxia [J]. Pharmacol Ther, 2007, 116（2）: 236–248.

21. HARDING A E. Clinical features and classification of inherited ataxias [J]. Adv Neurol, 1993, 61: 1–14.

22. HENTATI F, EL-EUCH G, BOUHLAL Y, et al. Ataxia with vitamin E deficiency and abetalipoproteinemia [J]. Handb Clin Neurol, 2012, 103: 295–305.

23. KEARNEY M, ORRELL R W, FAHEY M, et al. Antioxidants and other pharmacological treatments for Friedreich ataxia [J]. Cochrane Database Syst Rev, 2012, （4）: CD007791.

24. KOBAYASHI H, ABE K, MATSUURA T, et al. Expansion of intronic GGCCTG hexanucleotide repeat in NOP56 causes SCA36, a type of spinocerebellar ataxia accompanied by motor neuron involvement [J]. Am J Hum Genet, 2011, 89（1）: 121–130.

25. KOOB M D, MOSELEY M L, SCHUT L J, et al. An untranslated CTG expansion causes a novel form of spinocerebellar ataxia（SCA8）[J]. Nat Genet, 1999, 21（4）: 379–384.

26. LOU J S, GOLDFARB L, MCSHANE L, et al. Use of buspirone for treatment of cerebellar ataxia. An open-label study [J]. Arch Neurol, 1995, 52（10）: 982–988.

27. MANTO M, MARMOLINO D. Cerebellar ataxias [J]. Curr Opin Neurol, 2009, 22（4）: 419–429.

28. MORI M, ADACHI Y, MORI N, et al. Double-blind crossover study of branched-chain amino acid therapy in patients with spinocerebellar degeneration [J]. J Neurol Sci, 2002, 195（2）: 149–152.

29. OGAWA M, SHIGETO H, YAMAMOTO T, et al.

D-cycloserine for the treatment of ataxia in spinocerebellar degeneration [J]. J Neurol Sci, 2003, 210 (1–2): 53–56.

30. ORR H T, ZOGHBI H Y. Trinucleotide repeat disorders [J]. Annu Rev Neurosci, 2007, 30: 575–621.

31. HYEYOUNG P, HAN-JOON K, JEON B S. Parkinsonism in Spinocerebellar Ataxia [J]. Biomed Res Int, 2015, 2015: 125273.

32. PARKINSON M H, SCHULZ J B, GIUNTI P. Co-enzyme Q10 and idebenone use in Friedreich's ataxia [J]. Journal of Neurochemistry, 2013, 126 (s1): 125–141.

33. PAULSON H L, SHAKKOTTAI V G, CLARK H B, et al. Polyglutamine spinocerebellar ataxias–from genes to potential treatments [J]. Nat Rev Neurosci, 2017, 18 (10): 613–626.

34. RISTORI G, ROMANO S, VISCONTI A, et al. Riluzole in cerebellar ataxia: a randomized, double-blind, placebo-controlled pilot trial [J]. Neurology, 2010, 74 (10): 839–845.

35. SCHÖLS L, BAUER P, SCHMIDT T, et al. Autosomal dominant cerebellar ataxias: clinical features, genetics, and pathogenesis [J]. Lancet Neurol, 2004, 3 (5): 291–304.

36. SCHULZ J B, BOESCH S, BÜRK K, et al. Diagnosis and treatment of Friedreich ataxia: a European perspective [J]. Nat Rev Neurol, 2009, 5 (4): 222–234.

37. SCOLES D R, MEERA P, SCHNEIDER M D, et al. Antisense oligonucleotide therapy for spinocerebellar ataxia type 2 [J]. Nature, 2017, 544 (7650): 362–366.

38. SEKI T, ADACHI N, ABE-SEKI N, et al. Elucidation of the molecular mechanism and exploration of novel therapeutics for spinocerebellar ataxia caused by mutant protein kinase Cγ [J]. J Pharmacol Sci, 2011, 116 (3): 239–247.

39. SEQUEIROS J, MARTINDALE J, SENECA S, et al. EMQN Best Practice Guidelines for molecular genetic testing of SCAs [J]. Eur J Hum Genet, 2010, 18 (11): 1173–1176.

40. SHIGA Y, TSUDA T, ITOYAMA Y, et al. Transcranial magnetic stimulation alleviates truncal ataxia in spinocerebellar degeneration [J]. J Neurol Neurosurg Psychiatry, 2002, 72 (1): 124–126.

41. SHI Y, WANG J, LI J D, et al. Identification of CHIP as a novel causative gene for autosomal recessive cerebellar ataxia [J]. PLoS One, 2013, 8 (12): e81884.

42. TAKEI A, FUKAZAWA T, HAMADA T, et al. Effects of tandospirone on "5-HT1A receptor-associated symptoms" in patients with Machado-Josephe disease: an open-label study [J]. Clin Neuropharmacol, 2004, 27 (1): 9–13.

43. VAN DE WARRENBURG B P, VAN GAALEN J, BOESCH S, et al. EFNS/ENS Consensus on the diagnosis and management of chronic ataxias in adulthood [J]. Eur J Neurol, 2014, 21 (4): 552–562.

44. WANG J L, YANG X, XIA K, et al. TGM6 identified as a novel causative gene of spinocerebellar ataxias using exome sequencing [J]. Brain, 2010, 133 (Pt 12): 3510–3518.

45. WANG J, SHEN L, LEI L, et al. Spinocerebellar ataxias in mainland China: an updated genetic analysis among a large cohort of familial and sporadic cases [J]. Zhong Nan Da Xue Xue Bao Yi Xue Ban, 2011, 36 (6): 482–489.

46. WOZNIAK G, TOSKA A, SARIDI M, et al. Serotonin reuptake inhibitor antidepressants (SSRIs) against atherosclerosis [J]. Med Sci Monit, 2011, 17 (9): RA205–214.

47. ZHOU Y X, QIAO W H, GU W H, et al. Spinocerebellar ataxia type 1 in China: molecular analysis and genotype-phenotype correlation in 5 families [J]. Arch Neurol, 2001, 58 (5): 789–794.

48. ZHOU Y X, WANG G X, TANG B S, et al. Spinocerebellar ataxia type 2 in China: molecular analysis and genotype-phenotype correlation in nine families [J]. Neurology, 1998, 51 (2): 595–598.

第二章　亨廷顿病

亨廷顿病（Huntington Disease，HD）是由单基因变异引起的常染色体显性遗传的进行性发展的神经变性疾病，由位于 4 号染色体短臂 4p16.3 区域上编码亨廷顿蛋白（Huntingtin，HTT）的 *IT15* 基因的开放阅读框 5' 端"胞嘧啶 – 腺嘌呤 – 鸟苷酸"（CAG）三核苷酸重复序列异常扩增所致，主要累及基底节和大脑皮质，临床上以"运动症状、认知障碍和精神症状"三联征为核心症状。亨廷顿病是人类最早发现的单基因遗传病之一，对该病最早的确切描述可追溯到 1841 年。但直到 1872 年，美国医生 George Huntington 在其一篇题为"on chorea"的论文中首次对该病进行了详细描述，并总结其有别于其他舞蹈症的三个显著特点：遗传性舞蹈症，具有精神障碍和自杀倾向，发生于成年人的进展性疾病。Chorea 一词来源于拉丁语和希腊语，含义是舞蹈和合唱。随后该论文获得广泛关注，此病则以这位医生的名字命名为亨廷顿舞蹈病（Huntington chorea）。随着人们对该病的深入认识，发现舞蹈样症状并非该病唯一的或必有的临床表现，患者可出现其他类型的运动症状，以及非运动症状如精神行为和认知障碍，因此如今国际上多使用亨廷顿病取代亨廷顿舞蹈病。

1983 年，美国科学家 James Gusella 等发现亨廷顿病基因位于 4 号染色体短臂末端附近，由此开启了研究者对于该异常基因长达十年的细致搜寻。1993 年，亨廷顿病协作研究组发现和克隆了亨廷顿病致病基因并命名为 *IT15* 基因。*IT15* 基因定位于 4p16.3，含有 67 个外显子，编码约 3 144 个氨基酸、分子量为 348kDa 的 HTT。亨廷顿病由 *IT15* 基因的 1 号外显子（exon 1）上的胞嘧啶 – 腺嘌呤 – 鸟嘌呤（CAG）三核苷酸重复序列异常扩增，导致 HTT 氨基末端第 17 位氨基酸残基出现一段重复异常扩展的谷氨酰胺序列。正常人 *IT15* 基因上 CAG 重复序列小于 36 次。CAG 重复序列异常扩增至 36~39 次之间，携带该突变基因的患者全外显率较低，即患者可能发病，表现出亨廷顿病的症状，也可能不出现临床症状；若 CAG 重复序列异常扩增

到大于 39 次，则携带该突变基因的患者一定会发病。当 *IT15* 基因上 CAG 重复序列介于 28~35 次之间时，虽然本人无发病风险，但是遗传不稳定性增加，后代患病风险增加。虽然亨廷顿病为遗传性疾病，但约有 10% 的亨廷顿病患者父母均为正常人，这一部分家族史阴性的亨廷顿病患者通常由携带 28~35 次 CAG 重复序列的父母遗传所致，尤以父系遗传更为常见。亨廷顿病为单基因病，大多数情况下，父母仅有一方携带变异基因，子女遗传到此变异基因的概率为 50%；极少数情况下，父母双方均携带变异基因，子女遗传概率则增至 75%。

亨廷顿病的患病率在不同地区差异较大。欧美的患病率约为 5.7/10 万，而亚洲人群亨廷顿病的患病率约为 0.4/10 万。某些地区亨廷顿病的患病率异常高，如委内瑞拉的马拉开波湖地区，其患病率高达 700/10 万，该地区的亨廷顿病基因被认为是由欧洲移民所携带而来。正是基于该地区的亨廷顿病家系和另一美国亨廷顿病大家系的研究，最终发现和定位了亨廷顿病致病基因。由于以往对该病患者的普遍偏见以及诊断技术的落后，该病的患病率常被低估。如英国亨廷顿病的实际患病率可能比以往文献统计的患病率高出一倍，估计约为 12/10 万。

亨廷顿病患者的平均发病年龄为 40 岁左右，但自婴幼儿至 90 岁均可发病。发病年龄与 CAG 重复次数呈负相关，即 CAG 重复次数越高，发病年龄越轻。研究发现 CAG 重复次数可以解释发病年龄差异的 60%~70%。除 CAG 重复次数外，环境因素、修饰基因、生活方式等均对发病年龄有影响。男女发病率无明显差异。

第一节　病因及发病机制

一、病理改变

病理学研究证实，皮质 – 基底节 – 丘脑 – 皮质环路是亨廷顿病主要受累区域。研究发现，亨廷

顿病患者脑部改变表现为皮质、尾状核、壳核、苍白球、黑质、丘脑底核、丘脑的不同程度的神经元丢失和胶质增生，并以尾状核的改变最为显著。尾状核变性通常遵循从尾部开始逐渐累及尾状核体部和头部的规律，变性改变包括中型棘状神经元减少，树突及轴突缺失，以及星形胶质细胞和少突胶质细胞增生。苍白球萎缩发生较尾状核迟，苍白球外侧部受累较内侧部严重。

中型棘状神经元占纹状体神经元的 90%~95%。亨廷顿病最突出的病理改变为尾状核和壳核中型棘状神经元变性丢失。中型棘状神经元包括参与直接通路和间接通路的两种类型，前者表达多巴胺 D1 受体、P 物质和强啡肽，引起易化运动的作用，后者表达多巴胺 D2 受体和脑啡肽，引起抑制运动的作用。纹状体中型棘状神经元接受来自皮质和丘脑兴奋性神经元和黑质致密部多巴胺能神经元的投射。亨廷顿病早期，兴奋性谷氨酸对直接通路中型棘状神经元的作用异常增强，纹状体到苍白球外侧部的间接通路受损，多巴胺释放增加，造成运动皮质的异常兴奋，出现舞蹈等运动增多样症状。亨廷顿病晚期，皮质谷氨酸对直接和间接通路的作用均减弱，且对直接通路的作用减弱更显著，纹状体到苍白球内侧部和黑质网状部的直接通路受损，多巴胺释放显著减少，导致强直和运动迟缓等运动减少样症状。

早期对亨廷顿病皮质体积的研究发现，亨廷顿病患者额叶、颞叶、顶叶和枕叶体积减小的程度相当（减少约 19% 的脑体积），但颞叶内侧无体积减小。亨廷顿病皮质体积的减小和纹状体萎缩相关，提示纹状体和皮质的病理改变是相关的。此外研究也发现 CAG 重复次数和皮质萎缩程度相关。近期研究发现，亨廷顿病皮质存在神经元细胞的体积和数量减少，并呈现一定的皮质部位特异性。在对亨廷顿病前额叶皮质进行分析时发现，第Ⅲ、Ⅴ和Ⅵ层锥体细胞丢失最显著，而胶质细胞增生则发生于皮质所有层面。由于第Ⅲ和Ⅴ层投射到纹状体，既往有观点认为皮质的损害是继发于纹状体的逆行性变性所致。随后的研究发现亨廷顿病早期即存在第Ⅵ层广泛变性，而第Ⅵ层神经元主要投射到局部、皮质下和皮质内，以及丘脑、屏状核和其他脑区；这一研究结果提示皮质变性并非继发于纹状体变性，而是与纹状体平行的病理改变。

近期亨廷顿病动物实验发现皮质功能障碍是影响亨廷顿病表型的重要因素，这可能和皮质神经元功能障碍可顺性引发纹状体神经元变性有关。此外，大脑皮质谷氨酸受体功能异常与转基因小鼠的行为和运动障碍有关，皮质的生理和形态学改变可预测行为障碍的开始时间和严重程度。遗传学研究发现，大脑皮质不同区域的神经元具有不同的遗传表达谱，这意味着突变亨廷顿蛋白（mutant huntingtin, mHTT）在大脑神经元特别是大脑皮质和基底节的某些细胞类型的表达不同，从而引起锥体细胞、皮质棘状中间神经元和纹状体神经元不同程度的变性。

二、发病机制

亨廷顿病导致神经元细胞死亡的机制尚不明确。正常的亨廷顿蛋白有调控基因转录、上调脑源性神经营养因子（brain-derived neurotrophic factor, BDNF）的表达，促进囊泡转运和突触传递，以及防止细胞凋亡等功能。IT15 基因携带异常扩增的 CAG 重复序列，编码产生 mHTT，其可通过多种机制对细胞产生毒性作用。目前已提出的主要机制包括：突变蛋白异常聚集、基因转录失调、线粒体损伤、泛素-蛋白酶系统功能障碍、细胞运输异常、神经兴奋性毒性等。

（一）mHTT 毒性片段形成

mHTT 毒性片段的形成是亨廷顿病发病机制的一个早期关键步骤。mHTT 片段在各细胞类型之间的相对浓度部分取决于 HTT 的表达水平，其在神经元中的表达高于神经胶质细胞。mHTT 片段通过半胱氨酸蛋白酶（caspase）、钙蛋白酶和其他蛋白酶裂解而产生。mHTT 中异常扩增的多聚谷氨酰胺结构可影响 mHTT 和其片段在多个位点的转录后修饰，进而影响其毒性。蛋白片段积累到启动细胞自主致病过程所需的阈值可能取决于mHTT 表达水平、剪接错误的发生程度、特异性蛋白酶活性和是否存在转录后修饰。mHTT 蛋白片段异常聚集形成包涵体，可分布于神经元核内、核外细胞质以及轴突。包涵体的形成在疾病发展过程中起保护作用还是毒性效应尚有争议。既往认为包涵体对神经元具有毒性效应，主要与蛋白酶体功能障碍、核内转移和聚集有关。近期研究提示异常聚集的 mHTT 可能对细胞无作用或者有保护作用,而裂解的 mHTT 小片段以及可溶性非聚集性的 mHTT 则具有神经毒性。毒性 mHTT 片段可引发下游一系列细胞过程的功能障碍,如干扰转录和胞内信号传递、细胞内运输异常、突触功能障碍、蛋白酶体功能障碍、线粒体损伤和细胞凋亡等。

(二) mHTT 与转录功能失调

mHTT 对转录的异常调节作用可能由几种机制介导。mHTT 可与数个转录因子及转录辅激活因子,如 cAMP 反应元件结合蛋白 - 连接蛋白(cyclic-AMP response element binding protein-binding protein, CREBBP, CBP)、Sp1、核受体辅助抑制因子 1(nuclear receptor corepressor 1, NCoR1)、TATA 结合蛋白、抑制元素 1- 沉默转录因子(repressor element-1-silence transcription factor, REST)和 p53 等相互作用,从而干扰正常的转录功能。研究发现,mHTT 可招募 CBP 并使之聚集,阻止 CBP 在 CREB 介导的转录中发挥辅助激活作用,从而降低转录激活程度。mHTT 抑制转录激活因子 Sp1 和 DNA 结合,导致 RNA 聚合酶Ⅱ无法定位于启动子区域,使基因转录无法完成。mHTT 对染色质的调节可能是干预转录的另一机制。如 mHTT 可与组蛋白乙酰转移酶异常作用,干扰组蛋白乙酰化和去乙酰化,导致染色体结构紧密折叠和抑制转录。

(三) mHTT 与线粒体功能障碍

线粒体功能障碍可导致亨廷顿病患者和亨廷顿病动物中枢神经系统和外周组织的细胞死亡。研究证据显示,mHTT 可通过多种途径引发线粒体功能障碍,包括导致电子传递链(electron transport chain, ETC)活性障碍、减少 Ca^{2+} 摄取、增加对 Ca^{2+} 诱导的线粒体通透性转换孔(mitochondrial permeability transition pore, mPTP)的敏感性、干扰线粒体蛋白转录。

(四) mHTT 与蛋白酶体功能障碍和自噬

细胞有两种主要的蛋白降解机制:一种是通过泛素蛋白酶体系统(ubiquitin proteasome system, UPS)清除寿命短的细胞质和细胞核的蛋白,另一种是通过自噬对蛋白复合物和受损的细胞器进行整体降解。UPS 是真核细胞清除错误折叠或受损蛋白的主要蛋白水解途径。正常 HTT 被蛋白酶体降解且影响蛋白酶的功能。研究证据表明亨廷顿病的 UPS 活性降低,可能和蛋白激酶 A 活性下降和异常聚集的 mHTT 抑制蛋白酶体功能有关,因

此泛素化 mHTT 异常聚集积累是亨廷顿病的病理标志。当 UPS 功能障碍时,自噬可能是 mHTT 降解的主要途径。研究发现亨廷顿病患者大脑和亨廷顿病小鼠的纹状体细胞有增殖的囊泡样结构,以及含有 HTT 沉积的内涵体和溶酶体样结构,提示自噬在亨廷顿病中发挥作用。随后的研究发现 mHTT 和其片段可作为自噬的底物而被降解清除。用西罗莫司或其类似物增强自噬,可增强 mHTT 从细胞清除,并能改善亨廷顿病小鼠的表型。增强自噬可能是一种治疗亨廷顿病的潜在方法。

(五) mHTT 与细胞运输

mHTT 可通过数种途径干扰细胞运输。mHTT 异常聚集所形成的大块包涵体可阻断细胞内运输;隔离囊泡运输所需的蛋白,减少胞内储放这些蛋白的空间。在亨廷顿病患者大脑皮质细胞中发现,mHTT 通过干扰基因转录而影响转运蛋白的表达水平。此外,mHTT 通过改变 Rab11 活性而影响再循环内体(recycling endosome),进而影响细胞的运输效率。mHTT 干扰细胞运输的有害影响是多方面的,并可最终导致细胞死亡。例如细胞内 BDNF 的运输依赖于 HTT 蛋白的正常功能,mHTT 或者 HTT 的低水平表达均可导致细胞缺乏营养支持和产生相应的细胞毒性。修复亨廷顿病细胞运输缺陷或可成为治疗亨廷顿病的一种选择。

第二节 临床表现与分型

一、运动症状

运动症状是亨廷顿病的三大核心症状之一,其中舞蹈症是最显著的运动症状,50%~70% 的亨廷顿病患者以舞蹈症为首发症状。亨廷顿病患者也可表现出其他运动症状,如肌张力障碍、运动迟缓、肌强直、肌阵挛、抽动和震颤。随着疾病的进展,患者会进行性丧失运动控制能力,导致功能障碍和自理能力的逐渐丧失。运动症状在疾病早期可能并不明显,随着疾病进展,患者所有与运动相关的功能都将受到影响,如影响手指的精细活动、手部的协调能力、步态、语言以及吞咽功能,到疾病晚期可出现大小便功能障碍。

疾病早期的运动症状和发病年龄有关。青少年型亨廷顿病患者主要表现为肌强直、运动迟缓和

肌张力障碍,有时可伴有震颤和肌阵挛性震颤,通常缺乏舞蹈症的表现。成人起病的亨廷顿病患者常通最初即表现出舞蹈样动作,到疾病后期逐渐出现肌张力障碍和肌强直。约10%成人起病的亨廷顿病患者的运动症状表现为少动强直型亨廷顿病,以及显著的肌张力障碍,但缺乏舞蹈症表现。

（一）舞蹈症（chorea）

超过90%的亨廷顿病患者会出现舞蹈症。舞蹈症是一种突然、不规律的无目的性或半目的性的不自主运动。这种不自主运动早期时常在肢体远端较明显,随后逐渐累及面肌、眼睑、颈肩部、背部和下肢。轻度的舞蹈症可被随意运动抑制,但当患者注意力被分散时舞蹈症会再次出现。舞蹈症的频率和幅度会随时间而增加,在发病后10年左右达到高峰。到疾病晚期时,一些患者的舞蹈症可能会达到一个稳定期甚至减少,也有一些患者舞蹈症会非常严重。

评估舞蹈症的严重程度对指导治疗很有帮助。临床上常用统一亨廷顿病评估量表（unified Huntington's disease rating scale, UHDRS）评估舞蹈症,该量表由国际亨廷顿研究组所制定,用以规范化评估亨廷顿病临床特征和疾病进程。UHDRS经过了广泛的信度和效度检验,是目前亨廷顿病相关临床试验的主要结局指标。该量表包括评估运动障碍的亚项,其中舞蹈症的评估涉及7个躯体部位,7个部位总分之和即是舞蹈症的总分,分值越高则症状越重,最高28分。

（二）肌张力障碍（dystonia）

亨廷顿病患者的肌张力障碍可表现为行走时上臂上抬、躯干倾斜或行走时足部外展或背伸等。这些异常的姿势和运动通常不对称。肌张力障碍多于疾病晚期出现,而青少年型亨廷顿病和成人起病肌强直变异型亨廷顿病则在疾病早期即可出现。

（三）运动迟缓（bradykinesia）

运动迟缓意味着自主运动或随意运动的减慢,常表现为面部表情减少,上肢连带动作缺乏、对指运动和快速轮替运动减慢,以及行走缓慢。运动迟缓可与舞蹈症和肌张力障碍同时存在。

（四）随意运动的控制障碍

随意运动的控制能力进行性丧失是亨廷顿病的突出表现。该症状在疾病早期即出现,进行性不可逆地加重,并与患者的功能障碍密切相关。眼球扫视运动的启动延迟和扫视速度减慢是随意运动受损的早期体征。手部的精细动作困难也可是其早期体征。在疾病后期,亨廷顿病患者丧失大多数随意运动的能力,常表现为缄默、肌强直和肌张力障碍。患者可出现随意运动的维持障碍,如导致持物时用力不均而影响手部功能,累及下肢时常表现为跌倒。

（五）步态障碍和跌倒

步态障碍和跌倒通常出现于亨廷顿病疾病中晚期。患者行走速度逐渐变慢,步基逐渐增宽。躯干和足部的舞蹈症和肌张力障碍、姿势反射受损、随意运动控制能力下降,均是导致步态障碍和跌倒的因素。

（六）语言功能受损

亨廷顿病患者语言功能受损的表现是多方面,包括构音障碍、说话的节律和速度改变、声量的控制异常、唇舌自主运动控制能力下降而导致的吐词不清、呼吸和说话的协调能力下降、语言内容匮乏,以及后期的缄默等。

（七）吞咽障碍和窒息

吞咽障碍是亨廷顿病的常见症状。将食物放入口腔,咀嚼,形成食团,吞咽并同时抑制呼吸,这一系列正常进食的协调动作常在亨廷顿病患者中受损。亨廷顿病患者表现为进食时易抛洒食物,咀嚼食物不充分,在咽下口中食物前放入过多食物在口中,吞咽协调能力障碍。液体或食物的误吸可导致吸入性肺炎甚至窒息死亡。

二、认知障碍

亨廷顿病患者可出现广泛的认知损害,主要累及患者的学习能力和记忆力、感知能力、执行功能以及语言功能。尽管目前该病的临床诊断是基于运动症状的出现,但研究发现亚临床的认知损害可早于临床诊断15年出现。在临床诊断时,约73%的患者的认知表现至少低于同龄人平均水平的1.5倍标准差。相较于运动症状对患者的影响,认知障碍和行为改变所带来的功能障碍和疾病负担更为严重。

（一）学习能力和记忆力障碍

亨廷顿病患者学习新知识和回忆已学习信息的能力下降,这和患者信息组织能力受损和信息处理速度下降有关。记忆的损害以显著的内隐性记忆下降为特点。内隐性记忆是通过多次重复一组协调动作而逐渐累积形成的动作记忆，表达时一般无认知过程的参与，是非意识性记忆，表现为技能或操作的熟练，例如上自行车就会本能地踩踏、熟练演奏乐器、司机开车、进食时的咀嚼和吞咽动作等。亨廷顿病患者因内隐性记忆受损，执行既往熟练的动作则依赖于有意识的记忆系统，需要更多的注意力，导致患者容易疲乏、出错和易激惹。

（二）感知障碍

亨廷顿病患者的感知障碍包括情绪识别、时间知觉、空间知觉、气味识别和自知力丧失。研究发现，感知障碍可早于运动症状出现 8~15 年。感知障碍可给患者的生活和工作带来显著的影响。

情绪识别障碍是亨廷顿病高危人群最早出现的认知损害，患者表现为不能正确识别面部表情所传达的情绪，但患者对情绪的理解和记忆是保留的。时间感知受损时，患者常不能守时，错误估计活动所需的时间。患者不能准确判断身体与周围事物的空间关系，易导致跌倒和意外发生。尽管亨廷顿病患者可以察觉到气味，但不易识别是哪种气味。至少有三分之一的亨廷顿病患者对自身行为和感觉的感知有异常，存在自知力缺失，他们无法识别自己的残疾和评估自己的行为。自知力缺乏的亨廷顿病患者不能理解他人阻止他们开车、工作等的行为，并且会试图违背家人的建议来做这些事情，此时，自知力丧失会变得比较危险。

（三）执行功能异常

执行功能涉及调节大脑主要认知过程的基本能力。亨廷顿病患者的执行功能受到显著影响。早期的敏感表现是思维速度减慢，患者发现完成普通的脑力任务较病前更费时、费力。患者会发现难以集中注意力，尤其是难以同时进行两项任务，如一边开车一边听广播。患者可能在计划、组织、排序和优先次序方面遇到困难，从而影响患者完成家庭和工作任务，例如按照食谱做菜、维持日常计划、完成系列家务活以及填写申请表等日常活动可能变得难以完成，并易导致患者情绪不稳、易发怒。有些患者可表现为冲动控制障碍。

（四）语言功能异常

亨廷顿病患者存在说话速度变慢、找词困难、不能良好地组织输出语言，但患者的词汇量和对语言的理解力通常不受损。这意味亨廷顿病患者即使难以正确表达自己，但他仍可理解他人的语言。

三、精神症状

亨廷顿病的精神症状可分为三类。第一类是在一般人群中较常见的精神症状，如抑郁症、躁狂症、强迫症、妄想症和其他各种精神症状。第二类是常见于累及皮质下或额叶的神经精神疾病的精神症状，主要包括各种行为和人格改变，如淡漠、易激惹、去抑制、固执、强迫状态和判断力受损，这些表现通常被称为器质性人格改变综合征、额叶综合征或执行缺陷综合征；这些改变在亨廷顿病患者中可能并不十分明显，但却非常常见。第三类是指包括谵妄、激越和性活动障碍等的特殊精神障碍问题。

（一）抑郁症和自杀

尽管亨廷顿病患者抑郁症的终身患病率估计约为 40%，是亨廷顿病最常见的情绪障碍，但大多数亨廷顿病患者并不出现抑郁症且能逐渐适应该病所带来的功能残疾。他们可能在某些时候出现情绪低落，但通常并不会达到临床诊断标准的严重程度。目前大多数研究者认为亨廷顿病的抑郁症和亨廷顿病所导致的脑部损害直接相关。自杀倾向在亨廷顿病患者中比较常见，可能和抑郁和人格改变所导致的去抑制和冲动行为有关。亨廷顿病患者在疾病早期可能产生"等疾病进展到不能生活自理时就自杀"的想法，然而随着疾病进展，患者认知功能恶化，自制力逐渐丧失，很少有患者真的去实施自杀。

（二）躁狂症

部分亨廷顿病患者可能出现躁狂状态，表现为情绪高涨、易激惹、活动过多、睡眠需求减少、易冲动。有些患者可能出现躁狂和抑郁交替出现的双相情感障碍。

（三）强迫障碍和刻板思维/行为

亨廷顿病患者可表现出一些强迫思维和行为，但其严重程度极少达到临床诊断的强迫症。患者可表现为总是担心东西被污染，或反复检查门锁和灯的开关。有时患者会不断提起既往负性的生活事件，或者总是想去购物或者吃某种特定的食物。强迫障碍在亨廷顿病患者中的发生率并不高，刻板思维/行为的发生率却相对比较高。刻板思维/行为症状类似强迫障碍,但患者不能意识到自己的行为有不妥,不会因此感到苦恼。有刻板思维/行为症状的患者会反复问同一个问题或重复同一句话,或者每天必须做某件固定的事。

(四)淡漠

淡漠是一种情感和认知损害的综合征,可能与额叶–纹状体–皮质环路受损有关。患者对活动和周围环境缺乏情感的投入,难以产生新的行为或活动。淡漠在亨廷顿病患者中非常普遍,可能是患者和其家人关系冲突的原因。患者对周围的环境不感兴趣,缺乏主动性,患者家人知道其"能够"完成某些事,但患者"不愿意"去做。淡漠有时和抑郁很难区分。在区别两者的时候,不仅要询问患者的情绪,淡漠的患者通常会说他们并不悲伤,还要询问其他抑郁症状,如是否有睡眠或饮食方式的改变、内疚感或自杀想法等。

(五)易激惹

亨廷顿病患者的家属经常抱怨患者易发怒。易激惹反映了亨廷顿病患者大脑调节和表达情绪的能力受损。患者可因一些小事而轻易发怒,发怒的持续时间更长,可伴语言或身体的攻击行为。有些亨廷顿病患者在大多数情况不会出现易激惹,但他们会形成一种固定化的思维模式,导致患者固执地坚持某种想法或要求,当这种想法或要求没有被满足,他们将会变得越来越愤怒。这些难以控制的敌意和攻击行为常常指向其最亲近的人,可显著增加照料者的护理难度。

(六)幻觉和妄想

幻觉、妄想等精神病性症状在亨廷顿病患者中并不常见,其发生率远低于其他精神症状的发生率。幻觉妄想可出现于亨廷顿病病程的任何阶段,甚至可以在典型运动症状之前出现,易被诊为精神疾病。

(七)执行缺陷综合征

执行缺陷综合征在亨廷顿病患者中非常常见。这类表现也被称为器质性人格改变综合征、额叶综合征,但额叶综合征这个解剖术语并不恰当,因额叶功能在亨廷顿病中相对保留,而主要与皮质下损害有关。执行缺陷综合征的表现常被忽视,而没有得到恰当的关注和治疗。患者可表现为去抑制症状,如持续性言语、易激惹、冲动和功能缺损的症状,如淡漠、主动性缺乏。

(八)谵妄状态

谵妄状态是亨廷顿病患者意识水平的改变,可表现为烦躁或昏睡,睡眠紊乱,可伴有幻觉或妄想。亨廷顿病患者容易出现谵妄状态,特别是在疾病晚期。谵妄状态常和中毒、代谢、感染等因素相关。谵妄的常见原因包括药物不良反应(如苯二氮䓬类药物和抗胆碱能药物)、饮酒、脱水、呼吸道或泌尿系统感染以及头部外伤等。谵妄状态表现为昏睡或反应迟钝时,易被误认为是抑郁症。当发现患者突然的行为或人格改变,均需警惕谵妄的可能。

四、其他症状

(一)疼痛

疼痛是亨廷顿病患者的常见症状,疾病早期患者有时会主动表达有肌肉疼痛,但在疾病晚期因患者对自身损害的缺乏意识而使疼痛常被忽视。严重的舞蹈症状、肌张力障碍、肌强直状态、肢体挛缩、隐匿性骨折、扭伤、压疮和严重的便秘均可引起疼痛。

(二)大小便功能障碍

在亨廷顿病的中晚期,患者可出现大小便失禁。常见的尿频、尿急症状,以及运动障碍均是导致大小便失禁的因素。认知障碍和执行功能的减退可导致患者对膀胱或直肠充盈感认识不足,而淡漠可使患者不能及时如厕。

五、临床分型

亨廷顿病主要有三种类型,青少年起病型亨廷顿病(juvenile-onset Huntington disease, JHD)、成人起病型亨廷顿病(adult-onset Huntington disease)、晚发型亨廷顿病(late-onset Huntington disease)。

(一)青少年起病型亨廷顿病

青少年起病型亨廷顿病是指于20岁以前发病的亨廷顿病患者,占所有亨廷顿病患者的1%~15%,平均4.92%。大多数青少年起病型亨廷顿病患者的CAG拷贝数大于50次,或者至少超过45次。青少年起病型亨廷顿病患者的典型首发症状包括下肢强直、四肢活动笨拙、认知功能下降、行为改变、癫痫等。舞蹈症通常不出现于儿童期起病的青少年起病型亨廷顿病患者中,但也可能是青春期起病的青少年起病型亨廷顿病患者的首发症状之一。青少年起病型亨廷顿病患者有阳性家族史,且致病基因大多来源于其父亲。偶尔会发现患者父母均没发病，在临床询问家族史时应仔细询问，因为这孩子可能早于其父亲或母亲发病，或者患病父亲或母亲在发病前已去世，或其父母并非其亲生父母。癫痫可出现于约 25% 的儿童期起病的青少年起病型亨廷顿病患者，可表现为任何癫痫发作类型，但在成人起病型亨廷顿病患者并不常见。发病越早的青少年起病型亨廷顿病患者，其疾病进展相对更快速。

（二）成人起病型亨廷顿病

成人起病型亨廷顿病是指发病年龄在 20~50 岁之间的亨廷顿病患者，通常以典型的舞蹈样不自主运动为首发表现，是最常见的亨廷顿病类型。

（三）晚发型亨廷顿病

晚发型亨廷顿病是指发病年龄大于等于 50 岁的亨廷顿病患者（部分文献以 60 岁为界限）。晚发型亨廷顿病患者 CAG 重复次数多为 40 次左右。一项研究报道 29.3% 的晚发型亨廷顿病患者无阳性家族史，这部分家族史阴性的患者可能与中等长度的 CAG 重复异常扩增有关。

疾病分期：根据疾病的严重程度，有症状的亨廷顿病可粗略地分为早期、中期和晚期。

亨廷顿病早期，患者可出现轻微的不自主运动，协调运动轻度受损；患者可出现一定程度的抑郁情绪、易激惹或去抑制的精神症状；面对复杂问题时思考困难。但患者的大部分功能保留，可继续独立生活、工作和处理财务。

亨廷顿病中期，患者失去工作、驾驶、做家务以及处理财务的能力，但基本的生活能力仍然保存。此期舞蹈症最为突出，其他症状包括运动控制功能下降、跌倒增加、动作笨拙及步态异常。精神症状在此期较为突出。

亨廷顿病晚期，患者丧失活动能力，日常生活完全需要他人照料和护理。舞蹈症在此期可以仍严重，但大多患者转变为以强直、肌张力障碍和运动迟缓为主的运动障碍表现。交流障碍使得精神症状在此期不易辨识和治疗。患者通常无法言语交流，但仍保留一些理解能力。

目前临床研究通常使用统一亨廷顿病等级量表（UHDRS）的总体功能能力评估量表对亨廷顿病患者的独立能力进行评估。此量表对患者的工作能力、理财能力、家务能力、日常生活能力和所需护理级别 5 个方面进行评估，总分 13 分，根据评分将亨廷顿病患者分为 I~V 期。

第三节　检验与辅助检查

一、常规生化检查

血、尿和脑脊液通常无异常。

二、脑电图检查

脑电图常呈弥漫性异常。

三、影像学检查

（一）结构影像学

尾状核和壳核进行性萎缩、进而皮质萎缩是亨廷顿病结构影像学的特征性改变。在患者的不同疾病进程，头部 CT 和 MRI 检查可发现不同程度的纹状体和皮质萎缩，其中尾状核萎缩最严重，皮质萎缩以感觉运动区最显著。纹状体萎缩可发生于运动症状出现之前。研究发现双侧尾状核与壳核的体积与疾病严重程度呈负相关，大脑皮质萎缩与患者的认知功能相关。

（二）功能影像学检查

正电子发射断层成像（positron emission tomography，PET）和单光子发射计算机断层显像（single photon emission computerized tomography，SPECT）检查显示患者基底节和大脑皮质葡萄糖代谢降低，局部脑血流减少，代谢异常可早于 CT/MRI 观察到的结构改变。

功能磁共振（fMRI）发现，亨廷顿病患者在皮质纹状体环路和楔前叶存在静息状态下的局部功能活动异常；采用功能连接分析方法，发现亨廷顿病患者存在广泛的功能连接异常，目前已发现亨廷顿病患者额叶认知控制中心内部（包括额叶、前扣带回、中扣带回、前岛叶、海马和海马旁回），腹侧注意中心（包括舌回、距状皮质、梭状回、颞叶和额叶的中上回）、顶叶皮质和额叶皮质、丘脑、小脑之间，丘脑、纹状体、前额叶、运动前区、顶叶区域以及属于默认网络结构的楔前叶和前扣带回区域内部，顶叶 - 枕叶间，感觉运动区和背侧注意网络，均存在功能连接异常。

四、基因检测

目前诊断亨廷顿病的金标准是DNA检测发现IT15等位基因上CAG重复次数至少36次。DNA检测诊断亨廷顿病的灵敏度和特异度分别是98.8%和100%。

第四节 诊断与鉴别诊断

一、诊断

根据患者的发病年龄、临床表现和阳性家族史进行临床初步诊断，确诊需基因检测证实。参照目前被广泛采用的亨廷顿病诊断标准：①携带有IT15基因等位基因上CAG重复序列异常扩增或者亨廷顿病家族史；②运动障碍的表现需要符合UHDRS中的"诊断可信度水平（diagnostic confidence level, DCL）"定义的"明确的亨廷顿病表现"。DCL分为：0=正常（无运动障碍）；1=非特异性的运动障碍；2=运动障碍可能是亨廷顿病的表现（50%~89%可信度）；3=运动障碍很可能是亨廷顿病的表现（90%~98%可信度）；4=运动障碍确定是亨廷顿病的表现（≥99%可信度）。

二、鉴别诊断

鉴别诊断的疾病范畴较广，特别需与其他表现为舞蹈症的疾病相鉴别，包括遗传性疾病（如神经棘红细胞增多症、肝豆状核变性），风湿性疾病（小舞蹈病、妊娠舞蹈病），药源性（抗精神病、口服避孕药、左旋多巴等）或系统性疾病（系统性红斑狼疮、甲状腺功能亢进、高糖血症、副肿瘤综合征、真性红细胞增多症）。

第五节 治疗与康复

亨廷顿病是一种进行性进展的神经精神性遗传性疾病，由于该病的复杂性，多学科医生的协同治疗和多层面护理者的团队合作，显得尤为重要。这个治疗护理团队包括遗传咨询医师、运动障碍专科医生、精神科医师、康复科医师、患者家庭和社会支持等多方面共同协作。

目前针对亨廷顿病的治疗均为对症治疗法，以改善患者生活质量为目标。对因治疗方法尚在研究中。

一、对症治疗

（一）运动症状的治疗

1. 舞蹈症状的治疗 丁苯那嗪（tetrabenazine）是北美和欧洲部分国家批准的用于治疗亨廷顿病舞蹈症状的首个药物。该药选择性地结合多巴胺能神经元突触前膜单胺突触囊泡转运体2而减少多巴胺释放。关于丁苯那嗪的一项随机双盲安慰剂对照试验发现其可降低舞蹈症状总分5分，显示出良好的疗效，但约20%亨廷顿病出现了抑郁或抑郁加重。临床医生在使用该药物前需与患者及其照料者充分讨论该风险。该药其他副作用包括镇静、静坐不能、随意运动的控制能力恶化、QT间期延长。该药起始治疗剂量是12.5mg/d，以每周增加12.5mg剂量，逐渐滴定到50mg/d。剂量增加需遵循小剂量起始、缓慢滴定加量的原则，以帮助判断最小有效剂量和减少不必要的不良反应。12.5mg/次，每日2次的剂量可对中度的舞蹈症状有效，而更高剂量则用于处理更难控制的舞蹈症状。对于正在接受CYP2D6强抑制剂药（如氟西汀、帕罗西汀和奎尼丁等）的亨廷顿病患者，丁苯那嗪的剂量需减半。

对不能耐受丁苯那嗪或者因其他禁忌证而不能使用丁苯那嗪的患者，可使用抗精神病药物改善舞蹈症状。抗精神病药作用于纹状体突触后膜多巴胺能受体而阻断多巴胺作用。典型的抗精神病药物如氟哌啶醇或氟奋乃静相当有效。一些非典型抗精神病药如奥氮平和利培酮也可有效。而非典型抗精神病药喹硫平和氯氮平，对舞蹈症状通常无效。抗精神病药的副作用包括淡漠、镇静、静坐不能、随意运动的控制能力恶化、迟发性运动障碍和恶性综合征、体重增加和代谢综合征等。对于需要同时控制舞蹈症和精神行为症状的患者，抗精神病药可能优于丁苯那嗪。

2017年美国药品监管机构（FDA）批准austedo，又称氘代丁苯那嗪（deutetrabenazine），用于控制亨廷顿病舞蹈样动作。该药物活性分子结构中的氢被替换成同位素氘，因其无毒无放射性，又比碳氢键稳定约6~9倍，可以封闭代谢位点而延长药物的半衰期，降低治疗剂量，同时又不影响药物的药理活性,被认为是丁苯那嗪的改良版。

2. 肌张力障碍治疗 肌张力障碍的药物包括苯二氮䓬类药物、肌松剂以及多巴胺能药物。肉毒毒素治疗对于局灶型肌张力障碍有效。使用多巴胺能药物时需注意监测幻觉和其他精神症状。对于严重肌张力障碍导致关节活动障碍者,物理治疗师或作业治疗师可帮助评估功能障碍程度和选择相应的辅助设备。

3. 运动迟缓治疗 舞蹈症状的药物可加重运动迟缓。青少年起病型亨廷顿病患者和成人起病型肌强直/肌张力障碍类型的亨廷顿病患者,金刚烷胺或卡比多巴/左旋多巴可改善运动迟缓。

4. 其他运动症状 肌阵挛可使用氯硝西泮。类似于帕金森病样的静止性震颤可能是抗精神病药物的不良反应,可考虑减少该抗精神病药物的剂量或换用其他类型的抗精神病药。肌强直可通过减少或停用丁苯那嗪或其他抗精神病药而得以改善,也可尝试使用苯二氮䓬类药物、肌松剂等。随意运动的控制障碍随疾病进展进行性加重,目前尚无有效治疗方法。对于步态障碍和跌倒,早期由康复科进行的步态评估、平衡和姿势训练对亨廷顿病患者非常有必要;随疾病进展,及时使用适宜的步行辅助工具对患者很有必要。当患者出现发音不清时,需要语言治疗师的干预。患者运动控制能力和认知功能的受损可影响亨廷顿病患者使用基于键盘或计算机的交流改善工具。

5. 吞咽困难和窒息 定期评估患者吞咽功能和误吸风险并给予相应建议改善吞咽功能和降低误吸风险非常重要。放缓进食速度、避免进食时注意力分散、调整食物质地和应用相应的辅助工具可减少窒息。大多数亨廷顿病患者在疾病全程可维持经口进食。部分患者可通过添加液体补充剂以满足营养需要。一些患者因吞咽功能严重受损而导致饥饿、口渴和严重的体重下降,此时需要考虑经皮内镜下胃造瘘术。

(二)精神症状的治疗

亨廷顿病的精神症状通常对患者的功能损害最大,但也是相对最容易处理的症状。目前对亨廷顿病的精神症状常存在诊断和治疗的不及时。

1. 抑郁 亨廷顿病的抑郁症和该病所导致的脑部病变直接相关,而患者的认知障碍影响患者及时就医的能力。对亨廷顿病患者的抑郁症和自杀倾向应及时干预。在选择抗抑郁药物时,需要考虑到亨廷顿病患者对某些抗抑郁药带来的认知方面的副作用非常敏感,且易导致谵妄状态,选择药物时需避免使用三环类抗抑郁药和单胺氧化酶抑制剂。可选用选择性五羟色胺再摄取抑制剂(selective serotonin reuptake inhibitors,SSRIs),小剂量起始,据病情逐渐加量。但需要注意所有的抗抑郁药都有加重自杀冲动和行为的风险,在用药过程中需要注意监测患者的情绪和行为。

2. 躁狂 躁狂症状常需使用抗惊厥药和抗精神病药。常用于双向情感障碍的锂剂,因对亨廷顿病患者疗效不大且其有效治疗窗窄,极少用于亨廷顿病患者躁狂症的控制。亨廷顿病的躁狂症的控制可选用丙戊酸钠,小剂量开始,逐渐加量至有效剂量。其他抗癫痫药物如拉莫三嗪、托吡酯和卡马西平等也可选用。使用过程中均需注意药物副作用。对于异常激越、伴有幻觉妄想的躁狂状态的亨廷顿病患者,则需要抗精神病药或苯二氮䓬类药物来控制病情。

3. 强迫和冲动控制障碍 强迫和冲动控制障碍相关的症状,大多可被SSRIs类药物良好控制,控制不佳时,可选用抗精神病药。如果出现了幻觉或妄想,应积极搜索可能的诱因,包括情绪障碍、代谢相关的谵妄、药物的副作用等因素,当消除这些诱因后,可用抗精神病药控制精神分裂症类的症状。

4. 淡漠 淡漠的患者需要家庭的理解和支持。导致思维和情绪反应迟钝的药物,可以加重患者的淡漠症状。精神兴奋剂可用于淡漠的治疗,但使用时需要注意这些药物可以加重患者的易激惹。小剂量的SSRIs类药物或许有帮助。

5. 易激惹 对易激惹的有效治疗,依赖于仔细分析和避免引起发怒的原因和药物治疗的结合。亨廷顿病患者的家人和护理者需理解患者的疾病状态,尽量避免引起患者发怒情况,及时停止可能引起的争论,给患者充分的时间和空间让其冷静。抗抑郁药可对易激惹有效,尤其是SSRIs类药物,治疗的最佳剂量尚不清楚,但均应以小剂量开始,逐渐滴定至有效。在严重或紧急情况下,或可选择副作用小的抗精神病药。长效的苯二氮䓬类药物也可对患者有帮助。由于这些药物的过量使用可增加患者跌倒、误吸的风险,均需谨慎使用。

6. 谵妄 当患者出现突然的行为或人格改变

时,需要考虑谵妄的可能性,此时应详细的查体和检查患者的用药情况,安排相关的实验室检验。及时明确和去除导致谵妄状态的因素是治疗谵妄的关键。

（三）认知障碍的处理策略

面对亨廷顿病患者进行性进展的认知障碍,目前尚无有效药物可改善亨廷顿病的认知障碍。认知训练和环境适应治疗对降低认知障碍所致的功能残疾有一定帮助,但这依赖于患者家人和照料者的配合。例如对于时间感知异常,可给患者设置较频繁的温和提示,给患者完成任务的充足时间,尽量不要给患者过多时间限制。对于空间感知异常,可在房间里设置清晰的路线提示。对于自知力丧失,患者家人和照料者需理解让患者具有自知力是不可能达到的目标,应关注于达成遵守行为的目标,必要时用一些激励机制。对于执行功能受损的患者,尽量让患者一次只做一件事,避免其他声音对患者做事的影响,如关掉收音机、电视机等;帮助患者制定日程,细化每日需要完成的事情,并设置相应的提醒。对于语言功能障碍,应给予患者足够的时间回答问题,避免开放性的问题,而用选择性的提问以帮助亨廷顿病患者加快他们的反应速度;使用简短的句子和患者交流,并时常确认患者是否理解。

（四）其他症状

疼痛　对于疾病早期患者主动表达的肌肉疼痛,可使用非甾体抗炎药(NSAID),如果疗效不佳,可尝试加巴喷丁。在疾病后期,亨廷顿病患者对自身损伤缺乏认识以及沟通交流能力的受损,使得对疼痛的准确评估和及时治疗常被延误。医生应熟悉可能引起疼痛的原因,并寻找可能提示疼痛的行为变化,包括生气、不安、易怒、排斥护理、淡漠和退缩。所有的晚期亨廷顿病患者均应定期进行疼痛评估并结合病情给予相应的疼痛治疗方案。亨廷顿病疼痛的处理包括对舞蹈症状、肌张力障碍、肌强直的治疗,防止跌倒和损伤,使用防护垫和勤翻身,避免便秘和尿潴留,加用止痛药等。

二、疾病修饰治疗

亨廷顿病是少数可在临床症状出现以前就可以进行明确诊断的神经变性疾病,早期启动神经保护治疗,有机会在疾病最早期进行干预,以达到阻断或延缓亨廷顿病疾病进展的目的。针对亨廷顿病发病机制的不同环节而进行的干预措施正处于实验阶段,如减少 mHTT 表达,加强 mHTT 清除,免疫调节和改善线粒体功能等。然而目前尚无用于临床的疾病修饰治疗。

亨廷顿病的发病机制是亨廷顿病基因突变所导致的一系列多分子多细胞通路的功能障碍,若仅针对某一特定通路将不足以延缓疾病进程。目前研究主要集中在靶向作用于突变基因或其产物,以期望推迟发病或者延缓疾病进程。反义寡核苷酸(antisens oligonucleotides,ASOs)技术的出现为实现这一目的提供了可干预的治疗策略。

IONIS-HTTRx,一种反义寡核苷酸,可靶向作用于亨廷顿病基因 mRNA 而抑制 mHTT 产生。亨廷顿病小鼠和猴子试验显示,该药可以降低 mHTT 表达并改善亨廷顿病症状。IONIS-HTTRx 药物 Ib/IIa 阶段临床试验(NCT02519036)结果显示,IONIS-HTTRx 在亨廷顿病患者中具有良好的安全性和耐受性,并且患者脑脊液中 mHTT 含量呈药物剂量依赖性减少。这可能是自 1993 年亨廷顿病致病基因被发现以来,亨廷顿病领域最重大的突破。但该药 IONIS-HTTRx 不能区别正常和突变亨廷顿病基因的 pre-mRNA,其临床疗效和长期副作用有待进一步的临床试验。

另外两种 ASOs 药物的 Ib/IIa 期临床试验,RECISION-HD1(NCT03225833)和 PRECISION-HD2(NCT03225846)将分别评估 WVE-120101 和 WVE-120102 在亨廷顿病患者中的安全性和耐受性。不同于 IONIS-HTTRx,这两个 ASOs 药物可通过分别识别突变基因相关的单核苷酸多态性(SNPs)rs362307 和 rs362331,选择性地抑制 mHTT 产生而不影响正常 HTT 的生成。

三、预后

该病呈缓慢进行性进展的临床过程,临床确诊后患者的生存期大多在 15~20 年,但少数可长达 30 年甚至 40 年,晚期亨廷顿病的病程也可长达 10 年以上。患者多因进行性加重的运动障碍、吞咽困难、痴呆、尿失禁而住院治疗,最终多因误吸、感染、营养不良而死亡。近期疾病修饰治疗的进展,或可为亨廷顿病患者带来曙光。

（杨　靓　商慧芳）

参 考 文 献

1. 国家卫生健康委罕见病诊疗与保障专家委员会. 罕见病诊疗指南（2019 版）［M］. 北京：人民卫生出版社，2019：259-264.

2. 中华医学会神经病学分会帕金森病及运动障碍学组. 亨廷顿病的诊断与治疗指南［J］. 中华神经科杂志，2011，44（9）：638-641.

3. BATES G P, DORSEY R, GUSELLA J F, et al. Huntington disease［J］. Nat Rev Dis Primers, 2015, 1：15005.

4. BACHOUD-LÉVI A C, FERREIRA J, MASSART R, et al. International Guidelines for the Treatment of Huntington's Disease［J］. Front Neurol, 2019, 10：710.

5. FEIGIN A S, ANDERSON K E. SPEC-Handbook of Clinical Neurology, Huntington Disease［M］. Academic Press, 2017.

6. GILLIAN B, SARAH T, LESLEY J. Oxford monographs on medical genetics［M］. 4th ed. Oxford：Oxford University Press, 2014.

7. LIU W, YANG J, CHEN K, et al. Resting-state fMRI reveals potential neural correlates of impaired cognition in Huntington's disease［J］. Parkinsonism Relat Disord, 2016, 27：41-46.

8. KIEBURTZ K, REILMANN R, OLANOW C W. Huntington's disease：current and future therapeutic prospects［J］. Mov Disord, 2018, 33（7）：1033-1041.

9. PRINGSHEIM T, WILTSHIRE K, DAY L, et al. The incidence and prevalence of Huntington's disease：a systematic review and meta-analysis［J］. Mov Disord, 2012, 27（9）：1083-1091.

第三章　肝豆状核变性

肝豆状核变性（hepatolenticular degeneration，HLD）又称为威尔逊病（Wilson disease，WD），于1912年由Samuel A.K.Wilson首先描述，是一种呈常染色体隐性遗传的铜代谢障碍疾病。过多的铜在机体各组织尤其是肝脏、大脑、角膜、肾脏等部位沉积，导致进行性加重的肝功能受损、神经精神症状、角膜色素环（K-F环）形成等一系列临床表现。肝豆状核变性好发于青少年，世界范围内发病率为（1~3.3）/10万，致病基因携带者为1/90。本病在中国较多见，男比女稍多。肝豆状核变性是少数几种可治的神经遗传病之一，但不恰当治疗将会致残甚至死亡。早期诊断和及时有效的治疗是诊治的关键，晚期治疗基本无效。

第一节　病因及发病机制

一、病理改变

肝豆状核变性的病理改变主要累及肝、脑、肾、角膜等处。

（一）肝脏

早期光镜下可见肝细胞脂肪变、糖原核形成及灶状肝细胞坏死，随着病情进展，肝脏外表及切面均可见大小不等的结节或假小叶，病变明显者像坏死性肝硬化，肝细胞常有脂肪变性，并可见褐色铜颗粒沉积。肝豆状核变性发生急性肝衰竭者可出现严重肝细胞变性及溶解坏死、肝细胞凋亡。电镜下可见肝细胞内线粒体变致密、基质密度增加、大量内含物如脂滴及细小囊泡状物质（可能是铜颗粒）、线粒体嵴消失、粗面内质网断裂；其中最突出的表现是线粒体嵴内间隙增大伴嵴突顶部膨胀而呈现囊状改变。在疾病晚期，溶酶体内可见高密度颗粒沉积。

（二）脑

病变主要在基底节，以壳核病变最早出现也最为明显，其次为苍白球及尾状核，中脑、脑桥、小脑、大脑皮质亦可累及。大体的解剖病理改变为壳核萎缩及软化，壳核及尾状核色素沉着加深，岛叶皮质也可见萎缩内陷，严重可形成空洞，脑室不同程度的扩张及脑桥中央髓鞘溶解等。光镜下可见神经细胞变性坏死，髓鞘纤维显著减少或完全消失，胶质细胞反应性增生及胶质小结节形成，可见来源于星形胶质细胞的Alzheimer细胞和Opalski细胞。电镜下可见豆状核神经细胞呈变性坏死改变，细胞质膜破裂，核膜内陷或断裂，核破碎，染色质崩解，胞质中大量的尼氏体溶解呈空泡状，大部分线粒体嵴断裂。

（三）肾脏

大体解剖和光镜下未见异常，电镜下可见肾曲管上皮细胞间隙明显增大，细胞连接减少，部分微绒毛弯曲呈分支状，且出现融合现象。粗面内质网减少。

（四）角膜

在角膜边缘后弹力层及内皮细胞质内，可见褐色的细小铜颗粒沉积。

二、发病机制

肝豆状核变性是一种常染色体隐性遗传疾病，其致病基因 *ATP7B* 定位于13q14.3，基因编码P型铜转运ATP酶-ATP7B，ATP7B主要分布在肝脏和肾脏中，ATP7B通过其巨大的N末端功能区与铜离子结合并参与肝细胞内铜转运过程，若其功能部分或全部丧失，就不能将多余的铜离子从细胞内转运出去，导致铜离子储积于体内而致病。大部分铜在十二指肠和近端小肠被吸收，铜在血中与白蛋白疏松结合，进入肝细胞后，铜在ATP7B蛋白作用下通过两种途径被分泌出肝细胞外，其一是在高尔基体上与原铜蓝蛋白结合形成全铜蓝蛋白后进入血液循环；其二是经胆汁分泌排出体外。肝豆状核变性患者由于ATP7B的突变同时影响了上述两条途径，导致铜排泄障碍，铜在肝细胞内聚集及过量的游离铜溢入血循环，导致铜在体内聚集，进而出现多系统的铜毒性损害，特别是肝、脑、眼、肾、骨骼及血液组织。其细胞毒性机制可能与过多结合蛋白质和核酸、生物膜的脂质氧化及产生过多的氧自由基有关。有研究表明,同卵双生的肝豆状核变性患者也可能出现不同的症状表现,提示表观遗传学因素或者环境因素在肝豆状核变性发病中也起到重要作用。

第二节　临床表现与分型

一、临床表现

（一）发病年龄

肝豆状核变性患者任何年龄均可发病,多见于5~35岁,最小年龄为3岁,约3%患者40岁以后发病,多有肝脏或神经系统受损表现,确诊年龄最大者超过80岁。

（二）神经症状

肝豆状核变性患者通常在10~20岁时出现神经症状,以基底节区受累导致的运动障碍为突出临床表现,如震颤、肌强直、肌张力障碍、扭转痉挛、手足徐动、舞蹈症状、步态异常等;也可累及到锥体束而出现腱反射亢进、病理征及假性延髓性麻痹症状;小脑受累出现小脑性共济失调;皮质受损可致认知障碍、癫痫发作等;根据患者神经症状的特点,可将其分为以下3种类型:①帕金森样少动-强直综合征;②全身性肌张力障碍综合征;③姿势性或意向性震颤伴共济失调、蹒跚步态和构音障碍（假性延髓性麻痹）。但肝豆状核变性患者神经症状复杂多样,且轻重不一,难以归类。近端肢体尤其是上肢的粗大而不规则的扑翼样震颤为肝豆状核变性特征性的临床表现;露齿伴流涎的傻笑面容是肝豆状核变性患者的面部特征;肝豆状核变性患者常在早期即出现流涎、面具脸、苦笑貌、怪诞表情、讲话困难、声音低沉、吞咽障碍等口-面-下颌肌张力障碍及假性延髓性麻痹症状。但感觉障碍、眼球震颤、脑神经和脊神经损害、括约肌功能障碍等症状少见。

（三）精神症状

肝豆状核变性患者主要表现为情绪障碍和行为异常,如抑郁、易怒、性格改变、动作幼稚或怪异、攻击行为等。

精神症状可出现在神经症状或肝病症状及体征之前,约1/3患者以精神异常为首发表现。儿童出现学习成绩下降、性格改变、冲动、情绪不稳、露阴癖等行为异常,早期常被误诊为青春期行为问题。成人患者可出现类似妄想症、精神分裂症及抑郁症等精神病表现,易冲动、反社会行为等人格改变亦较常见。

（四）眼部表现

角膜K-F环是肝豆状核变性的最具特异性的体征（图5-3-1）,为铜沉积于角膜后弹力层所致,可见于95%有神经系统症状和半数以上无神经系统症状的患者;但以肝病为主的肝豆状核变性儿童患者通常无K-F环。

（五）肝脏与其他症状

肝豆状核变性患者约80%发生肝脏受损:主要表现为非特异性慢性肝病症状群,如倦怠、乏力、纳差、肝区疼痛、肝大或缩小及肝功能异常、脾大及脾功能亢进、黄疸、腹水、蜘蛛痣、食道静脉曲张破裂出血等,甚至可出现肝性脑病;10%~30%的患者可表现慢性活动性肝炎或仅肝酶持续升高。

肾脏受累可出现低分子蛋白尿、镜下血尿、肾钙质沉积症、肾小管酸中毒,骨骼肌肉受累可出现骨质疏松症、骨软化症、骨关节炎、关节痛,少数患者可有心肌病变、心律失常、甲状旁腺功能减退症、胰腺炎、不孕症和习惯性流产等。

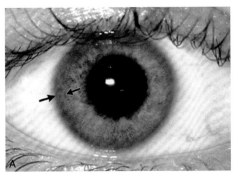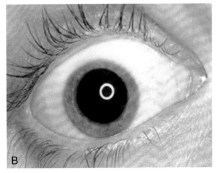

图5-3-1　WD患者的K-F环（箭头所示）

二、临床分型

根据 2008 年中华医学会神经病学分会帕金森病及运动障碍学组及神经遗传学组制定的《肝豆状核变性的诊断与治疗指南》,将肝豆状核变性分为:

(一)肝型

1. 持续性血清转氨酶增高。

2. 急性或慢性肝炎。

3. 肝硬化(代偿或失代偿)。

4. 暴发性肝衰竭(伴或不伴溶血性贫血)。

(二)脑型

1. 帕金森综合征。

2. 运动障碍扭转痉挛、手足徐动、舞蹈症状、步态异常、共济失调等。

3. 口 – 下颌肌张力障碍、流涎、讲话困难、声音低沉、吞咽障碍等。

4. 精神症状。

(三)其他类型

以肾损害、骨关节肌肉损害或溶血性贫血为主。

(四)混合型

以上各型的组合。

第三节　检验与辅助检查

一、铜代谢相关的生化检查

(一)血清铜蓝蛋白及铜氧化酶活性

血清铜蓝蛋白(ceruloplasmin,CP)正常值为 200~500mg/L,肝豆状核变性患者常 <200mg/L,当 CP<80mg/L 是高度提示为肝豆状核变性。但肝豆状核变性患者血清铜蓝蛋白水平与病情严重程度和驱铜治疗效果无明显相关性。且需注意的是:肝豆状核变性患者在妊娠期、接受雌激素治疗或同时患有类风湿性关节炎等情况下其血清 CP 可 >200mg/L,而健康的新生儿、约 20% 的肝豆状核变性基因突变携带者、慢性肝炎、重症肝炎、慢性严重消耗性疾病、MenKes 综合征等也可出现 CP 的降低。血清铜氧化酶活性与血清铜蓝蛋白含量成正比,其意义与直接 CP 测定相同。

(二)血清总铜及游离铜含量

血清总铜量(包括血清 CP 结合铜及非 CP 结合铜)正常值为 14.7~20.5μmol/L,90% 肝豆状核变性患者的血清铜总量降低,且与循环中血清 CP 下降程度呈正比。在血清 CP 降低的情况下,血清总铜量正常或升高表明血液中游离铜浓度升高。未经治疗的肝豆状核变性患者的血清游离铜含量可高达 200μg/L 以上(正常人游离铜含量 <150μg/L)。

(三)尿铜

24h 尿铜正常值 <100μg,肝豆状核变性患者通常 ≥100μg。未经治疗的肝豆状核变性患者,其 24h 尿铜含量可反映血清游离铜的水平,其准确测定依赖于精确的尿量及 24h 肌酐清除率,故不适于肾功能衰竭患者。

(四)肝实质铜含量测定

肝活检测定肝实质铜含量为肝豆状核变性的有效诊断方法之一,正常人肝实质铜含量 <40~55μg/g(肝干重),肝豆状核变性患者 >250μg/g(肝干重)。由于肝活检的创伤性,新版指南不再推荐。

二、血常规及肝肾功能

(一)血尿常规

肝豆状核变性患者有肝硬化伴脾功能亢进时其血常规可出现血小板、白细胞和 / 或红细胞减少;尿常规镜下可见血尿、微量蛋白尿等。

(二)肝肾功能

肝功能可有血清转氨酶、胆红素升高和 / 或白蛋白降低;许多患者血清谷丙转氨酶(ALT)轻度升高,但 ALT 的水平并不能反映其肝脏病变的严重程度。以肾功能损害为主者可出现尿素氮、肌酐增高及蛋白尿。

三、影像学检查

(一)腹部超声

腹部彩超常显示肝实质内回声光点增多、增粗甚至结节状改变;大约 80% 患者伴有脾大,少数患者可有腹水等改变。

(二)头颅影像学

1. 头颅 CT　可发现基底节区信号异常。

2. 头部 MRI　约 85% 脑型患者、50% 肝型患者的 MRI 表现为豆状核(尤其壳核)、尾状核、中脑和脑桥、丘脑、小脑及额叶皮质 T_1WI 低信号和 T_2WI 高信号,或壳核和尾状核在 T_2WI 显示高低混杂信号,还可有不同程度的脑沟增宽、脑室扩大等肝豆状核变性较具特征的改变(图5-3-2A);中脑除了红核、黑质外侧面以外所出现的高信号改变形成"大熊猫脸征"(图5-3-2B),脑桥被盖"小熊猫脸征"(图5-3-2C)是由内侧纵束和中脑被盖束的相对低信号以及中脑导水管的高信号所引起,仅见于少数患者。对诊断肝豆状核变性意义最明显的MRI特征为"大熊猫脸"征、"小熊猫脸"征、脑桥被盖高信号、脑桥中央髓鞘溶解样改变伴累及基底节、丘脑、脑干异常信号。磁共振波谱分析(MRS)可用于观察肝豆状核变性早期脑损伤、评价治疗效果等。

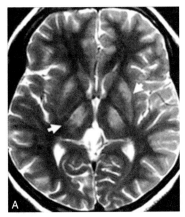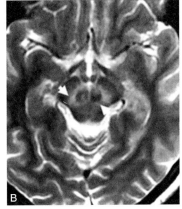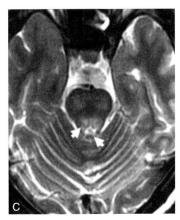

图5-3-2　肝豆状核变性患者MRI特点
注:A:T$_2$WI基底节和丘脑高信号;B:大熊猫脸征;C:小熊猫脸征

3. PET和SPECT检查　FDG PET显示伴有神经症状的肝豆状核变性患者纹状体和皮质区域葡萄糖代谢严重减少,^{123}I-β-CIT和^{123}I-IBZM SPECT显示伴有神经症状的肝豆状核变性患者黑质纹状体多巴胺能通路代谢障碍。

(三)骨关节X线检查

骨关节X线平片可见骨质疏松、骨关节炎或骨软化等。

(四)经颅超声(TCS)

TCS检查可发现豆状核高回声信号。

四、基因检测

目前已发现超过900种肝豆状核变性基因突变,肝豆状核变性基因突变的类型复杂,基因突变位点具有种族特异性。中国肝豆状核变性患者的*ATP7B*基因有3个突变热点,即R778L,P992L和T935M,占所有突变的50%~60%。

五、离体皮肤成纤维细胞培养

经高浓度铜培养液传代孵育的患者皮肤成纤维细胞,其胞质内铜/蛋白比值远高于杂合子及对照组,对确诊有较大帮助。

第四节　诊断与鉴别诊断

一、诊断

(一)临床诊断

临床诊断主要根据四个主要的临床特征:①表现有肝病史、肝病征等症状,或表现有运动障碍、神经精神症状;②血清铜蓝蛋白(CP)显著降低和/或肝铜升高;③角膜K-F环;④阳性家族史。

1. 根据中华医学会神经病学分会神经遗传学组最新制定的《中国肝豆状核变性诊治指南2021》的诊断标准,对于原因不明的肝病表现、神经症状(尤其是锥体外系症状)或精神症状患者均应考虑肝豆状核变性的可能性。发病年龄不能作为诊断或排除肝豆状核变性的依据。推荐诊断要点:

(1)神经和/或精神症状。

(2)原因不明的肝脏损害。

(3)血清铜蓝蛋白降低和/或24小时尿铜升高(Ⅰ级推荐,B级证据)。

(4)角膜K-F环阳性(Ⅰ级推荐,B级证据)。

(5)经家系共分离及基因变异致病性分析确

定患者的 2 条染色体均携带 *ATP7B* 基因致病变异（Ⅰ级推荐，B 级证据）。

符合 [（1）或（2）]+[（3）和（4）]，或 [（1）或（2）]+（5）时均可确诊肝豆状核变性。

符合（3）+（4），或（5）但无明显临床症状时，则诊断为"肝豆状核变性症状前个体"。

符合（1）（2）（3）中的任何 2 条，诊断为"可能肝豆状核变性"，需进一步追踪观察，建议进行

ATP7B 基因检测，以明确诊断。

2. 2012 年欧洲肝脏协会（European Association for the Study of the Liver, EASL）推荐的诊断标准为：

（1）患者同时有角膜 K-F 环和血清 CP<0.1g/L 时，则可确诊肝豆状核变性。

（2）患者仅有血清 CP 水平降低而无角膜 K-F 环时，需进行铜代谢检查（表 5-3-1），根据莱比锡（Leipzig）评分系统（表 5-3-2）进行诊断。

表 5-3-1　诊断肝豆状核变性的常规辅助检查

检查	典型表现	假阴性	假阳性
血清 CP	低于正常下限 50%	血清 CP 正常：明显肝脏炎症 免疫分析法结果偏高 妊娠、雌激素治疗	血清 CP 降低：吸收障碍 无 CP 杂合子
24h 尿铜	>1.6μmol/24h 儿童 >0.64μmol/24h	尿铜正常：标本收集有误 无肝病儿童	尿铜升高：肝细胞坏死、胆汁淤积 样本污染
血清游离铜	>1.6μmol/L	血清游离铜正常：免疫分析法 使血清 CP 偏高	
肝铜	>4μmol/d 肝干重	活动性肝病患者 存在假小叶患者	胆汁淤积综合征
K-F 环	有	50% 肝豆状核变性肝病患者 大多数无症状兄弟姐妹	原发性胆汁性肝硬化

表 5-3-2　莱比锡（Leipzig）评分系统

临床症状与体征	分值/分	特殊检查	分值/分
K-F 环		肝铜（无胆汁淤积者）	
有	2	>5 × ULN（>4μmol/g）	2
无	0	0.8~4.0μmol/g	1
		正常（<0.8μmol/g）	-1
		罗丹宁阳性的颗粒 *	1
神经系统症状 **		尿铜（无急性肝炎者）	
重度	2	正常	0
轻度	1	（1~2）× ULN	1
无	0	>2 × ULN	2
		正常，但使用青霉胺后 >5 × ULN	2
血清铜蓝蛋白		突变分析	
正常（>0.2g/L）	0	两条染色体均有突变	4
0.1~0.2g/L	1	一条染色体有突变	1
<0.1g/L	2	未检测到突变	0

续表

临床症状与体征	分值 / 分	特殊检查	分值 / 分
Coombs 试验阴性的溶血性贫血			
有	1		
无	0		
诊断	总分		
明确诊断	≥4		
可能的诊断	3	需完善更多的实验检查	
不能诊断	≤2		

注:* 如果肝铜含量不能测定;** 脑 MRI 显像示典型异常;ULN:正常值上限。

(二)基因诊断

1. 间接基因诊断　在有先证者的情况下,可采用多态标记连锁分析对家系中其他成员进行间接基因诊断。

2. 直接基因诊断　对临床可疑但家系中无先证者的患者,应直接检测 *ATP7B* 基因突变进行基因诊断。我国肝豆状核变性患者的 *ATP7B* 基因有3 个突变热点,即 R778L、P992L 和 T935M,占所有突变的 50%~60%,根据这 3 个热点可建立 PCR-限制性酶切分析和等位基因特异性 PCR 等简便快速的基因诊断方法。

二、鉴别诊断

(一)肝脏疾病

大约 80% 的肝豆状核变性患者可出现肝病症状,肝豆状核变性引起的肝病无特征性临床表现,常规肝组织学检查亦无特异性改变,需要与急性肝炎、亚急性或慢性肝炎、慢性胆汁瘀滞综合征、门脉性肝硬化等肝病鉴别。伴有黄疸及溶血性贫血的急性肝炎应考虑肝豆状核变性。暴发性肝衰竭伴抗人球蛋白实验(Coombs 实验)阴性溶血性贫血、快速进展性肾衰、对螯合剂效果欠佳等特点应考虑为肝豆状核变性患者合并的暴发性肝衰竭。角膜 K-F 环、尿酮、血清 CP、基因检测等可有助于肝豆状核变性与其他病因导致的肝病相鉴别。

(二)神经及精神疾病

肝豆状核变性患者出现神经症状的发生率高达 93%~97%,以运动障碍为主要临床表现,脑型肝豆状核变性患者需注意与特发性震颤、帕金森病、亨廷顿病、遗传性肌张力障碍、中枢神经系统肿瘤、遗传性共济失调等疾病相鉴别。青少年起病的早期肝豆状核变性患者神经系统症状轻微,常被误诊为青春期行为问题。

(三)原发性震颤

以双上肢及头部动作性和姿势性震颤为唯一临床表现,1/3 患者可有阳性家族史,部分患者饮酒后震颤可暂时减轻,无肝病症状及角膜 K-F 环,24 小时尿酮及血清 CP 正常,头部影像学检查正常等有助于与表现为震颤的肝豆状核变性患者相鉴别。

(四)帕金森病

帕金森病多见于 60 岁以上的老年人,常伴有感觉障碍、睡眠障碍及自主神经功能障碍等非运动症状,对左旋多巴制剂反应好,无肝病症状及角膜 K-F 环,24 小时尿酮正常,头部 CT/MRI 无特征性改变等特点可与表现为帕金森症的肝豆状核变性患者相鉴别。

(五)亨廷顿舞蹈病

亨廷顿舞蹈病呈常染色体显性遗传,致病基因为 *IT15*,临床上以缓慢进展的舞蹈症、精神异常和痴呆为特征。无肝病症状及角膜 K-F 环,血清 CP、24 小时尿酮检测及基因检测等将有助于两种疾病的鉴别。

(六)原发性扭转痉挛

原发性扭转痉挛多呈常染色体显性遗传,致病基因为 *DYT1*,儿童期起病,症状常从一侧或两侧下肢开始,逐渐进展至广泛的不自主的扭转运动和姿势异常,可导致严重的功能障碍。无肝病症状及角膜 K-F 环,24 小时尿酮及血清 CP 正常,头部影像学检查,基因检测等有助于与早发肝豆状核变性鉴别。

第五节 治疗与康复

一、治疗原则

1. 早期治疗 肝豆状核变性患者自出生后即存在铜代谢障碍,因此治疗越早,对减轻或延缓患者的病情越有利。

2. 终生治疗 药物治疗的目的是促进体内铜离子排泄、减少其吸收,这是一个需要长期维持的生理、生化代谢过程,因此需要终生治疗(成功施行肝脏移植手术者则无须终生服药)。

3. 根据临床分型和分期选择适当治疗方案(图 5-3-3)。

4. 脑型 脑型肝豆状核变性治疗前应先做神经症状评估和脑 MRI 检查。

5. 症状前患者
症状前患者的治疗以及治疗有效患者的维持疗法,可用络合剂或锌剂。

6. 药物治疗的监测 开始用药后应检查肝肾功能、24 小时尿铜、血清铜、铜蓝蛋白、血尿常规等,前 3 个月每月复查 1 次,病情稳定后 3 个月查 1 次。腹部彩超 3~6 个月检查 1 次。同时必须密切观察药物的副反应。

二、饮食疗法

1. 避免进食含铜量高的食物和药物 豆类、坚果类、薯类、菠菜、茄子、南瓜、蕈类、菌藻类、干菜类、干果类、软体动物、贝类、螺类、虾蟹类、动物的肝和血、巧克力、可可;某些中药(龙骨、牡蛎、蜈蚣、全蝎)等。

2. 尽量少食含铜量较高的食物 小米、荞麦面、糙米。

3. 适宜的低铜食物 精白米、精面、新鲜青菜、苹果、桃子、梨、鱼类、猪牛肉、鸡鸭鹅肉、牛奶等。

4. 高氨基酸或高蛋白饮食。

5. 勿用铜制的食具及用具。

三、药物治疗

主要有两大类药物,一是络合剂,能强力促进体内铜离子排出,如青霉胺、二巯丙磺酸钠、二巯丁

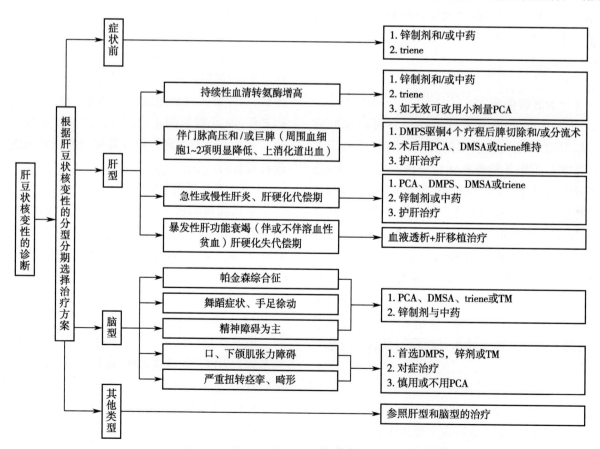

图 5-3-3 WD 的治疗策略

注:PCA:D- 青霉胺;triene:曲恩汀;DMSA:二巯丁二酸;DMPS:二巯丙磺酸钠;TM:四硫钼酸盐

二酸钠、二巯丁二酸等;二是阻止肠道对外源性铜的吸收的药物,如锌剂、四硫钼酸盐等。

(一) D- 青霉胺 (PCA)

D- 青霉胺 (PCA) 为一线治疗用药,建议小剂量逐步加量给药以提高患者对青霉胺的耐受性。青霉素皮试阳性者禁用。

1. 用法 起始剂量一般为 125~250mg/d,每 7 日增加 125~250mg,直至 1 000~1 500mg/d,分 2~3 次口服。小儿剂量为每日 20~30mg/kg。为避免食物对药物吸收的影响,推荐餐前 1h 或餐后 2h 口服,勿与锌剂或其他药物混服。因 D- 青霉胺 (PCA) 会干扰维生素 B_6 的活性,故需常规补充维生素 B_6(25~50mg/d)。

使用 D- 青霉胺 (PCA) 过程中,建议每 2~4 周测 24h 尿铜作为调整药量的指标,如多次测定 24h 尿铜量均为 200~500μg,且症状稳定者,表示 D- 青霉胺 (PCA) 用量足够,可减量或间歇用药,例如服 2 周停 2 周,或服 10d 停 10d。剂量超过 1 500mg/d 可导致神经系统症状急剧加重,长时间停药突然再次治疗可引起神经系统不可逆损伤。

建议使用 D- 青霉胺 (PCA) 治疗的患者在初始治疗 1 个月内,每周随访 1 次,其后 6 个月内每月随访 1 次,最后可以每 6 个月随访 1 次。必要时查 24 小时尿铜以监测青霉胺的疗效及患者的依从性。对患者进行随访监测的频率视情况而定,但无论如何,每年至少需要随访患者 2 次。

2. 不良反应 D- 青霉胺 (PCA) 不良反应较多,约 30% 患者因严重不良反应停药。37%~50% 的患者用药早期发生神经症状加重,其中约半数患者其加重的神经症状不可逆。早期过敏反应表现为发热、皮疹、淋巴结肿大、中性粒细胞减少、血小板减少及蛋白尿,多发生于用药后 1~3 周。一旦出现明显骨髓毒性,如血小板严重减少和骨髓增生低下,应立即停药。过敏症状较轻者经抗过敏治疗、症状消失后再从小剂量 D- 青霉胺 (PCA) 开始,逐渐加量,同时口服小剂量泼尼松。迟发的不良反应包括中毒性肾损害 (通常表现为蛋白尿或尿中出现红细胞和白细胞)、红斑狼疮样综合征、肺出血肾炎综合征以及皮肤毒性反应,常需立即停用 D- 青霉胺 (PCA)。

(二) 二巯丙磺酸钠 (DMPS)

二巯丙磺酸钠 (DMPS) 是我国特有的强排铜药,具有水溶性好以及高效低毒等特点,排铜机制在于其含有两个巯基,平均排铜作用是青霉胺的 3 倍,主要用于治疗神经型以及暴发型等重症患者。

1. 用法 推荐成人剂量为 1~1.5g 溶于 5% 葡萄糖溶液 500ml 中缓慢静滴,每日 1 次,6 日为 1 疗程,休息 1~2 日后可以进行第 2 个疗程,总疗程 7~9 周。

2. 不良反应 主要是食欲减退及轻度恶心、呕吐,还包括发热、皮疹、出血倾向以及白细胞和血小板减少,停药后即可恢复。约 5% 患者于治疗早期发生短暂脑症状加重。

(三) 二巯丁二酸钠 (Na-DMS) 和二巯丁二酸 (DMSA)

1. 用法 二巯丁二酸钠 (Na-DMS) 常规静脉注射用药,也可选用二巯丁二酸 (DMSA) 胶囊口服,此药可与 D- 青霉胺 (PCA) 交替用,作为长期维持治疗。

2. 不良反应 主要是胃肠道和过敏等,约 20% 患者于治疗早期发生短暂脑症状加重。用于有轻、中度肝损害以及神经和精神症状的肝豆状核变性患者。

(四) 曲恩汀 (triene)

曲恩汀 (triene) 对铜的络合作用较 D- 青霉胺 (PCA) 弱,不良反应则较 D- 青霉胺 (PCA) 轻。1982 年美国食品药品管理局指定为对不能耐受 D- 青霉胺 (PCA) 的肝豆状核变性患者的用药。

1. 用法 推荐剂量为 900~2 700mg/d,分 2~3 次口服,维持治疗 900~1 500mg/d。儿童用量为 20mg/(kg·d),总量应接近 250mg/d,分为 2~3 次口服。建议饭前 1h 或饭后 3h 服用,依从性好者,可缩短服药与进餐间隔。推荐用于有轻、中、重度肝损害和神经精神症状的肝豆状核变性患者以及不能耐受 D- 青霉胺 (PCA) 的肝豆状核变性患者。曲恩汀疗效评价可采用停药 2 天后 24h 尿铜含量及血清铜测定。

2. 不良反应及注意事项 曲恩汀治疗亦可使神经系统症状加重,但发生率低于 D- 青霉胺 (PCA) 治疗。曲恩汀亦是一种铁离子螯合剂,可与铁离子形成有毒性的复合物,故应避免与铁剂同时应用。用药过量可致可逆性铁粒幼细胞性贫血。

(五) 四硫钼酸铵 (TM)

四硫钼酸铵 (TM) 是很强的驱铜剂,可与血清铜结合、抑制胃肠道铜离子吸收、阻止组织细胞对循环中铜的摄取。其改善肝豆状核变性的症状与 D- 青霉胺（PCA）相当，副作用则比 D- 青霉胺（PCA）少得多。推荐用于脑型患者的早期治疗。

潜在的不良反应包括骨髓抑制、肝毒性和过度强烈的铜去除，从而导致神经功能障碍。

（六）锌剂

锌剂能竞争性抑制铜在肠道吸收，促进粪铜排泄。锌剂的特点为毒性低、不良反应少，但是起效慢。因此，国内外指南推荐锌剂作为无症状患者的一线治疗以及普通患者的维持治疗。

1. 用法　常用的锌盐制剂包括硫酸锌（每片25mg）、葡萄糖酸锌（每片70mg）、醋酸锌。成人推荐的剂量要求按锌元素计算为150mg/d（相当于硫酸锌26片或葡萄糖酸锌15片），分3次，餐后1小时口服；5岁以下50mg/d（以锌元素计算），分2次口服；5~15岁75mg/d（以锌元素计算），分3次口服。

应用锌剂治疗可通过临床症状和生化学改善以及检测24小时尿铜代谢量来监测疗效。长期持续治疗期间，尿铜排泄量应<1.6μmol/24h。此外，若治疗有效，血清游离铜水平应下降，同时应定期监测尿锌排泄量以监测患者的依从性。

2. 不良反应　锌剂副反应较小，主要有胃肠道刺激、口唇及四肢麻木感、免疫功能降低、血清胆固醇紊乱等；对胎儿无致畸作用。应用锌剂治疗神经系统症状加重者少见；对于肾功能损害的患者，高剂量锌剂是否安全尚无明确报道。目前并不清楚联合应用锌剂与螯合剂青霉胺能否增加治疗效果，但为避免螯合剂与锌的抵抗作用，建议两者分别在饭前和饭后服用。

（七）中药治疗

大黄、黄连、姜黄、金钱草、泽泻、三七等于具有利尿及排铜作用而对肝豆状核变性有效，少数患者服药后早期出现腹泻、腹痛，其他不良反应少。但须强调的是单独使用中药治疗肝豆状核变性，效果常不满意，中西医结合治疗效果会更好。推荐用于症状前患者、早期或轻症患者、儿童患者以及长期维持治疗。

（八）其他药物

抗氧化剂如维生素 E 可能具有辅助治疗作用。在肝豆状核变性患者血清中，肝脏维生素 E 水平下降，有研究报道加用维生素 E 治疗后患者临床症状有所改善，但尚缺乏严密的临床试验加以证实。

有动物实验提出阿米替林能够减少铜诱导的肝细胞凋亡，因此对于阻止肝豆状核变性所致肝衰竭的发生可能具有一定作用，但目前尚无人类相关实验数据。

体外实验中，苯丁酸和姜黄素可上调促进残留铜排除的突变 ATP7B 蛋白的表达，为开发肝豆状核变性治疗新策略提供了新思路；姜黄素尚是良好的抗氧化剂、活性氧清除剂，并为铜螯合剂，但至今尚无其治疗肝豆状核变性的临床研究。

（九）特殊情况的治疗

1. 妊娠　经过有效治疗，女性肝豆状核变性患者可以妊娠。遗传咨询过程中，应告知患者所生子女患病可能性为0.5%，其配偶也应进行 *ATPTB* 基因分析。妊娠前应将患者铜代谢控制至最佳状态。怀孕期间仍需控制患者铜的代谢，尽管 D- 青霉胺（PCA）有致畸作用，但停止治疗的危险性大于继续治疗。肝豆状核变性妊娠患者在整个妊娠期应继续服药，最好应用锌制剂治疗，若必须用 D- 青霉胺（PCA）或曲恩汀治疗则应减量；建议在妊娠晚期将螯合剂用量减至最小剂量（300~600mg/d），以防止胎儿铜缺乏及剖腹产或会阴切开术后伤口愈合不良。不推荐使用螯合剂的患者进行母乳喂养。D- 青霉胺（PCA）是否有致畸作用仍存在争议，美国食品药品监督管理局对妊娠妇女应用 D- 青霉胺（PCA）的评定为 D 级，即有证据表明存在风险；对醋酸锌的致畸作用评定为 A 级，即已证实无风险。

2. 手术　药物治疗不应该完全中止，停止肝豆状核变性治疗的患者有肝脏失代偿和急性肝衰竭的风险。因 D- 青霉胺（PCA）或曲恩汀可能有碍伤口愈合，在手术前可减少其剂量。

四、对症治疗

1. 震颤　静止性且幅度较小的震颤，首选苯海索1mg/次，每日2次开始，渐加至2mg/次，每日3次，如症状缓解不明显，可加用复方多巴类制剂。以意向性或姿势性震颤为主、尤其是粗大震颤者，首选氯硝西泮0.5mg/次，每日1次或每日2次，逐渐加量，不超过2mg/次，每日3次。对精神较紧张的患者可加用普萘洛尔30~40mg/d，分3~4次服。

2. 肌张力障碍　帕金森综合征者可用复方多巴制剂，从小剂量起，渐加至有效量。也可单用或合用多巴胺受体激动剂，如吡贝地尔50mg/次，每日1次或每日2次。以扭转痉挛、强直或痉挛性斜颈为主者,除上述药物外,还可选用苯二氮䓬类药物,如氯硝西泮、硝西泮等。也可选用巴氯芬 5mg/ 次,每日 2 次开始,可逐渐加至 10~20mg/ 次,每日 3 次;或乙哌立松 50mg/ 次,每日 3 次,儿童酌减。经上述治疗无效的局限性肌张力障碍并造成肢体畸形者可试用局部注射肉毒毒素。

3. 舞蹈样动作和手足徐动症　可选用苯二氮䓬类药物;对无明显肌张力增高者也可用小量氟哌啶醇,逐渐增量。

4. 精神症状　可选用喹硫平或利培酮等。对严重肌张力增高者可选用氯氮平等。对淡漠、抑郁的患者可用抗抑郁药物,如有抑郁与兴奋躁动交替者可加用丙戊酸钠或卡马西平。

5. 肝脏损害　绝大多数患者需长期护肝治疗。

6. 白细胞和血小板减少　给予升白细胞药物,仍不能纠正时应减用或停用 D- 青霉胺(PCA),改用其他驱铜药,如仍无效,可施行脾切除术,或先行脾动脉栓塞,再行脾切除。

7. 暴发性肝衰竭

迅速清除体内沉积的铜(血液透析、新鲜冰冻血浆进行血浆置换),尽快给予肝脏移植手术。

五、手术治疗

(一)肝移植

肝移植是治疗肝豆状核变性急性肝衰竭或失代偿期肝硬化的最有效方法。由于生化学缺陷主要发生于肝脏,因此原位肝移植(OLT)能够解决根本问题。肝豆状核变性患者肝移植的适应证:①急性肝衰竭作为肝豆状核变性的首要表现或停止驱铜治疗后发生急性肝衰竭的患者;②慢性肝病进展为肝硬化且对螯合剂治疗无效的患者,或没有及时驱铜治疗的失代偿期肝硬化患者。对神经系统症状恶化进展的肝豆状核变性患者如药物治疗无效能否行肝移植,目前学术界仍存在争论。肝豆状核变性引起的急性肝衰竭患者,是优先考虑行肝移植的患者。

(二)脾切除

当患者出现药物无法改善的脾功能亢进而又必须服用驱铜药物时,建议将脾脏切除。

六、康复及心理治疗

伴有神经症状和精神症状的肝豆状核变性患者由于肢体僵硬不灵活,或言语障碍,或情绪低落、抑郁,患者常不愿活动或不与人交往,生活质量下降,进而影响疾病的预后。可以进行健身操、太极拳、慢跑等运动,进行语言障碍训练等康复训练来帮助患者改善运动障碍,给予一些日常生活帮助来改善生活质量,给予有效的心理疏导来达到更满意的治疗效果。

七、细胞治疗

健康肝细胞的移植是最理想的细胞疗法,通过使用健康肝细胞重新填充肝脏以替代病变肝细胞,使肝豆状核变性患者恢复正常的 ATP7B 依赖的铜转运。理论上,如果移植的健康的肝细胞能够增殖成为功能性肝细胞并重建胆小管网络,则可以永久治愈肝豆状核变性。移植的肝细胞主要有成熟肝细胞、肝脏干细胞、胎肝细胞等细胞,目前研究已证明人肝细胞移植可以改善肝功能,促进胆汁排铜。尽管细胞移植在治疗肝豆状核变性的动物实验中显示了良好效果。但如何使移植肝细胞在宿主肝脏内存活、增殖及工作,如何避免瘤化及免疫排斥反应等问题尚未解决,细胞移植治疗应用于临床仍有很大距离。

八、基因治疗

由于大多数 ATP7B 在肝细胞中表达,目前正在开展的基因治疗方法旨在提供健康的 ATP7B 拷贝来纠正肝豆状核变性患者肝细胞中的缺陷,从而恢复铜的肝脏代谢。通过人免疫缺陷病毒衍生的慢病毒载体(LV)转导新的 ATP7B 基因的动物研究显示肝细胞内铜水平下降、肝纤维化得到改善,证明了肝细胞转基因的表达。另一项研究发现利用重组腺相关病毒(rAAV)载体取代 LV 载体,单次注射 rAAV 6 个月后证明了铜代谢的充分恢复。与细胞移植治疗一样,基因治疗存在细胞的存活、瘤化及免疫排斥反应等尚未完全解决的问题。

预后　肝豆状核变性若不治疗通常危及生命,大多数患者死于肝病,少数患者死于神经系统疾病并发症。驱铜治疗及肝移植可延长生存期,而生存期取决于患者肝病和神经系统疾病的严重程度以及药物治疗的依从性。大多数无肝硬化或代偿期肝硬化患者经 1~2 年治疗肝功能可恢复正常,继续治疗可使病情稳定。

(汤建光　雷立芳)

参 考 文 献

1. 梁秀龄,陈曦,李洵桦,等 . 肝豆状核变性临床若干问题 [J]. 中华神经科杂志,2005,38（1）:57-59.

2. 吴江,贾建平 . 神经病学[M]. 3 版 . 北京:人民卫生出版社,2015:299-302.

3. 吴志英,赵振华 . 客观评价肝移植在 Wilson 病治疗中的地位[J]. 中华神经科杂志,2007,40（11）:721-722.

4. 中华医学会神经病学分会神经遗传学组 . 中国肝豆状核变性诊治指南 2021[J]. 中华神经科杂志,2021,54（4）:310-319.

5. ALA A, BORJIGIN J, ROCHWARGER A, et al. Wilson disease in septuagenarian siblings: Raising the bar for diagnosis[J]. Hepatology, 2005, 41（3）: 668-670.

6. ALA A, WALKER A P, ASHKAN K, et al. Wilson's disease [J]. Lancet, 2007, 369（9559）: 397-408.

7. BANDMANN O, WEISS K H, KALER S G. Wilson's disease and other neurological copper disorders[J]. Lancet Neurology, 2015, 14（1）: 103-113.

8. BREWER G J, HEDERA P, KLUIN K J, et al. Treatment of Wilson Disease With Ammonium Tetrathiomolybdate: Ⅲ. Initial Therapy in a Total of 55 Neurologically Affected Patients and Follow-up With Zinc Therapy[J]. JAMA Neurology, 2003, 53（10）: 1017-1025.

9. BREWER G J. Novel therapeutic approaches to the treatment of Wilson's disease[J]. Expert Opin Pharmacother, 2006, 7（3）: 317-324.

10. CAPRAI S, LOUDIANOS G, MASSEI F, et al. Direct diagnosis of Wilson disease by molecular genetics[J]. J Pediatr, 2006, 148（1）: 138-140.

11. CHANG I J, HAHN S H. The genetics of Wilson disease [J]. Handb Clin Neurol, 2017, 142: 19-34.

12. COFFEY A J, DURKIE M, HAGUE S, et al. A genetic study of Wilson's disease in the United Kingdom[J]. Brain, 2013, 136（Pt 5）: 1476-1487.

13. DHAWAN A, TAYLOR R M, CHEESEMAN P, et al. Wilson's disease in children: 37-year experience and revised King's score for liver transplantation[J]. Liver Transpl, 2005, 11（4）: 441-448.

14. DONG Y, NI W, CHEN W J, et al. Spectrum and classification of ATP7B variants in a large cohort of Chinese patients with Wilson's disease guides genetic diagnosis[J]. Theranostics, 2016, 6（5）: 638-649.

15. European Association For Study of Liver. EASL Clinical Practice Guidelines: Wilson's disease[J]. J Hepatol, 2012, 56（3）: 671-685.

16. FERENCI P, CACA K, LOUDIANOS G, et al. Diagnosis and phenotypic classification of Wilson disease[J]. Liver Int, 2003, 23（3）: 139-142.

17. FIGUS A, ANGIUS A, LOUDIANOS G, et al. Molecular pathology and haplotype analysis of Wilson disease in Mediterranean populations[J]. Am J Hum Genet, 1995, 57（6）: 1318-1324.

18. GUILLAUD O, DUMORTIER J, SOBESKY R, et al. Long term results of liver transplantation for Wilson's disease: experience in France[J]. J Hepatol, 2014, 60（3）: 579-589.

19. GUPTA S. Cell therapy to remove excess copper in Wilson's disease[J]. Ann NY Acad Sci, 2014, 1315（1）: 70-80.

20. HERMANN W. Morphological and functional imaging in neurological and non-neurological Wilson's patients[J]. Ann NY Acad Sci, 2014, 1315: 24-29.

21. HUSTER D. Wilson disease[J]. Best Pract Res Clin Gastroenterol, 2010, 24（5）: 531-539.

22. KELLY C, PERICLEOUS M. Wilson disease: more than meets the eye[J]. Postgrad Med J, 2018, 94（1112）: 335-347.

23. KOOPMAN W J, NIJTMANS L G, DIETEREN C E, et al. Mammalian mitochondrial complex I: biogenesis, regulation, and reactive oxygen species generation[J]. Antioxid Redox Signal, 2010, 12（12）: 1431-1470.

24. LEINWEBER B, MÖLLER J C, SCHERAG A, et al. Evaluation of the Unified Wilson's Disease Rating Scale (UWDRS) in German patients with treated Wilson's disease[J]. Mov Disord, 2008, 23（1）: 54-62.

25. MACHADO A, CHIEN H F, DEGUTI M M, et al. Neurological manifestations in Wilson's disease: Report of 119 cases[J]. Mov Disord, 2006, 21（12）: 2192-2196.

26. MERLE U, ENCKE J, TUMA S, et al. Lentiviral gene transfer ameliorates disease progression in Long-Evans cinnamon rats: an animal model for Wilson disease[J]. Scand J Gastroenterol, 2006, 41（8）: 974-982.

27. MERLE U, SCHAEFER M, FERENCI P, et al. Clinical presentation, diagnosis and long-term outcome of Wilson's disease: a cohort study[J]. Gut, 2007, 56（1）: 115-120.

28. MIZUOCHI T, KIMURA A, SHIMIZU N, et al. Zinc monotherapy from time of diagnosis for young pediatric patients with presymptomatic Wilson disease[J]. J Pediatr Gastroenterol Nutr, 2011, 53（4）: 365-367.

29. MURILLO O, LUQUI D M, GAZQUEZ C, et al. Long-term

metabolic correction of Wilson's disease in a murine model by gene therapy[J]. J Hepatol, 2016, 64(2): 419-426.

30. NICASTRO E, RANUCCI G, VAJRO P, et al. Re-evaluation of the diagnostic criteria for Wilson disease in children with mild liver disease[J]. Hepatology, 2010, 52(6): 1948-1956.

31. RANUCCI G, DI DATO F, SPAGNUOLO M, et al. Zinc monotherapy is effective in Wilson's disease patients with mild liver disease diagnosed in childhood: a retrospective study[J]. Orphanet J Rare Dis, 2014, 9: 41.

32. PAVESE N, TAI Y F. Genetic and degenerative disorders primarily causing other movement disorders[J]. Handb Clin Neurol, 2016, 135: 507-523.

33. ROBERTS E A, SCHILSKY M L. A practice guideline on Wilson disease[J]. Hepatology, 2003, 37(6): 1475-1492.

34. ROBERTS E A, SCHILSKY M L. Diagnosis and treatment of Wilson disease: an update[J]. Hepatology, 2008, 47(6): 2089-2111.

35. POUJOIS A, WOIMANT F. Wilson's disease: A 2017 update[J]. Clin Res Hepatol Gastroenterol, 2018, 42(6): 512-520.

36. ROYBAL J L, ENDO M, RADU A, et al. Early gestational gene transfer with targeted ATP7B expression in the liver improves phenotype in a murine model of Wilson's disease[J]. Gene Ther, 2012, 19(11): 1085-1094.

37. RUPP C, STREMMEL W, WEISS K H. Novel perspectives on Wilson disease treatment[J]. Handb Clin Neurol, 2017, 142: 225-230.

38. SCHILSKY M L. Long-term outcome for Wilson disease: 85% good[J]. Clin Gastroenterol Hepatol, 2014, 12(4): 690-691.

39. SINHA S, TALY A B. Withdrawal of penicillamine from zinc sulphate-penicillamine maintenance therapy in Wilson's disease: promising, safe and cheap[J]. J Neurol Sci, 2008, 264(1-2): 129-132.

40. SOCHA P, JANCZYK W, DHAWAN A, et al. Wilson's Disease in Children: A Position Paper by the Hepatology Committee of the European Society for Paediatric Gastroenterology, Hepatology and Nutrition[J]. J Pediatr Gastroenterol Nutr, 2018, 66(2): 334-344.

41. STANLEY F, JOSEPH J MARK H. Principles and Practice of Movement Disorders[M]. 2nd ed. Oxford: Elsevier, 2011.

42. SVETEL M, POTREBIĆ A, PEKMEZOVIĆ T, et al. Neuropsychiatric aspects of treated Wilson's disease[J]. Parkinsonism Relat Disord, 2009, 15(10): 772-775.

43. WEISS K H, VAN DE MOORTELE M, GOTTHARDT D N, et al. Bone demineralisation in a large cohort of Wilson disease patients[J]. J Inherit Metab Dis, 2015, 38(5): 949-956.

44. WILSON D C, PHILLIPS M J, COX D W, et al. Severe hepatic Wilson's disease in preschool-aged children[J]. J Pediatr, 2000, 137(5): 719-722.

45. WU Z, WANG N, MURONG S, et al. Identification and analysis of mutations of the Wilson disease gene in Chinese population[J]. Chin Med J(Engl), 2000, 113(1): 40-43.

46. XIE J J, WU Z Y. Wilson's Disease in China[J]. Neurosci Bull, 2017, 33(3): 323-330.

47. YAGCI M A, TARDU A, KARAGUL S, et al. Influence of liver transplantation on neuropsychiatric manifestations of Wilson disease[J]. Transplant Proc, 2015, 47(5): 1469-1473.

48. ZISCHKA H, LICHTMANNEGGER J, SCHMITT S, et al. Liver mitochondrial membrane crosslinking and destruction in a rat model of Wilson disease[J]. J Clin Invest, 2011, 121(4): 1508-1518.

第四章　脑组织铁沉积神经变性病

脑组织铁沉积神经变性病（neurodegeneration with brain iron accumulation, NBIA）是一组罕见的遗传性神经退行性病变，以神经基底节区铁沉积为主要特征，发病率约（0.1~0.3）/10万。截至目前，脑组织铁沉积神经变性病疾病谱系中已明确10种亚型，包括泛酸激酶相关性神经变性病（pantothenate kinase associated neurodegeneration, PKAN）、非钙依赖型磷脂酶A2相关性神经变性病（phospholipase A2 associated neurodegeneration, PLAN）、线粒体膜蛋白相关性神经变性病（mitochondrial membrane protein associated neurodegeneration, MPAN）、β螺旋蛋白相关性神经变性病（beta-propeller protein associated neurodegeneration, BPAN）、脂肪酸羟化酶相关性神经变性病（fatty acid hydroxylase-associated neurodegeneration, FAHN）、神经铁蛋白病（neuroferritinopathy, NFT）、血浆铜蓝蛋白缺乏症（aceruloplasminemia, ACP）、Kufor-Rakeb病（Kufor-Rakeb disease, KRD）、Woodhouse-Sakati综合征（Woodhouse-Sakati Syndrome, WSS）和辅酶A合成酶相关性神经变性病（COASY protein-associated neurodegeneration, CoPAN），其中以泛酸激酶相关性神经变性病（PKAN）、非钙依赖型磷脂酶A2相关性神经变性病（PLAN）、线粒体膜蛋白相关性神经变性病（MPAN）和β螺旋蛋白相关性神经变性病（BPAN）最为多见，约占87%。脑组织铁沉积神经变性病具较高临床异质性，多有锥体外系受累表现，可伴视神经萎缩、视网膜变性等。不同亚型脑组织铁沉积神经变性病的病理学表现有所差异，但多以脑组织异常铁沉积、球状轴索出现、路易小体和/或tau蛋白不同程度的积聚为特征。影像学上，苍白球、黑质、红核等部位在T$_2$加权像及磁敏感序列上可见异常低信号。目前，脑组织铁沉积神经变性病的诊断主要依赖患者症状及影像学特征，必要时需结合分子遗传学检测确诊。迄今为止，脑组织铁沉积神经变性病仍缺乏有效治疗手段，主要采用对症治疗（如：左旋多巴改善帕金森样症状、巴氯芬缓解痉挛状态、肉毒毒素改善肌张力障碍）、营养支持等方案。部分学者利用铁离子螯合剂缓解铁过载，但疗效并不确切。

第一节　分　型

一、泛酸激酶相关性神经变性病

泛酸激酶相关性神经变性病（PKAN，OMIM号：234200）是脑组织铁沉积神经变性病中最为常见的一类亚型，发病率约为（0.1~0.3）/10万，占儿童期起病脑组织铁沉积神经变性病总数的50%。本病的致病基因为泛酸激酶2基因（pantothenate kinase 2, PANK2），人群中该基因的杂合子携带者出现率为1/500~1/275。泛酸激酶相关性神经变性病（PKAN）的突出特点为与基底节铁沉积相关的进行性加重的神经系统症状。

（一）病因及发病机制

本病的致病基因PANK2，呈常染色体隐性遗传。目前，PANK2基因各外显子均有报道致病性突变，绝大多数为错义突变。其中，c.1561G>A为其热点突变。其他常见突变包括c.1351C>T和c.1583C>T等。

PANK2基因编码泛酸激酶2（PANK2），后者是人类四种泛酸激酶亚型中的一种，其分子量约为50.5kDa。PANK2是调节体内辅酶A（coenzyme A, CoA）生物合成的重要分子，并可催化泛酸盐（维生素B$_5$）、N-泛酸酰半胱氨酸和泛酰巯基乙胺的磷酸化过程。而辅酶A在三磷酸腺苷和脂肪酸的合成以及神经递质的代谢过程中均发挥重要作用。PANK2基因突变可导致线粒体功能障碍，但具体机制未明。有关PANK2基因敲除小鼠的研究提示，在PANK2基因敲除的神经元内观察到线粒体膜电位异常、线粒体肿胀以及线粒体呼吸链功能异常。PANK2蛋白异常可导致半胱氨酸以及泛酰巯基乙胺等神经毒性产物的积累。其中，半胱氨酸是一种铁离子螯合剂，较高浓度的半胱氨酸含量可导致继发性铁元素的异常沉积以及神经元氧化应激反应的发生，从而进一步导致泛酸激酶相关性神经变性病的发生。

（二）临床表现与分型

1. 起病特征

（1）经典型泛酸激酶相关性神经变性病：约占总泛酸激酶相关性神经变性病的 75%，即儿童期起病（平均 3.4 岁，分布于 6 个月~12 岁），快速进展。部分患儿在起病前常会出现非特异性症状，如行动笨拙、运动困难以及运动功能或全脑功能发育迟滞。早期可表现为下肢痉挛、肌张力障碍和强直所致的步态异常和姿势不稳。视觉症状可能较为显著。但上肢肌张力障碍和足趾扭动较为少见。

（2）非经典型泛酸激酶相关性神经变性病：约占总泛酸激酶相关性神经变性病的 25%，起病相对较晚（平均 14 岁，分布于 1~28 岁），进展相对较慢，多伴有言语或构音障碍。通常步态障碍较轻，伴有轻度肌张力障碍以及轻微精神心理症状。

2. 其他临床特征

（1）经典型泛酸激酶相关性神经变性病：不同患者之间表现相似。其中，肌张力障碍是最常见的锥体外系症状，可累及身体各个部位，但以四肢和面部受累最为显著。多数泛酸激酶相关性神经变性病患者均有口-下颌-面部肌张力障碍和构音障碍。颈部肌张力障碍可导致舌咬伤，有时甚至需要去除全部牙齿以避免反复发生的舌部损伤。严重的肢体肌张力障碍使骨的剪切力增加，并由于运动减少可导致患者骨质疏松，该类患者易发生长骨骨折。其他运动症状包括舞蹈样手足徐动症，强直、帕金森样症状相对较少见。癫痫发作偶有报道。2/3 典型泛酸激酶相关性神经变性病患者可有色素性视网膜病变，并表现为视觉功能损害。亦有垂直和水平眼动障碍的报道。随着疾病的进展，患者可能逐渐出现不同程度的认知功能障碍。约 8% 的病例还发现存在棘红细胞增多症。

（2）非典型泛酸激酶相关性神经变性病：约 1/3 存在神经心理症状，包括行为异常、运动性或语音性抽动症、强迫性或攻击性行为、性格改变、冲动、抑郁和额颞叶痴呆样表现，偶尔可有精神病性症状。语言或构音功能障碍较为常见。在疾病的进展与后期阶段，运动症状变得显著。在回顾病史时，往往可以发现患者在儿童期或青春期可能就已存在动作的不灵活。肌张力障碍是非典型泛酸激

酶相关性神经变性病患者最常见的锥体外系症状，但较典型泛酸激酶相关性神经变性病患者的肌张力障碍症状略轻。其他，如帕金森样症状、局灶性肌张力障碍、皮质脊髓束征、冻结步态以及特发性震颤等运动症状，也被报道见于该类患者。此外，亚临床视网膜病变以及认知功能障碍亦可见于非典型泛酸激酶相关性神经变性病。

3. 病程特征起病较早的患者进展相对较快。泛酸激酶相关性神经变性病患者的神经系统功能通常呈阶段性下降趋势，其间临床症状可有相对稳定时期，并伴随突然出现的神经系统症状恶化、认知功能下降以及运动技能的丧失，其病程发展的相关机制尚不十分清楚。大多数患者起病 10~15 年后完全丧失行动能力。合并症状以消化道症状为常见，如胃食管反流、吞咽困难以及便秘等。随着医疗技术的发展，泛酸激酶相关性神经变性病患者多可存活至成年后。患者的常见死因如下：①心脏呼吸并发症：肺部感染或吸入性肺炎；②营养不良的并发症：如免疫功能障碍等；③严重的肌张力障碍。与经典型泛酸激酶相关性神经变性病相比，非经典型泛酸激酶相关性神经变性病患者的病程进展相对较慢，成年期多可保持活动能力，通常于起病后 15~40 年逐渐丧失活动能力。

（三）检验与辅助检查

头颅 MRI 是帮助诊断脑铁沉积病最常用的影像学方法。泛酸激酶相关性神经变性病的典型影像学特点为"虎眼征"，即冠状位 T_2 像上可见较低密度苍白球的中央高信号区。部分患者亦可出现黑质区铁沉积的异常低信号。

二、磷脂酶 A2 相关性神经变性病

磷脂酶 A2 相关性神经变性病（PLAN，OMIM 号：256600/610217）是一种由 *PLA2G6* 基因突变导致的常染色体隐性遗传性神经退行性病变，为脑组织铁沉积神经变性病第二常见亚型，约占所有脑组织铁沉积神经变性病的 20%。*PLA2G6* 基因突变可以导致 3 种临床表型，即典型婴儿神经轴索营养不良、非典型婴儿神经轴索营养不良和 PLA2G6 相关性肌张力障碍-帕金森综合征（PLAN-DP），其中，典型婴儿神经轴索营养不良为最常见类型。Seitelberger（1952）首次描述了一种以脑神经退化和脂质蓄积为特征的婴儿型发作性疾病，最初被称

为 Seitelberger 病,后被称为婴儿神经轴索营养不良。Morgan 等鉴定出致病基因 *PLA2G6*,之后又发现许多不同但相关的表型是由该基因突变所引起,并将该类疾病统一命名为磷脂酶 A2 相关性神经变性病。

(一)病因及发病机制

非钙依赖型磷脂酶 A2 相关性神经变性病由 *PLA2G6*(MIM:603604)基因突变导致,为常染色体隐性遗传。该基因定位于染色体 22q13.1,编码非钙依赖型磷脂酶 A2-β 蛋白(phospholipase A2 group Ⅳ,PLA2G6),包含 806 个氨基酸,相对分子质量 88kDa,参与细胞膜磷脂的转换。脑组织中约 70% 活性磷脂酶 A2(PLA2)由 *PLA2G6* 基因编码。*PLA2G6* 突变致病主要累及中枢神经系统,并在全身各组织中亦均有表达。*PLA2G6* 基因主要表达于线粒体,对维持线粒体功能具有一定作用,在细胞核核膜和灵长类动物脑组织轴突末端亦表达。

PLA2G6 蛋白属于磷脂酶 A2 家族,该家族包括 20 多种蛋白质,分为 4 种类型:分泌型磷脂酶 A2、钙依赖型磷脂酶 A2、血小板活化因子乙酰水解酶和非钙依赖型磷脂酶 A2。PLA2G6 蛋白可以水解甘油磷脂并产生溶血磷脂和游离脂肪酸。其中,游离脂肪酸下游代谢产物具有特定的细胞功能并参与多种信号转导,包括细胞膜重塑、脂肪酸氧化、细胞生长和凋亡。溶血磷脂参与多种信号转导,如血小板活化因子生成。细胞膜完整性依靠磷脂再循环和内环境稳态,故磷脂酶活性对保持细胞膜完整性至关重要,而 PLA2G6 蛋白介导的神经退行性病变系细胞膜重塑、脂肪酸氧化障碍和磷脂结构破坏所致。线粒体多不饱和脂肪酸对活性氧极为敏感。PLA2G6 蛋白在过氧化氢处理的细胞中对细胞膜亲和力增加,导致其自身活性增加和游离脂肪酸释放增加。细胞异常产生的活性氧可以螯合 PLA2G6 蛋白至线粒体并阻止细胞凋亡,但超微结构已出现线粒体功能缺陷。线粒体呼吸链和相关去极化解耦联作用可以导致线粒体内 PLA2G6 蛋白活化,使游离脂肪酸蓄积,继而通过细胞色素 C 释放而引起细胞凋亡;而 PLA2G6 蛋白活性降低可以使此过程失调,导致功能异常的线粒体清除障碍。此外,PLA2G6 蛋白在维持细胞膜稳态中发挥重要作用。PLA2G6 蛋白功能缺陷可以导致线粒体内膜和轴突末端退行性病变。轴索和 / 或细胞器包膜完整性破坏可以导致轴突传导障碍和细胞成分在轴突远端蓄积,从而发生弥漫性轴索阻滞和变性。

(二)临床表现与分型

磷脂酶 A2 相关性神经变性病存在三种临床表型:婴儿神经轴索营养不良、非典型婴儿神经轴索营养不良和 PLA2G6 相关性肌张力障碍 - 帕金森综合征,三种表型在临床上具有一定的重叠性。

1. 婴儿神经轴索营养不良(infantile neuroaxonal dystrophy,INAD) 婴儿神经轴索营养不良常在出生后 6 个月至 3 岁之间发病,首发症状为精神运动发育迟滞或退后,随后出现肌无力、躯干肌张力减低、小脑共济失调、腱反射减弱或消失、视神经萎缩致视力障碍、斜视和眼震等。随着疾病的进展,患者出现上运动神经元受损体征,最初患者表现为肌张力增高、腱反射亢进,之后表现为进行性痉挛性四肢轻瘫、对称性锥体束征、腱反射消失。部分患者伴有癫痫发作。疾病进展迅速,导致严重的痉挛、进行性认知功能下降和视力损害,受影响的患者不会走路或失去行走能力,多数患者 10 岁前死于营养不良和继发性感染等并发症。

2. 非典型婴儿神经轴索营养不良(atypical infantile neuroaxonal dystrophy,atypical INAD) 非典型婴儿神经轴索营养不良通常于儿童期发病,少部分患者可推迟到 20 岁发病,平均发病年龄 1.5~6.5 岁。临床表现较典型婴儿神经轴索营养不良多样、进展相对缓慢,首发症状和主要表现为小脑共济失调致步态异常,伴视神经萎缩、斜视、眼震、癫性发作、构音障碍、神经精神症状(如情绪不稳、多动、注意力下降、冲动等)和痉挛性截瘫,部分患者以肌张力障碍为主要表现。该类疾病通常在儿童早期较稳定,7~12 岁开始神经系统退行性病变加重。

3. PLA2G6 相关性肌张力障碍 - 帕金森综合征 PLA2G6 相关性肌张力障碍 - 帕金森综合征通常于青少年期或成年早期发病,主要表现为帕金森样症状、肌张力障碍、认知功能障碍和精神行为异常,部分患者伴锥体束征、眼球活动障碍、自主神经功能障碍、肌阵挛和癫痫发作等。帕金森样症状主要表现为肌强直、僵硬、运动迟缓、静止性震颤和姿势异常。肌张力障碍在手和足中最为常见。

(三)检验与辅助检查

1. 实验室检查 典型婴儿神经轴索营养不

良通常伴有谷草转氨酶/谷丙转氨酶比值升高和乳酸脱氢酶升高,非典型婴儿神经轴索营养不良和 PLA2G6 相关性肌张力障碍 – 帕金森综合征较少见。

2. 影像学检查 典型婴儿神经轴索营养不良在 T_2 像上表现为小脑蚓部和小脑半球萎缩、神经萎缩、视交叉容量减少和胼胝体压部萎缩变细;少部分患者因小脑半球萎缩呈现高信号。磁敏感加权成像(susceptibility weighted imaging, SWI)上异常铁沉积,表现为苍白球部位低信号,不同于泛酸激酶相关性神经变性病“虎眼征”;非典型婴儿神经轴索营养不良表现多样,可仅表现为小脑萎缩,亦可存在同婴儿神经轴索营养不良相同的征像;PLA2G6 相关性肌张力障碍 – 帕金森综合征患者早期影像学特征不明显,随疾病发展而彰显,约 1/3 的 PLA2G6 相关性肌张力障碍 – 帕金森综合征患者可出现 T_2 像上苍白球、纹状体和黑质异常低信号(存在铁沉积),小脑萎缩、胼胝体压部萎缩变细亦可出现。

3. 神经电生理检查 肌电图(EMG)呈现去神经支配;脑电图(EEG)表现为快节律脑电波;视觉诱发电位(VEP):潜伏期延迟,波幅下降;神经传导速度(NCV):远端轴索型感觉运动神经病;患者在疾病早期或晚期可出现癫痫发作。

4. 神经病理学 神经活检是确诊非钙依赖型磷脂酶 A2 相关性神经变性病的重要手段,可见病理性球体轴突。一个或多个组织的活检中可观察到轴突营养不良组织病理学的证据,包括:膜管外形、线粒体聚集体、轴突直径增粗、内膜变薄。轴突球体随着年龄增长在所有组织中可能不明显,所以怀疑患有婴儿神经轴索营养不良或非典型婴儿神经轴索营养不良未出现组织病理学的证据需随着时间推移多次活检才能识别。PLA2G6 相关性肌张力障碍 – 帕金森综合征患者无病理性球体轴突。

三、线粒体膜蛋白相关性神经变性病

线粒体膜蛋白相关性神经变性病(MPAN, OMIM 号:614297)是由于 *C19orf12* 基因突变引起的脑组织铁沉积神经变性病,是第 3 位临床常见亚型,占脑组织铁沉积神经变性病病例的 6%~10%。流行率约 0.1/100 000。*C19orf12* 基因编码线粒体膜蛋白,多数突变导致蛋白功能丧失。线粒体膜蛋白相关性神经变性病是一种常染色体隐性遗传疾病,主要表现为锥体和锥体外征、认知障碍、精神异常、视神经萎缩和运动轴索神经病。磁共振成像显示苍白球和黑质脑组织中铁积累,内髓的髓核板有高信号的条纹是线粒体膜蛋白相关性神经变性病与其他脑组织铁沉积神经变性病亚型区分开来的标志。目前全球报道不超过 100 例患者。

(一)病因及发病机制

C19orf12 基因位于染色体 19q12(16kb),含有 3 个外显子。C19orf12 蛋白是包含 2 个替代起始密码子的跨膜蛋白,表达于内质网和线粒体。C19orf12 蛋白在进化中高度保守并含有跨膜结构域。免疫荧光和体外实验显示细胞多克隆抗体定位在线粒体。C19orf12 蛋白功能目前尚不清楚。C19orf12 蛋白在神经元、白细胞和脂肪细胞中呈高表达。C19orf12 蛋白水平与脂肪酸代谢密切相关,*C19orf12* 在脂肪细胞中的表达及其与脂肪酸代谢相关基因的共调控表明 C19orf12 在脂质代谢中的作用。

脑组织病理学检查显示基底神经节中铁沉积,特别是苍白球,铁在神经元、星形胶质细胞和血管周围的巨噬细胞中沉积。在皮质、海马、脑干、脊髓和基底神经节,尤其是苍白球中发现路易体。在黑质中,含有路易体的轴突几乎完全损失。脑中还可见轴突球状体和高磷酸化的 tau 蛋白包涵体。与其他 α- 突触核蛋白病患者相似,线粒体膜蛋白相关性神经变性病患者表现良性幻视,快速眼动睡眠行为障碍(rapid eye movement sleep behavior disorder, RBD)和尿失禁。尽管 α- 突触核蛋白病的原因尚不清楚,越来越多的证据表明与线粒体功能障碍相关,将线粒体膜蛋白相关性神经变性病认为是 α- 突触核蛋白病可能有助于解开 α- 突触核蛋白病和脑铁沉积之间的复杂关联。随着帕金森病、路易体痴呆、多系统萎缩、自主神经减退、淀粉样变性、tau 蛋白病和非钙依赖型磷脂酶 A2 相关性神经变性病的研究,线粒体膜蛋白相关性神经变性病被认为是 α- 突触核蛋白病。未来线粒体膜蛋白相关性神经变性病的研究有助于揭示 *C19orf12* 基因产物的功能,并阐明其他 α- 突触核蛋白病和脑组织铁沉积神经变性病的发病机制。

(二)临床表现与分型

通常于儿童期发病,也可于成年早期发病,与

其他形式的伴有脑铁蓄积（脑组织铁沉积神经变性病）的神经退行性疾病不同，线粒体膜蛋白相关性神经变性病的进展通常是缓慢，但也有突发快速进展型的成人线粒体膜蛋白相关性神经变性病报道。线粒体膜蛋白相关性神经变性病主要表现为锥体和锥体外征、认知障碍、精神异常、视神经萎缩等，晚期以痴呆、痉挛状态、肌张力障碍和帕金森综合征为特征。

1. 神经症状　步态异常是线粒体膜蛋白相关性神经变性病最常见的临床特征。早期表现痉挛步态，下肢受累早于上肢。早期有腱反射活跃，随着疾病进展，后期腱反射减弱，深反射从远端到近端逐渐消失，可伴有肌肉萎缩。约 50% 的患者出现吞咽困难。肌张力障碍也是线粒体膜蛋白相关性神经变性病常见的临床表现，多见于手足受累。口下颌肌张力障碍引起的构音障碍通常在疾病早期出现。约 50% 的患者有帕金森综合征，表现为运动迟缓、肌张力增高、震颤、姿势异常和快速眼动睡眠行为障碍。帕金森综合征在成人线粒体膜蛋白相关性神经变性病中更为常见，特别是在疾病快速进展的患者中，可出现在儿童型线粒体膜蛋白相关性神经变性病晚期。70% 患者存在与视神经萎缩相关的视力障碍。

2. 精神及认知障碍　与普通泛酸激酶相关的神经退行性病变相反，多数线粒体膜蛋白相关性神经变性病患者有进行性认知障碍。神经障碍表现为抑郁、焦虑、躁狂、强迫症、幻觉、易怒、注意力不集中和多动症等。

3. 其他　尿失禁是线粒体膜蛋白相关性神经变性病与其他形式脑组织铁沉积神经变性病的区别，疾病晚期出现体重减轻和膀胱失禁。晚期出现的意识改变和癫痫与线粒体膜蛋白相关性神经变性病不相关。线粒体膜蛋白相关性神经变性病相关并发症，如吸入性肺炎等可导致患者死亡。

（三）检验与辅助检查

1. 实验室检查　线粒体膜蛋白相关性神经变性病中乳酸脱氢酶可升高。

2. 神经影像学　脑磁共振成像中某些个体的纹状体内侧髓核板可能会出现"虎眼征"，它们在内侧和外侧的苍白球之间具有高强度的条纹。其他不太常见的 MRI 异常包括全身性皮质萎缩、小脑萎缩、尾状核和壳核中 T_1WI 加权高信号。

四、β 螺旋蛋白相关性神经变性病

β 螺旋蛋白相关性神经变性病（BPAN，OMIM 号：300894）又称儿童期静态性脑病成年期神经变性病（static encephalopathy of childhood with neurodegeneration in adulthood，SENDA）或脑组织铁沉积性神经变性病 5 型，是一种由 WD 重复蛋白 45 基因（wd repeat-containing protein 45，*WDR45*）突变引起的 X 连锁显性遗传性神经变性病，具有高度临床异质性和遗传异质性。主要表现为儿童期全面性发育迟滞伴癫痫发作，青春期或成年早期出现肌张力障碍、帕金森综合征和认知功能下降等。头颅影像学显示苍白球和黑质存在异常铁沉积。Gregory 首先报道了 7 例具有"儿童期静态性脑病成年期神经变性病"特殊表型的脑组织铁沉积神经变性病，患者表现为婴儿和儿童早期全面性发育迟滞伴癫痫发作，成年期后发展为帕金森综合征、肌张力障碍以及构音障碍等，头颅影像学显示黑质和苍白球异常铁沉积。Haack 发现了 *WDR45* 基因致病突变，建议将该疾病命名为"β 螺旋蛋白相关性神经变性病"，不再沿用"儿童期静态性脑病成年期神经变性病"这一名称。这种由 *WDR45* 基因突变引起的疾病也被称为脑组织铁沉积神经变性病 5 型，约占脑组织铁沉积神经变性病病例的 7%。

（一）病因及发病机制

β 螺旋蛋白相关性神经变性病是一种由 *WDR45* 基因突变所引起的 X 连锁显性遗传性疾病。研究表明，*WDR45* 基因突变导致 β 螺旋蛋白缺陷，使细胞自噬功能受损以及细胞凋亡溶酶体途径障碍，从而引起 β 螺旋蛋白相关性神经变性病。尽管 β 螺旋蛋白相关性神经变性病是 *WDR45* 基因突变导致的伴 X 染色体显性遗传病，但由于 *WDR45* 致病性突变对于男性胚胎具有致死性，故该病并不遵循常规的 X 连锁显性遗传规律。男性和女性患者表型相似，可能是由于存活的男性患者中存在细胞嵌合体，女性患者中存在生殖细胞系或体细胞突变。部分女性患者存在 X 染色体失活模式。

β 螺旋蛋白相关性神经变性病的致病基因为 *WDR45* 基因（MIM 号：300526），该基因杂合或半合突变引起所编码的 β 螺旋蛋白功能异常，从而导致疾病发生。*WDR45*基因定位于染色体Xp11.23。*WDR45*基因突变方式包括错义突变、缺失突变和剪接突变,其中剪接突变较常见。*WDR45*基因敲除的小鼠表现为运动协调性差,学习和记忆力受损,广泛的轴突与轴突球状体肿胀。自噬基因*WDR45*具有调节学习记忆功能和轴突的动态平衡的能力。

*WDR45*编码的β螺旋蛋白是一种具有7叶片螺旋桨结构并且包含与磷脂相互作用的保守序列的蛋白质,该蛋白与磷脂结合并发挥自噬功能。β螺旋蛋白通过一个β螺旋平台和可逆的蛋白质-蛋白质相互作用调节多蛋白复合物的装配。β螺旋蛋白是WD40蛋白家族的成员,它为蛋白质-蛋白质相互作用提供基础,并执行细胞功能,如自噬、细胞周期进程和调控转录。β螺旋蛋白是自噬相关基因18(autophagy 18,*ATG18*)编码的4个蛋白同源物之一,与自噬体的形成有关。研究表明,*ATG18*编码的蛋白通过磷脂酰肌醇-3-磷酸(phosphatidylinositol 3-phosphate,PI3P)结合域结合内质网膜,促进下游蛋白复合物的形成。磷脂酰肌醇-3-磷酸对自噬起重要作用,是自噬体膜的主要组成部分。磷脂酰肌醇-3-磷酸可能参与调节早期膜曲率和自噬体大小。由此推测,β螺旋蛋白可调节自噬体大小和成熟度。在携带2个致病突变(235+1G>A和c.517_519DEL p.173ValDel)的患者成纤维细胞中发现二价金属转运蛋白1(divalent metal transport 1,DMT1)的上调和转铁蛋白受体的下调,β螺旋蛋白相关性神经变性病患者在饥饿后细胞内二价铁离子增加。成纤维细胞显示具有铁超载的铁转运蛋白改变模式,支持二价金属转运蛋白1在脑组织铁沉积神经变性病中的作用。

(二)临床表现与分型

β螺旋蛋白相关性神经变性病具有双相临床进程,儿童期和青春期或成年早期2个阶段临床表现不同。儿童期通常呈现癫痫发作、全面性发育迟滞和智力障碍,部分患者还可出现精神行为异常,表现为Rett综合征(Rett syndrome)等。儿童期症状通常在青春期和成年早期有所改善,随之出现肌张力障碍、帕金森综合征和认知功能下降等。目前所报道的β螺旋蛋白相关性神经变性病大多是女性患者,也有极少数男性患者被报道。

1. 儿童期临床表现 儿童期静态性脑病包括癫痫发作、全面性发育迟滞、智力障碍等,发病年龄为3月龄至6岁。癫痫发作是儿童期最为常见的症状,且通常在高热惊厥后发作,发作形式包括局灶性发作和全身性发作。随年龄的增大,癫痫发作的频率可逐渐减少。患儿通常伴有运动功能障碍,表现为动作笨拙、精细动作差以及共济失调。Rett综合征样异常行为包括无目的性手部动作、孤独症谱系障碍、痛觉不敏感以及睡眠障碍(难以入睡、睡眠时间短、入睡时舞蹈样动作和清醒时磨牙)。少部分儿童还可伴有心律失常、面部畸形等非典型症状。

2. 青春期或成年早期临床表现 青春期或成年早期主要临床特点为肌张力障碍、帕金森综合征和进行性痴呆。上述症状平均出现年龄为25岁(15~37岁)。肌张力障碍通常自上肢开始;帕金森综合征表现为显著的运动迟缓、动作僵硬、冻结步态和姿势不稳,但震颤并不常见。进行性痴呆发生在青春期和成年期的早期至中期。肌张力障碍、帕金森综合征和进行性痴呆使得患者进食困难,常导致显著的体重下降。青春期或成年早期患者亦可出现睡眠障碍,表现为入睡困难、夜间惊醒和大声喊叫。少数患者存在高胆固醇血症、双侧视网膜缺损、近视、散光、自发性视网膜脱离和瞳孔缺损。

(三)检验与辅助检查

1. 神经影像学 β螺旋蛋白相关性神经变性病有2个特征性的影像学表现。黑质是铁沉积发生最早和受累最严重的部位,苍白球亦可累及。T_1WI上为双侧黑质高信号伴或不伴有中央低信号带。此外,还可出现胼胝体变薄和小脑萎缩,全脑萎缩随着病程而逐渐进展。儿童期成像通常没有显著的变化,在疾病发展的过程中,尤其是在出现帕金森综合征时才会具有明显的影像学特征。

2. 神经病理学 β螺旋蛋白相关性神经变性病的典型神经病理学表现包括神经原纤维缠结、大量轴突球体、噬铁细胞、广泛的tau蛋白(microtubule-associated protein tau)沉积。在几个β螺旋蛋白相关性神经变性病脑组织病理标本中,额叶、小脑轻度萎缩;冠状切片显示侧脑室前角的轻度扩张、额叶中的皮质带的斑片变薄;前额叶和颞叶中的白质显示轻度萎缩;大脑脚变薄、苍白球萎缩,内部和外部之间的分界不清,黑质呈现深灰褐色;尾状核和壳核正常;丘脑和海马轻度萎缩;

小脑扁桃体中度萎缩。

镜下观察显示苍白球和黑质对铁强烈染色,提示黑质和苍白球内铁沉积,并出现严重的神经元缺失、大量轴突球体、噬铁细胞、反应性星形胶质细胞和巨噬细胞浸润;脑桥、髓质和丘脑发现少量轴突球体;壳核和丘脑显示神经胶质增生和轻度神经元缺失;小脑颗粒细胞层中浦肯野细胞缺失;黑质、薄束核和楔束核轴突肿胀;海马、新皮质、壳核和下丘脑中观察到许多 tau 蛋白,tau 蛋白病理检查发现大量的神经原纤维缠结和神经毡细丝分布,无 β 淀粉样斑块或路易小体;tau 蛋白在黑质、脑桥和丘脑的神经元中很少存在。

五、脂肪酸羟化酶相关性神经变性病

脂肪酸羟化酶相关性神经变性病(FAHN,OMIM:611026)是由于脂肪酸 2- 羟化酶(FA2H)缺乏所引起的脑组织铁沉积神经变性疾病的一类罕见亚型,约占 1%。编码脂肪酸 2- 羟化酶的 *FA2H* 基因突变与家族性脑白质营养不良、遗传性痉挛性截瘫 35 型(SPG35 型)和脑组织铁沉积神经变性病均相关,且表型存在相互交叉重叠,故将上述 3 种临床表型统称为脂肪酸羟化酶相关性神经变性病。该类疾病呈常染色体隐性遗传,临床表现具有一定特异性,表现为痉挛性截瘫、肌张力障碍、癫痫发作、视神经萎缩、智力减退、小脑萎缩、脑白质病变和脑组织铁沉积等。目前全球仅有 61 例报道。

(一)病因及发病机制

FA2H 蛋白是一种大小约 43kDa,结合于内质网上的膜蛋白。其羧基末端(C 末端)含甾醇去饱和酶结构域,其内含铁结合组氨酸序列并具有催化活性;氨基末端(N 末端)含细胞色素 B 与血红蛋白结合结构域,涉及氧化还原活性和向 C 末端传递电子。该酶是一种依赖 NADPH 的单加氧化酶,主要催化脂肪酸 N- 酰基链羟化。2- 羟基脂肪酸是神经酰胺前体,是髓鞘形成的关键成分。*FA2H* 基因突变引起羟化酶活性丧失,从而影响正常髓鞘的形成,且异常髓鞘的形成可能诱发神经元功能障碍和凋亡。此外,*FA2H* 基因突变还可以导致神经酰胺信号转导通路异常,可能影响神经细胞周期和凋亡途径,及髓鞘形成障碍。另外,FA2H 也参与脂质信号通路,在维持轴突和髓鞘长期稳定方面有

重要作用。值得注意的是,FA2H 虽然与髓鞘生成有关,但一般不影响周围神经。

(二)临床表现与分型

该病呈常染色体隐性遗传,通常于儿童期发病,首发症状为步态异常、易跌倒,逐渐进展为痉挛性截瘫步态,伴显著的锥体束征(反射亢进、阵挛、病理征和霍夫曼征等),随后出现肌张力障碍、小脑共济失调、构音障碍、吞咽障碍、视神经萎缩致视力下降、视野和色觉缺损等。大多数患者存在不同程度认知功能障碍,可伴癫痫发作。随着分子检测技术的普及,有研究报道,存在非典型遗传性痉挛性截瘫 35 型或脂肪酸羟化酶相关性神经变性病,其共同点是发病年龄较晚,症状较轻,进展缓慢,影像学无明显脑白质病变或脑组织铁沉积,提示在常染色体隐性遗传性痉挛性截瘫中,*FA2H* 基因突变导致的遗传性痉挛性截瘫 35 型或脂肪酸羟化酶相关性神经变性病并不少见。

(三)检验与辅助检查

头颅 MRI 可有进展性白质脑病,皮质、小脑、脑干萎缩,胼胝体变薄及苍白球、黑质等部位呈 T_2 低信号铁沉积表现。

六、神经铁蛋白病

神经铁蛋白病(NFT,OMIM 号:606159)亦称遗传性铁蛋白病或脑组织铁沉积神经变性病 3 型,系铁蛋白轻链(*FTL*)基因突变所致的常染色体显性遗传性神经变性病。最初的报道是在英格兰东北部一个大家系中被发现。患者通常在 40~55 岁发病,主要临床表现为舞蹈症、手足徐动症、肌张力障碍、帕金森样症状和认知功能障碍等,可伴有共济失调、锥体束征。迄今为止,全世界范围内共有 90 例病例被报道,并鉴定出 9 种不同的致病突变。9 种不同的致病突变包括 8 种插入突变和 1 种错义突变,其中 c.460InsA 为最常见的突变类型。

(一)病因及发病机制

神经铁蛋白病是由编码铁蛋白轻链的铁蛋白轻链多肽基因 *FTL* 致病突变所引起,为脑组织铁沉积神经变性病疾病谱系中唯一呈常染色显性遗传的疾病。*FTL* 基因定位于染色体 19q 13.33,全长 1 577bp,4 个外显子编码 175 个氨基酸组成的铁蛋白轻链(FTL),该蛋白异常影响铁的贮存和代谢。铁储存蛋白铁蛋白是由 24 种铁蛋白轻链和铁

蛋白重链（FTH）组成亚基的复合物，其分子量为480kDa。铁蛋白轻链和铁蛋白重链比例在不同细胞类型中有所不同，是调控铁代谢的关键蛋白和反映铁储量的临床标志。铁蛋白重链含有亚铁氧化酶活性，铁蛋白轻链由 5 个 α 螺旋亚基组成，可携带 4 500 个铁原子。在神经铁蛋白病中，突变产生 L 链的 C 末端延长，损害其与重链的正常相互作用链，从而影响铁蛋白与铁的结合能力。铁蛋白与铁的结合能力下降使得亚铁或游离铁（Fe^{2+}）蓄积，通过产生自由基引起细胞亚结构损伤，诱发细胞凋亡导致多种脏器损伤。铁蛋白在此过程中代偿性上调。氧化应激导致神经变性，线粒体功能障碍也可能通过影响神经元的线粒体铁代谢导致 NF 中的细胞功能障碍。

（二）临床表现与分型

神经铁蛋白病大多在中年期才逐渐表现出临床症状，发病年龄通常在 40~55 岁之间（平均发病年龄 40 岁），少部分患者在青少年早期和 60 岁以后发病，男女无差异。

神经铁蛋白病临床特征无明显特异性，一般叠加有多种常见的锥体外系症状，可描述为成人型锥体外系运动障碍。舞蹈症和肌张力障碍为最常见的临床特征，部分患者可伴有帕金森样症状。舞蹈症表现为对称性或非对称性舞蹈样动作；肌张力障碍局限于肢体。部分患者可有构音障碍、发音困难、口舌运动障碍、吞咽困难、运动迟缓和语速减慢，少部分患者存在震颤、额叶或皮质下认知功能障碍，眼球外肌运动受限、肌肉痉挛、肌力改变及共济失调等很少出现。认知功能障碍常在疾病晚期出现。最常见致病突变 c.460InsA 导致的神经铁蛋白病临床特征主要分为三种类型：舞蹈症（50%），肌张力障碍（42.5%）和帕金森样症状（7.5%）。

（三）检验与辅助检查

1. 神经影像学　影像学特征常早于症状产生前出现。在疾病早期阶段，影像学表现为基底节苍白球区 T_2WI 低信号（异常铁沉积），此时患者尚无临床表现，故常常漏诊。疾病晚期，铁沉积部位会出现继发性囊性变，表现为 T_2WI 上尾状核、苍白球、壳核、黑质和红核高信号，周围为低信号的铁沉积。

2. 神经病理学　神经铁蛋白病组织病理学特征为基底神经节中铁异常沉积，受影响的区域铁和铁蛋白异常沉积，在神经元、小胶质细胞和少突胶质细胞内形成特征性的铁蛋白包涵体。铁蛋白包涵体主要成分为铁蛋白、泛素化蛋白和蛋白酶相关体亚基。泛素化蛋白、tau 蛋白和神经丝免疫反应导致轴突肿胀，并形成神经轴突球体。疾病晚期可分别诱发大脑和小脑皮质萎缩。

3. 实验室检查　大多数男性和绝经后女性患者的血清铁蛋白浓度较低（<20μg/L），绝经前女性患者血清铁蛋白在正常范围内。

七、血浆铜蓝蛋白缺乏症

血浆铜蓝蛋白缺乏症（ACP，MIM：604290）是一种罕见的脑组织铁沉积神经变性疾病，呈常染色体隐性遗传，以糖尿病、视网膜变性及神经系统症状为三主征，其中神经系统受累多于中年出现，表现为共济失调、认知障碍和舞蹈样动作等。该病于 1987 年由 Miyajima 等首次描述，1995 年证实血浆铜蓝蛋白基因（ceruloplasmin，CP）为其致病基因。迄今为止共有近 100 例血浆铜蓝蛋白缺乏症患者，超过 70 种血浆铜蓝蛋白基因致病突变被报道，患者多来自日本，发病率约 0.05/100 000。

（一）病因及发病机制

CP 基因位于 3 号染色体，包括 20 个外显子，全长 65kb，编码铜蓝蛋白（cerulplasmin，CP），主要有两种存在形式：①由肝细胞产生并释放入血浆；②在中枢神经系统内，以糖基磷脂酰肌醇的形式存在于星形胶质细胞表面。

铜蓝蛋白是一种铁氧化酶，与铁的贮存和运输有关。膜铁转运蛋白可将二价铁由胞内转运至血浆，继而经铜蓝蛋白氧化为三价铁，与转铁蛋白结合转运至其他需铁组织。胞外二价铁浓度越高，膜铁转运蛋白与其结合越多，继而被泛素化、内吞溶解。CP 基因突变致使表达产物蓄积于内质网无法正常转运、铜结合位点受损、铁结合位点改变、氧化酶活性缺失或下降等以影响铜蓝蛋白功能。铜蓝蛋白缺乏时，胞外二价铁浓度增高，膜铁转运蛋白因内吞溶解而减少，进而铁释放减少，聚集于组织细胞。体内过负荷的亚铁离子可因脂质过氧化反应增强、线粒体功能障碍等导致神经元损伤和细胞死亡。

（二）临床表现与分型

血浆铜蓝蛋白缺乏症呈常染色体隐性遗传，以糖尿病、视网膜变性及神经系统症状为三主征，多见于 25~70 岁以上患者。多数患者以胰岛素依赖型糖尿病和 / 或贫血为首发表现，中枢神经系统症状多于中年出现，呈进行性进展，如：共济失调、构音障碍、肌张力障碍、震颤、舞蹈样动作、帕金森样表现和认知障碍等。

（三）检验与辅助检查

1. 实验室检查　血清铜蓝蛋白无法测出，血清铁蛋白浓度升高，血清铁含量降低，小细胞性贫血及血清铜含量降低而尿铜水平正常。

2. 影像学检查　肝脏、尾状核、壳核、苍白球和丘脑等受累组织于 T_1、T_2 像存在信号减低，且减低程度与铁沉积量呈正相关。功能神经影像学检测可见基底神经节代谢减低。

3. 组织病理学　星形胶质细胞畸形和球状轴索为血浆铜蓝蛋白缺乏症特征性病理表现。基底神经节、丘脑和小脑神经细胞及星形胶质细胞可见铁沉积，且以星形胶质细胞更为显著，部分区域存在神经元丢失和神经胶质增生，与铁沉积严重程度相关。此外，血浆铜蓝蛋白缺乏症可直接影响体内铁代谢内稳态，导致多系统受累，肝脏、胰腺和肾脏等均可有铁沉积存在。肝活检可见肝脏结构无肝硬化、肝纤维化等异常，但肝细胞及网状内皮细胞存在铁沉积。

4. 眼科检查　可见继发于铁沉积和感光细胞丢失的周围性视网膜变性。

八、Kufor-Rakeb 病

Kufor-Rakeb 病（KRD，OMIM 号：606693），又称为 PARK9 相关性帕金森综合征。Kufor-Rakeb 病是一种罕见的神经系统多系统变性疾病，累及黑质、纹状体、苍白球和锥体束等；由 *ATP13A2* 基因突变所致的常染色体隐性遗传疾病，常首发于青少年期，呈亚急性起病，临床特点为左旋多巴反应性帕金森综合征、锥体束征、痴呆、核上性凝视麻痹等，也可伴有面 – 咽喉 – 手指轻微肌阵挛、眼球转动肌张力障碍、幻视、认知障碍等表现。影像学无特异性改变，头部 CT 或 MRI 可见累及大脑皮质、皮质下和小脑的进行性弥漫性全脑萎缩，部分患者可见尾状核和壳核铁离子沉积。

1994 年，Al Din 等最先报道了这一疾病。据报道，位于约旦北部 Kufor-Rakeb 村庄内的 5 位患者在 12~15 岁发病后出现了面具脸、运动迟缓、僵硬、行走、吞咽困难和认知功能减退等类似特发性帕金森病的症状，但无静止性震颤，左旋多巴治疗有效，此外，患者还表现出了锥体束征和核上性凝视障碍。2006 年，Ramirez A 等通过对一个智利家系的研究发现位于染色体 1p36 上的 *ATP13A2* 基因突变可能引起 Kufor-Rakeb 病。

（一）病因及发病机制

Kufor-Rakeb 病是一种神经系统多系统变性疾病，为常染色体隐性遗传。致病基因 *ATP13A2* 位于 1 号染色体短臂上，具有 29 个外显子，其编码的 118kDa 的跨膜蛋白是二价阳离子转运蛋白的溶酶体 P 型 ATP，属于 ATP 酶家族 5 组 P 型，野生型 ATP13A2 定位于溶酶体膜，而突变体则保留在内质网中后经蛋白酶降解，在哺乳动物脑中有较高表达。ATP13A2 蛋白的表达下调可以影响自噬体的数目和大小，ATP13A2 蛋白在锰、锌、铁及钙的转运中发挥着重要作用，这些阳离子的异常沉积可以导致多种神经变性病的发生。因此，ATP13A2 通过这一作用帮助抵御潜在的细胞毒性环境。*ATP13A2* 在两侧等位基因上定位到的突变，都和神经变性疾病相关联，现有证据也表明，正常功能的 ATP13A2 的减少，可能是导致帕金森病的一个危险因素。*ATP13A2* 突变引起阳离子突变的机制尚未明确，据推测，ATP13A2 的功能缺失突变可能会干扰正常的阳离子转运，引起线粒体和溶酶体的功能障碍，并最终导致阳离子在脑内的异常沉积。Grunewald 等在 Kufor-Rakeb 患者的成纤维细胞和嗅神经元中观察到片段化线粒体和 ATP 生成减少，存在氧化应激反应和线粒体 DNA 损伤。此外，ATP13A2 蛋白的缺失也可能影响细胞的糖酵解功能，从而引起丙酮酸减少。然而，*ATP13A2* 基因突变的患者体内铁代谢异常的证据却是缺乏的。

（二）临床表现与分型

多数发生在青少年期，呈亚急性起病，起病初期病程进展较快，可在一年内进展至卧床，这一特点或许涉及基底节与皮质脊髓通路。其临床症状包括帕金森样表现，如面具脸、运动减少、肌强直，以及锥体束征、痴呆和核上性凝视麻痹等，也可伴有面 – 咽喉 – 手指轻微肌阵挛、眼球转动肌张力障碍和幻视等表现。面 – 咽喉 – 手指轻微肌震颤是一种多灶性、自发的、运动诱发的肌阵挛，对刺激不敏感，无时间限定，提示这一症状可能是皮质起源。

除了皮质起源外,核上性凝视麻痹的存在提示病变可能还累及皮质下结构,如控制眼球垂直共轭运动的内侧纵束头端间质核。患者的认知功能出现一定程度的障碍,运动障碍和肌张力障碍使其难以完成认知评估和语言表达,但其阅读和语言理解功能较少受到影响。

（三）检验与辅助检查

神经影像学无特异性改变,头部 CT 或 MRI 可见蛛网膜下腔增大和弥漫性脑萎缩,均等地累及大脑皮质、皮质下及小脑,随着病程发展,脑萎缩呈进行性,少数患者可见壳核和尾状核铁沉积。在一例巴基斯坦 Kufor-Rakeb 患者的头部 MRI 中,除弥漫性萎缩外,可见双侧尾状核和壳核铁离子沉积,因此,Kufor-Rakeb 病被加入脑铁沉积症的亚型中。

九、Woodhouse-Sakati 综合征

Woodhouse-Sakati 综合征（WSS,OMIM 号:241080）是一种罕见的常染色体隐性遗传病,最早于 1983 年被描述。自其最初的描述以来,大约有 50 个病例报告有各种临床体征和症状。其特征包括渐进性神经退化伴随锥体外系的受累和多内分泌病,最显著的是在青春期早期开始的性腺功能减退、糖尿病和甲状腺功能减退的内分泌表现以及渐进性童年型脱发,感觉神经性听力丧失和智力残疾的神经系统表现。临床表现是可变的,一部分病人可能有如下特征:过早衰老、秃头症、独特的面部特征、认知障碍或耳聋等。

（一）病因及发病机制

Woodhouse-Sakati 综合征是由 DCAF17（C2orf37）基因的纯合子或复合杂合突变引起的,并且 C2orf37 基因中的截短突变是 Woodhouse-Sakati 综合征的唯一已知病因。该基因编码了一种核仁蛋白,Woodhouse-Sakati 综合征的致病机制尚不清楚,这种综合征可能是由于有缺陷的核糖体生物发生或其他核功能障碍影响细胞周期调节或细胞老化的结果。患者大多来自中东,他们可能是由于共同的祖先突变造成的。

（二）临床表现与分型

1. 内分泌异常

（1）性腺功能减退:有高促性腺激素性和低促性腺激素性性腺功能减退症。该症存在于所有受影响的个体,表现为青春期延迟和缺乏第二性征。

女性通常表现为原发性闭经。在文献研究中详细的内分泌调查通常显示雌激素严重减少或缺乏,高卵泡刺激素（follicle-stimulating hormone,FSH）和高黄体生成素（luteinizing hormone,LH）,符合高促性腺激素性性腺功能减退症,下丘脑垂体似乎减少,因为卵泡刺激素和黄体生成素对卵巢衰竭的程度没有预期的那么高。男性的睾丸激素偏低,而与女性相反,其促性腺激素水平低,符合可能存在中枢或中枢和外周病因的促性腺激素性性腺功能减退症。精液分析可能显示无精子症,睾丸大小虽正常,但睾丸活检显示精子发生减少。

（2）低胰岛素样生长因子 1（insulin-like growth factor 1,IGF1）:女性中减少更明显。低胰岛素样生长因子 1 水平可能反映性腺功能减退导致的低性类固醇。

（3）糖尿病:在 66% 的人群中报道,96% 的人群年龄超过 25 岁。

（4）外周血来源的甲状腺功能减退:在 30% 的个体中发现,通常在 20 岁左右。

2. 外胚层表现

（1）脱发:患者具有头发稀少或额颞部脱发,脱发始于儿童期,睫毛和眉毛也脱落或稀疏;在男性患者中,面部毛发脱落或不发育。

（2）面部皮肤:往往在进展阶段出现褶皱,导致前凸状态。

（3）先天性无齿症:牙齿完全丧失是罕见的,当它发生时,通常在疾病的后期。

3. 神经系统症状

（1）锥体异常运动:超过 56% 的报告个体出现锥体异常运动。特别是肌张力痉挛伴肌张力障碍常见,包括节段性肌张力障碍影响颅颈部,口下颌部或一个肢体。通常,第一种神经表现是异常的姿势动作,典型的在儿童时期或青少年时期不知不觉出现。常出现构音障碍和吞咽困难。在大多数个体中,肌张力障碍变得广泛和失能,躯干进行性肌张力障碍可导致严重的肌张力障碍,随着肌张力障碍的进展,步态困难最终导致运动不能。

（2）感觉神经性听力损失（sensorineural hearing loss,SNHL）:62% 的报告指出中度双侧感觉神经性听力损失。

（3）智力障碍:55% 的人描述了智力障碍,它通常是轻微的,伴随严重和失能性肌张力障碍、

构音障碍和感觉神经性听力损失,从而该症状被掩盖。

4. 其他症状

（1）畸形面部特征：包括长三角形面部、突出的鼻梁、宽阔的眼睛和稀疏的眉毛,从而创造出特有的面部外观。

（2）双侧圆锥角膜等。

（三）检验与辅助检查

1. 影像学检查

（1）头颅 MRI 平扫：主要表现为侧脑室周围、深部脑白质融合性病变,苍白球、黑质及基底神经节等有明显的铁沉积。

（2）盆腔超声及 MRI 检查：对女性患者的子宫、卵巢发育情况进行明确的检查,有助于该病的诊断。

2. 神经病理学 Woodhouse-Sakati 综合征主要的病理改变包括：侧脑室周围和深部脑白质融合性病变,苍白球、黑质及基底神经节等有明显的铁沉积。心电图（electrocardiograph, ECG）非特异性 T 波异常和实验室异常（即增加卵泡刺激激素和降低血清胰岛素样生长因子 1、雌二醇和睾丸激素）等,MRI 显示基底神经节 T_2 低信号和白质病变。

3. 其他 对可疑患者进行血糖测定包括空腹血糖、餐后两小时血糖以及糖化血红蛋白的定期监测；甲状腺功能检查,血清促甲状腺激素（thyroid stimulating hormone, TSH）值；头部 MRI 检查；心电图等,以上均有利于 Woodhouse-Sakati 综合征的检测,并为诊断和对症治疗提供依据。

十、辅酶 A 合成酶相关性神经变性病

COASY 基因突变导致的辅酶 A 合成酶相关性神经变性病（CoPAN, OMIM 编号：609855）是继泛酸激酶相关性神经变性病之后的第 2 个影响辅酶 A 的脑组织铁沉积性神经变性病的亚型。辅酶 A 合成酶相关性神经变性病呈常染色体隐性遗传。临床表现方面,辅酶 A 合成酶相关性神经变性病与泛酸激酶相关性神经变性病存在相似之处：患者多于儿童早期出现步态异常和认知功能障碍,此后逐渐进展为痉挛性肌无力、口下颌肌张力障碍、帕金森样肌强直、精神症状和轴索性周围神经病；二者不同之处是,辅酶 A 合成酶相关性神经变性病患者检眼镜和视觉诱发电位（visual evoked potential, VEP）检查正常,且无视网膜病变。

（一）病因及发病机制

COASY 基因和 *PANK* 基因均在 CoA 代谢途径中发挥作用,表明泛酸激酶相关性神经变性病和辅酶 A 合成酶相关性神经变性病可能具有共同发病机制,如酰基辅酶 A 和脂质合成减少导致线粒体功能障碍等。已有研究表明,COASY 活性在体外受膜磷脂调控,如磷脂酰胆碱（PC）和磷脂酰乙醇胺（PE）,而二者恰好是线粒体外膜的主要成分。从而提示辅酶 A 合成酶相关性神经变性病与辅酶 A 合成缺陷导致的线粒体功能障碍密切相关。基于 COASY 的线粒体定位,仍需要进一步的研究来发现辅酶 A 代谢、脂质代谢和线粒体功能障碍之间的联系。

（二）临床表现与分型

辅酶 A 合成酶相关性神经变性病表现出早发性步态异常和认知障碍,青春期后出现运动迟缓、全身性肌张力障碍和痉挛性肌张力障碍,并可能与运动轴索神经病引起的远端反射不良相关。值得注意的是,辅酶 A 合成酶相关性神经变性病患者的眼底检查和视觉诱发电位均显示正常,并无视网膜病变,这与泛酸激酶相关性神经变性病或其他脑组织铁沉积神经变性病亚型中常见的视神经萎缩不同。

Dusi 等人报道的两例确诊 CoPAN 患者,表现出早发型痉挛性肌张力障碍,随后出现帕金森样肌强直、认知功能障碍和明显的强迫症。在进入青春期和成年后,患者逐渐丧失行走能力。辅酶 A 合成酶相关性神经变性病表型与脑组织铁沉积神经变性病的其他亚型常有重叠,如表现出轴突神经病变,这在非钙依赖型磷脂酶 A2 相关性神经变性病和线粒体膜蛋白相关性神经变性病的病例中均有报道。此外,在两名年龄超过 30 岁患者的成纤维细胞中发现仍有残存的辅酶 A,再次提示人体内可能存在某种替代途径来抵消辅酶 A 合成缺陷所导致的损害。

（三）检验与辅助检查

头颅 MRI 是诊断辅酶 A 合成酶相关性神经变性病的重要线索,T_2WI 和磁敏感加权成像对铁离子检测尤为敏感。患者 MRI 改变是一个动态进展过程。影像学特征可能先于临床症状出现（如无症状的纯合突变携带者）,而有些情况下如早期疾

病阶段并没有铁沉积的影像学表现，或可能随疾病进展而有所改变。故最初的 MRI 特征如若不显著，后期重复的 MRI 检查是十分必要的。在辅酶 A 合成酶相关性神经变性病患者中，最初可以观察到脑内新纹状体呈孤立性高信号，尾状核和壳核肿胀，丘脑部位稍高信号。这通常反映了脑内代谢性变化而非退行性改变。而后期阶段，苍白球的前内侧呈高信号并有证据表明其与苍白球内铁沉积增加相关，类似"虎眼征"表现。

第二节　诊断与鉴别诊断

脑组织铁沉积神经变性病临床表型具有高度异质性，需充分了解其临床特征，详细询问病史及家族成员相关情况，全面而仔细的神经系统体格检查，及必要的神经影像学等辅助检查。2016 年提出脑组织铁沉积神经变性病诊断要点的专家共识。

一、脑组织铁沉积神经变性病诊断

1. 混合性运动障碍、认知受损、步态异常，进行性加重的锥体外系症状（各种形式的肌张力障碍、帕金森综合征），锥体束征（假性延髓性麻痹、痉挛强直、反射亢进、病理征阳性），小脑症状（共济失调、构音障碍、吞咽困难），少数可有癫痫发作。另外可伴有不同程度认知障碍、智能降低及精神行为异常。

2. 其他特征性表现如泛酸激酶相关性神经变性病、非钙依赖型磷脂酶 A2 相关性神经变性病、线粒体膜蛋白相关性神经变性病、脂肪酸羟化酶相关性神经变性病、血浆铜蓝蛋白缺乏症和 Kufor-Rakeb 病等均可出现眼部受累表现：视神经萎缩、视网膜色素变性、斜视、眼球震颤及核上凝视麻痹等。儿童期全面发育迟滞、成年期出现锥体外系症状的双相临床进程是 β 螺旋蛋白相关性神经变性病的特点；少毛征、性腺功能减退、糖尿病、感音性耳聋及进行性加重的锥体外系症状应考虑 Woodhouse-Sakati 综合征的可能。

3. 发病年龄对诊断有重要意义。各亚型中除神经铁蛋白病和血浆铜蓝蛋白缺乏症中年起病，其余各型多为儿童、青少年起病，成年起病少见。

4. 头颅 MRI　临床提示可疑的病例，应该进行 MRI 检查。选择梯度回波序列（GRE）和磁敏感加权成像等磁敏感序列或高磁场 MRI 检查，有助于发现铁沉积。部分特征性影像学表现有助于诊断，如"虎眼征"高度提示泛酸激酶相关性神经变性病；双侧黑质对称性高信号伴或不伴中间低信号提示 β 螺旋蛋白相关性神经变性病；铁沉积部位继发囊性变提示神经铁蛋白病。

5. 其他辅助检查　眼底检查、视觉电生理检查对诊断有帮助；铁蛋白水平对神经铁蛋白病的诊断、铜蓝蛋白水平对于血浆铜蓝蛋白缺乏症的诊断有重要意义；脑电图检查，尤其发现额叶部位慢波背景上快节律波对于婴儿神经轴索营养不良诊断有帮助；神经电生理检查，包括肌电图及神经传导速度，可以找到婴儿神经轴索营养不良患者周围神经病变的证据。少数泛酸激酶相关性神经变性病患者外周血涂片可发现棘红细胞。

6. 基因检测　对于临床表现不典型及影像学未见明显铁沉积征象时，在排除其他疾病后，应进行基因检测以明确诊断和分型。

二、鉴别诊断

1. 从症状学鉴别　以锥体外系症状为主要表现者，需与原发性肌张力障碍或帕金森病、遗传变性病或其他继发性因素导致锥体外系症状的疾病鉴别。以痉挛性步态为主要表现的亚型，如线粒体膜蛋白相关性神经变性病、脂肪酸羟化酶相关性神经变性病，应与遗传性痉挛性截瘫鉴别。以小脑性共济失调为主要表现的婴儿神经轴索营养不良，尤其是不典型婴儿神经轴索营养不良，需要与脊髓小脑性共济失调中某些发病年龄早的亚型进行鉴别。

2. 从影像学鉴别　脑组织铁沉积神经变性病重要的影像学特征为双侧对称性基底节区病变，T2 相低信号显示铁沉积。对称性累及基底节的疾病种类很多：中毒性（如甲醇、一氧化碳等）、代谢性（如肝硬化、高氨血症、低血糖、脑桥外髓鞘溶解、Wernicke 脑病、Fahr 病及 Fahr 综合征等）、遗传代谢性（如戊二酸血症 1 型、Leigh 病等）和遗传变性病（肝豆状核变性、亨廷顿病等）。

三、常见疾病的鉴别诊断

1. 原发性肌张力障碍（primary dystonia）　该病由遗传因素导致的肌张力障碍，多为儿童或青少年期起病，也可成年起病，伴或不伴有其他症状叠加。通常无明显认知障碍及精神行为异常。影像学无显著神经变性的证据。

2. 遗传性痉挛性截瘫(hereditary spastic paraplegia, HSP) 该病是一组临床、遗传高度异质的神经变性病。多于儿童、青少年期起病,也见于其他年龄段。临床表现为缓慢进展的双下肢痉挛性肌无力、肌张力增高、腱反射亢进、病理征阳性和剪刀样步态等。复杂型可伴有锥体外系症状、视网膜色素变性、视神经萎缩、小脑性共济失调、感觉障碍、精神发育迟滞、痴呆、耳聋和弓形足等。头颅MRI一般无异常,某些病例可表现胼胝体发育不良及大脑、小脑萎缩。遗传性痉挛性截瘫在临床表现、致病基因上与脑组织铁沉积神经变性病有重叠交叉,如 FA2H 基因既是遗传性痉挛性截瘫35型的致病基因,也是脂肪酸羟化酶相关性变性病的致病基因,应注意鉴别。

3. 脊髓小脑性共济失调(spinocerebellar ataxia, SCA) 多数在中年起病,主要为小脑性共济失调,部分伴锥体外系症状、认知障碍。有些亚型可在儿童期起病,如 SCA1、SCA2、SCA3、SCA7、SCA8、SCA12、SCA13和SCA25等。在脑组织铁沉积神经变性病谱系中,婴儿神经轴索营养不良主要表现为小脑性共济失调,尤其是不典型婴儿神经轴索营养不良病例在发病年龄、临床表现上与儿童期起病的某些SCA亚型相似,需要鉴别。

4. 青少年型帕金森病(juvenile-onset parkinsonism) 发病年龄一般小于40岁,部分患者在儿童期发病。病程长,进展缓慢,易波动。帕金森病典型表现(运动迟缓、肌强直和静止性震颤)均比较轻,且左右不对称。局限性肌张力障碍常见。患者无明显认知障碍及精神症状。对左旋多巴反应较好。影像学无异常发现。在脑组织铁沉积神经变性病亚型中,PLA2G6相关性肌张力障碍-帕金森综合征的致病基因 PLA2G6、Kufor-Rakeb病的致病基因 ATP13A2 也被归为青少年型帕金森病的致病基因。青少年型帕金森病也可由其他基因突变如 Parkin、PINK1、DJ-1 等导致。

5. 肝豆状核变性(hepatolenticular degeneration, HLD) 该病又称 Wilson病,以 ATP7B 为致病基因的常染色体隐性遗传性铜代谢障碍性疾病。临床上以肝损害、锥体外系症状与角膜色素环等为主要表现,也可累及肾脏表现为血尿等异常,部分患者

可有精神症状。本病通常发生于儿童期或青少年期,少数可迟至成年期。实验室检查铜蓝蛋白水平降低。该病累及范围广,主要集中于基底节区(豆状核、尾状核)、丘脑、中脑及小脑中脚,也可向双侧大脑半球白质蔓延。CT平扫表现为边界模糊的低密度灶,增强扫描无明显强化。MRI平扫呈稍长 T_1 信号及长 T_2 信号,FLAIR 以高信号为主,部分病灶 DWI 呈高信号。当病灶累及灰质核团时,可表现为所谓的"蝴蝶征"或"八字征"改变。

6. 亨廷顿病(huntington disease, HD) 该病是一种罕见的常染色体显性遗传性变性病。一般在中年发病,主要为不自主舞蹈样动作,认知功能障碍和精神异常等症状。亨廷顿舞蹈病的病因是由于 Huntington 基因多核苷酸重复序列的错误表达,从而影响不同的分子通路,最终导致神经功能失调和退化。头颅MRI和CT可显示中晚期基底节萎缩,以尾状核头部最明显,双侧侧脑室前角扩大,早期影像学多表现正常。

7. 多系统萎缩(multisystem atrophy, MSA) 多于55~60岁起病,为散发性神经系统变性病,根据临床表现分为以帕金森综合征为突出表现的多系统萎缩P型(MSA with predominant parkinsonism)和以小脑性共济失调为突出表现的多系统萎缩C型(MSA with predominantcerebellar ataxia)。MRI显示壳核、脑桥和小脑等有明显萎缩,脑桥基底部"十字征",及第四脑室、脑桥小脑脚池扩大。通过临床表现、实验室及影像学检查,比较容易鉴别。

第三节 治疗与康复

目前对于脑组织铁沉积神经变性病疾病谱系还缺乏有效的治疗手段。主要是对症治疗、营养支持、预防并发症、其他治疗等。

一、对症治疗

1. 帕金森样症状 左旋多巴治疗可能有效,对于 PLA2G6 相关性肌张力障碍-帕金森综合征、β 螺旋蛋白相关性神经变性病、线粒体膜蛋白相关性神经变性病和 Kufor-Rakeb 病疗效相对确切,但是早期容易出现异动症、精神症状加重等并发症。不推荐使用多巴胺受体激动剂,尤其是伴有明显精神症状的患者。

2. 肌张力障碍　巴氯芬是治疗脑组织铁沉积神经变性病肌张力障碍的主要药物之一，可口服和鞘内注射。对于局灶性或节段性肌张力障碍，注射 A 型肉毒毒素有效。对于偏侧性或全身性肌张力障碍，可口服苯海索、巴氯芬、复方左旋多巴、苯二氮䓬类药物。脑深部刺激术（deep brain stimulation, DBS）已成为原发性肌张力障碍的常见治疗方法，越来越多地用于治疗脑组织铁沉积神经变性病中发生的继发肌张力障碍，最常见于泛酸激酶相关性神经变性病患者。但是有明显认知障碍或痴呆的患者不建议应用。水合氯醛对呼吸、心跳抑制作用小，可以经肠道或口服水合氯醛镇静。如果不能有效控制，可以考虑静脉微泵苯二氮䓬类药物，咪达唑仑起效快、半衰期短，是首选，但需注意对呼吸、心跳的抑制作用。

3. 舞蹈样症状　舞蹈样症状患者伴有明显的精神症状，可考虑给予抗精神病药物。但是抗精神病药物可诱发或加重锥体外系症状。可考虑选用对锥体外系不良反应相对小的二代抗精神病药物，如喹硫平、奥氮平，小剂量逐渐滴定，并关注锥体外系症状。如果患者舞蹈样症状不伴有精神症状，可选用丁苯那嗪，但该药也有加重锥体外系、抑郁等不良反应，若效果不佳，可考虑替换为二代抗精神病药物。

4. 痉挛状态　口服或鞘内注射巴氯芬。应用苯二氮䓬类药物或者注射 A 型肉毒毒素也有部分缓解痉挛症状的作用。

5. 精神症状　应请精神科医师一起参与治疗。抑郁症状，可选用苯二氮䓬类或者 5- 羟色胺再摄取抑制剂。5- 羟色胺再摄取抑制剂类药物对情感淡漠、强迫、易激惹等症状也有一定疗效。对于幻觉、妄想等精神症状尽量选用不加重锥体外系症状的药物，如氯氮平、喹硫平，并应注意相应的药物不良反应，尤其是氯氮平可导致粒细胞减少，应定期复查粒细胞绝对值。对于躁狂，常用心境稳定剂或抗惊厥药物，如丙戊酸钠、卡马西平，应从小剂量起用，并注意监测肝功能和白细胞。对于谵妄，应首先排除药物不良反应，如抗胆碱能药物、苯二氮䓬类药物，消除致病因素，小剂量抗精神病药物可缓解症状。

6. 认知、语言、运动障碍　认知行为疗法、语言功能训练及运动康复锻炼对于认知、语言及运动障碍具有一定的改善作用。

二、营养支持

部分患者存在假性延髓性麻痹、肌无力致吞咽困难，应及时给予经鼻或胃造口胃肠营养支持。

三、预防并发症

患者呼吸肌无力可导致吸入性肺炎。胃饲管最大限度减少患者后期体重减轻，并降低吸入性肺炎的风险。丧失行动能力，长期卧床，易出现坠积性肺炎和骨质疏松，不少患者存在隐性骨折，应进行积极预防。格隆溴铵或东莨菪碱透皮贴剂可减少过度流涎，难以控制的患者分泌物可进行气管切开术。高纤维饮食和 / 或大便软化剂治疗便秘。

四、其他治疗

铁离子螯合疗法效果不确切。在泛酸激酶相关性神经变性病患者的临床研究中显示，铁离子螯合剂可以减少脑组织铁水平，但对于临床症状改善不明显。

（张海南　曹 立）

参 考 文 献

1. 中华医学会神经病学分会帕金森病及运动障碍学组 . 脑组织铁沉积神经变性病诊治专家共识［J］. 中华医学杂志, 2016, 96（27）: 2126-2133.

2. AMARAL L L, GADDIKERI S, CHAPMAN P R, et al. Neurodegeneration with Brain Iron Accumulation: Clinicoradiological Approach to Diagnosis［J］. J Neuroimag, 2015, 25（4）: 539-551.

3. BALBOA M A, BALSINDE J. Involvement of calcium-independent phospholipase A2 in hydrogen peroxide-induced accumulation of free fatty acids in human U937 cells ［J］. J Biol Chem, 2002, 277（43）: 40384-40389.

4. BANDMANN O, WEISS K H, KALER S G. Wilson's disease and other neurological copper disorders［J］. Lancet Neurol, 2015, 14（1）: 103-113.

5. BECK G, SUGIURA Y, SHINZAWA K, et al. Neuroaxonal dystrophy in calcium-independent phospholipase A2beta deficiency results from insufficient remodeling and degeneration of mitochondrial and presynaptic membranes [J]. J Neurosci, 2011, 31 (31): 11411-11420.

6. BRUNETTI D, DUSI S, MORBIN M, et al. Pantothenate kinase-associated neurodegeneration: altered mitochondria membrane potential and defective respiration in Pank2 knock-out mouse model [J]. Hum Mol Genet, 2012, 21 (24): 5294-5305.

7. CHINNERY P F, CROMPTON D E, BIRCHALL D, et al. Clinical features and natural history of neuroferritinopathy caused by the FTL1 460InsA mutation [J]. Brain, 2007, 130 (Pt 1): 110-119.

8. DEUTSCHLÄNDER A, KONNO T, ROSS O A. Mitochondrial membrane protein-associated neurodegeneration [J]. Parkinsonism RelatDisord, 2017, 39: 1-3.

9. DICK K J, ECKHARDT M, PAISÁN-RUIZ C, et al. Mutation of FA2H underlies a complicated form of hereditary spastic paraplegia (SPG35) [J]. Hum Mutat, 2010, 31 (4): E1251-E1260.

10. DUSI S, VALLETTA L, HAACK T B, et al. Exome sequence reveals mutations in CoA synthase as a cause of neurodegeneration with brain iron accumulation [J]. Am J Hum Genet, 2014, 94 (1): 11-22.

11. EDVARDSON S, HAMA H, SHAAG A, et al. Mutations in the fatty acid 2-hydroxylase gene are associated with leukodystrophy with spastic paraparesis and dystonia [J]. Am J Hum Genet, 2008, 83 (5): 643-648.

12. GADD M E, BROEKEMEIER K M, CROUSER E D, et al. Mitochondrial iPLA2 activity modulates the release of cytochrome c from mitochondria and influences the permeability transition [J]. J Biol Chem, 2006, 281 (11): 6931-6939.

13. GREGORY A, POLSTER B J, HAYFLICK S J. Clinical and genetic delineation of neurodegeneration with brain iron accumulation [J]. J Med Genet, 2009, 46 (2): 73-80.

14. GREGORY A, WESTAWAY S K, HOLM I E, et al. Neurodegeneration associated with genetic defects in phospholipase A (2) [J]. Neurology, 2008, 71 (18): 1402-1409.

15. HAACK T B, HOGARTH P, KRUER M C, et al. Exome sequencing reveals de novo WDR45 mutations causing a phenotypically distinct, X-linked dominant form of NBIA [J]. Am J Hum Genet, 2012, 91 (6): 1144-1149.

16. HARTIG M B, HÖRTNAGEL K, GARAVAGLIA B, et al. Genotypic and phenotypic spectrum of PANK2 mutations in patients with neurodegeneration with brain iron accumulation [J]. Ann Neurol, 2006, 59 (2): 248-256.

17. HARTIG M B, IUSO A, HAACK T, et al. Absence of an Orphan Mitochondrial Protein, C19orf12, Causes a Distinct Clinical Subtype of Neurodegeneration with Brain Iron Accumulation [J]. Am J Hum Genet, 2011, 89 (4): 543-550.

18. HAYFLICK S J, KRUER M C, GREGORY A, et al. beta-Propeller protein-associated neurodegeneration: a new X-linked dominant disorder with brain iron accumulation [J]. Brain, 2013, 136 (Pt 6): 1708-1717.

19. HAYFLICK S J, WESTAWAY S K, LEVINSON B, et al. Genetic, clinical, and radiographic delineation of Hallervorden-Spatz syndrome [J]. N Engl J Med, 2003, 348 (1): 33-40.

20. HOGARTH P, GREGORY A, KRUER M C, et al. New NBIA subtype Genetic, clinical, pathologic, and radiographic features of MPAN [J]. Neurology, 2013, 80 (3): 268-275.

21. JELLINGER K A. Neuropathological spectrum of synucleinopathies [J]. Mov Disord, 2003, 18 Suppl 6: S2-S12.

22. KRUER M C, PAISÁN-RUIZ C, BODDAERT N, et al. Defective FA2H leads to a novel form of neurodegeneration with brain iron accumulation (NBIA) [J]. Ann Neurol, 2010, 68 (5): 611-618.

23. KURIAN M A, MORGAN N V, MACPHERSON L, et al. Phenotypic spectrum of neurodegeneration associated with mutations in the PLA2G6 gene (PLAN) [J]. Neurology, 2008, 70 (18): 1623-1629.

24. LEVI S, ROVIDA E. Neuroferritinopathy: From ferritin structure modification to pathogenetic mechanism [J]. Neurobiol Dis, 2015, 81: 134-143.

25. MCNEILL A, BIRCHALL D, HAYFLICK S J, et al. T2* and FSE MRI distinguishes four subtypes of neurodegeneration with brain iron accumulation [J]. Neurology, 2008, 70 (18): 1614-1619.

26. MOLINUEVO J L, MARTÍ M J, BLESA R, et al. Pure akinesia: an unusual phenotype of Hallervorden-Spatz syndrome [J]. Mov Disord, 2003, 18 (11): 1351-1353.

27. NISHIOKA K, OYAMA G, YOSHINO H, et al. High frequency of beta-propeller protein-associated neurodegeneration (BPAN) among patients with intellectual disability and young-onset parkinsonism [J]. Neurobiol Aging, 2015, 36 (5): 2004. e9-e15.

28. OHBA C, NABATAME S, IIJIMA Y, et al. De novo WDR45 mutation in a patient showing clinically Rett syndrome with childhood iron deposition in brain [J]. J Hum Genet, 2014, 59 (5): 292-295.

29. PAISÁN-RUIZ C, GUEVARA R, FEDEROFF M, et

al. Early-onset L-dopa-responsive parkinsonism with pyramidal signs due to ATP13A2, PLA2G6, FBXO7 and spatacsin mutations[J]. Mov Disord, 2010, 25(12): 1791-1800.

30. PARK J S, BLAIR N F, SUE C M. The role of ATP13A2 in Parkinson's disease: Clinical phenotypes and molecular mechanisms[J]. Mov Disord, 2015, 30(6): 770-779.

31. PELLECCHIA M T, VALENTE E M, CIF L, et al. The diverse phenotype and genotype of pantothenate kinase-associated neurodegeneration[J]. Neurology, 2005, 64(10): 1810-1812.

32. HOGARTH P, GREGORY A, KRUER M C, et al. New NBIA subtype: genetic, clinical, pathologic, and radiographic features of MPAN[J]. Neurology, 2013, 80(3): 268-275.

33. PENSATO V, CASTELLOTTI B, GELLERA C, et al. Overlapping phenotypes in complex spastic paraplegias SPG11, SPG15, SPG35 and SPG48[J]. Brain, 2014, 137(Pt 7): 1907-1920.

34. RAMIREZ A, HEIMBACH A, GRÜNDEMANN J, et al. Hereditary parkinsonism with dementia is caused by mutations in ATP13A2, encoding a lysosomal type 5 P-type ATPase[J]. Nat Genet, 2006, 38(10): 1184-1191.

35. RAMONET D, PODHAJSKA A, STAFA K, et al. PARK9-associated ATP13A2 localizes to intracellular acidic vesicles and regulates cation homeostasis and neuronal integrity[J]. Hum Mol Genet, 2012, 21(8): 1725-1743.

36. RANA A, SEINEN E, SIUDEJA K, et al. Pantethine rescues a Drosophila model for pantothenate kinase-associated neurodegeneration[J]. Proc Natl Acad Sci U S A, 2010, 107(15): 6988-6993.

37. RATHORE G S, SCHAAF C P, STOCCO A J. Novel mutation of the WDR45 gene causing beta-propeller protein-associated neurodegeneration[J]. Mov Disord, 2014, 29(4): 574-575.

38. ROY S, ZHANG B, LEE V M, et al. Axonal transport defects: a common theme in neurodegenerative diseases[J]. Acta neuropathologica, 2005, 109(1): 5-13.

39. SCARANO V, PELLECCHIA M T, FILLA A, et al. Hallervorden-Spatz syndrome resembling a typical Tourette syndrome[J]. Mov Disord, 2002, 17(3): 618-620.

40. SCHNEIDER S A, HARDY J, BHATIA K P. Syndromes of neurodegeneration with brain iron accumulation(NBIA): an update on clinical presentations, histological and genetic underpinnings, and treatment considerations[J]. Mov Disord, 2012, 27(1): 42-53.

41. SCHRÖDER J M. Ferritinopathy: diagnosis by muscle or nerve biopsy, with a note on other nuclear inclusion body diseases[J]. Acta Neuropathol, 2005, 109(1): 109-114.

42. SCHULTE E C, CLAUSSEN M C, JOCHIM A, et al. Mitochondrial membrane protein associated neurodegenration: A novel variant of neurodegeneration with brain iron accumulation[J]. Mov Disord, 2013, 28(2): 224-227.

43. SELEZNEV K, ZHAO C, ZHANG X H, et al. Calcium-independent phospholipase A2 localizes in and protects mitochondria during apoptotic induction by staurosporine[J]. J Biol Chem, 2006, 281(31): 22275-22288.

44. SHI C H, TANG B S, WANG L, et al. PLA2G6 gene mutation in autosomal recessive early-onset parkinsonism in a Chinese cohort[J]. Neurology, 2011, 77(1): 75-81.

45. STORTI E, CORTESE F, DI FABIO R, et al. De novo FTL mutation: a clinical, neuroimaging, and molecular study[J]. Mov Disord, 2013, 28(2): 252-253.

46. YOSHINO H, TOMIYAMA H, TACHIBANA N, et al. Phenotypic spectrum of patients with PLA2G6 mutation and PARK14-linked parkinsonism[J]. Neurology, 2010, 75(15): 1356-1361.

47. ZHANG Y H, TANG B S, ZHAO A L, et al. Novel compound heterozygous mutations in the PANK2 gene in a Chinese patient with atypical pantothenate kinase-associated neurodegeneration[J]. Mov Disord, 2005, 20(7): 819-821.

48. ZHAO Y G, SUN L, MIAO G, et al. The autophagy gene Wdr45/Wipi4 regulates learning and memory function and axonal homeostasis[J]. Autophagy, 2015, 11(6): 881-890.

49. ZHOU B, WESTAWAY S K, LEVINSON B, et al. A novel pantothenate kinase gene(PANK2)is defective in Hallervorden-Spatz syndrome[J]. Nat Genet, 2001, 28(4): 345-349.

50. ZORZI G, ZIBORDI F, CHIAPPARINI L, et al. Iron-Related MRI Images in Patients with Pantothenate Kinase-Associated Neurodegeneration(PKAN)Treated with Deferiprone: Results of a Phase Ⅱ Pilot Trial[J]. Mov Disord, 2011, 26(9): 1756-1759.

第五章　遗传性痉挛性截瘫

遗传性痉挛性截瘫（hereditary spastic paraplegia，HSP），又称家族性痉挛性截瘫（familial spastic paraplegia，FSP）或 Strümpell-Lorrain 病，是一组临床和遗传异质性很强的神经系统变性疾病，主要表现为双下肢进行性痉挛性无力。病理改变主要为双侧皮质脊髓束轴突变性和脱髓鞘，以胸段受累最为严重。该病由 Seeligmüller（1876 年）首次报道，Strümpell（1880 年）和 Lorrain（1896 年）将之定义为独立疾病单元。流行病学调查结果显示该病的患病率为（2.7~9.6）/10 万。按是否合并其他神经系统疾病，可将本病分为单纯型和复杂型，单纯型只表现为痉挛性截瘫，复杂型在单纯型的基础上伴有其他症状如视网膜色素变性、耳聋、锥体外系症状、皮肤病变等，其中以单纯型更常见；单纯型遗传性痉挛性截瘫按发病年龄又可分为早发型（35 岁及以前发病）和晚发型（35 岁以后发病）。按遗传方式可将本病分为常染色体显性遗传（AD）、常染色体隐性遗传（AR）和 X- 连锁隐性遗传（XR），其中以 AD 遗传最为多见；随着分子遗传学研究的进展，遗传性痉挛性截瘫的基因分型似乎更为科学，目前已经定位至少 79 个致病基因位点（SPG1~SPG79），其中 65 个致病基因被克隆。

关于遗传性痉挛性截瘫病理的研究报告较少，遗传性痉挛性截瘫基本的病理形成改变主要是双侧皮质脊髓束萎缩，皮质脊髓前束脱髓鞘往往不严重；双侧脊髓小脑束和薄束可有脱髓鞘改变。这些纤维束远端受累较严重，可伴有胶质细胞增生。其他少见的病理改变有皮质运动区第五层贝兹细胞数目减少；脊髓 Clarke 柱神经元显著缺失，小脑和基底节神经元丢失。前角细胞、后根神经节、前根及周围神经通常无异常。遗传性痉挛性截瘫患者发生神经元变性、缺失的机制尚不清楚，Behan 和 Maia 两次尸解研究后认为，脊髓的上行和下行的长束远端轴索变性是遗传性痉挛性截瘫的特征性表现，提示当轴索远端变性，逆行性病理改变发生，这种变性从神经纤维远端向细胞体发展。有人对携带 paraplegin 基因突变的 SPG7 型病人的股四头肌活检，发现有破碎红纤维（ragged-red fibers，RRF）及细胞色素 C 氧化酶（COX）阴性纤维，提示有线粒体功能异常，至于线粒体异常仅仅与 SPG7 亚型有关，还是在其他 SPG 亚型中也尚不清楚。神经病理有新的发现，单纯型 SPG4 亚型患者 19 岁发病，痉挛性截瘫症状进行性发展，72 岁时出现迅速进展的痴呆，伴有多次癫痫发作；尸解发现脊髓病理改变完全符合单纯型遗传性痉挛性截瘫，但海马病理结果发现免疫反应性神经原纤维缠结，边缘叶和新皮质可见阳性包涵体，这些病理改变在先前遗传性痉挛性截瘫患者病理报道中未被提及，也不符合癫痫的病理特征，因此，这些脑部病理改变可能是异常 SPG4 产物表达的结果。总体而言，目前有关遗传性痉挛性截瘫的病理研究甚少，需要进一步的深入研究。

第一节　病因及发病机制

遗传性痉挛性截瘫是一组遗传异质性很强的神经变性疾病，随着分子遗传学研究的发展，越来越多的致病基因被克隆，到目前为止，已发现至少 79 个遗传性痉挛性截瘫致病基因位点，其中 65 个致病基因已被克隆，见表 5-5-1 所示。

遗传性痉挛性截瘫的病理改变主要是轴索变性，但引起该病的具体发病机制目前尚不十分清楚。但是随着越来越多的遗传性痉挛性截瘫致病基因的克隆，发病机制的探索也越来越深入。尽管遗传性痉挛性截瘫致病基因的功能十分复杂，但是总体而言，致病基因所致遗传性痉挛性截瘫的发病机制可概括为以下几个方面（表 5-5-2）：

1. 轴索运输障碍　主要见于 SPG4、SPG10、SPG30、SPG58 亚型。SPG4 的疾病基因为 spastin 基因，它所编码的 spastin 蛋白含有高度保守的 AAA（an ATPase with diverse cellular activities）盒，是 AAA 蛋白家族的成员之一，而 AAA 蛋白家族在蛋白复合物装配、分解和功能上起分子伴侣作用，参与一系列不同的细胞活动，包括蛋白变性、蛋白转运、细

表 5-5-1　遗传性痉挛性截瘫的基因分型、基因克隆和临床表现

基因型	染色体定位	遗传方式	致病基因	主要伴随症状
SPG1	Xq28	XR	*LICAM*	胼胝体发育不全,精神发育迟滞,拇指内收,脑积水
SPG2	Xq21-22	XR	*PLP*	四肢轻瘫,精神发育迟滞,癫痫发作
SPG3A	14q22.1	AD	*ATL1*	早期发病
SPG4	2p22	AD	*SPAST*	认知障碍,癫痫
SPG5A	8q12.3	AR	*CYP7B1*	深感觉障碍,括约肌功能障碍
SPG6	15q11	AD	*NIPA1*	括约肌功能障碍
SPG7	16q24.3	AR	*Paraplegin*	构音障碍,吞咽困难,视神经萎缩,大脑皮质和小脑萎缩
SPG8	8q24.13	AD	*KIAA0196*	成年发病,症状较重
SPG9	10q23.3-24.2	AD	*ALDH18A1*	白内障,胃食管反流,运动神经病
SPG10	12q13	AO	*KIF5A*	
SPG11	15q13-15	AR	*Spatacsin*	痴呆,胼胝体萎缩,构音障碍,精神发育迟滞
SPG12	19q13	AD	*RTN2*	
SPG13	2q33.1	AD	*HSPD1*	
SPG14	3q27-28	AR		精神发育迟滞,运动神经病,视力下降
SPG15	14q22-24	AR	*Spastizin*	色素沉着,构音障碍,精神发育障碍,智力退化
SPG16	Xq11.2	XR		精神发育迟滞,面部肌张力低
SPG17	11q12.3	AD	*BSCL2*	手部肌肉萎缩
SPG18	8p12	AR	*ERLIN2*	
SPG19	9q33-34	AD		
SPG20	13q13.3	AR	*Spartin*	假性延髓性麻痹,舞蹈手足徐动症,发育障碍
SPG21	15q22	AR	*ACP33*	构音不良,吞咽困难,个性改变,精神症状,痴呆,无动性缄默,胼胝体变薄
SPG22	Xq13	XR	*SLC16A2*	精神发育迟滞,肌肉萎缩,小头,大耳,眼球震颤
SPG23	1q32	AR	*DSTYK*	白发,轻度精神发育迟滞
SPG24	13q14	AR		
SPG25	6q23	AR		脊髓疼痛,感觉神经病
SPG26	12q13	AR	*B4GALNT1*	假性延髓性麻痹,肌萎缩,智能损害
SPG27	10q22	AR		构音障碍
SPG28	14q22	AR	*DDHD1*	
SPG29	1p31	AD		听力丧失
SPG30	2q37	AR	*KIF1A*	感觉障碍
SPG31	2p11	AD	*REEP1*	周围神经病,延髓性麻痹,肌萎缩
SPG32	14q12	AR		精神发育迟滞,周围神经病
SPG33	10q24	AD	*ZFYVE27*	
SPG34	Xq25	XR		
SPG35	16q23	AR	*FA2H*	精神发育迟滞,癫痫
SPG36	12q23	AD		肌萎缩,周围神经病
SPG37	8p21	AD		
SPG38	4p16	AD		手部肌肉萎缩
SPG39	19p13	AR	*PNPLA6*	手部肌肉无力

续表

基因型	染色体定位	遗传方式	致病基因	主要伴随症状
SPG40		AD		
SPG41	11p14	AD		
SPG42	3q25	AD	SLC33A1	
SPG43	19q12	AR	C19orf12	手部,足部无力
SPG44	1q41	AR	GJA12	轻度小脑性共济失调和智能损害
SPG45	10q24	AR	NT5C2	视神经萎缩,近视
SPG46	9p13	AR	GBA2	精神发育迟滞,小脑症状,假性延髓性麻痹性构音障碍
SPG47	1p13	AR	AP4B1	精神发育迟滞,胼胝体变薄
SPG48	7p22	AR	AP5Z1	周围神经病,共济失调,肌张力障碍,锥体外系症状
SPG49	14q32	AR	TECPR2	严重的智能损害,低通气,腱反射减弱,胃食管反流
SPG50	7q22	AR	AP4M1	精神发育迟滞,小头畸形,白质病变,小脑萎缩
SPG51	15q12	AR	AP4E1	精神发育迟滞,小头畸形,四肢瘫
SPG52	14q12	AR	AP4S1	严重智能障碍,小头畸形,足部畸形
SPG53	8p22	AR	VPS37A	发育延迟
SPG54	8p11	AR	DDHD2	发病早,智能损害,胼胝体变薄
SPG55	12q24	AR	C12orf65	
SPG56	4q25	AR	CYP2U1	构音障碍,胼胝体变薄
SPG57	3q12	AR	TFG	视神经萎缩,周围神经病
SPG58	17p13	AR	KIF1C	构音障碍,眼球震颤
SPG59	15q21	AR	USP8	
SPG60	3p22	AR	WDR48	眼球震撼,周围神经病
SPG61	16p12	AR	ARL61P1	周围神经病
SPG62	10q24	AR	ERLIN1	共济失调,肌萎缩,骨骼畸形
SPG63	1p13	AR	AMPD2	白质病变,胼胝体变薄
SPG64	10q24	AR	ENTPD1	智能障碍,肌肉萎缩,小头畸形,白内障
SPG65	10q24	AR	NT5C2	视神经萎缩,近视
SPG66	5q23	AR	ARS1	周围神经病,胼胝体变薄
SPG67	2q33	AR	PGAP1	周围神经病,皮质萎缩,胼胝体变薄
SPG68	11q13.1	AR	FLRT1	足下垂,肌萎缩、眼球震颤,视神经萎缩
SPG69	1q41	AR	RAB3GAP2	构音障碍,耳聋,白内障,智能障碍
SPG70	12q13	AR	MARS	
SPG71	5p13	AR	ZFR	胼胝体变薄
SPG72	5q31	AR	REEP2	
SPG73	19q13	AD	CPT1C	
SPG74	1q42	AR	IBA57	视神经萎缩
SPG75	19q13	AR	MAG	精神发育迟滞,白内障,胼胝体变薄
SPG76	11q12	AR	CAPN1	构音障碍,共济失调,周围神经病
SPG77	6p25	AR	FARS2	肌萎缩
SPG78	1p36	AR	ATP13A2	认知功能下降,共济失调,周围神经病
SPG79	4p13	AR	UCHL1	小脑性共济失调

表 5-5-2 遗传性痉挛性截瘫致病基因参与的
细胞分子机制

分子机制	代表性遗传性痉挛性截瘫亚型
轴索运输障碍	SPG4/SPAST，SPG10/KIF5A，SPG30/KIF1A，SPG58/KIF1C
内质网形态破坏	SPG3A/ATL1，SPG4/SPAST，SPG12/RTN2，SPG31/REEP1，SPG72/REEP2
线粒体功能异常	SPG13/Hsp60，SPG7/paraplegin，mitochondrial ATP6
原发性髓鞘异常	SPG1/L1CAM，SPG2/PLP，SPG17/BSCL2（Seipin），SPG42/Connexin 47，CCT5
异常蛋白沉积导致内质网应激	SPG8/Strümpellin，SPG62/ERLIN1，SPG18/ERLIN2
囊泡组装和转运异常	SPG3A/ATL1、SPG21/ACP33、SPG47/AP4B1，SPG48/KIAA0415，SPG50/AP4M1，SPG51/AP4E1，SPG52/AP4S1，SPG53/VPS37A
脂质代谢异常	SPG28/DDHD1，SPG54/DDHD2，SPG39/NTE，SPG56/CYP2U1，SPG35/FA2H，Sjögren-Larsson/FALDH
核酸代谢异常	SPG45/NT5C2，SPG63/AMPD2，SPG64/ENTPD1

胞循环、组织生长和基因表达等。有研究发现spastin蛋白是一种微管切割蛋白，该蛋白通过N端区域介导与微管细胞骨架相连后，通过AAA区域ATP酶活性调控ATP的水解，使得微管分解。当突变发生在AAA区域内，ATP酶不能被激活，微管发生聚集，不能被分解，微管骨架调控系统受损，轴索运输发生障碍，神经元变性，最终导致SPG4。*KIF5A*基因是SPG10亚型的致病基因，它所编码的KIF5A蛋白仅在神经元中表达，参与顺向及逆向轴浆运输，在细胞质内细胞器和大分子物质的转运中起重要作用。当*KIF5A*基因发生突变，产生异常的KIF5A蛋白，可能使该异常蛋白抑制ATP酶的活性，从而使得轴浆运输障碍，导致轴索变性。SPG30、SPG58亚型的致病基因编码的蛋白KIF1A、KIF1C与KIF5A具有相似的结构域，功能预测它们具有相似的功能。

2. 内质网形态破坏 主要见于SPG3A/ATL1、SPG4/SPAST、SPG12/RTN2、SPG31/REEP1、SPG72/REEP2亚型。这些亚型致病基因编码的蛋白都定

位于内质网；过表达显性突变均可导致内质网结构破坏；SPG3A、SPG4、SPG31致病基因编码的蛋白相互之间存在相互作用，共同参与内质网形态的稳定，而且，这种相互作用参与调控囊泡等物质在内质网内部合成、成熟、分泌至高尔基体乃至细胞膜的整个过程。这些研究也提示SPG各个亚型，至少是部分亚型之间存在共同的发病机制。

3. 线粒体呼吸链功能障碍 主要见于SPG7、SPG13亚型。SPG7的致病基因为*paraplegin*基因，它所编码的paraplegin蛋白位于线粒体内，与线粒体内的ATP依赖性金属蛋白酶AFG3L1、AFG3L2、YME1L1具有高度同源性，在线粒体内膜上起蛋白分解和分子伴侣样作用，是酵母呼吸链顺利完成所必需的。*paraplegin*基因缺陷导致合成的蛋白质不完整以及ATP合成酶或呼吸链复合物亚基的积聚，线粒体氧化磷酸化发生障碍，轴索内有大量的异常线粒体聚集，神经细胞轴索变性凋亡，从而发生神经退行性变。SPG7患者的肌肉活检可见典型的破碎红纤维和细胞色素C氧化酶缺陷的病变纤维。SPG13的疾病基因为遗传性痉挛性截瘫60基因，该基因突变所引起的发病机制尚不清楚，可能是突变后引起单体型不足，降低了作为线粒体分子伴侣的遗传性痉挛性截瘫60蛋白的活性，特别是在应激状态下；也可能是由于蛋白亚基间的变构协同作用受到破坏，产生显性负效应。

4. 原发性髓鞘异常 主要见于SPG1、SPG2、SPG17、SPG42亚型。SPG1亚型的疾病基因为*L1CAM*基因，它所编码的L1CAM蛋白是黏附分子免疫球蛋白G超家族中的一员，主要存在于神经元和施万细胞，在神经元迁移、收缩、分化以及周围神经髓鞘形成和再生中有重要作用。研究证实，L1CAM可以加速神经元细胞黏附和轴突生长，且与黏附分子的免疫球蛋白超家族成员之间存在相互作用。若*L1CAM*基因突变，则会导致异常或无功能L1CAM蛋白的形成，从而引起神经元脱髓鞘和变性。SPG2亚型致病基因编码的PLP蛋白是一种内源性的髓鞘蛋白，占髓鞘总蛋白含量的50%，其主要生理功能是促进髓鞘成熟和维持膜结构的稳定。当*PLP*基因发生突变，PLP蛋白表达异常或无表达，影响轴索上髓鞘成熟，从而导致轴索的肿胀、变性。SPG17亚型致病基因编码的seipin蛋白，纯合突变导致脂肪分化障碍，seipin蛋白可能

参与了髓鞘蛋白的形成。SPG42亚型致病基因编码的Connexin 47蛋白是髓鞘的重要组成蛋白,该蛋白变异导致髓鞘胞膜内外离子失衡,髓鞘形成障碍。

5. 内质网应激　主要见于SPG8、SPG18、SPG62亚型。内质网应激是指细胞内错误折叠的蛋白在内质网内过度沉积,导致无法全部被内质网所降解,细胞发生凋亡,这是许多神经变性疾病发生的重要机制。在遗传性痉挛性截瘫亚型的发生中,同样存在这样的机制。SPG8、SPG18、SPG62亚型致病基因编码的Strümpellin、Erlin1、Erlin2蛋白均参与对错误折叠蛋白的切割,但这些蛋白突变后,蛋白功能丧失,降解功能下降,导致细胞凋亡,神经元变性死亡。

6. 囊泡转运障碍　主要见于SPG3A、SPG21、SPG47、SPG48、SPG50、SPG51、SPG52、SPG53亚型等。SPG3A的致病基因为atlastin基因。atlastin蛋白是GTP酶家族成员之一,与人类鸟苷酸连接蛋白1(human guanylate binding protein-1, GBP1)有高度同源性,在囊泡转运方面起重要作用:胞膜上包涵体的形成、受体介导的胞吞作用及核内体到高尔基体的转运,而这些对神经递质和神经营养因子的转运至关重要。另外,有研究表明GTP酶家族成员在线粒体和细胞骨架的维持及分布方面亦起作用。研究发现SPG3A患者的atlastin蛋白改变仅发生于N端区域表面的氨基酸,而并不破坏GTP酶本身,因此他们怀疑atlastin基因突变改变了atlastin蛋白的二级结构,从而破坏GTP酶的活性位点或与其他蛋白的相互作用,不能使囊泡转运而导致SPG3A。研究表明,atlastin蛋白主要表达于脑皮质和海马的锥体细胞内,它是一种跨膜蛋白,与高尔基体相作用,参与高尔基体的膜动力学改变及囊泡转运。SPG21亚型致病基因编码的maspardin蛋白在所有组织和细胞中均有表达,定位于细胞质,部分定位于核内体/转运高尔基体囊泡。该蛋白的氨基末端含有一个由4个天门冬氨酸组成的酸性簇,而其他几种含酸性氨基酸簇的蛋白在从核内体到其他细胞器的细胞内物质转运通路中起蛋白筛选作用,因此maspardin蛋白被认为在胞内蛋白转运和筛选中起作用;同时maspardin蛋白是一种细胞内CD4配体,通过其氨基末端与CD4分子C-末端相互作用,被认为是一种负性调节因子参与CD4依赖性T细胞激活过程。Maspardin蛋白可能是通过突变产生提前终止密码子,导致蛋白功能丧失,从而破坏了囊泡介导的物质转运和蛋白筛选而发病。SPG47、SPG50、SPG51、SPG52、SPG53致病基因编码的蛋白共同组成囊泡转运蛋白,负责物质从细胞膜、初级溶酶体、次级溶酶体的物质转运,缺失任何一个亚基都将导致囊泡转运障碍,这些发现明确提示遗传性痉挛性截瘫亚型之间可能具有共同致病机制。

7. 脂质代谢异常　主要见于SPG28、SPG35、SPG39、SPG54、SPG56、Sjögren-Larsson综合征等。他们编码的蛋白结构上具有相似性,共同参与细胞质和线粒体内脂质生成和代谢,这些亚型的致病基因编码的蛋白发生突变后,细胞内脂质生成和代谢发生障碍、线粒体功能障碍,导致神经元膜功能异常,神经元发生凋亡,这些研究也进一步提示遗传性痉挛性截瘫亚型可能存在共同的发病机制。

8. 核酸代谢异常　主要见于SPG45、SPG63、SPG64亚型。这些亚型致病基因编码的蛋白从功能预测方面表明它们参与核酸代谢,但是功能研究甚少。

总之,遗传性痉挛性截瘫的遗传异质性很强,致病基因编码的蛋白种类多,涉及的发病机制也较复杂,有待进一步研究,但是目前的研究至少表明,某些亚型存在共同的发病机制。这些对将来的发病机制研究具有重要提示意义。

第二节　临床表现与分型

遗传性痉挛性截瘫是一组临床异质性很强的疾病,可于任何年龄发病,从婴儿期到80多岁均有报道,但多见于儿童期或青春期,男性较女性多见,临床上主要表现为缓慢进展的双下肢痉挛性无力,病人常感双下肢僵硬、走路不便、易摔跤。临床严重程度不一,部分患者早期即出现关节挛缩,瘫痪在床或需坐轮椅,部分患者只出现腱反射活跃或者亢进,不影响日常生活。起初的症状表现为走路姿势异常、行走僵硬、抬足困难,后期出现大腿、膝关节屈曲困难,行走困难,可以合并弓形足、短足畸形等。

根据Harding标准,按临床表现不同,遗传性痉挛性截瘫可分为单纯型和复杂型。单纯型遗传性痉挛性截瘫患者的主要表现为双下肢痉挛性截瘫、肌张力增高、腱反射亢进等,肌力正常或稍减弱。其他表现有双下肢深感觉减退、括约肌功能障碍、足畸形、双上肢轻微的共济失调及踝反射消失等。研究发现约10%~65%的患者有深感觉障碍,多表现为下肢远端位置觉和振动觉消失;约50%的患者有尿频、尿急现象;33%的患者出现足部畸形,多发生在起病数年后;少数有下肢远端肌肉轻度萎缩,一般在起病十余年后出现。若早期出现明显的肌肉萎缩,则应警惕误诊的可能。少数患者上肢亦可受累,可在疾病早期出现,表现为双上肢痉挛、手部运动障碍。目前尚无脑神经受累的报道(表5-5-3)。

复杂型遗传性痉挛性截瘫除了上述临床表现外还可伴有癫痫、智力障碍、锥体外系症状、共济失调、白内障、视神经萎缩、视网膜变性、鱼鳞病及周围神经病等。目前癫痫类型与遗传性痉挛性截瘫之间的关系并不十分明确,有多种癫痫类型发作的报道,包括肌阵挛发作、单纯部分性发作、复杂部分性发作和全面性发作等,且在同一家系内的不同患者可出现不同类型的癫痫发作。智力障碍多表现为轻微的认知功能障碍,表现为近记忆力减退,注意力、计算力和理解力障碍等,它可仅为遗传性痉挛性截瘫的伴随症状,亦可和其他伴随症状一起出现。多数患者从双下肢步行困难起病,而后出现眼部症状,如眼球震颤、分离性斜视、假性眼外肌麻

表 5-5-3　单纯型遗传性痉挛性截瘫的临床表现

主要症状	常见症状或体征	少见症状	考虑其他诊断
家族史	双下肢轻瘫	双上肢轻瘫	轻瘫重于痉挛
进行性步态障碍	括约肌障碍	远端肌萎缩	显著共济失调
双下肢痉挛	深感觉障碍		显著肌萎缩
双下肢腱反射亢进	弓形足		上肢明显累及
病理征阳性	腱反射亢进		周围神经病
	轻度辨距不良		症状不对称
	踝反射消失		视网膜色素沉着
			锥体外系症状

痪;或者出现表情淡漠、动作减少、慌张步态等锥体外系的症状和体征,极个别的家系表现为痉挛性截瘫、肌张力不全、肌肉萎缩和智能减退同时存在,而且还有轻度浅感觉障碍、视神经萎缩和关节畸变等。常见的复杂型遗传性痉挛性截瘫亚型有腓骨肌萎缩型、Ferfuson-Critchley综合征、Kjellin综合征、Troyer综合征、Mast综合征、Sjören-Larsson综合征、Charlevoix-Sageunay综合征、Behr综合征等(表5-5-4)。

表 5-5-4　复杂型遗传性痉挛性截瘫的临床表现

症状	类型	伴随症状及遗传方式
肌萎缩	腓骨肌萎缩型	肌力下降及肌肉萎缩的分布类似腓骨肌萎缩症,伴有下肢腱反射亢进、病理征阳性、弓形足(AD遗传)
	Silver综合征	严重手部小肌肉萎缩,下肢肌肉显著瘫痪(AD遗传)
	Troyer综合征	见于Amish人群,伴有远端肌肉萎缩、痉挛性四肢轻瘫、假性延髓性麻痹、舞蹈手足徐动症、身材短小(AR遗传)
	Charlevoix-Saguenay综合征	症状与Troyer综合征相似(AR遗传)
心肌缺陷		伴有精神发育障碍
小脑症状		构音障碍伴上肢共济失调
耳聋	感觉神经性	XR遗传
痴呆	皮质或皮质下	遗传性痉挛性截瘫可单独伴有痴呆,主要为灰质下型,也可作为复杂型的一部分(AR或AD遗传),主要见于SPG4连锁家系
癫痫	肌阵挛	
	单纯/复杂部分性发作失神发作	

续表

症状	类型	伴随症状及遗传方式
	大发作	
	无张力发作	
锥体外系症状	舞蹈手足徐动症	
	肌张力障碍和肌强直	
鱼鳞病	Sjögren-Larsson 综合征	伴精神发育迟滞,可有皮肤斑疹样色素变性
感觉神经病	无症状性	临床检查确定
	儿童期发病	伴无痛性溃疡和骨骼畸形
	成人发病	皮肤营养性改变和足部溃疡
视网膜改变	视神经萎缩	
	视网膜变性	
其他	Ferguson-Critchley 综合征	锥体外系症状、眼球震颤、水平及垂直注视受限(AD 遗传)
	Behr 综合征	视神经萎缩、智力低下、括约肌障碍(AR 遗传)
	Kallmann 综合征	促性腺激素不足、性腺功能减退和嗅觉缺失,新生儿期肌张力过高、拥抱反射亢进(AD 遗传)
	MASA 综合征	精神发育迟滞、失语、剪刀步态、拇指内收见于 *L1CAM* 基因突变(XR 遗传)
	MAST 综合征	痴呆、构音障碍、手足徐动症,见于 Amish 人群(AR 遗传)
	Kjellin 综合征	构音障碍、上肢共济失调、痴呆、视网膜变性,伴或不伴肌萎缩

注:AD:常染色体显性遗传;AR:常染色体隐性遗传;XR:X 连锁隐性遗传

不同遗传分型的遗传性痉挛性截瘫患者的临床表现、病情严重程度及病程进展各不相同,且同一家系内的不同患者的病情也不尽相同。许多研究表明,起病年龄较早的患者(小于等于 35 岁)的病情进展缓慢,多数在数十年后亦无明显进展,仅极少数晚年需要轮椅;起病晚的患者(大于 35 岁)病情进展快,多数在 60 岁左右就丧失行走能力,需坐轮椅。

为了更好地评估病情的严重程度,McMonagle 建议以下标准进行分级,共 6 级,分 0~5 级,具体为 0 级:基因携带者,但无体征;1 级:无症状,但巴宾斯基征阳性;2 级:轻度症状;3 级:行走需单手撑扶;4 级:行走需双手撑扶;5 级:需坐轮椅。疾病严重程度分级为基因型-表型分析提供了量化标准,便于记录病情进展程度和不同患者之间的病情比较。

第三节　检验与辅助检查

1. 诱发电位　下肢体感诱发电位(SEP)显示电位很小或消失,后索神经纤维传导速度减慢,皮质运动诱发电位显示支配下肢的皮质脊髓束传导速度显著下降。上肢诱发电位通常正常,或显示神经传导速度轻度减慢。

2. 肌电图　可发现失神经改变,单纯型遗传性痉挛性截瘫周围神经传导速度无异常,极少复杂型遗传性痉挛性截瘫周围神经传导速度下降,动作电位减小,提示累及周围神经。

3. 脑脊液(CSF)　脑脊液检查通常无异常,偶有复杂型遗传性痉挛性截瘫蛋白含量增高。

4. CT 或 MRI　脊髓 MRI 可有颈段或胸段萎缩(图 5-5-1A),头颈 MRI 一般无异常,但某些病例可有胼胝体变薄(如 SPG11 亚型、SPG15 亚型、SPG4 亚型等,图 5-5-1B),大脑、小脑萎缩,也可有大脑半球白质改变。

5. 基因检测　遗传性痉挛性截瘫疾病基因的克隆使遗传性痉挛性截瘫的基因诊断、症状前诊断甚至产前诊断成为可能,但是由于遗传性痉挛性截瘫的遗传异质性很强,早期普遍采用的聚合酶链式反应-单链构象多态性(polymerase chain reaction-single strand conformation polymorphism,PCR-SSCP)

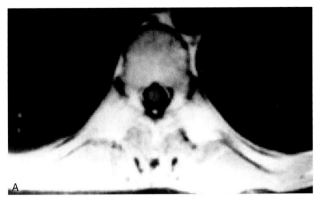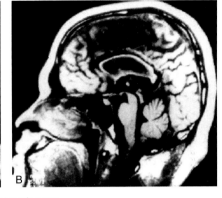

图 5-5-1 遗传性痉挛性截瘫患者 MRI

注：A：胸段脊髓萎缩，脊髓蛛网膜下腔扩大；B：SPG11 患者头颅磁共振矢状位显示胼胝体变薄

结合 DNA 直接测序的方法检测致病基因，虽然能部分解决遗传性痉挛性截瘫分型困难的问题，但是已经无法满足现阶段致病基因分型多样性的难题。因此，如何快速有效地筛选出致病基因是一个值得探讨的问题。我们可以从以下几个方面来考量如何快速地找到致病基因。

（1）发病年龄：部分发病年龄较早，比如 SPG3A，发病年龄可以在 1 岁以内。

（2）特殊临床表现：遗传性痉挛性截瘫出现某些特殊的临床表现，比如胼胝体变薄，可以首先检测 SPG11，继而选择 SPG15 等亚型的致病基因，再次为 SPG7、SPG5、SPG21 和 SPG20 等亚型致病基因。

（3）遗传方式：如果符合 AD 遗传，SPG4 亚型常见，占 AD- 遗传性痉挛性截瘫的 40% 左右，需首先排除；SPG3A 在 AD- 遗传性痉挛性截瘫中突变频率约为 10%，占 AD- 遗传性痉挛性截瘫的第 2 位；SPG31 突变率为 3.0%~8.2%。

因此，根据这些因素，目前建立了常规筛查遗传性痉挛性截瘫致病基因的基本策略（图 5-5-2）：

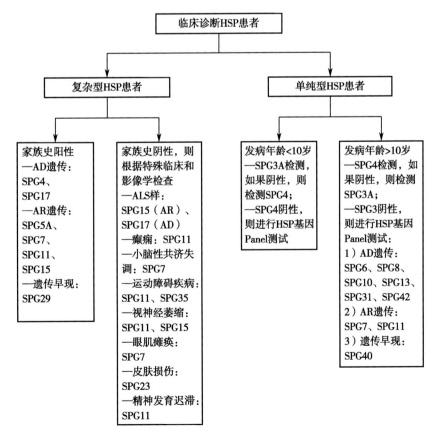

图 5-5-2 HSP 致病基因诊断流程

由于 NJS 的发展,很多遗传病的基因诊断都已经不再依赖传统的基因诊断方法,而是采用基因芯片等技术,将目前发现的致病基因或者相关基因整合在一起,通过大规模测序,首先发现一些可疑的突变位点,然后通过一代测序进行验证,大大提高了检测突变的速度。遗传性痉挛性截瘫突变类型多样,除点突变、小插入缺失外,SPG4、SPG3A、SPG31、SPG11 等都有大片段缺失的报道,需要采用多重连接探针扩增法(MLPA)和高分辨率比较基因组杂交技术检测出直接测序、高效液相色谱分析(DHPLC)等常规方法不能发现的大片段或整个基因的杂合性缺失。尽管如此,基因筛选策略仍然可以在一定程度上帮助我们在分析数据时侧重点的选择上有一定的作用。

第四节　诊断与鉴别诊断

一、诊断

1. 单纯型遗传性痉挛性截瘫的临床诊断　分四种情况:

(1)确诊的遗传性痉挛性截瘫患者:主要根据①排除其他疾病;②X 连锁隐性遗传、AD 遗传或 AR 遗传病史;③双下肢腱反射亢进伴下列至少一种症状:进行性痉挛性步态障碍、双侧足底伸趾反射和双侧持续至少 5 次的踝或膝阵挛。

(2)很可能的遗传性痉挛性截瘫患者:仅有双下肢腱反射亢进或足底伸趾反射而无其他异常表现。

(3)可疑的遗传性痉挛性截瘫患者:双下肢腱反射较双上肢活跃。

(4)正常人:神经系统检查完全正常。

2. 复杂型遗传性痉挛性截瘫的临床诊断　在遗传性痉挛性截瘫的单纯型临床表现基础上,伴有其他临床症状,如痴呆、小脑症状及周围神经病等即临床诊断为复杂型遗传性痉挛性截瘫。

3. 基因诊断　详见上节。

二、鉴别诊断

遗传性痉挛性截瘫被认为是一种排除性疾病,因此该病的鉴别诊断很重要,特别是对临床特征不典型及没有相同疾病家族史的患者。临床诊断时需排除可以治疗的疾病,如维生素 B_{12} 缺乏症、多巴反应性肌张力障碍和结构性脊髓疾病,有的疾病症状与遗传性痉挛性截瘫相似,但预后显著不同,如多发性硬化和运动神经元病等。表 5-5-5 列出了本病的鉴别诊断。

表 5-5-5　遗传性痉挛性截瘫的鉴别诊断

分类	疾病	临床特征	辅助检查
结构性脊髓异常	Arnold-Chiari 畸形	共济失调	脑、脊髓 MRI
		上肢受累	脊柱拍片、MRI
	颈椎或腰椎病	神经根性疼痛	脊柱拍片、MRI
	脊髓栓系综合征		脊髓圆椎、MRI
	肿瘤(原发或继发)	疼痛、感觉缺失 症状不对称	脊髓 MRI
	双侧脑性瘫痪	出生异常史	颅脑 MRI
	脊髓动静脉畸形	跳跃性进展 脊髓感觉平面	MRI 脊髓血管造影
	脊柱肉芽肿性病变(如结核)	背部疼痛 亚急性病程	脊柱拍片和 MRI
变性疾病	多发性硬化	缓解与复发的病程 共济失调、视神经炎、Lhermitte's 征	MRI、CSF 检查、视觉诱发电位
	肌萎缩侧索硬化	肌束震颤、肌肉萎缩	EMG
	脊髓小脑共济失调	共济失调、锥体外系症状	EMG 和神经传导检查、基因分析

续表

分类	疾病	临床特征	辅助检查
脑白质营养不良病	肾上腺脑白质营养不良（ALD）、肾上腺脊髓神经症（AMN）	均为 X 连锁遗传 ALD：儿童期发病，进展性认知功能损害周围神经病，锥体束征 AMN：青少年或成年发病，认知功能正常，程度不等的周围神经病	脑部 MRI，血浆长链脂肪酸测定
	异染性脑白质营养不良（MLD）	常染色体隐性遗传，儿童 MLD 伴有精神运动退化和周围神经病	脑部 MRI，苏香基硫酸酯酶测定
	Krabbe 脑白质营养不良	常染色体隐性遗传，周围神经病是儿童期发病的患者的一个特征，青少年或成年发病者可无	脑 MRI，半乳糖脑苷测定
代谢障碍	亚急性联合变性	周围神经病，背侧柱显著受累	血清 $VitB_{12}$ 浓度测定
线粒体功能异常	线粒体脑肌病	身材矮小，视网膜炎，多次卒中样发作	脑 MRI，血清乳酸和丙酮酸测定
血 β- 脂蛋白缺乏症（Bassen-kovnzweig 病）	周围神经病		脂蛋白电泳
维生素 E 缺乏症	周围神经病		血清维生素 E 测定
精氨酸缺乏症	周围神经病		血浆精氨酸测定
感染性疾病	神经梅毒（三期梅毒）（肥大性硬脑脊膜炎）		梅毒血清学检查 VPRL、FTA
	HTLV-I 感染（热带痉挛性截瘫）	亚急性病程	HTLV-1 抗体测定
	AIDS（获得性免疫缺陷综合征）	亚急性病程	HIV 抗体测定 CD_4 计数
肌张力障碍	多巴反应性肌张力障碍	昼间波动：低剂量左旋多巴有反应	低剂量左旋多巴治疗性试验

第五节　治疗与康复

目前缺乏特异性针对遗传性痉挛性截瘫病因治疗的方法，可通过神经保护药物进行修饰治疗，靶向药物、基因与细胞治疗也在研发开发中。临床上对症治疗是必须的，如对痉挛状态的治疗等。

1. 药物治疗

（1）苯二氮䓬类包括地西泮、氯硝西泮、硝西泮等对痉挛状态可能有部分效果。

（2）巴氯芬（baclofen，又称氯苯氨丁酸）可抑制单突触和多突触反射传递，抑制兴奋性氨基酸如谷氨酸等的释放，并可刺激 γ-GABA 受体，是作用于脊髓的高效肌肉松弛剂。口服，从小剂量开始，5mg/ 次，2 次 /d，以后缓慢加至 10~20mg/ 次，

3 次 /d；儿童从 0.75~2.5mg/d 开始，以后增至有效剂量（不超过 30~40mg/d）。

（3）乙苯哌丙酮可抑制脊髓内多突触、单突触反射传递，抑制 γ- 运动神经元的自发性冲动，从而松弛肌张力。口服，成人 50mg/ 次，3 次 /d；儿童酌减。

（4）奥昔布宁（oxybutinin）对膀胱痉挛有一定疗效。

（5）L-threonein（L- 苏罗宁），减轻肌痉挛，用量为 4.5~6.0g/d。

以上药物治疗虽然对痉挛状态有所改善，但有可能引起肌无力等不良反应，不能根除病因。

2. 非药物治疗　肌腱松解术、理疗、针灸及康复锻炼等治疗方法可以减轻痉挛状态，改善行走困难等。

3. 遗传咨询　遗传性痉挛性截瘫是单基因遗传病,其临床异质性与遗传异质性非常明显,遗传咨询需考虑到本病的高度变异。同一家系中,患者既可表现进展的、严重的截瘫表型,也可表现缓慢的、轻度的步态障碍。详细的家族史对患者遗传咨询非常重要。对基因诊断明确的“散发性”遗传性痉挛性截瘫患者也需提供遗传咨询,对基因诊断不明确的“散发性”痉挛性截瘫患者需考虑更多的鉴别诊断。

(赵国华)

参 考 文 献

1. 国家卫生健康委罕见病诊疗与保障专家委员会. 罕见病诊疗指南(2019年版)[M]. 北京:人民卫生出版社, 2019:259-264.

2. BEETZ C, SCHÜLE R, DECONINCK T, et al. REEP1 mutation spectrum and genotype/phenotype correlation in hereditary spastic paraplegia type 31[J]. Brain, 2008, 131 (Pt 4):1078-1086.

3. BLACKSTONE C. Hereditary spastic paraplegia[J]. Handb Clin Neurol, 2018, 148:633-652.

4. BLACKSTONE C, O'KANE CJ, REID E. Hereditary spastic paraplegias:membrane traffic and the motor pathway[J]. Nat Rev Neurosci, 2011, 12(1):31-42.

5. BOUTRY M, MORAIS S, STEVANIN G. Update on the Genetics of Spastic Paraplegias[J]. Curr Neurol Neurosci Rep, 2019, 19(4):18.

6. CONNELL J W, LINDON C, LUZIO J P, et al. Spastincouples microtubule severing to membrane traffic in completion of cytokinesis and secretion[J]. Traffic, 2009, 10(1):42-56.

7. COUTELIER M, GOIZET C, DURR A, et al. Alteration of ornithine metabolism leads to dominant and recessive hereditary spastic paraplegia[J]. Brain, 2015, 138(Pt 8): 2191-2205.

8. DE SOUZA P V, DE REZENDE PINTO W B, DE REZENDE BATISTELLA G N, et al. Hereditary spastic paraplegia:clinical and genetic hallmarks[J]. Cerebellum, 2017, 16(2):525-551.

9. ESTEVES T, DURR A, MUNDWILLER E, et al. Loss of association of REEP2 with membranes leads to hereditary spastic paraplegia[J]. Am J Hum Genet, 2014, 94(2): 268-277.

10. FARAZIFARD M A, REBELO A P, BUGLO E, et al. Truncating Mutations in UBAP1 Cause Hereditary Spastic Paraplegia[J]. Am J Hum Genet, 2019, 104(4):767-773.

11. FINK J K. Hereditary spastic paraplegia:clinical principles and genetic advances[J]. Semin Neurol, 2014, 34(3): 293-305.

12. GASSER T, FINSTERER J, BAETS J, et al. EFNS guidelines on the molecular diagnosis of ataxias and spastic paraplegias[J]. Eur J Neurol, 2010, 17(2):179-188.

13. HARDING A E. Classification of the hereditary ataxias and paraplegias[J]. Lancet, 1983, 1(8334):1151-1155.

14. HU J, SHIBATA Y, VOSS C, et al. Membrane proteins of the endoplasmic reticulum induce high-curvature tubules [J]. Science, 2008, 319(5867):1247-1250.

15. INLOES J M, HSU K L, DIX M M, et al. The hereditary spastic paraplegia-related enzyme DDHD2 is a principal brain triglyceride lipase[J]. Proc Natl Acad Sci USA, 2014, 111(41):14924-14929.

16. KLEBE S, DEPIENNE C, GERBER S, et al. Spastic paraplegia gene 7 in patients with spasticity and/or optic neuropathy[J]. Brain, 2012, 135(Pt 10):2980-2993.

17. MAGEN D, GEORGOPOULOS C, BROSS P, et al. Mitochondrial hsp60 chaperonopathy causes an autosomal-recessive neurodegenerative disorder linked to brain hypomyelination and leukodystrophy[J]. Am J Hum Genet, 2008, 83(1):30-42.

18. MARTIN E, SCHÜLE R, SMETS K, et al. Loss of function of glucocerebrosidase GBA2 is responsible for motor neuron defects in hereditary spastic paraplegia[J]. Am J Hum Genet, 2013, 92(2):238-244.

19. NOVARINO G, FENSTERMAKER A G, ZAKI M S, et al. Exome sequencing links corticospinal motor neuron disease to common neurodegenerative disorders[J]. Science, 2014, 343(6170):506-511.

20. O'SULLIVAN N C, JAHN T R, REID E, et al. Reticulon-like-1, the Drosophila orthologue of the hereditary spastic paraplegia gene reticulon 2, is required for organization of endoplasmic reticulum and of distal motor axons[J]. Hum Mol Genet, 2012, 21(15):3356-3365.

21. PARK S H, ZHU P P, PARKER R L, et al. Hereditary spastic paraplegia proteins REEP1, spastin, and atlastin-1 coordinate microtubule interactions with the tubular ER network[J]. J Clin Invest, 2010, 120(4):1097-1110.

22. SALINAS S, PROUKAKIS C, CROSBY A, et al. Hereditary spastic paraplegia:clinical features and pathogenetic mechanisms[J]. Lancet Neurol, 2008, 7

（12）：1127-1138.

23. SANTORELLI F M, PATRONO C, FORTINI D, et al. Intrafamilial variability in hereditary spastic paraplegia associated with an SPG4 gene mutation［J］. Neurology, 2000, 55（5）：702-705.

24. SCHÜLE R, WIETHOFF S, MARTUS P, et al. Hereditary spastic paraplegia：clinicogenetic lessons from 608 patients［J］. Ann Neurol, 2016, 79（4）：646-658.

25. STEVANIN G, AZZEDINE H, DENORA P, et al. Mutations in SPG11 are frequent in autosomal recessive spastic paraplegia with thin corpus callosum, cognitive decline and lower motor neuron degeneration［J］. Brain, 2008, 131（Pt 3）：772-784.

26. TESSON C, KOHT J, STEVANIN G. Delving into the complexity of hereditary spastic paraplegias：how unexpected phenotypes and inheritance modes are revolutionizing their nosology［J］. Hum Genet, 2015, 134（6）：511-538.

27. WINDPASSINGER C, AUER-GRUMBACH M, IROBI J, et al. Heterozygous missense mutations in BSCL2 are associated with distal hereditary motor neuropathy and Silver syndrome［J］. Nat Genet, 2004, 36（3）：271-276.

28. ZHAO G, ZHU P P, RENVOISÉ B, et al. Mammalian knock out cells reveal prominent roles for atlastin GTPases in ER network morphology［J］. Exp Cell Res, 2016, 349（1）：32-44.

第六章　棘红细胞增多症

在 20 世纪 60 年代，Irving M.Levine 和 Critchley 分别报道了一种遗传性神经系统疾病，其特征为腱反射减弱，轻度肌无力和肌萎缩，棘红细胞增多。基于其临床表现，这种疾病被称之为神经棘红细胞增多症（neuroacanthocytosis, NA），是主要累及基底节的遗传性神经变性疾病。目前认为，神经棘红细胞增多综合征包括舞蹈 - 棘红细胞增多症（chorea-acanthocytosis, ChAc），麦克劳德综合征（McLeodsyndrome, MLS），类亨廷顿病 -2（Huntington disease-like2, HDL2）及泛酸激酶相关性神经变性病（PKAN）。下面将对上述四种类型分别进行叙述。

第一节　舞蹈 - 棘红细胞增多症

1967 年 Critchley 首次对肯塔基州一个家系以及一名来自英国的患者进行了详细描述，患者临床表现为逐步加重的自伤性咬唇、咬舌、肌张力障碍、舞蹈、认知障碍及棘红细胞增多。与此同时，Levine 等也发表了类似家系的病例报道。目前，Critchley 描述的肯塔基州家系已被证实为舞蹈 - 棘红细胞增多症。曾有日本学者建议使用 "Levine-Critchley 综合征"，但该名称很少在正式发表的文章中被使用。80 年代早期英语语种的医学文章中，多使用 "chorea-acanthocytosis" "choreoacanthocytosis" "neuroacanthocytosis" 等名称或者仅仅对临床症状进行描述。

一、病因及发病机制

舞蹈 - 棘红细胞增多症表现为常染色体隐性遗传，致病基因位于 9q21 的 VPS13A 基因，日本学者将其编码的 360kDa 蛋白产物命名为 "chorein"，chorein 蛋白存在于成熟的红细胞中，而在舞蹈 - 棘红细胞增多症患者红细胞中部分或完全缺失。目前发现人类 VPS13A 基因有两种剪切变异亚型，分别为 1A 和 1B。其中 1A 包含外显子 1~68 及 70~73，而 1B 仅包含外显子 1~69。突变可分布于 VPS13A 基因全长，未发现特定热点区域。基因突变将导致 chorein 蛋白合成减少或缺失，或蛋白功能缺陷。VPS13A 蛋白是 VPS13 蛋白家族成员之一，与其他生物体的基因序列比对显示，人类 VPS13A 蛋白与酵母菌 VPS13P 蛋白、网柄菌 TipC 蛋白有很大程度的同源性，而其他 VPS13 家族基因似乎起源于更为新近的进化事件。人类 chorein 蛋白被克隆并在多种细胞系中表达，共聚焦显微镜下可显示细胞质中囊泡样的 chorein 蛋白。目前关于 chorein 蛋白的生化结构和与其他蛋白的相互作用知之甚少，很难对其在红细胞内环境稳态中的作用提出假设。在舞蹈 - 棘红细胞增多症患者的红细胞中，电子显微镜研究揭示了细胞膜骨架的异质性分布，目前认为酪氨酸（Tyr-）过度磷酸化导致了蛋白 band3 与连接复合体连接异常，从而使舞蹈 - 棘红细胞增多症患者红细胞膜蛋白组织结构发生改变，导致棘红细胞产生。

基底节神经病理改变主要为尾状核神经元缺失和胶质过度增生，壳核、苍白球和黑质累及程度较轻。在有些病例中，患者虽然有帕金森样表现，但黑质没有受损。目前没有证据表明该疾病中存在任何包涵体和蛋白聚合物。对两例有帕金森症状的患者死亡后的尸检病理研究发现：纹状体中含 P 物质的投射神经元选择性缺失，纹状体及皮质中含 parvalbumen 的中间神经元缺失，而皮质中的这种改变可能可以解释癫痫的发作。

二、临床表现与分型

舞蹈 - 棘红细胞增多症特征表现为成年早期出现：

1. 舞蹈样动作
2. 口舌肌张力障碍，如进食时不自主伸舌，高度提示本病可能，虽然这种情况有时也可以在迟发型肌张力障碍、McLeod 综合征和泛酸激酶相关性神经变性病病例中出现，值得注意的是，咬舌、咬唇自伤行为，在除舞蹈 - 棘红细胞增多症之外的其他疾病中未见报道。患者通常采用一些方法，如在口中放置一个小棍以减少咬舌及磨牙等动作,这些方法可能作为一个物理性障碍物或感觉诡计而发挥作用;在嘴中放置一块布条可以协助吸收涎液。严重的颈部(低头动作)及躯干的扭曲也是该病的典型特征。

3. 颈部肌张力障碍,如低头动作是本病的典型特征,但低头动作在 McLeod 综合征及亨廷顿病(HD)中也有报道。这种动作特征提示在本质上属于舞蹈症,而不同于负性肌阵挛及肌张力障碍。

4. 步态 步态看起来非常怪异,臀部躯干向前扭曲,腿部肌张力障碍,形似"橡胶状"步态。虽然有显著的步态异常,但平衡保持完好,很少跌倒。也可以出现帕金森样症状,通常是特征性地在疾病后期出现。

5. 精神症状 常见为抑郁和强迫症状。自伤(包括咬舌、咬唇、咬面颊及手指和摔倒等)可能是强迫行为,而不单纯是运动障碍所致,使用口腔防护器减少咬唇的同时,还可以减少其他强迫行为和抽搐,提示这些行为所涉及的神经环路间存在相互作用。

6. 癫痫和周围神经病 区别舞蹈-棘红细胞增多症(包括 McLeod 综合征)与其他病因所致的舞蹈病的主要特点是癫痫和周围神经病。40% 的患者可能出现颞叶起源的癫痫,常见表现为深反射消失的感觉运动周围神经病,其临床表现甚至可能类似于运动神经元病。也有自主神经系统受累的报道。

7. 心肌病 心肌病不是舞蹈-棘红细胞增多症的特征表现,可能与该病患者猝死相关,但更多时候在 McLeod 综合征患者中发生。

8. 眼球运动 对舞蹈-棘红细胞增多症患者眼球运动的研究发现存在"方波急跳"和"飞速扫视受损",这些发现提示除了基底节变性外,脑干亦可能受累。

9. 吞咽和语言障碍 是本病的特征改变,在语言受损的早期阶段,可能由于口舌肌张力障碍所致;随着疾病进展,患者常常完全失语,意味着语言中枢受损。

10. 肌萎缩 肌萎缩常见,横纹肌溶解罕见。

11. 肝脏受累 本病可以伴有肝大以及肝酶升高,但未见有肝衰竭报道。

三、检验与辅助检查

1. 影像学表现 一般有着和亨廷顿病类似的改变,并不具有鉴别诊断意义。MRI 定量测定显示尾状核头萎缩,或纹状体和苍白球铁沉积,或小脑萎缩,但这些发现的意义尚不明确。磁共振波谱分析研究结果与神经元缺失及胶质活化相一致。有关代谢的研究发现尾状核和壳核代谢减低,多巴胺和 5- 羟色胺转运体结合物水平正常。

2. 血液检测 磷酸肌酸激酶(creatine phosphokinase, CK)升高是一个有用的血清学指标,也可伴有肝酶升高。虽然外周血涂片是很有帮助的,但并不总能发现棘红细胞增多,具体原因尚未知。

3. 肌电图 肌电图显示神经源性改变,但有报道肌肉活检发现包涵体。

四、治疗与康复

对症治疗,包括针对肌张力障碍及舞蹈症的药物治疗。据报道左旋多巴可减轻肌张力障碍,肉毒毒素对局部肌张力障碍可能有效。可选择性地针对一些病人进行深部脑刺激(DBS)治疗。

第二节 麦克劳德综合征

1961 年 McLeod 表型首次在一名哈佛新生儿(Hugh McLeod)的血样中证实,细胞表面 Kell 抗原减少,xK 抗原缺失。1977 年在先证者身上观察到这种表现与棘红细胞增多症相关,后续在其他患者中也得到了证实。

一、病因及发病机制

麦克劳德综合征(McLeod syndrome)是一种 X 连锁隐性遗传的神经棘红细胞增多症,与 XK 蛋白(444 个氨基酸残基,包含 xK 抗原)相关。预测 XK 蛋白有 10 个膜转运蛋白结构特征的跨膜域,但其功能尚未确定。在红细胞膜中,XK 蛋白(50kDa)通过一个二硫键与 Kell 糖蛋白(93kDa)共价结合,形成 XK cys347-Kell Cys72,是 4.1 蛋白连接复合体的一部分。在 McLeod 综合征红细胞中,XK 蛋白断裂,导致 Kell 血型抗原表达减少以及代偿性溶血性贫血。对 McLeod 综合征患者的红细胞功能研究显示,患者红细胞对外界机械应力抵抗力减弱以及红细胞密度增高,这均与细胞内钾离子浓度降低相关。

在 McLeod 综合征红细胞中,发现了锚蛋白和 4.1 蛋白酪氨酸 – 磷酸化增加,4.1 蛋白的磷酸化状态影响了红细胞膜的结构稳定性。研究表明,4.1 蛋白敲除小鼠的红细胞显示膜蛋白复合物混乱,包括血型糖蛋白 C,XK,Duffy 和 Rh 蛋白。因此,在 McLeod 综合征患者中,可能除了 XK–Kell 复合物的减少,还有多种因素导致了红细胞膜稳定性的改变,比如蛋白磷酸化,均可导致细胞骨架结构的不稳定和棘红细胞产生。

已证实的 28 种 XK 蛋白突变,主要包括小的或者大片段(5Mb)的缺失,移码突变和无义突变,导致 XK 蛋白的缺失或截短。也有报道,*XK* 基因的两个错义突变和剪切点附近内含子一个单核苷酸突变,导致了临床表现较轻的 McLeod 综合征。系统遗传学分析表明,XK 蛋白是 XK 蛋白家族的一员,XPLAC 和 XTEST 蛋白与 XK 蛋白分别有 37% 和 31% 的同源性,这些蛋白质有一个共同的域,有一个一致的序列,它与线虫的 ced-8 蛋白有同源性。ced-8 蛋白参与了线虫凋亡的调控,但目前尚不清楚 XK 蛋白是否在红细胞、红细胞前体或神经元细胞中起着类似的作用。

病理改变:尾状核、壳核及苍白球神经元缺失和胶质增生反应,缺乏特征的免疫组化标记。

二、临床表现与分型

McLeod 综合征的临床特征与舞蹈 – 棘红细胞增多症有部分重叠,两者主要区别在于 McLeod 综合征的临床表现和严重程度变异度很大。本病好发于中年男性,患者可能在这些临床症状出现之前,通过血液检测或者常规体检发现 CK 或肝酶升高而得到诊断,临床症状表现为:

1. 精神症状或认知改变 但与其他神经棘红细胞增多症不同的是,这些症状并不恒定不变。

2. 运动障碍 可表现为一系列的运动障碍,包括舞蹈症、运动障碍及帕金森样症状,表现为舞蹈症的患者可进展出帕金森样症状。舞蹈 – 棘红细胞增多症的特征表现——低头及口舌肌张力障碍,在 McLeod 综合征中有时也可以看到;但与舞蹈 – 棘红细胞增多症不同,不是自伤性行为。

3. 感觉运动周围神经病和腱反射消失 感觉

运动周围神经病和腱反射消失是特征改变,并且常常是早期或者主要的表现。

4. 癫痫 与舞蹈 – 棘红细胞增多症类似,50% 患者有癫痫发作,常规抗癫痫治疗有效。

5. 肝脏受累 肝大、肝酶升高提示肝脏受累,但通常为良性改变,严重的肝衰竭鲜有报道,通常还伴有脾大。

6. 心肌受累 McLeod 与其他神经棘红细胞增多症的一个重要区别是心肌受累,可见于近 2/3 的患者。

7. 肌病 McLeod 综合征的患者还可表现为严重的肌病,有时导致横纹肌溶解。

三、检验与辅助检查

1. 影像学表现 与舞蹈 – 棘红细胞增多症及其他神经棘红细胞增多症类似,主要为尾状核和壳核受累,也有白质受累的报道。基底节以及纹状体外区域代谢减低。

2. 血液检测 棘红细胞增多有助于诊断,但有时并不伴有这种改变。

四、治疗与康复

主要为对症治疗与支持治疗。推荐每年进行超声心动图检查以早期检测和治疗心脏疾患,如心肌病或心律失常。值得注意的是:输入 Kell(+)血液的患者有产生抗 Kell 抗体的风险,这就意味着,McLeod 综合征的患者应保存他们自身的血液供必要时使用。

第三节 类亨廷顿病 –2

在 1994 年证实亨廷顿病的致病基因后,陆续发现某些家系具有类似亨廷顿病样症状,呈常染色体显性遗传。2001 年,在这些家系患者中发现了一种新的致病基因,也为三核苷酸序列异常重复扩增,将其命名为类 Huntington 病 –2。

一、病因及发病机制

在类亨廷顿病 –2 中也发现了多棘红细胞的存在,和亨廷顿病一样,它也是一种常染色体显性遗传神经变性病。类亨廷顿病 –2 由位于 16q24.3 染色体上的亲联蛋白 –3 基因(*junctophilin-3*,*JPH3*)2A

外显子区 CAG/CTG 三核苷酸序列异常重复扩增突变所致。对类亨廷顿病 –2 患者的尸检研究显示，用特殊抗体标记的细胞核内包涵体，与亨廷顿病中观察到的类似，这些抗体包括位于纹状体和皮质中的泛素抗体及抗 1c2 抗体。迄今为止，这些聚合物是否可导致类亨廷顿病 –2 的神经损害，尚无定论。缺乏 JPH3 蛋白的小鼠仅仅表现为很轻的症状，认知和运动障碍仅仅出现在 *JPH3* 和 *JPH4* 基因同时敲除的小鼠中，这可能预示着类亨廷顿病 –2 患者具有较 JPH3 蛋白功能缺失更为复杂的病理机制。

红细胞膜蛋白质组学的初步分析显示：与对照组比较，类亨廷顿病 –2 患者中，微小 G 蛋白含量增加。而微小 G 蛋白可能参与了类亨廷顿病 –2 患者多棘红细胞膜骨架结构的重新排列。

神经病理改变与亨廷顿病非常相似。皮质中广泛存在对泛素和多聚谷氨酰胺发生免疫反应的核内包涵体。尾状核和壳核从腹侧到背侧梯度出现神经元缺失。

二、临床表现与分型

类亨廷顿病 –2 发病年龄多为 30~50 岁，特征表现为认知功能障碍、舞蹈症、肌张力障碍、肌阵挛或者帕金森样症状，而帕金森样症状及肌张力障碍比亨廷顿病患者表现更显著。与亨廷顿病以及本文中描述的其他几种神经棘红细胞增多症一样，早期的症状可能是行为或精神异常。仅在 10% 的患者中可看到棘红细胞增多，具体原因未知。

三、检验与辅助检查

与亨廷顿病影像改变类似，可伴有皮质萎缩。

四、治疗与康复

主要是对症治疗：运动过度可给予多巴耗竭或阻断剂，帕金森样症状可能对左旋多巴有反应，精神行为症状应该予以正规治疗。

第四节 泛酸激酶相关性神经变性病

1991 年 Hardie 等报道的病例中，表现为低前 β 脂蛋白血症（hypoprebetalipoprotein–emia，H）、棘红细胞增多症（acanthocytosis，A）、苍白球变性（pallidal degeneration，P）和色素性视网膜炎（retinitis pigmentosa，R），称为 HAPR 综合征。其中某些病例最后经基因诊断为泛酸激酶相关性神经变性病（PKAN）。

一、病因及发病机制

大约 10% 的泛酸激酶相关性神经变性病患者中发现了棘红细胞，蛋白质组学研究数据表明泛酸激酶相关性神经变性病的红细胞膜蛋白组成成分，有别于其他类型的神经棘红细胞增多症。至今对于泛酸激酶相关性神经变性病患者红细胞的相关改变仍知之甚少。泛酸激酶相关性神经变性病是一种常染色体隐性遗传疾病，致病基因 *PANK2* 位于 20p13，编码线粒体内的泛酸激，泛酸激酶是辅酶 A（CoA）生物合成过程中的关键酶，而辅酶 A（CoA）对于能量代谢、脂肪酸和神经递质代谢都很重要。

二、临床表现与分型

泛酸激酶相关性神经变性病的临床特征与上面描述的其他神经棘红细胞增多症大不相同。通常儿童期起病，表现为色素性视网膜炎、认知功能减退、进行性肌张力障碍及帕金森样症状。肌张力障碍常常累及下面部，导致扮鬼脸或者吐舌头。非典型的病例视网膜症状出现较晚或不出现。舞蹈症罕见出现。少部分患者中可发现棘红细胞增多，机制尚不明确。

三、检验与辅助检查

经典的 MRI 表现为苍白球"虎眼征"，中心水肿，周围伴有铁沉积。但是，这些并非泛酸激酶相关性神经变性病的特异性改变，而且在基因检测确诊的一些病例中，并没有上述影像改变。

四、治疗与康复

主要是对症治疗。据报道脑深部刺激可能有效。对于基因确诊的泛酸激酶相关性神经变性病，靶向治疗是发展方向。

（张舒凤 吴士文）

参 考 文 献

1. BURNETT J R, HOOPER A J, HEGELE R A. Abetalipop-roteinemia［J/OL］.（2018-10-25）［2021-07-09］. https：//www. ncbi. nlm. nih. gov/books/NBK532447/.

2. DE FRANCESCHI L, BOSMAN G J, MOHANDAS N. Abnormal red cell features associated with hereditary neurodegenerative disorders：the neuroacanthocytosis syndromes［J］. Curr Opin Hematol, 2014, 21（3）：201-209.

3. WALKER R H. Management of Neuroacanthocytosis Syndromes［J］. Tremor Other Hyperkinet Mov（N Y）, 2015, 5：346.

4. WALKER R H. Untangling the thorns：advances in the neuroacanthocytosis syndromes［J］. J Mov Disord, 2015, 8（2）：41-54.

5. WALTERFANG M, EVANS A, LOOI J C, et al. The neuropsychiatry of neuroacanthocytosis syndromes［J］. Neurosci Biobehav Rev, 2011, 35（5）：1275-1283.

第七章　神经元核内包涵体病

神经元核内包涵体病（neuronal intranuclear inclusion disease，NIID）是一种罕见的神经系统变性病，可累及皮质、小脑、脑干、脊髓、锥体外系、锥体系、周围神经及自主神经等。神经元核内包涵体病起病时间可从婴儿跨越到老年，临床表现异质性高，主要可表现为认知障碍、肢体无力、感觉异常、自主神经功能障碍、共济失调、帕金森症状、癫痫、发作性意识障碍、卒中样发作、脑炎样发作等。病理上特征表现为中枢神经系统、周围神经系统、自主神经系统，甚至多个器官内广泛分布的核内嗜酸性包涵体。

第一例神经元核内包涵体病于 1968 年由 Lindenberg 等首次报道，28 岁男性患者，儿童期起病，主要表现为行为异常和缓慢进展的多种神经系统症状，包括不自主运动、共济失调及自主神经损害等，脑组织病理活检显示神经元核内嗜酸性包涵体。该病当时主要是靠尸检确诊，受限于尸检接受程度低，直到 2011 年为止，神经元核内包涵体病仅确诊了 40 余例。2011 年 Sone 等发现患者皮肤细胞内同样存在特征性嗜酸性核内包涵体，皮肤活检使该病得以在患者生前确诊，此后约 200 余例神经元核内包涵体病患者得以确诊。2019 年，Tian 等发现 NOTCH2NLC 基因 5' 端 GGC 异常重复扩增与该病相关，使得基因诊断得以在该病中实现。同时，国外学者也相继证实了 NOTCH2NLC 基因与神经元核内包涵体病的相关性。

一、病因及发病机制

1. 病理改变　研究显示在神经元核内包涵体患者的中枢神经系统神经元和星形胶质细胞中存在嗜酸性核内包涵体，也可见于外周神经系统以及除骨骼肌、肝细胞外的很多器官细胞。包涵体位于核内，直径为 1.5~10.0μm，泛素和 p62 阳性，电镜下核内类圆形无膜结构，由纤维样物质构成。核内包涵体经常存在于形态上基本正常的神经元。虽然病理检查存在广泛的核内包涵体，但神经元变性、丢失并不明显，仅局限于脊髓、小脑、脑干、丘脑

及背根神经节。头部 MRI DWI 上特异性皮髓交界处高信号被指出与该处星形胶质细胞减少导致脑组织海绵状改变相关。

2. 发病机制　目前该病发病机制未明，嗜酸性核内包涵体包含泛素及泛素相关蛋白如 p62、SUMO1、FUS、MYO6 和 OPTN-C，被认为和核内的泛素蛋白酶体途径相关，也许是种保护机制清除聚集的核内蛋白。此外，部分核内包涵体被发现对检测多聚谷氨酰胺的抗体 - 抗 1C2 抗体，甚至抗 ataxin3 抗体阳性，当然，这有可能是抗原交叉反应。之前并未发现该病存在相关基因 CAG 重复或其他多核苷酸重复，直到最近 Tian 等报道在家族和散发神经元核内包涵体病中 NOTCH2HLC 的 5' 端存在 GGC 异常重复，而在正常对照中则未发现此异常重复扩增。此前，同样也存在 GGC/CGG 异常重复扩增的脆性 X 相关震颤 / 共济失调综合征（FXTAS）被认为与神经元核内包涵体病具有类似的临床和病理特征。目前推测可能与 FXTAS 一样，GGC 异常重复所致 RNA 毒性及重复相关非 AUG 翻译毒性蛋白参与到了神经元核内包涵体病的发病机制中。需在下一步明确该异常扩增是否影响蛋白的表达、RNA 的降解，是否会像其他多聚谷氨酰胺疾病一样生成毒性蛋白以及不同重复数是否影响其临床表型。

二、临床表现与分型

神经元核内包涵体病起病时间可从婴儿跨越到老年，研究者根据发病年龄将该病分为了三大类：婴儿起病型；青少年起病型；成年起病型。根据遗传方式可分为散发型和遗传型两种。本文我们将主要关注成人型神经元核内包涵体病。该病临床表现多种多样，异质性高，包括：认知障碍、肢体无力、感觉异常、自主神经功能障碍、共济失调、帕金森症状、癫痫、发作性意识障碍、卒中样发作、脑炎样发作等。在家族型神经元核内包涵体病中，Tian 等根据首发和主要的症状不同将临床表型分为了痴呆型、肢体无力型、运动障碍型三大类；散发

型 NIID 可分为痴呆型和发作性症状型。痴呆型发病年龄多在 40 岁以上，以痴呆为首发及核心症状，可伴轻微的自主神经功能紊乱、亚临床周围神经病变；肢体无力型发病年龄 30~54 岁，以下肢无力为首发症状，逐渐出现感觉障碍和自主神经功能障碍。运动障碍型发病平均年龄在 60 岁左右，以帕金森症状为首发症状，早期可因对左施多巴类药物敏感而常常被诊断为原发性帕金森病，后期可出现自主神经功能障碍、亚临床周围神经病、认知障碍。发作性症状型以发作性症状起病，常在很长一段时间内并无认知障碍及其他症状。考虑到该病中嗜酸性核内包涵体在神经系统及体内多器官广泛分布，可能还存在其他临床表型有待大家去发掘。

三、检验与辅助检查

1. 影像学检查　绝大多数痴呆起病的神经元核内包涵体病患者头部磁共振 T_2 和 FLAIR 序列上可见严重融合成片状的脑白质高信号，约 40% 肢体无力起病的家族型神经元核内包涵体病患者也可出现重度脑白质高信号。部分患者还可有双侧小脑中脚对称高信号（小脑中脚征）及双侧小脑蚓部对称高信号。DWI 可出现皮髓交界处对称性高信号，可随病情进展从额叶向后延伸至枕叶皮髓交界处（图 5-7-1）。该特异性信号未在其他疾病中见到，但是在痴呆起病的神经元核内包涵体病患者中可 100% 出现，肢体无力起病的神经元核内包涵体病患者中约 33.3% 会出现该典型影像表现。SPECT 检查通常表现为局部血流灌注减低。

2. 电生理检查　神经元核内包涵体患者常常出现周围神经受累，最常见于正中神经及胫神经等运动及感觉传导速度减慢，可伴有波幅减低。癫痫发作患者亦可观察到脑电图上痫样放电。

3. 基因检测　目前认为 *NOTCH2NLC* 基因 5' 端 GGC 异常重复扩增与该病相关，基因检测有助于该病诊断。但仍有少数病理确诊为神经元核内包涵体病的患者并未发现 *NOTCH2NLC* 基因存在 GGC 异常重复扩增，因此可能还存在其他基因与此病相关。

4. 生化检验　研究表明部分患者可有脑脊液蛋白水平升高，约 20% 患者糖化血红蛋白水平异常增高。

5. 病理检查　嗜酸性核内包涵体为该病诊断的金标准（图 5-7-2）。皮肤活检因其阳性率高，目前替代了尸检及脑活检作为神经元核内包涵体病的首选病理确诊手段。

四、诊断与鉴别诊断

1. 诊断　目前神经元核内包涵体病尚无统一的诊断标准，主要依据临床病史、典型 DWI 皮髓交界处高信号影像学表现可进行拟诊，进一步行皮肤或脑病理检查发现核内包涵体或 / 和 *NOTCH2NLC* 基因检测示 GGC 异常重复可明确诊断。

2. 鉴别诊断　最需要与此病鉴别的为脆性 X 相关震颤 / 共济失调综合征，此病脑病理也可见核内包涵体，影像学也可有典型 DWI 皮髓交界处高信号改变，不过该病目前尚无皮肤核内包涵体病理改变报道。

其他需要鉴别的疾病包括阿尔茨海默病、多系统萎缩、脊髓小脑共济失调、帕金森病、路易体痴呆、额颞叶痴呆等。

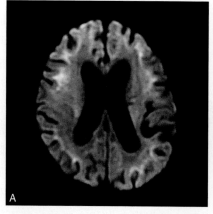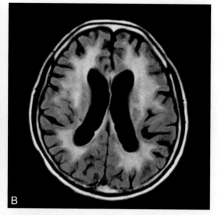

图 5-7-1　患者头部 MRI

注：A：磁共振 DWI 序列；B：磁共振 FLAIR 序列

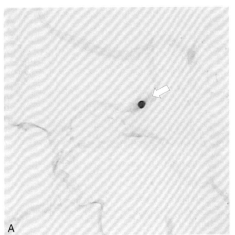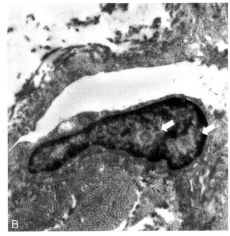

图 5-7-2　皮肤细胞嗜酸性核内包涵体

注：A：抗 p62 染色；B：电镜

五、治疗与康复

目前尚无针对该病进行的临床药物试验研究，多采用对症治疗缓解某些症状（帕金森表现、认知障碍、癫痫发作、直立性低血压等）。有报道指出，对于表现为亚急性脑炎的患者，短期内使用激素冲击治疗可改善脑水肿和意识状态。

神经元核内包涵体病是一组临床表现极其复杂的综合征，该组疾病由 NOTCH2NLC 基因的 GGC 异常扩增所致，临床可能并不罕见，未来有望通过基因筛查全面普及该病诊断，为进一步了解该病临床特点及发病机制提供重要线索。

（田　芸　沈　璐）

参 考 文 献

1. GELPI E, BOTTA-ORFILA T, BODI L, et al. Neuronal intranuclear（hyaline）inclusion disease and fragile X-associated tremor/ataxia syndrome: a morphological and molecular dilemma［J］. Brain, 2017, 140（8）: e51.

2. ISHIURA H, SHIBATA S, YOSHIMURA J, et al. Noncoding CGG repeat expansions in neuronal intranuclear inclusion disease, oculopharyngodistal myopathy and an overlapping disease［J］. Nat Genet, 2019, 51（8）: 1222-1232.

3. KIMBER T E, BLUMBERGS P C, RICE J P, et al. Familial neuronal intranuclear inclusion disease with ubiquitin positive inclusions［J］. J Neurol Sci, 1998, 160（1）: 33-40.

4. LINDENBERG R, RUBINSTEIN L J, HERMAN M M, et al. A light and electron microscopy study of an unusual widespread nuclear inclusion body disease［J］. Acta Neuropathol, 1968, 10（1）: 54-73.

5. LIU Y, MIMURO M, YOSHIDA M, et al. Inclusion-positive cell types in adult-onset intranuclear inclusion body disease: implications for clinical diagnosis［J］. Acta Neuropathol, 2008, 116（6）: 615-623.

6. MORI F, MIKI Y, TANJI K, et al. Incipient intranuclear inclusion body disease in a 78-year-old woman［J］. Neuropathology, 2011, 31（2）: 188-193.

7. MORI F, TANJI K, KON T, et al. FUS immunoreactivity of neuronal and glial intranuclear inclusions in intranuclear inclusion body disease［J］. Neuropathol Appl Neurobiol, 2012, 38（4）: 322-328.

8. NAKAMURA M, MURRAY M E, LIN W L, et al. Optineurin immunoreactivity in neuronal and glial intranuclear inclusions in adult-onset neuronal intranuclear inclusion disease［J］. Am J Neurodegener Dis, 2014, 3（2）: 93-102.

9. OKUBO M, DOI H, FUKAI R, et al. GGC repeat expansion of NOTCH2NLC in adult patients with leukoencephalopathy［J］. Ann Neurol, 2019, 86（6）: 962-968.

10. POUNTNEY D L, HUANG Y, BURNS R J, et al. SUMO-1 marks the nuclear inclusions in familial neuronal intranuclear inclusion disease［J］. Exp Neurol, 2003, 184（1）: 436-446.

11. SONE J, TANAKA F, KOIKE H, et al. Skin biopsy is useful for the antemortem diagnosis of neuronal intranuclear inclusion disease［J］. Neurology, 2011, 76（16）: 1372-1376.

12. SONE J, MORI K, INAGAKI T, et al. Clinicopathological features of adult-onset neuronal intranuclear inclusion disease [J]. Brain, 2016, 139 (Pt 12): 3170-3186.

13. SONE J, MITSUHASHI S, FUJITA A, et al. Long-read sequencing identifies GGC repeat expansions in NOTCH2NLC associated with neuronal intranuclear inclusion disease [J]. Nat Genet, 2019, 51 (8): 1215-1221.

14. SONE J, KITAGAWA N, SUGAWARA E, et al. Neuronal intranuclear inclusion disease cases with leukoencephalopathy diagnosed via skin biopsy [J]. J Neurol Neurosurg Psychiatry, 2014, 85 (3): 354-356.

15. SUGIYAMA A, SATO N, KIMURA Y, et al. MR imaging features of the cerebellum in adult-onset neuronal intranuclear inclusion disease: 8 cases [J]. AJNR Am J Neuroradiol, 2017, 38 (11): 2100-2104.

16. TAKAHASHI-FUJIGASAKI J. Neuronal intranuclear hyaline inclusion disease [J]. Neuropathology, 2003, 23 (4): 351-359.

17. TAKAHASHI J, TANAKA J, FUKUDA T, et al. Recruitment of nonexpanded polyglutamine proteins to intranuclear aggregates in neuronal intranuclear hyaline inclusion disease [J]. J Neuropathol Exp Neurol, 2001, 60 (4): 369-376.

18. TIAN Y, WANG J L, HUANG W, et al. Expansion of human-specific ggc repeat in neuronal intranuclear inclusion disease-related disorders [J]. Am J Hum Genet, 2019, 105 (1): 166-176.

19. YOKOI S, YASUI K, HASEGAWA Y, et al. Pathological background of subcortical hyperintensities on diffusion-weighted images in a case of neuronal intranuclear inclusion disease [J]. Clin Neuropathol, 2016, 35 (6): 375-380.

第六篇
神经变性病影像学

第六章
神经变性病影像学

第一章　计算机体层成像影像学

计算机体层成像（computed tomography, CT）是以电子计算机数字成像技术与X线断层扫描技术相结合的医学成像技术。CT的基本成像原理是利用被测物体对X线的吸收与透过率不同，应用灵敏度极高的仪器对人体进行测量，将测量所获得的数据输入电子计算机，然后借助数学方法，通过计算机重建出二维或三维图像的技术。CT设备是由扫描设备、计算机系统、操作控制部分和图像显示与存储系统四部分组成的。扫描设备由X射线发生系统、准直器、检测系统、扫描架和扫描床组成。计算机系统是CT的"心脏"，其主要任务有两方面：一是负责扫描程序的控制，包括扫描架和扫描床的移动、X线的产生、数据的采集和各部件之间的信息交换等；二是负责数字处理和图像重建即将采集的数据经过数学计算得到相应层面的数字矩阵。操作控制部分主要包括操作台，通过操作台输入整个CT操作或控制命令，进行扫描程序，扫描曝光条件的设定与选择，控制X线-检测系统的工作。同时通过此部分输入有关图像识别的多种数据和资料（包括患者检查号、基本资料、体位等）。图像显示存储系统能够显示计算机处理、重建的图像。CT检查具有操作简便、分辨率高及病变检出敏感等优点，自问世以来飞速发展，目前已作为常规影像学检查方法广泛应用于临床。

CT扫描技术主要包括平扫，增强扫描，血管成像和灌注成像等。CT血管成像（computed tomography angiography, CTA）技术是诊断血管疾病的重要方法，可以三维立体显示大小血管全貌，任意角度观察血管腔内、外的病变，检查时间短，不太受病情限制，已被广泛应用于临床。常规CTA的基本原理是经静脉注射对比剂，利用螺旋CT在靶血管对比剂充盈高峰期进行连续的容积采集，然后通过计算机进行后处理，最终以二维或三维甚至四维方式重组靶血管影像的血管成像技术。目前中枢神经系统应用较广的血管成像方法为数字减影CTA，其属于自动化去骨减影CTA，能较好地显示颈内动脉颅底段病变。数字减影CTA是利用数字减影血管造影的原理，将增强和平扫两次容积扫描相减，获得的减影数据进行不同方式的影像重组以显示靶血管的解剖和病变。

CT灌注成像（computed tomography perfusion, CTP）是指在静脉注射对比剂同时，对选定的感兴趣层面通过连续多次同层扫描，以获得该层面每一像素的时间-密度（time-density curve, TDC）曲线。根据此曲线利用不同的数学模型计算出脑血流量（cerebral blood flow, CBF）、脑血容量（cerebral blood volume, CBV）、对比剂平均通过时间（mean transit time, MTT）、对比剂峰值时间（transit time to the peak, TTP）和毛细血管通透性（capillary permeability, PS）参数。将以上参数进行图像重建和伪彩染色处理得到血流灌注图、血容量图、对比剂平均通过时间图、对比剂峰值时间图、毛细血管通透性图等，以评价脑组织的灌注状态。脑血流量是指单位时间内流经一定量脑组织血管结构的血流量，单位为ml/（min·100g）。脑血容量是指存在一定量脑组织血管结构的血液容积总量，单位为ml/100g。对比剂平均通过时间为血液经不同路径通过特定脑组织的平均时间，根据中心容积定理MTT=CBV/CBF，概念上可认为是血液自动脉端流至静脉端的循环时间，通常以秒为单位。对比剂峰值时间是指时间-密度曲线上对比剂开始出现到对比剂峰值出现的时间，单位为秒。毛细血管通透性指的是对比剂单向从血管内渗透到组织间隙的速率，单位是ml/（min·100g）。

CT对脑细微解剖结构的区分存在一定局限性，且对脑白质改变敏感性不高，难以准确显示神经变性病的早期病理改变，在神经变性病的早期诊断中常用来寻找排除诊断和鉴别诊断的依据。神经变性病晚期CT上可表现为不同部位的脑萎缩。如额颞叶痴呆表现为额叶皮质及前颞极皮质变薄、局部脑回变窄、脑沟增宽、侧脑室额角扩大，以额叶和/或前颞叶萎缩相对明显，而顶枕叶很少受累，具有相对特征性。阿尔茨海默病表现为弥漫性脑萎缩,脑回变窄、脑沟变宽,尤以海马、颞叶、顶叶及前额叶萎缩明显,第三脑室和侧脑室异常扩大,且上述 CT 改变随疾病的进展而加重。多系统萎缩主要表现为壳核、小脑、脑桥萎缩。CTP 和 CTA 可提供血管性痴呆的病变证据,如卒中的病灶分布、

数目及白质病变的程度等。有研究表明血管性痴呆患者在额叶、颞叶 CBF 值减低较 AD 患者明显,表明血管性痴呆主要是以血管发病为基础,缺血、缺氧性低灌注的状态更明显。

（秦 燕　廖伟华）

参 考 文 献

1. JACOB M. 核心放射学［M］. 王维平,译. 北京:人民卫生出版社,2017.
2. ANDREAS A, ADRIAN K D, JONATHAN H G, et al. Grainger & Allison's Diagnostic Radiology Essentials［M］. 6th ed. New York:Churchill Livingstone, 2014.
3. WILLIAM E B,CLYDE A H. Fundamentals of diagnostic radiology ［M］. 4th ed. USA:Lippincott Williams & Wilkins, 2012.

第二章 磁共振成像影像学

磁共振成像（magnetic resonance imaging, MRI）是 20 世纪 80 年代发展起来的生物磁自旋成像技术。其基本原理是在外磁场的作用下，通过施加特定频率的射频脉冲使人体内自由水中的氢原子核产生共振现象，运用空间编码技术，将探测器检测并接收的磁共振信号，经过计算机数据处理转换，最终获得人体各解剖病变部位具有诊断意义的磁共振断层图像。临床医用及科研 MRI 设备主要由主磁体、梯度线圈、射频线圈、计算机系统及其他辅助设备等五部分构成。磁共振成像技术原理复杂，参数众多，具有无创伤、无辐射、多方位、多序列、高分辨等成像特点，被广泛应用于中枢神经系统疾病的定位、定性诊断、病程监测及疗效评估、发病机制探讨等相关科学研究。特别是近些年来，随着磁共振硬件系统及软件技术的飞速发展，多种功能成像序列不断成熟并广泛应用于临床，联合结构和功能的多模态磁共振成像使组织形态与功能显像完美结合，为神经变性病的临床诊疗及科学研究提供更多客观影像学依据，极大地推动了认知科学、神经科学及脑科学领域的发展。

第一节 常规磁共振成像序列

核磁弛豫指当射频脉冲激发时产生最大宏观横向磁化矢量，射频脉冲关闭后，最大宏观横向磁化矢量逐渐缩小直至完全衰减，而宏观纵向磁化矢量从零逐渐恢复至最大即平衡状态的现象。此过程所需的时间称为弛豫时间。弛豫时间分 T_1 弛豫时间和 T_2 弛豫时间。T_1 弛豫又称纵向弛豫，是处于高能级的质子释放能量回到低能级的过程，其释放能量的速度与质子周围分子有关，而物理学中常常把质子周围分子称为晶格，因此纵向弛豫又称自旋－晶格弛豫。我们用 T_1 值描述组织纵向弛豫的快慢。T_2 弛豫又称横向弛豫，是低能级的质子获得能量跃迁至高能级的过程，其能量传递发生在质子与质子之间，因此又称自旋－自旋弛豫。我们用 T_2 值描述组织横向弛豫的快慢。T_1 值和 T_2 值均是组织的固有特性，在外磁场一定的前提下，组织的 T_1 值和 T_2 值固定，但不同组织的 T_1 值、T_2 值差别很大。加权的意思是"突出重点"，也就是把组织某方面的特性重点突出。通过脉冲序列的选择和成像参数的调整，使 MR 图像尽量突出组织某一特性，而尽量抑制其他组织特性影响图像信号强度，这就是加权成像。T_1 加权成像（T_1-weighted imaging, T_1WI）指磁共振图像信号强度的高低主要反映组织纵向弛豫的差别。T_2 加权成像（T_2-weighted imaging, T_2WI）指磁共振图像信号强度的高低主要反映组织横向弛豫的差别。常规 T_1WI 图像信噪比高，灰白质对比明显，临床上常用于显示解剖结构。T_2WI 图像常用来显示病变。研究发现阿尔茨海默病患者中，存在海马等多个脑区 T_2 值改变，且研究动物模型发现疾病早期多个脑区即出现 T_2 值改变。阿尔茨海默病早期存在诸多脑区白质微结构完整性改变，这些微结构完整性改变明显早于体积萎缩。但这些微结构完整性改变并非阿尔茨海默病特征性改变。T_2 值可能是阿尔茨海默病早期脑组织白质微结构完整性变化的良好影像学标记物。

液体衰减翻转恢复序列（fluid-attenuated inversion recovery, FLAIR）是一种脑脊液信号被抑制的 T_2WI 序列，由于脑室、脑沟脑裂及蛛网膜下腔的脑脊液信号被抑制，FLAIR 成像可以更加清晰的显示侧脑室旁及脑沟、脑裂旁的病灶，对于脑梗死、脑白质病变、多发性硬化等疾病敏感性较高，已成为临床常规磁共振成像技术。

3D 高分辨率结构磁共振成像的空间分辨率高，常用于定量评估大脑白质／灰质的体积和／或密度，并在弥散张量成像及其他功能磁共振研究中可用于感兴趣区的解剖定位。3D-T_1 常见的研究方法包括基于体素的形态测量（voxel based morphometry, VBM）分析方法和感兴趣区（region of interest, ROI）方法。VBM 是一种基于体素对脑结构磁共振图像自动、全面、客观的分析技术，克服了个体差异的影响，可以在活体脑进行精确的形态学测量，是评价脑灰、白质病变的一种有效方法。VBM 尤其对于灰质体积萎缩的评价感性极高。ROI 方法与 VBM 技术不同,通过手动勾画感兴趣区域和正常人进行对比,用于检测疾病损伤模式及差异。ROI 方法用于评价局部小范围内脑结构的改变,其研究结果不具有同质性,容易受到个体主观因素影响。

基于 VBM 的高分辨结构磁共振研究发现,中晚期 PD 患者的大脑出现灰质萎缩,且主要表现为额叶和颞叶的萎缩,并且特定部位的皮质萎缩可能与 PD 患者的临床症状有关。早期 PD 患者皮质下灰质结构的体积及形状未见明显改变,但左侧壳核的形状改变与患者临床帕金森综合评分量表评分呈负相关,认为左侧壳核的形状改变可能是评价早期 PD 患者的客观指标。利用 VBM 研究帕金森病伴嗅觉障碍患者的脑结构,有助于深入理解嗅觉相关脑区的结构变化,为探究其可能的病理生理机制提供帮助。多个采用 VBM 定量分析方法的高分辨结构磁共振研究结果显示,帕金森病伴嗅觉障碍与海马旁回、眶额皮质、后扣带回、双侧颞上回等脑区的灰质体积减小相关。同时有研究发现帕金森病伴嗅觉障碍患者其枕叶、中央旁小叶及扣带回的白质体积和密度增大,可见脑白质区的神经纤维通过部位已发生病理改变,进而影响嗅觉功能。

第二节 神经变性病的常规影像学表现

一、痴呆

1. 阿尔茨海默病 阿尔茨海默病的脑病理改变以淀粉样蛋白沉积和神经原纤维缠结为主要特征,最终导致神经元和突触缺失引起脑萎缩改变。结构磁共振可测量区域性或全脑体积大小,反映因细胞损伤、轴突退变、突触失调等各种原因所致的脑组织萎缩,因此可用于评估阿尔茨海默病患者脑萎缩的有无及萎缩程度。阿尔茨海默病患者磁共振最初表现为颞叶内侧(包括杏仁核、海马前部和内嗅皮质)萎缩,并部分累及梭状回,随着疾病的进展,脑萎缩范围扩大、程度加重,颞叶萎缩扩展至颞中回及颞叶后部区域,累及整个海马,并开始出现顶叶、额叶萎缩,最终于疾病后期出现全脑萎缩。

进行性加重的内侧颞叶结构萎缩,是阿尔茨海默病早期的相对特征性改变,其中海马萎缩,被认为是轻度认知功能障碍进展到阿尔茨海默病痴呆的最佳标志物。一般用内侧颞叶萎缩评分(medial temporal atrophy-scale, MTA-scale)来对阿尔茨海默病患者颞叶内侧萎缩程度进行评估(图 6-2-1):0 分:无萎缩;1 分:脉络膜裂增宽;2 分:脉络膜裂和侧脑室下角增宽;3 分:中度海马体积减少(海马高度);4 分:海马体积重度减少。因正常人在自然老化过程中也存在一定速率的脑萎缩,因此一般认为当年龄 <75 岁时,分数 ≥2 分为异常;当年龄 ≥75 岁时,分数 ≥3 分为异常。

研究发现,发病年龄不同的阿尔茨海默病患者其早期脑萎缩的受累部位不同,晚发型阿尔茨海默病患者表现为海马、右侧颞叶和小脑半球萎缩,而早发型阿尔茨海默病患者脑萎缩主要出现在海马、颞叶、楔前叶、扣带回和额下回;相对来说,晚发型阿尔茨海默病患者脑萎缩以颞叶内侧萎缩为主,而早发型阿尔茨海默病患者以楔前叶萎缩为重。另外,早发型阿尔茨海默病患者注意力、言语执行和执行力减退更为明显,相应的,在更多的联合皮质处出现皮质迅速变薄。

阿尔茨海默病早期即存在多个脑区白质微结构完整性改变,这些微结构完整性改变早于体积萎缩。但这些微结构完整性改变并不是阿尔茨海默病的特征性改变。1H-MRS(MRS 技术方法详见第六篇第三章第六节)发现的异常同样早于形态学改变,表现为区域性的代谢改变,N- 乙酰天门冬氨酸(NAA)含量减低,肌醇(Myo-Inositol, mI)量升高。

除了以记忆障碍为首发表现的典型阿尔茨海默病,阿尔茨海默病还可以非典型症状起病,称为非典型或变异型阿尔茨海默病,包括后皮质萎缩(PCA)、logopenic 变异型原发性进行性失语(lvPPA)、额叶变异型阿尔茨海默病(fv-AD)和唐氏综合征。后皮质萎缩患者的 MRI 可表现为明显的局部或非对称性枕叶和 / 或顶叶萎缩。lvPPA 主要表现为左侧外侧裂后部和顶叶萎缩,与典型阿尔茨海默病相比,其内侧颞叶、顶叶、后扣带回、下顶叶及右侧颞顶皮质累及相对较轻,研究发现 lvPPA 语言功能的下降程度与左侧颞顶交界区皮质萎缩程度呈正相关,包括左侧颞中回、颞上回后部及顶下小叶。

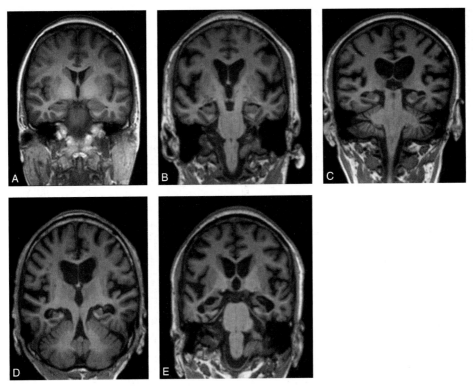

图 6-2-1　内侧颞叶萎缩（MTA）评分 MRI
注：A：0分；B：1分；C：2分；D：3分；E：4分

2. 血管性痴呆　血管性痴呆（vascular dementia，VD）是由于脑血管病变引起的认知障碍为主要表现的痴呆综合征，其结构影像学主要表现为3个方面：脑梗死、脑萎缩和脑白质病变（图6-2-2）。

（1）脑梗死：血管性痴呆的脑梗死表现主要分为多发梗死、小血管性梗死和关键部位梗死。多发梗死性血管性痴呆和关键部位梗死性血管性痴呆通常是由于大血管病变和心源性栓塞事件所致，小血管梗死性血管性痴呆多由于深穿入白质的小动脉纤维素样变性和脂肪玻璃样变性所致。结构磁共振可以清晰地显示脑梗死的部位、数量和范围，为血管性痴呆的诊断提供依据。例如颞枕叶梗死病变广泛累及枕叶至内侧颞叶，产生遗忘型痴呆，是多发梗死性血管性痴呆的典型表现。丘脑中央核及周围关键部位的梗死可引起认知功能下降，双侧近中线核梗死及丘脑前核梗死则会出现血管性痴呆及人格改变。另外，多发的小的腔隙性梗死，特别是位于灰质核团或白质内的梗死往往会导致痴呆的发生，被认为是与痴呆联系最密切的梗死类型。

（2）脑萎缩：血管性痴呆患者的脑萎缩表现为全脑萎缩及皮质灰质的丧失，结构影像表现为脑回体积缩小，脑沟、脑裂及蛛网膜下腔隙增宽，脑室系统扩大。与年龄老化引起的生理性萎缩相比，血管性痴呆脑萎缩的中央性萎缩更明显，特别是皮质下萎缩；而与阿尔茨海默病脑萎缩相比，血管性痴呆的内嗅皮质和海马体积缩小程度不明显，但是萎缩程度仍重于年龄老化相关的脑萎缩。

（3）脑白质病变：结构磁共振 T_2WI 及 FLAIR 序列显示双侧弥漫性深部脑白质或脑室旁"光晕样"高信号区，是血管性痴呆重要的影像学改变，提示了小血管病理改变，尽管其他类型的痴呆（如阿尔茨海默病、路易体痴呆或额颞叶痴呆）亦存在白质信号异常，但血管性痴呆的深部白质区域和基底节区病变更严重，Fazekas 脑白质病变分级常在 Ⅱ级及以上。Fazekas 脑白质病变分级标注：0分，没有任何病变；1分，局灶性斑点状脑白质病变；2分，脑白质病变出现融合趋势，出现斑片状病变；3分，弥漫性脑白质病变，累及或不累及 U 型纤维。

MRS 可以检测脑代谢物的含量，反映区域脑代谢情况。血管性痴呆患者皮质及受累白质区 NAA 水平及 NAA/Cr、NAA/Cho 比值下降，提示相应区域存在缺血坏死，导致继发性神经元丢失和严重的轴索损伤。另外 MRS 还可用于血管性痴呆患者治疗后的疗效评估：研究发现在对血管性痴呆患

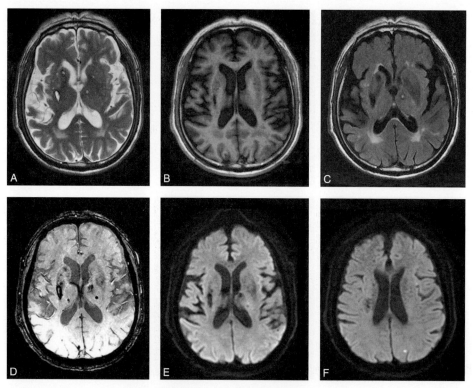

图 6-2-2 血管性痴呆 MRI

注：A：T₂WI 序列；B：T₁WI 序列；C：FLAIR 序列；D：SWI 图；E~F：DWI 图；A~C：双重基底节区可见多发斑点状长 T₁ 长 T₂ 信号灶，FLAIR 序列呈低信号。双侧脑室前后角旁白质区见斑片状长 T₁ 长 T₂ 信号灶，FLAIR 序列呈高信号；D：双侧基底节区、左侧额叶及右侧顶叶可见多发微小出血灶；E~F：双侧基底节区病变呈低信号，左侧顶叶见斑点状高信号，提示腔隙性脑梗死

者进行一周的选择性纤溶酶抑制剂治疗后，临床症状改变，而 NAA/Cr 比值亦显著提高。

3. 额颞叶痴呆 额颞叶痴呆患者的结构磁共振可显示明显的额颞叶萎缩（图 6-2-3），多呈双侧不对称性。但在疾病早期，额颞叶痴呆的不同临床类型可能存在不同的脑萎缩形式。行为变异型额颞叶痴呆的结构磁共振表现包括额叶皮质及前颞极皮质变薄，局部脑回变窄，脑沟增宽，侧脑室额角扩大，伴或不伴有海马萎缩。额叶和 / 或前颞叶萎缩相对明显，而顶枕叶很少受累，具有相对特征性。语义性痴呆的结构磁共振则表现为前颞叶的不对称萎缩，通常以左侧颞叶萎缩明显。非流利性失语症结构磁共振主要表现为左侧额 - 岛后叶萎缩。

磁共振波谱可显示额叶及海马 NAA/Cr 比值降低，且 mI/Cr 比值增高，提示可能与额颞叶痴呆额、颞叶前端局限性脑萎缩及皮质神经元丢失、微空泡形成、胶质增生等病理过程有关。

4. 路易体痴呆 路易体痴呆的结构磁共振通常没有特异性表现，常表现为扣带回中、后部，颞 - 枕叶上部及前额叶眶面的皮质萎缩；路易体痴呆的

基底核和壳核萎缩较阿尔茨海默病更显著。路易体痴呆的内侧颞叶结构包括海马萎缩相对较轻，甚至可表现正常。颅脑磁共振有助于鉴别血管性痴呆和路易体痴呆，血管性痴呆患者常会有白质缺血性病变，微出血灶等血管源性病变，而路易体痴呆患者则无。

5. 中枢神经系统感染与痴呆 中枢神经系统感染所致痴呆包括一系列综合征，如阮蛋白（PrP）、人类获得性免疫缺陷病毒（HIV）、乳多空病毒科 JC 病毒（JCV）、梅毒螺旋体（TP）、寄生虫、霉菌、单纯疱疹病毒（HSV）感染等。病毒性脑炎的结构影像学表现为脑膜脑炎的一般表现，常不对称地累及颞叶内侧、前侧及眶额叶，表现为受累脑回肿胀，脑实质局部的低密度灶或 T₁WI 序列低信号 / T₂WI 序列高信号，伴出血时可出现病灶内的 CT 高密度灶，累及脑膜出现脑膜强化，脑积水时出现脑室系统扩大和间质性脑水肿表现。

（1）克雅氏病（CJD）：散发型克雅氏病是克雅氏病最常见的类型，结构影像表现为早期双侧基底节区（尾状核、壳核和丘脑枕）、皮质、脑干神经核

及小脑皮质不对称性 DWI 序列（DWI 技术方法详见第六篇第三章第四节）和 FLAIR 序列高信号，病变常沿皮质呈条带状分布，称"花边征"或"缎带征"（图 6-2-4）。T_1WI 序列常无异常表现，增强后病灶一般无强化，提示 CJD 患者脑部病变不伴随炎症过程；DWI 高信号可持续数周时间，疾病晚期 DWI 高信号消失。基底节区受累顺序通常自纹状体前方、后方至尾状核头、壳核前部，最后累及壳核后部，早期基底节信号改变可不对称，随着病变进展而迅速趋于对称，病程进展缓慢的病例可出现脑萎缩。

（2）神经梅毒：实质性神经梅毒可导致麻痹性痴呆，病变早期结构磁共振表现为广泛长 T_1 长 T_2 信号灶，临近脑组织水肿。晚期则可出现弥漫性皮质萎缩，皮质下胶质增生，尤以前部明显，侧脑室扩张。

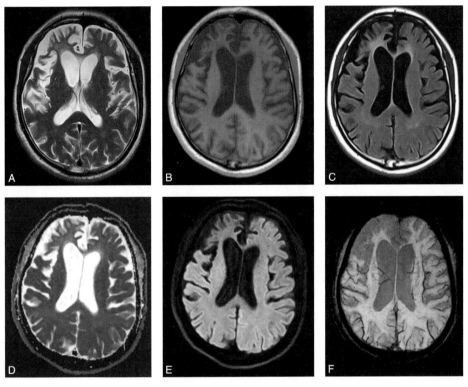

图 6-2-3 额颞叶痴呆 MRI

注：A：T_2WI 序列；B：T_1WI 序列；C：FLAIR 序列；D：ADC 图；E：DWI 图；F：SWI 图；A~B：双侧额颞叶明显不对称萎缩，脑回变窄，脑沟、脑裂明显增宽，脑室系统扩大，以双侧脑室前角扩大为甚；C：未见明显脑白质病变；D~E：未见明显弥散受限改变；F：未见明显微小出血灶

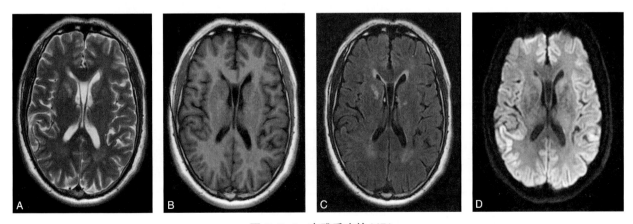

图 6-2-4 克雅氏病的 MRI

注：A：T_2WI 序列；B：T_1WI 序列；C：FLAIR 序列；D：DWI 图；A~C：双侧尾状核头、壳核稍肿胀，呈长 T_1 长 T_2 信号，FLAIR 呈稍高信号；D：双侧枕叶皮质肿胀，呈稍高信号，"花边征"改变

（3）HIV脑病：结构影像表现为广泛脑萎缩和广泛脑白质改变（图6-2-5）。白质改变常位于脑室旁、半卵圆中心、基底节区、小脑和脑干，病灶可延伸至灰白质交界区，表现为弥漫云雾状白质高信号。T$_1$WI增强病灶常无明显强化，如若出现强化，常提示病变合并机会性感染等其他因素。

6. 代谢异常、中毒与痴呆　韦尼克脑病（wernicke）的影像表现具有特征性，结构磁共振表现为第三脑室周围、乳头体、四叠体、丘脑内侧T$_1$WI序列呈低信号，T$_2$WI序列和FLAIR序列呈高信号（图6-2-6）。急性期增强后上述病灶区可见强化，与血脑屏障破坏有关，经治疗后强化可消失。在磁

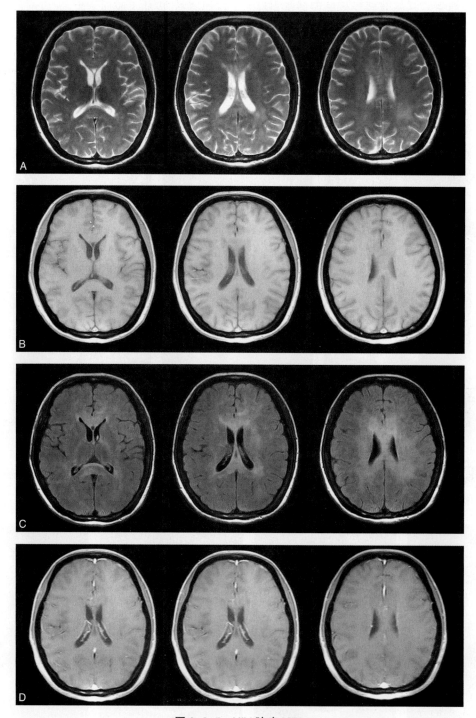

图6-2-5　HIV脑病MRI

注：A：T$_2$WI序列；B：T$_1$WI序列；C：FLAIR序列；D：T$_1$增强序列；A~C：双侧侧脑室旁，半卵圆中心、胼胝体膝部、体部及压部见多发斑片状长T$_1$长T$_2$信号灶，FLAIR呈高信号，边缘模糊；D：增强后胼胝体膝部及体部呈轻度不均匀强化

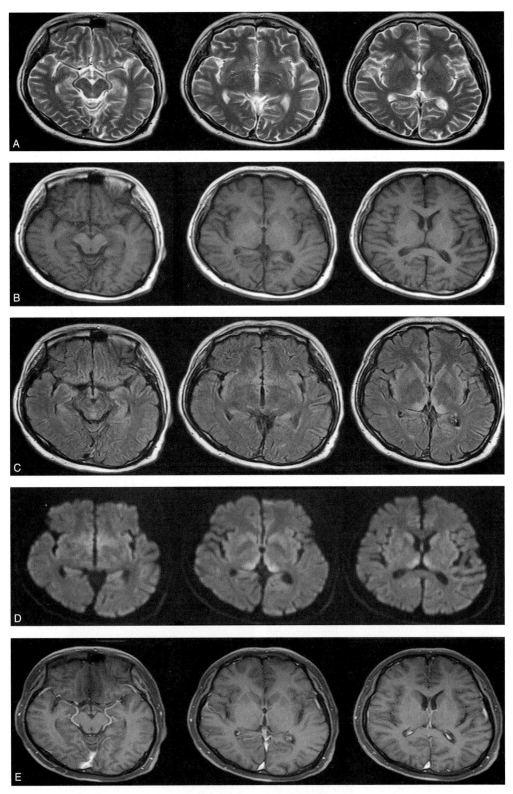

图 6-2-6　韦尼克脑病 MRI

注：A：T₂WI 序列；B：T₁WI 序列；C：FLAIR 序列；D：DWI 图；E：T₁ 增强序列；图示中脑导水管及第三脑室周围、乳头体、四叠体、丘脑内侧可见斑片状长 T₁ 长 T₂ 信号灶，FLAIR 呈高信号，DWI 呈稍高信号，增强后强化不明显

共振矢状位上对乳头体大小进行测量可发现韦尼克脑病患者乳头体体积缩小,但此征象并不具备特异性。

磁共振扩散加权成像对韦尼克脑病的诊断具有较高的敏感性。在急性期韦尼克脑病病灶区域DWI常表现为高信号,表观弥散系数(ADC)明显下降。经过治疗后,病灶缩小或消失,ADC值可升高。因此,DWI可用于韦尼克脑病的早期诊断和预后判断。韦尼克脑病病变区在磁共振波谱上表现为NAA/Cr比值减低,Lac峰升高,Cho峰下降,Cho/Cr比值无明显变化。经治疗后,NAA/Cr比值是否回升可作为神经元是否发生可逆性损伤的标志。

7. 特发性正常压力脑积水痴呆　　特发性正常压力脑积水痴呆较为特征的磁共振表现包括:脑室扩大,具体表现为Evan's指数>0.3(Evan's指数指双侧侧脑室前角间最大距离与同一层面颅腔的最大直径之比);冠状位上可见侧裂池以上及中线两侧脑沟及蛛网膜下腔变窄,多见于额叶后部及顶叶,与之形成鲜明对照的是侧裂池、大脑凸面下部(侧裂池以下)及腹侧脑沟脑池增宽,形成本病特有的"蛛网膜下腔不成比例扩大的脑积水"(disproportionately enlarged subarachnoid-space hydrocephalus,DESH),部分患者不显示"DESH"征。其他磁共振表现包括:局部脑沟扩大,即部分患者在中线旁可见单个或多个椭圆形或类圆形脑沟扩大征象;脑室旁白质和深部白质可呈缺血性改变,即在T$_1$WI和T$_2$WI上分别呈稍低、稍高信号;部分患者可伴有脑萎缩,但其海马萎缩及海马旁沟增宽较阿尔茨海默病患者轻。在冠状位测量胼胝体角(冠状位扫描定位垂直于前后联合连线,测量层面通过后联合)<90°,磁共振矢状位可显示胼胝体变薄伴有扣带回沟后半部较前半部狭窄。

二、帕金森病

帕金森病磁共振表现为黑质致密部萎缩、变窄,通常采用黑质致密部宽度、黑质致密部宽度和中脑直径比值进行测量。同时可出现弥漫性大脑皮质萎缩。黑质、双侧苍白球、壳核T$_2$信号变短。正常人在3T磁共振SWI序列(SWI技术方法详见第六篇第三章第二节)轴位上黑质小体-1位于黑质背外侧,呈线性或逗号样高信号,与周围低信号的黑质共同形成清晰的类似于"燕尾样"影像,称之为黑质"燕尾征"(图6-2-7A)。帕金森病患者由于铁沉积、黑质萎缩等病理改变,SWI上正常黑质小体-1高信号消失,表现为低信号,即燕尾征消失(图6-2-7B)。1H-MRS较常规磁共振更敏感,在帕金森病早期可显示中脑黑质致密部、基底节区的代谢异常,NAA含量降低,Cho含量增高。

三、多系统萎缩

多系统萎缩的磁共振影像学主要表现为橄榄、脑桥、小脑中脚、小脑的萎缩,"十字征""裂隙征",壳核T$_2$低信号和壳核萎缩。T$_2$WI横轴位图像上

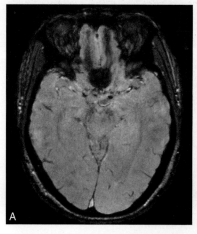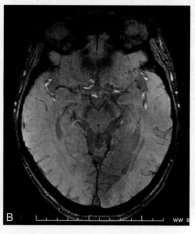

图6-2-7　正常成人黑质"燕尾征"和帕金森患者黑质"燕尾征"消失

注:A:SWI幅度图示位于黑质背外侧的黑质小体-1呈高信号,与周围低信号的黑质共同形成"燕尾"样影像;B:SWI幅度图示帕金森病人黑质小体-1高信号消失,呈低信号,与周围低信号的黑质无法区分,即"燕尾征"消失

显示脑桥层面十字交叉样高信号，形态似复活节时食用的十字面包，称为"十字面包征"（图6-2-8A），简称"十字征（hot cross bun sign）"，是诊断多系统萎缩的较特征性影像学表现。"十字征"的病理学基础为脑桥核及其发出的通过小脑中脚到达小脑的纤维（桥横纤维）变性，同时神经胶质增生，使其含水量增多，而由齿状核发出构成小脑上脚的纤维和锥体束未受损害。从而在 T₂WI 图像轴位脑桥层面显示十字形高信号影。研究发现"十字征"形成过程与脑桥小脑萎缩程度密切相关，当"十字征"等级越高时，对应的脑桥体积越小。"十字征"的演变可细分为以下6期：0期，无改变；Ⅰ期，垂直高信号开始出现；Ⅱ期，清晰的垂直高信号出现，也称"竖线征"（图6-2-8B）；Ⅲ期，水平高信号继垂直高信号开始出现；Ⅳ期，水平高信号和垂直高信号均清晰可见；Ⅴ期，脑桥腹侧

出现高信号影或萎缩。裂隙征（又称间隙征，slit-like hyperintensity sign）指壳核外侧边缘 T₂WI 高信号环（图6-2-8C）。其病理基础还不是很确定，有学者认为是由于壳核外侧神经元缺失以及胶质增生，壳核萎缩引起组织间空隙增大所致。"裂隙征"可分为4期：0期，无改变；Ⅰ期，裂隙状高信号位于一侧壳核；Ⅱ期，裂隙状高信号位于双侧壳核；Ⅲ期，裂隙状高信号位于双侧壳核，信号强度相同。壳核 T₂ 低信号指壳核背外侧可见等于或低于苍白球信号的异常信号，其病理基础是由于铁蛋白丢失、铁沉积引起（图6-2-8D）。壳核萎缩的病理基础是神经元丢失及胶质纤维增生，对于诊断多系统萎缩有较高的特异性。在磁共振上表现为壳核变小、厚度变薄。壳核弧度消失、变直，但是壳核萎缩判断带有一定主观性，且在病程早期敏感性不高，使其在临床上的应用受到限制。

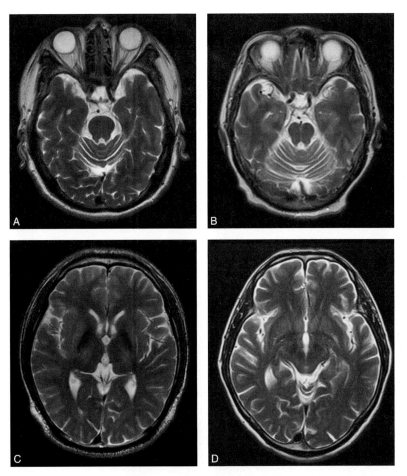

图6-2-8 多系统萎缩 MRI

注：A：T₂WI 轴位示脑桥层面十字交叉样高信号，即"十字征"；B：T₂WI 轴位示脑桥层面垂直竖线样高信号，即"竖线征"；C：T₂WI 轴位示基底节层面双侧壳核信号增高，壳核外缘可见 T₂ 高信号环，即"裂隙征"；D：T₂WI 图示双侧壳核外缘可见弧形低信号，即壳核 T₂ 低信号

四、进行性核上性麻痹

进行性核上性麻痹患者的磁共振表现主要包括：①蜂鸟征：磁共振 T_1WI 序列的正中矢状位示中脑嘴侧萎缩，中脑上缘平坦或凹陷，形成类似蜂鸟喙的影像学表现，即所谓的蜂鸟征（图6-2-9）。蜂鸟征是反映进行性核上性麻痹以中脑萎缩为主的较特征性表现。另外，进行性核上性麻痹患者中脑前后径变小，导水管扩张，四叠体池增大。在磁共振横轴位上，中脑前后径明显缩短，表现为"米老鼠征"；中脑被盖部外侧缘凹陷，形成"牵牛花征"。②磁共振帕金森综合征指数（magnetic resonance parkinsonism index, MRPI）= 脑桥与中脑的面积比值 × 小脑中脚 / 小脑上脚宽度比值，此数值 >13.55 有诊断意义。③中脑和脑桥长轴的垂直线比值 <0.52 或中脑长轴垂直线 <9.35mm。中脑和小脑上脚的萎缩有助于鉴别进行性核上性麻痹和其他帕金森综合征。一项经病理确诊的进行性核上性麻痹、多系统萎缩、帕金森病和皮质基底节变性的队列研究发现，结构性磁共振所见的"蜂鸟征"和"牵牛花征"均比临床诊断更特异（100%），但灵敏度（68.4% 和 50%）不够。另一项病理确诊的队列研究发现，磁共振帕金森综合征指数对进行性核上性麻痹的灵敏度和特异度都很好（100% 和 99.2%~100%）。

五、肌萎缩侧索硬化

既往常规磁共振主要用于肌萎缩侧索硬化与其他疾病鉴别，排除结构性损害。如颅底、脑干、脊髓或椎管结构性病变导致上和 / 或下运动神经元受累时，相应部位的磁共振检查可提供帮助。影像学不能提供确证的依据，但能辅助诊断。磁共振横断位图像示脊髓前角对称的 T_1WI 低信号和 T_2WI 高信号，类似"蛇眼"改变，称为"蛇眼征"（图6-2-10）。值得注意的是"蛇眼征"并不是肌萎缩侧索硬化的特征性影像学表现，其他疾病如脊

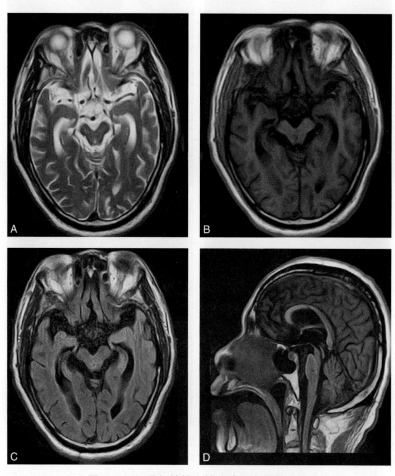

图 6-2-9　进行性核上性麻痹患者的蜂鸟征

注：A：T_2WI 序列；B：T_1WI 序列；C：FLAIR 序列；D：T_1WI 正中矢状位；A~C：轴位示双侧大脑脚均萎缩；D：中脑萎缩，菲薄如线状，形似蜂鸟喙，称为"蜂鸟征"

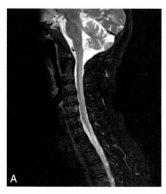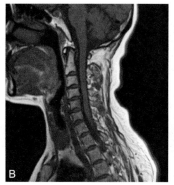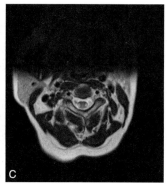

图 6-2-10 肌萎缩侧索硬化患者"蛇眼征"

注：A：颈髓 T₂WI 抑脂矢状位，其内可见条带状高信号，边界不清；B：T₁WI 序列，其内可见条带状低信号灶；C：轴位 T₂WI 序列，脊髓双侧可见对称性类圆形高信号灶，边界清晰，呈蛇眼征改变

髓亚急性联合变性、颈椎病、平山病以及后纵韧带骨化也可见此征象。部分患者舌部 T₁WI 图像呈高信号，其病理基础可能是舌肌慢性失神经支配致脂肪替代，从而在 T₁WI 上表现为高信号。

后来随着认识的深入，在常规磁共振序列（主要是 T₂WI）上即可发现肌萎缩侧索硬化的异常信号改变。一些较为常见的征象包括沿皮质脊髓束走行区高信号、运动皮质低信号和脑萎缩等。①皮质脊髓束高信号：在冠状面成像显示最佳，表现为从半卵圆中心至脑干层面双侧皮质脊髓束走行区高信号；横断面上表现为皮质脊髓束走行区边界清楚的对称性高信号，信号强度高于灰质，在内囊后肢层面最明显。②运动皮质低信号：部分肌萎缩侧索硬化病人在 T₂WI 上显示为中央前回皮质低信号。运动皮质低信号可能是由于小胶质细胞内过量铁沉积导致 T₂ 弛豫时间缩短，且运动神经元损伤的临床评分与运动皮质低信号程度相关，提示铁沉积与进行性神经元变性有关。对运动皮质低信号及皮质脊髓束高信号强度评分的研究证实，运动皮质低信号和皮质脊髓束高信号是肌萎缩侧索硬化病人上运动神经元变性的可靠指标，与突变状态无关，更多见于延髓性麻痹患者，且运动皮质低信号测量可作为衡量疾病进展的一种指标。③脑及脊髓萎缩：局灶性脑萎缩是肌萎缩侧索硬化患者的一个重要特征。高分辨三维 T₁WI 能够分析灰质体积、白质体积及皮质厚度的变化。有多项研究证实肌萎缩侧索硬化患者右侧中央前回和双侧额下皮质灰质体积明显缩小，右侧中央前回运动皮质非对称性萎缩可能与右利手肌萎缩侧索硬化患者左半球的额顶叶回路的激活增强有关，旨在保持优势手

更复杂的运动功能，因此非优势半球更容易受到神经退行性变的影响。运动区和运动外区灰质体积减少与临床评分和认知能力下降有关。有研究显示，肌萎缩侧索硬化患者原始运动皮质变薄，运动皮质变薄可作为肌萎缩侧索硬化的敏感诊断指标。随着时间推移，皮质变薄从原始运动皮质向额叶、颞叶和顶叶进展，这种运动外皮质损伤及其进展模式与病理分期系统相一致。此外，由于脊髓侧索白质及前角运动神经元进行性丢失，脊髓进行性萎缩可能是肌萎缩侧索硬化的另一个特征。纵向研究也发现肌萎缩侧索硬化患者脊髓成像的横断面积随着时间的推移而减小，脊髓横断面积似乎是诊断疾病纵向进展最敏感的磁共振指标，并与临床恶化密切相关，颈 3~颈 4 和颈 5~颈 6 水平的脊髓萎缩与较短的存活时间相关。

六、脊髓空洞症

磁共振是诊断脊髓空洞症的最好方法，矢状位可以很好地显示脊髓空洞症的全貌。表现为脊髓内囊腔，囊腔范围较长，以颈胸段多见、严重者可累及脊髓全程。横段位上空洞多呈圆形，有时形态可不规则或呈双腔形，一般情况囊内液体在各序列的信号与脑脊液信号一致，即呈长 T₁ 长 T₂ 信号（图 6-2-11）。当囊内液体蛋白含量高时，T₁WI 信号可以高于脑脊液，T₂WI 信号可低于脑脊液甚至与脊髓呈等信号。Chiari 畸形的脊髓空洞多呈节段性或"串珠样"；外伤性脊髓空洞多呈多房状或腊肠样；伴有肿瘤时，脊髓不均匀增粗，其内信号不均，空洞呈多发、跳跃状，增强后见肿瘤实质强化。

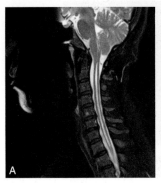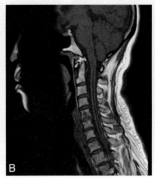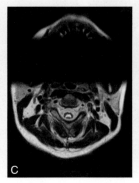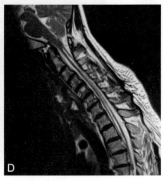

图 6-2-11 脊髓空洞症

注：A：T$_2$WI 矢状位示 C$_2$~T$_1$ 水平脊髓中央管扩大，呈条状高信号；B：T$_1$WI 矢状位示病变呈低信号；C：T$_2$WI 轴位示病变呈圆形高信号；D：T$_2$WI 屈颈位示 C$_2$~T$_1$ 水平脊髓病变未见明显变化

七、脊髓亚急性联合变性

脊髓亚急性联合变性的 MRI 具有一定特征，最常累及上胸段脊髓，其次是下颈段脊髓。磁共振矢状位 T$_2$WI 上病灶表现为纵行条片状高信号，病变常多节段脊髓受累（常超过 3 个节段），严重者可贯穿全段脊髓继而延及延髓及脑实质。值得注意的是，脊髓亚急性联合变性常常不伴脊髓萎缩。磁共振轴位 T$_2$WI 示病变多位于脊髓后索或侧索，少数累及前索，部分病例可强化。研究表明病灶强化可能与疾病的病程有关，髓鞘缺失和胶质增生导致血脑屏障破坏，增强后病变可出现强化。病变可表现为多种形态，而且同一病例不同节段脊髓可有不同的形态表现：若脊髓后索病变对称且未融合，可呈 T$_2$ 高信号的"倒 V 征""八字征"或"反兔耳征"；若病变局限后索，则表现为"圆点征""三角征"；若病变位于脊髓后索及侧索可表现为"小字征"；部分病变形态不规则呈斑片状，边缘模糊（图 6-2-12）。

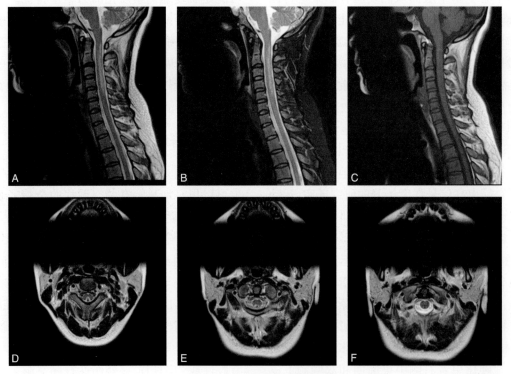

图 6-2-12 脊髓亚急性联合变性

注：A：T$_2$WI 矢状位；B：T$_2$WI 抑脂矢状位；C：T$_1$WI 矢状位；D~F：T$_2$WI 轴位；A~C：脊髓内见条状长 T$_1$ 长 T$_2$ 信号，边缘模糊，不伴脊髓萎缩；D~F：病变主要位于脊髓后索，对称且不融合，呈"倒 V 征""八字征"改变

脊髓后索主要为感觉纤维,纤维长且髓鞘厚,容易最先受累,随着疾病进展,病灶逐渐向上下扩展并向前累及侧索或者前索。治疗后脊髓内异常信号可完全消失。

八、平山病

平山病的磁共振表现:自然位矢状位图像示颈椎变直,颈髓下部萎缩变扁,颈髓前角可出现异常信号。颈椎屈曲位呈典型的"膜-壁分离"现象(图6-2-13),主要表现为过曲位时后部硬膜外间隙增宽,局部硬膜外腔负压形成,使该处硬膜外静脉丛血流增加,T_2WI像上表现为高信号,可伴有流空血管,增强时强化明显,病变常以 C_6 椎体平面为中心,自然位时背侧硬膜外腔扩张可消失,是诊断平山病的重要依据之一。平山病患者自然位磁共振检查可显示颈髓萎缩、颈髓内异常高信号等异常表现。颈椎屈曲位磁共振是诊断平山病必不可少的检查,必要时进行增强磁共振检查将有助于临床准确诊断。同时,颈椎过伸、过屈位X线检查有助于平山病的鉴别诊断。

九、亨廷顿舞蹈病

中晚期亨廷顿舞蹈病患者颅脑磁共振可出现基底节萎缩,以尾状核头部萎缩最明显,双侧尾状核头部对称性萎缩是亨廷顿舞蹈病的特征性影像征象(图6-2-14)。研究表明随病程进展进程中,

亨廷顿舞蹈病患者可出现皮质和皮质下萎缩。但在疾病早期影像学常常缺乏阳性表现。

十、肝豆状核变性

肝豆状核变性的典型磁共振表现:豆状核(尤其壳核)、尾状核、丘脑、脑干、小脑等部位呈对称性长 T_1 长 T_2 信号,无明显占位效应,多伴有脑萎缩,增强后无明显强化。病理上可能与铜在脑血管周围异常沉积,引起局部缺血,脑组织水肿,导致神经细胞变性、神经纤维脱髓鞘,胶质细胞增生,并出现坏死、囊变有关。发病部位以基底节最多,说明铜在广泛分布的同时具有高度选择性亲和作用。双侧豆状核、丘脑和/或尾状核长 T_1 长 T_2 信号可呈"蝶翼样"改变(图6-2-15),具有一定特征性。"大熊猫脸征"是肝豆状核变性的典型磁共振表现,即磁共振 T_2WI 序列红核呈现对称性的低信号,为大熊猫的眼;红核周围的内侧丘系、大脑脚上部、红核脊髓束及皮质脑干束神经纤维受累在 T_2WI 序列呈高信号,构成大熊猫脸上半部白色的轮廓;双侧上丘、中脑导水管周围灰质神经核团的短 T_2 信号及中脑导水管的长 T_2 信号构成了大熊猫脸的下半部。值得注意的是"大熊猫脸征"也可见于 Leigh病等。部分患者双侧苍白球等部位可出现短 T_1 短 T_2 信号,可能原因是肝豆状核变性患者未经治疗或治疗效果不佳,铜逐渐积聚、增多,其顺磁性作用日趋明显所致。

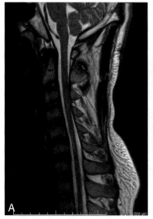
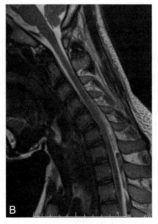
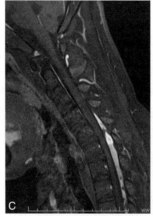
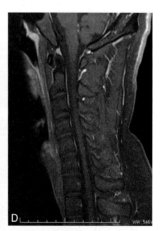

图6-2-13 平山病

注:A:T_2WI自然矢状位示 $C_4\sim C_5$ 水平颈髓萎缩变扁,其内可见条状长 T_2 信号灶,相应水平蛛网膜下腔隙稍增宽;B:T_2WI屈颈矢状位示蛛网膜下腔隙明显增宽,其内可见迂曲、增粗血管影,呈流空低信号;C:T_1WI屈颈矢状位抑脂增强示原低信号灶明显强化;D:T_1WI自然矢状位抑脂增强示原强化病变消失

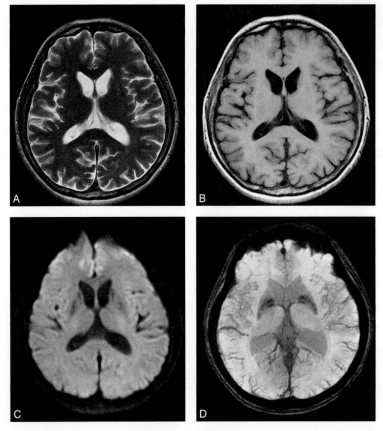

图 6-2-14　亨廷顿病

注：A：T₂WI 序列；B：T₁WI 序列；C：DWI 图；D：SWI 图；A~B：双侧尾状核头明显萎缩、变薄，双侧壳核向前内侧移位，双侧脑室前角扩大；C：未见明显弥散受限征象；D：未见明显脑出血表现

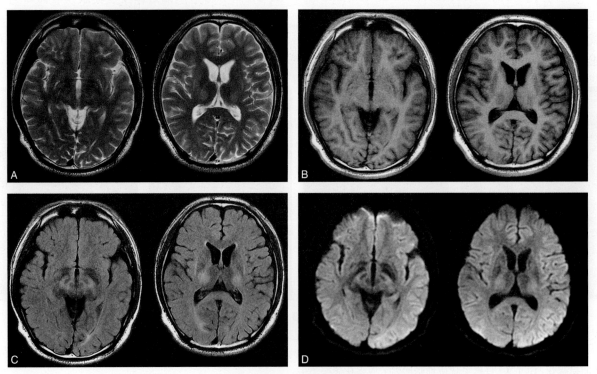

图 6-2-15　肝豆状核变性

注：A：T₂WI 序列；B：T₁WI 序列；C：FLAIR 序列；D：DWI 图；A~C：双侧壳核，豆状核、背侧丘脑见对称性长 T₁ 长 T₂ 信号，FALIR 呈高信号，呈"蝶翼样"改变；D：未见明显弥散受限

十一、脑组织铁沉积性神经变性病

1. 泛酸激酶相关性神经变性病（pantothenate kinase associated neurodegeneration，PKAN） 其磁共振表现具有一定的特征性。磁共振 T₂WI 图像显示双侧苍白球呈对称性低信号，病理生理证据提示其与铁沉积相关。双侧苍白球前内侧份由于神经元的变性坏死、胶质细胞增生则显示为高信号。形成类似老虎眼睛样影像，称为"虎眼征"。磁共振 T₂WI 序列发现"虎眼征"高度提示泛酸激酶相关性神经变性病，但是也有少部分 PANK2 突变类型患者缺乏典型的"虎眼征"表现。同时有研究发现部分泛酸激酶相关性神经变性病晚期患者表现为双侧苍白球区对称性均匀低信号。这可能与疾病病程有关，随着疾病的发展，铁沉积越来越多，从而使 T₂WI 图像上双侧苍白球前内侧高信号消失而呈均匀低信号。泛酸激酶相关性神经变性病患者的视神经、脑干及小脑极少受累，因此影像学上以上部位常为阴性表现。

2. 非钙依赖型磷脂酶 A2 相关性神经变性病（phospholipase A2 associated neurodegeneration，PLAN） 其有 3 个临床亚型：典型的婴儿神经轴索营养不良（infantile neuroaxonal dystrophy，INAD）、非典型婴儿神经轴索营养不良和 PLA2G6 相关性肌张力障碍-帕金森综合征（PLA2G6-associated dystonia-parkinsonism，PLAN-DP）。典型婴儿神经轴索营养不良患者表现为小脑半球和小脑蚓部萎缩，磁共振 T₂WI 序列矢状位显示四脑室扩大，枕大池增宽，轴位示小脑沟壑加深，T₂WI 示高信号部分明显增多。约一半左右婴儿神经轴索营养不良患者可出现铁质异常沉积。异常沉积部位常位于双侧苍白球。在磁共振 T₂WI 序列、磁敏感序列上显示为双侧苍白球对称性均匀性低信号，这与典型泛酸激酶相关性神经变性病患者的"虎眼征"不同。除此之外，婴儿神经轴索营养不良患者还可出现视神经萎缩，视交叉体积缩小，胼胝体尤其是胼胝体压部萎缩变薄等影像学表现。非典型婴儿神经轴索营养不良患者及 PLA2G6 相关性肌张力障碍-帕金森综合征患者的影像学表现多种多样，可与典型婴儿神经轴索营养不良患者表现类似，如表现为小脑半球或小脑蚓部萎缩，双侧苍白球对称性铁沉

积，视交叉及胼胝体萎缩等。

3. 线粒体膜蛋白相关性神经变性病（mitochondrial membrane protein-associated neurodegeneration，MPAN） 其在磁共振 T₂* 和梯度回波序列如磁敏感加权成像显示苍白球、黑质部位出现异常铁沉积。线粒体膜蛋白相关性神经变性病患者大多数情况下不出现典型"虎眼征"表现。部分线粒体膜蛋白相关性神经变性病患者 T₂WI 序列示双侧苍白球呈对称性低信号，纹状体内侧髓板出现条状高信号，形成类似"虎眼征"表现，此为线粒体膜蛋白相关性神经变性病较为特征性的影像学表现，但此征象的敏感性较低。中晚期线粒体膜蛋白相关性神经变性病患者大脑皮质和小脑可出现萎缩。

4. β 螺旋蛋白相关性变性病（beta-propeller protein-associated neurodegeneration，BPAN）的影像学表现颇具特征性。β 螺旋蛋白相关性变性病患者铁沉积部位与其他 NBIA 亚型不同，其最早开始铁沉积的部位是黑质，同时黑质也是受累程度最严重的部位。但值得注意的是 β 螺旋蛋白相关性变性病患者苍白球也可以出现铁异常沉积。磁共振 T₁WI 序列上其他 NBIA 亚型铁沉积往往表现为中等信号，而 β 螺旋蛋白相关性变性病患者在 T₁WI 序列上常表现为双侧黑质高信号伴或不伴有中央 T₁WI 低信号带。磁共振 T₁WI 序列显示黑质区域高信号可能是铁与该区域多巴胺能神经元死亡后释放出的神经黑色素结合相关。

十二、遗传性共济失调

遗传性共济失调是一大类具有高度临床和遗传异质性的遗传性神经系统退行性疾病。我国汉族人群中，常染色体显性遗传性脊髓小脑共济失调 3 型（SCA3）约占常染色体显性遗传性共济失调的半数以上。对于脊髓小脑共济失调 3 型患者，常规 MRI 主要表现为小脑、脑干萎缩，包括小脑传入、传出纤维以及额叶、颞叶和苍白球萎缩，小脑上脚宽度、苍白球横径、脑桥前后径及横径均减小。部分患者 T₂WI 序列上脑桥横向纤维可有高信号改变（图 6-2-16），部分患者 T₂WI 的壳核背外侧可见低信号。上述影像学表现并非为脊髓小脑共济失调 3 型的特异性表现，且单一常规 MRI 诊断意义有

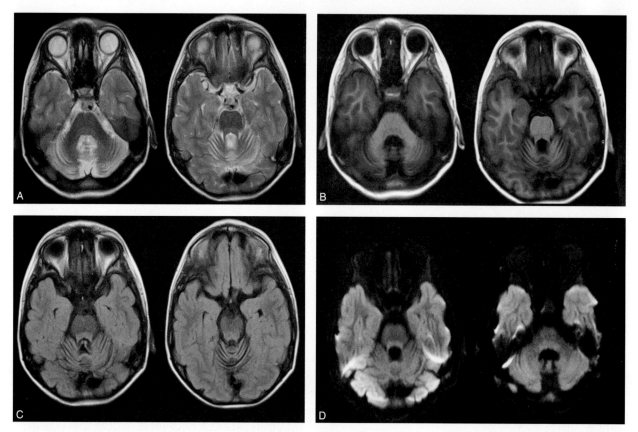

图 6-2-16 遗传性共济失调

注：A：T$_2$WI 序列；B：T$_1$WI 序列；C：FLAIR 序列；D：DWI 图；A~C：脑桥可见横线样长 T$_1$ 长 T$_2$ 信号灶，边界清晰，小脑可见萎缩；D：未见明显弥散受限

限，需进一步结合功能成像检测方法进行分析。有研究发现在灰质密度下降与 CAG 数目、发病年龄、疾病持续时间等有重要联系。也有研究表明广泛神经受损（小脑、壳核、扣带回、中央前回、顶叶的灰质体积减少）与认知功能障碍相关，认为认知功能受损与额、顶、颞、岛叶的皮质灰质体积减少呈正相关，并提出小脑蚓部及脑干的萎缩程度不仅与发病年龄有关，而且与 CAG 扩增数呈正相关。

十三、遗传性痉挛性截瘫

单纯型遗传性痉挛性截瘫患者常规影像学检查多表现为阴性，少数患者可以发现大脑、小脑或脊髓萎缩、胼胝体发育不良等（图 6-2-17）。有研究发现轻-中度遗传性痉挛性截瘫 11 型患者的胼胝体变薄，而严重的患者胼胝体严重变薄、脑萎缩更明显。遗传性痉挛性截瘫 35 型患者的颅脑磁

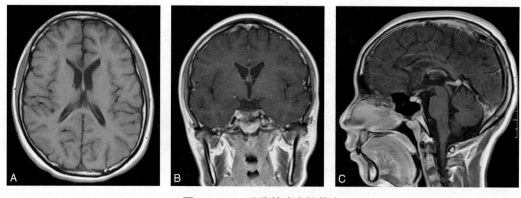

图 6-2-17 遗传性痉挛性截瘫

注：A：T$_1$WI 序列轴位；B：T$_1$WI 序列冠状位增强；C：T$_1$WI 序列正中矢状位增强；A~C：胼胝体膝部、体部萎缩，变薄

共振可显示小脑、脑干萎缩,胼胝体萎缩,皮质萎缩和白质异常信号。遗传性痉挛性截瘫 ATP13A2 型患者颅脑磁共振显示大脑萎缩及基底节少许异常信号。遗传性痉挛性截瘫 TPP1 型患者颅脑 MRI 显示脑萎缩及胼胝体变薄。SPG4 型患者颈、胸髓 MRI 未见明显异常,但 SPG31 型患者可伴颈、胸髓变细以及蛛网膜下腔增宽等改变。遗传性痉挛性截瘫 6 型患者也可以出现颈髓和胸髓萎缩。

(秦 燕 廖伟华)

参 考 文 献

1. 复旦大学附属华山医院骨科,北京大学第三医院骨科,《中华骨科杂志》编辑部. 平山病临床诊疗规范国际指南[J]. 中华骨科杂志, 2019, 39(8): 452-457.

2. 胡秀秀,董靖德,刘忆,等. 额颞叶痴呆的临床及影像学特点分析[J]. 临床神经病学杂志, 2018, 31(6): 436-440.

3. 胡玉娜,施裕新,张志勇. 散发型克雅病脑部影像表现[J]. 中华放射学杂志, 2012, 46(1): 89-92.

4. 唐北沙,陈生弟,中华医学会神经病学分会帕金森病及运动障碍学组. 多系统萎缩诊断标准中国专家共识[J]. 中国综合临床, 2018, 34(5): 385-389.

5. 鱼博浪. 中枢神经系统 CT 和 MR 鉴别诊断[M]. 3 版. 西安:陕西科学技术出版社, 2014.

6. 中华医学会神经病学分会帕金森病及运动障碍学组. 亨廷顿病的诊断与治疗指南[J]. 中华神经科杂志, 2011, 44(9): 638-641.

7. 中华医学会神经病学分会肌电图与临床神经电生理学组,中华医学会神经病学分会神经肌肉病学组. 中国肌萎缩侧索硬化诊断和治疗指南[J]. 中华神经科杂志, 2012, 45(7): 531-533.

8. 中华医学会神经病学分会帕金森病及运动障碍学组,中国医师协会神经内科医师分会帕金森病及运动障碍专业. 脑组织铁沉积神经变性病诊治专家共识[J]. 中华医学杂志, 2016, 96(27): 2126-2133.

9. 中华医学会神经外科学分会,中华医学会神经病学分会,中华神经外科重症管理协作组. 中国特发性正常压力脑积水诊治专家共识[J]. 中华医学杂志, 2016, 96(21): 1635-1638.

10. 中华医学会放射学分会磁共振学组北京认知神经科学学会. 阿尔茨海默病 MR 检查规范中国专家共识[J]. 中华放射学杂志, 2019, 53(8): 665-671.

11. ACOSTA-CABRONERO J, MACHTS J, SCHREIBER S, et al. Quantitative Susceptibility MRI to Detect Brain Iron in Amyotrophic Lateral Sclerosis[J]. Radiology, 2018, 289(1): 195-203.

12. ALI F, MARTIN PR, BOTHA H, et al. Sensitivity and Specificity of Diagnostic Criteria for Progressive Supranuclear Palsy[J]. Mov Disorders, 2019, 34(8): 1144-1153.

13. European Association for Study of Liver. EASL clinical practice guidelines: Wilson's disease[J]. Hepatol, 2012, 56(3): 671-685.

14. FABES J, MATTHEWS L, FILIPPINI N, et al. Quantitative FLAIR MRI in amyotrophic lateral sclerosis[J]. Acad Radiol, 2017, 24(10): 1187-1194.

15. FEMMINELLA G D, THAYANANDAN T, CALSOLARO V, et al. Imaging and molecular mechanisms of Alzheimer's disease: a review[J]. Int J Mol Sci, 2018, 19(12): 3702.

16. FOX M D, COHEN A B. "Bright tongue sign" in ALS[J]. Neurology, 2012, 79(14): 1520.

17. HOGARTH P, GREGORY A, KRUER M C, et al. New NBIA subtype: genetic, clinical, pathologic, and radiographic features of MPAN[J]. Neurology, 2013, 80(3): 268-275.

18. KUMAR A, SINGH A K. Teaching neuroimage: inverted v sign in subacute combined degeneration of spinal cord[J]. Neurology, 2009, 72(1): e4.

19. KARA E, TUCCI A, MANZONI C, et al. Genetic and phenotypic characterization of complex hereditary spastic paraplegia[J]. Brain, 2016, 139(7): 1904-1918.

20. LOPES T M, D'ABREU A, FRANCA M C, et al. Widespread neuronal damage and cognitive dysfunction in spinocerebellar ataxia type 3[J]. J Neurol, 2013, 260(9): 2370-2379.

21. MASCALCHI M, BELLI G, GUERRINI L, et al. Proton MR spectroscopy of Wernicke encephalopathy[J]. AmJ Neuroradiol, 2002, 23(10): 1803-1806.

22. MORELLI M, ARABIA G, NOVELLINO F, et al. MRI measurements predict PSP in unclassifiable parkinsonisms: a cohort study[J]. Neurology, 2011, 77(11): 1042-1047.

23. MASSEY L A, MICALLEF C, PAVIOUR D C, et al. Conventional magnetic resonance imaging in confirmed progressive supranuclear palsy and multiple system atrophy[J]. Mov Disord, 2012, 27(14): 1754-1762.

24. MENKE R A L, PROUDFOOT M, TALBOT K, et al. The two-year progression of structural and functional cerebral MRI in amyotrophic lateral sclerosis[J]. Neuroimage Clin, 2017, 17: 953-961.

25. PRICE C C, JEFFERSON A L, MERINO J G, et al. Subcortical vascular dementia: integrating neuropsychological and neuroradiologic data[J]. Neurology, 2005, 65(3):

376-382.

26. QUERIN G, EL MENDILI M M, LENGLET T, et al. Spinal cord multi-parametric magnetic resonance imaging for survival prediction in amyotrophic lateral sclerosis[J]. Eur J Neurol, 2017, 24(8): 1040-1046.

27. ROUAULT T A. Iron metabolism in the CNS: implications for neurodegenerative diseases[J]. Nat Rev Neurosci, 2013, 14(8): 551-564.

28. SCHWARZ S T, AFZAL M, MORGAN P S, et al. The 'swallow tail' appearance of the healthy nigrosome - a new accurate test of Parkinson's disease: a case-control and retrospective cross-sectional MRI study at 3T[J]. PLoS One, 2014, 9(4): e93814.

29. SHEN D C, CUI L Y, FANG J, et al. Voxel-Wise meta-analysis of gray matter changes in amyotrophic lateral sclerosis[J]. Front Aging Neurosci, 2016, 8: 64.

30. THOMPSON S A, PATTERSON K, HODGES J R. Left/right asymmetry of atrophy in semantic dementia: behavioral-cognitive implications[J]. Neurology, 2003, 61(9): 1196-1203.

31. UKISU R, KUSHIHASHI T, TANAKA E, et al. Diffusion-weighted MR image of early-stage Creutzfeldt-Jakob disease: typical and atypical manifestations[J]. Radiographics, 2006, 26(Suppl 1): S191-S204.

32. VOEVODSKAYA O, POULAKIS K, SUNDGREN P, et al. Brain myoinositol as a potential marker of amyloid-related pathology: A longitudinal study[J]. Neurology, 2019, 92(5): e395-e405.

第三章 功能磁共振成像技术

第一节 血氧水平依赖的功能磁共振成像

一、血氧水平依赖的功能磁共振成像技术

随着高场磁共振在临床上的普遍应用,功能磁共振成像(functional MRI, fMRI)得到了突飞猛进的发展。狭义的磁共振脑功能成像(functional magnetic imaging, fMRI)是指血氧水平依赖(blood oxygen level dependent, BOLD)的功能磁共振成像,即BOLD-fMRI。血液中的脱氧血红蛋白具有顺磁性,可以缩短组织的 T_2 或 T_2^* 值,血液中脱氧血红蛋白越多相应组织在 T_2WI 或 T_2^*WI 上信号越低;氧合血红蛋白则具有轻度反磁性,可延长组织的 T_2 或 T_2^* 值,血液中氧合血红蛋白越多相应组织在 T_2WI 或 T_2^*WI 上信号越高。在其他因素不变的前提下,血液中氧合血红蛋白与脱氧血红蛋白的比例越高,则组织信号强度越高,这就是BOLD效应。BOLD-fMRI以脱氧血红蛋白的敏感效应为基础,对皮质功能进行定位成像。成像基于大脑皮质某一区域神经元兴奋时,该区域脑组织的耗氧量增加,脱氧血红蛋白随之增多;与此同时该区域局部小动脉扩张,血流量增加,带来了更多的氧合血红蛋白,最终使氧合血红蛋白与脱氧血红蛋白比例升高,因此在 T_2WI 和 T_2^*WI 上相应区域脑组织信号强度增高。信号强度变化反映了该区域血流与耗氧量的变化,利用该原理进行皮质功能定位。BOLD-fMRI包括静息态fMRI和任务态fMRI,任务态fMRI包括运动功能成像、视觉功能成像、听觉功能成像、嗅觉功能成像等。广义上的功能磁共振成像是指以反映组织器官功能状态为成像目的的一切成像技术。广义的fMRI技术伴随着设备、数据处理方法的发展正日新月异,利用这些技术,我们能够获得脑部能量代谢、灌注状态、生化反应及微观结构等多方面的信息。目前在临床上已较为普遍使用的功能磁共振成像技术有血氧水平依赖磁共振成像技术(BOLD-fMRI)、各种磁敏感成像技术(SWI)、各种弥散加权磁共振成像技术(DWI)和磁共振波谱成像技术(MRS)等。

静息态功能磁共振成像(resting state functional MRI, rs-fMRI)能够反映人脑的自发神经活动,已经成为神经科学领域的研究热点。rs-fMRI指在没有特定任务的情况下,受试者在不做系统思考或尽量不要思考问题的状态下进行磁共振扫描,研究表明,rs-fMRI信号的低频振荡与自发的神经元活动关系密切,与人体内外环境的监测、清醒意识的维持等功能相关,具有比较明确的生理意义与病理意义。一方面,静息态脑活功占据非常大比例的能量消耗,约占人体总能耗的五分之一,另一方面,这些波动并非随机噪声,呈现出一定规律性。rs-fMRI技术常见的分析方法主要包括了局部一致性(regional homogeneity, ReHo)、低频振幅(amplitude of low-frequency fluctuations, ALFF)及功能连接(functional connectivity, FC)等。前两者主要从功能分离的角度阐述了不同脑区功能的改变,ReHo是通过计算一个功能团块内的Kendell系数(一般为27个体素)来反映脑区功能一致性,ALFF是通过计算低频范围内的频谱的平方根来反映脑区自发的低频振荡(0.01~0.08Hz)。FC则是通过计算两个空间分离的脑区时间序列的相关性,从功能整合角度探讨脑区之间功能改变。

二、血氧水平依赖的功能磁共振成像在神经变性病中的研究

1. 阿尔茨海默病 阿尔茨海默病患者 β- 淀粉样蛋白(Aβ)沉积以及突触、神经元的丢失,导致神经网络破坏、网络连接中断被认为是阿尔茨海默病认知障碍的主要原因。相关阿尔茨海默病脑功能磁共振研究表明阿尔茨海默病患者大脑内侧颞叶、额叶、顶叶皮质均表现出功能连接的异常。阿尔茨海默病患者在突显网络、默认网络、控制网

络等多个脑网络中存在一定程度的功能连接异常，表现为功能连接强度减弱或增加。默认网络是指在静息态下活跃，而在任务态下呈负激活的脑区所构成的网络，其功能主要与认知和记忆相关。静息态功能磁共振研究发现阿尔茨海默病患者的默认网络功能连接减弱，且这些区域与 Aβ 蛋白沉积、葡萄糖代谢减低及结构萎缩的区域相一致，表明默认网络退化可能是阿尔茨海默病进展的关键因素。有关海马的多模态脑功能研究发现阿尔茨海默病患者海马的某些特殊皮质内 tau 蛋白和 Aβ 沉积明显增多，而这些皮质正好是海马脑功能连接的主要通路，从而导致阿尔茨海默病患者海马与多个脑区的功能连接强度异常减低。

2. 帕金森病　有学者利用局部一致性方法（ReHo）研究帕金森病患者的脑自发活动，发现壳核、丘脑和辅助运动区的 ReHo 值降低，而小脑、初级运动皮质和运动前区的 ReHo 值升高，研究者据此推测帕金森病患者基底节环路的同步活动降低而皮质对运动环路功能代偿同步活动升高。另有研究发现帕金森病患者感觉运动网络连接增强，视觉网络与其他脑功能区关系减弱，楔叶和腹侧尾状核、内侧眶额皮质和颞叶之间的连接减弱。研究者认为感觉运动模块连接增强可能与代偿机制有关，是为了克服纹状体 - 皮质 - 运动环路的功能减退或脑网络间相互作用的丢失，视觉网络的连接异常可能是对这一运动功能改变所产生的一种适应和代偿。嗅觉减退是帕金森病患者早期常见非运动症状。研究发现，伴有嗅觉减退的帕金森病患者在嗅觉中心及非传统的嗅觉区域静息态脑活动异常。伴有视幻觉的帕金森病患者，双侧舌回、楔叶 ALFF 降低，颞顶区、内侧颞回、小脑 ALFF 增高，提示伴视幻觉的帕金森病患者在初级视觉感知和内在视觉整合通路中均存在异常。另有研究发现，帕金森病患者双侧海马、扣带回中后部、背侧丘脑与右侧海马旁回等边缘系统结构以及右侧岛叶的 ALFF 较健康对照组降低，这可能是帕金森病患者认知功能障碍、嗅觉减退、自主神经功能障碍及精神心理障碍的神经影像学证据。

3. 肌萎缩侧索硬化症　一项运动功能磁共振研究发现，与健康对照组相比，肌萎缩侧索硬化症患者在肢体运动时，功能磁共振显示其在双侧初级运动皮质、运动前区和辅助运动区的激活均有增高，与运动学习有关的脑区（基底节、小脑和脑干）也被激活。基底节区激活增高仅见于上运动神经元受累的患者。感觉运动皮质的躯体拓扑图改变在仅有上运动神经元受累或上、下运动神经元均受累的患者中均可见，但仅有下运动神经元受累的患者无此表现。同时与下运动神经元显著受累者相比，上运动神经元显著受累者前扣回和运动同侧尾状核激活增高。与运动执行任务相比，肌萎缩侧索硬化症患者进行运动想象时可见不同的皮质激活模式。肌萎缩侧索硬化症患者在执行右手运动想象任务时，其左侧顶叶前部、内侧前额叶皮质和前扣带回的激活减低，躯体感觉区激活增高。基于静息态磁共振的研究发现，肌萎缩侧索硬化症患者在不同脑区的功能连接性较健康对照者不同，涉及的网络主要包括默认网络、感觉运动网络和额顶叶网络；不同脑区的局部一致性、低频振幅与肌萎缩侧索硬化症病情严重程度或疾病发展速度相关联。

4. 其他神经变性病　基于静息态功能磁共振成像的研究发现 SCA3 患者小脑和右侧延髓、额中回、颞叶、舌回等脑区存在局部脑功能异常，额下回与左侧顶叶脑区、运动辅助区与小脑的功能连接异常。特发性震颤患者运动功能磁共振成像发现，主动运动和被动运动与双侧小脑、基底节、丘脑、辅助运动区域和运动皮质的激活相关，从而推断在收缩与被动运动时能够精确识别包括小脑、丘脑、基底节和运动皮质在内的运动网络活动，运动功能磁共振成像有望成为研究运动障碍疾病病理生理机制的一项新技术。功能磁共振成像显示亨廷顿舞蹈病患者存在功能连接的改变，以尾状核、丘脑和前额皮质功能连接减低较明显。

第二节　磁敏感加权成像

磁敏感加权成像（sensitivity weighted imaging，SWI）是根据组织间磁敏感特性不同而产生图像对比的磁共振成像技术。SWI 序列由美国韦恩州立大学 E.Mack Haacke 教授团队于 1997 年发明，当时以"高分辨率血氧水平依赖静脉成像"（high resolution blood oxygenation level dependent venographic imaging）命名。SWI 以梯度回波序列为基础，同时采用三维采集、完全流动补偿和滤波、薄层重建，可同时获得磁矩图像（magnitude image）

和相位图像（phase image）。SWI 为场强依赖性技术，外加磁场场强越大，其信噪比和分辨率越高。

1. 磁敏感性及磁敏感物质　磁敏感性是物质的特有属性，反映物质在外加磁场作用下的磁化程度，可以用磁化率来度量。磁化率是指该物质进入外磁场后的磁化强度与外磁场的比率，磁化率越大，物质的磁敏感性越大。物质根据其磁敏感性分为顺磁性物质、反磁性物质和铁磁性物质。顺磁性物质自身产生的磁场方向与外加磁场方向相同，磁化率为正。而反磁性物质自身产生的磁场方向与外加磁场方向相反，磁化率为负。铁磁性物质可被磁场明显吸引，去除外磁场后仍可以被永久磁化，具有很大的正磁化率。

2. 血红蛋白及其降解产物的磁敏感性　血液因其氧饱和程度不同而表现出不同的磁敏感特性。以含氧血红蛋白为主的动脉血呈反磁性，而以脱氧血红蛋白为主的静脉血则呈顺磁性，这与血红蛋白的结构有关。血红蛋白是血液中氧的主要携带者，由四个均含有亚铁离子的蛋白亚单位组成。当血红蛋白中的亚铁离子与氧结合时，没有不成对电子，形成的氧合血红蛋白呈反磁性。当氧与亚铁离子分离形成脱氧血红蛋白时，血红蛋白的构象发生变化，阻碍周围水分子与亚铁离子结合，形成含有 4 个不成对电子的脱氧血红蛋白，表现为顺磁性。脱氧血红蛋白中的亚铁离子进一步氧化成正铁离子形成高铁血红蛋白。生理状态下，红细胞内这一过程被还原型辅酶所抑制，当这种抑制作用解除如出血时，脱氧血红蛋白转变为高铁血红蛋白。高铁血红蛋白有很强的顺磁性，但磁敏感性较弱，主要缩短 T_1 弛豫时间，在 T_1WI 图像上显示很明显。高铁血红蛋白稳定性差，容易分解，最终被巨噬细胞吞噬引起组织内含铁血黄素沉积，含铁血黄素具有高度顺磁性。在血红蛋白的四种状态中，以脱氧血红蛋白和含铁血黄素表现的磁敏感性最强。

3. 非血红蛋白铁及钙化的磁敏感性　组织中另一个能引起明显磁敏感性改变的是非血红蛋白铁。人体内铁在不同的代谢过程中的表现形式不同，以铁蛋白最常见，为高顺磁性物质。正常人随着年龄的增长铁在脑内的沉积增加，但在某些神经变性疾病中，如帕金森病、亨廷顿病及阿尔茨海默病等，铁的异常沉积被认为与疾病的病理机制有关。组织内的钙化通常也呈反磁性，虽然磁敏感效

应比铁弱，但也能导致可测量到的敏感性变化。

4. SWI 序列在神经变性病中的临床应用与科学研究　一些神经变性病如帕金森病、阿尔茨海默病、亨廷顿病、肌萎缩侧索硬化、肝豆状核变性等，其病理改变常常伴有脑组织内铁的异常沉积。磁敏感加权成像相位图可以量化分析不同脑结构的铁含量，定量分析方法能很好地检测疾病的病程，并在一定程度上预测预后。研究显示肝豆状核变性患者与正常对照组对比，脑内多处深部核团及大脑灰质皮质区域磁化率值显著改变，其区域依次为：右侧丘脑、左侧丘脑、右侧豆状核、右侧颞叶灰质、左侧顶下小叶、右侧豆状核、右侧岛叶。肝豆状核患者的左侧豆状核、右侧楔前叶、左侧楔前叶、右侧后扣带回、右侧楔叶的磁化率值与病人年龄呈正相关。肝豆状核患者的磁化率值与患者的病程时间、铜氧化反应酶活力、24 小时尿铜、尿铁等无明显相关性。

第三节　定量磁敏感图

定量磁敏感图（quantitative susceptibility mapping, QSM）是通过精确重建组织磁化率图来实现对铁的定量测量的磁共振技术，近年来得到了飞速发展。QSM 与磁敏感加权成像技术原理类似，是以梯度回波序列为基础序列，结合模图信息，对相位信息进行解缠绕和去除背景场等预处理，再经过特殊的重建算法，最终反演出可以精确显示局部场发生变化的磁化率分布图。为了获取高质量的定量磁敏感图，需要区分背景场和磁敏感物质引起的局部磁场，这一过程称为去除背景场。去除背景场的效果直接影响磁化率的结果，因此 QSM 技术对于去除背景场的要求较 SWI 更高。目前应用最广泛且效果最好的两种去除背景场的方法包括偶极场投影法（projection onto dipole fields, PDF）和复杂谐波伪影去除法（sophisticated harmonic artifact reduction for phase data, SHARP）。通过特殊的重建方法得到精确的磁化率图像是 QSM 技术的关键之一，当前主要的重建方法包括多方向采样磁化（calculation of susceptibility through multiple orientation sampling, COSMOS）、K 空间阈值分割（threshold-based K-space division, TKD）和贝叶斯正则化（Bayesian-regularization algorithm, BRA）。

从磁化率成像原理可知,定量磁敏感图反映磁化率分布情况,而铁是大脑主要的磁敏感源,因此QSM可直接反映脑内铁分布、准确测量脑内铁含量。多种中枢神经系统退行性疾病的发生发展与脑内铁质沉积相关,其中以深部核团铁质沉积最明显。近年来,越来越多的定量磁敏感图研究尝试通过对特定脑深部核团内的铁沉积评估,以探索其是否可作为神经变性病早期准确诊断的影像学标志物。目前已有大量研究采用QSM技术探讨阿尔茨海默病、帕金森病、亨廷顿病、肌萎缩侧索硬化症和原发性侧索硬化症等脑内深部核团铁沉积、铁分布的变化。研究发现血管源性痴呆和阿尔茨海默病患者的总体磁化率值均高于正常对照组,两者在尾状核和壳核的磁化率值明显高于正常对照组。但血管源性痴呆和阿尔茨海默病组间无统计学差异,且血管源性痴呆和阿尔茨海默病患者的磁化率值与认知障碍严重程度亦无明显相关性。有研究发现不同时期帕金森病患者磁化率值升高的区域不同。帕金森病早期,黑质致密部的磁化率明显增加;到疾病晚期,除黑质致密部外,黑质下网状部分、红核和苍白球区域的磁化率值也明显升高。另有研究显示,不同运动亚型的帕金森病患者其深部脑核团内铁沉积的部位不一致,震颤为主型帕金森病患者双侧齿状核内铁沉积含量较健康对照者和其他运动亚型的帕金森病患者均明显增高。另有定量磁敏感图研究发现亨廷顿病患者苍白球、壳核和尾状核铁沉积较正常对照组明显增加,且苍白球和壳核的铁沉积程度与疾病的严重性具有显著正相关。

第四节　扩散加权成像

扩散加权成像(diffusion weighted imaging, DWI)是通过施加扩散敏感梯度场以检测生物体内水分子扩散运动受限的方向和程度等信息,间接反映组织微观结构变化的成像方法。扩散的本质是分子无规律的热运动,即布朗运动,任何分子都存在扩散运动。磁共振扩散加权成像主要是检测人体组织中水分子的布朗运动。如果水分子在各个方向的扩散能力相等,这种扩散运动称为自由扩散。然而人体在生理或病理状态下,水分子的扩散运动受组织内多种屏障(如细胞膜、生物大分子等)的影响,其扩散运动随方向的改变而变化,称为限制

性扩散。我们用水分子单位时间内随机扩散运动的范围来表示分子扩散运动的速度,称为扩散系数(diffusion coefficient, D),单位为 mm^2/s。扩散敏感因子指的是所施加的扩散敏感梯度场参数,又称 b 值(b value),是检测扩散运动能力的指标。b 值越高,具有的扩散权重越大,对水分子的扩散运动越敏感,并使信号下降越明显。b 值的单位为 s/mm^2。因水分子所处环境不同,不同组织内的水分子扩散系数不同。在活体组织中,扩散是多种因素的综合作用,扩散敏感梯度场方向上的各种运动或位置移动都会产生信号的变化,如呼吸、血流和脉搏等运动。我们把检测到的扩散系数称表观扩散系数(apparent diffusion coefficient, ADC),用 ADC 来描述每个体素内水分子的综合微观运动。之所以加上"表观"二字是由于影响水分子运动(随机与非随机)的所有因素都被叠加成一个观察值。神经变性病病变部位的神经元和轴突髓鞘损伤,神经胶质细胞增生,神经组织的完整性遭到破坏,从而影响水分子的扩散,使其更加自由。基于以上病理生理变化,扩散加权成像技术广泛用于神经变性病的研究。

1. 扩散加权成像在帕金森病中的研究　帕金森病的早期阶段多巴胺能神经元损伤丢失约半数以上,造成中脑黑质及基底节区深部灰质核团的细胞形态、功能和代谢异常、组织结构的完整性遭受破坏,影响到组织内水分子的正常弥散活动,从而使得 ADC 值发生变化,这些为扩散加权成像诊断早期帕金森病提供了理论基础。为探索帕金森病早期诊断的特异性指标,有学者选用扩散加权成像测量帕金森病患者与正常对照组黑质和基底核 ADC 值并比较分析。结果发现帕金森病患者黑质的 ADC 值明显高于正常人,而两者基底节 ADC 值无统计学差异,从而推断黑质的 ADC 值升高可能为帕金森病患者的早期诊断提供客观影像学依据。应用扩散加权成像技术对嗅束周围区域结构的研究发现,帕金森病患者嗅束周围区域的扩散系数显著增高,与嗅觉测试结果一致,且与帕金森病患者前嗅结构的早期神经病理改变吻合。一项结合功能磁共振与 PET/CT 的多模态影像学研究显示,帕金森病患者中嗅束区平均扩散值与壳核多巴胺储存含量存在显著相关性,且与统一帕金森病评分量表评分、病程、病情严重程度也存在相关性,表明帕金森病患者的嗅觉功能障碍与壳核多巴胺能神经

细胞功能障碍有关。

2. 扩散加权成像在多系统萎缩中的研究 扩散加权成像对多系统萎缩具有较高的特异性和敏感性,其扩散系数可作为诊断多系统萎缩并区分其亚型的有效指标。MSA-P 型患者壳核区域扩散系数明显升高,而 MSA-C 型患者小脑和小脑中脚区域扩散系数明显增高。MSA-C 型患者的病程与小脑、小脑中脚区域扩散系数增高相关。MSA-P 型患者病程与脑桥区域扩散系数增高相关。

第五节 扩散张量成像

扩散张量成像(diffusion tensor imaging,DTI)是以扩散加权成像技术为基础发展而来的磁共振成像技术。扩散加权成像只能反映扩散敏感梯度场方向上的扩散运动,其他方向的扩散运动则无法检测。为了全面反映组织内水分子在各个方向的扩散情况,需要在多个方向上施加扩散敏感梯度场。我们把通过施加多个方向(6 个以上)扩散敏感梯度场来检测组织内水分子扩散运动的成像技术称为扩散张量成像。在具有随意微结构的组织中,水分子的扩散运动是随机的,向各个方向扩散运动的概率相同,此种扩散方式称为各向同性。在具有固定排列顺序的组织结构中,水分子各方向的扩散运动不相等,通常更倾向于沿某一方向扩散,称为各向异性。例如沿脑白质纤维走行方向的扩散比与其垂直的方向更容易。脑白质内神经纤维的直径、密度、神经胶质细胞的密度和磷脂化程度均影响扩散的各向异性。部分各向异性(fraction anisotropy,FA)是指水分子各向异性成分占整个扩散张量的比例,为定量分析各向异性的最常用参数。FA 值的范围为 0~1,0 代表最大各向同性的扩散(如自由水),1 为最大各向异性。在脑白质中 FA 值与髓鞘的完整性、纤维的致密性及平行性呈正相关。相对各向异性(relative anisotropy,RA)为各向异性成分和各向同性成分的比值。体积比(volume ratio,VR)等于椭圆球的体积与半径为平均扩散率的球体积之比。各向异性指数(anisotropy index,AI)等于 1-VR,因此随各向异性的增加而增加。FA、RA 和 AI 均为没有方向的数值,即非矢量值,取值范围均为 0~1,0 代表完全各向同性的扩散,1 为最大各向异性。

1. 扩散张量成像在阿尔茨海默病中的研究 研究发现在阿尔茨海默病早期阶段,即使部分患者无明显的灰质萎缩,此时也能发现海马旁回白质扩散特征的改变,包括额叶腹内侧、楔前叶结构的 FA 值降低。这些连接颞叶的结构与记忆过程密切相关,阿尔茨海默病患者海马周围白质损害更重、FA 值降低更明显,提示海马周围白质纤维变性可能成为阿尔茨海默病早期改变有价值的影像学标志物。

2. 扩散张量成像在额颞叶痴呆中的研究 一项关于阿尔茨海默病、额颞叶痴呆及正常人的研究显示,与阿尔茨海默病患者和正常对照组相比,额颞叶痴呆患者 FA 值下降更明显,提示虽然阿尔茨海默病和额颞叶痴呆患者均有白质损害,但额颞叶痴呆患者白质损害更为严重。与阿尔茨海默病患者相比,额颞叶痴呆患者下纵束及额-枕下束的 FA 值减低相对明显。下纵束及额-枕下束共同参与额叶、枕叶及颞叶间的信息传递,这些联系纤维与认知功能及视觉信息处理有关,可以解释额颞叶痴呆患者反复发生的视幻觉及认知功能下降。多项扩散张量成像研究显示,与阿尔茨海默病等其他类型痴呆患者相比,行为变异型额颞叶痴呆患者连接额叶或通过颞叶的白质传导束异常更多见。扩散张量成像很有可能在脑萎缩等形态学改变出现之前显示行为变异型额颞叶痴呆患者的脑微观结构异常。不同类型的额颞叶痴呆存在不同的病理改变,其扩散张量成像表现有所不同。尸解研究发现含 tau 包涵体的额颞叶变性患者与 TDP-43 表达的额颞叶变性患者相比,脑白质病变更显著。对比行为变异型额颞叶痴呆、语义性痴呆、进行性非流利失语患者的颅脑扩散张量表现,发现行为变异型额颞叶痴呆患者表现为双侧灰质平均扩散系数增高与萎缩程度高度符合,并显示与顶叶中部、侧面以及枕叶相连经过额叶和颞前叶的白质传导束的平均扩散系数增高。行为变异型额颞叶痴呆患者右侧颞叶、岛叶和枕叶以及尾状核的平均扩散系数均高于进行性非流利失语患者,故提示磁共振扩散张量成像能有助鉴别额颞叶变性的临床亚型。

3. 扩散张量成像在多系统萎缩中的研究 磁共振扩散张量成像可定量反映 MSA-C 型患者脑组织损害的微观结构改变,最常见受累区域为橄榄-脑桥-小脑系统,壳核、额叶白质亦可累及。磁共振张量扩散成像的 FA 彩色图及彩色编码张量图可直观、细致展示橄榄 – 脑桥 – 小脑系统白质纤维束分布情况。

4. 扩散张量成像在SCA3中的研究　既往研究发现磁共振扩散张量成像可以显示正常人脑桥完整的横向纤维和纵向纤维束，而SCA3患者脑桥横向纤维显示不清，脑桥基底部呈无定形结构，说明脑桥横向神经纤维存在局部变性，从而致水分子扩散的各向异性减弱。

5. 扩散张量成像在特发性震颤中的研究　既往一项关于家族性特发性震颤、帕金森病和正常对照组的磁共振扩散张量成像研究发现，与帕金森病患者和正常对照相比，家族性特发性震颤患者齿状核和小脑上脚的FA值均减小，小脑上脚的平均扩散系数增大。在所有家族性特发性震颤患者中，病程较长的受试者齿状核的FA值比病程较短的受试者低；从而在家族性特发性震颤患者的齿状核和小脑上脚发现了与神经变性一致的微观结构改变。研究还发现单独使用齿状核的FA值，可以将家族性特发性震颤患者与帕金森病患者以及健康对照完全区分开。

第六节　磁共振波谱成像技术

磁共振波谱（magnetic resonance spectroscopy，MRS）是目前唯一能无创检测活体组织代谢及生化变化的磁共振技术。^1H、^{31}P、^{13}C、^7Li、^{19}F、^{23}Na等均可以产生MRS信号，在特定的静磁场中，他们发射的电磁波频率段不同，因此很容易区分。氢质子的旋磁比最大（42.58MHz/T），在生物体中的含量丰富，因此产生的磁共振波谱信号最强。氢质子波谱与常规磁共振所用的激发和接收频率一致，是临床上使用最成熟、最方便、最广泛的波谱成像。在特定的均匀的外加静磁场中，同一原子核位于不同的化学结构中时，其进动频率不同。因为环绕原子核运动的电子云的结构和运动方式不同，产生的局部磁场强度不同，引起该原子核的进动频率发生变化，磁共振波谱成像可以探测到这种变化。这种在相同环境条件（温度、pH、均有外磁场等）下，由于所处分子结构不同所致同一原子核进动频率改变的现象称为化学位移现象。化学位移是磁共振波谱成像的基础，正是由于不同化合物之间存在着频率差别，磁共振波谱成像才可能将不同的化合物区

分开来。在不同的静磁场中，化合物之间的频率差是不一样的（具有场强依赖性）。不同化合物的频率之间的绝对值难以记忆，且因外加静磁场的不同而不同，实际意义较难评价，而当以"百万分之几"（parts per million，ppm）来表示时，则化合物之间的频率差别是恒定的（无场强依赖性）。以氢质子为例，位于水分子中的氢质子与位于长链脂肪酸中的氢质子的共振频率相差3.5ppm，在任何外加磁场中均是如此。这有助于MRS谱线的显示。

一、脑组织的 ^1H-MRS谱线中主要探测到的代谢物及其病理生理意义

1. N- 乙酰天门冬氨酸（N-acetyl aspartate，NAA）主要位于2.02ppm，正常浓度6.5~9.7mmol，平均7.8mmol，是正常神经元的标志物，仅见于神经组织，存在于神经元胞体及其轴索中，其确切的生理作用不明，升高少见，仅见于Canavan病；降低常见于非特异性神经元脱失或功能异常，包括缺血、创伤、炎症、感染、肿瘤、痴呆、胶质增生等。

2. 胆碱化合物（choline，Cho）　位于3.20ppm，正常浓度0.8~1.6mmol，平均1.3mmol，主要是自由胆碱，是细胞膜翻转的标志物，在白质中其含量高于灰质。升高常见于肿瘤、炎症、慢性缺氧；降低常见于卒中、脑病（肝性脑病、AIDS）等。

3. 肌酸/磷酸肌酸（creatine，Cr）　主要位于3.05ppm，正常浓度3.4~5.5mmol，平均4.5mmol，是能量利用、储存的重要化合物。肌酸在肝脏、胰腺、肾脏中合成，经血液转运到骨骼肌、心肌、大脑等需要利用磷酸肌酸的组织，在这些组织中经磷酸化作用生成磷酸肌酸。婴儿含量低，随年龄而升高；病理性升高见于创伤、高渗状态；降低见于缺氧、卒中、肿瘤等。

4. 肌醇（myo-inositol，mI）　主要位于3.56ppm（仅在短TE序列可见），正常浓度2.2~6.8mmol，平均3.8mmol，为戊糖，参与肌醇 – 三磷酸 – 细胞内第二信使循环，是胶质细胞的标志物，反映渗透压的异常。在婴儿含量高；升高见于新生儿、阿尔茨海默病、糖尿病、脑病恢复期、低分级胶质瘤、高渗状态；降低见于恶性肿瘤、慢性肝性脑病、卒中等。

5. 谷氨酸类化合物（glutamate，glu/glutamine，Gln）　仅在短TE序列可见，正常浓度Glu为10mmol，Gln为5mmol，Glu与Gln存在复合重叠的J偶联共振，

常难以分开。β，γ-Glx 位于 2.1~2.4ppm，α-Glx 位于 3.65~3.8ppm。Glu 为兴奋性神经递质，Gln 为抑制性神经递质；升高见于肝性脑病、严重缺氧等。

6. 乳酸（lactate，Lac） 位于 1.33~1.35ppm，为双峰，偶联常数为 7.35Hz，双峰间距 0.12ppm。正常脑组织中不可见，为无氧呼吸的终产物，也可能是许多脑代谢的能量底物，当其在体素中的浓度接近于 1mmol 时能探测到。升高常见于缺血、先天性代谢异常（特别是呼吸链缺损）、各级别肿瘤、脓肿、炎症等。

二、磁共振波谱成像与神经变性病

1. 磁共振波谱成像在阿尔茨海默病中的研究　近年来磁共振波谱成像研究证实肌醇（mI）与阿尔茨海默病有很高的相关性。mI 升高与 Aβ 蛋白沉积相关。另一个与之相关的波谱代谢物是 NAA，阿尔茨海默病患者脑组织内 NAA 含量低于正常对照组，在阿尔茨海默病患者的枕叶、颞叶、顶叶、额叶以及整个大脑中都发现了 NAA 的降低和 mI 的增加。有研究证明 mI/Cr 和 NAA/mI 的纵向变化与潜在的淀粉样蛋白沉积相关。在疾病晚期，较低的 NAA/Cr 降低与前角神经纤维缠结病理中磷酸化 tau 蛋白水平升高相关。较低的 NAA/Cr 也与 SV2A 突触囊泡蛋白突触完整性丧失有关。

γ-氨基丁酸（γ-aminobutyric acid，GABA）是生理状态下中枢神经系统内主要的抑制性神经递质，分布于神经通路的中间神经元。阿尔茨海默病患者的 GABA 能系统一直被认为是疾病晚期的备用系统，认知功能损害与脑内抑制性神经元功能异常密切有关，GABA 能系统功能缺失将恶化阿尔茨海默病的病情。波谱编辑序列 MEGA-PRESS 利用频率选择脉冲，可以检查脑内 GABA 含量。

2. 磁共振波谱成像在路易体痴呆中的研究　路易体痴呆的主要病理改变为皮质弥散性路易小体形成，可累及边缘系统、新皮质，在海马区也有较明显的路易小体沉积。路易小体异常积聚导致神经元变性、死亡。有研究表明路易体痴呆及阿尔茨海默病患者双侧海马 NAA/Cr 值显著低于正常对照。由于阿尔茨海默病患者海马体积常萎缩 50% 以上，NAA/Cr 水平下降可能主要是由神经元丢失所致。而路易体痴呆患者海马结构相对保留，神经元丢失不明显，海马 NAA/Cr 水平下降可能较大程

度上由神经元功能紊乱引起。另有研究表明进展为阿尔茨海默病的轻度认知功能障碍患者中后扣带回的 NAA/Cr 比率低于进展为路易体痴呆的患者。mI 是神经胶质细胞的标志物，路易体痴呆患者中，可能由于其海马结构相对保留，受损程度较轻，胶质细胞增生不显著，mI/Cr 水平无明显变化。

3. 磁共振波谱成像在帕金森病中的研究　一项多体素 ¹H-MRS 研究发现，与正常对照组相比，帕金森病患者黑质头部的 NAA/Cr、mI/Cr 比值下降，而体尾部的 NAA/Cr、mI/Cr 比值增加。4.0T 的 ¹H-MRS 研究发现，帕金森病患者黑质中的谷氨酸类化合物 Glu、NAA 和谷胱甘肽水平明显下降，而 Cho 水平增加；并且发现与大脑皮质相比，黑质中的 GABA/Glu 比值较对照组增加 4 倍。另有 7.0T 的 ¹H-MRS 研究发现，与健康对照相比，轻中度的帕金森病患者壳核区域的 GABA 水平显著升高。

近来磁共振波谱成像研究发现检测脑组织内 NAA 水平可以预测帕金森病患者的认知功能变化。与健康对照组及认知功能正常的帕金森病患者相比，存在轻度认知功能障碍的帕金森病患者枕叶的 NAA/Cr 比值降低，而后扣带回的 Cho/Cr 比值增高。另有研究发现，帕金森病患者前扣带回皮质的 NAA/Cr 比值较对照组明显下降，并且 NAA 水平下降的幅度与执行功能的减退程度及精神症状的严重程度呈正相关。且在早期认知功能受损阶段，帕金森病患者脑内的 NAA 和 Cho 水平已经开始发生变化。

磁共振波谱研究发现 MSA-P 型患者豆状核内的 NAA/Cr 比值降低，而帕金森病患者壳核内的 NAA 水平正常。另有研究发现与帕金森病患者相比，MSA-P 型患者的脑桥基底部和壳核的 NAA/Cho 比值特异性减低。以上研究表明脑桥基底部和壳核的 NAA/Cr 比值变化，将有利于 MSA-P 型患者和帕金森病患者的鉴别诊断。

4. 磁共振波谱成像在肝豆状核变性中的研究　研究发现肝豆状核变性患者双侧壳核、双侧丘脑及胼胝体压部的 NAA/Cr 比值低于正常对照组。扩散加权成像 DWI 低信号组肝豆状核变性患者经过驱铜治疗后 NAA/Cr 显著高于治疗前，这说明磁共振扩散加权成像联合波谱成像在一定程度上可用来评价肝豆状核变性铜沉积过程中的微观结构和代谢变化。

（秦　燕　廖伟华）

参 考 文 献

1. 吴江,贾建平,崔丽英.神经病学[M].2版.北京:人民卫生出版社,2010.

2. ABRIZI S J, SCAHILL R I, DURR A, et al. Biological and clinical changes in premanifest and early stage Huntington's disease in the TRACK-HD study: the 12-month longitudinal analysis[J]. Lancet Neurol, 2011, 10(1): 31-42.

3. BARBER T R, KLEIN J C, MACKAY C E, et al. Neuroimaging in pre-motor Parkinson's disease[J]. Neuroimage Clin, 2017, 15: 215-227.

4. BITTNER D M, HEINZE H J, KAUFMANN J. Association of 1H-MR spectroscopy and cerebrospinal fluid biomarkers in Alzheimer's disease: diverging behavior at three different brain regions[J]. J Alzheimers Dis, 2013, 36(1): 155-163.

5. CIARMIELLO A, GIOVACCHINI G, GIOVANNINI E, et al. Molecular Imaging of Huntington's Disease[J]. J Cell Physiol, 2017, 232(8): 1988-1993.

6. DRZEZGA A, BECKER J A, VAN DIJK K R, et al. Neuronal dysfunction and disconnection of cortical hubs in non-demented subjects with elevated amyloid burden[J]. Brain, 2011, 134(Pt 6): 1635-1646.

7. EMIR U E, TUITE P J, ÖZ G. Elevated pontine and putamenal GABA levels in mild-moderate Parkinson disease detected by 7 tesla proton MRS[J]. PLoS One, 2012, 7(1): e30918.

8. GRÖGER A, CHADZYNSKI G, GODAU J, et al. Three-dimensional magnetic resonance spectroscopic imaging in the substantia nigra of healthy controls and patients with Parkinson's disease[J]. Eur Radiol, 2011, 21(9): 1962-1969.

9. GUZMAN V A, CARMICHAEL O T, SCHWARZ C, et al. White matter hyperintensities and amyloid are independently associated with entorhinal cortex volume among individuals with mild cognitive impairment[J]. Alzheimers Dement, 2013, 9(5): S124-S131.

10. KANTARCI K, JICHA G A. Development of ^{1}H MRS biomarkers for tracking early predementia Alzheimer disease[J]. Neurology, 2019, 92(5): 1-2.

11. LEWIS S J, SHINE J M, DUFFY S, et al. Anterior cingulate integrity: executive and neuropsychiatric features in Parkinson's disease[J]. Mov Disord, 2012, 27(10): 1262-1267.

12. MURRAY M E, PRZYBELSKI S A, LESNICK T G, et al. Early Alzheimer's disease neuropathology detected by proton MR spectroscopy[J]. J Neurosci, 2014, 34(49):

16247-16255.

13. NICOLETTI G, MANNERS D, NOVELLINO F, et al. Diffusion tensor MRI changes in cerebellar structures of patients with familial essential tremor[J]. Neurology, 2010, 74(12): 988-994.

14. NIE K, ZHANG Y H, HUANG B, et al. Marked N-acetylaspartate and choline metabolite changes in Parkinson's disease patients with mild cognitive impairment[J]. Parkinsonism Relat Disord, 2013, 19(3): 329-334.

15. O'BRIEN J T, THOMAS A. Vascular dementia[J]. Lancet, 2015, 386(10004): 1698-1706.

16. OZ G, TERPSTRA M, TKÁC I, et al. Proton MRS of the unilateral substantia nigra in the human brain at 4 tesla: detection of high GABA concentrations[J]. Magn Reson Med, 2006, 55(2): 296-301.

17. PELLECCHIA M T, BARONE P, MOLLICA C, et al. Diffusion-weighted imaging in multiple system atrophy: a comparison between clinical subtypes[J]. Mov Disord, 2009, 24(5): 689-696.

18. PENDLEBURY S T, ROTHWELL P M. Prevalence, incidence, and factors associated with pre-stroke and post-stroke dementia: a systematic review and meta-analysis[J]. Lancet Neurol, 2009, 8(11): 1006-1018.

19. POUJOIS A, SCHNEIDER F C, FAILLENOT I, et al. Brain plasticity in the motor network is correlated with disease progression in amyotrophic lateral sclerosis[J]. Hum Brain Mapp, 2013, 34(10): 2391-2401.

20. PRESSMAN P S, MILLER B L. Diagnosis and management of behavioral variant frontotemporal dementia[J]. Biol Psychiatry, 2014, 75(7): 574-581.

21. PRICE C C, JEFFERSON A L, MERINO J G, et al. Subcortical vascular dementia: integrating neuropsychological and neuroradiologic data[J]. Neurology, 2005, 65(3): 376-382.

22. RULE R R, SCHUFF N, MILLER R G, et al. Gray matter perfusion correlates with disease severity in ALS[J]. Neurology, 2010, 74(10): 821-827.

23. SALAT D, TUCH D, VAN DER K A, et al. White matter pathology isolates the hippocampal formation in Alzheimer's disease[J]. Neurobiology of aging, 2010, 31(2): 244-256.

24. SCHERFLER C, SCHOCKE M F, SEPPI K, et al. Voxel-wise analysis of diffusion weighted imaging reveals disruption of the olfactory tract in Parkinson's disease[J].

Brain, 2006, 129 (Pt 2): 538–542.

25. SHARIFI S, MUGGE W, LUFT F, et al. Manipulation of the sensorimotor loop with a novel quantitative fMRI approach reveals motor networks in essential tremor [J]. Mov Disord, 2014, 29 (1): S424.

26. STOESSL A J, LEHERICY S, STRAFELLA A P. Imaging insights into basal ganglia function, Parkinson's disease, and dystonia [J]. Lancet, 2014, 384 (9942): 532–544.

27. TUMATI S, MARTENS S, ALEMAN A. Magnetic resonance spectroscopy in mild cognitive impairment: systematic review and meta-analysis [J]. Neurosci Biobehav Rev, 2013, 37 (Pt 10): 2571–2586.

28. VAILLANCOURT D E, SPRAKER M B, PRODOEHL J, et al. High-resolution diffusion tensor imaging in the substantia nigra of de novo Parkinson disease [J]. Neurology, 2009, 72 (16): 1378–1384.

29. VOEVODSKAYA O, POULAKIS K, SUNDGREN P, et al. Brain myoinositol as a potential marker of amyloid-related pathology: A longitudinal study [J]. Neurology, 2019, 92 (5): e395–e405.

30. WHITWELL J L, AVULA R, SENJEM M L, et al. Gray and white matter water diffusion in the syndromic variants of frontotemporal dementia [J]. Neurology, 2010, 74 (16): 1279–1287.

31. ZHANG Y, SCHUFF N, DU A T, et al. White matter damage in frontotemporal dementia and Alzheimer's disease measured by diffusion MRI [J]. Brain, 2009, 132 (Pt 9): 2579–2592.

第四章 正电子发射断层成像

第一节 概 述

正电子发射断层成像（positron emission tomography, PET）是一种功能显像，通过注射不同的放射性药物可以反映脑内的各种生理、生化过程，包括血流量、血容量、局部葡萄糖代谢、氨基酸代谢、蛋白质合成、血脑屏障的完整性、受体的密度和分布、神经精神药物药理作用过程等。PET 显像的发展离不开放射性药物、设备、图像分析方法及正常人脑数据库等的进展。

PET 显像主要包括代谢显像、受体显像、异常蛋白沉积显像和炎症显像等，在神经变性病的诊断、病程及治疗监测、病理分子机制的探索等方面有独特的价值。且随着 PET/CT、PET/MRI 的发展，联合了功能和结构的多模态成像将发挥更巨大的作用。

一、PET 显像剂

PET 示踪剂均为正电子核素标记的放射性药物。通过不同的示踪剂，PET 可以无创、动态、定量地研究特定标记物在人体内的化学过程和生化生理过程，在活体水平研究生命物质的代谢、受体的分布和功能、基因调控的变化等，它使核医学上了一个新台阶，达到了真正意义上的分子水平。

二、PET 设备的发展

在功能影像学的临床应用和科学研究中，与靶组织相结合的配体是极其微量的，这就要求用于显像的 PET 仪器有更高更好的空间分辨率和灵敏度。新晶体、新材料的出现和新的晶体切割技术在 PET 探头中得以应用，更有效地提高了 PET 设备的灵敏度和分辨率，如硅酸镥（LSO）、硅酸钆（GSO）及硅酸钇（YSO）晶体的应用提高了 PET 的探测灵敏度，晶体切割技术从 8×8 到 13×13 提高了 PET 的空间分辨率。LSO 晶体的优势包括：比 BGO 晶体更短的余辉时间，更高的相对光输出量，相同放射性活度下计数率增加，可进行超短半

衰期正电子核素的全身显像（如 ^{11}C 等）。

小动物 PET（Micro PET）的出现为小动物活体生理生化的研究提供了有力的功能显像武器。20 世纪 90 年代中期，得益于晶体材料和探测技术发展，Micro PET 在设计上日趋完善，并先后推出分别专用于啮齿动物和灵长动物的商业机型。高分辨率的 Micro PET 能在活体动物（如转基因小鼠和人类疾病模型小鼠）上进行活体内"生理过程"显像，直接获取组织动态的生理或生化变化，从分子水平得到靶器官的功能信息，尤其在新药开发方面，Micro PET 的出现有助于从基因分子水平进行新药研究与开发。

图像融合技术的发展极大地增强了 PET 的生命力。PET/CT 和 PET/MRI 实现了功能与解剖结构的同机图像融合，克服了两者单独显像时的局限性，尤其是 PET/MRI 更充分结合 PET 和 MRI 这两大在脑临床及研究中的利器，为人类不断认识脑、保护脑、创造脑提供重要的手段。

三、脑 PET 图像分析方法

目前国内对脑 PET 图像研究方法主要采用传统的感兴趣区（region of interest, ROI）法，通过勾画 ROI，计算区域内的放射性计数，与参照区放射性计数相比后得到的比值进行统计分析，从而得到结果。ROI 虽然直观、方便，但主观性强、重复性差，容易漏掉 PET 图像间的小区域像素差别，并且 PET 图像提供的是功能信息，研究者需要同时借助 MRI 通过图像融合才能精确确定 ROI 边界，因此 PET 显像的价值在临床和科研方面受到了一定的限制。而绝对定量分析方法在临床和科研中比较烦琐，需在 PET 扫描过程中从动脉中持续采血，测定血液中放射性药物及其代谢产物的含量，并且对脑进行动态持续扫描，最后通过计算得到绝对定量值，在临床和科研中该方法并不常用。

鉴于 ROI 方法的缺点和绝对定量分析的烦琐性，英国 Hilmmersmith 医院的 Friston KJ 等开发的统计参数图（statistical parametric mapping, SPM）软件

很快替代手工的 ROI 方法,成为国际上脑功能影像学研究的公认方法,在国内单光子发射计算机断层显像(single photon emission computed tomography,SPECT)和 PET 脑功能研究中已有初步的应用。SPM 是建立在通用数学软件包 MATLAB 基础上开发的图像分析系统,MATLAB 是 MathWorks 公司于 1982 年推出的一套高性能的数值计算和可视化数学软件,在 SPM 软件包内并没有后缀为".exe"的可执行文件,SPM 的运行必须依赖于 MATLAB 软件。SPM 是结合受试者 PET 图像和统计方法的软件,通过对 PET 图像中体素之间所含差异值的统计比较,其参数统计模型假定于每个体素上,再使用一般的线性模型去观察图像体素水平上的变化,然后生成统计参数表。SPM 的优点包括:①SPM 是针对于像素水平的图像统计分析方法,图像皆由像素所组成,SPM 即是以整个三维图像中的所有像素作为分析对象,并以像素作为最小的分析单位,获得每个像素所包含的信息大小,然后对每个像素的数值大小进行统计检验,将统计上有意义的像素提取出来得到统计推断图。②在对不同采集次数以及不同被观察对象间的 PET 图像进行比较时,PET 图像的空间位置应一致,SPM 可以对 PET 图像进行归一化,应用塑性变形的原理,与 PET 模板相匹配。③在单个研究对象多次采集时,并不能保证研究对象每次头位一致,因为每个研究对象的头是刚性结构,SPM 中有进行移动校正的 Realign 模块,通过容积融合的概念对单个个体的多次 PET 图像进行移动、位置校正,达到同一个体多次 PET 检查后头位的一致。④因为 SPM 可以精确配准某个像素对应的解剖学位置,因此可根据 Talairach 图谱确定统计有意义点的坐标和功能脑区。⑤SPM 可以对 PET 图像进行像素值大小的标准化处理,从而避免被研究对象之间的像素总体差异(如:注射放射性药物量不同等)而掩盖局部像素之间的差异。⑥可与 SPM 内部的 MRI 模板进行图像融合。⑦可重复性强。⑧有显著意义的区域可以融合到标准 MRI 空间模拟图中,精确地以图形的方式显示显著性区域,或得到这些区域的统计参数。因此 SPM 在脑功能分析方面比传统的 ROI 方法更有优势。

四、正常人脑 PET 数据库的建立

目前脑 PET 图像主要仍是医师根据个人经

验通过视觉分析进行影像诊断,尽管标准摄取值(standard uptake value,SUV)的出现使得 PET 诊断有了一定的依据,但并无一个比较统一的诊断标准。因此有必要通过多中心的合作,收集大量正常人脑 PET 图像,对其进行标准化并分区测量各脑区 SUV 值,建立正常人随年龄变化的脑 PET 图像标准数据库(图 6-4-1),为功能性脑疾病的 PET 诊断提供客观的参考值和诊断标准,避免肉眼观察的误差,并满足不同医疗机构交流、远程会诊的要求,为神经功能网络数据库的建立和交流打下基础。

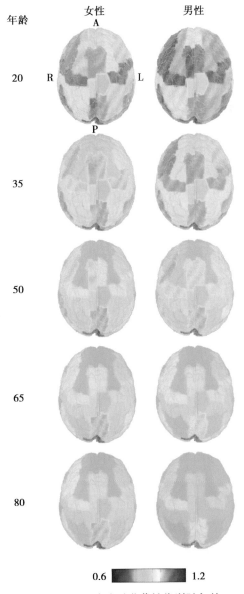

图 6-4-1　正常人脑葡萄糖代谢随年龄
变化的 ^{18}F-PET 图像

注:男性和女性的脑葡萄糖代谢随年龄
增加均呈现减低趋势

第二节 正电子发射断层成像在帕金森病的临床价值

帕金森病（Parkinson disease，PD）是最常见的神经系统变性疾病之一，患病率随年龄的增长而增高。患者典型的临床表现包括运动迟缓、肌强直、静止性震颤和姿势步态异常等运动症状。帕金森病通常呈慢性进展性，病程晚期可致残。帕金森病约占帕金森综合征的75%，其他常见帕金森叠加综合征包括多系统萎缩（MSA）、进行性核上性麻痹（PSP）和皮质基底节变性（CBD）等，临床表现与帕金森病多有类似，早期鉴别诊断困难。特发性震颤（ET）与早期帕金森病在临床表现上也非常容易混淆，而两者的治疗与预后截然不同。

帕金森病的主要病理改变是黑质致密部多巴胺（DA）能神经元的变性、丢失。DA递质通过黑质-纹状体束作用于基底节的壳核和尾状核细胞，对运动功能起着重要的调节作用。研究显示，通常DA能神经元丢失达到50%以上，纹状体DA递质减少80%以上，临床才会出现运动症状，而症状明显时神经元丢失更严重。事实上，在黑质、纹状体受累前，病变已从延髓、脑桥、中脑向上累及。Braak提出，在早期，嗅球和自主神经节已受累而引起嗅觉减退、周围神经症状，是帕金森病的临床前表现。引起神经元变性的原因是α-突触核蛋白的异常聚集，形成特征性的嗜酸性包涵体即路易小体（Lewy body），后者仍是病理学诊断帕金森病的首要条件。

1. DA能神经递质系统显像 目前帕金森病临床诊断和研究最常用的核医学方法是DA能神经递质系统显像。显像原理如下：左旋多巴（L-dopa）在多巴脱羧酶的作用下生成DA，后者经2型囊泡单胺转运体（vesicular monoamine transporter 2，VMAT2）储存到突触囊泡内，并最终由囊泡释放到突触间隙。释放到突触间隙的DA与突触后膜的DA受体结合发挥作用后，一部分被降解，一部分被突触前膜上的多巴胺转运体（dopamine transporter，DAT）摄取回收。评价多巴脱羧酶、VMAT$_2$和DAT功能属于突触前DA能显像，评价DA受体功能属于突触后DA能显像。^{18}F-FDOPA PET显像主要反映纹状体DA能神经元末梢的密度和多巴脱羧酶的活性（图6-4-2），在帕金森病患者表现为纹状体摄取减低，其摄取水平反映了黑质残存DA能神经元的数量，但在病程早期，可能会因为多巴脱羧酶活性的代偿性上调而低估神经变性的严重度。DAT仅见于DA能神经元的树突和轴突末梢，因此也反映了黑质纹状体神经投射的完整性（图6-4-3）。DAT的PET显像表现与^{18}F-FDOPA相似，早期诊断帕金森病的敏感度约为90%。但与^{18}F-FDOPA相反，在病程早期，DAT水平的代偿性下调可以造成高估神经变性的严重度。VMAT$_2$显像结果介于上述两者之间，目前被认为可能最可靠地反映了DA能神经元的存活情况（图6-4-4）。所有突触前DA能显像在帕金森病均表现为：病程早期，纹状体对示踪剂的摄取呈不对称性减低，通常起病肢体对侧的壳核后部减低最明显，但同侧（即无症状肢体对侧）壳核后部亦出现轻度减低，表明其具有早期诊断价值；病程中晚期，双侧壳核对示踪剂的摄取均明显减低，尾状核亦可出现减低。特发性震颤患者DAT显像结果正常，可以与帕金森病相鉴别；而多系统萎缩、进行性核上性麻痹患者均可出现突触前DA能显像异常，难以与帕金森病

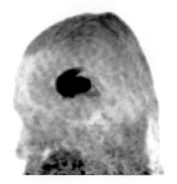
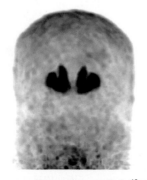
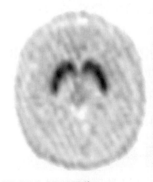
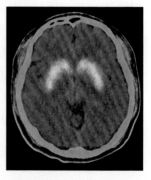

图6-4-2 正常人^{18}F-FDOPA PET显像

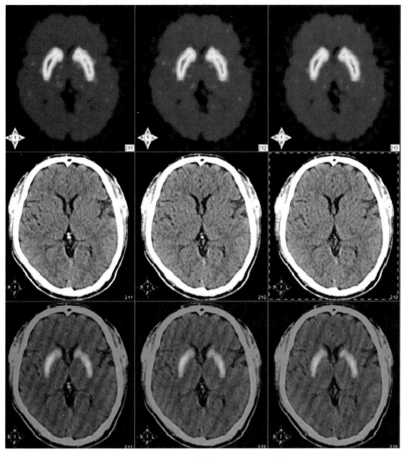

图 6-4-3　正常人 DAT PET 显像

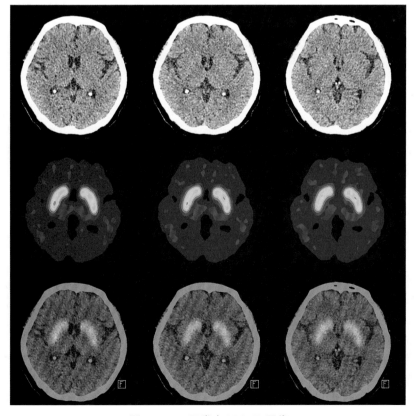

图 6-4-4　正常人 VMAT$_2$ 显像

相鉴别（图 6-4-5）。多巴胺 D₂ 受体显像表现为：示踪剂在帕金森病患者早期摄取增高，然后恢复到正常水平，而在多系统萎缩、进行性核上性麻痹患者摄取减低，这一点可以鉴别帕金森病和帕金森叠加综合征，但不能进一步区分多系统萎缩和进行性核上性麻痹。

2. 脑葡萄糖代谢显像　^{18}F-FDG 脑代谢显像对帕金森病的鉴别诊断能力被证明显著优于多巴胺 D₂ 受体显像。研究发现帕金森病和帕金森叠加综合征具有各不相同的脑代谢特点：帕金森病主要表现为顶枕叶和额叶代谢减低，多系统萎缩主要表现为双侧壳核和小脑代谢减低，进行性核上性麻痹主要表现为前额叶、尾状核和中脑代谢减低，皮质基底节变性主要表现为不对称性的皮质和壳核代谢减低（图 6-4-6）。而近年来通过对 ^{18}F-FDG PET 脑显像进行特殊后处理获得的疾病相关脑代谢模式具有更高的诊断准确性，可以通过计算模式表达值进行定量分析，在个体水平上实现对帕金森病的诊断与鉴别诊断。且 PDRP 值与疾病严重度相关，并随病程发展而变化，可用于病程进展与临床疗效的监测。帕金森病相关脑代谢模式的特点是：苍白球/壳核、丘脑、脑桥和小脑代谢增高，而运动前区和后顶叶代谢减低；多系统萎缩相关脑代谢模式的特点是：双侧壳核和小脑代谢减低；进行性核上性麻痹相关脑代谢模式的特点是：双侧内侧前额叶、腹外侧前额叶、额叶眶区、尾状核、内侧丘脑和中脑代谢减低（图 6-4-7）。

3. 其他显像　多巴胺系统受损无法解释帕金森病全部的功能变化，并非帕金森病的唯一机制，因此近年来也有越来越多的研究专注于其他分子病理机制的影像学探究，主要分为三个方面，包括蛋白为基础的标记物显像、氧化应激与炎症显像。

如 α- 突触核蛋白（α-synuclein）沉积来反映全脑病变情况。α- 突触核蛋白是路易小体的主要成分，是帕金森病的主要病理机制，类似于阿兹海默病中的 β- 淀粉样蛋白及 tau 蛋白。但迄今获得的成果很有限，目前尚未找到特异性高，能很好显示细胞内微量突触核蛋白的显像剂。事实上 β- 淀粉样蛋白作为多种神经变性病的病理变化最近也被用于帕金森病中。Muller 等人运用 ^{11}C-PiB PET 显像发现 β- 淀粉样蛋白在皮质的沉积可能与认知功能障碍、姿势不稳和步态障碍有关，尤其前者，且 Hoehn & Yahr 分级越高的患者皮质沉积

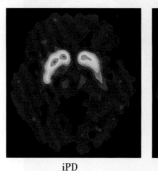
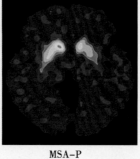
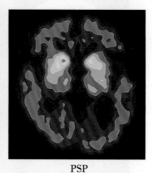

iPD　　　　　　　　MSA-P　　　　　　　　PSP

图 6-4-5　不同疾病患者 DAT 显像

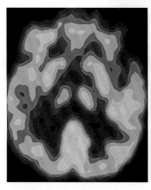
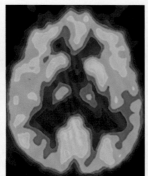
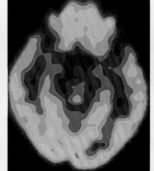
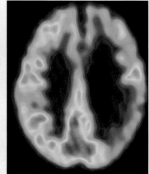

图 6-4-6　PD、MSA、PSP、CBD 患者 ^{18}F-FDG 脑代谢显像

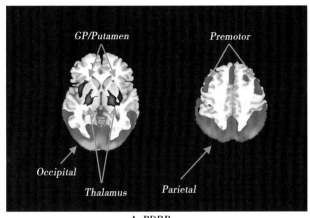
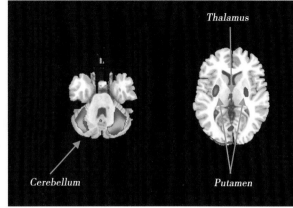

A. PDRP

B. MSARP

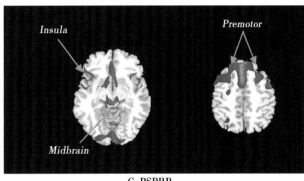

C. PSPRP

图 6-4-7　不同疾病脑代谢模式

注：GP：苍白球；Putamen：壳核；Thalamus：丘脑；Occipital：枕叶；Premotor：运动前区；Parietal：顶部的；Cerebellum：小脑；Insula：岛叶

越多。β- 淀粉样蛋白沉积是否与帕金森病临床进展有关尚不清楚，但不失为具有潜力的临床治疗靶标，值得进一步研究与探讨。炎症反应方面仅少量运用［^{11}C］PK 11195 显示转运蛋白（translocator protein，TSPO）的研究。有研究显示脑干摄取显像剂增高，且与运动功能障碍及 DAT 水平相关，但尚存很大争议。

4. 帕金森病非运动症状　近年来，研究者们发现帕金森病并非只累及运动功能，非运动症状如认知功能障碍、自主神经功能紊乱、快速眼动期睡眠行为障碍等也越来越受到重视。帕金森病非运动症状被认为与多种神经递质系统的累及有关，除了黑质多巴胺能系统，还累及 5- 羟色胺能、肾上腺素能和胆碱能系统等。这也拓展了帕金森病的概念，为帕金森病的诊断、预防和治疗提供新的可能靶点。

流行病学显示，70% 的帕金森病患者会出现不同程度的认知功能损害，随着疾病进展，40% 的患者会发展成帕金森病痴呆。研究显示帕金森病认知功能损害具有较特异的代谢模式，帕金森病认知相关脑代谢网络（PD-related cognitive pattern，PDCP）的特点是：前辅助运动区、楔前叶、背外侧前额叶和后顶叶区域代谢减低，而小脑蚓部和齿状核代谢相对增加，且模式的整体表达值与患者的记忆及执行功能评分显著相关。

嗅觉减退及快速眼动期睡眠行为障碍与帕金森病在临床上具很大关联，而 PET/SPECT 显像能通过分子层面解释其内在相关性。近来一项研究运用 ^{123}I-β-CIT SPECT 对 203 位嗅觉减退患者进行 DAT 显像，其中 11% 的患者有多巴胺能减退的表现。一项前瞻性研究显示，50% 的快速眼动期睡眠行为障碍患者在基线期即伴有 DAT 功能减退，且较正常人 DAT 结合能力减退得更快，在 20 位 DAT 结合水平最低的患者中有 3 位在 3 年随访期内发展成帕金森病（图 6-4-8）。另外研究显示快速眼动期睡眠行为障碍也具特异的代谢模式，且与帕金森病相关脑代谢网络（PDRP）存在一定程度相似性（图 6-4-9）。

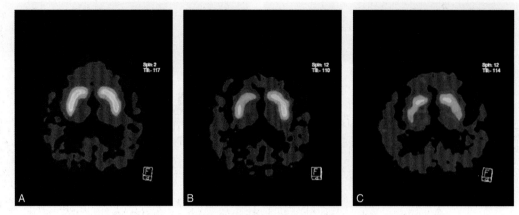

图 6-4-8　RBD 患者 DAT 功能进行性减退

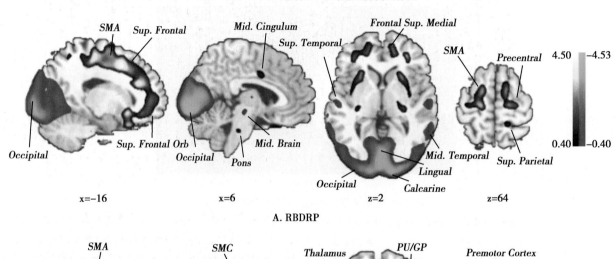

A. RBDRP

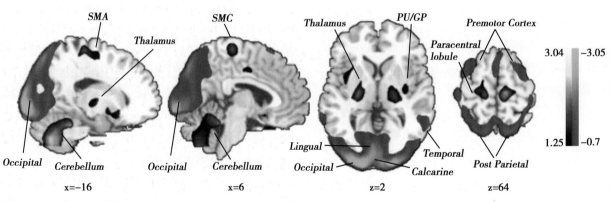

B. PDRP

图 6-4-9　RBD 与 PD 脑代谢模式

注：SMA：辅助运动区；Sup.Frontal：额上回；Sup.Frontal Orb：眶额回上部；Occipital：枕叶；Mid.Cingulum：扣带回中部；Mid.Brain：中脑；Pons：脑桥；Frontal Sup.Medial：额上回中部；Lingual：舌回；Calcarine：距状回；Parietal：顶叶；Precentral：中央前回；Thalamus：丘脑；SMC：感觉运动皮质；Paracentral lobule：中央旁小叶；PU：壳核；GP：苍白球；Temporal：颞叶

第三节　正电子发射断层成像在亨廷顿病的临床价值

亨廷顿病（Huntington disease，HD）是一种常染色体遗传性神经系统变性疾病，主要表现为缓慢进行性加重的不自主运动、精神症状和认知功能损害，好发于 30~50 岁，多数有阳性家族史。本病是由于三核苷酸（CAG）的重复序列拷贝数异常增多所致，致病基因位于第 4 号染色体短臂上。

亨廷顿病主要病理变化位于纹状体和大脑皮质，神经元大量变性、丢失，纹状体多巴胺 D_1、D_2 受体首先受累。多巴胺 D_1、D_2 受体的特异性 PET 显

像剂有 ^{11}C-raclopride, ^{11}C-SCH23390 等, SPECT 显像剂有 ^{123}I-IBZM 等。Turjanski 等首先通过 PET 显像发现了亨廷顿病患者尾状核和壳核多巴胺 D_1、D_2 受体较正常人减少超过 30%。前瞻性研究显示, 随病程进展, 受体将进一步减少, 减少程度与临床严重度相关。多巴胺 D_2 受体显像还与 CAG 的重复序列拷贝数相关, 随病程进展, 大脑皮质多巴胺 D_2 受体与显像剂的结合也减少。另外, 亨廷顿病突变基因携带者在出现症状前已有尾状核和壳核多巴胺 D_2 受体减少, 小胶质细胞活跃, 纹状体磷酸二酯酶(PDE 10A)水平降低, 且其转化为亨廷顿病的可能性和壳核多巴胺 D_2 受体的减低程度相关。

^{18}F-FDG PET 显像主要表现为纹状体和大脑皮质, 尤其是额叶的糖代谢减低, 在病程早期即可发现(图 6-4-10)。通过特殊后处理可以获得亨廷顿病相关脑代谢模式, 特征为尾状核、壳核和扣带回糖代谢减低, 而内侧丘脑、小脑、运动皮质和枕叶代谢增高。对基因突变携带者的前瞻性研究显示, 该模式在亨廷顿病临床症状出现前即可检测到其表达值增高, 而随着病程进展其表达值减低, 其中丘脑代谢活性减低与临床症状出现有关。

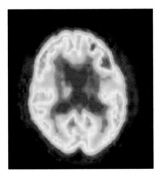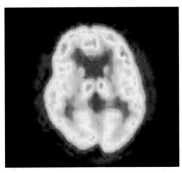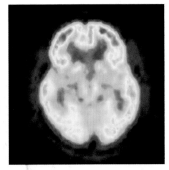

图 6-4-10　享廷顿病患者 ^{18}F-FDG PET 脑图像

第四节　正电子发射断层成像在痴呆的临床价值

痴呆(dementia)是智能进行性下降, 并影响到患者日常生活和工作能力的一组慢性进展性疾病。其中, 阿尔茨海默病(AD)是最常见的痴呆类型。其他常见类型包括路易体痴呆(DLB)、额颞叶痴呆(FTD)和血管性痴呆(VD)等。轻度认知损害(MCI)是痴呆的前期临床表现, 是进行痴呆早期诊断与干预的重要阶段。痴呆的影像学检查在最近十年, 已由排除可治疗的非神经变性原因, 如肿瘤、梗死、硬膜下血肿或正常压力脑积水等, 转变为确定神经退行性变的早期过程。美国神经病学研究所为患有痴呆症临床症状的患者推荐解剖神经显像, 并提出用 ^{18}F-FDG PET/CT 显像, 确定神经变性疾病的具体诊断。另外代谢显像和解剖显像的定量分析非常重要, 因为这些分析可以更早、更准确地诊断细胞功能障碍和萎缩。定量分析还可以识别不同神经变性过程特异性的变化模式。β-淀粉样蛋白沉积 PET 分子显像可以鉴定患者发生痴呆的风险, 提示疾病过程的非常早期阶段, 并且有助于把由其他非淀粉样蛋白引起的神经变性过程与淀粉样蛋白相关过程引起的痴呆区分开来。tau 蛋白 PET 分子显像目前还处于研究阶段, 但显示出较好的临床价值和应用潜能。

一、痴呆的 PET 显像方法

痴呆的主要病理学改变包括: ①神经元丢失, 起始于内嗅皮质, 与认知功能评分相关; ②突触密度减低, 起始于齿状回, 与情景记忆评分相关; ③细胞内神经纤维缠结(NFTs), 即异常聚集的磷酸化的 tau 蛋白, 起始于内嗅皮质, 逐步扩展至海马、颞叶乃至全皮质; ④细胞外神经炎性斑块, 即异常聚集的不溶性 β- 淀粉样蛋白(Aβ), 起始于新皮质, 逐步扩展至内嗅皮质、扣带回、皮质下神经核团及小脑。目前阿尔茨海默病的主要 PET 显像方法都是基于上述病理基础, 包括 ^{18}F-FDG PET 显像、Aβ PET 显像和 tau 蛋白 PET 显像。

1. ^{18}F-FDG 葡萄糖脑代谢 PET 显像　大脑消耗葡萄糖, ^{18}F-FDG 是一种葡萄糖类似物, 可以准确评估局部脑葡萄糖代谢（regional cerebral glucose metabolism, rCGM）。^{18}F-FDG 能够使用葡萄糖转运系统穿过血脑屏障并进入神经元。通过己糖激酶 -1 快速磷酸化后，^{18}F-FDG 被细胞捕获，不能继续葡萄糖代谢途径。大约 4% 的显像剂局限于脑部。注射后 35 分钟，达到摄取峰值的 95%。尿排泄很快，2 小时内清除总剂量的 10%~40%。^{18}F-FDG 作为葡萄糖代谢的标志物，可反映局部脑代谢（图 6-4-11）。

2. 脑 Aβ PET 显像　神经退行性痴呆会有诸如 Aβ 蛋白的增加或异常折叠，Aβ 的存在与阿尔茨海默病的严重程度存在相关性。由于目前还没有治愈阿尔茨海默病的方法，因此早期诊断至关重要，Aβ 积累可能在阿尔茨海默病发生前若干年就出现了，因此 Aβ PET 显像是目前痴呆临床研究和应用的热点。

目前已经开发出几种与 Aβ 结合的 PET 显像剂，其中 ^{11}C- 匹兹堡复合物 B（^{11}C-Pittsburgh compound-B, ^{11}C-PIB）最常用（图 6-4-12），它与不溶性原纤维 Aβ 具有高亲和力，但不与神经原纤维斑块或无定形 Aβ 结合，因而对于显示 Aβ 聚集具有高度特异性。因为 ^{11}C-PIB 的半衰期相对较短，有研究者选用 ^{18}F 标记淀粉样蛋白显像，如 ^{18}F-FDDNP，^{18}F-6- 二烷基氨基 -2- 萘甲亚基的衍生物，也是可以结合 Aβ 的亲脂性显像剂，但后者与 Aβ 特异性结合较 ^{11}C-PIB 少，其显像效果就不如 ^{11}C-PIB。目前认为临床上三种 ^{18}F 标记的 Aβ 显像剂比较有前景的是：^{18}F-Florbetapir（AV-45）、^{18}F-Florbetaben（BAY-94-9172, AV-1）和 ^{18}F-3′-F-PIB。这三种药物均能够穿过血脑屏障，并显示出与 Aβ 的高亲和力，并且可以鉴别前额叶变性（FTLD）患者和阿尔茨海默病患者。

3. 脑 tau 蛋白 PET 显像　大脑中 tau 蛋白的异常聚集是各种神经变性疾病的主要因素，因此准确和具体地靶向显像患者脑内 tau 蛋白沉积物是重要的。近年来 PET 分子显像技术的进展也促

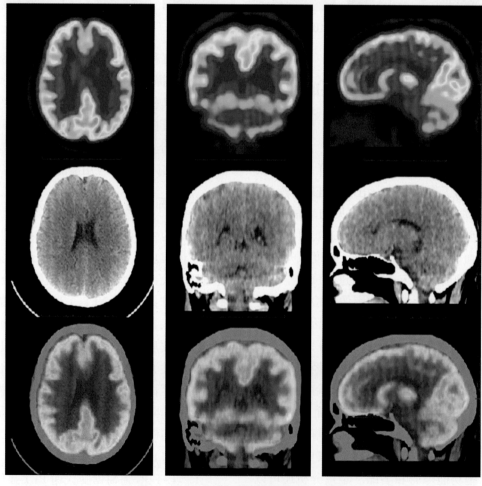

图 6-4-11　正常人葡萄糖代谢 PET 显像

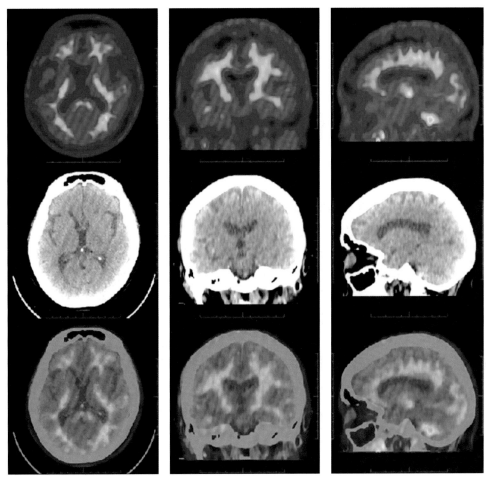

图 6-4-12　正常人 Aβ PET 显像

进了针对 tau 蛋白的特异性 PET 显像剂的发展,如 THK5317、THK5351、AV-1451 和 PBB3。尤其 ^{18}F-AV-1451,其选择性结合 β- 淀粉样蛋白斑块上过度磷酸化的 tau 蛋白。[18]F-AV-1451 较为特异地结合于成对螺旋的神经丝而非直神经丝,后者为 PSP 和其他 tau 蛋白病的特点,因此可用于阿尔茨海默病和其他 tau 蛋白病的鉴别。这些显像剂现在可用于显像各种 tau 蛋白病,如阿尔茨海默病,以及健康受试者的临床评估。对不同的 tau 蛋白病在体内 tau 蛋白沉积的模式不同,由此可与神经变性疾病区别,并监测疾病进展。但由于 tau 蛋白沉积在不同疾病中的多样性和复杂性,要精准诊断 tau 蛋白病,对 PET 显像剂的研制产生极大的挑战,目前的研究工作主要集中在 PET 显像剂与 tau 蛋白的结合特性,并评估其作为早期生物标志物的潜在价值。

二、PET 显像对痴呆的临床诊断价值

1. 阿尔茨海默病　50%~80% 的痴呆是阿尔茨海默病,年龄 60 岁以后,阿尔茨海默病发病率每 5 年翻一番。MCI 的前驱阶段被定义为认知衰退大于预期的年龄,但不影响日常生活活动。据报道,每年大约 10%~15% 的 MCI 患者进展为阿尔茨海默病。

（1）葡萄糖代谢 PET 显像:在阿尔茨海默病很早的阶段葡萄糖代谢减退可能限于后扣带皮质和楔前叶,随着疾病的进展,在结构变化之前出现特征性颞顶叶代谢异常(图 6-4-13)。晚期阿尔茨海默病广泛分布的皮质代谢减退常常延伸到额叶。这种代谢减低的典型阿尔茨海默病模式中,最常见的是双侧的,但不对称改变在临床中也是经常见到,并且可能预示着病情严重,而感觉、运动、视觉和小脑皮质、基底神经节和丘脑葡萄糖代谢一般正常。[18]F-FDG PET 显像模式在阿尔茨海默病诊断中具有优异的表现,大规模研究报道 ^{18}F-FDG 葡萄糖代谢 PET 显像的诊断,有 93%~97% 的敏感性和 86% 的特异性。患有 MCI 的患者中也会显示出一系列变化,葡萄糖代谢减退模式可以表现为典型

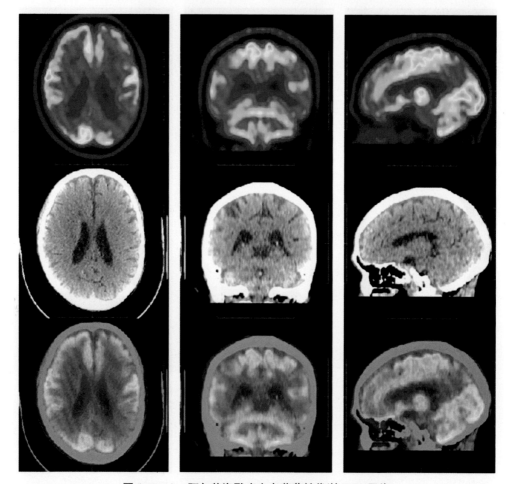

图 6-4-13　阿尔茨海默病患者葡萄糖代谢 PET 显像

的阿尔茨海默病模式,也可以表现为只有轻微的异常,18F-FDG PET/CT 显像可以在这个患者群体中提供重要的预后信息,因为在 MCI 患者中进行性葡萄糖代谢异常与阿尔茨海默病进展速度及相关功能衰退相关。

(2)Aβ PET 显像:Aβ PET 显像在阿尔茨海默病患者中是阳性的,并且可以在前额、扣带、顶叶和外侧颞叶皮质中显示皮质分布(图 6-4-14)。因为路易体痴呆通常也有淀粉样蛋白沉积而显像为阳性,所以将 Aβ PET 显像与 18F-FDG PET 显像的代谢异常联合诊断,有助于区分阿尔茨海默病与路易体痴呆,如图 6-4-13 与图 6-4-14 为同一个阿尔茨海默病患者。极少数时候,脑皮质严重萎缩可能误导医生认为这是灰质 Aβ 显像剂摄取较低,导致了假阴性,因此在诊断时应注意综合评估解剖学显像与 Aβ PET 显像结果。

在超过 90% 的阿尔茨海默病患者中观察到 11C-PIB 的结合,然而无症状的老年患者也出现 Aβ 累积,从 70 岁以下的 10% 增加到 80 岁的 30%~40%。

临床中阿尔茨海默病患者的 11C-PIB 的摄取并不一定与 18F-FDG 表现一致,11C-PIB 的高摄取量也不会随时间而显著变化,而 18F-FDG 显像随着疾病进展代谢降低区域逐渐增加。

2. 路易体痴呆　路易体痴呆被越来越多地认定为 60 岁以上患者的痴呆病因,症状包括视幻觉,帕金森综合征和快速眼动期睡眠行为障碍。路易体痴呆的痴呆症状发生在帕金森综合征之前,帕金森病的痴呆症状发生在帕金森综合征之后。

(1)葡萄糖代谢 PET 显像:路易体痴呆的 18F-FDG 脑 PET 显像特征表现可以与阿尔茨海默病重叠,包括视觉皮质,枕叶的代谢异常(图 6-4-15)。与路易体痴呆相比,阿尔茨海默病通常保留视觉皮质,这种差异是重要的辨别特征。路易体痴呆的患者也可能显示相对于楔叶和楔前叶的后扣带回代谢正常,产生所谓的"扣带岛",这也有助于路易体痴呆与阿尔茨海默病的区分。

(2)Aβ PET 显像:淀粉样蛋白 PET 显像在大约三分之二的路易体痴呆患者中是阳性的,

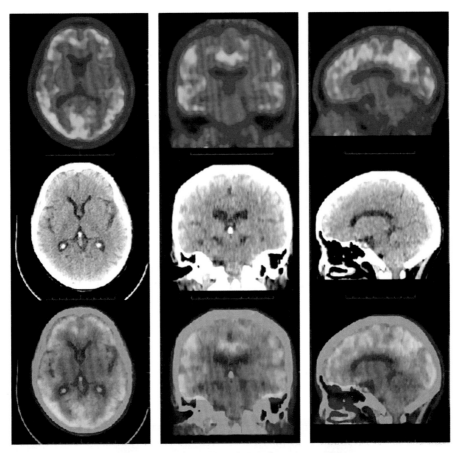

图 6-4-14　阿尔茨海默病患者 Aβ PET 显像

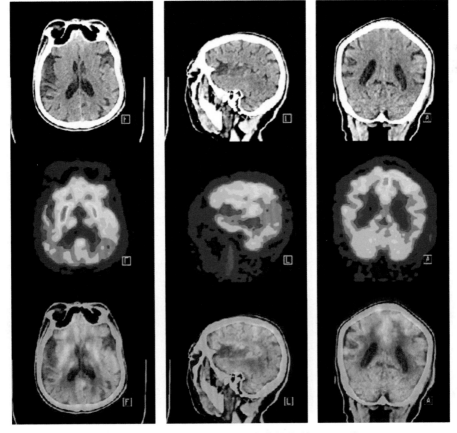

图 6-4-15　路易体痴呆患者葡萄糖代谢 PET 显像

因此不能帮助路易体痴呆与阿尔茨海默病的区分,但可以将解剖显像和^{18}F-FDG PET显像联合诊断。

3. 额颞叶痴呆　约10%的痴呆病例属于额颞叶痴呆,额颞叶痴呆是年龄在60岁以下患者中最常见的痴呆类型和所有痴呆症患者中第三常见的亚型。临床症状包括行为问题,情感症状和语言障碍。额颞叶痴呆亚型包括行为障碍额颞叶痴呆和语言主导认知衰退额颞叶痴呆,后者称为原发性进行性失语(primary progressive aphasia, PPA)。原发性进行性失语进一步分为语义变异型原发性进行性失语,语法变异型或非流畅性原发性进行性失语,以及音韵型原发性进行性失语。与阿尔茨海默病相比,额颞叶痴呆通常具有更早的发病和更快的进展。额颞叶痴呆可能代表几种不同类型的神经变性过程,并且影像学发现的模式可能会显著不同。额颞叶痴呆与阿尔茨海默病的早期区分在临床上是重要的,因为传统治疗阿尔茨海默病的药物不仅对额颞叶痴呆引起的症状无效,甚至可能降低额颞叶痴呆患者的生活质量。由于这种治疗差异,^{18}F-FDG PET/CT显像已被FDA批准用于评估痴呆症。

(1)葡萄糖代谢PET显像:^{18}F-FDG PET显像在行为额颞叶痴呆的前额叶和前颞叶中显示出不同的代谢模式,后期可累及顶叶(图6-4-16)。语义原发性进行性失语具有不对称(左大于右)前期短暂的代谢减退,在疾病过程中稍后延伸累及前额叶皮质。语法变异型或非流畅型原发性进行性失语通常特异性显示左额叶和中央回的中下部位的葡萄糖代谢异常。对于音韵型原发性进行性失语,^{18}F-FDG PET显像通常显示左侧颞叶和左侧顶叶葡萄糖代谢异常。

(2)Aβ PET显像:具有行为障碍额颞叶痴呆的患者的Aβ PET显像结果为阴性,特别有助于区分这些患者与早发型阿尔茨海默病患者。由于与阿尔茨海默病患者临床表现有重大的重叠,这种差

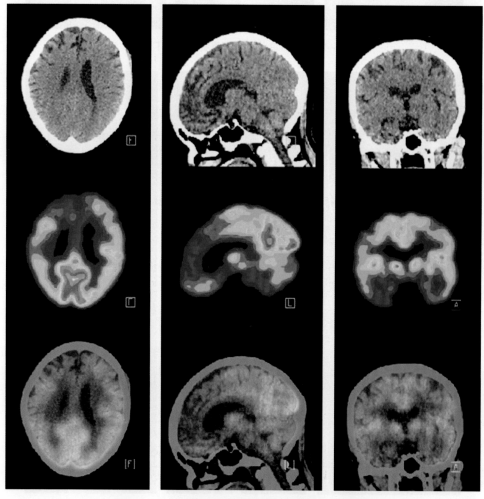

图6-4-16　额颞叶痴呆患者葡萄糖代谢PET显像

异对于语言优势认知衰退额颞叶痴呆的诊断特别有帮助。

4. 血管性痴呆 痴呆症中起因于基础血管疾病的患者高达45%，临床上血管性痴呆还可表现为全身血管疾病、脑卒中相关功能障碍等症状。由于潜在的病理状况如动脉粥样硬化或脑淀粉样血管病（cerebral amyloid angiopathy, CAA），血管性痴呆常见的是散发病例；罕见的是遗传病例，如常染色体显性遗传性脑动脉病伴皮质下梗死和白质脑病；更为复杂的是血管性痴呆可与阿尔茨海默病共存，因为人口老龄化是其共同危险因素。

（1）葡萄糖代谢PET显像：^{18}F-FDG葡萄糖代谢PET显像在评估患有血管性痴呆症临床表现的患者时经常使用，而对于鉴别诊断阿尔茨海默病与血管性痴呆时，^{18}F-FDG PET显像也是有帮助的。血管性痴呆患者^{18}F-FDG PET显像代谢异常更局灶和更严重，与MRI上的白质病变和梗死后脑软化的区域相关。^{18}F-FDG的低摄取与MRI相关的信号异常区域的关系对于血管性痴呆患者的诊断至关重要，而单独的^{18}F-FDG代谢PET显像结果不容易诊断。

（2）Aβ PET显像：Aβ PET显像在单纯的血管性痴呆患者中通常为阴性。然而在脑淀粉样血管病患者中可以看到Aβ沉积，一些研究表明Aβ沉积位点对应于可能的出血位置。这对于诊断脑淀粉样血管病相关出血风险的患者和可能受益于抗Aβ沉积免疫治疗的患者可能是有益的。

对于tau蛋白PET显像，目前处于早期临床研究阶段，大量的工作仍然是为了研究靶向tau蛋白的PET显像剂与阿尔茨海默病的结合特性，并评估其作为潜在病理学的早期生物标志物的临床价值。

在阿尔茨海默病中已经定义了几个临床阶段，包括临床前，症状性痴呆前期和痴呆。淀粉样蛋白PET显像在阿尔茨海默病的症状（前驱和痴呆）阶段之间不能很好区分，因此在病理学的不同阶段，在体内检测tau蛋白PET显像剂的区域分布是非常有意义的。

到目前为止，最有前景的靶向tau显像剂可能是^{18}F-THK5317和^{18}F-THK5351，这些显像剂在阿尔茨海默病患者的体内分布，显示皮质摄取与组织病理学提示的tau蛋白沉积物分布相匹配，显像剂在颞下区域的分布，使患者和正常受试者区分开来。^{18}F-THK5351比^{18}F-THK5317具有更有利的药代动力学，较少在白质结合和更高的靶与非靶对比信号。^{18}F-AV-1451的体内研究，显示其能良好区分阿尔茨海默病患者和正常受试者，阿尔茨海默病患者的脑皮质摄取较多，绝大多数是在颞叶皮质内。阿尔茨海默病患者皮质分布的模式再次与预期的tau蛋白沉积模式一致。在研究中，颞叶皮质中tau的分布较多，因此颞下回可能是区分阿尔茨海默病患者和正常受试者的最佳区域。

研究显示tau蛋白和Aβ蛋白PET显像剂在阿尔茨海默病患者皮质分布存在差异，^{11}C-PIB皮质分布广泛，THK显像剂的分布更局限，主要表现在颞叶内。除了这些区域差异，虽然在阿尔茨海默病患者中^{18}F-THK5117和^{11}C-PIB的皮质分布没有发现关联，但是在前驱期阿尔茨海默病和阿尔茨海默病患者中局部^{18}F-THK5317和^{11}C PIB的分布之间已经报道存在正相关关系，以及在MCI或阿尔茨海默病患者^{18}F-AV-1451颞叶和^{11}C-PIB整体皮质的分布之间也存在正相关，表明这两个病理过程的积累可能时间接近。

tau蛋白PET显像处于初步研究阶段，其在阿尔茨海默病与额颞叶痴呆、路易体痴呆及其他神经变性病的鉴别诊断中的应用，仍需大样本、前瞻性研究证实。较为特别的是，以遗忘为主要表现的阿尔茨海默病在颞中回，包括海马区域tau蛋白显像剂沉积最多，而非遗忘型表现为左侧大脑半球结合较多，尤其在后颞顶区域，提示与语言加工有关。情景记忆、空间视觉、语言产生和理解相关脑区皮质对显像剂摄取的增高也和相应方面的神经心理学测试结果相关。

第五节 单光子发射计算机断层显像在痴呆的临床价值

一、SPECT脑血流灌注显像原理

静脉注射分子量小、电中性及脂溶性的放射性核素标记的化合物，如锝（^{99m}Tc）-双半胱乙酯

（ECD）、锝（^{99m}Tc）–六甲基丙烯胺肟（HMPAO）、碘（^{123}I）–异丙基安菲他明（IMP），能够通过完整的血脑屏障进入脑组织，经过脑内酶的水解或构型转化，转变为水溶性或带电荷的物质后，不能再通过血脑屏障而停留在脑组织中。其在脑组织中聚集的量与局部脑血流量成正比，用 SPECT 进行脑断层显像，图像经重建后可以获得横断面、冠状面和矢状面的图像，可以显示大脑、小脑、基底节、丘脑及脑干等部位的脑血流灌注情况。利用计算机勾画感兴趣区和一定的生理数学模型，还可以计算出各部位的局部脑血流量和全脑平均血流量。目前国内临床上常用的显像剂为 ^{99m}Tc–ECD。

二、SPECT 脑血流灌注显像正常影像

正常脑血流灌注断层影像中，大脑皮质、小脑皮质、基底节神经核团、丘脑、脑干显影清晰，脑白质及脑室部位也可显影。由于各结构对显像剂摄取的差异，使得大脑皮质额叶、顶叶、颞叶和枕叶的放射性分布明显高于脑白质和脑室部位；丘脑、基底节的放射性分布与脑皮质相近甚至会高于脑皮质；脑干和小脑的放射性分布亦较高。影像上脑组织放射性摄取与分布的高低，反映了不同区域局部脑血流灌注和脑细胞功能的差异。在正常情况下，虽然存在放射性分布增高与减低的差异，但一般都具有左右对称的特点（图 6-4-17）。

三、异常影像

在两个或两个以上的断层层面的同一部位出现一处或多处的放射性分布异常减低或增高区，也可见于两侧基底节、丘脑及小脑较明显不对称，脑室及白质区域扩大或尾状核间距增宽等。

四、在痴呆的临床应用

阿尔茨海默病（AD）是一种进行性弥漫性大脑萎缩退行性疾病，其主要特征为慢性或进行性神经退行性改变。阿尔茨海默病患者 SPECT 脑血流灌注显像的典型表现为以双侧或单侧颞顶叶为

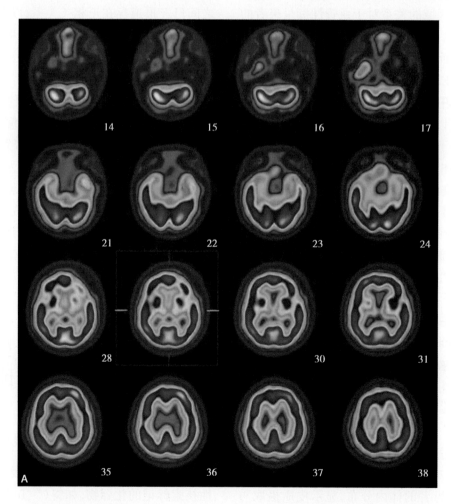

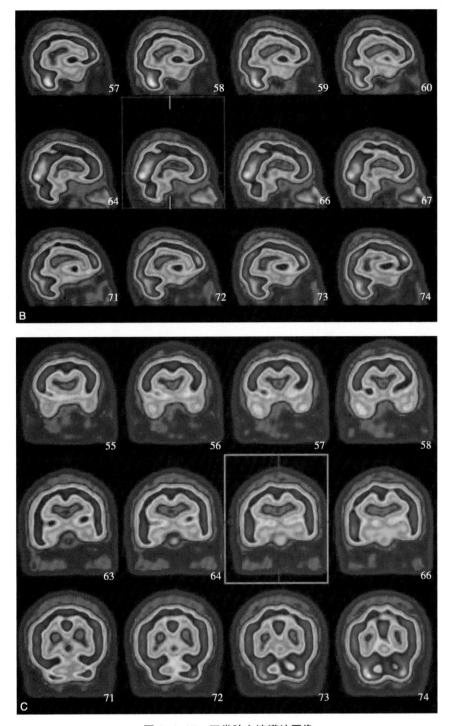

图 6-4-17 正常脑血流灌注图像

注：A：横断层；B：矢状断层；C：冠状断层

主的大脑皮质放射性分布减低，多不累及基底节和小脑，脑血流灌注减低的程度和范围与阿尔茨海默病患者病情严重程度相关（图 6-4-18）。在多发性脑梗死性痴呆患者 SPECT 则表现为大脑皮质多发性散在分布的放射性减低区，且往往累及基底节和小脑。帕金森病血管性痴呆 SPECT 显像特征为两侧基底节包括尾状核头部和邻近区放射

性分布减低，大脑皮质亦可见弥漫性放射性分布减低。

SPECT 脑血流灌注显像反映脑血流状况，在一定程度上反映人脑功能活动，因此应用脑血流灌注显像与各种生理刺激试验可以研究人脑对各种不同生理刺激的反应与解剖学结构的关系。运用视觉、听觉、语言等刺激，可分别在脑血流灌注

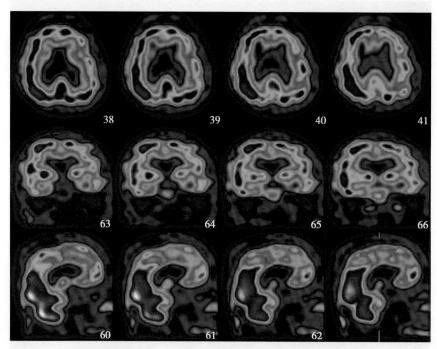

图 6-4-18　阿尔茨海默病患者双侧顶叶放射性分布减低

影像上观察到枕叶视觉中枢、颞叶听觉中枢以及额叶语言中枢或精神活动区脑血流量增加。脑功能的研究,在临床上对提高脑血管疾病、痴呆、神经变性病及精神疾病等的诊断和治疗水平具有重要价值。

（杨淑贞　朱小华　左传涛　胡　硕）

参 考 文 献

1. 黄钢. 核医学与分子影像临床操作规范［M］. 北京:人民卫生出版社,2014:197-199.

2. 谭天秩. 临床核医学［M］. 3 版. 北京:人民卫生出版社,2013:123-127.

3. 王维治. 神经病学［M］. 2 版. 北京:人民卫生出版社,2015:1385-1805.

4. 王铁. 核医学影像医师［M］. 北京:人民卫生出版社,2016:112-118.

5. 杨淑贞,刘婷婷,邱进,等. 脑血流灌注 SPECT/CT 显像与脑 MRI 联合应用对缺血性脑血管病的诊断价值［J］. 中华核医学与分子影像杂志,2016,36（3）:232-236.

6. 中华医学会. 临床诊疗指南核医学分册［M］. 北京:人民卫生出版社,2006:183-187.

7. AMEN D G, HANKS C, PRUNELLA J. Preliminary evidence differentiating ADHD using brain SPECT imaging in older patients［J］. J Psychoactive Drugs, 2008, 40（2）:139-146.

8. ASL M T, YOUSEFI F, NEMATI R. 99mTc-ECD brain perfusion SPECT imaging for the assessment of brain perfusion in cerebral palsy（CP）patients with evaluation of the effect of hyperbaric oxygen therapy［J］. Int J Clin Exp Med, 2015, 8（1）:1101-1107.

9. ATRI A. Imaging of neurodegenerative cognitive and behavioral disorders:practical considerations for dementia clinical practice ［J］. Handb Clin Neurol, 2016, 136:971-984.

10. BRAAK H, TREDICI K, RÜB U, et al. Staging of brain pathology related to sporadic Parkinson's disease［J］. Neurobiol Aging, 2003, 24（2）:197-211.

11. BAZZARI F H, ABDALLAH D M, EL-ABHAR H S. Pharmacological Interventions to Attenuate Alzheimer's Disease Progression:The Story So Far［J］. Curr Alzheimer Res, 2019, 16（3）:261-277.

12. DEL SOLE A, MALASPINA S, MAGENTA B A. Magnetic resonance imaging and positron emission tomography in the diagnosis of neurodegenerative dementias［J］. Funct Neurol, 2016, 31（4）:205-215.

13. Emre M. Dementia associated with Parkinson's disease［J］. Lancet Neurol, 2003, 2（4）:229-237.

14. ECKERT T, EIDELBERG D. The role of functional neuroimaging in the differential diagnosis of idiopathic Parkinson's disease and multiple system atrophy［J］. Clin Auton Res, 2004, 14（2）:84-91.

15. EISENMENGER L B, HUO E J, HOFFMAN J M, et al.

Advances in PET imaging of degenerative, cerebrovascular, and traumatic causes of dementia [J]. Semin Nucl Med, 2016, 46 (1): 57–87.

16. FEIGIN A, LEENDERS K L, MOELLER J R, et al. Metabolic network abnormalities in early Huntington's disease: an [(18)F] FDG PET study [J]. J Nucl Med, 2001, 42 (11): 1591–1595.

17. FAN Z, AMAN Y, AHMED I, et al. Influence of microglial activation on neuronal function in Alzheimer's and Parkinson's disease dementia [J]. Alzheimers Dement, 2015, 11 (6): 608–621.

18. FRISONI G B, BOCCARDI M, BARKHOF F, et al. Strategic roadmap for an early diagnosis of Alzheimer's disease based on biomarkers [J]. Lancet Neurol, 2017, 16 (8): 661–676.

19. GIBB W R, LEES A J. The relevance of the Lewy body to the pathogenesis of idiopathic Parkinson's disease [J]. J Neurol Neurosurg Psychiatry, 1988, 51 (6): 745–752.

20. GE J, WU J, PENG S, et al. Reproducible network and regional topographies of abnormal glucose metabolism associated with progressive supranuclear palsy: Multivariate and univariate analyses in American and Chinese patient cohorts [J]. Hum Brain Mapp, 2018, 39 (7): 2842–2858.

21. HUANG C, MATTIS P, TANG C, et al. Metabolic brain networks associated with cognitive function in Parkinson's disease [J]. Neuroimage, 2007, 34 (2): 714–723.

22. IQBAL K, LIU F, GONG C X. Tau and neurodegenerative disease: the story so far [J]. Nat Rev Neurol, 2016, 12 (1): 15–27.

23. IRANZO A, SANTAMARÍA J, VALLDEORIOLA F, et al. Dopamine transporter imaging deficit predicts early transition to synucleinopathy in idiopathic rapid eye movement sleep behavior disorder [J]. Ann Neurol, 2017, 82 (3): 419–428.

24. IRANZO A, STEFANI A, SERRADELL M, et al. Characterization of patients with longstanding idiopathic REM sleep behavior disorder [J]. Neurology, 2017, 89 (3): 242–248.

25. KORIC L, GUEDJ E, HABERT M O, et al. Molecular imaging in the diagnosis of Alzheimer's disease and related disorders [J]. Rev Neurol (Paris), 2016, 172 (12): 725–734.

26. KNOPMAN D S, JACK C R, LUNDT E S, et al. Evolution of neurodegeneration-imaging biomarkers from clinically normal to dementia in the Alzheimer disease spectrum [J]. Neurobiol Aging, 2016, 46: 32–42.

27. KOTAGAL V, BOHNEN N I, MULLER M L, et al. Cerebral Amyloid Burden and Hoehn and Yahr Stage 3 Scoring in Parkinson Disease [J]. J Parkinsons Dis, 2017, 7 (1): 143–147.

28. MARTIN-MACINTOSH E L, BROSKI S M, JOHNSON G B, et al. Multimodality Imaging of Neurodegenerative Processes: Part 1, The Basics and Common Dementias [J]. AJR Am J Roentgenol, 2016, 207 (4): 871–882.

29. MARTIN-MACINTOSH E L, BROSKI S M, JOHNSON G B, et al. Multimodality imaging of neurodegenerative processes: part 2, atypical dementias [J]. AJR Am J Roentgenol, 2016, 207 (4): 883–895.

30. NOMURA J, OGASAWARA K, SAITO H. Combination of blood flow asymmetry in the cerebral and cerebellar hemispheres on brain perfusion SPECT predicts 5 year outcome in patients with symptomatic unilateral major cerebral artery occlusion [J]. Neurol Res, 2014, 36 (3): 262–269.

31. OUCHI Y, YOSHIKAWA E, SEKINE Y, et al. Microglial activation and dopamine terminal loss in early Parkinson's disease [J]. Ann Neurol, 2005, 57 (2): 168–175.

32. RIZZO G, COPETTI M, ARCUTI S, et al. Accuracy of clinical diagnosis of Parkinson disease: A systematic review and meta-analysis [J]. Neurology, 2016, 86 (6): 566–576.

33. SCHILLACI O, FILIPPI L, MANNI C, et al. Single-photon emission computed tomography/computed tomography in brain tumors [J]. Semin Nucl Med, 2007, 37 (1): 34–47.

34. SAINT-AUBERT L, LEMOINE L, CHIOTIS K, et al. Tau PET imaging: present and future directions [J]. Mol Neurodegener, 2017, 12 (1): 19.

35. TURJANSKI N, WEEKS R, DOLAN R, et al. Striatal D1 and D2 receptor binding in patients with Huntington's disease and other choreas. A PET study [J]. Brain, 1995, 118 (Pt 3): 689–696.

36. TANG C C, FEIGIN A, MA Y, et al. Metabolic network as a progression biomarker of premanifest Huntington's disease [J]. J Clin Invest, 2013, 123 (9): 4076–4088.

37. TAHMASIAN M, SHAO J, MENG C, et al. Based on the Network Degeneration Hypothesis: Separating Individual Patients with Different Neurodegenerative Syndromes in a Preliminary Hybrid PET/MR Study [J]. J Nucl Med, 2016, 57 (3): 410–415.

38. VILLEMAGNE V L, CHÉTELAT G. Neuroimaging biomarkers in Alzheimer's disease and other dementias [J]. Ageing Res Rev, 2016, 30: 4–16.

39. VILLEMAGNE V L, OKAMURA N. Tau imaging in the study of ageing, Alzheimer's disease, and other neurodegenerative conditions [J]. Curr Opin Neurobiol, 2016, 36: 43–51.

40. WU P, WANG J, PENG S, et al. Metabolic brain network in the Chinese patients with Parkinson's disease based on 18F-FDG PET imaging [J]. Parkinsonism Relat Disord, 2013, 19 (6): 622–627.

41. WU P, YU H, PENG S, et al. Consistent abnormalities in metabolic network activity in idiopathic rapid eye movement sleep behaviour disorder [J]. Brain, 2014, 137 (Pt 12): 3122–3128.

第五章　经颅超声

随着超声技术的发展,颅脑超声成像(transcranial sonography, TCS)作为一种神经影像学技术,能够通过颞窗获取中脑、丘脑等深部组织结构的高分辨率图像。1995年Becker等人首次应用TCS发现帕金森病(PD)患者中脑黑质(SN)特异性高回声,随后的应用范围逐步拓展至帕金森病以外的其他运动障碍疾病以及痴呆、抑郁等神经变性及精神障碍疾病,2016年列入中国帕金森病诊断指南中的支持标准之一,已成为临床诊断神经变性病的重要手段之一。

一、检查方法

(一)设备要求

检查仪器中高档超声诊断仪,2.0~3.5MHz相控阵探头,穿透深度:14~16cm,动态范围:45~55dB,图像亮度、时间增益补偿可根据需要进行调整。目前国内外TCS研究所用高端超声仪器,只要能够清楚分辨正常黑质与红核,则可用于TCS检查操作。(图6-5-1)

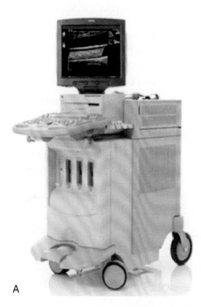
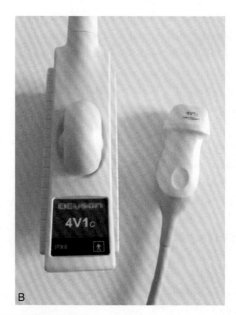

图6-5-1　经颅超声仪和探头

(二)检查方法

据第九届欧洲神经超声会议(the Nine Meeting of the European Society of Neurosonology and Cerebral Hemodynamics)制定的TCS诊断神经变性疾病的标准,同时结合笔者的经验,建议采用以下方法:受试者取左右侧卧位,探头分别置于左右两侧颅骨颞窗部位,沿听眶线轴向扫描中脑水平横断面,寻找最佳透声窗,获取标准切面,冻结并放大图像对各目标结构进行观察与测量(轨迹描记包络自动计算面积)(图6-5-2)。由于TCS检测有一定的主观性,为减少主观误差,检查医师可以对患者诊断不知情。

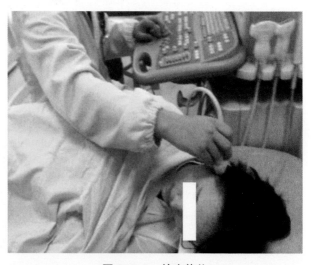

图6-5-2　检查体位

（三）判断标准

1. 中脑标准切面中脑呈蝴蝶样的相对均质的低回声,中央可见细线样的中缝核(brainstem raphe,BR)和中脑导水管,均呈高回声,四周环绕着高回声的脚间池。因为10%正常人群和50%~70%抑郁症患者中缝核可表现为低回声,此改变被认为是反映了中枢5-羟色胺能系统的变化,所以帕金森病患者合并抑郁症时也能表现出此特征,但组织病理学联系和预测价值仍然不明。经颞窗对同侧黑质(SN)、红核(RN)及中缝核(BR)回声进行评估。

（1）黑质(SN)的回声评估国内外各实验室的标准各有不一,主要有如下三种方法:

1）半定量分级:根据黑质(SN)回声强度分为Ⅰ~Ⅴ级(图6-5-3):

Ⅰ级:SN呈均匀分布的低回声,与脑干回声相近(图6-5-3A);

Ⅱ级:SN呈散在点状、细线状稍高回声,较脑干回声稍高(图6-5-3B);

Ⅲ级:SN回声呈斑片状增强,低于脚间池回声(图6-5-3C);

Ⅳ级:SN回声呈斑片状增强,等于脚间池回声(图6-5-3D);

Ⅴ级:SN回声呈斑片状增强,高于脚间池回声(图6-5-3E)。

Ⅰ级为黑质(SN)回声减低,Ⅱ级为正常SN,≥Ⅲ级为SN回声增强。

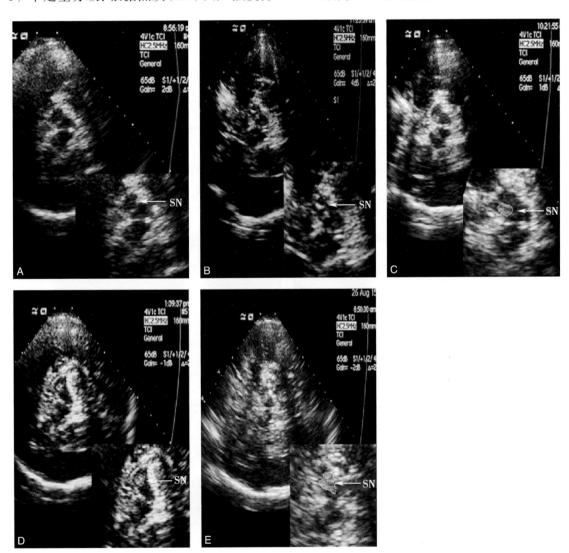

图6-5-3 SN半定量分级图

注:A:Ⅰ级SN呈均匀分布的低回声;B:Ⅱ级SN呈散在点状、细线状稍强回声;C:Ⅲ级SN呈斑片状增强,低于脚间池回声;D:Ⅳ级SN呈斑片状增强,等于脚间池回声;E:Ⅴ级SN呈斑片状增强,高于脚间池回声。箭头示SN,右下角为局部放大图

2）定量分级：

黑质（SN）高回声面积：以轨迹线描计包络后电脑自动计算高回声面积，目前大部分研究多以 0.20cm² 为界值，单侧黑质（SN）高回声面积 ≥0.20cm² 视为异常。

黑质（SN）高回声面积/中脑面积比值（substantia nigra/midbrain，S/M 值）：由于半定量分级具有较强的主观性，常常将半定量分级与定量分级进行联合应用，当黑质（SN）回声强度≥Ⅲ级时，测量黑质（SN）高回声面积并计算 S/M，计算方法如下：

A. 当单侧 SN≥Ⅲ级时，S/M= 单侧 SN 高回声面积/中脑总面积。

B. 当双侧 SN≥Ⅲ级时，S/M=（左侧 SN 高回声面积 + 右侧 SN 高回声面积）/中脑面积平均值（左右侧中脑总面积的平均值）。

目前研究认为 S/M≥0.07 视为异常。

研究报道的黑质（SN）异常具体标准因各实验室的仪器设备、受试人群等因素不同而略有差异。研究证实：当由具有一定检查经验的医师进行 TCS 研究时，检查者之间以及检查者内部的一致性得以肯定。

（2）中缝核（BR）的回声评估：正常中缝核（BR）位于蝴蝶形中脑中央，呈连续的细线状，回声强度与红核（RN）一致。由于中缝核（BR）显示较易受到患者颞窗透声的影响，因此若在患者一侧颞窗探查到完整、连续的中缝核（BR）回声，即可判定为正常，在患者两侧颞窗均探查到中缝核（BR）回声减低、中断或消失，方可判定为异常。根据其回声强度对中缝核（BR）进行半定量评估。目前国际上多以二分法为主（图 6-5-4）。

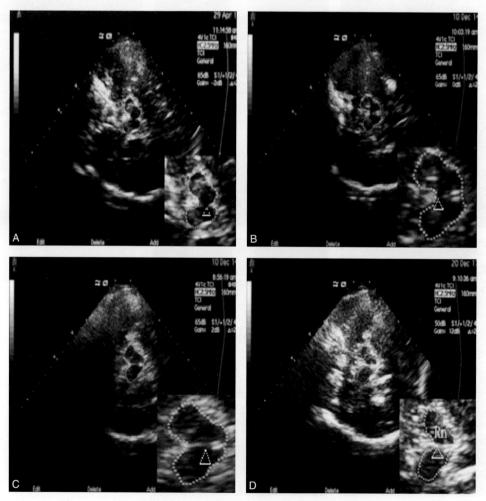

图 6-5-4　BR 半定量分级图 RN 图

注：A：BR 回声消失；B：BR 回声中断；C：BR 回声减低；D：BR 回声正常，与红核回声一致；Rn：red nucleus，红核；右下角局部放大图中的 △ 示 BR；两分法：1 级为回声减低、中断或消失，2 级为回声正常，强度等同于 RN

（3）大脑中动脉的测量：在中脑平面上还可以对大脑中动脉血流进行测量。虽然经颅多普勒超声技术对大脑中动脉的血流测量研究已经十分成熟，但相对于其盲探而言，TCS 可以直接显示大脑中动脉走行，提高对测量部位及角度的准确度，具有独特的优势（图6-5-5）。

2. 丘脑标准切面于中脑水平切面基础上，探头向患者头侧偏转 10°~20°，即可见丘脑平面的定位标志——松果体，后者因钙化而表现为颅内组织的最强回声；其前方两条平行细线样高回声即第三脑室；丘脑位于第三脑室两侧，呈相对均质低回声；豆状核（lentiform nucleus, LN）位于丘脑前外侧，呈外宽内窄的扇形低回声；豆状核（LN）前方偏内侧为侧脑室前角；豆状核（LN）与侧脑室之间为尾状核（caudate nuclei, CN）头部。

（1）豆状核（LN）的回声评估：正常豆状核（LN）、尾状核（CN）回声与周围脑实质一致，后者回声略微高于豆状核（LN），以相对低回声的周围脑实质为对照标准，豆状核（LN）、尾状核（CN）均

可以分为 I~III级（图6-5-6）。

I 级：呈均匀分布的低回声（等同于周围脑实质回声）（图6-5-6A）。

II 级：呈散在点片状稍高回声（图6-5-6B）。

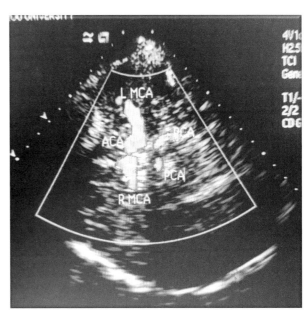

图 6-5-5　TCS 大脑 willis 环

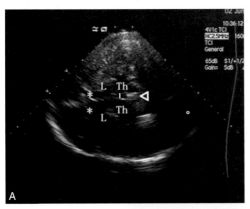

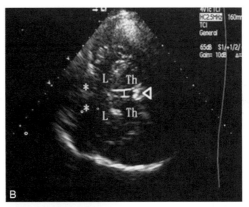

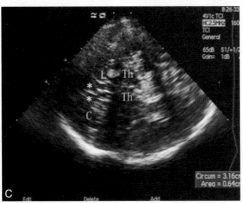

图 6-5-6　LN、CN 半定量分级

注：A：I 级 LN 呈均匀分布的低回声，等同于周围脑实质回声；B：II 级 LN 呈散在点片状稍强回声；C：III 级 LN 呈斑片状强回声，明显高于周围脑实质回声；"L" 示豆状核（lentiform nucleus）；"Th" 示丘脑（thalamus）；"△" 示松果体；"*" 示侧脑室前角

Ⅲ级：呈斑片状高回声,明显高于周围脑实质回声(图6-5-6C)。

Ⅰ级为正常回声,≥Ⅱ级视为回声异常增强,此时可以测量强回声面积,但目前国内外尚未见相关定量判定标准,有关尾状核(CN)的文献报道也较少。

(2)第三脑室宽度(VM3)的测量:通常测量一侧内缘至对侧内缘的垂直距离。研究表明第三脑室宽度与年龄呈正相关,即随着年龄的增长而有所增加,有报道称正常人群中,60岁以下者第三脑室宽度应该小于7mm,60岁以上者应该小于10mm。而考虑到种族差异,适合亚洲人群的具体判断标准仍需大样本量的研究(图6-5-7)。

(四)检查医师的要求

一般超声专业主治医师,具有较扎实的脑部解剖结构相关知识。

二、TCS检查参数的临床意义

(一)中脑平面

1.黑质(SN)

(1)黑质(SN)回声增强:TCS检查约68%~99%的帕金森病患者伴随黑质(SN)高回声,比例明显高于其他运动障碍疾病。文献报道黑质(SN)高回声的界值自0.20~0.25cm²不等,对早期帕金森病的阳性预测值达85%~92.9%,这些不同的结果可能归结于各实验设备以及受试人群不同所致。而帕金森病患者的其他检查指标如红核(RN)、中缝核(BR)、豆状核(LN)、尾状核(CN)、第三脑室及侧脑室前角的TCS表现多为正常。国内报道帕金森病患者黑质(SN)回声异常的比例相对稍低,范围在70%~85%不等。随访研究显示黑质(SN)强回声具有一定的稳定性,是判断帕金森病的敏感性标记,可以作为多巴胺系统受损的亚临床表现标志。大部分研究表明该回声与疾病严重程度或病程之间无明显相关性,但尚未达成共识。

帕金森病患者黑质(SN)高回声的发生机制尚不明确,有学者认为黑质(SN)高回声的发生与铁积聚相关,对帕金森病患者进行TCS及SPECT检查与分析,认为铁无规律地积聚导致了纹状体多巴胺的损伤,从而推测黑质(SN)强回声是纹状体多巴胺能系统变性的定量标志以及黑质(SN)强回声面积的增大与纹状体多巴胺的损伤有关。对不同临床亚型的帕金森病患者进行神经病理学研究,研究结果显示步态异常型帕金森病患者的黑质(SN)及红核(RN)区域的多巴胺神经细胞有更严重的损伤。

TCS检查发现帕金森病组黑质(SN)回声增强比例明显高于原发性震颤和正常对照者,由此可以对帕金森病和原发性震颤进行辅助鉴别诊断,敏感性达75%~86%,并得到PET检查的验证。而原发性震颤组的黑质(SN)高回声比例等于或略高于正常组,二者之间的差异有无统计学意义尚存在争议。对于伴随黑质(SN)高回声的原发性震颤患者,有研究认为可能预示着其未来伴发帕金森病的风险将提高3~4倍。

非典型性帕金森病综合征(atypical Parkinsonian syndromes,APS)与帕金森病的临床表现十分相

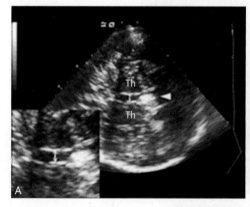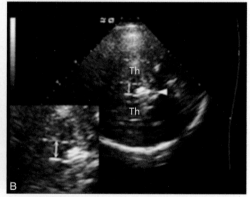

图6-5-7　VM3正常及增宽图

注:A:VM3宽度正常(0.58cm);B:VM3增宽(1.09cm);"Th"示丘脑;"△"示松果体;"←→"示VM3宽度

像,早期鉴别诊断存在一定困难。有学者报道了根据黑质(SN)回声增强对判断帕金森病的阳性预测值为92%,根据豆状核(LN)高回声判断APS的阳性预测值为77%,由此认为联合黑质(SN)与豆状核(LN)回声特点对临床鉴别APS与帕金森病有一定意义;随后的大量研究验证了上述观点。目前认为:黑质(SN)正常但豆状核(LN)增强提示多系统萎缩(MSA)或进行性核上性麻痹(PSP)的可能性较大;黑质(SN)正常但是脑室增宽提示脑积水可能性大;一些接受抗多巴胺能药物而引发帕金森样表现的患者,通常TCS检查正常,然而如果出现黑质(SN)增强则可能意味着发展为帕金森病的风险性增高;路易体痴呆(DLB)和皮质基底节变性(CBD)患者均可能伴随黑质(SN)增强,TCS辅助鉴别诊断较为困难。

(2)黑质(SN)回声减低:约90%以上的原发性不安腿综合征和60%以上的症状性不宁腿综合征均探及黑质(SN)回声减低,其诊断敏感性达82%,特异性达83%,阳性预测值94%。研究表明不宁腿综合征患者黑质(SN)低回声与脑干组织铁含量减低相关,也从相反方向证明了帕金森病患者黑质(SN)强回声与铁积聚的关系,但仍需进一步的验证。

正常人群的TCS表现:8%~15%的健康成年人伴发黑质(SN)回声增强,这是导致TCS诊断特异性较低的主要原因。研究表明这部分特殊的"健康人群"发展为帕金森病的概率是黑质(SN)正常者的20倍,同时PET检查结果提示其多巴胺摄取率减低,表明TCS对健康人群罹患帕金森病的风险性评估可能具有一定作用。

2. 中缝核(BR) 50%~70%的单相抑郁患者TCS检查存在中缝核(BR)回声异常(中断或消失),结合临床实验提出中缝核(BR)回声异常可能是5-羟色胺传输系统受损的标记。有学者发现86%的抑郁合并自杀倾向患者表现为中缝核(BR)回声异常,而单相抑郁患者中仅有47%表现为中缝核(BR)回声异常。而中缝核(BR)回声中断或消失与抑郁严重程度之间的相关性也尚未得到公认。因此,中缝核(BR)回声异常是否能够作为单相抑郁患者的特异性表现还有待未来进一步研究。尽管抑郁患者中黑质(SN)阳性的比例低

于帕金森病组,但高于正常人群,可能意味着其罹患帕金森病的风险增高。

3. 红核(RN) 位于黑质(SN)内侧下方,靠近中缝核(BR),因为面积明显小于黑质(SN),且二者距离较近,TCS初学者极易混淆。有研究称50%~75%的不宁腿综合征患者出现红核(RN)回声增强,但相关文献研究较少。

(二)丘脑平面

1. 豆状核(LN) 有学者通过TCS发现67%~75%的原发性肌张力障碍患者存在豆状核(LN)强回声,而正常人群中仅为14%,表明TCS有助于原发性肌张力障碍的诊断;且在不同临床亚型的肌张力障碍患者中,豆状核(LN)强回声的比例存在差异,以痉挛性斜颈最为显著,该征象可能与特定区域的铜沉积有关。然而最近的研究表明约50%的颈部肌张力障碍患者以及52%的正常对照人群均出现豆状核(LN)强回声,由此认为此征象是否可以作为肌张力障碍患者的特异性表现尚有待进一步探索。

约95%的肝豆状核变性患者存在豆状核(LN)强回声,且疾病严重程度与强回声面积、第三脑室宽度、侧脑室宽度正相关。即便是患者尚未出现临床症状、CT及MR检查均阴性时,TCS仍然可能有阳性征象表现,表明TCS对辅助诊断肝豆状核变性以及监测病情有所帮助。

2. 尾状核(CN) 亨廷顿病患者TCS检查出现尾状核(CN)阳性比例约20.6%,黑质(SN)阳性比例约41%,豆状核(LN)阳性比例约33.3%,而相应对照组比例分别为17.5%、12.8%、5%,可合并第三脑室增宽(与CT、MRI结果一致)。

3. VM3 由于超声对液性回声显示效果佳,TCS测量第三脑室宽度准确性与CT、MRI一致,脑室增宽可能与丘脑萎缩有关,且宽度与年龄、患者的认知功能严重度评分相关。

(三)威利斯环(willis环)

对于颞窗透声良好的患者,TCS可以在直观显示威利斯环的基础上进行脑血流测量,文献报道,痴呆患者大脑中动脉血流明显低于正常人,但多为经颅多普勒检测。

TCS检查参数的临床意义见表6-5-1。

表 6-5-1　常见神经变性病的 TCS 影像学特点

疾病名称	黑质（SN）	豆状核（LN）	中缝核（BR）	红核（RN）	第三脑室
帕金森病	++++	+	− −*	0	+~++
MSA 或 PSP	0~++	+++	0	0	+~++++
CBD 或 DLB	++++	++~+++	0~−	0	0~+++
血管性 PDS	0	++	0	− −	0
正常颅压性脑积水	0	++	0	− −	++++
肝豆状核变性	++	++++	−*	0	++
Fahr's 病	0	+++	0	− −	+
原发性震颤	+	0	− − −	0	0
抑郁症	++	0	− − −	0	0
原发性不宁腿综合征	− − − −	0	− − −*	+++	0
肌张力障碍	0	++~+++	0	− −	0
SCA3	++	++	0	− −	++++
亨廷顿病	0	+（CN+~+++）	0	+++	− −

注：0：发生概率几乎为 0；+：回声增强发生概率 <25%；++：回声增强发生概率 25%~50%；+++：回声增强发生概率 50%~75%；++++：回声增强发生概率 >75%；−：回声减低发生概率 <25%；− −：回声减低发生概率 25%~50%；− − −：回声减低发生概率 50%~75%；− − − −：回声减低发生概率 >75%；* 与抑郁症相关；MSA：多系统萎缩；PSP：进行性核上性麻痹；CBD：皮质基底节变性；DLB：路易体痴呆；PDS：帕金森综合征；SCA3：脊髓小脑性共济失调 3 型；CN：尾状核。

三、TCS 的优点及局限性

TCS 的主要局限性在于：①对患者的颞窗透声性要求较高，约 10% 的人群，尤其是 60 岁以上的老年女性无法获得理想图像；②技术依赖性较强，操作医师需要一定的培训，否则检查结果的主观性影响较大，这也是导致该技术临床运用受到限制的主要原因。针对这些问题，三维容积超声、多切面自动测量等新技术正在逐步研究以及开展中。

TCS 具有操作便捷、费用低廉、重复性好、无创伤或辐射、对患者依从性要求低等优点，可以为运动障碍性疾病、部分精神障碍性疾病及部分神经变性性病变的早期辅助诊断及鉴别诊断提供一定的影像学信息，适合在国内大、中型医院进一步推广和应用。而 TCS 对于深部脑刺激电极的可视性已逐渐成为神经内科医师关注的新焦点。由于各医疗机构的仪器及判定标准略有不同，尽早获得符合我国患者的相应 TCS 标准迫在眉睫。

（张迎春　刘春风）

参 考 文 献

1. 陈静，孙相如，黄一宁 . 晚发型帕金森病经颅超声的表现 [J]. 卒中与神经疾病杂志，2009，26（3）：343-346.

2. 刘禧，王佳，孙嗣国，等 . 经颅超声影像诊断帕金森病的初步临床应用 [J]. 中国超声医学杂志，2013，29（7）：577-580.

3. 张迎春，方军初，盛余敬，等 . 帕金森病与原发性震颤患者的经颅超声研究 [J]. 中华神经科杂志，2011，44（9）：590-593.

4. 中华医学会神经病学分会帕金森病及运动障碍学组，中国医师协会神经内科医师分会帕金森病及运动障碍专业委员会 . 中国帕金森病的诊断标准（2016 版）[J]. 中华神经科杂志，2016，49（4）：268-271.

5. BERLAND L L, BRYAN C R, SEKAR B C, et al. Sonographic examination of the adult brain [J]. J Clin Ultrasound, 1988, 16（5）：337-345.

6. BOR-SENG-SHU E, PEDROSO J L, ANDRADE D C, et al. Transcranial sonography in Parkinson's disease [J]. Einstein（Sao Paulo）, 2012, 10（2）：242-246.

7. BECKER G, KRONE A, KOULIS D, et al. Reliability of transcranial colour-coded real-time sonography in

assessment of brain tumours: correlation of ultrasound, computed tomography and biopsy findings[J]. Neuroradiology, 1994, 36(8): 585–590.

8. BECKER G, SEUFERT J, BOGDAHN U, et al. Degeneration of substantia nigra in chronic Parkinson's disease visualized by transcranial color-coded real-time sonography[J]. Neurology, 1995, 45(1): 182–184.

9. BECKER G, BECKER T, STRUCK M, et al. Reduced echogenicity of brainstem raphe specific to unipolar depression: a transcranial color-coded realtime sonography study[J]. Biol Psychiatry, 1995, 38(3): 180–184.

10. BERG D, SIEFKER C, BECKER G. Echogenicity of the substantia nigra in Parkinson's disease and its relation to clinical findings.[J]J Neurol, 2001, 248(8): 684–689.

11. BERG D, ROGGENDORF W, SCHRÖDER U, et al. Echogenicity of the substantia nigra: association with increased iron content and marker for susceptibility to nigrostriatal injury[J]. Arch Neurol, 2002, 59(6): 999–1005.

12. BEHNKE S, BERG D, NAUMANN M, et al. Differentiation of Parkinson's disease and atypical parkinsonian syndromes by transcranial ultrasound[J]. J Neurol Neurosurg Psychiatry, 2005, 76(3): 423–425.

13. BERG D, MERZ B, REINERS K, et al. Five-year follow-up study of hyperechogenicity of the substantia nigra in Parkinson's disease[J]. Mov Disord, 2005, 20(3): 383–385.

14. BUDISIC M, KARLOVIC D, TRKANJEC Z, et al. Brainstem raphe lesion in patients with major depressive disorder and in patients with suicidal ideation recorded on transcranial sonography[J]. Eur Arch Psychiatry Clin Neurosci, 2010, 260(3): 203–208.

15. BERG D, STEINBERGER J D, WARREN OLANOW C, et al. Milestones in magnetic resonance imaging and Transcranial sonography of movement disorders[J]. Mov Disord, 2011, 26(6): 979–992.

16. BERG D, BEHNKE S, SEPPI K, et al. Enlarged hyperechogenic substantia nigra as a risk marker for Parkinson's disease[J]. Mov Disord, 2013, 28(2): 216–219.

17. CHITSAZ A, MEHRBOD N, SAADATNIA M, et al. Transcranial sonography on Parkinson's disease and essential tremor[J]. J Res Med Sci, 2013, 18(suppl 1): S28–31.

18. DOEPP F, PLOTKIN M, SIEGEL L, et al. Brain parenchyma sonography and 123I-FP-CIT SPECT in Parkinson's disease and essential tremor[J]. Mov Disord, 2008, 23(3): 405–410.

19. FERNANDES R C L, ROSSO A L Z, VINCENT M B, et al. Transcranial sonography of substantia nigra: computer-evaluated echogenicity[J]. Mov Disord, 2012, 27(suppl 1): S235.

20. FERNANDES R C, BERG D. Parenchymal imaging in movement disorders[J]. Front Neurol Neurosci, 2015, 36: 71–82.

21. GAENSLEN A, UNMUTH B, GODAU J, et al. The specificity and sensitivity of transcranial ultrasound in the differential diagnosis of Parkinson's disease: a prospective blinded study[J]. Lancet Neurol, 2008, 7(5): 417–424.

22. GODAU J, WEVERS A K, GAENSLEN A, et al. Sonographic abnormalities of brainstem structures in restless legs syndrome[J]. Sleep Med, 2008, 9(7): 782–789.

23. GAENSLEN A, BERG D. Early diagnosis of Parkinson's disease[J]. Int Rev Neurobiol, 2010, 90: 81–92.

24. GODAU J, BERG D. Role of transcranial ultrasound in the diagnosis of movement disorders[J]. Neuroimaging Clin N Am, 2010, 20(1): 87–101.

25. GO C L, FRENZEL A, ROSALES R L, et al. Assessment of substantia nigra echogenicity in German and Filipino populations using a protable ultrasound system[J]. J Ultrasound Med, 2012, 31(2): 191–196.

26. HUANG W Y, JENG J S, TSAI C F, et al. Transcranial imaging of substantia nigrahyperechogenicity in a Taiwanese cohort of Parkinson's disease[J]. Mov Disord, 2007, 22(4): 550–555.

27. HUBER H. Transcranial sonography: anatomy[J]. Int Rev Neurobiol, 2010, 90: 35–45.

28. HAGENAH J, KÖNIG I R, KÖTTER C, et al. Basal ganglia hyperechogenicity does not distinguish between patients with primary dystonia and healthy individuals[J]. J Neurol, 2011, 258(4): 590–595.

29. KAMPHUISEN H A, SOMER J C, OOSTERBAAN W A. Two-dimensional echoencephalography with electronic sector scanning. Clinical experiences with a new method[J]. J Neurol Neurosurg Psychiatry, 1972, 35(6): 912–918.

30. KIM J Y, KIM S T, JEON S H, et al. Midbrain transcranial sonography in Korean patients with Parkinson's disease[J]. Mov Disord, 2007, 22(13): 1922–1926.

31. KROGIA S C, STRASSBURGER K, EYDING J, et al. Depression in patients with Huntington disease correlates with alterations of the brain stem rephe depicted by transcranial sonography[J]. J Psychiatry Neurosci, 2011, 36(3): 187–194.

32. LUO W F, ZHANG Y C, SHENG Y J, et al. Transcranial sonography on Parkinson's disease and essential tremor in a Chinese population[J]. NeurolSci, 2012, 33(5):

1005-1009.

33. MIJAJLOVIC M D. Transcranial sonography in depression [J]. Int Rev Neurobiol, 2010, 90: 259-272.

34. MAHLKNECHT P, SEPPI K, STOCKNER H, et al. Substantia nigrahyperechogenicity as a marker for Parkinson's disease: a population-based study[J]. Neurodegener Dis, 2013, 12(4): 212-218.

35. MIJAJLOVIC M D, TSIVGOULIS G, STERNIC N. Transcranial Brain Parenchymal Sonography in Neurodegenerative and Psychiatric Diseases[J]. J Ultrasound Med, 2014, 33(12): 2061-2068.

36. NAUMANN M, BECKER G, TOYKA K V, et al. Lenticular nucleus lesion in idiopathic dystonia detected by transcranial sonography[J]. Neurology, 1996, 47(5): 1284-1290.

37. POSTERT T, LACK B, KUHN W, et al. Basal ganglia alterations and brain atrophy in Huntington's disease depicted by transcranial real time sonography[J]. J Neurol Neurosurg Psychiatry, 1999, 67(4): 457-462.

38. PILOTTO A, YILMAZ R, BERG D. Developments in the role of transcranial sonography for the differential diagnosis of parkinsonism[J]. Curr Neurol Neurosci Rep, 2015, 15(7): 43.

39. SEIDEL G, KAPS M, DORNDORF W. Transcranial color-coded duplex sonography of intracerebral hematomas in adults[J]. Stroke, 1993, 24(10): 1519-1527.

40. SCHMIDAUER C, SOJER M, SEPPI K, et al. Transcranial ultrasound shows nigralhypoechogenicity in restless legs syndrome[J]. Ann Neurol, 2005, 58(4): 630-634.

41. SASTRE-BATALLER I, VÁZQUEZ J F, MARTÍNEZ-TORRES I, et al. Mesencephalic area measured by transcranial sonography in the differential diagnosis of parkinsonism[J]. Parkinsonism Relat Disord, 2013, 19(8): 732-736.

42. VLAAR A M M, BOUWMANS A, MESS W H, et al. Transcranial duplex in the differential diagnosis of parkinsonian syndromes: a systematic review[J]. J Neurology, 2009, 256(4): 530-538.

43. VAN DE LOO S, WALTER U, BEHNKE S, et al. Reproducibility and diagnostic accuracy of substantia nigra sonography for the diagnosis of Parkinson's disease[J]. J Neurol Neurosurg Psychiatry, 2010, 81(10): 1087-1092.

44. WALTER U, NIEHAUS L, PROBST T, et al. Brain parenchyma sonography discriminates Parkinson's disease and atypical parkinsonian syndromes[J]. Neurology, 2003, 60(1): 74-77.

45. WALTER U, KROLIKOWSKI K, TARNACKA B, et al. Sonographic detection of basal ganglia lesions in asymptomatic and symptomatic Wilson disease[J]. Neurology, 2005, 64(10): 1726-1732.

46. WALTER U, DRESSLER D, PROBST T, et al. Transcranial brain sonography findings in discriminating between Parkinsonism and idiopathic Parkinson disease[J]. Arch Neurol, 2007, 64(11): 1635-1640.

47. WALTER U, BEHNKE S, EYDING J, et al. Transcranial brain parenchyma sonography in movement disorders: state of the art[J]. Ultrasound Med Biol, 2007, 33(1): 15-25.

48. WALTER U, KIRSCH M, WITTSTOCK M, et al. Transcranial sonographic localization of deep brain stimulation electrodes is safe, reliable and predicts clinical outcome[J]. Ultrasound Med Biol, 2011, 37(9): 1382-1391.

49. WALTER U, BUTTKUS F, BENECKE R, et al. Sonographic alteration of lenticular nucleus in focal task-specific dystonia of musician[J]. Neurodegener Dis, 2012, 9(2): 99-103.

50. WALTER U. How to measure substantia nigrahyperechogenicity in Parkinson disease: detailed guide with video [J]. J Ultrasound Med, 2013, 32(10): 1837-1843.

51. WALTER U, BLITZER A, BENECKE R, et al. Sonographic detection of basal ganglia abnormalities in spasmodic dysphonia[J]. Eur J Neurol, 2014, 21(2): 349-352.

52. WALTER U, ŠKOLOUDÍK D. Transcranial sonography (TCS) of brain parenchyma in movement disorders: quality standards, diagnostic applications and novel technologies [J]. Ultraschall Med, 2014, 35(4): 322-331.

53. ZHANG Y C, HU H, SHENG Y J, et al. Alteration of brainstem raphe measured by transcranial sonography in depression patients with or without Parkinson's disease [J]. Neurol Sci, 2016, 37(1): 45-50.

第六章 脑磁图

一、脑磁图发展史

脑磁图（magnetoencephalography，MEG）作为一种无创性探测大脑电磁信号的电生理学检查，融合了低温超导、图像融合和数据分析等技术，具有高灵敏度和高时间、空间分辨率等优点。20世纪60年代兴起对磁场信号的研究，Cohen等利用诱导线圈和信号叠加技术，在特殊设计的磁屏蔽室内测量到大脑8~12Hz的磁信号。20世纪70年代初，超导量子干涉仪（SQUID）的发现和应用使脑磁图的探测水平显著提高。20世纪90年代起，脑磁图检测探头也由最初的单通道逐渐发展成多通道的全头型探测仪，同时具有计算机综合处理系统和抗外界磁场干扰的功能。经过四十几年的发展和使用，脑磁图在探索大脑功能和检测大脑功能障碍的技术中占有一定的地位。

二、脑磁图信号来源及设备原理

（一）脑磁图信号的来源

脑磁图（MEG）和脑电图（EEG）是对脑细胞内和脑细胞之间的电流敏感的电生理技术。与脑电图不同，脑磁图源定位的准确性不受由头部组织的复杂分层引起的信号失真的影响，因此可直接获得整个大脑的电生理活动；并且脑磁图具有追踪大脑区域之间活动的能力，是能达到亚毫秒的时间分辨率图。来自所有类型细胞的电流都能产生磁感应，为简单起见，我们用皮质锥体神经元来代表脑磁图信号的基本细胞发生器。锥体神经元的细长形态限制了沿细胞的净初级电流传递，这与星形细胞相比会产生更大信号强度。初级电流是由细胞的顶端树突与其体细胞和更多树突之间的电势不平衡引起的。产生的磁感应等值线垂直于初级电流，可在头部外记录到。信号来源是双重的：包括突触后电位和快速、大幅度钠电流的峰电位引起的动作电位。突触后电位的速度较慢，幅度明显小于动作电位；但在多个神经元组织里，较慢的突触后电位的幅度效应比动作电位的幅度效应更强，因为它们在时间上更大的重叠而不需要严格的同步。计算模型和经验表明，产生脑磁图检测到的信号至少需要10 000到50 000个细胞。在神经元内和神经元之间传递的电流产生磁感应，突触后电位被认为是这些电流的主要发生器（图6-6-1）。脑磁图信号的有用频带约为0.5~1 000Hz，1~80Hz是最常用的频段。

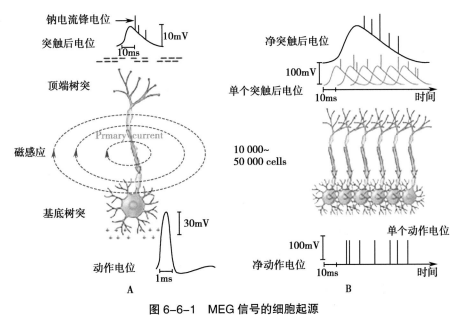

图6-6-1 MEG信号的细胞起源

注：A：单个神经元的电活动；B：多个神经元间传递的电活动

（二）脑磁图检测设备及原理

脑磁图的核心硬件包括磁屏蔽室、探头部分（内有探测元件超导量子干涉仪）、采集和处理工作站、3.0T MRI 和专用刺激系统。

1. 磁屏蔽室　脑磁场仅有几百 fT（10~15T），极其微弱，必须要有优良的磁屏蔽室。与电屏蔽不同，磁屏蔽不需接地。检查时屏蔽室完全封闭，声、光、电等刺激均由刺激器在室外产生后，由室壁上的小孔送入屏蔽室内。为监测患者，室内装有经过特殊消磁处理的照明和摄像设备。

2. 探头部分　位于磁屏蔽室内，巨大的探头底部有一头形凹陷，检测时患者头部位于此处。探头可绕横轴进行 90° 旋转，以适应检测坐位和平卧位患者的需要。探头内部围绕头形凹陷周围分布有大量的超导量子干涉仪，是用来探测脑磁信号并转换为电压信号的核心装置，其基本结构为一根导线做成的两个大小相等、方向相反的超导线圈。脑磁场随距离的增加而迅速减弱（与距离的平方成反比），通过远近两线圈的磁场强度不同，感应出的电流大小不同，不能完全抵消，在环路内就形成了电流，而环境磁场却不能。这样就消除掉了环境磁场的干扰。超导线圈的磁感应能力是普通线圈的数百倍，维持超导所需的低温由液氦提供。

3. 辅助设备　采集工作站通过运行不同的采集程序控制检测过程并将测量结果储存，该站主要负责数据的后期处理。MRI 系统用于对患者进行 MRI 超薄扫描并将结果传输至处理工作站。刺激系统在采集工作站的控制下对患者进行体感、听觉、视觉、语言等刺激，以适应不同检测的需要。

4. 检测方法　在脑磁图检查之前使用 3D 跟踪器进行头部数字化。与脑磁图坐标系相关的信息通过以下两个步骤记录：①基准标记，在患者头部、鼻根、左耳前点和右耳前点上标出三个解剖标志，作为影像融合的标志点；②表面建模，在患者头颅表面均匀标出头颅形状。然后患者进入磁屏蔽室内，进行脑磁图检查。脑磁信号采集完成后，进行超薄 3T MRI 扫描（MPAGE：体素大小：1mm×1mm×1mm，T_1 加权扰相梯度回波序列（SPGR）或磁化准备快速梯度回波序列（MPRAGE），矢状位，视野足够大，鼻子、耳朵、小脑和下巴扫进去）。全部采集结束后，通过软件，脑磁图数据以标志点为参照同 MRI 图像进行重合，使

用球模型法求得信号源在脑磁图坐标系中的位置和方向，得到电流偶极子在大脑结构中的位置和方向清晰的影像。达到了功能影像与解剖结构影像的完美结合，实现电生理活动的三维显像。

（三）脑磁图的优势

1. 操作无痛、无创，可以安全地用于所有受试者，包括婴儿。

2. 时间分辨率非常好，可以达到亚毫秒极，直接反映瞬时的神经活动。

3. 脑磁图数据可以与 MRI 数据融合，获得 MRI-MEG 数据都在同一个 3D 空间中的显像，实现磁源成像。

4. 对于癫痫患者，从其脑磁图数据中可以得出可靠结论，进行临床诊断和癫痫病灶定位。

5. 可以对脑磁图信号的来源进行建模，而不必参考头部组织的结构及其相对电导率。

（四）脑磁图的缺点

1. 为了采集最佳的脑磁图数据，受试者在记录期间必须保持头部和身体静止。儿童和不合作受试者记录脑磁图有一定难度。

2. 信号源的非唯一性通常是脑磁图的主要缺点。此外，源识别的分辨率取决于通常未知的源配置，尤其是在癫痫放电或其他类型的自发性大脑活动。尽管如此，可以根据合理的解剖学和生理学知识进行逻辑推理来解释数据，产生有用并且准确的空间信息。因此，脑磁图数据分析需要基础物理学和生理学知识。

3. 脑磁图采集中，脑沟深层的径向电流的采集率明显高于皮质表面的切向电流，而皮质来源电流适于脑电图记录；另外，来自丘脑、杏仁核和海马的信号由于位置深，很难采集到。虽然头盔式传感器能够充分覆盖头颅的下半部分，但很少有人报告小脑信号。可能是小脑解剖结构的折叠导致大量电流互相抵消。

4. 超导量子干涉仪需要在 -269℃ 的液氦内工作，液氦具有挥发性，需要定期补充；脑磁图必须在磁屏蔽室中记录，以排除地球磁场的干扰，这导致脑磁图系统造价昂贵并且耗资大，大规模开展应用有难度。

三、脑磁图的临床应用

脑磁图的临床应用涉及神经内科、神经外科/功能神经外科、精神医学/心理学等领域，目前在癫痫

患者致痫灶的定位和神经外科患者术前脑重要功能区定位两个方面应用比较成熟。此外，还应用于对大脑功能性疾病和创伤后应激障碍等疾病的探索。

（一）癫痫

癫痫由大量神经元同步异常放电引起，以短暂的中枢神经系统功能失常为特征的慢性脑部疾病。据统计，国内癫痫的总体患病率为 700/10 万，年发病率约 28.8/10 万。约 30% 的患者对至少 2 种抗癫痫药物具有耐药性。外科手术切除致痫病灶是一种重要治疗手段，最大范围地切除病变并保留脑的重要功能区，致痫灶的精确定位是癫痫手术成功的关键。将发作期或发作间期的脑磁图信号与 MRI 融合，形成的磁源性影像，可以精确地指导颅内电极的埋置，以记录关于致痫灶更有价值的信息。大量回顾性研究显示，脑磁图与颅内脑电图定位结果的一致时，手术效果较好；如果不一致，并且指向其他可能致癫痫的大脑区域，手术效果较差。理想情况下，需要进行脑磁图的多中心前瞻性试验，颅内电极植入部分由脑磁图源成像引导，然后进行手术切除，以全面评估脑磁图的病灶定位能力。

另外，脑磁图更适合脑网络的研究，脑磁图逐渐用于癫痫静息态脑功能的研究，且大量研究表明癫痫存在皮质震荡及功能性脑网络的异常。研究发现在静息状态下广泛增强的功能性网络连接，尤其集中在运动网络、近中额叶和颞叶皮质，被认为是痫性发作或传播的一个重要因素，并可作为一种生物标记。另外，基于体素形态学分析（voxel-based morphometry，VBM）的脑磁图研究，发现常见的颞叶癫痫异常电活动不仅仅局限于致痫灶，也累及其他非颞叶脑区（丘脑、小脑、前额叶、扣带回、枕叶等），表明癫痫包括复杂的癫痫网络和脑功能障碍体系。由此可以看出脑磁图不仅在癫痫灶及脑功能区的定位上有重要作用，在其致病机制和治疗研究方面也有巨大潜能。

癫痫病灶定位病例 1，患者女，29 岁，癫痫发作 7 年。症状学：心慌、胸闷、焦虑后意识缺失，有时伴咂嘴动作，持续 1 分钟左右后意识恢复。意识恢复后需要睡眠休息后方能恢复如常。多发生于晨起 2 个小时内。每个月发作 4~5 次，阴雨天、劳累后易发作。药物控制不佳（图 6-6-2）。

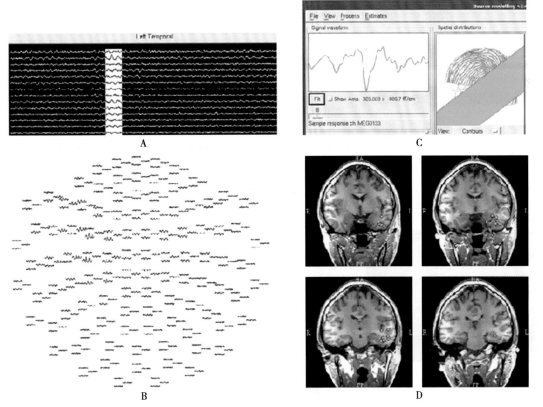

图 6-6-2　病例 1 脑磁图定位癫痫病灶过程

注：A~B：脑磁图记录的结果，可在左侧颞叶通道见到中低幅棘波；C：源定位在左颞叶形成偶极子；D：投射到磁共振内可见偶极子定位在左侧颞叶内外皮质

癫痫病灶定位病例2,病史:男,32岁,癫痫发作3年。症状学:头脑混乱、恐惧先兆及愣神发作,3~4次/周,有时伴有四肢强直抽搐,两个月左右发作一次。药物控制不佳(图6-6-3)。

(二)功能区定位

脑磁图特别适用于术前功能区定位,旨在确定肿瘤,血管异常或致癫痫皮质周围脑区的功能性神经解剖学。术前功能定位可包括识别中央沟(CS)后部的感觉皮质和前部的运动皮质,语言敏感区域,以及视觉和听觉中枢。

体感诱发电位定位体感功能区病例:男性,42岁,运动诱发性肌张力障碍。刺激双侧正中神经和胫神经诱发体感诱发电位(图6-6-4,图6-6-5)。

四、脑磁图的科研进展

临床医学以外,脑磁图还广泛用于脑神经科学、精神医学和心理学等各个领域的基础研究,如皮质下神经元活动、同步神经元分析、语言学习研究、学习记忆研究等。

(一)语言的优势半球定位

需要通过手术切除的耐药性癫痫病灶通常位于颞叶。为了避免相关的言语和记忆障碍,颞叶切除术在语言优势半球不如非语言优势半球那样广泛。传统上,瓦达测试(Wada测试)用于判断语言优势半球。将大量的异戊巴比妥注射到颈内动脉中,同时患者举起双臂并执行计数任务。异戊巴比妥将一个大脑半球置于睡眠状态并产生对侧偏瘫(手臂下垂)。如果注入了语言占主导地位的半球,那么将会发生明显的言语缺失。如果注射在非语言优势半球,患者可以继续计数,尽管速度较慢。在该测试期间记录的脑电图显示(理想地是单侧的)在注射异戊巴比妥后减慢,并且它可以排除由于同时发作而导致的行为变化。Wada测试分别在左右半球上进行,以确定语言优势。在随后的颞叶

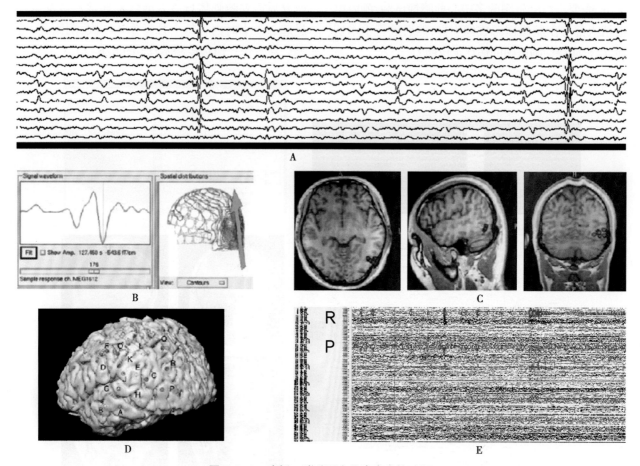

图6-6-3　病例2脑磁图定位癫痫病灶过程

注:A:脑磁图记录的结果,左侧颞枕区域通道可见中高幅棘波;B:源定位在左侧后颞枕区形成偶极子;C:偶极子投射到MRI中标记出异常电活动的起源区域在左侧后颞枕交界皮质;D:根据发作症状学、结构影像、PET、头皮EEG和MEG的结果植入的颅内电极位置;E:记录到的发作起源的电极为R和P点

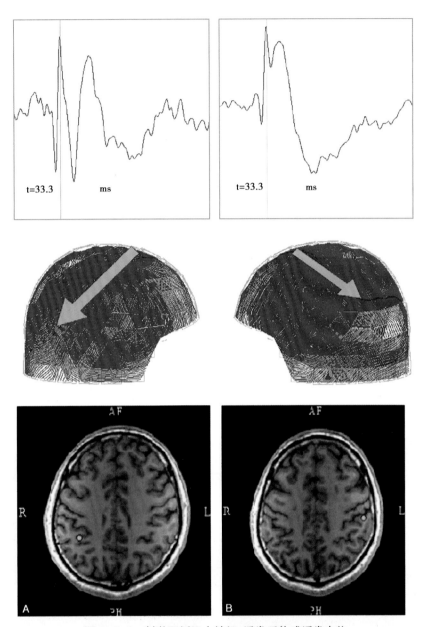

图 6-6-4　刺激双侧正中神经，诱发手体感诱发电位

注：A：左手体感诱发电位；B：右手体感诱发电位；上图为诱发出的叠加波形；中图为偶极子源定位，下图蓝色圆点为正中神经体感诱发电位投射在 MRI 上的位置，为手的感觉代表区

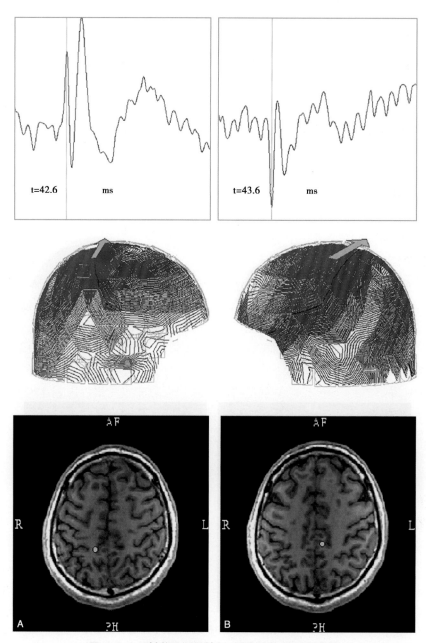

图 6-6-5　刺激双侧胫神经，诱发脚体感诱发电位

注：A：左脚体感诱发电位；B：右脚体感诱发电位；上图为诱发出的叠加波形；中图为偶极子源定位；下图中蓝色圆点为胫神经体感诱发电位投射在 MRI 上的位置，为脚的感觉代表区

切除期间,通过直接皮质刺激再次测试语言优势。通常在大多数患者中,Wada 测试检验能确定语言优势半球,但偶尔与功能成像的结果有些不一致。

非侵入性测试,功能磁共振(fMRI)和脑磁图(MEG)研究表明,右手和左手受试者都有一个主要是左侧的语言网络,右半球位置也可以在功能磁共振中激活,并在脑磁图中记录到。因此,这些评估方法,难以准确评估个体语言优势半球。一种典型的方法是报告语言优势的"侧化指数(LI)"。侧化指数是左半球和右半球激活(L–R)的差异除以它们的总和;因此 LI=(L–R)/(L+R)。LI 可以同样好地用于分析脑磁图和功能磁共振数据。在一项初步的脑磁图研究中,侧化指数被用于比较为双音元音与音调,结果在 11 名右利手受试者中有 11 名确定了左半球的语言优势,需要进一步的检测以明确是否适于更多个体。

（二）脑卒中

当脑区的血液供应受阻时,通常由于脉管系统中的阻塞或破裂而发生脑卒中。脑卒中可导致各种症状,例如运动功能受损,无法产生或理解言语,以及感觉缺陷。脑卒中发病率因国家而异,报告的发病率约 30~240/10 万。大约三分之一脑卒中患者在事件发生后不久死亡,三分之一完全康复,三分之一仍严重残疾。除了个人的痛苦,脑卒中也给社会带来了沉重经济负担。因此,基于其个体神经损伤和功能影响的评估,对于理解患者预后和康复的可能性很有价值。为使康复有效,必须在脑卒中后很快开始。鉴于脑卒中涉及局部神经血管耦合的破坏。目前,脑磁图在脑卒中患者的研究中未被充分利用,特别是在评估他们的预后时。对于病变附近缓慢活动的来源分析,由 TMS 辅助的,自愿和被动运动后感觉运动皮质的兴奋性指标可以用于评估反应性,并测试本体感受输入的有效性。而且,整个体感系统的功能状态评估,包括初级和第二躯体感觉皮质和运动网络,将指导基于神经科学和个体化的康复治疗。新的康复方法,包括行动或意图相关的脑节律水平的实时反馈,脑磁图和头皮脑电图目前正处于测试阶段。在一项脑磁图研究中,患有手麻痹的卒中患者被要求想象抓握他们的手;当在任务期间检测到"mu"节奏时,矫正装置将手指移动到抓握位置,没有"mu"节奏时没有干预。这些慢性脑卒中患者(平均病程约为 2.5 年)

通常在训练过程中表现出功能改善。

（三）发作性运动诱发性运动障碍

发作性运动诱发性运动障碍(paroxysmal kinesigenic dyskinesias, PKD)是发作性运动障碍最常见的类型,具有高度临床和遗传异质性,主要由突然的自主运动诱发短暂的、重复的非自主运动性肌张力障碍,由于 PKD 临床表现具有发作性特征,且对抗癫痫药物有较好的反应,常被误诊为癫痫。目前多个研究[如经颅磁刺激(TMS)、功能磁共振(fMRI)等]认为该病所表现出的肌张力障碍或舞蹈样动作可能与皮质 – 基底节 – 下丘脑环路以及感觉运动整合异常有关。基于脑磁图自身特点及附加各种任务态研究,其结果具有重大指导作用。在体感诱发电刺激的脑磁图记录中,与正常对照相比,PKD 患者在初级和次级体感皮质区域的皮质内抑制功能受损(过度兴奋),且根据不同脑功能区相位同步值计算,发现患者在停药状态下存在体感皮质功能性连接的异常改变,而抗癫痫药物起到调节局部脑功能区异常兴奋现象的作用。另外,在自主运动诱发脑磁动态响应的研究中,发现 PKD 患者运动皮质在运动后的抑制作用受损,且对侧运动皮质受累程度重于同侧。皮质功能的异常可能与基底节某些神经核团或下丘脑功能异常相关。

（四）偏头痛

偏头痛(migraine)主要表现为反复发作性一侧或双侧轻到重度的搏动性疼痛,可有视物模糊、闪光点、偏盲、肢体麻木无力等先兆。发作时通常对各种刺激高度敏感,如畏声、畏光、疼痛刺激异常等。慢性偏头痛全球发病率近 2%,在 2000 年被世界卫生组织列为严重影响患者生活质量的慢性病之一。近来,对偏头痛发病机制研究主要涉及:缓解期神经元兴奋性异常增加,皮质扩散抑制诱发先兆,三叉神经血管炎症激活及中枢疼痛调节异常引起发作,以及各种血管活性物质、炎症因子等发挥了重要作用。SPECT 和 MRI 等发现偏头痛患者存在与皮质功能障碍(低灌注、低密度)相关的认知受损。而脑磁图具有功能影像学缺乏的实时动态监测神经元活动变化的优点。在大量研究中,发现在急性发作期,在自主运动诱发的脑磁图记录中均存在运动皮质或辅助运动区异常的脑活动(皮质兴奋性增加、运动诱发潜伏期延长、波幅降低等)。

在听觉诱发或电刺激体感诱发中,患者体感皮质反应降低,听觉信息处理受损,且与发作的频率、严重程度及疾病的慢性化相关。在发作间期的脑磁图记录中,患者痛觉刺激相关的皮质兴奋性增高,疼痛阈值降低,痛觉传导或处理存在异常(体感诱发潜伏期延长)。另外,在静息态的研究中,无论是发作期还是发作间期,均有异常兴奋的脑电活动及神经网络联系的改变。以上均表明,大脑皮质功能异常与偏头痛的发生、发展密切相关。

(五)帕金森病和阿尔兹海默病

基底神经节神经元过度同步化在帕金森病(PD)的病理生理学中起关键作用,基底节神经核团丘脑底核和内侧苍白球内β波过度振荡与患者的僵直和运动不能等症状相关。丘脑底核中的神经元产生振荡与其他皮质区域中的节律性活动相干活动。为了定位这些皮质区域,在接受脑深部电刺激手术(DBS)的PD患者中同时记录基底节神经核团的局部场电位(LFP)和脑磁图在同侧辅助运动区和前运动皮质中发现低(12~20Hz)和高(20~35Hz)β范围内的相干活动。在同侧颞叶的不同位置观察到α范围(7~12Hz)的相干性(图6-6-6)。研究结果为基底神经节和皮质之间的频率特异性功能连接模式提供了新的见解,并表明区域间相互活动可能在频域中是独立的。使用脑磁图研究伴痴呆或不伴痴呆PD患者和健康对照组中静息状态活动模式的差异,在不伴痴呆PD患者中,相对于对照组θ功率弥漫性增加,β功率同时下降,γ在中央和顶叶通道的功率下降;在伴

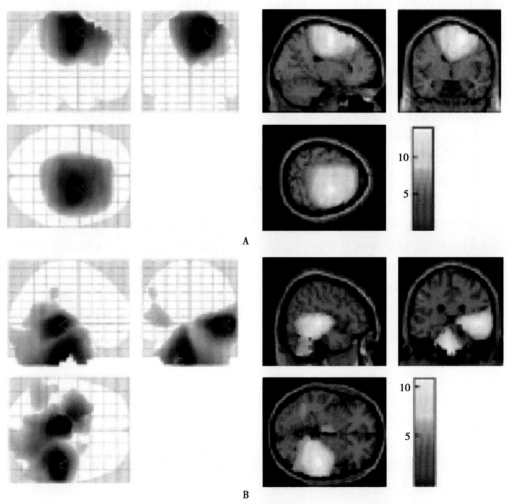

图 6-6-6　SPM 分析显示帕金森病患者在皮质和丘脑底核区域之间 α 和 β 频段相干性(coherence)的地形图差异

注:A:图显示灰色和橙色区域中 β 频段明显增高的体素,表明丘脑底核与辅助运动区 / 前运动皮质在 β 频段有显著相干活动;B:图显示灰色和橙色区域中 α 频段明显增高的体素,表明丘脑底核与同侧颞叶皮质在 α 频段有显著相干活动

痴呆 PD 患者中,与不伴痴呆 PD 组相比,发现 δ 和较小程度 θ 功率的弥散性增加以及 α,β 和较小程度的 γ 功率的降低;结果表明,PD 的特点是大脑活动减慢,包括 θ,β 和 γ 频段;伴痴呆 PD 的大脑活动进一步减慢,另外还涉及 δ 和 α 频段。

脑磁图(MEG)研究阿尔茨海默病(AD)患者的大脑活动的特点,显示其复杂性和连接性降低,衰老和复杂性降低之间表现出明显的相关。使用多重网络框架来研究阿尔茨海默病患者的脑磁图频率特异性功能网络与健康对照受试者之间的差别(图 6-6-7)。阿尔茨海默病患者的功能网络与健康对照组相比具有更多异质性,在中枢区域,尤其是海马区,默认模式网络区域和枕骨区域,最先受到影响,并且这些区域的中枢易损性与认知恶化和脑脊液中淀粉样蛋白斑块的异常累积水平呈正相关。

(六)其他研究

孤独症谱系障碍的大量研究工作表明,简单的脑磁图测量延迟早期听觉反应,在临床上很容易实现,可以表明该综合征的严重程度,并与磁共振纤维束成像和易感基因剂量一致。改变的背景脑节律是脑磁图检测的疾病标志物之一,用以验证动物研究和疾病模型发现的各种疾病对人类大脑功能的影响。此类研究能从不断增加的脑磁图大数据库的整合中获益,以帮助确定这些新的疾病标记物如何偏离规范值。

综上所述,脑磁图是一种很容易与其他测量和方法相结合的技术,如电生理学(颅内局部磁场电位记录和头皮脑电图),血流和氧代谢(近红外光谱),脑刺激(经颅电刺激),所有这些都可以与脑

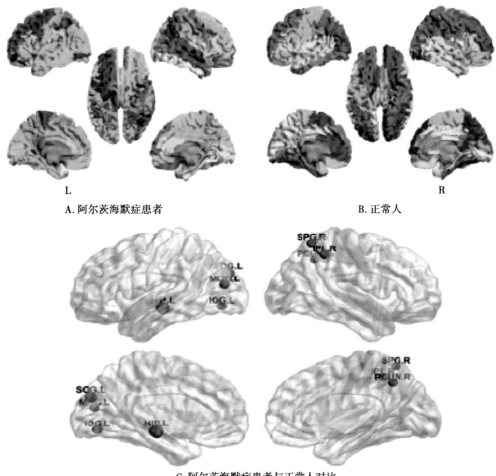

A. 阿尔茨海默症患者　　　　B. 正常人

C. 阿尔茨海默症患者与正常人对比

图 6-6-7　阿尔茨海默病患者脑区的易损性

注:每个感兴趣区域的平均重叠加权程度在阿尔茨海默病患者(A)和健康对照(B)的模板脑上显示为彩色编码图;C:为在重叠加权程度中表现出显著的组间差异的区域的皮质代表图;PCUN.R:右楔前叶;HIP.L:左侧海马;IPL.R:右顶下回;SPG.R:右顶上回;MOG.L:左枕中回;SOG.L:左上枕回;IOG.L:左下枕回

磁图同时进行。这为研究人员提供了机会，可以建立联合处理的多模态数据。脑磁图在连接电生理学与影像信号和模式方面发挥了优势，这项技术为大规模的神经动力学研究提供了一个巨大的机会，可以将人类大脑活动的研究与动物和疾病模型电生理学的机制联系起来，是系统神经科学研究的有利工具。近年来，液氦回收装置的应用，大大节约

的液氦成本，相应地促进了脑磁图技术的应用。另外，光泵式脑磁图（optically-pumped magnetometers-MEG，OPM-MEG）设备因其可穿戴可移动等便利性，可能在未来变革性地推动脑磁图技术的广泛应用和发展。

（曹春燕　张　璟）

参 考 文 献

1. 李峰, 蒋澄, 陈月秋. 偏头痛发作间期疼痛刺激的脑磁图研究［J］. 临床神经病学杂志, 2017, 30（2）: 81-84.

2. ABBRUZZESE G, BERARDELLI A. Sensorimotor integration in movement disorders［J］. Mov Disord, 2003, 18（3）: 231-240.

3. AYATA C, JIN H, KUDO C, et al. Suppression of cortical spreading depression in migraine prophylaxis［J］. Ann Neurol, 2006, 59（4）: 652-661.

4. AGIRRE-ARRIZUBIETA Z, THAI N J, VALENTÍN A, et al. The value of Magnetoencephalography to guide electrode implantation in epilepsy［J］. Brain Topogr, 2014, 27（1）: 197-207.

5. BRUNO M K, HALLETT M, GWINN-HARDY K, et al. Clinical evaluation of idiopathic paroxysmal kinesigenic dyskinesia: new diagnostic criteria［J］. Neurology, 2004, 63（12）: 2280-2287.

6. BOSBOOM J L, STOFFERS D, STAM C J, et al. Resting state oscillatory brain dynamics in Parkinson's disease: an MEG study［J］. Clin Neurophysiol, 2006, 117（11）: 2521-2531.

7. BUCH E R, MODIR SHANECHI A, FOURKAS A D, et al. Parietofrontal integrity determines neural modulation associated with grasping imagery after stroke［J］. Brain, 2012, 135（Pt 2）: 596-614.

8. BAILLET S. Magnetoencephalography for brain electrophysiology and imaging［J］. Nat Neurosci, 2017, 20（3）: 327-339.

9. COHEN D. Magnetoencephalography: evidence of magnetic fields produced by alpha-rhythm currents［J］. Science, 1968, 161（3843）: 784-786.

10. COHEN D. Magnetoencephalography: detection of the brain's electrical activity with a superconducting magnetometer［J］. Science, 1972, 175（4022）: 664-666.

11. CHARLES A. The pathophysiology of migraine: implications for clinical management［J］. Lancet Neurol, 2018, 17（2）: 174-182.

12. ELIASHIV D S, ELSAS S M, SQUIRES K, et al. Ictal magnetic source imaging as a localizing tool in partial epilepsy［J］. Neurology, 2002, 59（10）: 1600-1610.

13. ELSHAHABI A, KLAMER S, SAHIB A K, et al. Magnetoencephalography Reveals a Widespread Increase in Network Connectivity in Idiopathic/Genetic Generalized Epilepsy［J］. PLoS One, 2015, 10（9）: e0138119.

14. ENGLOT D J, NAGARAJAN S S, IMBER B S, et al. Epileptogenic zone localization using magnetoencephalography predicts seizure freedom in epilepsy surgery［J］. Epilepsia, 2015, 56（6）: 949-958.

15. FORSS N, MUSTANOJA S, ROIHA K, et al. Activation in parietal operculum parallels motor recovery in stroke［J］. Hum Brain Mapp, 2012, 33（3）: 534-541.

16. GOOTJES L, RAIJ T, SALMELIN R, et al. Left-hemisphere dominance for processing of vowels: a whole-scalp neuromagnetic study［J］. Neuroreport, 1999, 10（14）: 2987-2991.

17. GUO X, XIANG J, WANG Y, et al. Aberrant neuromagnetic activation in the motor cortex in children with acute migraine: a magnetoencephalography study［J］. PLoS One, 2012, 7（11）: e50095.

18. GE H T, LIU H X, XIANG J, et al. Abnormal cortical activation in females with acute migraine: a magnetoencephalography study［J］. Clin Neurophysiol, 2015, 126（1）: 170-179.

19. HICKOK G. The functional neuroanatomy of language［J］. Phys Life Rev, 2009, 6（3）: 121-143.

20. HARI R, SALMELIN R. Magnetoencephalography: From SQUIDs to neuroscience. Neuroimage 20th anniversary special edition［J］. Neuroimage, 2012, 61（2）: 386-396.

21. HSU W Y, KWAN S Y, LIAO K K, et al. Altered inhibitory modulation of somatosensory cortices in paroxysmal kinesigenic dyskinesia［J］. Mov Disord, 2013, 28（12）: 1728-1731.

22. HSU W Y, LIAO K K, TSENG Y J, et al. Reduced postmovement cortical inhibition in patients with paroxysmal kinesigenic dyskinesia［J］. Neurology, 2013, 81（4）: 353-360.

23. HIRSCHMANN J, ÖZKURT T E, BUTZ M, et al. Differential modulation of STN-cortical and cortico-muscular coherence

by movement and levodopa in Parkinson's disease［J］. Neuroimage, 2013, 68（2013）: 203–213.

24. HAMANDI K, ROUTLEY B C, KOELEWIJN L, et al. Non-invasive brain mapping in epilepsy: Applications from magnetoencephalography［J］. J Neurosci Methods, 2016, 260: 283–291.

25. HSIAO F J, HSU W Y, CHEN W T, et al. Abnormal Somatosensory Synchronization in Patients With Paroxysmal Kinesigenic Dyskinesia: A Magnetoencephalographic Study［J］. Clin EEG Neurosci, 2017, 48（4）: 288–294.

26. HSIAO F J, WANG S J, LIN Y Y, et al. Somatosensory gating is altered and associated with migraine chronification: A magnetoencephalographic study［J］. Cephalalgia, 2018, 38（4）: 744–753.

27. JOO E Y, HONG S B, TAE W S, et al. Perfusion abnormality of the caudate nucleus in patients with paroxysmal kinesigenic choreoathetosis［J］. Eur J Nucl Med Mol Imaging, 2005, 32（10）: 1205–1209.

28. JEONG W, JIN S H, KIM M, et al. Abnormal functional brain network in epilepsy patients with focal cortical dysplasia［J］. Epilepsy Res, 2014, 108（9）: 1618–1626.

29. JOBST B C, CASCINO G D. Resective epilepsy surgery for drug-resistant focal epilepsy: a review［J］. JAMA, 2015, 313（3）: 285–293.

30. KANG S Y, SOHN Y H, KIM H S, et al. Corticospinal disinhibition in paroxysmal kinesigenic dyskinesia［J］. Clin Neurophysiol, 2006, 117（1）: 57–60.

31. KÜHN A A, KUPSCH A, SCHNEIDER G H, et al. Reduction in subthalamic 8–35 Hz oscillatory activity correlates with clinical improvement in Parkinson's disease［J］. Eur J Neurosci, 2006, 23（7）: 1956–1960.

32. KÜHN A A, KEMPF F, BRÜCKE C, et al. High-frequency stimulation of the subthalamic nucleus suppresses oscillatory beta activity in patients with Parkinson's disease in parallel with improvement in motor performance［J］. J Neurosci, 2008, 28（24）: 6165–6173.

33. KNOWLTON R C, RAZDAN S N, LIMDI N, et al. Effect of epilepsy magnetic source imaging on intracranial electrode placement［J］. Ann Neurol, 2009, 65（6）: 716–723.

34. KOROSTENSKAJA M, PARDOS M, KUJALA T, et al. Impaired auditory information processing during acute migraine: a magnetoencephalography study［J］. Int J Neurosci, 2011, 121（7）: 355–365.

35. LIPTON R B, BIGAL M E, STEINER T J, et al. Classification of primary headaches［J］. Neurology, 2004, 63（3）: 427–435.

36. LUO C, CHEN Y, SONG W, et al. Altered intrinsic brain activity in patients with paroxysmal kinesigenic dyskinesia by PRRT2 mutation: altered brain activity by PRRT2 mutation［J］. Neurol Sci, 2013, 34（11）: 1925–1931.

37. LIU H, GE H, XIANG J, et al. Resting state brain activity in patients with migraine: a magnetoencephalography study ［J］. J Headache Pain, 2015, 16: 525.

38. LI F, XIANG J, WU T, et al. Abnormal resting-state brain activity in headache-free migraine patients: A magnetoencephalography study［J］. Clin Neurophysiol, 2016, 127（8）: 2855–2861.

39. MÄKELÄ J P, KIRVESKARI E, SEPPÄ M, et al. Three-dimensional integration of brain anatomy and function to facilitate intraoperative navigation around the sensorimotor strip［J］. Hum Brain Mapp, 2001, 12（3）: 180–192.

40. MIR P, HUANG Y Z, GILIO F, et al. Abnormal cortical and spinal inhibition in paroxysmal kinesigenic dyskinesia ［J］. Brain, 2005, 128（Pt 2）: 291–299.

41. PAGGIARO A, BIRBAUMER N, CAVINATO M, et al. Magnetoencephalography in stroke recovery and rehabilitation［J］. Front Neurol, 2016, 7: 35.

42. RUMEAU C, TZOURIO N, MURAYAMA N, et al. Location of hand function in the sensorimotor cortex: MR and functional correlation［J］. AJNR Am J Neuroradiol, 1994, 15（3）: 567–572.

43. RIEDERER F, LANZENBERGER R, KAYA M, et al. Network atrophy in temporal lobe epilepsy: a voxel-based morphometry study［J］. Neurology, 2008, 71（6）: 419–425.

44. REN J, LEI D, YANG T, et al. Increased interhemispheric resting-state functional connectivity in paroxysmal kinesigenic dyskinesia: a resting-state fMRI study［J］. J Neurol Sci, 2015, 351（1–2）: 93–98.

45. SALMELIN R, HARI R, LOUNASMAA O V, et al. Dynamics of brain activation during picture naming［J］. Nature, 1994, 368（6470）: 463–465.

46. SUTHERLING W W, MAMELAK A N, THYERLEI D, et al. Influence of magnetic source imaging for planning intracranial EEG in epilepsy［J］. Neurology, 2008, 71（13）: 990–996.

47. STAFSTROM C E, CARMANT L. Seizures and epilepsy: an overview for neuroscientists［J］. Cold Spring Harb Perspect Med, 2015, 5（6）: a022426.

48. TEIVE H A, KOWACS P A, MARANHÃO FILHO P, et al. Leao's cortical spreading depression: from experimental "artifact" to physiological principle［J］. Neurology, 2005, 65（9）: 1455–1459.

49. VECCHIA D, PIETROBON D. Migraine: a disorder of brain excitatory-inhibitory balance［J］. Trends Neurosci, 2012, 35（8）: 507–520.

50. WANG W, WU J, WANG D, et al. Epidemiological survey on epilepsy among rural populations in five provinces in

China［J］. Zhonghua Yi Xue Za Zhi, 2002, 82（7）: 449–452.

51. WALLA P, PÜREGGER E, LEHRNER J, et al. Depth of word processing in Alzheimer patients and normal controls: a magnetoencephalographic（MEG）study［J］. J Neural Transm（Vienna）, 2005, 112（5）: 713–730.

52. WEI H, SUN Y, CHEN H, et al. Somatosensory disinhibition in patients with paroxysmal kinesigenic dyskinesia［J］. Chin Med J（Engl）, 2012, 125（5）: 838–842.

53. WILSON T W, HEINRICHS–GRAHAM E, PROSKOVEC A L, et al. Neuroimaging with magnetoencephalography: A dynamic view of brain pathophysiology［J］. Transl Res, 2016, 175: 17–36.

54. WANG B, MENG L. Functional brain network alterations in epilepsy: A magnetoencephalography study［J］. Epilepsy Res, 2016, 126: 62–69.

55. XIANG J, DEGRAUW X, KOROSTENSKAJA M, et al. Altered cortical activation in adolescents with acute migraine: a magnetoencephalography study［J］. J Pain, 2013, 14（12）: 1553–1563.

56. YU M, ENGELS M M A, HILLEBRAND A, et al. Selective impairment of hippocampus and posterior hub areas in Alzheimer's disease: an MEG–based multiplex network study［J］. Brain, 2017, 140（5）: 1466–1485.

57. ZHOU B, CHEN Q, ZHANG Q, et al. Hyperactive putamen in patients with paroxysmal kinesigenic choreoathetosis: a resting–state functional magnetic resonance imaging study ［J］. Mov Disord, 2010, 25（9）: 1226–1231.

58. ZHU H, ZHU J, ZHAO T, et al. Alteration of interictal brain activity in patients with temporal lobe epilepsy in the left dominant hemisphere: a resting–state MEG study［J］. Biomed Res Int, 2014, 2014: 171487.

第七篇
神经调控技术

第一章 脑深部电刺激治疗帕金森病

第一节 概　述

帕金森病（Parkinson disease，PD）是仅次于阿尔茨海默病的第二大神经退行性疾病，全球患病率约405/10万。其发病风险随年龄增长而增加，50岁以后为高发年龄段。帕金森病主要表现为运动症状和非运动症状，运动症状主要包括静止性震颤、运动迟缓、肌强直和姿势平衡障碍，非运动症状包括情绪障碍（如抑郁、焦虑、冷漠等）、认知障碍、睡眠障碍和自主神经功能障碍等。

帕金森病的标志性病理特征是黑质致密部（substantia nigra pars compacta，SNpc）中多巴胺能神经元的变性。SNpc在纹状体和苍白球内有着广泛的投射，这些神经元的失活使脑内依赖多巴胺维持的运动控制系统发生紊乱，从而出现帕金森病的各种症状。目前帕金森病的一线治疗是以左旋多巴为代表的抗帕金森病药物，在最初服药的数年里，其能极大程度缓解帕金森病的震颤、强直等运动症状。但随着时间的推移，药物治疗的效果会受到运动波动和左旋多巴诱发的异动症等并发症的影响。运动波动包括早期疗效减退、疗效延迟以及开/关现象，异动症通常以非自主的多动性运动的形式出现，均极大地影响了患者的生活质量。在多巴胺替代疗法开发之前，外科神经核团毁损手术（如苍白球毁损术和丘脑毁损术）被广泛应用于缓解帕金森病患者运动症状，但在引入多巴胺替代疗法后逐渐被人们遗弃。然而，随着医师们意识到药物治疗的并发症的严重影响，这些手术治疗在20世纪80年代再次被启用。在毁损手术中，通常会在毁损之前利用电刺激来测试其效果和副作用，人们在测试中发现对特定核团的刺激也可减轻帕金森病患者的震颤。基于这一发现，以及后来的植入式脉冲发生器装置的开发，用于疾病治疗的脑深部电刺激（deep brain stimulation，DBS）手术诞生了。

DBS通过立体定向的方法进行精确定位，在脑内特定的靶点植入刺激电极进行电刺激，从而改变相应核团兴奋性，以达到改善运动症状、缓解疼痛的目的。自20世纪80年代Benabid教授团队首次报道DBS可显著改善帕金森患者的药物难治性震颤以来，如今全世界已有约30万帕金森病患者接受该项植入手术。经过数十年的试验和探索，DBS已成为世界范围内治疗帕金森病的最主要手术方法。2014年，Benabid教授因为在高频电刺激丘脑核团治疗晚期帕金森病患者方面所作出的突出贡献而被授予"拉斯克奖"（Lasker-DeBakey Clinical Medical Research Award），也意味着DBS不仅在医学界拥有重要地位，在21世纪的神经科学领域也拥有巨大的应用潜力。在我国，用于治疗帕金森病的DBS设备于1999年获得我国国家药品监督管理局批准上市，根据目前相关资料和数据，在国内最早的DBS手术于1999年完成。现全国已有超过100家中心开展该手术，全国年手术量超过4 000例。

第二节　脑深部电刺激治疗帕金森病

一、脑深部电刺激治疗帕金森病的历史

在19世纪至20世纪，随着解剖学和药理学的突破，神经外科学也发展迅速，诞生了大量的手术方式。在左旋多巴替代疗法出现前，治疗帕金森病的主流手术方式为对固定神经纤维或神经核团的不可逆毁损，这些术式为现代的DBS疗法奠定了坚实的实践与理论基础。

在早期的神经毁损手术中，神经外科医生们对从皮质到大脑脚的多个区域都进行了探索性干预，也有研究者采用中断皮质脊髓束的传导来缓解震颤，发现各自有着不同程度的治疗效果和不良反应。尽管这些毁损一定程度上缓解了帕金森病的症状，但也导致了较为严重的运动障碍。20世纪40年代，Russel Meyers对尾状核头进行了毁损，患

者的运动症状得到了大幅度减轻,而副作用较少,提示干预基底神经节可能为缓解帕金森病症状的重要手段,标志着帕金森病的手术治疗取得真正意义上的突破,这也为所谓的锥体外系统的概念的提出奠定了基础。因此,当时的治疗目标为能实现临床疗效而尽可能减少锥体束的损害。随后,基底神经节区域被广泛研究,因为当时对于颅脑解剖和功能的认知局限,对于基底神经节区域的功能发现是基于偶然或手术并发症。Irving Cooper 在为控制大脑脚毁损术中出血而结扎脉络膜前动脉时偶然发现帕金森病患者临床症状得到改善且无明显不良反应。手术完成后,患者丘脑底核、苍白球及其投射区域有明显的缺血性损害,但患者没有任何功能缺陷并表现出明确的临床疗效。此发现导致一系列动脉结扎手术大行其道,但其结果混杂、不可预测,常伴随偏瘫和偏盲,使这一手术方式受到大量质疑。虽然结扎手术没有取得理想的疗效,但这些报道使得苍白球及其投射区作为潜在的手术靶点得到研究者们的关注。

在一次对帕金森病患者的尸检中,研究者们偶然发现本应毁损的苍白球错误地变成了丘脑,却产生了更好的临床效果,自此丘脑转变为首选的手术靶点。在 20 世纪 50 年代至 60 年代,包括苍白球和丘脑的基底神经节毁损术曾在帕金森病运动症状治疗中盛极一时,但不久之后左旋多巴药物治疗的出现使得外科手术近乎绝迹。到 20 世纪 90 年代,毁损手术又重新兴起,这主要得益于 2 个因素:第一,CT、MRI 的出现和立体定向技术的改进,大大提高了手术的准确性;第二,药物治疗的局限性被发现,主要为长期使用左旋多巴后所产生的药物诱发的异动症。

在 20 世纪 80 年代至 90 年代的动物研究中,研究者们在帕金森病猴模型中发现毁损或高频刺激丘脑底核(subthalamic nucleus, STN)均可以控制帕金森病症状,与此同时期,Benabid 教授团队于 1987 年首次报道了 DBS 刺激丘脑区域可显著改善帕金森病患者的震颤。后来,法国 Grenoble 教授的研究团队在 20 世纪 90 年代早期开创了疗效更好、副作用更少的 STN-DBS 治疗。自 1987 年以来,DBS 被世界各大神经外科中心广泛地使用着,目前已经是中晚期帕金森病患者的一线治疗方案。因其所具有的微创、并发症少以及刺激的可调节性,

DBS 渐渐取代了丘脑毁损术,成为治疗运动障碍性疾病的神经外科手术中最主要的方式(图 7-1-1)。

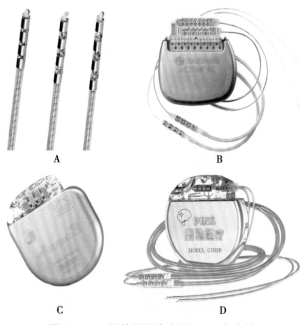

图 7-1-1 国外及国内主要 DBS 产商的
电极及脉冲发放器

二、脑深部电刺激治疗帕金森病的机制

现代脑深部电刺激治疗帕金森病的原理主要基于由 DeLong 等研究者所提出的基底节直接及间接通路模型(图 7-1-2)。在帕金森病患者中,来自外侧苍白球(globus pallidus externus, GPe)的兴奋减少,从而使丘脑底核(STN)、内侧苍白球(globus pallidus internus, GPi)和黑质的兴奋增加。由于间接通路中 GPe 活动的异常增加及直接通路中 GPi 活动的异常减少,丘脑的活动被过分抑制,从而导致了皮质细胞长期的激活不足,致使一系列运动症状的出现。因此目前较为流行的假说是,在 STN-DBS 和 GPi-DBS 中,高频脑深部电刺激使靶点区域的神经元放电减少,抑制了 STN 和 GPi 神经元的活动。

虽然此种假说可以从病理生理学的角度解释包括帕金森病在内的多种运动障碍疾病,但近期的研究发现其同样存在明显的漏洞。例如,基于此模型,丘脑的过高与过低的输出分别对应运动减少和运动增加,但在帕金森病患者中,对内侧苍白球的毁损(理论上使丘脑输出增加)却可治疗运动减少的症状。尽管脑深部电刺激已被我国国家药品监督管理局(National Medical Products Administration)

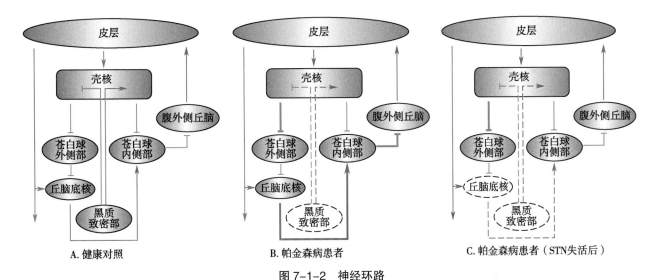

图 7-1-2 神经环路

注：A：基底节的直接与间接通路模型；B：在帕金森病患者中因失去黑质多巴胺能神经元而发生的改变；C：通过 DBS 抑制丘脑底核神经元活性后产生的调节效应；蓝色箭头表示兴奋性连接，橙色箭头表示抑制性连接；箭头的粗细表示神经活动的强弱（越粗的箭头表示越强的神经活动），虚线表示连接受损；STN 为丘脑底核

及美国食品药品监督管理局（U.S. Food and Drug Administration，FDA）批准用于多种疾病的治疗，但其确切机制仍有争议，有待进一步研究。

三、病例选择标准

帕金森病（PD）作为一种神经退行性疾病，尚未有根治性的手段，包括药物及 DBS 在内的所有治疗方法均为对症治疗。为了最大限度地提高患者从手术中的获益、减少疾病负担，神经内、外科医师需要选择最合适的患者进行手术。我国于 2012 年制订了第一版《中国帕金森病脑深部电刺激疗法专家共识》，对于规范我国 DBS 的开展起到了重要作用。随着近年来相关研究的不断深入和我国 2014 年《中国帕金森病治疗指南（第三版）》及国内外帕金森病诊断标准的更新，人们对神经调控治疗帕金森病有了新的认识。2020 年，为了进一步规范我国 PD 的手术治疗，提高诊疗水平，国内内、外科专家共同更新和修订了第二版《中国帕金森病脑深部电刺激疗法专家共识》。另外，在术后程控方面，我国中华医学会神经外科分会功能神经外科学组联合中华医学会神经病学分会帕金森病及运动障碍学组等专家组织在帕金森病患者的 DBS 调控制定了指南，全面讨论了在 DBS 植入后不同阶段、不同设备、针对不同症状的参数调整方法，为广大一线程控医师提供了参考。基于既往研究，

DBS 治疗帕金森病的适应证与禁忌证可概括如下：

1. 帕金森病的诊断　原发性帕金森病的诊断符合我国 2016 年发布的《中国帕金森病的诊断标准》，或符合 2015 年国际帕金森病及运动障碍学会原发性帕金森病的诊断标准。

2. 适应证和禁忌证

（1）原发性帕金森病，或者遗传性帕金森病（各基因型帕金森病），对复方左旋多巴反应良好。

（2）药物疗效已显著减退，或出现明显的运动并发症影响患者的生活质量。

（3）出现不能耐受的药物不良反应，影响到药物疗效。

（4）存在药物无法控制的震颤。

（5）除外严重的共存疾病：有明显的认知功能障碍；有严重（难治性）抑郁、焦虑、精神分裂症等精神类疾病；有医学共存疾病影响手术或生存期。

尽管 DBS 没有明确限制手术年龄，但最初的临床试验主要针对 50~65 岁的患者，而很少有研究包含 75 岁以上的患者。这说明神经内科医生和神经外科医生普遍会考虑到老年患者可能出现的严重的手术并发症、康复所需的生理储备较少以及老年患者运动症状迅速恶化，但在纳入老年患者的临床试验表明，这些患者仍可以从手术中获益，而没有明显的手术并发症。研究分析了 Thomson Reuters Market Scan 国家数据库，其中包括 2000—

2009年接受DBS治疗的1 700多名患者。该研究表明报告的90天并发症发生率与年龄增长无关。但目前对高龄患者接受手术的报道较少，仍需要进一步的研究来预测老年帕金森病患者的DBS手术的长期结果。

与所有择期神经外科手术一样，在进行手术之前必须考虑患者的详细病史。具有高围手术期并发症风险的患者应在任何外科手术计划之前进行医学优化。有心绞痛或冠状动脉血管病史的患者应首先由心脏病专家进行评估，因心血管疾病服用抗血小板药物或因心房颤动、肺栓塞或深静脉血栓形成服用抗凝剂的患者必须在手术前暂停服用这些药物，或者应用可逆性药物进行适当的桥接。还应充分控制高血压和糖尿病等合并症，以避免术中和术后并发症的发生。根据危险分层也应考虑患者的年龄和整体身体状况。尽管DBS手术没有年龄限制，相比与老年患者或患有严重痴呆的患者，年轻患者可能有更好的结果且可以更好地耐受手术。

帕金森病患者术后获得令人满意的结果的另一个重要因素是期望值管理。首先需确认患者致残的最严重症状，并评估患者的术后期望，其次还需对术后结果进行最合理的解释，包括对可能改善的症状、改善程度以及手术后哪些症状可能无法改善甚至恶化的症状的解释。如果期望与手术结果不一致，患者可能会对手术后的疗效失望。DBS通常是作为一种"附加"的疗法，补充但不能取代目前的患者治疗，不能延缓疾病进展，旨在改善帕金森病的运动症状而不是非运动症状。

四、DBS手术流程

植入DBS装置的手术过程是通过立体定向系统、术中定位、麻醉和分期手术等完成的。完全植入系统的关键步骤是：①在目标区域中精确植入颅内电极；②植入颅内导线连接电池；③植入内部脉冲发生器。

手术多是在患者清醒状态下进行，但也有临床中心在全身麻醉情况下进行手术。不同中心的程序细节存在一定差异，但大体流程是相似的。以多伦多西部医院为例，手术开始时先在局麻状态下用Leksell立体定向技术严格固定患者头部，在框架定位的情况下进行立体定向成像。随后使用电

脑程序根据坐标框架立体定位来规划电极目标和轨迹。制定好手术计划后，将患者带到手术室进行手术。患者处于半卧位，剪掉头发并用聚维酮碘溶液备皮，双侧切开Kocher点的冠状切口。头皮用局部麻醉剂阻滞神经，打开头皮以暴露额骨，并用环锯在头骨冠状缝合线前方约1cm并且距中线至少2cm处锯开，电凝硬脑膜后切开硬脑膜，以防脑移位，应减少硬脑膜开放期间和整个手术期间的脑脊液流失。硬脑膜开口完成后将套针管插入到脑内靶点上方1~1.5cm处，然后将微电极放置于套管针内识别靶点的电生理学特征并绘制背腹侧边界。选择合适的通道作为DBS电极植入的通道，移除微电极并将永久性大电极插入靶点，之后在每个触点进行临床刺激测试以评估其副作用和临床功效。一旦通过术中荧光检查等方式证实DBS电极正确地置于其最终位置，可将其固定于颅骨并闭合切口。在第二阶段患者需在全麻状态下，将颅内电极的远端经耳后皮下隧道内的延长导线延伸到胸部。在锁骨下方2~3cm处进行二次切口，制作胸部的皮下囊袋以容纳内部脉冲发生器（IPG）。延长导线与IPG连接后评估系统的阻抗。手术结束后患者通常留院观察1天至1周，在4~6周时回到门诊进行程控。

五、手术靶点

DBS治疗帕金森病的主要手术靶点包括底丘脑核（subthalamic nucleus，STN）、内侧苍白球（globus pallidus internus，GPi）、丘脑腹中间核（ventrointermediate nucleus，Vim）、脚桥核（pedunculopontine nucleus，PPN）等，其中以STN和GPi最为常用。术时的精准定位是手术成功的基础，现代神经外科采用立体定向结合术中电生理监测的手术方法，通过建立脑坐标系对靶点结构进行定位，将手术操作器（如微电极、活检针、毁损针等）导入靶点进行操作，其定位误差可控制在0.1mm以下。

1. 丘脑底核（subthalamic nucleus，STN）　丘脑底核是位于中脑和间脑之间的一个重要核团，在脑冠状面上呈双凸透镜形结构（图7-1-3）。STN的三维解剖结构形态十分复杂，在轴位切面自前内走向后外、冠位切面自外上延伸至内下、矢状位切面上由前上走向后下，其长轴与冠状面呈40°~45°角，与矢状面呈50°~60°角，其在空间亦具有复杂

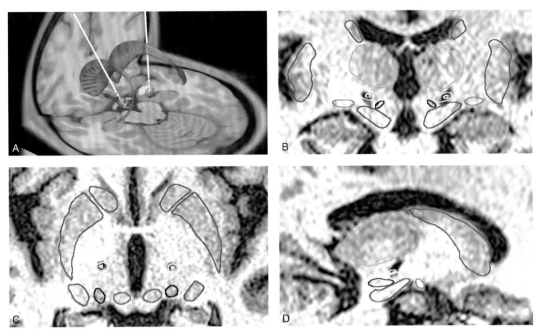

图 7-1-3　帕金森病患者双侧 STN-DBS 术后电极触点的定位

注：A：基底节区核团的后斜位的三维影像，展示电极触点（黄色，激活电极；蓝色，失活电极）；B：磁共振影像冠状位切面，展示电极触点（黄色）、视束（橙色）；C：包含右侧激活电极的冠状面，展示电极触点（黄色）、红核（橙色）；D：包含右侧激活电极的矢状面，展示电极触点（黄色）、视束（橙色）。共同标注：尾状核（蓝色）、壳核（蓝色）、STN（粉色）、黑质（黑色）、丘脑（绿色）

的三维形态解剖特点，在轴位切面呈正"八"字形、冠位切面呈倒"八"字形、矢状位切面上呈雨滴形。

STN 是目前治疗帕金森病患者核心运动症状最常用的靶点，其自 1993 年开始应用以来在对广大的帕金森病患者的治疗中取得了良好的成效。结果证明，STN-DBS 对震颤和强直的效果最好，运动迟缓和异动症的效果其次，虽然其对轴性症状作用甚微，但步态、姿势和平衡也有少量改善的报道。STN-DBS 的副作用较少，并可以降低多巴胺缓解运动困难的药物有效剂量，从而降低药物导致异动症的发生率。刺激启动时，部分患者会有短暂的肢体麻木感、闭眼和语言失调等症状，但通过调整刺激参数和药物剂量均可得到缓解。

2. 内侧苍白球（globus pallidus internus，GPi）在解剖结构上，GPi 的大小约为 STN 的三倍，因此对 GPi 的电刺激需要更高的能量，电池消耗较 STN 更快。但正因为 GPi 的体积更大，在核团定位时的准确性较 STN 更高，电刺激对周围通路的影响比 STN 更小，可以减少副作用的发生率。自 1992 年首次应用于临床以来，GPi-DBS 被普遍证明可以显著减轻运动波动和异动症，但在"关"期运动症状的改善不稳定，手术后药物的剂量也没有明显减

少，相比于 STN-DBS，目前 GPi-DBS 主要用于异动症为主的帕金森病患者。

3. 丘脑腹中间核（ventrointermediate nucleus，Vim）是最早应用于帕金森病震颤治疗的核团，短期随访发现，80% 的患者得到了良好的控制，疗效持久，仅 5% 左右出现了轻度的副作用。在 5 年以上的长期随访中，39% 的患者震颤完全消失，50% 接近完全消失，96% 疗效稳定。尽管也有报道 Vim 能缓解左旋多巴相关性运动障碍、强直及运动迟缓等症状，但大多数临床数据并不支持 Vim 可用于帕金森病患者除震颤外其他症状的治疗。因此目前震颤仍为 Vim-DBS 治疗帕金森病的唯一指征，然而帕金森病患者中单纯表现为震颤的案例并不多。由于 STN-DBS 和 GPi-DBS 对震颤也有良好的疗效，且能覆盖其他运动症状，Vim 近年来在临床上治疗帕金森病的应用已逐渐减少。

4. 脚桥核（pedunculopontine nucleus，PPN）PPN 是目前研究较多的用于治疗帕金森病轴性症状的核团，其位于脑干被盖小脑上脚的内侧，为一柱形区域（图 7-1-4）。该核团和基底节、大脑、丘脑及脑干核团有广泛的联系。在结构上，PPN 主要包括致密部（pars compacta，PPNc）以及分散部

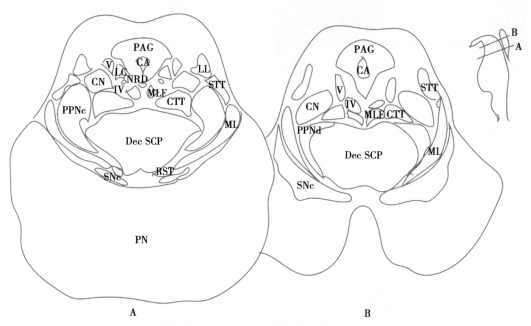

图 7-1-4 小脑上脚交叉水平的 PPN 区域及滑车神经核水平的 PPN 区域

注：A：小脑上脚交叉水平的 PPN 区域；B：滑车神经核水平的 PPN 区域；STT：脊髓丘脑束；CA：大脑导水管；CN：齿状核；CTT：被盖中央束；Dec SCP：小脑上脚交叉；LC：蓝斑核；LL：外侧丘系；ML：内侧丘系；MLF：内侧纵束；NRD：中缝背核；PAG：导水管周围灰质；PN：脑桥核；PPNc：脚桥核致密部；PPNd：脚桥核分散部；SNc：黑质；RST：红核脊髓束；Ⅳ：滑车神经核；Ⅴ：三叉神经中脑核

（pars dissipata，PPNd）的胆碱能及谷氨酸能神经元，此外还包括去甲肾上腺素能、多巴胺能和少量 γ- 氨基丁酸能神经元。一些开放标签、双盲性的临床实验研究结果初步提示 PPN-DBS 对帕金森病患者的姿势不稳和步态障碍（postural instability and gait difficulty，PIGD）等轴性症状具有肯定疗效，但患者间的反应存在差异，仍需大样本的研究进行证实。

5. 其他靶点 除开上述靶点，研究者们也尝试过对其他脑部结构进行电刺激调节，如中央中核（centromedian nucleus，CM），未定带（zona incerta，ZI）及黑质（substantia nigra，SN）等，但这些靶点目前仍多基于动物实验或者少量病例报道，不足以提供临床指导作用。在 DBS 治疗帕金森病中，虽然 STN-DBS 能极大改善患者的核心运动症状，却对轴向症状作用甚微；GPi-DBS 对异动的抑制效果强于 STN-DBS，但对运动症状的改善却不如后者；PPN-DBS 具有改善步态等轴性症状的巨大潜力，但对震颤、强直、动作迟缓等症状的改善并不理想。现有的每个单个刺激靶点在疗效上都未臻完美，因此，选择合适的靶点及其组合、研究新的可调控区域，是提高帕金森病 DBS 疗效的未来方向。

第三节 疗效与副作用

一、运动症状

在患者适应证良好、电极植入准确以及刺激参数设置适当时，无论是丘脑底核刺激（subthalamic nucleus deep brain stimulation，STN-DBS）还是苍白球内侧部刺激（internal globus pallidus deep brain stimulation，GPi-DBS），都可以显著改善中晚期帕金森病患者的震颤、强直等核心运动症状，并减少药物引起的多种不良反应。STN 是目前刺激最常用的靶点，在 STN-DBS 的短期随访中，患者在药物"关"期统一帕金森病评定量表评分（unified Parkinson disease rating scale，UPDRS）中获得 48%~71% 的改善，"关"期时间减少了 35%~65%，左旋多巴每日等效剂量减少了 65%，左旋多巴诱导的异动症的发生频率也明显下降。在 STN-DBS 的长期随访中，患者在药物"关"期的 UPDRS 评分均较术前有显著下降，强直、震颤的改善效果可以保持 5 年以上，而对运动减少和轴性症状的效果只能保持 1 年，且这种对运动症状的改善程度整体上都是随时间的延长而逐渐递减的；患者在药物"开"期的 UPDRS 评分虽然在刺激器植入 1 年后较术前有少许改善，但在更长期的随访中仍然较基线水平呈现逐渐恶化的趋势。UPDRS IV 评分证明 STN-DBS 可显著改善异动症和运动波动，并且这些改善大多持续超过 5 年。

另外，STN-DBS 可减少晚期帕金森患者的每日用药量。在平均基线左旋多巴每日等效剂量为 1 106mg 的人群中，接受 STN-DBS 治疗后药物用量在第 1 年减为基线的 52%，在第 5 年减为 45%。用药的减少意味着药物带来副作用的减少，特别是异动症和高多巴胺能行为的问题，这是 STN-DBS 的一个显著优势。

GPi-DBS 的研究相对 STN-DBS 较少。早期结果表明其具有良好的治疗效果，患者的 UPDRS III 评分改善率从 39% 到 56% 不等，运动障碍症状可减少 89%。到目前为止，仅有两项研究评估了在 GPi-DBS 术后 5 年以上的随访结果：在一项纳入 11 名患者的研究中，6 名患者在"关"期的 UPDRS III 评分得到改善，并维持了 3 年（减少 43%），但是 5 年随访时仅强直症状有所改善；在另一项对 16 名患者的研究中，GPi-DBS 对 UPDRS III 整体评分的改善作用持续了 6 年以上。此外，与接受 STN-DBS 治疗的患者相比，GPi-DBS 的患者出现认知能力下降、言语困难或步态和平衡障碍的更少。总体来说，GPi-DBS 对左旋多巴引起的异动症有持续的改善作用，但在"关"期症状改善的程度具有可变性。鉴于目前长期研究较少以及其不一致的发现，仍需更多长期随访研究阐明其疗效。

除核心运动症状，DBS 对轴性症状的疗效也是研究的重点。STN-DBS 在改善步态、吞咽、语言和平衡等轴性症状中的作用目前仍不明确。从理论上说，姿势步态不稳主要由非多巴胺能机制介导，而 STN-DBS 实质上仅能改善多巴胺能药物介导的运动症状，但有临床研究和 meta 分析发现 STN-DBS 可以在患者电极植入后改善药物"关"期状态下的步态（步长、步速等）和冻结步态。调整刺激频率可能是实现对轴性症状控制的一种方法，有三项研究发现，在长期随访中使用低频（60Hz）刺激可缓解 64.3% 患者的步态冻结和 / 或言语障碍。有研究根据已有数据推断，在随访至第 9 年时，药物"关"期的姿势不稳和步态障碍（postural

instability and gait disturbance，PIGD）症状严重程度将恢复至术前水平，而在药物"开"期，这个时间将缩短至 2 年。

在最优靶点的选择上，目前尚未有定论。比较 STN-DBS 和 GPi-DBS 在运动症状的改善上的对照试验所得结果并不一致，但总体来说，使用 GPi-DBS 时运动障碍的改善略胜一筹，而 STN-DBS 的药物减少更加显著，而两种方式在对于非运动症状（认知或精神评分）的长期治疗效果上作用相似。迄今为止，由于缺少规范的随机双盲临床试验，GPi-DBS 和 STN-DBS 之间或者是更多靶点间效果的比较依然十分困难。

二、非运动症状

尽管帕金森病是一种运动障碍疾病，其同样伴随着多种非运动症状，包括认知损害、痴呆、抑郁、疼痛、睡眠障碍、嗅觉减退、便秘、尿失禁等。这些非运动症状常起病于运动症状显现之前，对患者生活质量的影响不亚于运动症状，在晚期表现得尤为明显。

在对患者认知的影响上，一项针对接受 STN-DBS 治疗的帕金森病患者的研究表明，31% 的患者在接受 DBS 植入手术后 6~9 年发生痴呆，而在作为对照的非手术人群中，这一比例为 45%。在另一项研究中，STN-DBS 后痴呆发生率估计为 35.7/（1 000 人·年），这一比率与处于疾病相同阶段的非手术患者相似。DBS 对患者的绝大部分认知能力影响较小，与对照组无显著差别。但值得注意的是，大多数研究中观察到语言流畅性的下降。接受 STN-DBS 治疗的患者在开始治疗后均出现认知功能下降，但在 8 年的长期随访中，除了言语流畅性下降之外，其他认知功能评估项目并没有显著差异。不过在 DBS 对认知功能的影响上，因为 DBS 对额叶有抑制作用，也可导致患者认知功能轻微下降，在看待 DBS 对认知功能的治疗作用时需更加谨慎。

关于 STN-DBS 对帕金森病患者精神特征影响的研究表明，患者的抑郁评分会随着运动症状的改善而有所改善，但在更长时间的随访中，这种疗效会减弱。另外，STN-DBS 患者的淡漠和疲劳评分往往会增加，高于未接受手术的帕金森病患者，并且长期保持较高水平。STN-DBS 引起的冲动和 /

或强迫行为的变化可能不同,这些影响也可能与药物减少有关。一项长期研究表明,在平均随访6年的帕金森病患者中,STN-DBS治疗后,高多巴胺能行为,如轻度躁狂、赌博和冲动购物均有所减少。

STN-DBS对帕金森病其他非运动症状的长期疗效研究较少。在一个为期8年的帕金森病患者组成的队列研究中,STN-DBS持续改善了与帕金森病相关的疼痛症状。在另一个研究中,睡眠日记显示接受STN-DBS的患者在植入后5年的夜间睡眠时间比基线时更长。

总体来说,在术后1~3年的随访中,DBS具有改善一部分非运动症状的潜力,如睡眠障碍、便秘、肌张力障碍性疼痛、胃部不适、膀胱激惹征等。但目前关于非运动症状的报道以STN为靶点的居多,研究所得结论存在差异,且关于其他靶点的研究较少,关于DBS对帕金森病患者的非运动症状的影响未来还有待更多的临床研究进行阐释。

三、生活质量

DBS具有改善患者生活质量的作用,但与对运动症状的改善相似,这种效果也随着时间延长而逐渐递减。在DBS术后第1年和第2年,帕金森病患者生活质量问卷(Parkinson's disease questionnaire, PDQ)得分可分别改善32%和40%。但在长期随访中,DBS对生活质量的改善程度逐渐减少,有研究报道UPDRS Ⅱ在术后第5年和术后第11年较基线得分更低。这可能与帕金森病的疾病发展、轴性症状及非运动性的恶化导致的生活质量下降有关。

四、手术并发症

DBS虽然是一种微创的神经外科治疗手段,具有可逆、可调节和安全等优点,但相关并发症和非自然死亡依然存在。有系统回顾表明,DBS的严重不良事件发生率为1%~2%(与脑出血有关的死亡或永久性神经功能缺损),19%的患者出现过刺激引起的可逆性副作用,而硬件相关不良事件(感染、电极和脉冲发生器问题)的发生率为9%。就分类而言,DBS并发症主要有硬件相关并发症、外科手术并发症和刺激相关并发症。

DBS手术需要在患者体内植入电极及刺激发

放器,因此易引起硬件相关性并发症。在接受DBS的帕金森病患者中,国外报道的硬件相关并发症约为14.37%,主要有感染(约5.84%)、脉冲发放器功能异常(约3.30%)、电极移位(约2.47%)、脉冲发放器移位(约0.89%)、皮肤腐蚀(约0.83%)和电极断裂(约0.41%)等。接受手术的患者中感染率为1.2%~15.2%,约50%的感染患者可自愈,其中金黄色葡萄球菌是最常见的致病菌,占所有感染的36%。对1999—2012年接受DBS治疗的帕金森病患者的硬件相关并发症和非自然死亡原因进行回顾性研究发现,肺炎、恶性肿瘤、窒息和多器官衰竭是常见的死亡原因,而帕金森病本身或手术相关并发症与死亡率无显著相关。接受DBS治疗帕金森病患者的3年生存率为98.6%,5年生存率为96.4%,且患者中未出现因硬件相关并发症的直接死亡病例,此结果与国外报道的DBS安全性数据一致。DBS术后硬件和程序问题并不少见,但大多可通过调整和更换导线等方式得到解决,因此硬件相关不良事件的总体风险是可接受的。随着DBS技术的迅速发展以及操作和装置的不断改进,硬件并发症的发生将继续减少。

外科手术并发症主要有脑室内出血、脑内出血、急性损伤区域水肿、迷走神经反应、癫痫等。虽然植入手术有脑室和脑出血的风险,但发生率较低(0.5%~5%),且通常为无症状的出血,可自行缓解。癫痫发生率为0%~13%,74%的癫痫发作发生于电极植入时,其中DBS电极放置相关的癫痫发作风险可能低于2.4%。

刺激相关并发症主要包括轻度躁狂或抑郁、言语损害、认知功能下降等,但绝大对数是术后初期短暂性改变。主要机制可能为对丘脑底核外侧缘的刺激可引起情绪的变化。大多数研究认为尽管在STN-DBS中有轻度认知功能下降发生的可能,但总体来说STN-DBS是相对安全。认知功能下降的机制很多,因为丘脑底核与前额皮质和基底节区有着广泛的联系,同时直接的刺激作用也会对认知功能产生影响。值得注意的是,相较没有接受手术的对照患者,DBS术后的帕金森病患者言语的可理解性下降得更快,在8年内可相较基线水平下降63.5%。体重增加也可能是DBS导致的一种副作用,有研究报道接受STN-DBS治疗的患者术后4.7年平均体重增加7.2kg,超重或肥胖患者较术前从 34% 增加到 57.4%。戒断综合征是 DBS 的一种严重并发症，在病程和刺激持续时间较长的患者中，停用 DBS 可能危及生命，因为它可能导致严重的帕金森状态，药物通常不足以控制这种状态，需要及时重新启动有效刺激来应对。

总体来说，现今的观点认为 DBS 造成的副作用并不对患者的长期生存率产生影响，大多数的患者的死亡原因与 DBS 手术无关，DBS 手术是治疗帕金森病相对安全的疗法。DBS 的长期并发症报道较少，手术引起的急性并发症和硬件并发症较为少见，估计此类事件的发生率分别为 1.4% 和 0.5%，但一旦发生，需要及时处理。然而，某些术后症状的报道仍存在争议，如言语或平衡的恶化、眼睑失用和体重增加，这通常是因为它们与 DBS 的关系没有得到广泛认可，临床医生在记录的时候也通常无法准确地区分这种症状的出现是疾病进展本身所导致、还是手术导致的并发症。

五、治疗结果的预测指标

了解影响 DBS 预后的因素，对我们决定治疗人群及时机有很大的价值。在这其中，激活刺激触点在 STN 内的准确性是一个重要的因素，如至少一个激活刺激触点位于感觉运动区内，则 STN-DBS 的 5 年结果会更好。除此之外，疾病发作年龄、术前药物"关"期 UPDRS 评分以及"开"期和"关"期症状波动的严重程度，也都与长期预后有关。"关"期步态紊乱的术前评分一般与 DBS 的 10 年运动结果呈负相关。在接受 STN-DBS 的患者的一项研究中，年龄 >65 岁的患者 5 年结果较年轻患者差，而较长的疾病持续时间与较差的 H&Y 分期及日常生活活动能力评分有关，这些关系在中轴评分上更加明显。

第四节　前景和展望

虽然 DBS 已成为一种治疗帕金森病的常规疗法，但用于刺激的手段仍在不断完善。

在手术时机上，以往认为 DBS 是中晚期帕金森病患者在药物治疗效果不佳的时候不得不用的备选方案，但后来研究发现中期（≤3 年）患者出现运动症状时进行 DBS 干预后，生活质量也能得到很大的改善，并且目前美国 FDA 正在进行早期

帕金森病患者 STN-DBS 治疗的Ⅲ期临床试验，如果结果良好并获得批准，DBS 手术时机选择范围将更宽泛。

在手术靶点上，脚桥核（pedunculopontine nucleus, PPN）与步态的调节密切相关，是近年来低频电刺激治疗步态障碍中研究较多的核团，其可与 STN-DBS 联合进行以达到对核心运动症状和轴性运动症状的良好控制，但此类研究较少，疗效也尚存争议；齿状核 - 红核 - 丘脑束、红核外侧、STN 内侧、内侧丘系前的丘系前辐射的电刺激对改善药物难治性震颤、强直也有一定作用。

在刺激硬件上，若干设备制造商构建出了"方向性电极"，由此可以优先选择电流设置以产生多样化和选择性的电场和有效区域，能克服环形触点电刺激产生的类球形激活域带来的不良反应。目前的 DBS 治疗以连续脉冲的形式输送刺激，但许多帕金森病患者整日都有症状波动，人们正在努力创建能够检测病理性大脑活动并在存在这些特征时提供反馈的 DBS 系统，即自适应 DBS（adaptive DBS）设备。这种治疗策略有可能进一步改善帕金森病的症状，同时最大限度地减少持续刺激的潜在并发症。

在刺激模式上，低频刺激（60Hz）对包括步态在内的中轴症状改善明显，但对典型的帕金森病运动症状如震颤、强直改善差；高频刺激对典型的运动症状改善效果好，但对中轴症状效果不明显。变频刺激技术可克服高频和低频刺激的缺点，保留各自优点，更全面的控制帕金森病运动症状。为了方便参数的调节，产生了无线遥控 DBS，只要连接上网，医生们在不接触患者身体的条件下即可以为患者调整参数。在 2017 年，研究报道了一项随机对照临床试验，无线遥控 DBS 的结果与传统 DBS 基本一致，证明了这种新技术的可行性。

DBS 改变了帕金森病的治疗模式，是治疗神经变性病中的重要工具，但仍需认识到，尽管 DBS 安全、有效，但其并不能减缓病程进展，对改善因病程自然发展而出现的轴性症状的恶化和生活质量的下降效果欠佳。在研究新手术方式、更有效的刺激靶点、更优化的刺激硬件和更好的刺激模式的过程中，同样需要对疾病机制进行更深层次的探讨。

（张陈诚　李殿友　孙伯民）

参 考 文 献

1. 中华医学会神经外科学分会功能神经外科学组,中华医学会神经病学分会帕金森病与运动障碍学组,中国医师协会神经外科医师分会功能神经外科专家委员会,等.帕金森病脑深部电刺激疗法术后程控中国专家共识[J].中华神经外科杂志.2016,32(12):1192-1198.

2. 中华医学会神经外科学分会功能神经外科学组,中华医学会神经病学分会帕金森病及运动障碍学组,中国医师协会神经内科医师分会帕金森病及运动障碍学组,等.中国帕金森病脑深部电刺激疗法专家共识(第二版)[J].中华神经外科杂志.2020,36(4):325-337.

3. 中国帕金森病脑深部电刺激疗法专家组.中国帕金森病脑深部电刺激疗法专家共识[J].中华神经科杂志,2012,45(7):541-543.

4. 中华医学会神经病学分会帕金森病及运动障碍学组,中国医师协会神经内科医师分会帕金森病及运动障碍学组.中国帕金森病治疗指南(第四版)[J].中华神经科杂志,2020,53(12):973-986.

5. 中华医学会神经病学分会帕金森病及运动障碍学组,中国医师协会神经内科医师分会帕金森病及运动障碍专业委员会.中国帕金森病的诊断标准(2016版)[J].中华神经科杂志,2016,49(4):268-271.

6. 中华医学会神经病学分会帕金森病及运动障碍学组,中国帕金森病治疗指南(第三版)[J].中华神经科杂志,2014,(6):428-433.

7. ABBES M, LHOMMÉE E, THOBOIS S, et al. Subthalamic stimulation and neuropsychiatric symptoms in Parkinson's disease: results from a long-term follow-up cohort study [J]. J Neurol Neurosurg Psychiatry, 2018, 89(8): 836-843.

8. ANDERSON V C, BURCHIEL K J, HOGARTH P, et al. Pallidal vs subthalamic nucleus deep brain stimulation in Parkinson disease[J]. Arch Neurol, 2005, 62(4): 554-560.

9. AVILES-OLMOS I, KEFALOPOULOU Z, TRIPOLITI E, et al. Long-term outcome of subthalamic nucleus deep brain stimulation for Parkinson's disease using an MRI-guided and MRI-verified approach[J]. J Neurol Neurosurg Psychiatry, 2014, 85(12): 1419-1425.

10. BARBE M T, MAAROUF M, ALESCH F, et al. Multiple source current steering--a novel deep brain stimulation concept for customized programming in a Parkinson's disease patient[J]. Parkinsonism Relat Disord, 2014, 20 (4): 471-473.

11. BENABID A L, POLLAK P, LOMVEAU A, et al. Combined (thalamotomy and stimulation)stereotactic surgery of the VIM thalamic nucleus for bilateral Parkinson disease[J]. Appl Neurophysiol, 1987, 50(1-6): 344-346.

12. BOEL J A, ODEKERKEN V J, SCHMAND B A, et al. Cognitive and psychiatric outcome 3 years after globus pallidus pars interna or subthalamic nucleus deep brain stimulation for Parkinson's disease[J]. Parkinsonism Relat Disord, 2016, 33: 90-95.

13. BOUTHOUR W, MÉGEVAND P, DONOGHUE J, et al. Biomarkers for closed-loop deep brain stimulation in Parkinson disease and beyond[J]. Nat Rev Neurol, 2019, 15(6): 343-352.

14. BROEN M, DUITS A, VISSER-VANDEWALLE V, et al. Impulse control and related disorders in Parkinson's disease patients treated with bilateral subthalamic nucleus stimulation: a review[J]. Parkinsonism Relat Disord, 2011, 17(6): 413-417.

15. BRONSTEIN J M, TAGLIATI M, ALTERMAN R L, et al. Deep brain stimulation for Parkinson disease: an expert consensus and review of key issues[J]. Arch Neurol, 2011, 68(2): 165.

16. CHEN S, GAO G, FENG T, et al. Chinese expert consensus on programming deep brain stimulation for patients with Parkinson's disease[J]. Transl Neurodegener, 2018, 7: 11.

17. COMBS H L, FOLLEY B S, BERRY D T, et al. Cognition and depression following deep brain stimulation of the subthalamic nucleus and globus pallidus pars internus in Parkinson's disease: a meta-analysis[J]. Neuropsychol Rev, 2015, 25(4): 439-454.

18. COOPER I S. Intracerebral injection of procaine into the globus pallidus in hyperkinetic disorders[J]. Science, 1954, 119(3091): 417-418.

19. COOPER I S, BRAV O. Chemopallidectomy and chemothalamectomy[J]. J Neurosurg, 1958, 15(3): 244-250.

20. DELONG M R, HUANG K T, GALLIS J, et al. Effect of advancing age on outcomes of deep brain stimulation for Parkinson disease. JAMA Neurol, 2014, 71(10): 1290-1295.

21. DEUSCHL G, SCHADE-BRITTINGER C, KRACK P, et al. A randomized trial of deep-brain stimulation for Parkinson's disease[J]. N Engl J Med, 2006, 355(9): 896-908.

22. DORMONT D, SEIDENWURM D, GALANAUD D, et al. Neuroimaging and deep brain stimulation[J]. AJNR Am J

Neuroradiol, 2010, 31（1）: 15–23.

23. EISINGER R S, CERNERA S, GITTIS A, et al. A review of basal ganglia circuits and physiology: Application to deep brain stimulation［J］. Parkinsonism Relat Disord, 2019, 59: 9–20.

24. FASANO A, ROMITO L M, DANIELE A, et al. Motor and cognitive outcome in patients with Parkinson's disease 8 years after subthalamic implants［J］. Brain, 2010, 133（9）: 2664–2676.

25. FENOY A J, SIMPSON R K. Risks of common complications in deep brain stimulation surgery: management and avoidance ［J］. J Neurosurg, 2014, 120（1）: 132–139.

26. FOLLETT K A, WEAVER F M, STERN M, et al. Pallidal versus subthalamic deep-brain stimulation for Parkinson's disease［J］. N Engl J Med, 2010, 362（22）: 2077–2091.

27. FOLTYNIE T, ZRINZO L, MARTINEZ-TORRES I, et al. MRI-guided STN DBS in Parkinson's disease without microelectrode recording: efficacy and safety［J］. J Neurol Neurosurg Psychiatry, 2011, 82（4）: 358–363.

28. GOLESTANIRAD L, ELAHI B, GRAHAM S J, et al. Efficacy and Safety of Pedunculopontine Nuclei（PPN）Deep Brain Stimulation in the Treatment of Gait Disorders: A Meta-Analysis of Clinical Studies［J］. Can J Neurol Sci, 2016, 43（1）: 120–126.

29. GROSS R E. What happened to posteroventral pallidotomy for Parkinson's disease and dystonia?［J］. Neurotherapeutics, 2008, 5（2）: 281–293.

30. HAMANI C, AZIZ T, BLOEM B R, et al. Pedunculopontine Nucleus Region Deep Brain Stimulation in Parkinson Disease: Surgical Anatomy and Terminology［J］. Stereotact Funct Neurosurg, 2016, 94（5）: 298–306.

31. HURTIG H I, STERN M B. Thalamotomy for Parkinson's disease［J］. J Neurosurg, 1985, 62（1）: 163–165.

32. JITKRITSADAKUL O, BHIDAYASIRI R, KALIA S K, et al. Systematic review of hardware-related complications of Deep Brain Stimulation: Do new indications pose an increased risk［J］. Brain Stimul, 2017, 10（5）: 967–976.

33. JIA F, HU W, ZHANG J, et al. Variable frequency stimulation of subthalamic nucleus in Parkinson's disease: Rationale and hypothesis［J］. Parkinsonism Relat Disord, 2017, 39: 27–30.

34. JUNG Y J, KIM H J, JEON B S, et al. An 8-year follow-up on the effect of subthalamic nucleus deep brain stimulation on pain in Parkinson disease［J］. JAMA Neurol, 2015, 72（5）: 504–510.

35. KALIA L V, LANG A E. Parkinson's disease［J］. Lancet, 2015, 386（9996）: 896–912.

36. KUMAR R, LOZANO A M, KIM Y J, et al. Double-blind evaluation of subthalamic nucleus deep brain stimulation in advanced Parkinson's disease［J］. Neurology, 1998, 51（3）: 850–855.

37. LAITINEN L V. Pallidotomy for Parkinson's disease［J］. Neurosurg Clin N Am, 1995, 6（1）: 105–112.

38. LAITINEN L V, BERGENHEIM A T, HARIZ M I. Leksell's posteroventral pallidotomy in the treatment of Parkinson's disease［J］. J Neurosurg, 1992, 76（1）: 53–61.

39. LI D, CAO C, ZHANG J, et al. Subthalamic nucleus deep brain stimulation for Parkinson's disease: 8 years of follow-up［J］. Transl Neurodegener, 2013, 2（1）: 11.

40. LI D, ZHANG C, GAULT J, et al. Remotely programmed deep brain stimulation of the bilateral subthalamic nucleus for the treatment of primary Parkinson disease: A randomized controlled trial investigating the safety and efficacy of a novel deep brain stimulation system［J］. Stereotact Funct Neurosurg, 2017, 95（3）: 174–182.

41. LIMOUSIN P, FOLTYNIE T. Long-term outcomes of deep brain stimulation in Parkinson disease［J］. Nat Rev Neurol, 2019, 15（4）: 234–242.

42. LOZANO C S, TAM J, LOZANO A M. The changing landscape of surgery for Parkinson's Disease［J］. Mov Disord, 2018, 33（1）: 36–47.

43. MORO E, SCHÜPBACH M, WÄCHTER T, et al. Referring Parkinson's disease patients for deep brain stimulation: a RAND/UCLA appropriateness study［J］. J Neurol, 2016, 263（1）: 112–119.

44. ODEKERKEN V J, BOEL J A, SCHMAND B A, et al. GPi vs STN deep brain stimulation for Parkinson disease: Three-year follow-up［J］. Neurology, 2016, 86（8）: 755–761.

45. ODEKERKEN V J, VAN LAAR T, STAAL M J, et al. Subthalamic nucleus versus globus pallidus bilateral deep brain stimulation for advanced Parkinson's disease（NSTAPS study）: a randomised controlled trial［J］. Lancet Neurol, 2013, 12（1）: 37–44.

46. ROUSSEAUX M W, ZOGHBI H Y. Deep brain stimulation for Parkinson disease: the 2014 Lasker-DeBakey Clinical Medical Research Award［J］. JAMA Neurol, 2015, 72（3）: 259–260.

47. ROWLAND N C, SAMMARTINO F, LOZANO A M. Advances in surgery for movement disorders［J］. Mov Disord, 2017, 32（1）: 5–10.

48. RUGHANI A, SCHWALB J M, SIDIROPOULOS C, et al. Congress of neurological surgeons systematic review and evidence-based guideline on subthalamic nucleus and globus pallidus internus deep brain stimulation for the treatment of patients with Parkinson's disease: executive summary［J］. Neurosurgery, 2018, 82（6）: 753–756.

49. SCHUEPBACH W M, RAU J, KNUDSEN K, et al. Neurostimulation for Parkinson's disease with early motor complications[J]. N Engl J Med, 2013, 368(7): 610–622.

50. ST GEORGE R J, NUTT J G, BURCHIEL K J, et al. A meta-regression of the long-term effects of deep brain stimulation on balance and gait in PD[J]. Neurology, 2010, 75(14): 1292–1299.

51. TASKER R R, SIQUEIRA J, HAWRYLYSHYN P, et al. What happened to VIM thalamotomy for Parkinson's disease[J]. Appl Neurophysiol, 1983, 46(1–4): 68–83.

52. THEVATHASAN W, DEBU B, AZIZ T, et al. Pedunculopontine nucleus deep brain stimulation in Parkinson's disease: A clinical review[J]. Mov Disord, 2018, 33(1): 10–20.

53. VOLKMANN J, ALLERT N, VOGES J, et al. Long-term results of bilateral pallidal stimulation in Parkinson's disease[J]. Ann Neurol, 2004, 55(6): 871–875.

54. WEAVER F M, STROUPE K T, SMITH B, et al. Survival in patients with Parkinson's disease after deep brain stimulation or medical management[J]. Mov Disord, 2017, 32(12): 1756–1763.

55. WILLIAMS A, GILL S, VARMA T, et al. Deep brain stimulation plus best medical therapy versus best medical therapy alone for advanced Parkinson's disease(PD SURG trial): a randomized, open-label trial[J]. Lancet Neurol, 2010, 9(6): 581–591.

56. ZANGAGLIA R, PASOTTI C, MANCINI F, et al. Deep brain stimulation and cognition in Parkinson's disease: an eight-year follow-up study[J]. Mov Disord, 2012, 27(9): 1192–1194.

57. ZHANG J, WANG T, ZHANG C C, et al. The safety issues and hardware-related complications of deep brain stimulation therapy: a single-center retrospective analysis of 478 patients with Parkinson's disease[J]. Clin Interv Aging, 2017, 12: 923–928.

第二章 脑深部电刺激治疗阿尔茨海默病

第一节 概　　述

阿尔茨海默病（Alzheimer disease，AD）是一种起病隐匿、进行性发展的神经系统变性病。该疾病以记忆力损害为主要特征，是痴呆中最常见的一种类型，占60%~80%。同时，该病临床上还会出现语言、思维和行为障碍等症状，并且会随着病程进展而加剧，严重影响日常生活。阿尔茨海默病的病因尚不明确，其发病机制十分复杂。

在正电子发射断层成像（positron emission tomography，PET）检查中，阿尔茨海默病常表现为颞叶、顶叶联合皮质、扣带回等葡萄糖的摄取下降。功能性MRI静息态脑网络相关研究显示，阿尔茨海默病患者的颞中叶、顶叶等记忆关联区域网络以及默认网络与正常人相比存在明显缺陷。而有关阿尔茨海默病病理机制的研究一直存在争议。在宏观水平上，疾病进展被认为是由于β-淀粉样蛋白和tau蛋白的异常沉积导致的细胞功能障碍，这些异常沉积会逐渐累积，引起局部突触功能障碍，进而导致记忆、执行功能和语言等功能网络区域的失活，解剖学研究进一步揭示了内嗅皮质、海马、杏仁核和后扣带回内的进行性早期细胞丢失和萎缩，随后则演变为颞叶和全脑新皮质中神经原纤维缠结的扩散。

目前阿尔茨海默病的治疗手段主要以药物为主，包括乙酰胆碱酯酶抑制剂、N-甲基-D-天冬氨酸受体拮抗剂、脑细胞代谢促进剂等，但是药物治疗不能缓解疾病进程，仅提供轻微的暂时临床获益，诊断后中位预期寿命为3.7~7.6年。根据美国食品药品监督管理局的资料显示，阿尔茨海默病药物研发的失败率为99.6%。因此，临床上目前正在研究的一种阿尔茨海默病的新兴治疗途径是脑深部电刺激（DBS），其已被证明能够在多个神经网络中参与和调节功能失调的神经元回路。此外，在DBS后发生的神经元反应可能将营养作用引导至局部神经组织，从而潜在地抵消退行性病变进程。本章将回顾不同DBS靶点治疗阿尔茨海默病的文献，还将讨论DBS治疗阿尔茨海默病的生物学治疗机制，解剖学靶点，临床预后以及可能遇到的不良反应。

第二节 脑深部电刺激治疗阿尔茨海默病

DBS是通过立体定向技术将刺激电极植入大脑特定位置并传递电脉冲的新型疗法，目前已经作为新兴的阿尔茨海默病神经外科治疗方法展开研究。

一、治疗机制

通过对阿尔茨海默病患者的代谢、功能和电生理学研究，前人已确定了控制记忆等认知功能障碍的关键环路，以及可用于干预的关键异常节点，如Meynert基底核（nucleus basalis of Meynert，NBM）、穹窿（Fornix）、丘脑前核（anterior nucleus of thalamus，ANT）和内嗅区（entorhinal cortex，EC）。DBS可兴奋Papez环中的多个结构，并可使海马神经元增多。对这些节点进行DBS可以破坏异常环路活动，从而改善环路功能异常，恢复正常的生理网络活动。除了直接电效应之外，DBS也会在局部或远处的互连位点造成细胞营养变化。对啮齿动物的前丘脑和内嗅皮质进行DBS的研究发现，齿状回的颗粒下区域观察到高达3倍的神经元生成增加，同时啮齿类动物空间记忆相关任务的表现有所改善，表明这些细胞具有生理活性并且能够整合到工作神经回路中。在人类中，也观察到类似的海马神经生成，但是DBS是否能够逆转阿尔茨海默病的细胞变性尚不清楚。

二、病例术前评估和选择标准

针对阿尔茨海默病患者进行DBS手术，需要严格的纳入标准,患者必须明确诊断,并接受神经内科长期正规足量的药物治疗,经过严格的术前评估,排除禁忌证后才考虑DBS手术。术前需要患者及代理人签署知情同意书。

1. 术前评估 在术前1~2周评估患者的认知、情绪等基线水平,可应用的评估量表包括简易精神状态检查(MMSE),蒙特利尔认知评估量表(MoCA),临床痴呆评定量表(CDR),阿尔茨海默病评估量表-认知部分(ADAS-cog),神经精神量表(NPI),康奈尔抑郁和痴呆量表(CSDD),汉密尔顿焦虑量表,汉密尔顿抑郁量表,贝克抑郁量表等。影像学方面,可在术前进行^{18}F-脱氧葡萄糖PET和静息态脑网络fMRI检查,为术后评估疗效提供基线。

2. 选择标准 ADVANCE(DEEP BRAIN STIMULATION TARGETING THE FORNIX FOR MILD ALZHEIMER DEMENTIA)研究是目前在研的全球范围内入组病人最多的、参与单位最权威的一项多中心临床研究试验,I期临床试验(注册号:NCT00658125)已证明DBS能够调节功能异常的大脑环路活动,II期临床试验(注册号:NCT01608061)主要研究DBS治疗AD的安全性和有效性。鉴于DBS治疗阿尔茨海默病患者的入选标准和排除标准尚无专家共识,建议手术者结合自己的临床经验与相关文献确定入选标准和排除标准。

三、手术靶点

1. 穹窿 穹窿(fornix)是下丘脑最大的传入纤维束,同时也是海马和内侧颞叶重要的传入传出通路,包含超过120万个轴突纤维投射到Papez回路中。穹窿的损伤会引起顺行性遗忘,而对其刺激被认为可以驱动整个与记忆相关的脑网络的激活(图7-2-1)。

穹窿刺激产生的认知效应最早是在对一名认知功能正常的50岁患者进行双侧下丘脑DBS治疗其病理性肥胖期间偶然发现的,术中刺激可引起生动的"既视感"(déjàvu)体验。电极位置的轨迹分析显示,其腹侧导联与穹窿柱相邻。而标准低分辨率电磁断层成像方法也证实了以海马和海马旁回为主的内侧颞叶激活,表明下丘脑电刺激可调节患者的边缘活动,提高记忆功能。术后3周,患者在加利福尼亚言语学习测试和空间联想学习测试中表现出多次改善。

Fontaine等对1例轻度阿尔茨海默病患者进行了双侧穹窿DBS,术后1年随访的MMSE评分较基线无明显改变,但是PET检查提示颞叶代谢增高。Smith等选择了5例平均年龄为62.6岁的轻度阿尔茨海默病患者,以穹窿为靶点行DBS,术后1年PET-CT检查提示额-顶-颞-纹状体-丘脑网络和额-顶-颞-枕-海马网络糖代谢增强,同时术后患者的记忆力等认知功能以及生活质量较基线均有提高。Sankar等对6例双侧穹窿DBS术后的阿尔茨海默病患者随访1年,通过MRI测量患者的海马、穹窿、乳头体的体积,并与海马的葡萄糖摄取进行相关性分析,发现海马体积变化与葡萄糖代谢、颞区的体积增大有明显的相关性,发现穹窿DBS治疗可延缓阿尔茨海默病患者海马

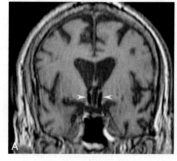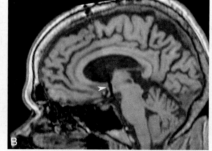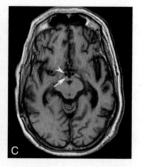

图7-2-1 穹窿靶点定位

注:电极置于穹窿前部2mm并经脑室轨迹与穹窿柱相切,进入点距中线外侧约2cm,最腹侧接触的深度正好位于乳头体近端。A~B:在冠状面(A)和矢状面(B)T$_1$加权MRI上,电极(B,箭头)平行于穹窿柱前方(A,箭头);C:轴向T$_1$加权MRI,显示穹窿柱(箭头)前方和乳头体水平的最深触点(箭头);术中对最深触点的刺激应引起自主体征,如血压变异、心动过速和出汗

的萎缩，为 DBS 在神经环路上影响阿尔茨海默病患者脑萎缩的进程提供了证据。Laxton 等人进行了一项涉及 6 例早期阿尔茨海默病患者（简易精神状态检查评分在 20 分以上）的 I 期研究，评估了持续双侧穹窿低频刺激治疗 12 个月的临床疗效，DBS 激活了包括海马、海马旁回、内嗅区的记忆环路，且激活了大脑的默认网络，同时 PET-CT 成像中观察到跨颞顶叶的氟脱氧葡萄糖摄取增加；并且在所有患者中持续至术后 1 年，与术前临床相比，5 例患者的简易精神状态检查评分显示认知功能下降率降低，PET-CT 提示葡萄糖区域代谢率增高，且与 MMSE 量表的变化相关。Lozano 等人在一项评估 42 例轻度阿尔茨海默病患者的 II 期随机、多中心、双盲、对照试验（ADvance）中，患者根据 NINDS-ADRDA 标准诊断为轻度痴呆和早期阿尔茨海默病，年龄在 45~85 岁，术后患者随机接受假刺激或穹窿 DBS，持续 12 个月。研究结束时，治疗组和假刺激组之间 ADAS-Cog 和 CDR-SB 的变化无显著差异；在 PET-CT 成像中，治疗组显示术后 6 个月几个脑区的代谢出现统计学显著性增加，但是在 12 个月随访时该效应未得到持续；在事后分析中发现阿尔茨海默病患者不同的临床结局与年龄相关。

2. Meynert 基底核　海马和相关网络的胆碱能信号在新生记忆的编码和巩固中起重要作用，而 Meynert 基底核（NBM）是胆碱能中枢中继站，与新皮质和颞叶内侧广泛联系（图 7-2-2）。NBM 为一组位于人类基底前脑区的大细胞增色神经元，在阿尔茨海默病早期即可出现变性改变。研究者在阿尔茨海默病患者中观察到 NBM 的选择性细胞丢失，但在邻近的皮质下结构中未观察到，这支持胆碱能缺陷作为认知功能下降的原因和使用抗胆碱酯酶抑制剂作为药物治疗的作用基础。同时在啮齿类动物的研究中，NBM 的刺激已经显示出增强视觉记忆和整体皮质乙酰胆碱信号的作用。

Turnbull 等在世界上首先报道了 1 例 74 岁的男性中度阿尔茨海默病患者以左侧 NBM 为靶点行 DBS 低频刺激治疗，虽然该患者治疗 9 个月后的认知并未出现明显改善，但术后 2 个月 PET-CT 检查发现治疗侧额叶和枕叶的葡萄糖代谢率下降较对侧减弱，治疗侧颞叶的代谢率则增加。Kuhn 等报道了一项 I 期临床试验的结果，对 6 例基于 NINDS-ADRDA 标准的轻、中度阿尔茨海默病患者行 NBM-DBS 治疗，连续刺激 1 年后 1 例患者的 ADAS-Cog 评分有所改善，2 例趋于稳定，3 例认知功能继续恶化。Kuhn 等后来又报道了另外 2 例阿尔茨海默病患者的 NBM 刺激，这 2 例患者接受开放标签试验，随访 2 年，1 例患者在 ADAS-Cog 评分出现 7 分下降，另 1 例患者未出现认知功能下降。

3. 其他靶点　此外，可能改善痴呆、提高记忆的靶点还包括内嗅区（EC）、丘脑前核（ANT）、脚桥被盖核（PPTG）、海马等，这些靶点目前仍多基于动物实验结论或者仅有少量的试验性病例报道。DBS 治疗的关键是选择最佳靶点从而提高疗效，以求最大程度地改善阿尔茨海默病患者的临床症状，故找到最佳和探索新的靶点亟需更多、更大样本量的研究。

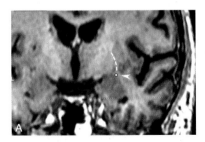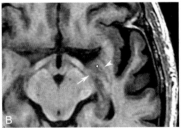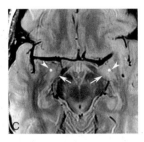

图 7-2-2　Meynert 基底核靶点定位

注：在乳头体前方 1~2mm 的冠状面上，靶点位于髓质外板的下方，将苍白球外侧和壳核与壳核腹侧前连合分开，作为上外侧标志（A）；在轴平面上，靶点位于前连合的后内侧和视束的前外侧，距乳头体前方约 2mm（B 和 C）

第三节　前景和展望

目前 DBS 治疗阿尔茨海默病的临床试验取得了一些令人兴奋的结果，包括认知功能改善、皮质葡萄糖代谢改变、神经解剖学测量体积提示萎缩延缓等。但是，DBS 改善阿尔茨海默病症状的确切原理、机制尚不清楚。对于不同靶点、不同的刺激参数和时间对认知功能的影响也不同，如何在诸多靶点中选择出最优者仍在进一步探索中。部分研究报道 DBS 对症状的改善在阿尔茨海默病病程早期较好，这可能是因为此时患者的记忆环路完整，且年龄较轻，对手术耐受较好。因此，DBS 对认知和记忆受损严重的阿尔茨海默病患者是否有效，选择处于病程哪个阶段的阿尔茨海默病患者进行 DBS，尚需进一步的研究。未来的研究设计应采取大样本、控制安慰剂效应及其他变量，从而探索最佳的靶点和最合适的阿尔茨海默病患者，得出更为严谨和有效的结论，以指导临床方案的制订。

（胡柯嘉　孙伯民）

参 考 文 献

1. BERG L. Clinical Dementia Rating（CDR）［J］. Psychopharmacol Bull, 1988, 24（4）: 637-639.

2. BERNICK C, CUMMINGS J, RAMAN R, et al. Age and rate of cognitive decline in Alzheimer disease: implications for clinical trials［J］. Arch Neurol, 2012, 69（7）: 901-905.

3. CUMMINGS J L, MEGA M, GRAY K, et al. The Neuropsychiatric Inventory: comprehensive assessment of psychopathology in dementia［J］. Neurology, 1994, 44（12）: 2308-2314.

4. GOARD M, DAN Y. Basal forebrain activation enhances cortical coding of natural scenes［J］. Nat Neurosci, 2009, 12（11）: 1444-1449.

5. GRATWICKE J, KAHAN J, ZRINZO L, et al. The nucleus basalis of Meynert: a new target for deep brain stimulation in dementia［J］. Neurosci Biobehav Rev, 2013, 37（10 Pt 2）: 2676-2688.

6. HAMANI C, MCANDREWS M P, COHN M O, et al. Memory enhancement induced by hypothalamic/fornix deep brain stimulation［J］. Ann Neurol, 2008, 63（1）: 119-123.

7. HARDENACKE K, KUHN J, LENARTZ D, et al. Stimulate or degenerate: deep brain stimulation of the nucleus basalis Meynert in Alzheimer dementia［J］. World Neurosurg, 2013, 80（3-4）: S27.e35-43.

8. HEBERT L E, WEMVE J, SCHERR P A, et al. Alzheimer disease in the United States（2010-2050）estimated using the 2010 census［J］. Neurology, 2013, 80（19）: 1778-1783.

9. HELZNER E P, SCARMEAS N, COSENTINO S, et al. Survival in Alzheimer disease: a multiethnic, population-based study of incident cases［J］. Neurology, 2008, 71（19）: 1489-1495.

10. HODGES J R, CARPENTER K. Anterograde amnesia with fornix damage following removal of IIIrd ventricle colloid cyst［J］. J Neurol Neurosurg Psychiatry, 1991, 54（7）: 633-638.

11. HOLROYD K, FOSDICK L, SMITH G, et al. Deep brain stimulation targeting the fornix for mild Alzheimer dementia: Design of the advance randomized controlled trial［J］. Open Access J Clin Trials, 2015, 7: 63-76.

12. HYMAN B T, PHELPS C H, BEACH T G, et al. National Institute on Aging-Alzheimer's Association guidelines for the neuropathologic assessment of Alzheimer's disease［J］. Alzheimers Dement, 2012, 8（1）: 1-13.

13. JACOBS H I, RADUA J, LÜCKMANN H C, et al. Meta-analysis of functional network alterations in Alzheimer's disease: toward a network biomarker［J］. Neurosci Biobehav Rev, 2013, 37（5）: 753-765.

14. JOHNSON K A, FOX N C, SPERLING R A, et al. Brain imaging in Alzheimer disease［J］. Cold Spring Harb Perspect Med, 2012, 2（4）: a006213.

15. KUHN J, HARDENACKE K, SHUBINA E, et al. Deep brain stimulation of the nucleus basalis of Meynert in early stage of Alzheimer's dementia［J］. Brain Stimul, 2015, 8（4）: 838-839.

16. LAXTON A W, LOZANO A M. Deep brain stimulation for the treatment of Alzheimer disease and dementias［J］. World Neurosurg. 2013, 80（3-4）: S28.e1-e8.

17. LAXTON A W, TANG-WAI D F, MCANDREWS M P, et al. A phase I trial of deep brain stimulation of memory circuits in Alzheimer's disease［J］. Ann Neurol, 2010（4）, 68: 521-534.

18. LEOUTSAKOS J S, YAN H, ANDERSON W S, et al. deep brain stimulation targeting the fornix for mild Alzheimer dementia（the advance Trial）: a two year follow-up including results of delayed activation［J］. J Alzheimers Dis, 2018, 64（2）: 597-606.

19. LIU A K, CHANG R C, PEARCE R K, et al. Nucleus

basalis of Meynert revisited: anatomy, history and differential involvement in Alzheimer's and Parkinson's disease[J]. Acta Neuropathol, 2015, 129(4): 527-540.

20. LOZANO A M, FOSDICK L, CHAKRAVARTY M M, et al. A Phase II study of fornix deep brain stimulation in mild Alzheimer's disease[J]. J Alzheimers Dis, 2016, 54(2): 777-787.

21. LYKETSOS C G, GALIK E, STEELE C, et al. The General Medical Health Rating: a bedside global rating of medical comorbidity in patients with dementia[J]. J Am Geriatr Soc, 1999, 47(4): 487-491.

22. MASSOUD F, GAUTHIER S. Update on the pharmacological treatment of Alzheimer's disease[J]. Curr Neuropharmacol, 2010, 8(1): 69-80.

23. MUNGAS D, REED B R, ELLIS W G, et al. The effects of age on rate of progression of Alzheimer disease and dementia with associated cerebrovascular disease[J]. Arch Neurol, 2001, 58(8): 1243-1247.

24. POSNER K, BROWN G K, STANLEY B, et al. The Columbia-Suicide Severity Rating Scale: initial validity and internal consistency findings from three multisite studies with adolescents and adults[J]. Am J Psychiatry, 2011, 168(12): 1266-1277.

25. ROSEN W G, MOHS R C, DAVIS K L. A new rating scale for Alzheimer's disease[J]. Am J Psychiatry, 1984, 141(11): 1356-1364.

26. ROSEN W G, TERRY R D, FULD P A, et al. Pathological verification of ischemic score in differentiation of dementias[J]. Ann Neurol, 1980, 7(5): 486-488.

27. STONE S S, TEIXEIRA C M, DEVITO L M, et al. Stimulation of entorhinal cortex promotes adult neurogenesis and facilitates spatial memory[J]. J Neurosci, 2011, 31(38): 13469-13484.

28. TODA H, HAMANI C, FAWCETT A P, et al. The regulation of adult rodent hippocampal neurogenesis by deep brain stimulation[J]. J Neurosurg, 2008, 108(1): 132-138.

29. URNBULL I M, MCGEER P L, BEATTIE L, et al. Stimulation of the basal nucleus of Meynert in senile dementia of Alzheimer's type. A preliminary report[J]. Appl Neurophysiol, 1985, 48(1-6): 216-221.

30. XU D S, PONCE F A. Deep brain stimulation for dementias[J]. Neurosurg Focus, 2018, 45(2): E8.

31. YOUNG R C, BIGGS J T, ZIEGLER V E, et al. A rating scale for mania: reliability, validity and sensitivity[J]. Br J Psychiatry, 1978, 133: 429-435.

第三章 皮质刺激的临床治疗应用

皮质刺激（stimulation of cortex）当前在临床治疗应用的主要适应证是神经病理性疼痛，但是，其适应证的范围正在逐渐扩展，主要包括运动皮质刺激治疗帕金森病、运动皮质刺激治疗脑卒中后运动功能障碍、致痫皮质刺激控制癫痫发作等。本章节将主要围绕运动皮质刺激的临床治疗应用进行论述。

第一节 运动皮质刺激治疗神经病理性疼痛

神经病理性疼痛（neuropathic type of pain, NP）是继发于不同类型中枢和/或周围神经系统损伤的不同种类临床综合征，常规手段治疗效果欠佳。1991 年，Tsubokawa 等首次报道将运动皮质刺激（motor cortex stimulation, MCS）用于治疗神经病理性疼痛患者，并取得了肯定的疗效。此后，不断有学者应用该术式治疗各种顽固性疼痛，特别是中枢性疼痛、传入性疼痛，具有良好的镇痛效果。拟行 MCS 治疗神经病理性疼痛的患者，需多学科评价来确诊。患者的疼痛症状必须满足如下三点：①局限在广泛神经去传入（感觉减退）的某个区域；②继发于可被影像、神经生理或外科探查确认的周围神经损伤或中枢神经损伤；③无进展性症状。再者，疼痛应能按照 Rasmussen 等人提出的分类标准确诊为神经病理性疼痛。神经病理性疼痛应有明显的特点和超出 6 个月的慢性病程，而且是药物和物理难治性。

手术操作的首要目标是确定患者疼痛体区准确对应的可以被刺激的运动皮质区域。神经影像可以辅助术者直接确定中央沟的解剖位置和中央前回。理论上靶点的辨认和刺激取决于疼痛体区的范围。人体主要的身体部位和它们代表的运动皮质刺激区域对应关系包括：①颜面部：中央前回下部；②上肢：介于额上沟与额下沟之间的中央前回中间部；③下肢和躯干：介于额上沟与大脑纵裂

之间的中央前回上部。MRI 影像学资料叠加神经导航系统三维重建皮质结构和辨认这些解剖结构已经能很好地实现。也有一些中心选择结合经颅磁刺激（transcranial magnetic stimulation, TMS）与神经导航数据来辨认运动皮质。术前靶点数据的神经导航分析结果确定了开颅骨窗的位置与边界，骨窗的直径为 4~5cm。当靶点位于半球的外表面时（中央前回下部、中间部），可行 5cm 直径的环钻开颅。随后行术中神经生理探测，第一步是确认中央沟在硬脑膜表面的对应位置，这一目的常可在神经导航辅助下实现，如果对结果有所怀疑，可考虑采用腕关节正中神经刺激记录体感诱发电位（somatosensory evoked potentials, SEPs）来完成。基于术中电生理数据和疼痛的范围，一条或两条 4 触点电极垂直或平行于中央沟被缝到硬脑膜上，其中至少要有 2 个电极触点在运动皮质的定位靶点上。脉冲发生器常植入于锁骨下或胸骨外侧皮下，电极通过建立的皮下隧道延伸至脉冲发生器常植入处，并与其建立连接，随后基于经验将参数初步设定为：强度：2V（1~4V），频率：40Hz（25~55Hz），脉宽：120μs（60~180μs）。Tsubokawa 等报道 MCS 刺激 5 分钟后疼痛开始减轻，10~20 分钟后疼痛消失，刺激停止后仍有 2~6 小时的 MCS 后效应。这一证据推荐每天 5~7 次间断刺激。为了保持刺激的有效性，刺激强度随着治疗时间的延长要逐步增加。

MCS 治疗神经病理性疼痛术后并发症并不常见，其中最严重的两类：癫痫发作和硬膜外/下血肿，发生的概率均为 3% 左右。刺激诱导的癫痫发作最常见于刺激测试期间。理论上，只要硬膜被正确地悬吊，硬膜外/下血肿危险性可以忽略不计。但在 MCS 开展初期，电极通过单骨孔植入时，数例患者发生了硬膜外血肿。

MCS 治疗神经病理性疼痛的治疗机制尚不清楚，Tsubokawa 等在动物实验中发现，切断三叉神经之后会出现三叉神经脊束核尾侧亚核的神经元兴奋增强，刺激运动或者躯体感觉皮质均能够抑制

这种兴奋性,而且刺激运动皮质比刺激感觉皮质所产生的抑制作用更强。除了主管头面部躯体感觉的三叉神经,切断脊髓丘脑束后,丘脑神经元的兴奋性也会增强,刺激运动皮质也能对其兴奋性产生抑制,且比刺激感觉皮质的抑制作用更为显著。

一定比例的患者 MCS 术后镇痛治疗效果欠佳引申出了当前的一系列问题,其中最为关键的是电极放置的准确性问题。其他问题则主要包含了患者筛选策略、皮质刺激方案、TMS 在效果预测上的应用规范等。在这些方面的进展将有望进一步提高 MCS 对神经病理性疼痛患者的治疗获益。

第二节　运动皮质刺激治疗帕金森病

2000 年,意大利 Canavero 团队第一次报道了一位 72 岁的女性帕金森病患者,在行单侧硬膜外运动皮质电刺激术后,帕金森病患者双侧肢体相关症状得到改善。2003 年,同样来自意大利的 Pagni 团队开始了一项多中心研究,并且在 2005 年 6 月报道了最初的 29 个病例的研究结果,该研究提示 MCS 对于帕金森病患者痛性肌张力障碍、运动波动,以及服用左旋多巴引起的异动症都可以得到很好的控制。这些初步的数据提示,MCS 治疗帕金森病是有希望的。然而,目前关于 MCS 治疗帕金森病相关的问题要比答案多。目前纳入该手术的患者多为 DBS 手术禁忌的患者,这使得 MCS 很难与 DBS 治疗方案进行疗效比较,与此同时,由于选择 DBS 手术禁忌的患者群体,也可能造成一些 MCS 治疗失败的病例。电极位置以及刺激参数设置的差异,可导致部分患者 MCS 治疗无效。rTMS 的干预效果及其无创的优势,可能使 rTMS 成为 MCS 临床应用的一个重要辅助疗效预测工具。但要注意的是,rTMS 与 MCS 的频率和效果持续时间是不同的,rTMS 的有效反应可支持 MCS 的应用,但是并不能保证 MCS 术后的疗效,反之,rTMS 作用无效也不能断言 MCS 治疗无效。

DBS 手术在帕金森病患者手术治疗中安全有效地广泛开展,使得 MCS 手术在帕金森病患者治疗中的疗效研究与治疗参数优化均存在一定的困难。大样本量的随机双盲研究或可回答许多 MCS

治疗帕金森病的现存问题,并为治疗参数的优化提供重要依据。

第三节　运动皮质刺激治疗脑卒中后运动功能障碍

近年来,伴随着人口老龄化情况的加剧,脑卒中的发病率持续升高。脑卒中后运动功能障碍的治疗一直是临床上比较棘手的问题。物理治疗是目前唯一被证实有效且广泛开展的脑卒中后运动功能障碍的治疗手段,不幸的是,许多患者在接受物理治疗后并没有达到预期的功能恢复。

脑卒中发生后,受损脑组织周边的健康脑区可通过神经可塑性,实现神经结构重组与部分的功能恢复。基于啮齿类与非人灵长类猕猴脑卒中动物模型的一系列临床前研究发现,通过给予损伤运动皮质周缘的健康脑区硬膜外阈下电刺激,可以有效强化神经可塑性的发生,促进受损功能的恢复。

2003 年,Brown 团队报道了一例脑卒中后伴有一侧肢体痉挛性瘫痪的老年患者,在接受 3 周硬膜外阈下低频电刺激后,患侧肌力显著改善,手部生理功能基本恢复。2006 年,Brown 团队发表了一项围绕运动皮质硬膜外电刺激治疗脑卒中后运动功能障碍安全性与有效性的前瞻性、多中心研究。通过随访评估 10 例脑卒中患者治疗前、治疗过程中、治疗后 3 个月的运动功能恢复以及相关并发症的发生情况,结果显示手术干预组患者的上肢运动功能与手部功能恢复显著优于单纯物理治疗组,且未出现手术相关的并发症。2008 年,Levy 团队报道的运动皮质硬膜外电刺激治疗脑卒中后运动功能障碍安全性与有效性的前瞻性、多中心研究结果,也提示了手术本身的安全性与运动功能改善的有效性。2016 年,Levy 团队再次报道的一项前瞻性、大样本、多中心、随机单盲Ⅲ期临床研究结果发现,治疗开启 4 周后,运动皮质硬膜外电刺激治疗组与对照组脑卒中患者的上肢运动功能改善无显著差异。针对这一高级别临床证据的阴性实验结果,除了运动皮质硬膜外电刺激治疗本身缺乏有效性可以解释以外,实验设计中脑卒中患者选择条件的设定,也可能是导致出现假阴性结果的原因。Nouri 等的一项回顾性研究发现,皮质脊髓束解剖结构保留的越完整、皮质刺激产生运动诱发电位功能保留越完好的脑卒中患者,越能在运动皮质硬膜外电刺激治疗脑卒中后运动功能障碍中获益。

运动皮质硬膜外电刺激在促进脑卒中后运动康复上初步表现出了较好的安全性,但就其治疗效果而言,仍有一些关键问题亟待解决:①电极植入后,程控的最佳刺激参数如何选定? ②电刺激患侧大脑皮质还是健侧大脑皮质疗效更优? 来自复杂运动功能、语言功能康复的证据提示,部分患者健侧大脑在功能恢复中较患侧大脑发挥更重要的作用;③运动皮质电刺激在脑卒中后什么阶段介入干预效果更优? 出于避免脑卒中后早期干预引发癫痫放电的安全考虑,目前临床运动皮质电刺激的干预时间多选择在脑卒中后至少3个月后;④如何筛选临床反应效果最佳的患者群体? 相信这些问题的阐释,将会直接促进临床研究实验设计的优化,最终回答运动皮质硬膜外电刺激在促进脑卒中后运动康复上是否安全有效。

（李殿友　孙伯民）

参 考 文 献

1. SAKAS D E, SIMPSON B A. 神经调控手术学:神经网络(下册)[M].栾国明,王保国,译.北京:海洋出版社,2010.

2. BROWN J A, LUTSEP H, CRAMER S C, et al. Motor cortex stimulation for enhancement of recovery after stroke: case report[J]. Neurol Res, 2003, 25(8): 815–818.

3. BROWN J A, LUTSEP H L, WEINAND M, et al. Motor cortex stimulation for the enhancement of recovery from stroke: a prospective, multicenter safety study[J]. Neurosurgery, 2008, 62(Suppl 2): 853–862.

4. CANAVERO S, PAOLOTTI R, BONICALZI V, et al. Extradural motor cortex stimulation for advanced Parkinson disease: report of two cases[J]. Journal of neurosurgery, 2002, 97(5): 1208–1211.

5. LESSER R P, KIM S H, BEYDERMAN L, et al. Brief bursts of pulse stimulation terminate afterdischarges caused by cortical stimulation[J]. Neurology, 1999, 53(9): 2073–2081.

6. LEVY R, RULAND S, WEINAND M, et al. Cortical stimulation for the rehabilitation of patients with hemiparetic stroke: a multicenter feasibility study of safety and efficacy[J]. J neurosurg, 2008, 108(4): 707–714.

7. LEVY R M, HARVEY R L, KISSELA B M, et al. Epidural electrical stimulation for stroke rehabilitation: results of the prospective, ulticenter, randomized, single-blinded everest trial[J]. Neurorehabil Neural Repair, 2016, 30(2): 107–119.

8. NOURI S, CRAMER S C. Anatomy and physiology predict response to motor cortex stimulation after stroke[J]. Neurology, 2011, 77(11): 1076–1083.

9. PAGNI C A, ALTIBRANDI M G, BENTIVOGLIO A, et al. Extradural motor cortex stimulation(EMCS)for Parkinson's disease. History and first results by the study group of the Italian neurosurgical society[J]. Acta Neurochir Suppl, 2005, 93: 113–119.

10. PAGNI C A. ZEME S, ZENGA F, et al. Further experience with extradural motor advanced Parkinson's disease: Report of 3 new cases[J]. J Neurosurg Sci, 2003, 47(4): 189–193.

11. RASMUSSEN P V, SINDRUP S H, JENSEN T S, et al. Symptoms and signs in patients with suspected neuropathic pain[J]. Pain, 2004, 110(1–2): 461–469.

12. SOL J C, CASAUX J, ROUX F E, et al. Chronic motor cortex stimulation for phantom limb pain: correlations between pain relief and functional imaging studies[J]. Stereotact Funct Neurosurg, 2001, 77(1–4): 172–176.

13. SUN F T, MORRELL M J. Closed-loop neurostimulation: the clinical experience[J]. Neurotherapeutics, 2014, 11(3): 553–563.

14. TALELLI P, ROTHWELL J. Does brain stimulation after stroke have a future?[J]. Current opinion in neurology, 2006, 19(6): 543–550.

15. TSUBOKAWA T, KATAYAMA Y, YAMAMOTO T, et al. Chronic motor cortex stimulation for the treatment of central pain[J]. Acta Neurochir Suppl(Wien), 1991, 52: 137–139.

16. WOOLSEY C N, ERICKSON T C, GILSON W E. Localization in somatic sensory and motor areas of human cerebral cortex as determined by direct recording of evoked potentials and electrical stimulation[J]. J Neurosurg, 1979, 51(4): 476–506.

第四章 经颅磁刺激在神经变性病中的临床应用

经颅磁刺激(transcranial magnetic stimulation, TMS)技术是一项基于电磁感应与电磁转换原理,利用脉冲磁场作用于中枢神经系统(主要是大脑、小脑),通过改变皮质神经元的膜电位,使其产生感应电流,影响脑内代谢和神经电活动,从而引起一系列生理生化反应的神经调控技术。利用经颅磁刺激,使中枢神经系统产生电生理和功能改变,以达到检测和治疗的目的。随着这项技术的进展,应用范围已推广至脊髓及周围神经。因其无创、无痛、安全可靠的物理特性,TMS 与 PET、fMRI、MEG 技术并称为"二十一世纪的四大脑科学技术"。

第一节 概 述

一、经颅磁刺激的刺激模式分类

经颅磁刺激的主要刺激模式包括单脉冲经颅磁刺激(single-pulse TMS, spTMS)、成对脉冲经颅磁刺激(paired-pulse TMS, ppTMS)、成对关联刺激(paired associative stimulation, PAS)、重复经颅磁刺激(repetitive TMS, rTMS)和模式化重复刺激(patterned repetitive TMS, prTMS)。

1. 单脉冲经颅磁刺激(spTMS) 每次输出单个刺激脉冲,主要用于电生理检查,如检测运动阈值(motor threshold, MT)、运动诱发电位(motor evoked potential, MEP)、中枢运动传导时间(central motor conduction time, CMCT)、皮质静息期(cortical silent period, CSP)等。

2. 成对脉冲刺激(ppTMS) 每次输出间歇从 0 毫秒至 200 毫秒(可调节)的两个配对脉冲,可以输出到同一刺激线圈,相继刺激同一部位,也可以分别输出到两个刺激线圈,成对相继刺激不同的部位。ppTMS 多用于研究神经的兴奋性和抑制性,常用的检测指标如短间隔皮质内抑制(short-interval intracortical inhibition, SICI)、长间隔皮质内抑制(long-interval intracortical inhibition, LICI)、皮质内易化(intracortical faciltation, ICF)等。

3. 成对关联刺激(paired associative stimulation, PAS) 以一个磁刺激器刺激大脑,一个电脉冲刺激外周神经,这种采用经颅磁刺激技术和周围神经传入刺激组成的成对刺激称为成对关联刺激。PAS 可以诱导大脑皮质刺激部位产生长时程增强(long-term potentiation, LTP)和长时程抑制(long-term depression, LTD),从而改变皮质水平的突触联系,影响皮质的可塑性,是研究运动皮质可塑性的重要方法。常用的 PAS 检测指标有短潜伏期传入抑制(short-latency afferent inhibition, SAI)、长潜伏期传入抑制(long-latency afferent inhibition, LAI)、小脑抑制(cerebellar inhibition, CBI)等。

4. 重复经颅磁刺激(rTMS) 按照同一频率连续发放多个脉冲的刺激模式。通常应用于临床治疗和暂时性兴奋或抑制特定皮质功能区域。具体的刺激参数依据治疗或研究目的而定。

5. 模式化重复刺激(prTMS) 将一种固定频率脉冲组合在另一种固定频率脉冲中的刺激模式,临床上最常见模式为 θ 爆发式脉冲刺激(theta burst stimulation, TBS),如 3 个连续 50Hz 脉冲嵌入 5Hz 脉冲中。常用 TBS 序列分为两种:连续爆发式脉冲刺激(continuous TBS, cTBS),可以抑制皮质功能;间隔爆发式脉冲刺激(intermittent TBS, iTBS),可以兴奋皮质功能。

二、经颅磁刺激在临床评估中的应用

经颅磁刺激的临床诊断应用以运动诱发电位为基础。运动诱发电位及相关检测指标是目前评价中枢运动神经系统的唯一可行的神经电生理手段,主要用于累及运动功能的神经系统疾病的辅助诊断(如运动神经元病、多发性硬化、脊髓炎和脊髓病变)和疗效预测(如缺血性脑血管病等)。经颅磁刺激可检查如下指标:

1. 运动诱发电位(MEP) 指单个经颅磁刺激脉冲刺激运动皮质,在靶肌记录到的肌肉运动复合电位。用于检测运动神经冲动从皮质到肌肉的传递、神经传导通路的整体同步性和完整性。

2. 中枢运动传导时间（CMCT） 是指大脑皮质到脊髓α前角运动神经元的传导时间。常用于评价皮质脊髓束的传导功能。

3. 运动阈值（MT） 靶肌不同状态下，spTMS刺激的运动阈值存在差异。①静息运动阈值（rest motor threshold, RMT）：指在肌肉放松状态下，连续10次单刺激中能引出至少5次MEP波幅大于50μV的最小刺激强度，以磁刺激仪输出强度的百分比表示；静息运动阈值（RMT）反映神经元的膜活性；②活动运动阈值（active motor threshold, AMT）：指在肌肉轻微等长收缩时，连续10次单刺激能引出5次MEP波幅大于200μV的最小刺激强度，同样以磁刺激仪输出强度的百分比表示；AMT反映运动神经元皮质-脊髓兴奋性。

4. 皮质静息期（cortical silent period, CSP） 指当受试者以15%~20%的最大收缩力量等张收缩时，肌电检测可以记录到持续电活动，此时在其对侧相应运动皮质给予单脉冲磁刺激，在磁刺激引起的MEP后出现一段被抑制的肌肉电活动，其测量值为MEP出现后至肌电信号再次出现所持续时间。用于评估皮质神经元兴奋性和抑制性中间神经元活性（可能与脊髓和皮质环路γ-氨基丁酸B受体介导相关）。同侧皮质静息期（ipsilateral cortical silent period, ipCSP）：在受试者以15%~20%的最大收缩力量主动等张收缩靶肌的同侧皮质给予单脉冲磁刺激，在磁刺激诱发的MEP波形后的一段肌电活动短暂静息的时期，称为ipCSP。ipCSP是由胼胝体将经颅磁刺激诱发的一侧运动皮质冲动传导至对侧运动皮质所产生的经胼胝体抑制。ipCSP常用于观察经胼胝体之间的抑制。

5. 左右运动皮质的连接性和兴奋性检测 利用不同时间间隔的两个成对刺激（条件刺激和实验刺激）检测同侧皮质或双侧皮质间的抑制或易化现象。①短间隔皮质内抑制（short-interval intracortical inhibition, SICI）：阈下条件刺激约1~6毫秒间隔后给予阈上的实验刺激，两个刺激通过同一线圈同一刺激位点发放，所刺激皮质对侧上肢的MEP波幅可降低；SICI与γ-氨基丁酸A受体激活有关。②长间隔皮质内抑制（long-interval intracortical inhibition, LICI）：条件刺激与实验刺激均为阈上刺激，间隔为50~200毫秒，两个刺激通过同一线圈同一刺激位点发放，所刺激皮质对侧上肢的MEP波幅可降低；LICI与γ-氨基丁酸B受体激活有关。③皮质内易化（intracortical facilitation, ICF）：阈下条件刺激约8~30毫秒间隔后给予阈上的实验刺激，两个刺激通过同一线圈同一刺激位点发放，所刺激皮质对侧上肢的MEP波幅可增高；用于评价由NMDA受体介导的皮质内易化。④半球间抑制（interhemispheric inhibition, IHI）：条件刺激和实验刺激分别由两个线圈在两侧运动皮质发放；实验刺激前1~6毫秒在对侧M1区给予阈上条件刺激，实验刺激皮质对侧上肢的MEP波幅可降低；用于评价两个同源运动皮质之间（主要为胼胝体）连接功能的完整性。

三、经颅磁刺激在临床治疗中的效应和机制

经颅磁刺激的临床治疗主要包括重复经颅磁刺激（rTMS）和θ爆发式脉冲刺激（TBS）。rTMS对神经兴奋性调控是多种因素、多种机制相互作用的结果。rTMS通过调节大脑局部皮质兴奋性，改变皮质代谢和脑血流，影响脑内神经递质及其传递，增加损伤细胞的可修复性，从而促进脑功能的恢复。rTMS可以影响神经系统对信息的处理过程，包括神经元的突触兴奋、突触抑制和突触的可塑性。在高频（>1Hz）rTMS刺激下可诱导突触传递功能的长时程增强（long term potentiation, LTP），低频（≤1Hz）rTMS刺激引起长时程抑制（long term depression, LTD）。因此，高频率rTMS有易化局部神经元活动的作用，可使大脑皮质的兴奋性增加。低频率rTMS有抑制局部神经元活动的作用，可使大脑皮质的兴奋性下降。rTMS通过改变其刺激频率，双向调节大脑兴奋与抑制功能之间的平衡来治疗疾病。同时，rTMS刺激局部神经可通过神经网络之间的联系和相互作用对远隔部位的功能产生影响。根据不同患者的大脑功能状况，需用不同的刺激强度、频率、刺激部位、线圈方向来调整，才能取得良好的治疗效果。经颅磁刺激的主要参数包括：刺激强度、刺激频率、串刺激时间、串间歇时间、总时间和脉冲总数等。经颅磁刺激常用刺激部位包括：左右前额叶背外侧、M1区、Broca区、颞顶叶、脑中线中央区（Cz）后1cm处、视觉功能区、神

经根等。目前经颅磁刺激的适应证及治疗参数主要基于欧洲神经学会联盟根据证据价值由高到低（分为Ⅰ～Ⅳ四个级别）的循证依据标准及安全序列推荐。

四、经颅磁刺激的临床适应证

经颅磁刺激的主要应用领域包括：

1. 神经内科 脑卒中多发性硬化、运动神经元病、帕金森病、肌张力障碍、老年痴呆等。

2. 精神心理科 抑郁症、精神分裂症、强迫症、躁狂症、创伤后应激障碍（PTSD）、成瘾（如吸毒、抽烟、酗酒、上网成瘾）等。

3. 康复科 脊髓损伤、痉挛型脑瘫、脑卒中后遗症、周围神经损伤、尿潴留、尿失禁、肌纤维组织炎、运动功能障碍、慢性疼痛等疾病。

4. 儿科 小儿孤独症、多动症、神经发育障碍、小儿脑瘫等疾病。

5. 其他领域 经颅磁刺激与情绪、疲劳、麻醉药物、认知研究、躯体感觉皮质等。

五、经颅磁刺激的治疗风险

迄今为止，全球有多个研究中心应用经颅磁刺激进行治疗性研究，研究中所有患者均对经颅磁刺激治疗耐受性良好，发生明显副作用比率极低，安全性高。经颅磁刺激的治疗风险主要包括：①癫痫及惊厥；②头皮刺痛、灼热感；③听力损害。其禁忌证及慎用人群有：①有心脏起搏器、植入性除颤器和神经刺激器等体内的植入型仪器及佩戴电子产品的患者；②有癫痫病史和家族史的患者禁止使用高频高强度刺激；③脑出血急性期，近期发生的脑外伤、脑出血、颅内感染等脑器质性疾病；④严重头痛、血压过高、恶性肿瘤、开放性伤口、血管性栓塞患者；⑤抑郁症中有强烈自杀倾向者慎用。

六、经颅磁刺激的应用现状

经颅磁刺激作为一种无创、无痛的神经调控技术，在神经、精神疾病领域的科研、诊断、治疗、康复、预后等方面的应用越来越广泛。此外，经颅磁刺激联合高密度脑电（high-density electroencephalography，EEG）及功能磁共振（fMRI）等神经功能检测设备，可以准确评估中枢神经的兴奋性、神经功能区之间的联系和传导时间，判断经颅磁刺激的局部和远隔效应，能够为疾病发病机制的研究提供客观依据。目前经颅磁刺激的临床应用主要存在如下问题：

1. 经颅磁刺激规范的临床适应证、禁忌证、参数设置、疗效评定等尚缺乏统一的标准。

2. 定位问题，即如何将刺激线圈精准定位于选定的脑功能区域。目前可采用立体定向神经导航系统与经颅磁刺激线圈相结合，以实现精确实时导航。

3. 经颅磁刺激对各类疾病的作用机制仍不清楚，对脑代谢、脑血流量、神经元生理及生化改变等方面仍需进一步探索。

4. 潜在的长期安全问题仍需深入研究。

总之，经颅磁刺激的临床应用需要以循证医学证据为核心，以临床证据为基础并不断优化治疗方案。随着经颅磁刺激研究和应用的不断深入，经颅磁刺激有望成为某些神经精神系统疾病有效的评估和治疗手段。

第二节 经颅磁刺激在阿尔茨海默病及相关类型痴呆中的应用

痴呆是一组以获得性认知功能损害为核心，导致患者日常生活、学习、工作和社会交往能力明显减退的慢性或进展性综合征。痴呆的病因至今未完全阐明。变性疾病是引起痴呆的主要疾病种类之一，包括阿尔茨海默病（AD）、路易体痴呆（DLB）、帕金森病痴呆（PDD）、额颞叶痴呆（FTD）等。其中阿尔茨海默病占60%~70%，是最常见的痴呆类型。除此之外，脑血管意外、脑外伤、感染等也是常见的痴呆原因。不同形式的痴呆间界限并不分明，常以混合式痴呆存在。经颅磁刺激能通过产生感应性电流刺激不同区域的大脑皮质，引起局部兴奋或抑制效应，检测大脑皮质及皮质之间的联系与传导功能，发挥其对痴呆患者的诊断作用。目前痴呆并无完全有效的治疗方法，药物治疗只能部分延缓疾病进展。有研究表明经颅磁刺激对痴呆患者认知、运动症状、精神症状等方面存在一定的改善作用。

一、经颅磁刺激在痴呆评估中的应用

阿尔茨海默病及其他类型痴呆患者存在皮质兴奋性、连接性和可塑性的异常电生理改变。经颅磁刺激检测可以评估皮质兴奋性，对痴呆症的发病机制、诊断和预后评估均具有重要作用。

1. 单脉冲经颅磁刺激检测（spTMS） 运动阈值（MT）被认为与皮质固有可塑性相关，它是与运动皮质兴奋性相关、重复性最高的指标。研究表明，阿尔茨海默病患者 RMT 显著降低，表明运动皮质兴奋性的改变，可能与皮质回路功能缺陷或代偿有关。阿尔茨海默病晚期 RMT 反而逐渐升高，可能与皮质萎缩有关。而额颞叶痴呆、帕金森病痴呆、路易体痴呆及早期阿尔茨海默病中 RMT 没有变化。关于 AMT 的研究较少，多数认为早期阿尔茨海默病患者无明显的 AMT 异常，提示阿尔茨海默病早期脊髓投射兴奋性暂无损伤。经颅磁刺激引起的 MT 及 MEP 特殊参数变化，不仅可以用来预测 aMCI 向阿尔茨海默病转化的可能性及进程，还可以区分不同痴呆类型。皮质静息期（CSP）反映皮质抑制，比中枢运动传导时间（CMCT）敏感。同侧运动皮质静息期（ipCSP），反映连接相应运动皮质的胼胝体纤维功能完整性。对侧皮质静息期（CSP）反映 GABA 能相关皮质抑制。阿尔茨海默病患者中，ipCSP 异常但对侧 CSP 及 CMCT 并无变化。在帕金森病痴呆中 CSP 异常变化。

2. 成对脉冲经颅磁刺激检测（ppTMS） 阿尔茨海默病患者中 SICI 显著性降低甚至缺失，其下降程度与阿尔茨海默病的严重程度相关，提示阿尔茨海默病患者的抑制性皮质回路存在功能障碍。LICI 相关研究较少，在阿尔茨海默病患者中下降，认为其与认知障碍具有相关性。CSP 及 ICF 在阿尔茨海默病患者中无明显变化。SICI 及 ipCSP 在帕金森综合征相关性痴呆中存在异常。额颞叶痴呆组的 SICI 及 ICF 均受损。研究表明经颅磁刺激用于鉴别额颞叶痴呆与阿尔茨海默病，灵敏度为 91.8%，特异度为 88.6%。以上研究结果提示成对经颅磁刺激有可能在未来成为重要诊断痴呆类型的工具。

3. 成对关联刺激检测（PAS） 短潜伏期传入抑制（short-latency afferent inhibition, SAI）是在腕部正中神经上施加电调节脉冲，20~25 毫秒内在皮质经颅磁刺激测试观察到的抑制作用。可评估长时程增强（LTP）样皮质可塑性和中枢胆碱能环路活性。SAI 在阿尔茨海默病及路易体痴呆中受抑制，但在血管性痴呆及额颞叶痴呆中无变化。因此，SAI 可为早期阿尔茨海默病中枢胆碱能功能紊乱及区分不同类型的痴呆提供神经生理学证据。异常 SAI 也可用来评估突触损伤和预测轻度认知障碍（MCI）向阿尔茨海默病转化进程的生物指标。SICI-ICF/SAI 联合检测对早期阿尔茨海默病的诊断精确度极高，其灵敏度及特异度分别高达 94.4% 及 87.9%。由于乙酰胆碱酯酶抑制剂可以增强 SAI，经颅磁刺激可能有助于指导临床中哪些患者更适合长期使用胆碱能药物治疗。

综上，目前关于痴呆的经颅磁刺激检测指标中，MT 降低和 SAI 抑制比较明确，已成为诊断及评判阿尔茨海默病及其他痴呆症严重程度的重要指标。由于痴呆症病理改变的复杂性，其他指标的不一致性有待进一步研究。相比临床和其他神经电生理评估，经颅磁刺激相关检测减少了个体差异性，提供了更加客观的诊断及评估病情进展的依据。同时，经颅磁刺激联合神经影像、脑电图等技术评估大脑皮质的电生理变化，对痴呆疾病的临床诊断、预后判断及早期识别中具有不可估量的前景。此外，利用经颅磁刺激亦可评价患者对药物的反应性并对药物进行筛选。

二、经颅磁刺激在阿尔茨海默病中的治疗作用

近年来，重复经颅磁刺激（rTMS）已作为轻中度阿尔茨海默病等痴呆的辅助治疗之一。其中，阿尔茨海默病患者常用刺激参数为高频、强度为 80%~120% rTMS，刺激部位为额叶背外侧（DLPFC）、颞叶、颞-顶叶区域或多个联合区域，刺激约 2 000 个脉冲，疗程通常为 5 天/周，持续 2 周。rTMS 被广泛用于改善持续注意力、专注力、执行功能、工作记忆、言语流畅度、检索/问题解决及推理能力等认知功能。

1. 经颅磁刺激在改善阿尔茨海默病相关认知功能障碍中的应用

（1）增加皮质兴奋性：研究表明，（10~20Hz）rTMS 刺激左侧或双侧 DLPFC 可以改善认知表现，包括功能性和抑郁评分，情节记忆和处理速度及语

言技巧。少数研究表明右侧 DLPFC 低频 rTMS 能够提高阿尔茨海默病患者非语言相关认知功能;一项大鼠的研究表明,rTMS 改善阿尔茨海默病造成的认知和工作记忆损伤,可能是通过扭转 $A\beta_{42}$ 斑块沉积造成的 γ 振荡异常而起作用,从而提高皮质的活性和兴奋性改变。

(2)改善皮质连接性:近期研究强调,保护楔前叶(PC)区域不受损伤在降低阿尔茨海默病早期的记忆损伤中起重要作用,可能涉及大尺度网络如默认网络(DMN)连接中断的机制。高频 rTMS 刺激 PC 区域,使得该区域神经活性增强,大脑 β 频段神经振荡增加,DMN 区中间额叶的功能连接得以纠正,从而有选择地显著改善患者情景而非其他记忆。左侧 DLPFC 20Hz rTMS 降低内侧眶额皮质和近膝前扣带回皮质(MOFC/sgACC)熵值,提示了信息处理的降低,可能是由于 rTMS 增强了自上而下调节功能连接的传播。

(3)改变突触功能,提升大脑可塑性:rTMS 可引起长时程神经突触改变,从而调控大脑可塑性。研究表明对于轻微阿尔茨海默病患者中灰质萎缩的不同形式,刺激如右侧额上回、右侧颞下回相对比顶点位置,显著改善患者情景记忆功能。还有研究表明,rTMS 能够调节神经可塑性且降低兴奋和抑制信号的不平衡,在改善早期的认知水平、记忆和语言方面,效果优于中度阿尔茨海默病患者,且这种效果独立于性别、年龄及体内多奈哌齐的水平而存在。5Hz rTMS 作用于轻中度阿尔茨海默病患者 M1 区,能够改变其皮质兴奋性及短期的突触可塑性,且这种改变不受卡巴拉汀的影响。

(4)关于 iTBS 模式改善阿尔茨海默病认知功能作用的研究:动物研究提示阿尔茨海默病模型中 LTP 而非 LDP 相关受损。也有研究表明 LTP 有选择性的与阿尔茨海默病患者较少有效的文字记忆相关,且独立于其他生物标记物、人口统计学和临床因素。上述表明,通过评估导致认知障碍的病理变化的权重,LTP 样皮质可塑性可代表阿尔茨海默病患者记忆的神经生理学,低频 TBS 可能通过降低 Aβ 神经病理损伤,有效改善阿尔茨海默病认知和突触功能。连续 2 周给予右侧 DLPFC 包含 30 次 θ 爆发式脉冲的 1Hz 刺激(iTBS),能够显著逆转 APP23/PS45 双转基因小鼠的空间学习、记忆功能以及海马 CA1 区 LTP。同时,显著降低前体

蛋白(APP)和包括 C99,C98 在内的 C- 端碎片,以及海马区 beta 位点 APP 裂解酶 1(BACE1)。iTBS 能够通过减缓调节背侧海马新生未成熟神经元存活的胆碱类突出神经元递质的退化,改善阿尔茨海默病的空间记忆。外侧小脑 cTBS 诱导皮质区域的长期抑制显著降低了小脑与额叶和顶叶认知区域的功能连接,提示未来可作为认知障碍的潜在治疗方法。

由于研究入组患者有限,缺乏随机及假线圈刺激对照,且患者之间存在不同程度的病理改变等,这些因素均会影响 rTMS 改善认知的效应,未来仍需要大样本数据研究的进一步探讨,以探寻基于循证医学证据的有效治疗方案。

2. 经颅磁刺激在改善阿尔茨海默病精神及运动症状中的应用

(1)精神症状:与单纯给予低剂量抗精神类药物相比,同时给予左侧 DLPFC 20Hz HF rTMS 治疗组阿尔茨海默病患者更能显著的改善各种临床量表对应的行为及精神上的症状。

(2)运动症状:阿尔茨海默病运动症状与脑脊液低 Aβ42 水平和个体 SAI 关联,表明淀粉样蛋白介导的胆碱能系统变性可能是早期阿尔茨海默病相关运动损伤的原因。

三、经颅磁刺激在其他类型痴呆中的应用

经颅磁刺激除了在阿尔茨海默病中广泛应用,也可应用于其他原因导致的痴呆相关疾病。研究表明 rTMS 联合尼莫地平和多奈哌齐治疗血管性痴呆患者 3 个月,与单纯用药患者比较可明显改善其认知功能及日常生活能力。其机制可能与 rTMS 改变脑内代谢及神经电活动,诱导中枢神经系统可塑性相关;rTMS 和经颅直流电刺激(tDCS)可缓解帕金森病痴呆患者认知功能障碍,可能与胆碱能通路在帕金森病认知功能障碍的发病机制中发挥的作用相关;给予额颞叶痴呆患者 10Hz 双侧 DLPFC rTMS 治疗,可能通过提高其运动皮质功能和大脑可塑性作用机制,提升注意力和记忆力等认知表现,且与情绪改善不并行。高频 rTMS 刺激左侧 DLPFC 可作为替代方案治疗路易体痴呆,提示与促进多巴胺的释放相关。

综上所述,rTMS 通过对皮质突触的可塑性进

行调节,具有改善大脑皮质及皮质下功能受损的潜能,为认知障碍的康复治疗提供了新方向。

第三节　经颅磁刺激在运动障碍疾病中的应用

一、帕金森病

帕金森病(PD)是第二大常见的神经系统变性疾病,其病理特征为黑质多巴胺能神经元变性缺失和路易小体形成,临床上以运动迟缓、肌强直、静止性震颤和姿势平衡障碍为主要特征。除引起典型运动症状外,还可引起认知功能障碍、情感障碍、睡眠障碍等非运动症状。近年来,经颅磁刺激已被广泛应用于帕金森病神经功能检测及治疗。

1. 经颅磁刺激在帕金森病神经功能评估中的应用

(1)单脉冲经颅磁刺激检测(spTMS):帕金森病患者不自主活动影响肌肉放松,从而干扰 RMT 的检测结果。以静止性震颤为主要临床表现的患者常有持续性的节律性高幅度肌电活动,一般不进行 RMT 检测。以强直为主要症状的患者,其肌电表现为不连续的低幅度背景活动,在患者不断尝试放松后,这些背景活动可消失,从而可以完善 RMT 检测。以强直症状为主的帕金森病患者受累严重侧肢体 RMT 较受累较轻侧肢体以及健康对照降低,理论上认为可能是由于受损基底节对运动皮质控制中断,导致运动皮质及皮质脊髓束兴奋性增高,进而使脊髓 α 运动神经元处于轻微兴奋状态,而高兴奋性 α 运动神经元易产生较低的 RMT。自发肌电背景对活动运动阈值(AMT)影响较少,大部分研究提示帕金森病患者 AMT 与健康对照无明显异常。MT 在帕金森病患者中,是一个相对比较固定的指标,其不易受开关状态、药物治疗或神经调控的影响。与 MT 相同,MEP 测定也会受到不自主活动影响,静止性震颤患者一般不进行 MEP 检测。在以强直为主要症状的帕金森病患者,静息状态或肌肉激活状态下,受累严重侧较受累较轻侧肢体 MEP 幅度增加。MEP 增加与 MT 降低的机制相同,CSP 缩短是帕金森病一个较稳定的电生理特征。在以强直为主要症状的患者中,受累严重侧肢

体 CSP 明显缩短,而且在未服药状态下比服药状态下 CSP 缩短更加明显。左旋多巴、阿扑吗啡、培高利特等可使 CSP 延长。立体定向手术、丘脑切开术等可使帕金森病患者 CSP 正常化。CSP 的产生由 GABA$_B$ 受体介导,是评价皮质内抑制指标之一。CSP 缩短提示帕金森病患者皮质内抑制减少,且与临床症状具有一定相关性。

(2)成对脉冲经颅磁刺激检测(ppTMS):SICI 下降也是帕金森病一个较稳定的电生理特征。未服药帕金森病患者的 SICI 明显下降,左旋多巴治疗后 SICI 可恢复。SICI 受 GABA$_A$ 受体调节,帕金森病患者 SICI 下降进一步提示皮质内抑制减少,其下降与基底节血流减少及临床症状具有相关性。研究发现帕金森病患者 LICI 增加。LICI 与 CSP 均由 GABA$_B$ 受体调节,但帕金森病患者在 CSP 缩短的同时,表现出 LICI 增加,提示这两种指标可能由不同神经元亚群所介导。

(3)成对关联刺激检测(PAS):帕金森病患者受累严重侧肢体 SAI 明显减低,提示对侧大脑半球胆碱能系统功能紊乱,与帕金森病痴呆、嗅觉障碍发生均有相关性。PAS 检查在未服药的帕金森病患者,皮质 LTP 样重塑降低,多巴胺能药物治疗后 LTP 样重塑可恢复。多巴胺诱导的异动症患者重塑性降低更明显。

2. 经颅磁刺激在帕金森病治疗中的应用

(1)运动症状

1)典型运动症状:针对帕金森病典型运动症状的 rTMS 治疗方案甚多。2019 年欧洲循证医学指南推荐使用高频刺激双侧 M1 区改善帕金森病运动症状(B 级推荐)。单侧高频或低频刺激 M1 区,双侧高频刺激 SMA 区也可改善 UPDRS 评分。但由于相关研究数量较少,或研究证据级别较低,该指南并未给予推荐。通过对 23 项随机对照或交叉设计 rTMS 研究进行 meta 分析后,发现 rTMS 改善帕金森病运动症状的最优方案刺激推荐,即高频刺激 M1 区(特别是双侧 M1 区),总脉冲数为 18 000~20 000。

2)异动症:受累严重肢体对侧 M1 区低频 rTMS 或小脑 cTBS 对改善服用多巴胺引起的异动症有一定效果。

(2)非运动症状

1)抑郁症状:对于帕金森病伴抑郁的患者,

左侧 DLPFC 区高频 rTMS 可改善患者情绪障碍。2019 年欧洲循证医学指南对 rTMS 高频刺激左侧 DLPFC 区在帕金森病伴抑郁的患者中的应用予以 B 级推荐。通过对 10 项随机对照研究及 3 项开放性研究进行综合分析,进一步表明高频刺激左侧 DLPFC 对帕金森病伴抑郁患者有明显疗效。

2）认知功能障碍:在 rTMS 改善帕金森病患者认知功能障碍的研究中,刺激方案包括左侧或右侧 DLPFC 区高频 rTMS,或 Fz 低频 rTMS。尽管部分研究发现,rTMS 能改善帕金森病患者认知功能障碍,但目前关于 rTMS 治疗帕金森病认知功能障碍中的有效性尚未得到一致认可。

3）其他非运动症状:对于帕金森病伴膀胱功能障碍患者,有研究报道采用 1Hz rTMS 作用于运动皮质,予以阈下刺激,连续治疗 2 周后可改善帕金森病患尿失禁现象。尽管 rTMS 对睡眠障碍有较好疗效,但对于帕金森病伴有睡眠障碍的患者,目前尚无循证医学证据证实其疗效。

二、亨廷顿病

亨廷顿病(Huntington disease,HD)是一种常染色体显性遗传性神经退行性疾病。新纹状体内 γ- 氨基丁酸(GABA)能中间神经元变性是 HD 的主要病因之一。以隐匿起病、缓慢进展的舞蹈症、精神异常和认知障碍为主要临床特征。

1. 经颅磁刺激在 HD 神经功能评估中的应用　经颅磁刺激可通过不同的刺激模式评估 GABA 受体功能。尽管目前关于经颅磁刺激在 HD 神经功能检测中应用的研究较少且结果差异性大,但由于 GABA 与 HD 的密切相关性,本章节仍将相关研究结果做一归纳总结。

（1）单脉冲经颅磁刺激检测(spTMS):多数研究认为,HD 患者 MT 与 MEP 与健康对照相比无明显差异。关于 HD 患者 CSP 的研究结果较混杂,包括缩短的、正常的或延长的 CSP。造成这种差异的原因可能包括 HD 患者不同的临床表现,以及 CSP 的不同采集方法等。

（2）成对脉冲经颅磁刺激检测(ppTMS):关于 HD 患者 SICI 的研究结果也较不一致,包括缩短、正常或延长的 SICI。造成这种差异的原因可能同上述 CSP。

（3）成对关联刺激检测(PAS):HD 患者 SAI 不仅在病程早期即降低,而且无症状的 HD 携带者 SAI 也降低,进一步支持了 HD 患者早期发生皮质功能异常的假说。PAS 检查发现症状前及病程早期的 HD 患者,其 M1 区 LTD 样可塑性降低,这可能与 HD 患者早期丘脑皮质输入异常或运动系统代偿改变相关。

2. 经颅磁刺激在 HD 治疗中的应用　目前关于经颅磁刺激治疗 HD 的研究较少。有研究报道,给予 HD 患者双侧 SMA 区低频 900 个脉冲阈下刺激后,UPDRS 评分中舞蹈症及运动迟缓得到改善。

三、Tourette 综合征

Tourette 综合征(Tourette syndrome,TS)又称抽动秽语综合征,发病机制可能与纹状体多巴胺能和 5- 羟色胺能神经元活动过度或多巴胺受体超敏有关。多于 2~15 岁间起病。临床特征以表情肌、颈肌或上肢肌肉迅速、反复、不规则抽动起病,随后症状加重,出现肢体及躯干的爆发性不自主运动。TS 患者常合并注意缺陷、多动障碍或强迫症。

1. 经颅磁刺激在 TS 神经功能评估中的应用　TS 患者 MT 较健康对照无明显差异。尽管 MT 无明显改变,TS 患者 MEP 较健康对照明显减低。TS 患者 CSP 缩短。成对脉冲经颅磁刺激检测时,TS 患者 SICI 减低。成对关联刺激检测时,TS 患者 SAI 减低。PAS 检查提示 TS 患者运动皮质可塑性异常。

2. 经颅磁刺激在 TS 治疗中的应用　左侧 M1 区或运动前区低频 rTMS 对 TS 患者的抽动症状无明显作用。通过 rTMS 抑制 SMA 活动可能抑制 TS 抽动起源,给予 TS 患者低频 SMA 区刺激可改善抽动症状以及强迫症状。

第四节　经颅磁刺激在运动神经元病中的应用

运动神经元病(MND)是一组病因未明,累及大脑皮质锥体细胞、脑干运动神经核团和脊髓前角细胞的神经系统变性疾病,依据受累及的部位不同可分为肌萎缩侧索硬化(ALS)、进行性肌萎缩(PMA)、进行性延髓麻痹(PBP)和原发性侧索硬化(PLS)4 种临床类型,其中肌萎缩侧索硬化是运动神经元病中最常见的类型。目前,经颅磁刺激主要应用于肌萎缩侧索硬化的神经功能评估,对其他类型运动神经元病的功能评估及治疗研究甚少。

一、经颅磁刺激在肌萎缩侧索硬化神经功能评估中的应用

上、下运动神经元同时受累是肌萎缩侧索硬化诊断关键。目前沿用的 El Escorial 诊断标准对早期肌萎缩侧索硬化或肌萎缩侧索硬化不典型表型敏感性低,肌萎缩侧索硬化疾病诊断明显滞后。近年来制定的 Awaji 诊断标准更多关注下运动神经元功能障碍,在延髓起病的肌萎缩侧索硬化患者中敏感性最高,但对于肌萎缩侧索硬化上运动神经元功能障碍检测,其敏感度却比 El Escorial 诊断标准低。多项肌萎缩侧索硬化随访研究证实皮质和周围神经轴突过度兴奋在肌萎缩侧索硬化中普遍存在,其中皮质过度兴奋是肌萎缩侧索硬化最初表现,在肌萎缩侧索硬化临床前期即出现。经颅磁刺激能客观评估上运动神经元功能的完整性,明确上下运动神经元受损的相互关系。因此,经颅磁刺激相关参数可以作为肌萎缩侧索硬化诊断的特异性电生理诊断标志物。

1. 单脉冲经颅磁刺激检测(spTMS) 肌萎缩侧索硬化患者的长期随访临床研究发现,病程早期 RMT 降低,至疾病晚期反而升高。这提示肌萎缩侧索硬化早期皮质过度兴奋,随着疾病进展上运动神经元严重受损,皮质兴奋性下降直到消失。在散发及家族性肌萎缩侧索硬化患者的病程早期和不典型表型的肌萎缩侧索硬化患者的病程早期,MEP 波幅明显增加,同样表现为肌萎缩侧索硬化早期皮质过度兴奋。MEP 波幅增加还与轴突变性的生物标记物如强度持续时间常数有关。研究发现,除 RMT 和 MEP 波幅改变外,散发和家族性肌萎缩侧索硬化患者的 CSP 持续时间明显缩短,而且是肌萎缩侧索硬化患者的特异性表现。在 X 连锁的脊髓延髓肌萎缩症(肯尼迪病)、获得性神经性肌强直、合并锥体束征的远端型遗传性运动神经元病等疾病中,CSP 持续时间则正常。虽然肌萎缩侧索硬化患者 CSP 缩短的具体机制尚未明确,但有学者认为其可能与 GABA B 受体系统长时程皮质抑制的中间神经元变性或功能障碍有关。ipCSP 异常反映疾病运动症状的进展,常在肌萎缩侧索硬化患者尚未出现上运动神经元体征时即出现异常。ipCSP

受经胼胝体谷氨酸能神经纤维调节。经胼胝体谷氨酸能神经纤维将神经冲动传递至非刺激侧运动皮质抑制性中间神经元,调节其功能活动。当这些经胼胝体神经纤维或者它们目标区域的抑制中间神经元变性坏死,经胼胝体抑制受损时,肌萎缩侧索硬化患者即出现 ipCSP 异常。研究还发现肌萎缩侧索硬化患者可出现 CMCT 轻度延长。CMCT 延长反映皮质运动神经元变性坏死。因为皮质运动神经元变性坏死往往伴随其下行冲动发放的不同步性增加。异常 CMCT 可能在肌萎缩侧索硬化整个病程中均出现。在不同表型的肌萎缩侧索硬化患者中,CMCT 延长程度不一致。有文献报道携带 SOD1 基因 D90A 突变的家族性肌萎缩侧索硬化患者的 CMCT 延长较为明显。在临床症状明显受累部位检测时(脊髓起病的肌萎缩侧索硬化患者的上下肢体或延髓起病的肌萎缩侧索硬化患者的咽喉肌),CMCT 明显延长。

2. 成对脉冲经颅磁刺激检测(ppTMS) 采用 ppTMS 评估散发及家族性肌萎缩侧索硬化的多项研究发现,SICI 明显减少或消失,ICF 增加。这两个参数的改变均提示肌萎缩侧索硬化皮质过度兴奋。目前认为皮质兴奋性中间神经元过度兴奋和皮质抑制性中间神经元变性坏死是导致这些电生理改变的原因。SICI 减少、ICF 增加也可在肌萎缩侧索硬化不典型表型和临床单纯表现为下运动神经元损伤的肌萎缩侧索硬化变异型(连枷臂、连枷腿)患者中观察到。SICI 减少出现于肌萎缩侧索硬化早期,常早于肌萎缩侧索硬化的临床症状和下运动神经元功能障碍的出现。同其他经颅磁刺激检测参数相比,SICI 能有效鉴别肌萎缩侧索硬化和非肌萎缩侧索硬化,可作为肌萎缩侧索硬化的早期诊断指标。利鲁唑为抗谷氨酸能药物,能轻度改善肌萎缩侧索硬化患者症状,使其 SICI 部分正常,因此 SICI 还可作为肌萎缩侧索硬化治疗有效性的观察指标。除 SICI 减少外,经胼胝体抑制(IHI)异常也是肌萎缩侧索硬化的早期表现,早于上运动神经元受损体征的出现。据推测,经胼胝体抑制受损反映肌萎缩侧索硬化运动症状的进展以及整个皮质的过度兴奋。经胼胝体抑制性纤维变性坏死可能是 ALS-IHI 减少的主要原因。

最近一项大样本临床研究发现,采用经颅磁刺激技术相关参数(如 SICI、CSP、ICF、MEP、RMT、

CMCT等）对肌萎缩侧索硬化与非肌萎缩侧索硬化患者进行鉴别诊断，其灵敏度为73.21%（95% *CI*：66.66%~79.08%），特异度为80.88%（95% *CI*：69.53%~89.40%）。因此，经颅磁刺激联合周围神经电生理检测手段能够很大程度地提高肌萎缩侧索硬化早期诊断的准确性。

二、经颅磁刺激在肌萎缩侧索硬化治疗中的应用

迄今为止，肌萎缩侧索硬化尚无有效的治疗方法。运动皮质谷氨酸介导的兴奋性毒性被认为是肌萎缩侧索硬化的主要发病机制之一。rTMS通过无创神经调控，调节运动皮质谷氨酰胺环路，从而抑制皮质兴奋性。基于这种假说，目前已有研究尝试将rTMS应用于肌萎缩侧索硬化的临床治疗。但由于临床样本量少、设计方案差异等问题，尚缺乏足够的循证医学证据证实rTMS对肌萎缩侧索硬化治疗有效，未来仍需进一步开展多中心、大样本、随机对照的临床研究来证实。

（石　雪　苏晓琳　党　鸽　周致帆　郭　毅）

参 考 文 献

1. 窦祖林，廖家华，宋为群，等．经颅磁刺激技术基础与临床应用［M］．北京：人民卫生出版社，2012.

2. 王学义，陆林，郑重，等．经颅磁刺激与神经精神疾病［M］．北京：北京大学医学出版社，2014.

3. 中国痴呆与认知障碍指南写作组．2018中国痴呆与认知障碍诊治指南［J］．中华医学杂志，2018，98（13）：965-970.

4. AGARWAL S, KOCH G, HILLIS A E, et al. Interrogating cortical function with transcranial magnetic stimulation: insights from neurodegenerative disease and stroke［J］. J Neurol Neurosurg Psychiatry, 2019, 90（1）: 47-57.

5. ALCALÁ-LOZANO R, MORELOS-SANTANA E, CORTÉS-SOTRES JF, et al. Similar clinical improvementand maintenance after rtms at 5 HZ using a simple vs. Complex protocol in alzheimer's disease［J］. Brain Stimul, 2018, 11（3）: 625-627.

6. ANDERKOVA L, ELIASOVA I, MARECEK R, et al. Distinct pattern of gray matter atrophy in mild alzheimer's disease impacts on cognitive outcomes of noninvasive brain stimulation［J］. J Alzheimers Dis, 2015, 48（1）: 251-260.

7. ANTCZAK J, KOWALSKA K, KLIMKOWICZ-MROWIEC A, et al. Repetitive transcranial magnetic stimulation for the treatment of cognitive impairment in frontotemporal dementia: An open-label pilot study［J］. Neuropsychiatr Dis Treat, 2018, 14: 749-755.

8. BAE J S, FERGUSON M, TAN R, et al. Dissociation of structural and functional integrities of the motor system in amyotrophic lateral sclerosis and behavioral-variant frontotemporal dementia［J］. J Clin Neurol, 2016, 12（2）: 209-217.

9. BAI W, LIU T, DOU M, et al. Repetitive transcranial magnetic stimulation reverses abetal-42-induced dysfunction in gamma oscillation during working memory［J］. Curr Alzheimer

Res, 2018, 15（6）: 570-577.

10. BERARDELLI A, SUPPA A. Noninvasive brain stimulation in Huntington's disease［M］. Handb Clin Neurol, 2013, 116: 555-560.

11. BRAININ M, BARNES M, BARON J C, et al. Guidance for the preparation of neurological management guidelines by EFNS scientific task forces--revised recommendations 2004［J］. Eur J Neurol, 2004, 11（9）: 577-581.

12. CANTELLO R, TARLETTI R, CIVARDI C. Transcranial magnetic stimulation and parkinson's disease［J］. Brain Res Brain Res Rev, 2002, 38（3）: 309-327.

13. DENING T, SANDILYAN M B. Dementia: Definitions and types［J］. Nurs Stand, 2015, 29（37）: 37-42.

14. DI LORENZO F, MOTTA C, BONNI S, et al. LTP-like cortical plasticity is associated with verbal memory impairment in Alzheimer's disease patients［J］. Brain Stimul, 2019, 12（1）: 148-151.

15. DO-HA D, BUSKILA Y, OOI L. Impairments in motor neurons, interneurons and astrocytes contribute to hyperexcitability in ALS: underlying mechanisms and paths to therapy［J］. Mol Neurobiol, 2018, 55（2）: 1410-1418.

16. EDWARDS M J, TALELLI P, ROTHWELL J C. Clinical applications of transcranial magnetic stimulation in patients with movement disorders［J］. Lancet Neurol, 2008, 7（9）: 827-840.

17. GIOVANNELLI F, BORGHERESI A, BALESTRIERI F, et al. Modulation of interhemispheric inhibition by volitional motor activity: an ipsilateral silent period study［J］. J Physiol, 2009, 587（Pt 22）: 5393-410.

18. FREGNI F, ONO C R, SANTOS C M, et al. Effects of antidepressant treatment with rTMS and fluoxetine on brain perfusion in PD［J］. Neurology, 2006, 66（11）: 1629-

1637.

19. GRADOS M, HUSELID R, DUQUE-SERRANO L. Transcranial magnetic stimulation in tourette syndrome: A historical perspective, its current use and the influence of comorbidities in treatment response[J]. Brain Sci, 2018, 8(7): 129.

20. GUERRA A, PETRICHELLA S, VOLLERO L, et al. Neurophysiological features of motor cortex excitability and plasticity in Subcortical Ischemic Vascular Dementia: a TMS mapping study[J]. Clin Neurophysiol, 2015, 126(5): 906-913.

21. HUANG Z, TAN T, DU Y, et al. Low-frequency repetitive transcranial magnetic stimulation ameliorates cognitive function and synaptic plasticity in app23/ps45 mouse model of alzheimer's disease[J]. Front Aging Neurosci, 2017, 9: 292.

22. KOCH G, BONNI S, PELLICCIARI M C, et al. Transcranial magnetic stimulation of the precuneus enhances memory and neural activity in prodromal alzheimer's disease[J]. Neuroimage, 2018, 169(1): 302-311.

23. LEE J, CHOI B H, OH E, et al. Treatment of Alzheimer's disease with repetitive transcranial magnetic stimulation combined with cognitive training: A prospective, randomized, double-blind, placebo-controlled study[J]. J Clin Neurol, 2016, 12(1): 57-64.

24. LEFAUCHEUR J P, ANDRÉ-OBADIA N, ANTAL A, et al. Evidence-based guidelines on the therapeutic use of repetitive transcranial magnetic stimulation(rTMS)[J]. Clin Nerophysiol, 2014, 125(11): 2150-2206.

25. LEFAUCHEUR J P, ALEMAN A, BAEKEN C, et al. Evidence-based guidelines on the therapeutic use of repetitive transcranial magnetic stimulation(rTMS): An update(2014-2018)[J]. Clin Neurophysiol, 2020, 131(2): 474-528.

26. MARRON E M, VIEJO-SOBERA R, QUINTANA M, et al. Transcranial magnetic stimulation intervention in alzheimer's disease: A research proposal for a randomized controlled trial[J]. BMC Res Notes, 2018, 11(1): 648.

27. MENON P, GEEVASINGA N, YIANNIKAS C, et al. Sensitivity and specificity of threshold tracking transcranial magnetic stimulation for diagnosis of amyotrophic lateral sclerosis: a prospective study[J]. Lancet Neurol, 2015, 14(5): 478-484.

28. MORGANTE F, ESPAY A J, GUNRAJ C, et al. Motor cortex plasticity in parkinson's disease and levodopa-induced dyskinesias[J]. Brain, 2006, 129(Pt 4): 1059-1069.

29. OPIE G M, VOSNAKIS E, RIDDING M C, et al. Priming theta burst stimulation enhances motor cortex plasticity in young but not old adults[J]. Brain Stimul, 2017, 10(2):

298-304.

30. ORTH M, MÜNCHAU A. Transcranial magnetic stimulation studies of sensorimotor networks in tourette syndrome[J]. Behav Neurol, 2013, 27(1): 57-64.

31. PADOVANI A, BENUSSI A, CANTONI V, et al. Diagnosis of mild cognitive impairment due to Alzheimer's disease with transcranial magnetic stimulation[J]. J Alzheimers Dis, 2018, 65(1): 221-230.

32. PHILPOTT A L, FITZGERALD P B, CUMMINS T D, et al. Transcranial magnetic stimulation as a tool for understanding neurophysiology in Huntington's disease: A review[J]. Neurosci Biobehav Rev, 2013, 37(8): 1420-1433.

33. RANDVER R. Repetitive transcranial magnetic stimulation of the dorsolateral prefrontal cortex to alleviate depression and cognitive impairment associated with parkinson's disease: A review and clinical implications[J]. J Neurol Sci, 2018, 393: 88-99.

34. RASTOGI A, CASH R, DUNLOP K, et al. Modulation of cognitive cerebello-cerebral functional connectivity by lateral cerebellar continuous theta burst stimulation[J]. Neuroimage, 2017, 158: 48-57.

35. REBBASTONI A, PICHIORRI F, D'ANTONIO F, et al. Altered cortical synaptic plasticity in response to 5-hz repetitive transcranial magnetic stimulation as a new electrophysiological finding in amnestic mild cognitive impairment converting to alzheimer's disease: Results from a 4-year prospective cohort study[J]. Front Aging Neurosci, 2016, 7: 253.

36. ROSSI S, HALLETT M, ROSSINI P M, et al. Safety, ethical considerations, and application guidelines for the use of transcranial magnetic stimulation in clinical practice and research[J]. Clin Neurophysiol, 2009, 120(12): 2008-2039.

37. SAILER A, MOLNAR G F, PARADISO G, et al. Short and long latency afferent inhibition in parkinson's disease[J]. Brain, 2003, 126(Pt 8): 1883-1894.

38. SCHIRINZI T, DI LORENZO F, SANCESARIO G M, et al. Amyloid-Mediated Cholinergic Dysfunction in Motor Impairment Related to Alzheimer's Disease[J]. J Alzheimers Dis, 2018, 64(2): 525-532.

39. TSAI P Y, WANG C P, KO J S, et al. The persistent and hroadly modulating effect of inhibitory rTMS in nonfluent aphasic patients: a sham-controlled, double-blind study[J]. Neurorehabil Neural Repair, 2014, 28(8): 779-787.

40. VACAS S M, STELLA F, LOUREIRO J C, et al. Noninvasive brain stimulation for behavioural and psychological symptoms of dementia: A systematic review and meta-

analysis［J］. Int J Geriatr Psychiatry, 2019, 34（9）: 1336-1345.

41. VUCIC S, KIERNAN M C. Transcranial Magnetic Stimulation for the Assessment of Neurodegenerative Disease［J］. Neurotherapeutics, 2017, 14（1）: 91-106.

42. VUCIC S, ZIEMANN U, EISEN A, et al. Transcranial magnetic stimulation and amyotrophic lateral sclerosis: pathophysiological insights［J］. J Neurol Neurosurg Psychiatry, 2013, 84（10）: 1161-1170.

43. WANG P, ZHANG H, HAN L, et al. Cortical function in Alzheimer's disease and frontotemporal dementia［J］. Transl Neurosci, 2016, 7（1）: 116-125.

44. YANG C, GUO Z, PENG H, et al. Repetitive transcranial magnetic stimulation therapy for motor recovery in parkinson's disease: A meta-analysis［J］. Brain Behav, 2018, 8（11）: e01132.

45. ZHU H, YAN H, TANG N, et al. Impairments of spatial memory in an alzheimer's disease model via degeneration of hippocampal cholinergic synapses［J］. Nat Commun, 2017, 8（1）: 1676.

第五章 脊髓电刺激在运动障碍疾病中的临床应用

脊髓电刺激（spinal cord stimulation，SCS）是一种通过脊髓硬膜外腔后部植入电极，刺激脊髓后柱传导束和后角感觉神经元，达到疾病治疗目的的手术治疗方式。这一技术由 Shealy 在 1967 年首创，并开始被广泛用于神经病理性疼痛的临床治疗。

脊髓电刺激系统包括：刺激电极、延长导线和电脉冲发生器。电极植入硬膜外腔后，由发生器产生电流，经延长导线到达电极，刺激脊髓神经达到治疗效果。刺激电极为包含 4~16 触点的经皮穿刺电极或手术导联电极。经皮穿刺电极为圆柱形绝缘导管；而手术导联电极背侧有扁平的绝缘层，需锥板切除术进行植入。

脊髓电刺激可以用于治疗慢性顽固性的神经病理性疼痛，缓解患者疼痛，提高患者的生活质量，降低患者的药物依赖。影像学研究显示，SCS 可以激活疼痛部位对侧的丘脑，躯体感觉区，前运动区，前扣带回及前额叶皮质等区域。

1973 年，一位多发性硬化患者（multiple sclerosis，MS）接受 SCS 以治疗疼痛，结果发现，SCS 可以显著改善患者的运动症状，降低患者总体伤残程度，包括对感觉异常、语言问题和吞咽障碍的缓解。由该案例启发，后续的开放性研究将 SCS 应用于多种运动障碍疾病。最近几年，在帕金森病（Parkinson disease，PD）动物模型上的研究成果，促使临床上应用 SCS 治疗帕金森病患者的案例报道数量与日俱增。

SCS 的治疗效果不仅是因为它在脊髓水平的电生理改变，它还可能影响了脑干和前脑水平的深部核团结构。脊髓很可能可以通过其上行的神经结构调节深部大脑结构的神经元活动。而这个效应将可能应用于多种基底神经节缺陷疾病。从结构上来讲，脊髓背角可以将感觉信息通过躯体机械感受器上传至丘脑和感觉皮质。该感觉信号通路可能介导了 SCS 对大脑深部核团的远程效应。由此，电极发出的电流可以通过硬膜，等势分布于脊髓最背侧的不同部位。

第一节 脊髓电刺激
治疗肌张力障碍

颈段 SCS 治疗颈段肌张力障碍，由 Gildenberg 于 1971 年首创并应用于临床。这是基于在局限性肌张力障碍案例中的观察："感觉诡计"可以缓解肌张力障碍性的运动和姿势障碍。

1985 年，一项研究报道，20 例痉挛性斜颈患者接受了颈段 C_1~C_2 的经皮穿刺术或脊髓背角电极植入手术。11 例患者被排除（多数是由于对经皮电刺激无反应），3 例患者仅对经皮电刺激有反应，其余 6 例患者接受了电极植入手术。研究者评估了手术对患者头部姿态、舒适度和总体伤残度的治疗效果；结果显示 1 例患者治疗效果"极好"，3 例"良好"，1 例"较差"，1 例"极差"。另有 2 例全身性肌张力障碍患者接受了治疗并评估，其中 1 例患者对经皮电刺激无反应，而另外 1 例进行了颈段 SCS 的手术电极植入，术后生活质量提高。另外一项研究报道了应用颈段（C_2~C_4）高频刺激治疗 18 例痉挛性斜颈患者；其中，10 例患者手术植入了 4 触点电极，8 例患者为经皮穿刺电极；结果显示，一半的患者治疗效果"极好"（其中 7 例患者症状完全消失）或"良好"（2 名患者静息状态下无症状），5 例患者术后疗效满意，4 例患者疗效不满意（其中 3 名患者因感染移除）。

基于最开始的一系列肌张力障碍研究，颈段 SCS 被逐步应用于其他类型的肌张力障碍，包括全身性和继发性肌张力障碍。1987 年，Waltz 等人报道了一项包含 129 例接受颈段 SCS 的肌张力障碍患者的大型系列研究，对肌张力障碍性姿势、肌痉挛和功能性的定量分析显示，79% 的患者都有一定改善，而 29% 的患者有显著改善。另一项研究包含 66 例痉挛性斜颈患者，接受了多种定量评估，包括对疼痛、斜颈、痉挛和功能性的严重程度评分，77% 的患者 SCS 术后有所改善，38% 的患者有显著改善。

1985 年，Fahn 等报道了 25 例接受颈段 SCS 的肌张力障碍患者在长期随访中有症状改善。同样的，一个西班牙团队也报道称，在他们所进行 SCS 手术的 3 例肌张力障碍患者和 2 例痉挛性斜颈患者中，有 1 例患者症状改善。

因此，为解决这个矛盾，Goetz 等主导了一项双盲对照的临床研究。研究共入组 10 例肌张力障碍患者，均接受了颈段 SCS 手术。研究对两种刺激参数应用了交叉设计方案，结果显示 75Hz 刺激的患者有改善，而 1 000Hz 刺激的患者没有改善。并且，在其中 4 例显示症状改善的患者中，肌张力障碍的严重程度，没有显著改善。

上述研究存在很多局限性。首先，很难确定 SCS 的疗效是由于疼痛减轻还是肌张力障碍症状的真实缓解。其次，安慰剂效应可能在上述结果中占据很大的作用。从 20 世纪 90 年代开始，颈段 SCS 治疗肌张力障碍被逐渐废除，取而代之的是更加安全有效的肉毒毒素注射治疗。

第二节　脊髓电刺激治疗非帕金森病型震颤

目前，仅有少数临床研究探索 SCS 在非帕金森病型震颤上的疗效。在几项 SCS 治疗 MS 患者的研究中，曾报道 SCS 对震颤有治疗效果。其中，一项由 Fredriksen 等开展的研究中，19 例 MS 患者（其中 7 名患者有严重震颤，12 名患者有中度震颤）的颈段植入了电极，其主要研究终点为排尿障碍和行走能力，但 11% 的患者报告称 SCS 对其震颤有改善作用（没有任何患者为显著改善，68% 的患者震颤没有变化，16% 的患者信息缺失）。

胸段 SCS 也被用于治疗药物难治直立性震颤患者。研究显示，50~150Hz 刺激频率下，震颤的主观评分和客观评分均有所改善；而肌电图记录显示，尽管患者直立性震颤的典型电信号特征没有变化，但其幅值降低了 52%。随访一年发现，SCS 对患者静止站立维持时间有持续改善作用。

SCS 对非帕金森病型震颤的改善作用也见于少数肌张力障碍的案例报道中。但目前，并没有研究报道 SCS 对特发性震颤的疗效。

第三节　脊髓电刺激治疗帕金森病

帕金森病目前没有可以治愈的方法，临床治疗方法主要包括多巴胺替代药物治疗和脑深部电刺激（DBS）手术。药物治疗通常能够极大地缓解患者的运动症状和非运动症状，但其疗效随时间递减，且容易出现严重的远期运动并发症；DBS 手术（靶点为 STN/GPi）不但可以治疗帕金森病运动症状，还能控制药物长期治疗所出现的运动并发症，提高患者的生活质量。但当疾病进展到中晚期，患者很有可能会逐渐出现语言、吞咽障碍，姿势不稳定和步态障碍等中轴症状（axial symptoms），而药物和 DBS 疗法对于这些中轴症状疗效欠佳，或者无法维持长期疗效。因此，探索对帕金森病更加无创，更加有效的治疗方法，尤其是对帕金森病中轴症状的治疗方法是当前帕金森病临床研究的热点。

一、动物研究

2009 年，Fuentes 等在两种帕金森病小鼠模型的上胸段脊髓背角硬膜外植入双极电极。他们评估了该手术干预在急性 α- 甲基对酪氨酸［一种酪氨酸羟化酶（tyrosine hydroxylase，TH）抑制剂，可用于诱导多巴胺耗竭］注射前后的治疗效果。结果显示，SCS 可以显著改善运动功能。尤其在 300Hz 高频刺激下，改善程度可达基线评分的 26 倍。与此同时，他们用假手术或三叉神经刺激作为对照，结果发现小鼠运动功能没有改善。另外，研究还发现小鼠皮质和纹状体的局部场电位和神经元发放模式在刺激时发生了变化，这些神经元活动变成了更类似于其自发运动时所观测到的状态。研究者认为，这可能是因为 SCS 诱发了大脑的自发运动状态。他们同样在一种帕金森病大鼠模型，6- 羟基多巴胺损伤大鼠［6-hydroxydopamine（6-OHDA）lesioned rats］上进行了研究。结果显示，SCS 同样改善了大鼠的运动能力。

而在另外一项研究中，高胸段 SCS 不仅改善了帕金森病大鼠模型的运动功能（包括姿势和步态），还缓解了其严重的体重减轻。该研究还发现,与未接受手术的 6-OHDA 损伤大鼠相比,接受 SCS 治疗的 6-OHDA 损伤大鼠在纹状体和黑质致密部上的 TH 免疫活动及 TH 水平皆显著保留。这提示 SCS 可能具有神经保护作用,且很可能与提高神经营养因子的产生或传递有关。

除此之外,Fuentes 等还研究了高胸段 SCS 在帕金森病猕猴模型(该模型通过 6-OHDA 诱导,损伤其单侧或双侧的内侧前脑束)中的疗效。结果发现,SCS 可以缓解帕金森病症状,并且调节不同大脑结构(主要在腹外侧丘脑,腹后外侧丘脑,以及丘脑底核)的神经元发放比率。另外,帕金森病病理性电活动——β 段振荡活动,也仅在 SCS 开机时减少。

因此,SCS 很有可能是通过上行感觉通路来调节运动障碍的。对帕金森病的机制研究推测,帕金森病患者纹状体传出直接通路和间接通路之间的失衡可能抑制了脑干和丘脑 – 皮质通路,而这进一步使得皮质 – 基底神经节环路的神经元激活产生异常的同步化,从而使大脑皮质处于一种抑制自发运动的停滞状态。而 SCS 可以诱导背角神经元兴奋,增加皮质和丘脑的输出,从而激活丘脑 – 皮质通路,使皮质 – 基底神经节环路去同步化。

二、临床研究

基于在动物研究上的可靠结果,SCS 治疗帕金森病的临床研究也逐步推进。2010 年,Thevathasan 等对 2 例帕金森病患者进行了高颈段 SCS,并应用双盲交叉设计研究了刺激频率对患者运动功能的疗效,术后 10 天的随访结果显示不同频率(130Hz 和 300Hz)的 SCS 在统一帕金森病评分量表(UPDRS)评分和 10 米行走上均无改善作用。

但后续案例报道的结果与其不相一致。Fénelon 等回顾了 1 例应用 SCS 治疗 13 年之久的案例。该患者起初接受 SCS 来治疗其下肢的病理性疼痛,但在术后 8 年被诊断为帕金森病。随访的即时测试显示,SCS(低胸段 T_9~T_{10},130Hz 高频刺激)可以改善患者药物"关"期的 UPDRS 评分,改善程度高达 50%,且主要是对震颤的改善。另有 1 例应用 SCS 治疗颈部和上肢神经病理性疼痛的患者,术后 2 年随访发现,SCS(颈段 C_2~C_4,40Hz 低

频刺激)可以改善患者的 UPDRSⅢ评分,减少其 10 米行走时间。之后,Landi 等报道了 1 例 65 岁的 STN-DBS 术后帕金森病患者,该患者进行 SCS 手术(低胸段 T_9~T_{10},30Hz 低频刺激)以治疗下肢疼痛。术后 16 个月随访结果显示,患者的 10 米行走时间减少 20%,行走时动作协调性改善,但 UPDRSⅢ评分和稳定性无改变。除此以外,一项包含 15 例患者的研究同样显示,SCS(胸段 T_7~T_{12},5~20Hz 低频刺激)可以改善患者的主要运动功能和行走能力,提高生活质量。

导致研究矛盾或分歧的主要原因,首先是在于这些研究报道均为小样本开放性研究,在患者选择、研究条件和研究方法上均不一致。研究在患者的疾病特征和病史上存在诸多混杂因素,包括患者其他病史,左旋多巴药物反应等;研究方案(如随访时间不同)及评估方法(如不同的步态测试)的差异,使对结果的解释变得困难;刺激参数和刺激脊髓节段的不同使研究结果之间无法横向比较等。其次,上述案例大多是用 SCS 来治疗疼痛而非帕金森病,因此研究结果中的运动症状改善是来源于患者疼痛的改善,还是帕金森病症状的真实改善尚未可知。

因此,最近的两项研究更加严谨地控制了混杂因素,排除了疼痛缓解的可能影响,从而得以探索不同刺激参数对于帕金森病患者步态障碍的疗效。2017 年,共 4 例患者由于在 STN-DBS 术后出现严重步态障碍,接受了高胸段 T_2~T_4 的 SCS 手术。研究应用了主观和客观的步态测量方法进行评估,随访 6 个月。结果发现,SCS(300Hz 高频刺激)可以显著改善患者的步态(步态测试改善 50%~65%)和运动功能(UPDRS 评分改善 35%~55%),提高生活质量(生活质量量表评分改善 40%~60%)。后续对照研究显示,患者的步态仅在 300Hz 高频刺激下得到改善,而在假刺激和 60Hz 低频刺激下无显著变化。而在 2018 年报道的一项前瞻性研究结果显示,低胸段(T_8~T_{10})的 SCS 可显著提高帕金森病患者的步幅和步速,减少起坐时间,改善冻结步态。该研究通过交叉设计研究不同刺激参数组合对帕金森病患者步态障碍的影响,发现高脉宽(300~400μs)结合较低频率(30~130Hz)的 SCS 对步态障碍同样具有治疗效果。尽管由于两项研究刺激脊髓节段不同,样本量较小,以及测量

方法不同,其研究结果仍有待后续大样本、长期随访的双盲对照研究进一步验证,然而这两项研究为 SCS 应用于帕金森病运动症状和步态障碍治疗提供了更加坚实的证据,大力促进了该领域的临床研究。

（李殿友　孙伯民）

参 考 文 献

1. FAHN S. Lack of benefit from cervical cord stimulation for dystonia［J］. N Engl J Med, 1985, 313（19）: 1229.

2. FREDRIKSEN T A, BERGMANN S, HESSELBERG J P, et al. Electrical stimulation in multiple sclerosis. Comparison of transcutaneous electrical stimulation and epidural spinal cord stimulation［J］. Appl Neurophysiol, 1986, 49（1-2）: 4-24.

3. FUENTES R, PETERSSON P, NICOLELIS M A L. Restoration of locomotive function in Parkinson's disease by spinal cord stimulation: mechanistic approach［J］. Eur J Neurosci, 2010, 32（7）: 1100-1108.

4. FUENTES R, PETERSSON P, SIESSER W B, et al. Spinal cord stimulation restores locomotion in animal models of Parkinson's disease［J］. Science, 2009, 323（5921）: 1578-1582.

5. GOETZ C G, PENN R D, TANNER C M. Efficacy of cervical cord stimulation in dystonia［J］. Adv Neurol, 1988, 50: 645-649.

6. KUNNUMPURATH S, SRINIVASAGOPALAN R, VADIVELU N. Spinal cord stimulation: principles of past, present and future practice: a review［J］. J Clin Monit Comput, 2009, 23（5）: 333-339.

7. PINTO DE SOUZA C, HAMANI C, OLIVEIRA SOUZA C, et al. Spinal cord stimulation improves gait in patients with Parkinson's disease previously treated with deep brain stimulation［J］. Mov Disord, 2017, 32（2）: 278-282.

8. SAMOTUS O, PARRENT A, JOG M. Spinal cord stimulation therapy for gait dysfunction in advanced Parkinson's disease patients［J］. Mov Disord, 2018, 33（5）: 783-792.

9. SHEALY C N, MORTIMER J T, RESWICK J B. Electrical inhibition of pain by stimulation of the dorsal columns: preliminary clinical report［J］. Anesth Analg, 1967, 46（4）: 489-491.

10. THEVATHASAN W, MAZZONE P, JHA A, et al. Spinal cord stimulation failed to relieve akinesia or restore locomotion in Parkinson disease［J］. Neurology, 2010, 74（16）: 1325-1327.

第六章　人工智能在神经变性病中的应用

人工智能（artificial intelligence, AI）是一门综合性较强的前沿学科，融合了计算机科学、统计学、心理学、语言学、哲学和神经控制系统等多种学科。AI 技术自 1956 年诞生以来日趋成熟，应用领域也不断扩大，目前 AI 技术已深入到医疗领域的多个环节，如疾病预测、疾病诊断、病程管理、疾病康复治疗等方面。随着中国医疗行业的快速进步，"AI+医疗"正在迅猛发展，2017 年我国相关部门颁布了《促进新一代人工智能产业发展三年行动计划（2018—2020 年）》，明确提出对医疗影像辅助诊断系统的具体要求，将 AI 技术在医疗领域的发展提升到国家战略层次。

随着社会人口老龄化的加速，神经变性病的患病率也逐渐升高，但该类疾病的精准诊断与治疗较困难、预后转归较差，而这些特点恰恰是 AI 技术的优势所在。AI 技术的发展有助于神经变性病的诊断、治疗及康复水平的提升，有助于降低医疗成本、提高医疗效率、改善医疗资源配置不均匀问题等。

第一节　人工智能算法的分类

根据 AI 算法的功能、形式的类似性可以把算法进行分类。如基于树的算法、基于神经网络的算法等等。其中回归算法（regression algorithm）、分类算法（classification algorithm）、聚类算法（clustering algorithm）是当前的最常用的三大机器学习算法。

回归算法是一种采用对误差的衡量来探索变量之间关系的监督学习算法，适用于对连续型数值变量进行预测和建模。最为常用的回归算法主要有四种：首先是最简形式的线性回归，它是用一个连续的超平面来拟合数据集；第二是回归树（集成方法），它是通过将数据集重复分割成不同的分支来最大化每次分离的信息增益，从而让回归树很自然地学到非线性关系，该方法又称为决策树，该方法包括了梯度提升树（GBM）或随机森林（RF）。除此之外，还有最邻近算法以及深度学习法。

分类算法是用于分类变量建模及预测的监督学习算法，该法往往适用于类别（或其可能性）的

预测，而非数值。其中最为常用的算法主要有五种：①逻辑回归（正则化）：通过逻辑函数将预测映射到 0 到 1 的区间，因此，预测值可被视为某一类别的概率。②支持向量机：使用一个名为核函数的技巧，来将非线性问题变换为线性问题，其本质是计算两个观测数据的距离；因为该算法所寻找的是能够最大化样本间隔的决策边界，因此又被称为大间距分类器。③分类树（集成方法）：对应于回归树的分类算法是分类树；通常，它们都是指决策树，更为严谨的说法是"分类回归树"。④朴素贝叶斯：基于条件概率和计数的简单算法，其本质是一个概率表，通过训练数据来更新其中的概率；它预测新观察值的过程，就是根据样本的特征值在概率表中来寻找最为可能的类别，其核心是特征条件独立性假设（例如，每一项输入特征都相互独立）。⑤深度学习方法：该算法主要包括卷积神经网络（convolutional neural networks, CNN）和递归神经网络（recurrent neural network, RNN）两个方面。

聚类算法则是基于数据内部结构来寻找样本自然族群的无监督学习任务，其中最为常用的算法包括 K 均值、仿射传播、分层等。

在机器学习领域内，两个最为重要的概念是维度及特征选取，其中"维度（dimensionality）"通常指数据集中的特征数量（即输入变量的个数）；而"特征选取"是从数据集中过滤掉不相关或冗余的特征。

第二节　人工智能在疾病预测中的应用现状

神经变性病是一类进行性神经退行性疾病，疾病的早期预测具有重大意义，例如阿尔茨海默病、帕金森病、肌萎缩侧索硬化等神经变性病的早期预测将有助于提早对疾病进行干预、延缓疾病进展。疾病预测是 AI 在医学领域中较早涉及的问题，通过大量收集样本，利用大数据分析和深度学习技术，从而预测出疾病的高风险人群。目前，结合临

床大数据、组学大数据（如基因组学、代谢组学、影像组学）等，AI 有助于预测阿尔茨海默病、帕金森病、肌萎缩侧索硬化等神经变性病的患病风险。

多年来阿尔茨海默病的诊断主要基于临床表现，而且疾病一旦诊断很难治愈，美国研究人员通过分析 PET 扫描中淀粉样蛋白的图像，开发了一种有助于早期预测阿尔茨海默病的深度学习算法，可以帮助医生提前 75.8 个月预测阿尔茨海默病，以便在症状出现前进行干预。此外，有研究采用 3D 卷积神经网络方法，通过分析心室尺寸、皮质厚度和海马体模型等与阿尔茨海默病相关的特征，来预测阿尔茨海默病的发生。CNN 主要包括两个部分：特征提取（可自动从原始数据中提取学习特征）和可训练多层神经网络（即根据上一部分的学习功能进行分类）。此方法可以基于对医学脑图像的处理、分类来实现神经变性病的早期预测和辅助诊断，并能达到一定的准确度。一项研究通过采集世界运动障碍学会 – 帕金森病综合评量表（MDS-UPDRS）中的患者自评问卷部分，使用逻辑回归、随机森林、提升树和支持向量机等机器学习的方法，构建了用于预测早期帕金森病的预测模型，该研究中 ROC 曲线下面积（area under curve，AUC）约为98%。由于该模型仅使用自评量表，操作方便、快速、价格低廉，能广泛应用于帕金森病的早期筛查与疾病预测。一项研究通过对肌萎缩侧索硬化患者和健康人群步态进行监测，收集原始步幅的间隔时间，并从这些数据中提取有意义的特征，通过最小二乘支持向量机等监督学习算法，建立了隐马尔可夫模型，实现了通过步态监测来帮助预测肌萎缩侧索硬化。此外美国曾创新性地推出了一款人工智能 AlphaFold，可根据基因序列预测蛋白质的三维结构，从而进行遗传预测。AI 与基因组学的结合，可使得成千上万的阿尔茨海默病、帕金森病、肌萎缩侧索硬化等神经变性病患者在患病之前接受深度检查，并给予综合预测。

第三节　人工智能在疾病辅助诊断中的应用现状

为提升对阿尔茨海默病、帕金森病、肌萎缩侧索硬化等神经变性病的诊断水平，需重视 AI 技术

的应用，通过海量的专业知识和医学数据，综合机器学习、自然语言处理等技术，模拟临床医生的诊断思维，可让 AI 协助医生进行诊断，在短时间内提供出精准、高效的诊断结果，有助于复杂的诊疗问题得以高效处理，从而显著提高诊断效率。因此，AI 在神经变性病诊断方面有着良好的应用前景。

神经变性病的发病机制主要为脑、脊髓结构和功能的改变。基于结构磁共振成像（sMRI）、功能磁共振成像（fMRI）及正电子发射断层显像（PET）等神经影像数据，运用特征提取、特征性降维等手段，结合逻辑回归、随机森林、支持向量机等机器学习方法，可以有效分析大脑的结构变化和功能异常，有助于神经变性病的精准诊断。AI 在辅助诊断方面的应用较为广泛，研究提出用 fMRI 中提取的阿尔茨海默病患者数据信息与正常数据进行对照来辅助诊断阿尔茨海默病的方法，该方法包括预处理、建模、特征提取、特征选择和随机森林分类5 个阶段，并建立阿尔茨海默病的辅助诊断模型，在该临床队列中对阿尔茨海默病诊断的准确度高达 88%。一项研究使用堆叠自编码器分别从 MRI、PET 和脑脊液图像中提取特征数据，并结合简易精神状态检查（MMSE）和阿尔茨海默病评估量表，使用多核支持向量机对阿尔茨海默病进行分类研究，其研究结果表明通过使用多模态特征信息对阿尔茨海默病进行辅助诊断，将有助于提高对阿尔茨海默病诊断的准确率。

帕金森病患者在疾病早期时，写字往往比正常人更小、更扭曲。有研究提出让受试者用智能笔绘制相应的图形进行手写检查来预测早期帕金森病的方法。该智能笔所产生的信号分别由 6 个传感器输出，分别是手指握力传感器、麦克风、油墨的轴向压力传感器以及三轴加速度传感器。通过使用 CNN 对患者绘出的图像进行处理，通过绘制的图形和智能笔输出的信号来预测被试者患帕金森病的概率。此方法属于非侵入式的检测方法，不会让患者感到痛苦，检测费用也比较低廉。近年来，智能可穿戴设备作为 AI 的重要分支，在医疗市场上迅速升温。患者可通过佩戴于手腕和脚踝部位的可穿戴设备，精确感知受试者四肢震颤的振幅和频率，有助于帕金森病的精准诊断，并能实时分析患者震颤的严重程度，监测疾病进展情况。一项研究研发了可检测帕金森病的可穿戴设备，该系统通

过收集陀螺仪、GPS 定位、磁力计、加速度计、接近度和环境光通量等传感器的原始数据，再使用智能手机收集小于 5 分钟的声音、步态、摄像头拍摄动作和静止性震颤的传感器数据，最后基于支持向量机法使用决策边界将输出数据进行分类，从而将捕获的大量数据转化为具有科学和临床意义的信息，判断出受试者患帕金森病的概率，达到辅助诊断的作用。

肌电图（electromyography，EMG）通常用于临床中肌萎缩侧索硬化的辅助诊断，目前有研究团队创造性地提出了一种非侵入性体表肌电图的方法用于肌萎缩侧索硬化的辅助诊断。该体表肌电图模式能记录不同随意肌收缩期间的诊断标志物，如聚类指数、EMG 幅度直方图的峰度和 EMG 交叉率扩张的峰度等。然后应用线性判别分析等机器学习算法来区分肌萎缩侧索硬化患者与健康受试者。该方法在 10 名肌萎缩侧索硬化患者与 11 名健康受试者中进行测试，结果表明 3 种标记物的组合对肌萎缩侧索硬化的辅助诊断实现了 90% 的灵敏度和 100% 的特异度。一项研究通过对肌萎缩侧索硬化患者和健康对照的 MRI 中央前回皮质厚度及皮质脊髓束弥散张量（DTI）等数据进行随机森林分类，建立了多模态 MRI 辅助诊断模型。该模型有助于对肌萎缩侧索硬化的辅助诊断，在其验证队列中诊断准确率达 90% 以上。基于 AI 算法的辅助诊断系统可以高效、快速地发现一些医生难以发现的疾病特征，从而帮助临床医生实现更有效的临床诊断。

第四节　人工智能在全病程管理中的应用现状

随着 AI 技术以及大数据算法的发展，可通过穿戴设备对神经变性病的症状、体征进行实时监测，有利于构建神经变性病全病程管理平台。相关研究团队为技术集成健康管理（TIHM）系统开发了物联网平台，该系统由四部分组成：①安装在家中的传感器；②包括集成工具、存储和分析方法在内的 TIHM 后端系统；③用于数据可视化的用户界面；④临床路径。该系统实现了自动化监控，专业的医护团队通过家庭传感器对痴呆患者的日常生活活动进行全天候监控，通过机器学习技术可以帮助识别痴呆症患者的行为异常，帮助临床医生提供健康指导及护理支持。研究人员开发出一种称为 HopkinsPD 的安卓智能手机应用程序，使用该程序可以从声音、手指敲击、步态、平衡以及反应时间五个方面评估帕金森病运动症状的严重程度。让帕金森病患者在家中通过使用智能手机即可实现远程、客观、动态地评估帕金森病的严重程度，有效反应药物的治疗效果，对帕金森病进行很好的监测。有助于医生为患者实时提供高质量、智能化、日常化的医疗护理和健康指导，并给医生带来准确的诊治效果反馈。通过智能手机终端可加强患者与医生的沟通，患者在院外即可获得专业的病情分析咨询及治疗意见。某公司推出慢性疾病患者虚拟助理 Alme Health Coach，基于可穿戴设备、智能手机、电子病历等多渠道数据的整合，帮助医护人员远程动态评估阿尔茨海默病、帕金森病、肌萎缩侧索硬化等神经变性病患者的病情，定时监测居家患者的身体情况和服药情况，及时做出健康指导并提供个性化的健康管理方案。通过 AI 进行全病程管理，能有效保证治疗的质量和完整性，有助于提升患者的依从性及治疗完成率、改善患者的生存质量、延长患者的生存时间。

第五节　人工智能在疾病康复与治疗中的应用现状

神经变性病目前已成为影响社会和家庭生活的严重健康问题，AI 技术在神经变性病康复治疗领域的应用，将改变传统康复师对患者一对一进行神经康复的模式，将大大降低治疗成本、提高治疗疗效。阿尔茨海默病严重影响患者及家人的身心健康和生活质量，目前临床上尚无有效的治疗药物，因此非药物疗法对阿尔茨海默病患者的康复具有重要意义。随着人工智能技术的广泛应用，宠物机器人的应用逐渐引起研究者的重视和关注。宠物机器人通过搭载的人工智能系统内部的触觉、光线、音频、温度和位置传感器来接收信号，从而实现人机交互。宠物机器人可以看、听并能理解口头命令，可以感知到参与者的行为和周围环境。通过与宠物机器人的互动有助于延缓痴呆的进展、减轻患者的焦虑和抑郁症状、改善患者的生活质量。针对帕金森病患者常常出现的冻结步态症状，荷兰Twente大学研制了可明显改善帕金森病患者冻结步态的"激光鞋"，当"激光鞋"在与地面接触时，每只鞋在另一只鞋前面的地板上突出一条红色激光线。一旦患者有了视觉目标，会试图"跨过"这条线，从而触发大脑中不同的环路，克服他们在走路时的障碍，"激光鞋"可使"关期"步态冻结的发生次数减少45.9%，"开期"减少37.7%，冻结时间缩短一半以上。同时为防止帕金森病患者因姿势步态异常而摔倒，以色列公司推出的智能防摔鞋在后脚跟处内置有压力传感器、履带，当处理器检测到患者身体失去平衡即将跌倒时，就会计算出跌倒方向，同时履带立即启动，自动引导患者的一条腿迈开向摔倒方向移动，保持患者身体重心，以此来重新获得平衡，极大程度减少患者及家庭的痛苦。肌萎缩侧索硬化患者到疾病晚期常出现严重的肌萎缩，采用机器人来辅助人工进行运动康复也是一个必然的趋势，当机器人采集到患者肌肉用力时发出的肌电信号之后，将肌电信号输入到算法中进行运算，然后协助患者实施相应的指令，做出跟肌肉活动同一个方向的运动，有助于重建失去的肌肉质量，同时还能训练大脑，协助患者进行康复运动，为神经康复带来了新的发展思路。

目前，AI在神经变性病的疾病治疗方面也取得重要进步，包括药物开发及手术机器人辅助手术等。由于传统的药物开发时间周期较长、投入成本较大，并且成功率不高。近年来，计算机药物辅助设计（computer aided drug design CADD）在基因组学、蛋白组学以及计算机技术的强力推动下有了巨大的进步，其包括基于受体结构的药物设计和基于配体的药物设计两种常用方法。其中基于受体结构的药物设计方法从受体的结构和性质出发寻找可以与其特异结合的配体分子，亦称为直接药物设计；基于配体的药物设计方法专注于已知的配体，以确定其理化性质和药物活性之间的关系，亦称为间接药物设计。CADD以配体和靶点的三维结构为基础，在大型数据库中对候选分子进行快速筛选，从而更深入地修饰配体结构、改造结合位点，为阿尔茨海默病、帕金森病、肌萎缩侧索硬化等神经变性病新药的研发提供新思路、新方法。

除药物治疗外，脑深部电刺激（DBS）作为帕金森病等神经变性病的重要治疗手段给患者带来较好的预后。但传统DBS存在核团定位精准度不高、手术步骤繁多、费时等不足。因此，手术机器人辅助技术应运而生，立体定向技术与多模态影像资料的融合，辅助医生观察病灶，规划最佳穿刺路径；利用微电极精确定位帕金森病患者脑内核团。从而能帮助医生完成精准、高效、微创的DBS植入手术，能有效避免传统定位方法中人为测量所造成的误差、提高靶点定位精度，有助于增加帕金森病等神经变性病手术治疗的精准度和安全性。

（郭纪锋　唐北沙）

参 考 文 献

1. 王蕴韬. 人工智能算法梳理及解析［J］. 信息通信技术，2018（1）：63-68.

2. ARLOTTI M, MARCEGLIA S, FOFFANI G, et al. Eight-hours adaptive deep brain stimulation in patients with Parkinson disease［J］. Neurology, 2018, 90（11）：e971-e976.

3. BARTHEL C, NONNEKES J, VAN HELVERT M, et al. The laser shoes: A new ambulatory device to alleviate freezing of gait in Parkinson disease［J］. Neurology, 2018, 90（2）：e164-e171.

4. DING Y, SOHN J H, KAWCZYNSKI M G, et al. A Deep Learning Model to Predict a Diagnosis of Alzheimer Disease by Using 18F-FDG PET of the Brain［J］. Radiology, 2019, 290（2）：456-464.

5. GAO X W, HUI R, TIAN Z. Classification of CT brain images based on deep learning networks［J］. Comput Methods Programs Biomed, 2017, 138：49-56.

6. GIANCARDO L, SÁNCHEZ-FERRO A, ARROYO-GALLEGO T, et al. Computer keyboard interaction as an indicator of early Parkinson's disease［J］. Sci Rep, 2016, 6：34468.

7. ISHIKI H M, JMB F, DA S M, et al. Computer-aided drug design applied to Parkinson targets［J］. Curr Neuropharmacol, 2018, 16（6）：865-880.

8. KHAZAEE A, EBRAHIMZADEH A, BABAJANI-FEREMI A. Classification of patients with MCI and AD from healthy controls using directed graph measures of resting-state fMRI［J］. Behav Brain Res, 2017, 322（Pt B）：339-350.

9. KUBOTA K, CHEN J A, LITTLE M A. Machine learning for large-scale wearable sensor data in Parkinson's disease: concepts, promises, pitfalls, and futures [J]. Movement Disorders, 2016, 31 (9): 1314-1326.

10. LINCE A, CELADON N, BATTEZZATO A, et al. Design and testing of an under-actuated surface EMG-driven hand exoskeleton [J]. IEEE Int Conf Rehabil Robot, 2017, 2017: 670-675.

11. MILLER D D, BROWN E W. Artificial intelligence in medical practice: the question to the answer? [J]. The American Journal of Medicine, 2017, 131 (2): 129-133.

12. NEUDORFER C, HUNSCHE S, HELLMICH M, et al. Comparative study of robot-assisted versus conventional frame-based deep brain stimulation stereotactic neurosurgery [J]. Stereotactic and functional neurosurgery, 2018, 96 (5): 327-334.

13. PEIXOTO L A, BHERING L L, CRUZ C D. Artificial neural networks reveal efficiency in genetic value prediction [J]. Genet Mol Res, 2015, 14 (2): 6796-6807.

14. PRASHANTH R, DUTTA ROY S. Early detection of Parkinson's disease through patient questionnaire and predictive modelling [J]. Int J Med Inform, 2018, 119: 75-87.

15. ŚLEDZ P, CAFLISCH A. Protein structure-based drug design: from docking to molecular dynamics [J]. Curr Opin Struct Biol, 2018, 48: 93-102.

16. SUK H I, LEE S W, SHEN D. Latent feature representation with stacked auto-encoder for AD/MCI diagnosis [J]. Brain Struct Funct, 2015, 220 (2): 841-859.

17. SUK H I, SHEN D. Deep Learning-Based Feature Representation for AD/MCI Classification [J]. Med Image Comput Comput Assist Interv, 2013, 16 (Pt 2): 583-590.

18. TRIPOLITI E E, FOTIADIS D I, ARGYROPOULOU M. A supervised method to assist the diagnosis and classification of the status of Alzheimer's disease using data from an fMRI experiment [J]. Annu Int Conf IEEE Eng Med Biol Soc, 2008, 2008: 4419-4422.

19. ZHAN A, MOHAN S, TAROLLI C, et al. Using smartphones and machine learning to quantify parkinson disease severity: the mobile Parkinson disease score [J]. JAMA Neurol, 2018, 75 (7): 876-880.

附　录

附录一 阿尔茨海默病等痴呆相关评估量表

一、简易精神状态检查量表（Mini-Mental State Examination, MMSE）

二、蒙特利尔认知评估量表（Montreal Cognitive Assessment, MoCA）

三、记忆与执行筛查量表（Memory and Executive Screening, MES）

四、临床痴呆评定量表（Clinical Dementia Rating Scale, CDR）

五、阿尔茨海默病评定量表 – 认知量表（Alzheimer's Disease Assessment Scale-Cognition, ADAS-Cog）

六、Mattis 痴呆评定量表（Mattis Dementia Rating Scale, MDRS）

七、听觉词语学习测验（华山版）（Auditory Verbal Learning Test-Huashan, AVLT-H）

八、连线测试（Trail Making Test, TMT）

九、额叶功能评定量表（Frontal Assessment Battery, FAB）

十、数字符号转换测验（Digit Symbol Substitution Test, DSST）

十一、波士顿命名测验（Boston Naming Test, BNT）

十二、词语流畅性测验（Verbal Fluency Test, VFT）

十三、Hachinski 缺血量表（Hachinsk Ischemic Scale, HIS）

十四、焦虑自评量表（Self-Rating Anxiety Scale, SAS）

十五、汉密尔顿抑郁量表（Hamilton Depression Rating Scale, HAMD）

十六、老年抑郁量表（Geriatric Depression Scale, GDS）

十七、日常生活能力量表（Activity of Daily Living Scale, ADLS）

十八、神经精神问卷（Neuropsychiatric Inventory, NPI）

十九、画钟试验（Clock Drawing Task, CDT）

二十、Stroop 色词测验（The Stroop Color-Word Test, SCWT）

二十一、特发性正常颅压脑积水分级评定量表（Idiopathic Normal-Pressure Hydrocephalus Grading Scale, iNPHGS）

二十二、Addenbrooke 改良认知评估量表（Addenbrooke's Cognitive Examination-Revised）

二十三、肝性脑病心理测量评分（Psychometric Hepatic Encephalopathy Score, PHES）

二十四、快速认知筛查测验（Quick Cognitive Screening Test, QCST）

二十五、DemTect 量表

二十六、听觉词语学习测验（Auditoryverbal Learning Test, AVLT）

二十七、总体衰退量表（Global Deterioration Scale, GDS）

二十八、韦氏智力量表（Wechsler Intelligence Scales, WAIS）

二十九、韦氏记忆量表（Wechsler Memory Scales, WMS）

三十、记忆变化测验（Memoryalteration Test）

三十一、长谷川痴呆量表（Hasegawa Dementia Scale, HDS）

三十二、常识—记忆力—注意力测验（Information-Memory-ConcentrationTest, IMCT）

三十三、严重损害量表（Severe Impairment Battery, SIB）

三十四、阿尔茨海默病协作研究日常能力量表（Alzheimer's Disease Cooperative Study-Activities of Daily Lliving, ADCS-ADL）

三十五、阿尔茨海默病病理行为评分表（Behavioral Pathology in Alzheimer's Disease rating scale, Behave-AD）

三十六、阿尔茨海默病生活质量量表（Quality of Life in Alzheimer's Disease, QoL-AD）

三十七、基本生活活动能力（Basic Activities of Daily Living, BADL）评定量表（Barthel 指数评定量表）

三十八、工具性日常生活活动能力量表（Instrumental Activities of Daily Living Scale, IADL）

三十九、临床医生会晤总体印象变化（Clinician's Interview-Based Impression of Change, CIBIC）

四十、临床总体印象量表（Clinical Global Impression, CCI）

附录二　帕金森病等运动障碍疾病相关评估量表

一、国际运动障碍学会统一帕金森病评定量表（Movement Disorder Society–Unified Parkinson's Disease Rating Scale, MDS–UPDRS）

二、统一帕金森病评定量表（Unified Parkinson's Disease Rating Scale, UPDRS）

三、Hoehn & Yahr 分期量表（Hoehn & Yahr Scale）

四、Rush 异动症评定量表（Rush Dyskinesia Rating Scale, RDRS）

五、统一异动症评定量表（Unified Dyskinesia Rating Scale, UDysRS）

六、9 项剂末现象问卷（9–item Wearing–off Questionnaire, WOQ–9）

七、新冻结步态问卷（New Freezing of Gait Questionnaire, NFOG–Q）

八、非运动症状量表（Non–Motor Symptoms Scale, NMSS）

九、帕金森病睡眠量表（Parkinson's Disease Sleep Scale, PDSS）

十、快速眼动睡眠行为障碍问卷（中国香港版）（Rapid Eye Movement Sleep Behavior Disorder Questionnaire–Hong Kong, RBDQ–HK）

十一、爱泼沃斯嗜睡量表（Epworth Sleepiness Scale, ESS）

十二、功能性胃肠病罗马Ⅲ诊断标准（Rome Ⅲ Diagnostic Criteria for Functional Gastrointestinal Disorders, Rome Ⅲ for FGID）

十三、帕金森病自主神经功能障碍量表（Scales for Outcomes in Parkinson's Disease–Autonomic dysfunction, SCOPA–AUT）

十四、帕金森病疲劳量表（Parkinson's Disease Fatigue Scale, PFS）

十五、剑桥 - 霍普金斯不宁腿综合征问卷（Cambridge–Hopkins questionnaire for Restless Legs Syndrome, CH–RLSq）

十六、嗅觉减退评定量表（Hyposmia Rating Scale, HRS）

十七、39 项帕金森病问卷（39–item Parkinson's Disease Questionnaire, PDQ–39）

十八、总体肌张力障碍严重程度评定量表（Global Dystonia Severity Rating Scale, GDS）

十九、统一肌张力障碍评定量表（Unified Dystonia Rating Scale, UDRS）

二十、Burke–Fahn–Marsden 肌张力障碍运动评定量表（Burke–Fahn–Marsden dystonia rating scale, BFMDRS）

二十一、Fahn–Tolosa–Marin 震颤评定量表（Fahn–Tolosa–Marin Tremor Rating Scale, TRS）

二十二、西多伦多斜颈评定量表（Toronto Western Spasmodic torticollis rating scale, TWSTRS）

二十三、震颤研究组原发性震颤评定量表（Tremor Research Group Essential Tremor Rating Assessment Scale, TETRAS）

二十四、Bain–Findley 震颤日常生活能力量表（Bain and Findley Tremor Activities of Daily Living Scale, Bain–Findley ADL）

二十五、震颤日常生活能力量表（Tremor Activities of Daily Living Scale, TADLS）

二十六、哥伦比亚大学原发性震颤残疾评估定表（Columbia University Assessment of Disability in Essential Tremor, CADET）

二十七、原发性震颤生活质量问卷（Quality of Life in Essential Tremor Questionnaire, QUEST）

二十八、WHIGET 震颤评定量表 - 版本 1（WHIGET Tremor Rating Scale, version 1）

二十九、WHIGET 震颤评定量表 - 版本 2（WHIGET Tremor Rating Scale, version 2）

三十、统一多系统萎缩评定量表（Unified Multiple System Atrophy Rating Scale, UMSARS）

三十一、进行性核上麻痹临床缺陷量表（Progressive Supranuclear Palsy Clinical Deficits Scale, PSP–CDS）

三十二、进行性核上性麻痹评定量表（Progressive Supranuclear Palsy Rating Scale, PSPRS）

三十三、皮质基底节功能量表（The Corticobasal Degeneration Functional Rating Scale, CBD–FS）

三十四、国际不宁腿研究组评定量表（International RLS Study Group Rating Scale, IRLS）

三十五、不宁腿综合征生活质量问卷（Restless Legs Syndrome Quality of Life Questionnaire, RLSQoL）

三十六、改良的帕金森病活动量表（Modified Parkinson Activity Scale, M– PAS）

三十七、Berg 平衡量表（Berg Balance Scale, BBS）

三十八、10 米步行测试（10 Meters Walking Test, 10MWT）

三十九、简易上肢功能检查（Simple Test for Evaluating Handfunction, STEF）

四十、帕金森简易精神状态量表（Mini–mental Parkinson, MMP）

四十一、帕金森病认知功能评定量表（Parkinson's Disease Cognitive Rating Scale, PD–CRS）

四十二、帕金森认知结局量表（Scales for Outcomes in Parkinson's Disease –Cognition, SCOPA–COG）

四十三、帕金森病流涎临床量表（Sialorrhea Clinical Scale for Parkinson's disease, SCS–PD）

四十四、睡眠周期性肢体运动（Periodic Limb Movement in Sleep, PLMS）

四十五、汉密尔顿焦虑量表（Hamilton Anxiety Scale, HAMA）

四十六、精神分裂症阳性和阴性症状量表（Positive and Negative Syndrome Scale, PANSS）

四十七、贝克焦虑量表（Beck Anxiety Inventory, BAI）

四十八、贝克抑郁量表（Beck Depression Inventory, BDI）

附录三 运动神经元病及遗传性神经变性病等相关评估量表

一、肌萎缩侧索硬化功能评定量表（改良版）（Amyotrophic Lateral Sclerosis Functional Rating Scale-Revised，ALSFRS-R）

二、肌萎缩侧索硬化评估问卷（40-item Amyotrophic Lateral Sclerosis Assessment Questionnaire，ALSAQ-40）

三、肌萎缩侧索硬化米兰都灵分期（ALS milano torino functional staging，ALS-MITOS）

四、爱丁堡肌萎缩侧索硬化认知行为筛查量表（Edinburgh Cognitive and Behavioural ALS Screen，ECAS）

五、洼田饮水试验评定量表（Water Swallowing Test Rating Scale，WSTRS）

六、国际协作共济失调评定量表（International Cooperative Ataxia Rating Scale，ICARS）

七、共济失调等级评定量表（Scale for the Assessment and Rating of Ataxia，SARA）

八、Friedreich 共济失调评定量表（Friedreich Ataxia Rating Scale，FARS）

九、非共济失调症状量表（Inventory of Non-Ataxia Symptoms，INAS）

十、统一亨廷顿病评定量表（Unified Huntington's Disease Rating Scale，UHDRS）

十一、统一肝豆状核变性评定量表（Unified Wilson's Disease Rating Scale，UWDRS）

十二、肝豆状核变性总体评定量表（Global Assessment Scale for Wilson's disease，GAS for WD）

十三、痉挛性截瘫评定量表（Spastic Paraplegia Rating Scale，SPRS）

索　引

中文索引

英文索引

52检